U0333419

实用危重病
综合救治学

主编 宋志芳

Practical
Comprehensive
Management
for
Critical
Ill
Patients

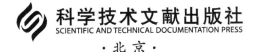

科学技术文献出版社
SCIENTIFIC AND TECHNICAL DOCUMENTATION PRESS
·北京·

图书在版编目（CIP）数据

实用危重病综合救治学 / 宋志芳主编. —北京：科学技术文献出版社，2007.8（2019.8重印）
ISBN 978-7-5023-5711-5

Ⅰ.①实…　Ⅱ.①宋…　Ⅲ.①险症—急救　Ⅳ.① R459.7

中国版本图书馆 CIP 数据核字（2007）第 103710 号

实用危重病综合救治学

策划编辑：李　洁　　责任编辑：李　洁　　责任校对：赵文珍　　责任出版：张志平

出　版　者	科学技术文献出版社
地　　　址	北京市复兴路15号　邮编 100038
编　务　部	（010）58882938，58882087（传真）
发　行　部	（010）58882868，58882870（传真）
邮　购　部	（010）58882873
官 方 网 址	www.stdp.com.cn
发　行　者	科学技术文献出版社发行　全国各地新华书店经销
印　刷　者	北京虎彩文化传播有限公司
版　　　次	2007 年 8 月第 1 版　2019 年 8 月第 3 次印刷
开　　　本	889×1194　1/16
字　　　数	945千
印　　　张	34.25
书　　　号	ISBN 978-7-5023-5711-5
定　　　价	108.00元

主编简介

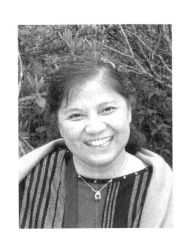

　　宋志芳（1952），祖籍山西昔阳，出生于安徽省合肥市，博士，教授、主任医师。1975 年毕业于安徽医科大学，1982 年获得重庆第三军医大学附属新桥医院呼吸内科硕士学位，1997 年在德国明斯特 (Muenster) 大学医学院获得医学博士学位。曾任安徽合肥 105 医院肺科主任、上海第二军医大学附属长征医院急救科副教授、上海交通大学医学院附属新华医院内科 ICU 主任、教授，现任上海交通大学医学院附属新华医院急救中心教授。从事急救与危重病临床工作 17 年，曾从事过麻醉与呼吸内科工作 15 年，发表论文 50 余篇。

　　长期从事危重病急救医学工作，先后在两家三级甲等医院综合 ICU 任职，收治各种危重病数千例次。在长期的工作实践中，积累了大量危重病综合救治的临床经验，尤其擅长呼吸机使用、抗感染治疗策略、水电解质酸碱平衡紊乱纠正，在心肺脑复苏（CPCR）、急性肺损伤 / 呼吸窘迫综合征（ALI/ARDS）、多脏器功能不全或衰竭（MODS/MOF）、休克等危重病综合救治方面颇有造诣，对糖皮质激素（GC）使用有一些研究，并总结和摸索出一些成功的经验，正在临床推广应用。

　　基础理论扎实，临床经验丰富，主编与参编各类著作十余本，其中 1999 年主编《现代呼吸机治疗学——机械通气与危重病》，人民军医出版社出版，88 万字，内容实用性强，倍受欢迎。2001 年以来，举办国家级继续教育项目《机械通气临床应用与进展》学习班 6 期、《危重病急救医学与进展》学习班 2 期，培养来自全国各地学员 500 余名；被邀在全国各地举办各类专题讲座百余次，讲座内容丰富，重点突出，生动、实用，颇受关注与欢迎。

编委会

主　编

宋志芳

编　者（以姓氏笔画为序）

王立军　广东省深圳市保安区人民医院急诊科

刘长文　浙江省杭州市第一人民医院 ICU

刘励军　江苏省苏州市苏州大学医学院第二附属医院 ICU

刘锦铭　上海市肺科医院呼吸科

何作云　重庆第三军医大学第二附属医院心血管内科

朱根法　上海交通大学医学院附属第三人民医院急诊科

宋志芳　上海交通大学医学院附属新华医院急救中心

花天放　上海第一人民医院普外科

吴　洁　上海交通大学医学院附属新华医院小儿内科

余润泉　上海第二军医大学长征医院血液科

单红卫　上海第二军医大学长征医院急救科

陈学云　上海第二军医大学长征医院普外科

张　萍　上海交通大学医学院附属新华医院急救中心

张丽葳　上海浦东新区第七人民医院急诊科

顾明君　上海第二军医大学长征医院内分泌科

郭东风　上海浦东新区公利医院急诊科

郭昌星　上海第二军医大学长征医院急救科

俞丽华　上海交通大学医学院附属新华医院神经内科

俞康龙　上海交通大学医学院附属第一人民医院危重病医学科

谢伟霖　上海交通大学医学院附属新华医院急救中心

蒋更如　上海交通大学医学院附属新华医院肾内科

钱桂生　重庆第三军医大学第二附属医院呼吸内科

龚圣济　上海交通大学医学院附属第三人民医院

钮善福　上海复旦大学医学院附属中山医院呼吸内科

序

　　危重病急救是临床医学中一门新型的综合学科,涉及知识面颇广,是临床各个专科都无法涵盖的,病情危重常不能单纯依靠讨论和会诊解决。机体是一个整体,患病可能是从某个器官或其功能开始,一旦发生后,波及的器官和系统可能就不是一个专业系统,尤其是危及生命的疾病,涉及的专业多,仅依靠专科知识并不能解决问题。社会人口老龄化,老龄患者基础疾病多,自身抵抗力差,发生急症时,临床症状和体征常不典型,临床不一定能及时辨别与诊断,而且在接受治疗的过程中,并发症多,风险大,发生意外并不罕见。

　　面对有一定难度和深度的危重病综合救治学科,培养一批专职从事危重病综合救治或 ICU(intensive care unit)医护人员,势在必行。全国范围内,各级医疗机构纷纷成立急诊与 ICU 科,完善建制,培训和提高急救技术与水平,急救已经成为医疗保障体制中不可缺少的重要组成部分。

　　宋志芳教授在临床长期从事危重病综合救治的基础上,用心编著了这本《实用危重病综合救治学》,意在传授已经积累的临床经验,虽不一定十分成熟,但鉴于来自大量临床实践,有很多观点还是很值得借鉴的。依靠循证医学方法得到的结论固然科学而可靠,但实际临床工作中要积累或完成一项多中心随机双盲的研究也并不是件很容易的事情,临床病例最大的困惑就在于影响因素多,看似相同的病例,其中可能有很多不同;看似不相同的病例,其中可能又有很多是遵循着相同的规律在发展。有些不典型的临床症状与体征,之所以不被重视,是因为发生率低而未被认识。救治生命的重要就在于不能有任何闪失,典型或符合发病规律的疾病容易被认识与重视,而不典型的病例就容易被忽视而发生意外。传授知识的过程中,强调个人经验和体会的目的不是否认已经十分定论的观点,而是提醒人们善于发现那些尚未被认识或重视的环节,尽可能避免由于症状不典型或不符合正常的发展规律而造成的诊断与抢救治疗中的失误,使危重病的综合救治能更加完善和成功。

因此,宋志芳教授所编著的这本专著,来源于临床,来源于多年经验的用心积累,既有科学而又扎实的基础理论论述、各种危重病综合救治的讨论,又有各种急救操作技术的介绍,因而颇为实用且有指导意义,故乐而为之序。

国际急诊医学联合会　理事
国际人道救援医学学会　理事　王一镗
南京医科大学第一附属医院　终身教授
2007 年 9 月

前言

　　危重病医学是近年逐渐兴起的一门新型、边缘、综合性临床学科,是现代医学的重要组成部分,也是专业交叉最多的学科。危重病涉及的学科领域多,综合救治过程中需要的专业知识多,尤其是在制定各种治疗方案时,由于矛盾重重,经常令人难以决断。随着社会人口老龄化,高龄患者比例增加,其基础疾病多,抵抗力差,各种脏器功能也都已经处于不同程度的非正常水平,一旦发病,诱发出的疾病本身就重而险;在接受治疗的过程中,各种并发症的发生率也显著增加。此外,随着医学事业迅速发展,各种介入和高难度手术开展,危重病的发生就更不可避免。

　　危重病综合救治有一定难度和深度,目前从事这门学科的医护人员,多不是从事危重病或 ICU(intensive care unit)的专职人员,当遇见各种棘手问题时,请相关科室专业医生会诊是临床最常采用的方法。鉴于危重病涉及的专业面广,很多情况下单凭专科知识并不一定能解决问题,临床也经常出现治疗方案相互矛盾、治疗结果顾此失彼的情况。面对当前十分严峻的医患矛盾和医疗市场,能有一本非常实用、能真正帮助临床一线医护人员解决问题的专业书籍,已显得十分必要。

　　本人从事麻醉和呼吸内科工作多年,又在三级甲等医院专职从事综合性 ICU 工作 17 年。数以千例危重病患者的救治和大量的临床实践,给了我很多理论联系实际和锻炼提高自己、综合救治能力的机会,使我积累了一些对各种危重病综合救治的经验和体会。写论文通常注重依据与证据,生命科学的复杂性和不可重复性,使循证医学显得如此地苍白与无力,近年倡导的临床多中心研究开展起来也并非是件易事,很多成功与失败的病例并不一定都能找到原因。很多临床经验和体会,由于缺少确凿依据,常不可能在论文中描述。利用写专著的形式,能将一些切实可行的方法与理念介绍给从事危重病综合救治的同道,供大家在临床工作中借鉴,这是本人写这本书的初衷。

本书著作的方法，是结合已有的系统理论，将个人在临床实际工作中成功的经验和失败的教训融于一体；邀请参加撰写的同道，也都是在危重病救治中颇有造诣、并具有丰富临床实践经验的学者，他们亦将临床上实用的知识、经验和体会注入此书。这样编书，虽然对著书者个人的条件要求高，花费的时间和精力也多，但能写出一本真正有指导价值的参考书，也不枉费我们的一番苦心，十分值得。著书的价值不仅仅是文献的综述和罗列，将个人在大量临床实践中获得的点滴经验和体会，与系统的理论和已经定论的观点，共同以文字的形式保留下来，供同道和后人借鉴，才是本书的真正目的。危重病综合救治常是在走一条前人没有走过的路，很多现象与观点可能是前人没有发现和总结的，救治过程中发现和提出的问题，经常是以往没有被人们注意的，所主张的措施也经常会与传统的理念和做法相违背，挑战传统观念是临床经常面临的。因此，书中提及的、属于个人经验性的措施与方法，仅供同道学习、参考、借鉴，如与传统的理念和做法相违背，希望大家慎重。

本书在编写过程中，力求简明扼要、通俗易懂，实实在在地向读者介绍临床用得着的理论和技术，又受篇幅限制，对一些尚在研究和探讨过程中的不定论观点与做法，没有花很多篇幅赘述。

由于本人能力和水平有限，书中一定存在一些不尽人意的地方和错误，真诚地希望所有阅读此书的同道，本着科学的态度，提出批评和指正。本书的出版，旨在让大家共享已经获得的成功经验和失败教训，并在今后工作实践中少走弯路，进而提高危重病抢救成功率，推动我国急救医学和危重病学事业的发展，造福人类。本书的问世，如果真能达到上述目的，作为本书的主编，深感欣慰。

宋志芳

2007 年 9 月

目录

上 篇 基础理论与知识篇

中　篇　危重病综合救治篇

目录

目 录

下　篇　急救技术与操作篇

目录

附　录

上　篇

基础理论
与知识篇

第 1 章

缺氧与二氧化碳潴留
Hypoxia and carbondioxide retention

缺氧(hypoxia)与二氧化碳潴留(carbondioxide retention)是危重病最常出现的临床表现,很多疾病都可能引起缺氧与二氧化碳潴留,并由此引起各种临床症状和体征。缺氧与二氧化碳潴留纠正不及时,导致多脏器功能不全(MODS)或死亡十分常见。充分认识氧与二氧化碳的运输和组织呼吸的原理,有助于加深对缺氧与二氧化碳潴留发生与发展机制的理解。了解和掌握缺氧与二氧化碳潴留的病理生理,认识到对机体的危害,能提高预防缺氧与二氧化碳潴留发生的警惕性,是危重病急救医学重要的基础知识。

第 1 节　氧与二氧化碳运输

空气中的氧,通过人体肺的外呼吸功能,进入血液,再由血液输送至人体的各个器官与组织,是氧的运输;二氧化碳由组织细胞代谢产生后,进入血液,再随血液运送至肺泡的过程,是二氧化碳的运输。二氧化碳经肺排出体外,是由人体的外呼吸功能承担。氧与二氧化碳在血液与组织间的运输,统称为气体的运输,是机体内呼吸功能的重要环节。虽然氧与二氧化碳的运输,均主要依靠血液和血液中的血红蛋白(Hb),但两者尚具有不同的生理特征。

一、氧的运输

(一)氧分压(PO₂)

PO₂是气体弥散与运输的重要因素。分压可以指气体在各种混合气体中所占的分压,也可以指某种气体以物理溶解方式溶解在某种液体中产生的分压。

1. 吸入气氧分压(PiO_2)

海平面,空气中的氧含量为20.9%,大气压为760 mmHg,37℃时的水蒸气压为47 mmHg。所以,人体的PiO_2为149 mmHg,即$PiO_2=(760-47)\times20.9\%=149$ mmHg。

2. 肺泡气氧分压(P_AO_2)

虽然PiO_2为149 mmHg,但由于正常人呼气时,不可能将肺泡内所有的气体均呼出,肺内总会残留一部分气体,平静呼气末肺内残留的气体为功能残气量(FRC),用力呼气末肺内残留的气体为残气量(RV)。吸入气进入肺泡后,必然与这部分残留气体混合,使

PO_2 降低。因此，一般正常 P_AO_2 为 105 mmHg。

3. 动脉氧分压（PaO_2）

由于正常情况下，肺内也存在右至左的生理分流，加之重力造成的肺内通气/血流（V_A/Q）分布不均，PaO_2 较 P_AO_2 降低 5～15 mmHg。因此，正常人在海平面，呼吸空气时的 PaO_2 平均为 95 mmHg。

4. 组织与静脉血氧分压（P_tO_2 与 PvO_2）

氧被运输至血液后，由于大部分氧被组织和细胞摄取与利用，P_tO_2 与 P_vO_2 急剧下降，一般为 40 mmHg。

（二）氧的运输方式

氧在血液中的运输方式有两种，分别为物理溶解和与血红蛋白（Hb）结合，氧与 Hb 结合形成的氧合血红蛋白（HbO_2）是氧运输的主要方式。虽然物理溶解的氧运输属于次要，但它直接影响着 PaO_2 和血液中的 HbO_2 含量，即动脉血氧饱和度（SaO_2），同时又决定了血浆与组织间 PO_2 差的大小，故直接影响着组织中的氧摄取和氧利用。

1. 物理溶解方式下的氧

任何气体以物理溶解方式溶解在血液中的含量，受气体的分压与某种气体溶解系数的影响。

（1）氧的溶解系数：氧气在血液中的溶解系数较低，仅为 0.0031，即在 38 ℃ 条件下，血液中可溶解 0.0031 ml/(100 ml·mmHg)氧气。

（2）PaO_2：正常人 PaO_2 平均为 95 mmHg。

2. 与 Hb 结合的氧运输

HbO_2 是氧运输的主要形式。血液中物理溶解的氧以扩散方式自由通过红细胞膜，进入红细胞后立即与 Hb 结合，这种结合为可逆性，每个 Hb 分子可结合 4 个氧分子，结合位点在 2 价铁离子上，无电子变化，故不属于氧化反应。氧合和解离、氧饱和度改变主要受血液中 PO_2 控制和调节，反应式表示如下。

$$Hb + O_2 \xrightleftharpoons[PO_2 \downarrow]{PO_2 \uparrow} HbO_2$$

（三）氧 含 量

氧含量（$C-O_2$）是指 100 ml 血液内氧的含量，包括物理溶解方式溶解在血液内的氧和与 Hb 结合的氧。

1. 以物理溶解形式携带的氧

正常人 100 ml 血浆中，以物理溶解形式携带的氧仅为 0.29 ml，即 0.0031×95，仅占动脉血氧含量的 1.5%。随大气压增加，物理溶解在血液内的氧可增加，临床应用高压氧仓治疗，就是提高氧在血液内的物理溶解度。正常人吸入三个大气压的高压氧时，血浆中溶解的氧可增至 6.6 ml%。由于 PaO_2 和 SaO_2 的提高，增加了血液运输氧的能力，同时也能促进氧向组织细胞的弥散。物理溶解在血液中的氧，直接影响着 PaO_2。

2. 与 Hb 结合的氧

Hb 是氧运输的主要携带者。血液中由 Hb 携带的氧受多种因素影响，其中主要是 Hb 含量与 SaO_2。标准状态下，每克 HB 可结合 1.39 ml 氧。按人均 Hb 15 g、SaO_2 96% 计算，动脉血中依靠 Hb 携带的氧含量约 20 ml%（1.39×15×96%）。

3. 动脉血氧含量（CaO_2）

CaO_2 为物理溶解氧与 Hb 携带氧的总和，即 CaO_2 = 1.39 × 15 × 96% + 0.0031×95 = 20.3 ml%，其中 98.5% 的氧由 Hb 携带。

（四）HbO_2 解离曲线

HbO_2 解离曲线（图 1-1）反映 Hb 与氧分子结合或分解的能力。氧离曲线下降，表示在同样水平的 PaO_2 下，Hb 与氧分子的结合能力下降，氧分子与 Hb 易于分解；氧离曲线升高，表示在同样水平的 PaO_2 下，Hb 与氧分子的结合能力增强，氧分子与 Hb 不易于分解。正常情况下，HbO_2 解离曲线具有一定的生理特征，HbO_2 解离曲线的偏移也受多种因素影响。

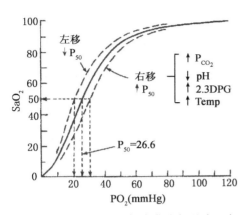

图 1-1 氧合血红蛋白解离曲线与影响因素

1. HbO₂解离曲线的生理特征

Hb与氧分子结合或分解的能力,主要通过 SaO_2 与 PaO_2 之间的关系表示。由于Hb与氧分子的结合或解离具有变构特性,两者的关系并不呈直线性,而是S型曲线,其形态具有重要的生理意义。

(1)曲线平坦段:即当 PaO_2 60~100 mmHg 时。此段 HbO_2 解离曲线相对平坦,当 PaO_2 从100 mmHg降至70 mmHg时,SaO_2 仅从98%降至93%,减少约5%。因此,对轻度呼吸功能不全或高原居住者,虽然血中 PaO_2 轻度下降,但 SaO_2 改变不明显,这就保证机体能够得到较多的氧供给;同样,此时即使增加吸氧浓度,对 SaO_2 改善也不明显。

(2)曲线的陡直段:即 PaO_2 60 mmHg 以下时。此段曲线的坡度陡直,即 PaO_2 轻微下降,就能促使大量氧与Hb离解,SaO_2 下降显著;当 PaO_2 为10~40 mmHg时,坡度更陡。这种特点有利于组织摄取氧,特别是当组织代谢活跃、氧需求增加时。当 PaO_2 轻度上升,会产生大量的氧合,这有利于血液在肺的氧交换。此时,即使病人吸入少量的氧使 PaO_2 升高,SaO_2 也会明显升高。氧气疗法将给氧的指征定为 $PaO_2 < 60$ mmHg 时,就是根据此原理。当 $PaO_2 > 60$ mmHg 时,即使给予氧疗,使 PaO_2 升高,SaO_2 改善并不明显;相反,当 $PaO_2 < 60$ mmHg 时,氧疗后 PaO_2 轻度升高,就可使 SaO_2 明显改善。

2. P₅₀与氧离曲线左右移

(1) P_{50}:指血液 pH 值为 7.40、$PaCO_2$ 为 40 mmHg、温度为 37℃ 条件下,SaO_2 为 50% 时的 PaO_2,正常人约为 26.6 mmHg。其主要意义在于反映 HbO_2 离曲线的位置,P_{50} 值增大表明曲线右移,Hb 与氧的亲和力降低;值减小则曲线左移,Hb 与氧的亲和度增加。P_{50} 测定可用氧分压电极法,也可用以下公式计算:P_{50}(mmHg)$= 26.62 \times PO_2c/PO_2s$,其中 PO_2c 为按 pH7.40、温度 37℃ 校正后的 PO_2,PO_2s 为据测得的 SaO_2 得到的相应的 PaO_2。

(2)氧离曲线左、右移:氧离曲线在不同的状态下,可以发生左移或右移(图 1-1)。左移意味着 O_2 与 Hb 不易解离,血液中 HbO_2 不易向组织细胞中释放 O_2,即使 SaO_2 正常,组织细胞也不易获取足够的 O_2;右移意味着 O_2 与 Hb 易于解离,血液中 HbO_2 容易向组织细胞中释放 O_2,即使 SaO_2 稍低于正常,组织细胞也容易从血液中获取 O_2。从组织细胞摄取氧的角度考虑,氧离曲线右移较左移有益。因此,临床应尽量避免存在使氧离曲线左移的因素。

3. 影响氧离曲线的因素

(1)动脉二氧化碳分压($PaCO_2$)

①$PaCO_2$ 升高:能使氧离曲线右移,即 Hb 对氧的亲和力降低,同样 PaO_2 条件下,氧合血红蛋白减少,SaO_2 降低;组织内 CO_2 和酸性产物在一定程度内增多,可使氧离曲线右移,这有利于组织从血液中获得氧。

②$PaCO_2$ 降低:能使氧离曲线左移,即 Hb 与氧亲和力增加,同样 PaO_2 条件下,氧合血红蛋白增加,SaO_2 上升;在肺部,因 CO_2 排出,使血 $PaCO_2$ 降低,这有利于 Hb 结合更多的氧;但在病理状态下,氧离曲线左移不利于组织从血液中摄取氧,会加重组织细胞的缺氧。

(2)pH:氧离曲线的移动也与血液中的氢离子浓度有关。氢离子可促使血红蛋白各肽链间盐键的形成,结构变得较为稳定,使氧离子不易与之结合,造成氧离曲线右移。故当 pH 降低时,氧离曲线右移,氧与 Hb 的亲和力减低;反之,pH 升高时,氧离曲线左移,氧与 Hb 的亲和力增高。这就是所谓的 Bohr 效应,该效应具有重要的生理意义。据报告,pH 每降低0.1,P_{50} 可升高 15%。在组织水平,细胞代谢产生大量 CO_2,使血浆和红细胞内 PCO_2 升高,pH 降低,氧离曲线右移,从而有利于 O_2 的释放。

(3)温度:温度升高,可促进氧离,使氧离曲线右移;温度降低时,则相反。在发热、剧烈运动时,组织温度升高使氧离曲线右移,组织氧摄取功能明显增加。温度改变对氧离曲线的影响,可能与氢离子活动度有关。

(4)2,3-二磷酸甘油酸(2,3-DPG):是红细胞内糖酵的正常产物,主要存在于红细胞内,也是影响氧离曲线左、右移的重要因素之一。2,3-DPG 增加,氧离曲线右移;2,3-DPG 减少,氧离曲线左移。

①影响氧离曲线偏移的机制:2,3-DPG 能与 Hb 结合,使 Hb 的分子结构稳定而不易与 O_2 结合,增高时使氧离曲线右移;此外,2,3-DPG 本身就是一种有机酸,其增加可使细胞内 pH 降低,氧离曲线右移。

②影响 2,3-DPG 浓度的因素:使 2,3-DPG 浓度增高的因素有贫血、缺氧、碱中毒、体内某些激素量增加等,使 2,3-DPG 浓度降低的因素有酸中毒、输入库存血、血清无机磷酸盐减少、某些遗传性酶缺陷等。

(5)其他:Hb 总量减少时,结合氧的总量减少,血液运输氧、氧供给亦减少。血红蛋白总量正常,但发生质变时,血红蛋白与毒性物质结合如一氧化碳、氰化物等,血红蛋白自身结构改变如某些血液性疾病等,均降低了氧与血红蛋白的结合能力,造成血液氧输送能力下降。

(五)氧传递或称氧输送

氧传递或称氧输送(oxygen delivery,DO_2)又称氧供给,指单位时间内,循环系统向全身组织输送氧的量,表示为 $DO_2 =$ 动脉血氧含量(CaO_2)×心脏指数(CI)×10,$CaO_2 = 1.39 \times Hb \times SaO_2 + 0.0031 \times PaO_2$。公式中 CI、Hb、$PaO_2$、$SaO_2$ 等,任何一项改变,均可影响 DO_2。正常人为 520~720 ml/(min·m²)。

二、二氧化碳的运输

二氧化碳(CO_2)是组织细胞代谢的产物,它从组织进入血液,由循环和肺内气体交换进入肺泡,再被呼出气排出体外。其中,CO_2 由组织运至肺泡的过程,就是 CO_2 的运输。CO_2 的运输形式多种,且受多种因素的影响。

(一)CO_2 的运输形式

正常人安静时,由肺呼出的 CO_2 约 200 ml/min;随运动量和代谢水平的增加,CO_2 的产生量可急剧增加,甚至达 2000 ml/min。血液循环是 CO_2 运输的主要媒介。在血液中,CO_2 的运输形式主要有两种。

1. 物理溶解

以物理溶解状态存在于血液中的 CO_2,约占血液中总 CO_2 量的 6%~8%。正常人 $PaCO_2$ 为 40 mmHg,均由物理溶解在血液中的 CO_2 产生。38℃条件下,CO_2 在血液中的物理溶解系数为 0.0301 mmol/(L·mmHg)。因此,溶解于动脉血液中的 CO_2 为 1.2 mmol/L 或 100 ml 血液中能溶解 2.7 ml CO_2,仅占全血 CO_2 总量的 5%。物理溶解在血浆中的 CO_2 虽少,却是 CO_2 弥散的驱动力,直接影响着血液的酸碱平衡或 pH 值。肺是调节血液中 CO_2 含量的主要因素,血液中 CO_2 水平也可直接影响机体的呼吸功能,两者互为因果,具有重要生理意义。

2. 化学结合

即 CO_2 与血液中某种化学物质结合的状态下进行运输。此状态是 CO_2 运输的主要形式,一般有两种。

(1)与碳酸氢盐(HCO_3)结合:溶解于血浆的 CO_2,大部分扩散入红细胞,在碳酸酐酶的作用下,迅速与水结合,形成 H_2CO_3,继后解离为 H^+ 与 HCO_3^-,后者约占动脉血 CO_2 总量的 87%。

(2)与 Hb 结合形成氨基甲酸血红蛋白:虽然仅占血液中 CO_2 总量的 7%,但由于其具有可变和易于交换的特性,在 CO_2 的运输中起着重要作用。

(二)CO_2 离解曲线

CO_2 离解曲线与氧合血红蛋白离解曲线相同,是表示 Hb 与 CO_2 结合与离解能力的曲线。

1. CO_2 离解曲线的生理特征

与氧合血红蛋白(HbO_2)的 S 形完全不同。在生理范围内的 $PaCO_2$(30~50 mmHg)条件下,血液中的 CO_2 含量与 $PaCO_2$ 基本上呈线性关系(图 1-2),即血液中 CO_2 含量与 $PaCO_2$ 成正比关系。

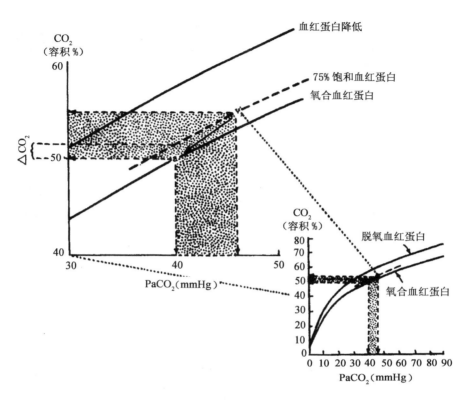

图 1-2　CO_2 离解曲线与影响因素

2. 影响 CO_2 离解曲线的因素

（1）HbO_2 含量：CO_2 与 Hb 的结合能力，主要受 Hb 氧合作用的调节。脱氧血红蛋白增多，促使 CO_2 与 Hb 结合，CO_2 离解曲线左移；HbO_2 增多，促使 CO_2 与 Hb 解离，CO_2 离解曲线右移。CO_2 离解曲线的此种特征，对 CO_2 在血液的运输，具有重要的生理意义。因为在组织水平，SaO_2 降低，脱氧血红蛋白增多，有益于脱氧血红蛋白与 CO_2 结合，并将 CO_2 运送至肺循环；在肺循环内，HbO_2 增多，CO_2 容易与 Hb 解离，而后通过呼吸将 CO_2 排出体外。肺排除 CO_2 的效率很高，约有 20%～30% 的 CO_2 以此方式排出。

（2）酸中毒：体内酸性产物产生过多，H^+ 与 Hb 结合后，可降低 Hb 的缓冲能力，Hb 与 CO_2 结合减少，CO_2 离解曲线右移。

（3）温度：温度升高时，CO_2 的溶解度降低，Hb 与 CO_2 结合减少，CO_2 离解曲线右移。

（三）红细胞内 Hb 对 CO_2 的运送作用

物理溶解的 CO_2 较少，仅靠血浆运输 CO_2 的能

力十分有限，红细胞与 Hb 使 CO_2 运输能力提高数十倍。红细胞内有丰富的碳酸酐酶，能将大量 CO_2 变为 H_2CO_3 与 HCO_3^-；Hb 本身也能与 CO_2 结合，形成氨基甲酸血红蛋白。两者均在 CO_2 的运输过程中起重要作用。CO_2 在组织细胞代谢中产生，由血液运送至肺循环。在组织和肺泡水平，CO_2 与 Hb 结合与解离的途径完全相反，同时伴有 Cl^- 的移动（图 1-3A、B）。

1. 组织水平（图 1-3A）

CO_2 由组织扩散到血浆和红细胞内，在碳酸酐酶（CA）的作用下形成 HCO_3^- 和 H^+，HCO_3^- 少部分留于红细胞内，大部分通透至血浆进行运输。为保持细胞内外的离子平衡，在 HCO_3^- 外转移的同时，伴有 Cl^- 向细胞内移动。由于组织的 PO_2 低，HbO_2 释放出 O_2 后，Hb 酸性减弱，能与 H^+ 和 CO_2 结合为 $HHbCO_2$。

2. 肺泡水平（图 1-3B）

$HHbCO_2$ 释放出 H^+ 与 CO_2，与 O_2 结合形成 HbO_2；释放出的 H^+ 与 HCO_3^- 结合形成 H_2CO_3，在

碳酸酐酶的作用下,又分解为 H_2O 和 CO_2。CO_2 经红细胞、血浆扩散至肺泡内;$HHbCO_2$ 释放出的 CO_2,通过弥散作用,直接经血浆进入肺泡。同样,为保持细胞内外的离子平衡,当红细胞内 HCO_3^- 不断减少

的同时,血浆中 HCO_3^- 不断进入红细胞,而 Cl^- 却离开红细胞进入血浆。由此可见,CO_2 的运输在组织和细胞水平,是两种截然不同的过程。

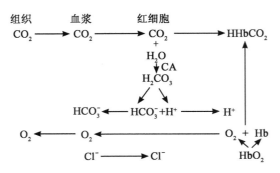

图 1-3A 组织水平 CO_2 运输伴 Cl^- 的内移

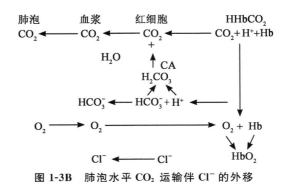

图 1-3B 肺泡水平 CO_2 运输伴 Cl^- 的外移

第 2 节 组织呼吸

一般临床所指的呼吸功能,主要是指由肺脏承担的呼吸功能。严格地讲,组织呼吸也是人体呼吸功能的重要组成部分。组织呼吸的主要场所并不在肺脏,而是在组织与细胞水平。与肺脏的呼吸功能相同,组织呼吸的主要功能也是摄入 O_2 与排除 CO_2。O_2 是机体营养物质代谢的基本必备条件,CO_2 是机体营养物质代谢的产物。在组织与细胞水平摄取 O_2 与排除 CO_2,是组织呼吸的重要内容。

组织呼吸涉及的内容和环节较多,如细胞的形态与结构、物质的代谢与生物氧化、各种代谢酶类的活性等。此外,组织呼吸涉及的内容,均发生在人体的细胞水平,许多机制十分复杂。因此,目前人们对组织呼吸的许多机制和环节了解得还十分有限。本节仅就已经基本明确的有关组织呼吸的某些内容与环节,简介如下。

一、组织呼吸的场所

(一)细胞线粒体

细胞线粒体是组织呼吸的主要场所。O_2 进入细胞后,90% 在线粒体内被利用。线粒体内的 PO_2 较低,仅 0.5 mmHg。线粒体内含有各种代谢所需的氧化与还原催化酶系,营养物质如糖类、脂肪、蛋白质的生物氧化,均在线粒体中进行。在其基质内进行的三羧酸循环反应,是这些营养物质彻底氧化的共同代谢途径。糖原分解成丙酮酸后进入线粒体,经脱氢酶催化形成乙酰辅酶 A,进入三羧酸循环代谢;脂肪分解为脂酰辅酶 A 后,进入线粒体,最后形成的乙酰辅酶 A,大部分参与三羧酸循环,仅在肝脏内有少量酮体形成;氨基酸则在线粒体内分解为 α-酮酸及氨,前者参与糖、脂类代谢或三羧酸循环,后者则被排泄或利用。

三羧酸循环中脱下的氢原子经酶系作用,分解为氢离子和自由电子。电子通过呼吸链各种传递体给氧,并使之活化;氢离子经传递体,最后与活化的氧结合生成水;同时,呼吸链释放的能量,通过 ADP 与磷酸化的偶联作用生成三磷腺苷。呼吸链实际是线粒体内由多种酶、辅酶按各自的氧化还原标准电位渐增顺序排列而成,主要作用是传递氢离子和电子,以完成彻底氧化过程。CO_2 主要由三羧酸循环反应中,不断脱羧产生。1 mol 葡萄糖经彻底有氧氧化可获得约 2883 kJ 能量。

（二）细胞胞浆

细胞胞浆也是组织呼吸的场所之一。胞浆内含有许多酶系统，如水解酶、单胺氧化酶等。虽然这些酶的耗氧量仅占细胞总耗氧量的 10%，但却与某些关键性的代谢途径有关。与线粒体不同的是，线粒体酶系统在极低的 PO_2（<1 mmHg）下也可以进行氧的摄取与利用，而上述胞浆内的酶却需要较高的 PO_2（30 mmHg）。当组织水平缺氧时，这些酶系统很容易受到损害，妨碍组织细胞的氧摄取和利用，影响组织呼吸的正常进行。

（三）无氧酵解

无氧酵解也是在细胞胞浆内进行，其与线粒体内氧的利用关系密切。当细胞缺氧、线粒体氧的摄取率减少时，无氧酵解作用增强，以补充能量的供给。虽然在正常情况下，机体氧供充足，酵解不是能量来源的主要途径，但对有些细胞，如成熟的哺乳类红细胞，酵解是细胞能量的惟一来源。无氧酵解产生的能量少，1 mol 葡萄糖无氧酵解产生的能量仅为 208kJ。

二、组织中的气体交换

毛细血管内血液与组织细胞之间的气体交换与肺内的呼吸气体交换，均是通过扩散方式进行。肺内的气体需通过肺泡上皮与基膜、肺间质、毛细血管内皮等，进入血浆与红细胞结合，最终送达内脏的组织与细胞完成交换；组织中气体则需经线粒体膜、细胞质液、细胞膜、细胞间液、毛细血管内皮、血浆与红细胞、肺脏等路径。根据 Fick 第一扩散定律 $M=D(P_1-P_2)$，M 表示为扩散流量，(P_1-P_2) 为扩散两侧的气体分压差，D 为介质层和扩散气体间的比例因子。

由公式可看出，血液中 PO_2 和 PCO_2 大小在组织气体交换中起源动力作用，气体向组织细胞的扩散距离，毛细血管网的数量，密度及血流量等均可影响气体交换效果。在组织炎症反应时，由于组织间液的水肿，组织间纤维组织的增生使扩散距离增宽，微循环淤血、微血栓形成减少了毛细血管的流量及毛细血管分布密度，使气体在组织内的交换受影响，由于 CO_2 比 O_2 扩散能力大 20～25 倍。故 O_2 的交换比

CO_2 更易遭受阻碍，使细胞摄取氧能力降低，从而影响正常的代谢过程。

三、组织的氧代谢

（一）组织氧消耗

按 Fick 原则，氧消耗（oxygen consumption，VO_2）或组织氧需求（oxygen requirements of the tissues，VO_2）可表示为血流量（Q）和流入动脉与流出静脉间的氧含量之差，即 $VO_2=(a-v)CaO_2\times Q$。

VO_2 取决于细胞功能和代谢状态，不同器官，同一器官的不同组织区域的 VO_2 不同。机体在安静状态下，心肌组织、脑灰质、肝脏和肾皮质的 VO_2 较大，而骨骼肌、脾、脑白质较小。当发热、炎症或器官活动功能增强时，由于能量代谢的增加，组织细胞 VO_2 增加。活动时，心肌 VO_2 比安静时升高 3～4 倍，骨骼肌则可高达 20～50 倍；体温每升高 1 ℃，机体器官组织的 VO_2 可增加 2～3 倍。以下因素可影响组织氧供给。

（1）PaO_2 降低：PaO_2 降低可因肺部通、换气功能障碍引起。

（2）血液氧容量降低：失血、血红蛋白合成障碍或毒性物质与血红蛋白结合均可使动脉血氧容量下降，影响血液氧的输运能力。

（3）局部缺血导致的器官血流量减少：正常情况下，器官组织的血流量与其代谢状态是相适应的，代谢率高则血流量大，一些疾病如休克可引起循环衰竭，机体通过神经、体液调节作用使血流重新分布，组织动-静脉短路开放导致血液分流，这均可造成局部的缺血。氧供给不足时，组织通过提高氧摄取、氧利用率来补偿其氧的需要，出现静脉血氧含量明显减少，动-静脉短路开放时例外。当超过组织代偿能力时就会造成线粒体内的氧缺乏。

（二）氧供给

氧供给（DO_2）是单位时间血流提供给组织氧的量，用下公式表示为 $DO_2=CaO_2\times Q$。机体的大多数组织均不具有贮存氧的功能，骨骼肌、心肌等的肌红蛋白虽然可与氧可逆性结合，有暂时贮氧作用，但贮

存量很少,故组织需时刻不停地摄取血液中提供的氧而维持功能,未被利用的氧随静脉回流。

(三)氧利用率/摄取率

氧利用率/摄取率(oxygen extraction ratio,OER 或 ERO_2)是 VO_2 与 DO_2 的比值,公式表示为 OER 或 $ERO_2 = VO_2/DO_2$。临床能影响 VO_2、DO_2、OER 或 ERO_2 的因素很多,细胞代谢率决定 VO_2。运动时代谢率增加,VO_2 增加;危重病的呼吸窘迫,能使 VO_2 到 30%,适当应用镇静和抗焦虑药物,能降低危重病患者的 VO_2,也能通过降低代谢率来改善局部组织氧合状况。OER 或 ERO_2 大小主要与组织氧需求有关,病理状态下利用率可明显提高。

(四)VO_2 与 DO_2 关系

1. 生理性氧供依赖关系

正常情况下,VO_2 与 DO_2 关系如图 1-4 中的 ABC,当代谢率增加造成 VO_2 增多或 DO_2 减少(C—B)时,OER 升高以满足有氧代谢的需要,VO_2 不依赖于 DO_2,B 点为临界 DO_2(critical DO_2,cDO_2),即所能达到的最高 OER 点,通常为 60%～70%。超过此点后,任何程度的 VO_2 增加或 DO_2 下降,都可能导致组织缺氧。事实上,作为 VO_2/DO_2 关系的一个家族,每个组织(脏器)都有固定的 VO_2/DO_2 关系,它们的最大 OER 值随应急和疾病的状况而变。虽然目前还缺少切实可行的能监测危重病各个脏器这种特异性关系的技术,但充分认识到这些结论与各个脏器衰竭的发生关系密切十分重要。

早在 1977 年就有学者首先报告全身 DO_2 与 VO_2 呈双相变化。正常基础状态下,DO_2 能满足于机体各组织代谢的需求,仅有约 1/4 的 DO_2 被组织细胞摄取和利用。当 DO_2 在一定范围内降低时,组织通过提高 OER 或 ERO_2,以满足氧需要,使 VO_2 不依赖于 DO_2 而保持相对不变,此现象称非氧供依赖,当 DO_2 降低到某一 cDO_2 时,增高的氧摄取功能不能满足组织需求,出现无氧酵解和产生乳酸,VO_2 则随 DO_2 的下降而呈线性降低,这种关系称生理性氧供依赖,

cDO_2 被认为是区分全身组织有氧与无氧代谢的标志。有研究认为,正常人的 cDO_2 为 330 ml/(min·m^2),此时对应的 ERO_2 为 0.33,全身 DO_2 正常值是 520～720 ml/(min·m^2),VO_2 为 100～180 ml/(min·m^2)。

2. 病理性氧供依赖关系

在一些危重病如感染性休克、失血性休克、ARDS、呼吸衰竭、肺动脉高压、急性肝衰等临床与实验研究中证实,全身 DO_2 与 VO_2 关系亦呈这种双相变化,但 cDO_2 明显高于生理时的 cDO_2,而此时的 ERO_2 却低于生理时,这种氧供依赖关系称病理性氧供依赖。

危重病 VO_2/DO_2 变化如图 1-4 中所示,DEF 的线性关系断裂,最大 OER 下降的斜率(DE 和 AB)反映了组织利用和摄取氧的能力减低,正常状况下存在的平段(plateau)不复存在;因此,DO_2 继续增加(E—F),直到达到超常水平(supranormal levels),故被称为病理性氧供依赖(supply dependency),这种依赖被认为隐藏着氧债(oxygen debt)的存在,提高 DO_2 有可能使氧债减少。

有学者采用"氧冲击"或"氧负荷(oxygen flux test)"试验来判断或测量患者是否存在病理性氧供依赖,即短时间内(如 30 分钟)提高全身 DO_2 后,如出现全身 VO_2 亦增加,则认为存在病理性氧供依赖,全身组织存在氧债,即有缺氧存在。有研究发现,存在这种病理性氧供依赖及全身 DO_2、VO_2 明显下降的患者,病死率显著高于不存在病理性氧供依赖者;如果提高 DO_2 能增加 VO_2,就可能提高生存率。有人提出用维持"超正常值"(supernormal values)方法来保证组织的氧需求和纠正缺氧,以提高生存率,其标准为 CI>4.5 L/(min·m^2),DO_2>600 ml/(min·m^2),VO_2>170 ml/(min·m^2)。最近也有人报告,在感染性休克患者中提高并不能改善患者的生存率,因为影响感染性休克患者预后的因素很多、很复杂,该问题有待于今后进一步地研究与探讨,以便得出更科学的结论。

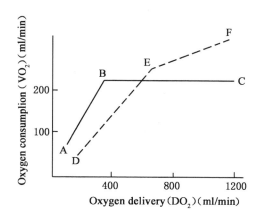

图 1-4 VO₂ 与 DO₂ 关系

四、组织氧合的监测

缺氧是临床上许多疾病的共同病理生理基础,及时了解组织细胞的有氧代谢状况,了解组织即时的 VO₂、DO₂、cDO₂、OER 或 ERO₂,对于指导临床危重患者的救治具有重要意义。临床测定组织细胞内氧量比较困难,目前尚无较理想的监测、评价方法。以往采用的监测血液乳酸浓度、动-静脉血氧含量差、静脉血氧分压或氧饱和度等指标,均存在不同程度的缺陷,近来有人用监测骨骼肌细胞内的 PO₂ 来判断组织氧合状态,但因肌肉组织的氧阈值低、耐受性强,无法反映其他器官组织状况。

(一)Sawn-Ganz 导管

过去的 20 年中,危重病患者 VO₂ 与 DO₂ 关系受到极大的关注,有学者发现早期手术后患者的 DO₂/VO₂ 值能提示预后,DO₂/VO₂ 值高生存率高;有随机对照研究发现,如果 DO₂>600 ml/(min·m²) 和 SvO₂>70%,就能达到早期研究制定的生存治疗目标 (goal directed therapy)。这个证据获得后,更加鼓励人们对晚期感染性休克和脏器功能不全的患者应用提高 VO₂ 作为目标性治疗策略预防 MODS。通过液体复苏 (vigorous intravenous fluid loading) 和应用多巴酚丁胺正性心肌收缩力的作用提高 DO₂,许多研究用普通方法测定 Qt 和 CaO₂,再计算 VO₂ 和 DO₂,揭示收缩力增加对代谢的影响而提高 VO₂ 和 DO₂ 的生理状况和使其紊乱的影响因素,并令很多学者借助肺

动脉 (Sawn-Ganz) 导管直接指导治疗。10 余年后,随着由于方法学上的问题,导致一些相互矛盾证据的出现。两个重要的随机对照研究最终显示,对那些晚期休克患者使用 Sawn-Ganz 导管监测 VO₂ 和力图提高 DO₂,并达到超常水平 (supranormal levels),非但无益,反而有害,导致病死率增高。这些患者的 DO₂ 本身就可能增加,对治疗的反应性也差,预后不良,提示晚期休克患者,基础细胞单位功能障碍导致的心肌和其他脏器衰竭,生理储备能力差,是预后不良的主要原因。可以想象,晚期休克患者内皮细胞通透性增加和心肌功能障碍造成的液体负荷增加,能引起广泛的组织细胞水肿,肺内气体交换障碍和氧弥散,说明为获得超正常水平 DO₂ 采用 Sawn-Ganz 导管,并不会改善生存率,还可能带来很多副作用。

有研究发现,许多疾病当 DO₂ 在临界点之上时,仍可出现 DO₂ 与 VO₂ 呈线性依赖关系,并被称为病理性氧供依赖。氧供依赖的出现被认为是缺氧和氧债存在的表现,有此依赖关系的患者死亡率高。提高患者的 DO₂ 与 VO₂,消除病理性氧供依赖关系可能会改善缺氧,提高患者生存率。但是,由于方法学上的困难,利用 DO₂ 与 VO₂ 关系来估价机体总的组织氧合情况,多数仍局限在理论水平,进一步研究尚待继续。

(二)骨骼肌细胞内的 PO₂ 监测

有学者利用监测骨骼肌细胞内 PO₂ 来判断氧合状态,但因该组织对氧耐受性强,骨骼肌细胞内 PO₂ 无法真正反映其他器官组织氧合状况,临床应用很受局限。

(三)胃黏膜细胞内 pH 值监测

80 年代后期,人们开始使用一种带有离子通透囊膜的三腔胃管置入胃内,胃黏膜细胞内的二氧化碳可向囊内的生理盐水弥散,待平衡后取囊内液体测定 pH 值,实验证明其与胃黏膜细胞内 pH 值基本一致,由于胃肠道对缺血、缺氧极为敏感,且代谢变化较早,无氧酵解能导致氢离子和二氧化碳浓度增加,通过了解胃黏膜细胞内 pH 值变化能够早期监测机体组织的氧合状况。该方法属于无创,操作简便,易于应用,已有一些报告能较精确地反映组织缺氧及病情的即

时变化,有一定临床应用前景。

(四)磷^{31}-磁共振光谱仪监测细胞能量代谢指标

国外采用高能量磁场技术可以无创而精确地测量细胞内高能磷酸盐的浓度(三磷腺苷、磷酸肌酸、无机磷等),可以精确地测定细胞内液 pH 值(pHi),可以观察细胞内无机磷与磷酸肌酸峰浓度间的关系,高能磷酸盐浓度是判断细胞氧合和线粒体功能的敏感指标,如细胞缺氧则三磷腺苷、磷酸肌酸含量及 pHi 值迅速降低,无机磷却升高,此方法能测定组织平均 pHi 而反映器官整体的 pHi,由于磁共振光谱仪体积大、不易搬动,现此方法多用于动物实验,如何向临床应用过渡是目前的研究课题。

(单红卫　宋志芳)

第 3 节　缺氧病理生理

缺氧对机体造成的损害程度取决于缺氧发生的速度、程度、持续时间和机体代谢状态。人体一旦出现缺氧,便可产生一系列代偿性反应,通过增加氧的供应和提高对氧的利用程度,保证细胞正常的生物氧化所需;如果通过代偿仍不能满足正常的生理所需,就会引起细胞代谢和脏器功能的障碍,严重时可直接导致死亡。虽然缺氧可以引起一系列病理生理改变,但在所有脏器中,心、脑、肺血管对缺氧最为敏感。

一、对呼吸功能的影响

(一)呼吸频率增加

呼吸中枢对缺氧极为敏感。缺氧时,位于颈动脉体和主动脉弓的外周化学感受器可产生兴奋,并刺激呼吸中枢;同时,缺氧也可以产生直接的呼吸中枢兴奋作用。当 PaO_2 低于 60 mmHg 时,外周化学感受器受到刺激,将冲动传入呼吸中枢,使呼吸中枢兴奋;此外,缺氧除可以直接刺激呼吸中枢外,还可通过使血液中氢离子浓度的增高,间接地刺激呼吸中枢。这些兴奋或刺激的结果,均是使呼吸频率明显增加。因此,缺氧患者临床最突出的表现,首先是呼吸频率的增加。

(二)肺通气量增加

缺氧在增加呼吸频率同时,也使肺的通气量明显增加。虽然呼吸中枢对缺氧的敏感性远较对二氧化碳为低,但当 PaO_2 低于 60 mmHg 或 $FiO_2 < 16\%$ 时,肺的通气量开始增加;$FiO_2\ 10\%$ 时,通气量增加 50%;$FiO_2\ 8\%$ 时,通气量将增加 3 倍。缺氧增加肺通气量的主要途径,是通过刺激颈动脉体和主动脉弓的化学感受器。血液性缺氧和组织中毒性缺氧,由于 PaO_2 正常,所以一般没有呼吸加强反应。循环性缺氧可由于循环容量减少,压力降低;或腔静脉、右心房淤血,通过颈动脉窦或腔静脉,右心房的压力感受器,反射性地引起呼吸加强。非常严重的缺氧,可使呼吸中枢的兴奋性降低,呼吸减弱,呼吸节律不规则,甚至呼吸中枢麻痹和呼吸停止。

机体在高原时的代偿反应,主要是通过加深呼吸来实现的,而呼吸频率加快并不明显,通过加深呼吸可使肺泡每分钟通气量增加,从而提高了 PAO_2。容易发生高原反应的人,对缺氧环境反应较弱,没有明显的呼吸加深,因此缺氧症状比较严重。

缺氧引起的呼吸功能改变是机体重要的保护性反射,它可以通过增加呼吸频率和肺通气量来纠正缺氧。然而,这种保护性反射的作用是有限的,当缺氧严重或持续时间长,超过机体的代偿能力时,呼吸频率和肺通气量均会明显降低或减少,以至呼吸节律变慢、幅度变浅,最终呼吸完全停止。

二、对循环功能的影响

缺氧对循环功能的影响主要包括对心脏与血管的影响。

（一）心　脏

缺氧对心脏功能的影响,早期主要反映在心率和心律的改变方面,晚期还可出现心脏组织结构的改变,如心腔扩大或心肌肥厚等。

1. 心率

缺氧时,心率增加是最常出现的临床表现。在心率增加的同时,心肌收缩力和心排量也可能增强和增加,这些均可能是缺氧刺激交感神经兴奋的结果。严重缺氧或缺氧的晚期,组织和细胞得不到充分的氧气供应或当发生严重代谢性酸中毒时,组织与细胞摄取氧和利用氧的能力也随之下降,心率将减慢,心收缩力下降,心排量减少,甚至很快出现心搏停止。

2. 心律

心肌组织对短暂的缺氧有一定的耐受性。因此,急性缺氧很少引起心脏明显的节律改变。随缺氧时间延长,必然导致心肌组织不可逆性的损伤,如心肌脂肪样变、组织坏死、局部缺血等。缺氧的心肌由于传导系统高度不稳定,很易受到激惹,因而容易出现心律失常。缺氧引起心律失常的类型很多,房性或室性的均可,尤其当合并其他容易引起心律失常的因素时更容易发生,如低血钾或应用洋地黄制剂时等,严重者可发生室颤或传导阻滞,甚至造成心搏停止。

3. 心肌肥厚或心脏扩大

慢性缺氧时,由于长时间回心血量增多、外周阻力增加、红细胞生成增多等,使心脏负荷加重,最终会导致心腔扩大和心肌肥厚。慢性肺源性心脏病和高原心脏病的发病机制中,缺氧引起的肺小动脉持续收缩、动脉高压、右心负荷增加,就是主要的发病因素。此外,慢性缺氧引起的红细胞生成增多、血液黏滞性增加,也是导致心脏负担加重的主要因素。

（二）血　管

缺氧引起血管系统改变的范围很广,如冠状血管、肺血管、动脉血管、微循环血管等,以下将分别叙述。

1. 冠状循环

心肌活动所消耗的能量主要来自有氧代谢,正常成年人在静息状态下,冠状血流量约为 $300 \sim 500$ ml/min,占心输出量的 $4\% \sim 5\%$;心肌的耗氧量多,约 10 ml/$(100 \text{ g} \cdot \text{min})$,其中 2/3 用于心肌收缩,1/3 用于其他代谢。心肌在缺氧时,主要是依靠冠状血管扩张,增加单位时间内的冠状血流量,以此来提高对心肌的氧供。冠脉血管扩张由局部代谢产物如腺苷、氢离子、钾离子等与冠状动脉平滑肌中 β-肾上腺能受体占优势所致,腺苷发挥了最重要的作用。当心肌细胞缺氧时,由三磷腺苷、ADP 分解生成 AMP 增多,而 AMP 又在 5′-核苷酸酶的作用下生成腺苷;同时在缺氧情况下,腺苷脱氨酶的活性降低,使腺苷灭活减少,导致腺苷进一步增多,腺苷作用于冠状血管,使之扩张。此外,缺氧引起的交感神经兴奋和儿茶酚胺的增多,也可使冠状血管扩张。

2. 肺血管

缺氧能引起广泛性肺小动脉痉挛、肺循环阻力增加、肺动脉压升高。缺氧引起肺血管收缩的机制较复杂,目前尚未完全阐明,各研究结果也有相互矛盾的地方。一般认为缺氧与肺血管收缩的机制主要有以下几个方面。

（1）交感神经兴奋:缺氧可致交感神经兴奋,作用于肺血管的 α-受体,引起血管的收缩。

（2）体液因素:缺氧可使肺组织内的肥大细胞、巨噬细胞、血管内皮细胞释放各种血管活性物质,如组胺、前列腺素、白三烯等。所释放的这些物质有些起血管收缩作用,有些起血管扩张作用,两者的力量对比决定了肺血管收缩反应的强度,如组胺作用于 H_1 受体,可使肺血管收缩;作用于 H_2 受体,可使之扩张。在缺氧性肺血管收缩反应中,组胺释放主要作用于 H_2 受体,以限制肺血管的收缩。

（3）缺氧直接对血管平滑肌的作用:有实验表明,在缺氧条件下,血管平滑肌细胞膜对钠离子和钙离子的通透性增高,使上述离子内流增加,导致肌细胞的兴奋性与收缩性增强。对于缺氧,肺血管和体血管的反应不一样,肺泡缺氧以及混合静脉血氧分压的降低,都可引起肺小动脉痉挛收缩,从而使缺氧的肺泡血流量减少。若是由于肺通气量减少引起的肺泡缺氧,则肺小动脉的收缩有利于维持通气与血流的适当比例,可维持较高的 PaO_2。

3. 体动脉血管

对缺氧的主要反应也是收缩,加上缺氧引起的心率增加和心收缩力增强,共同作用的结果将是动脉血压升高。因此,缺氧患者的症状性高血压在临床十分常见。

4. 脑血管循环

PaO_2 低于 50 mmHg 时,脑组织内的乳酸和腺苷含量增多,使脑血管扩张、脑血流增加。有实验证明:血压下降、脑血流量减少,可导致脑组织内腺苷含量增高,软脑膜的小动脉和微动脉对腺苷反应存在量效关系。如果 PaO_2 的降低同时伴有 $PaCO_2$ 的升高,将会使脑血管失去自身调节作用,脑血流量就将随动脉压的高低而变化;如果 PaO_2 降低同时伴有 $PaCO_2$ 的降低,由于脑血管舒缩主要受 CO_2 的调节,$PaCO_2$ 降低可使脑血管收缩,进一步加重缺氧。

5. 微血管循环

缺氧时,微循环的代偿反应主要表现在微动脉扩张、毛细血管开放的数目增多、血流量增加。研究表明:缺氧时腺苷生成增多,腺苷的含量与血管扩张和微循环血流量增加呈平行关系。此外,氢离子浓度的增加,也可使微动脉和毛细血管扩张。

三、对血液系统的影响

(一)红细胞和血红蛋白增多

慢性缺氧造成人体红细胞和血红蛋白增多的主要原因,是骨髓造血功能的增强。当低氧血流经肾脏(特别是肾小球旁器)时,可促使其产生促红细胞生成素或促红细胞生成因子,促红细胞生成因子又使血浆中促红细胞生成素原转变为促红细胞生成素,刺激骨髓造血干细胞,使其向原红细胞分化增多,并促使其增生和成熟,因而人体内红细胞和血红蛋白增多。当血浆中促红细胞生成素增高到一定程度时,可因红细胞的增多而导致缺氧在一定程度上的缓解,肾脏促红细胞生成素的产生可因此减少,通过这种反馈机制控制着血浆促红细胞生成素的含量。增多的红细胞可增加血液的氧容量和氧含量,也增加了组织的氧供。

(二)血液黏滞度升高

长期红细胞和血红蛋白增多的结果,是血液黏滞度升高和心脏的负担加重,并易形成血栓。

(三)血红蛋白的变化

正常人体内胎儿型血红蛋白含量不到1%。研究证明:慢性缺氧可使患者体内的胎儿型血红蛋白(HbF、α_2、γ_2)增多,当 PaO_2 低于 60 mmHg 时,SaO_2 明显降低,而胎儿型血红蛋白与氧有着较大的亲和力。因此,在缺氧的情况下,仍可以维持较高的 SaO_2。同时,红细胞内的 2,3-DPG 也代偿性增多,红细胞内的 pH 值降低,而 pH 值下降通过 Bohr 效应可使血红蛋白与氧的亲和力降低,氧离曲线右移,在氧分压相同的情况下,组织能从血液摄取更多的氧。但肺泡内氧分压过低时,血红蛋白与氧的亲和力又降低,血液从肺摄取的氧就会更少。氧分压降低,氧合血红蛋白减少,脱氧血红蛋白增多,一旦脱氧血红蛋白在毛细血管中超过5%,人体即可出现发绀。值得注意的是,如果人体严重贫血,血红蛋白含量低于 5 g%,即使很严重的缺氧也不会产生发绀;而红细胞增多症的患者,因其血红蛋白含量超过 20 g%,即使 PaO_2 正常,毛细血管中脱氧血红蛋白的含量也超过 5 g%,也可出现发绀。

四、对细胞代谢的影响

(一)无氧酵解增加

缺氧对细胞代谢的影响极大。严重缺氧时,线粒体中的能量代谢转为无氧酵解。由于无氧酵解产生的能量仅为有氧代谢的1/20,所以各脏器组织细胞的能量供应显著减少,脏器功能下降。

(二)乳酸性酸中毒

无氧酵解增强的过程中,各种酸性产物生成增多,尤其是乳酸生成增加。大量乳酸产生,导致乳酸性酸中毒,可进一步降低细胞代谢和脏器功能。

(三)细胞内外的离子改变

缺氧时,由于三磷腺苷生成减少,供给细胞膜上的钠泵能量不足,导致钠泵功能障碍,向细胞外排钠能力减弱,细胞内钠离子增多,同时细胞内乳酸含量增多,pH 值降低,细胞内渗透压升高,水分进入细胞,引起细胞水肿,功能活动减弱。严重时可使溶酶体膜稳定性降低,甚至破裂,溶酶体内各种酶释放,引起细胞坏死。

(四)肌红蛋白增加

慢性缺氧可使肌肉中的肌红蛋白增加,肌红蛋白和氧有着较大的亲和力,当氧分压下降时,肌红蛋白可释放出一定的氧以供细胞利用,它可能具有储存氧的作用。

五、对中枢神经系统的影响

正常成人脑血流量约为 50 ml/(100 g·min),占心输出量的 15%,静息状态下脑耗氧量为 3 ml/(100 g·min),占全身总耗氧量的 20% 左右。其能量的 85%~95% 来自于血液中的葡萄糖和氧,脑内本身的能量储备很少,若脑血流完全阻断,10 秒内就可将毛细血管内的氧耗尽,2 分钟即可将储备的葡萄糖耗尽。所以,脑对缺氧的耐受性很低,缺氧最容易导致脑功能障碍。

(一)中枢神经系统功能紊乱

由于缺氧,脑内三磷腺苷减少,AMP 生成增多,钠泵的转运功能出现障碍,脑细胞水肿,功能活动减弱,同时神经递质如乙酰胆碱,儿茶酚胺和 5-羟色胺等合成减少,导致中枢神经系统出现功能紊乱,初期表现为兴奋、判断力降低、精细功能失调,以后则由兴奋转为抑制,反应迟钝、表情淡漠、嗜睡,甚至意识丧失,出现昏迷、惊厥等,最后因呼吸,循环中枢的麻痹而死亡。脑电图主要表现为 α 波振幅降低、频率加快,少数可出现 β 波,以后随缺氧的加重,慢波占优势,并可出现高振幅的 δ 波和 θ 波。

(二)脑 水 肿

由于氧化过程障碍,钠泵所需的能量不足,乳酸生成增多,pH 降低,使细胞内的钠离子明显增多,同时溶酶体也由于缺氧导致其包膜受损,分解代谢加强,这些均使细胞内渗透压明显升高,引起神经细胞和神经胶质细胞水肿;同时由于缺氧,脑内腺苷增多,使脑血管扩张,血流量相应增加,毛细血管流体静压和通透性升高,从而引起组织间液增多。严重的缺氧可使毛细血管周围的星形胶质细胞很快出现水肿,压迫毛细血管,使管腔变窄,甚至阻塞血管,进一步加重了脑缺氧和脑水肿。脑水肿可使颅内压升高,严重时可导致脑疝。

六、影响机体对缺氧耐受性的因素

影响机体对缺氧耐受性的因素有很多,如年龄、营养、机体的机能状态、锻炼、环境、气候等。这些因素主要是通过两个环节起作用。

(一)代谢耗氧率

代谢率高时,耗氧量多,需氧量也随之增多,对缺氧的耐受性将减低,如出现在精神紧张、高热、甲状腺机能亢进、抽搐等情况下;相反,代谢率低时,耗氧量少,需氧量也随之减少,可提高机体对缺氧的耐受能力,如冬眠或低温状况下,可降低组织代谢率,减少氧耗量,增加机体耐受缺氧的能力。

(二)机体的代偿能力

缺氧时,机体可以通过神经-体液调节机制,如使呼吸增强、心率加快、心输出量增加等,纠正或代偿缺氧对机体各脏器功能所带来的一系列损害。上述代偿能力除了先天固有的以外,也可通过后天锻炼的方式获得或加以提高。当上述代偿能力减弱时,人体对缺氧的耐受性将明显降低。

第4节 CO_2 潴留病理生理

CO_2 潴留虽然不如缺氧在临床发生频繁,但一旦出现,也将会对人体产生许多不利影响。以下将分别介绍 CO_2 潴留对呼吸、循环、中枢神经系统及肾脏和酸碱平衡、水电解质代谢造成的影响。

一、对呼吸系统的影响

虽然是强有力的呼吸兴奋剂,但 CO_2 对呼吸中枢的兴奋作用也是受吸入气中 CO_2 浓度的影响。当吸入气中 CO_2 浓度为1%时,呼吸中枢兴奋,通气量增加;吸入气 CO_2 浓度为5%时,通气量增加 $3\sim4$ 倍;吸入气 CO_2 浓度为9%时,通气量显著增加,可能是静息状态下的10倍或10倍以上。一旦超过此浓度,通气量即开始明显减少;当吸入气中 CO_2 浓度增加至20%~30%时,通气量几乎回到原来水平;至40%时,通气进一步受到抑制,并很快出现窒息死亡。

$PaCO_2$ 改变对呼吸中枢和通气量的影响也是如此。有报告, $PaCO_2$ 每增加1 mmHg,分钟通气量增加2L。 $PaCO_2$ 主要通过对呼吸中枢化学感受器的刺激,使通气量增加。当 $PaCO_2$ 在 $60\sim80$ mmHg 时,呼吸中枢兴奋,呼吸加深加快;当 $PaCO_2$ 超过80 mmHg 时,呼吸反而受到抑制。此时,呼吸运动主要依靠 PaO_2 降低对化学感受器的刺激得以维持。如果此时吸入高浓度的氧,使缺氧得以纠正,对外周化学感受器的刺激减弱,呼吸抑制后反而加重二氧化碳潴留。COPD 患者缺氧再严重,均被主张以低流量(1~2L/min)或低浓度(<40%)氧疗的原理就在于此。体内二氧化碳潴严重时,可导致呼吸停止。此外,吸入高浓度氧使 SaO_2 升高后,由于霍尔登效应(Haldane effect),使 CO_2 解离曲线向右下移位,也可使 $PaCO_2$ 进一步增高。

二、对循环系统的影响

CO_2 潴留对循环系统最突出的影响是血管扩张,如周围皮肤血管、脑血管、冠状血管等。因此,临床上 CO_2 潴留患者经常可能出现球结膜水肿、面部潮红,患者常主诉头痛、头昏,严重时还可能出现血压下降,这些均可能是血管扩张的结果。

在一定程度内, $PaCO_2$ 升高也可刺激心、血管运动中枢和交感神经,使心率加快、心收缩力增强、心排血量增加、内脏血管收缩、血压升高。有文献介绍,在一定范围内, CO_2 潴留程度与心排量增加成正比,即 $PaCO_2$ 愈高,心排量愈大,在急性呼吸衰竭造成 CO_2 潴留时尤为明显;然而, $PaCO_2$ 升高至一定水平,当出现脑功能障碍时,心排血量反而下降。严重 CO_2 潴留也可出现心律失常。

此外, CO_2 潴留使脑血管扩张,却使肺与肾血管收缩。只有当 CO_2 潴留十分严重时,才普遍以血管扩张为主。

三、对中枢神经系统的影响

CO_2 潴留对中枢神经系统的影响是 CO_2 麻醉(carbon dioxide narcosis),临床所遇到的肺性脑病就是典型的 CO_2 麻醉,即由于 CO_2 潴留引起的脑功能障碍或意识障碍。其确切机制至今并不十分明确。可能与以下作用环节有关。

(一) CO_2 对大脑皮层的直接作用

动物实验证实,电刺激的抽搐阈随吸入气中 CO_2 的浓度增加而升高, CO_2 浓度升高至12.5%时为最高峰;以后虽然浓度增加,但抽搐阈反而下降;至30%时已恢复至原来水平。这些现象提示, CO_2 潴留对中枢神经系统的影响可能分为三个阶段,即开始时 CO_2 直接抑制大脑皮质,使皮质兴奋处于可耐受状态;随吸入气中 CO_2 浓度升高,皮质下层的刺激增强,间接引起皮质兴奋;最后吸入气中 CO_2 浓度继续升高,抑制皮质下层,使动物处于完全麻醉状态。临床所见的肺性脑病患者,在出现 CO_2 麻醉之前,常见失眠、精神兴奋、烦躁不安等先兆症状,与上述现象相符。

（二）CO_2 使脑血管扩张的作用

CO_2 是强有力的脑血管扩张剂。有报告，$PaCO_2$ 增加 10 mmHg，脑血流量增加 50%。脑血管扩张后，脑血流量增加，脑组织体积增加，颅内压升高，早期不但出现头痛、头昏、嗜睡，晚期还可出现昏迷、谵妄、精神错乱、视神经乳头水肿、扑翼样震颤及脑电图异常等颅内高压的症状与体征。然而，大量临床资料表明，这些症状与体征的出现，并不一定与 CO_2 潴留的程度有关，更重要的可能还是 CO_2 潴留发生的速度。因此，急性 CO_2 潴留可能更容易引起 CO_2 麻醉，而 COPD 引起的慢性 CO_2 潴留，一般均得发展至相当程度才引起意识障碍，其中的个体差异可能主要与 CO_2 潴留发生的速度和个体对 CO_2 潴留的耐受程度有关。

（三）CO_2 潴留引起脑细胞酸中毒的作用

临床累有报道，单纯的高 CO_2 所致的高碳酸血症并不一定均会出现 CO_2 麻醉，可能与 CO_2 潴留是否引起酸中毒对中枢神经系统的作用有关。当 CO_2 潴留发生较快时，$PaCO_2$ 急剧增加，肾脏尚来不及保留过多的 HCO_3^-，血中 HCO_3^-/H_2CO_3 下降，pH 也随之降低，酸中毒发生。酸中毒可使脑血管内皮细胞受损，通透性增强，导致脑间质水肿，加重原有脑血管扩张所致的颅内压增高；随着颅内压不断增高，脑血管进一步受压，更加重了脑细胞的缺氧与缺血，并由此引起恶性循环，严重时甚至可发生脑疝。

此外，脑神经细胞内酸中毒可增加谷氨酸脱羧酶活性，使 γ-羟基丁酸生成增多，抑制中枢神经系统功能；同时也增强了磷脂酶活性，使溶酶体水解酶释放，引起脑神经组织的破坏。

还有学者认为，脑脊液的缓冲能力比血低，脑脊液的 pH 值较低，仅为 7.33~7.40，但脑内 $PaCO_2$ 却比血液高 8 mmHg。当 CO_2 潴留使 $PaCO_2$ 升高后，脑内 pH 值下降更甚。脑细胞内酸中毒，致使细胞内线粒体分解，释放出各种溶酶体酶，如蛋白酶、核酸酶、磷酸酶等，进入胞浆后促使细胞自溶或死亡。这些酶也可漏入组织间液，作用于 γ 球蛋白，可生成缓激肽，使血管对交感素失去反应，造成血液淤滞；加之大量 Na^+ 移入细胞内，使细胞内含钠量增加，脑水肿加重。

总之，CO_2 潴留对中枢神经系统功能影响的途径可能较多，有些还不完全明了。

四、对酸碱平衡与血电解质的影响

（一）CO_2 潴留对酸碱平衡的影响

CO_2 是机体物质代谢过程中产生的主要挥发酸，绝大部分均经呼吸道排除体外。CO_2 是维持或调节机体酸碱平衡的主要物质，体内 CO_2 的多寡直接影响着机体的酸碱平衡状况与内环境稳定。CO_2 排除受阻引起的 CO_2 潴留可以引起多种类型的酸碱失衡。

1. 呼吸性酸中毒

多见于 CO_2 潴留急剧发生，肾脏尚来不及保留足量的 HCO_3^- 以抵消 $PaCO_2$ 的升高幅度，使血中 HCO_3^-/H_2CO_3 维持在 20/1 水平，故 pH 降低，酸中毒发生；也可见于 CO_2 潴留严重，超过的肾脏代偿能力，血 HCO_3^-/H_2CO_3 下降，pH 降低，酸中毒发生。

2. 呼吸性酸中毒合并代谢性酸中毒

多见于 CO_2 潴留伴严重缺氧、休克或肾功能不全时，除了 CO_2 潴留使 $PaCO_2$ 升高，体内产酸过多或排酸障碍等使 HCO_3^-/H_2CO_3 进一步下降，pH 降低较单纯呼吸性酸中毒更加明显。

3. 呼吸性酸中毒合并代谢性碱中毒

多发生在 CO_2 潴留同时，伴有电解质紊乱，如低血钾或低血氯等。血钾降低后，肾小管内 K^+-Na^+ 交换减少，H^+-Na^+ 交换增加，H^+ 排出过多，HCO_3^-/H_2CO_3 增加，pH 升高，碱中毒发生；血氯减低时，为保持细胞内外阴、阳离子总和相等，即电中性原理，为抵消 Cl^- 降低，HCO_3^- 相应增加，HCO_3^-/H_2CO_3 增加，pH 升高，碱中毒发生。

4. 代谢性碱中毒

多见于 CO_2 潴留患者，接受呼吸机治疗后，CO_2 在短时间内被大量排出，机体原先代偿性过多保留的 HCO_3^- 尚未来得及排出，故 HCO_3^-/H_2CO_3 增加；此外,排钾利尿剂和肾上腺皮质激素的使用,使血钾和氯降低,也可加重或诱发原有的代谢性碱中毒。

(二)CO_2 潴留对血电解质影响

血电解质在体内的变化遵循三条原则,即阴、阳离子等量以维持电中性规律、维持等渗渗透压规律和保持体液 pH 正常的规律。因此,血液酸碱平衡与离子改变相互影响,关系密切。CO_2 潴留造成呼吸性酸中毒时,对血电解质的影响如下。

1. 血钾增加或正常

血钾随 pH 增加而升高,pH 上升 0.1,血钾升高 $0.5\sim0.7$ mEq/L。CO_2 潴留引起呼吸性酸中毒时,在代偿阶段,pH 仍可保持正常,故血钾正常;在失代偿阶段,pH 升高,血钾也可随之升高。具体方式是通过细胞内外离子交换,如细胞外每 3 个 H^+ 进入细胞内,细胞内就有 2 个 Na^+ 与 1 个 K^+ 转入细胞外。

2. 血氯减低或正常

呼吸性酸中毒时,机体为保持 pH 正常,依靠肾脏代偿性地保留相应数量的 HCO_3^-,以使 HCO_3^-/H_2CO_3 维持在 20/1 水平。HCO_3^- 增加,Cl^- 必然应相应地减少,故血氯降低。但当 CO_2 潴留引起呼吸性酸中毒时,如果由于时间急或肾功能不全,肾脏不能代偿性地保留相应数量的 HCO_3^-,HCO_3^- 增加不明显,血氯也可以正常。多数情况下,还是血氯降低较多,其中除了由于肾脏代偿性地保留相应数量的 HCO_3^- 以外,还与这类患者摄入减少或应用利尿剂和糖皮质激素造成的低血氯有关。

当 CO_2 潴留引起呼吸性酸中毒时,低血钾与低血氯经常并存,共同导致代谢性碱中毒。由于血 K^+ 在细胞内外移动慢的特点,故碱中毒时,此两种离子改变以血氯更为敏感。

3. 血钠改变

呼吸性酸中毒时,血钠改变不恒定,原因是 Na^+ 与血酸碱平衡关系不十分密切。这类患者低血钠的原因多为摄入减少或应用利尿剂。

五、对肾和胃肠道功能影响

高碳酸血症对肾和胃肠道功能的影响尚无定论。虽然有 CO_2 潴留的患者常出现肾功能损害和消化道出血,如尿中出现蛋白和红、白细胞,严重时还可出现急性肾功能衰竭;呕血或黑便;但这些并不能完全排除同时存在的缺氧引起的肾和胃肠道功能损害。因此,CO_2 潴留对肾和胃肠道功能的影响,有待于今后进一步探讨。

六、关于可容许性高碳酸血症

虽然高碳酸血症(permissive hypercarbia,PHC)对人体有很多不利影响,但鉴于机械通气治疗过程中可能出现各种相关性肺损伤,人们提出了 PHC 概念,即可以允许 $PaCO_2$ 波动在正常高值或稍高于正常的水平上,以减少为增加 CO_2 排除或降低 $PaCO_2$ 至正常水平而带来高潮气量引起高峰压和气压伤等造成的肺损伤,但这并不意味着就允许 $PaCO_2$ 持续波动在较高水平。

(郭昌星　宋志芳)

参 考 文 献

1　Kazemi H. Disorder of the respiratory system. New York:Grune & Stratton,1976. 6~52

2　Shible EM,et al. Respiratory emergencies. Copyright. C. V. Mosby,1977. 1~74

3　Leach RM,Treacher DF. The pulmonary physician in critical care · 2:Oxygen delivery and consumption in

the critically ill. Thorax,2002,57:170~177

4　Hebert PC,Wells G,Blajchman MA,et al. A multi-centre,randomized,controlled clinical trial of transfusion requirements in critical care. N Engl J Med,1999,340:409~417

5　Schumacher PT,Cain SM. The concept of a critical

DO₂. Intensive Care Med,1987,13:223

6 Bihari D, Smithies M, Gimson A, et al. The effect of vasodilation with prostacyclin on oxygen delivery and uptake in critically ill patients. N Engl J Med,1987, 317:397~403

7 Vincent JL, Roman A, De Backer D, et al. Oxygen uptake/supply dependency. Am Rev Respir Dis, 1990, 142:2~7

8 Shoemaker WC, Appel PL, Waxman K, et al. Clinical trial of survivors cardiorespiratory patterns as therapeutic goals in critically ill postoperative patients. Crit Care Med,1982,10:398~403

9 Connors AF, Speroff T, Dawson NV, et al. The effectivenss of right heart catheterisation in the initial care of critically ill patients. JAMA,1996,276:889~897

10 Karimova A, Pinsky DJ. The endothelial response to oxygen deprivation: biology and clinical implications. Intensive Care Med,2001,27:19~31

11 Gutierrez G, Palizas F, Doglio G, et al. Gastric intramucosal pH as a therapeutic index of tissue oxygenation in critically ill patients. Lancet,1992,339:195~199

12 Huang TYC. Monitoring Oxygen Delivery in the Critically ill. Chest,2005,128:554S~560S

13 Adrogué HJ, Madias NE. Management of Life-Threatening Acid-Base Disorders- First of Two Parts,N Engl J Med,1999,338(1):26~34

14 Marik P, Varon J, Rao R, B,et al. Acid-Base Disorders. N Engl J Med,1998, 338:1626~1629

15 Nahas GG, Sutin KM, Fermon C, et al. More on Acid-Base Disorders. N Engl J Med 1998,339:1005~1006

16 Amato MBP, Barbas CSV, Medeiros DM, et al. Beneficial effects of the "open lung approach" with low distending pressures in acute respiratory distress syndrome: a prospective randomized study on mechanicalventilation. Am J Respir Crit Care Med, 1995, 152: 1835~1846

17 Amato MBP, Barbas CSV, Medeiros DM, et al. Hemodynamic effects of permissive hypercarbia with high PEEP and low tidal volume in ARDS. Am J Respir Crit Care Med,1994,149:Suppl:A75~A75

18 Cardenas VJ Jr, Zwischenberger JB, Tao W, et al. Correction of blood pH attenuates changes in hemodynamics and organ blood flow during permissive hypercapnia. Crit Care Med,1996,24:827~834

19 Marik P, Varon J, Rao RB, et al. Acid-Base Disorders. N Engl J Med,1998,338:1626~1629

第 2 章

动脉血气监测的临床应用
Clinical application of artery blood analysis

国外于 50 年代末动脉血气分析应用于临床,我国于 70 年代开始逐步在临床上推广应用。随着动脉血气分析在临床上的广泛应用,特别是由于酸碱失衡预计代偿公式、潜在 HCO_3^-(potential bicarbonate)和阴离子隙(anion gap,AG)概念应用于酸碱领域,使临床上酸碱失衡的判断水平有了明显提高。动态的动脉血气监测对于判断危重患者的呼吸功能和酸碱失衡类型、指导治疗、判断预后均有重要的作用,在危重患者的救治中显示了重要作用。

一、动脉血气分析作用

(一)判断呼吸功能

动脉血气分析是判断呼吸衰竭最客观的指标,根据动脉血气分析可以将呼吸衰竭分为Ⅰ型和Ⅱ型。

(1)Ⅰ型呼吸衰竭:标准为海平面平静呼吸空气的条件下 $PaCO_2$ 正常或下降,$PaO_2 < 60$ mmHg。

(2)Ⅱ型呼吸衰竭:其标准为海平面平静呼吸空气的条件下 $PaCO_2 > 50$ mmHg,$PaO_2 < 60$ mmHg。

(3)吸 O_2 条件下,若 $PaCO_2 > 50$ mmHg,不管 PaO_2 多高,均可诊断为吸氧条件下Ⅱ型呼吸衰竭;若 $PaCO_2$ 正常或下降时,需计算氧合指数 $=\dfrac{PaO_2}{FiO_2} < 300$

mmHg,提示Ⅰ型呼吸衰竭。

(二)判断酸碱失衡

由于酸碱失衡预计代偿公式、潜在 HCO_3^- 和 AG 概念应用于酸碱领域,使临床上酸碱失衡的判断水平有了明显提高,使酸碱失衡判断由定性判断变为定量判断,并认识了一些新的酸碱失衡类型。

(1)单纯性酸碱失衡:呼吸性酸中毒(呼酸)、呼吸性碱中毒(呼碱)、代谢性酸中毒(代酸)和代谢性碱中毒(代碱)。

(2)混合型酸碱失衡

①传统认为有 4 型:呼酸并代酸、呼酸并代碱、呼碱并代酸和呼碱并代碱。

②新的酸碱失衡类型:混合性代酸(高 AG 代酸＋高 Cl^- 性代酸)、代碱并代酸包括代碱并高 AG 代酸和代碱并高 Cl^- 性代酸、三重酸碱失衡(triple acid base disorders,TABD)包括呼酸型 TABD 和呼碱型 TABD。

二、阴离子隙的临床应用

AG 是按 $AG = Na^+ - (HCO_3^- + Cl^-)$ 计算所得。其真实含义反映了未测定阳离子(uC)和未测定阴离子(uA)之差。AG 升高的最常见原因是体内存在过多的未测定阴离子,即乳酸根、丙酮酸根、磷酸根及硫酸根等。当这些未测定阴离子在体内堆积,必定要取代 HCO_3^-,使 HCO_3^- 下降,称之为高 AG 代酸。临床上重要意义就是 AG 升高代表了高 AG 代酸。AG 在酸碱失衡判断中主要用途是可判断以下 6 型酸碱失衡:

①高 AG 代酸。

②代碱并高 AG 代酸。

③混合性代酸。

④呼酸并高 AG 代酸。

⑤呼碱并高 AG 代酸。

⑥TABD,包括呼酸型 TABD 和呼碱型 TABD。

在临床上实际应用时,必须注意以下 4 点:

①计算 AG 时强调同步测定动脉血气和血电解质。

②排除实验误差引起的假性 AG 升高。因为 AG 是根据 Na^+、Cl^-、HCO_3^- 三项参数计算所得。因此,此三项参数中任何一项参数的测定误差均可引起 AG 假性升高。

③结合临床综合判断。

④AG 升高的标准。国内外文献报道,AG 正常范围为 8~16 mmol/L。根据我们的临床经验,只要 AG>16 mmol/L,结合临床,可以判断为高 AG 代酸,特别是动态监测所得的 AG 意义更大。

必须明确,AG 之所以能判断所有含有高 AG 代酸的混合性酸碱失衡,关键是体内所有电解质变化均应符合电中和原理,即阴阳离子电荷总数相等及维持阳离子或阴离子电荷总数在一相对恒定数。根据电中和原理,可揭示以下规律:①高 AG 代酸:$\triangle HCO_3^- \downarrow = \triangle AG \uparrow$。②高 Cl^- 性代酸:$\triangle HCO_3^- \downarrow = \triangle Cl^- \uparrow$,呼碱引起的代偿性 HCO_3^- 下降也符合此规律。③代碱:$\triangle HCO_3^- \uparrow = \triangle Cl^- \downarrow$,呼酸引起的代偿性 HCO_3^- 增高也符合此规律。

一旦 $\triangle HCO_3^- \downarrow \neq \triangle AG \uparrow$ 或 $\triangle HCO_3^- \downarrow \neq \triangle Cl^- \uparrow$ 均应考虑混合性酸碱失衡的可能。即①混合性代酸时,$\triangle HCO_3^- \downarrow = \triangle Cl^- \uparrow + \triangle AG \uparrow$。②代碱合并高 AG 代酸时,$\triangle HCO_3^- \neq \triangle AG$,其中 $\triangle HCO_3^-$ 与 $\triangle AG$ 差值部分应考虑为代碱。③三重酸碱失衡时,影响 HCO_3^- 的因素有三种,呼吸因素引起 HCO_3^- 变化符合 $\triangle HCO_3^- = \triangle Cl^-$;代碱引起

HCO_3^- 变化也符合 $\triangle HCO_3^- \uparrow = \triangle Cl^- \downarrow$;高 AG 代酸符合 $\triangle HCO_3^- \downarrow = \triangle AG \uparrow$。三者混合在一起,必定是:$\triangle HCO_3^- \neq \triangle AG$,$\triangle HCO_3^- \downarrow \neq \triangle Cl^- \uparrow$,$\triangle HCO_3^- = \triangle AG \uparrow + \triangle Cl^- \downarrow$。

三、潜在 HCO_3^-

潜在 HCO_3^- 是近年提出的新概念,是指排除并存高 AG 代酸对 HCO_3^- 掩盖作用之后的 HCO_3^-,用公式表示为潜在 HCO_3^- = 实测 HCO_3^- + $\triangle AG$。其意义可揭示代碱合并高 AG 代酸和三重酸碱失衡中的代碱存在。若忽视计算 AG、潜在 HCO_3^-,常可延误混合型酸碱失衡中的代碱的判断。要理解上述意义,必须牢记以下规律。

高 Cl^- 性代酸:$\triangle HCO_3^- \downarrow = \triangle Cl^- \uparrow$,$\triangle AG$ 不变。

高 AG 代酸:$\triangle HCO_3^- \downarrow = \triangle AG \uparrow$,$Cl^-$ 不变。

代碱和呼酸时 HCO_3^- 代偿升高,符合:$\triangle HCO_3^- \uparrow = \triangle Cl^- \downarrow$,AG 不变。

呼碱时 $\triangle HCO_3^-$ 代偿下降,符合:$\triangle HCO_3^- \downarrow = \triangle Cl^- \uparrow$,AG 不变。

根据上述代偿规律,呼酸型三重酸碱失衡时,呼酸引起的 HCO_3^- 代偿升高,符合:$\triangle HCO_3^- \uparrow = \triangle Cl^- \downarrow$;高 AG 代酸:$\triangle HCO_3^- \downarrow = \triangle AG \uparrow$;代碱:$\triangle HCO_3^- \uparrow = \triangle Cl^- \downarrow$。三者混合必符合:$\triangle HCO_3^- = \triangle Cl^- + \triangle AG$。即 HCO_3^- 变化反映了:①呼酸引起的代偿性 $HCO_3^- \uparrow$。②代碱的原发 $HCO_3^- \uparrow$。③高 AG 代酸的原发 $HCO_3^- \downarrow$。由此可见,实测 HCO_3^- 包括了高 AG 代酸时引起的 HCO_3^- 下降。为了正确反映高 AG 代酸时等量 HCO_3^- 下降,提出了潜在 HCO_3^- 此概念,假如机体没有高 AG 代酸时,体内应有 HCO_3^- 值,即潜在 HCO_3^- = 实测 HCO_3^- + $\triangle AG$。因此,在判断三重酸碱失衡中呼酸或呼碱代偿程度时应该用潜在 HCO_3^- 与预计 HCO_3^- 值相比,不应用实测 HCO_3^-。潜在 HCO_3^- 的作用就是揭示被高 AG 代酸所掩盖的三重酸碱失衡中的代碱存在。

举例:一名患者的动脉血气及血电解质结果为 pH7.40、二氧化碳分压 40 mmHg（5.33 kPa）、HCO_3^- 24 mmol/L、K^+ 3.8 mmol/L、Na^+ 140 mmol/L、Cl^- 90 mmol/L。分析:AG = 140 - (24 + 90) = 140

$-114=26>16$ mmol/L,示高 AG 代酸。$\triangle AG=26-16=10$ mmol/L,潜在 $HCO_3^-=$ 实测 $HCO_3^-+\triangle AG=24+10=34>27$ mmol/L,示代碱。结论:代碱并高 AG 代酸。若不计算潜在 HCO_3^- 及 AG,必误认为无酸碱失衡。

四、酸碱失衡预计代偿公式的临床应用

20 世纪 70 年代开始酸碱失衡预计代偿公式应用于酸碱失衡领域,使酸碱失衡判断由定性进入定量判断。判断方法简便、精确、临床实用价值大。

在临床使用酸碱失衡预计代偿公式时,一定要考虑到酸碱失衡的代偿程度及代偿极限。反映酸碱失衡代偿程度的定量指标是酸碱失衡预计代偿公式。目前,临床上所用的酸碱失衡预计代偿公式均是根据严格选择的单纯性酸碱失衡患者的酸碱参数,经统计学处理所推算出的直线回归方程。代谢性酸碱失衡主要经肺脏代偿,时间快,无急慢性之分。呼吸性酸碱失衡患者主要是肾脏代偿,因肾脏最大代偿能力发挥需 3～5 天,因此在临床上对呼吸性酸碱失衡按时间小于 3 天或大于 3 天,分成急慢性呼酸和呼碱。急慢性呼酸或呼碱之间代偿程度差异极大,慢性呼吸性酸碱失衡代偿程度大于急性呼吸性酸碱失衡。其中慢性呼碱代偿程度最大。在临床上,对于呼吸性酸碱失衡判断时一定要考虑到时间因素。另外,也必须考虑到代偿极限。所谓代偿极限,即为机体发挥最大代偿能力所能达到的代偿值。各型酸碱失衡预计代偿公式均有代偿极限。若超过此极限,不管 pH 正常与否均应判断为混合性酸碱失衡。

正确使用预计代偿公式的步骤:
①必须首先通过 pH、PCO_2、HCO_3^- 三个参数,并结合临床确定原发失衡。
②根据原发失衡选用公式。
③将公式计算所得结果与实测 HCO_3^- 或 PCO_2 相比作出判断。

五、动脉血气监测在临床应用时应注意的问题

1. 静脉血取代动脉血行血气分析的可行性

血气分析原则上应采用动脉血,但在临床上常可遇到患者动脉穿刺困难,特别是婴幼儿,此时往往用静脉血取代动脉血测定。但必须牢记静脉血气分析只能用于判断酸碱失衡,不能用于判断呼吸功能。其理由为:①动、静脉血 pH、PCO_2、HCO_3^- 有明显替代关系,即静脉血 pH 较动脉血 pH 低 0.03～0.05,静脉血 PCO_2 较动脉血 PCO_2 高 5～7 mmHg,动、静脉血 HCO_3^- 大致相等。②静脉血 PCO_2 不仅受呼吸功能影响,而且受循环功能影响,当微循环障碍时,血液在毛细血管停留时间延长,组织利用氧增加,回到静脉血 PCO_2 可明显下降,此时可表现为 PaO_2 正常,而 PvO_2 明显下降。

2. 经皮血氧饱和度监测与动脉血气分析

经皮血氧饱和度监测是一无创监测技术,已在临床上广泛应用,并在危重患者监测中发挥了重要作用,但它不能替代动脉血气分析检查。必须强调:①经皮血氧饱和度无正常参考值,但作为个人而异,动态监测有价值,且经皮血氧饱和度(SpO_2)90％时,PaO_2 约为 60 mmHg。②危重患者监测时一旦出现 SpO_2 变化不大,但病情明显恶化时,一定要想到 $PaCO_2$ 升高可能,必须及时行动脉血气分析检查,以免贻误救治。

六、酸碱失衡的判断方法

(一)分清原发与继发(代偿)变化

酸碱失衡代偿必须遵循下述规律。
(1)HCO_3^-、PCO_2 任何一个变量的原发变化均可引起另一个变量的同向代偿变化,即原发 HCO_3^- 升高,必有代偿的 PCO_2 升高;原发 HCO_3^- 下降,必有代偿 PCO_2 下降。反之亦相同。
(2)原发失衡变化必大于代偿变化。根据上述代

偿规律,可以得出以下 3 个结论:①原发失衡决定了 pH 值是偏碱抑或偏酸。②HCO_3^- 和 PCO_2 呈相反变化,必有混合性酸碱失衡存在。③PCO_2 和 HCO_3^- 明显异常同时伴 pH 正常,应考虑有混合性酸碱失衡存在。

牢记上述代偿规律和结论,对于正确判断酸碱失衡是极重要的。根据上述的代偿规律和结论,一般地说,单纯性酸碱失衡的 pH 是由原发失衡所决定的。如果 pH<7.40,提示原发失衡可能为酸中毒;pH>7.40,原发失衡可能为碱中毒。

举例:pH 7.32、HCO_3^- 15 mmol/L、PCO_2 30 mmHg(4 kPa)。分析:PCO_2 30 mmHg(4 kPa)<40 mmHg(5.33 kPa),可能为呼碱;HCO_3^- 15<24 mmol/L,可能代酸,但因 pH7.32<7.40 偏酸,结论:代酸。

举例:pH 7.45、HCO_3^- 32 mmol/L、PCO_2 48 mmHg(6.4 kPa)。分析:PCO_2 48 mmHg(6.4 kPa)>40 mmHg(5.33 kPa),可能为呼酸;HCO_3^- 32>24 mmol/L,可能代碱,但因 pH7.45>7.40 偏碱,结论:代碱。

举例:pH 7.42、PCO_2 29 mmHg(3.87 kPa)、HCO_3^- 19 mmol/L。分析:PCO_2 29 mmHg(3.87 kPa)<40 mmHg(5.33 kPa),可能为呼碱;HCO_3^- 19<24 mmol/L,可能代酸,但因 pH7.42>7.40 偏碱,结论:呼碱。

举例:pH 7.35、PCO_2 60 mmHg(8 kPa)、HCO_3^- 32 mmol/L。分析:PCO_2 60 mmHg(8 kPa)>40 mmHg(5.33 kPa),可能为呼酸;HCO_3^- 32>24 mmol/L,可能代酸,但因 pH7.35<7.40 偏酸,结论:呼酸。

(二)分析单纯性和混合性酸碱失衡

根据上述代偿规律判断:

(1)PCO_2 升高同时伴 HCO_3 下降,肯定为呼酸合并代酸。

举例:pH7.22、PCO_2 50 mmHg(6.67 kPa)、HCO_3^- 20 mmol/L。分析:PCO_2 50 mmHg(6.67 kPa)>40 mmHg(5.33 kPa),而 HCO_3^- 20<24 mmol/L,结论:呼酸并代酸。

(2)PCO_2 下降同时伴 HCO_3 升高,肯定为呼碱并代酸。

举例:pH7.57、PCO_2 32 mmHg(4.27 kPa)、HCO_3^- 28 mmol/L。分析:PCO_2 32 mmHg(4.27 kPa)<40 mmHg(5.33 kPa),而 HCO_3^- 28>24 mmol/L。结论:呼碱并代碱。

(3)PCO_2 和 HCO_3^- 明显异常同时伴 pH 正常,应考虑有混合性酸碱失衡的可能,进一步确诊可用单纯性酸碱失衡预计代偿公式。

举例:pH7.37、PCO_2 75 mmHg(10 kPa)、HCO_3^- 42 mmol/L。分析:PCO_2 75 mmHg(10 kPa)明显大于 40 mmHg(5.33 kPa);HCO_3^- 42 明显大于 24 mmol/L,但 pH7.37 在正常范围内,提示有混合性酸碱失衡的可能。用单纯性酸碱失衡公式判断:PCO_2 75 mmHg(10 kPa)>40mmHg(5.33 kPa),提示有呼酸可能。用公式计算 $\triangle HCO_3^- = 0.35 \times \triangle PCO_2 \pm 5.58 = 0.35 \times (75-40) \pm 5.58 = 12.25 \pm 5.58$,预计 $HCO_3^- = 24 + 12.25 \pm 5.58 = 36.25 \pm 5.58 = 41.83 \sim 30.67$;实测 HCO_3^- 42>41.83 mmol/L,提示代碱存在。结论:呼酸并代碱。

正确认识混合性酸碱失衡的关键是要正确地应用酸碱失衡预计代偿公式、AG 和潜在 HCO_3^-。目前在临床上所使用的酸碱失衡预计代偿公式较多,但要正确使用公式必须要遵从以下步骤:①必须首先通过动脉血 pH、PCO_2、HCO_3^- 三个参数,并结合临床确定原发失衡。②根据原发失衡选用合适公式。③将公式计算所得结果与实测 HCO_3^- 或 PCO_2 相比作出判断。凡落在公式计算代偿范围内判断为单纯性酸碱失衡,落在范围外判断为混合性酸碱失衡。④若为并发高 AG 代酸的混合性酸碱失衡,则应计算潜在 HCO_3,将潜在 HCO_3^- 替代实测 HCO_3^- 与公式计算所得的预计 HCO_3^- 相比。

(三)用单纯性酸碱失衡预计代偿公式来判断

举例:pH7.53、PCO_2 39 mmHg(5.2 kPa)、HCO_3^- 32 mmol/L。分析:HCO_3^- 32>24 mmol/L,提示有代碱可能。按代碱公式计算:$\triangle PCO_2 = 0.9 \times \triangle HCO_3 \pm 5 = 0.9 \times (32-24) \pm 5 = (7.2 \pm 5)$ mmHg,预计 $PCO_2 =$ 正常 $PCO_2 + \triangle PCO_2 = 40 + 7.2 \pm 5 = 47.2 \pm 5 = 52.2 \sim 42.2$ mmHg,实测

$PaCO_2$ 39 mmHg<42.2 mmHg,提示:有呼碱成立。虽然此时 $PaCO_2$ 39 mmHg 在正常范围内,仍可诊断为原发代碱的基础上合并相对呼碱。

举例:pH7.39、$PaCO_2$ 24 mmHg(3.2 kPa)、HCO_3^- 14 mmol/L。分析:HCO_3^- 14<24 mmol/L,$PaCO_2$ 24 mmHg(3.2 kPa)<40 mmHg(5.33 kPa),pH7.39<7.40,提示代酸存在。按代酸预计代偿公式计算:$PaCO_2 = 1.5 \times HCO_3^- + 8 \pm 2 = 1.5 \times 14 + 8 \pm 2 = 21 + 8 \pm 2 = 29 \pm 2 = 27 \sim 31$ mmHg,实测 $PaCO_2$ 24 mmHg(3.2 kPa)<27 mmHg(3.6 kPa),提示:呼碱存在。虽然 pH7.39 在正常范围内,仍可诊断为呼碱并代酸。

(四)结合临床表现、病史综合判断

动脉血气分析虽对酸碱失衡的判断甚为重要,但单凭一张血气分析报告单作出的诊断,有时难免有错误的。为使诊断符合患者的情况,必须结合临床、其他检查及多次动脉血气分析的动态观察。

举例 pH 7.45、$PaCO_2$ 52 mmHg(6.93 kPa)、HCO_3^- 35 mmol/L。分析:根据动脉血气分析结果,判断为:HCO_3^- 35>24 mmol/L,可能为代碱,$PaCO_2$ 52 mmHg(6.93 kPa)>40 mmHg(5.33 kPa),可能为呼酸,但因 pH7.45>7.40,偏碱,结论:代碱。若按代碱公式计算:预计 $PaCO_2$ = 正常 $PaCO_2$ + $\triangle PaCO_2 = 40 + 0.9 \times (35 - 24) \pm 5 = 49.9 \pm 5 = 44.9 \sim 54.9$ mmHg(5.99~7.32 kPa),实测 $PaCO_2$ 52 mmHg(6.93 kPa)在此代偿范围内。结论:代碱。但是结合病史,此患者系肺心患者,原有血气分析示呼吸性酸中毒,经使用呼吸机和积极抗感染改善通气治疗后,病情有明显改善。故应判断为呼酸并代碱,也可称之 CO_2 排出后碱中毒(post hypercapnic akalosis)。

必须牢记混合性酸碱失衡判断时须联合使用预计代偿公式、AG 和潜在 HCO_3^-。具体步骤为:①先用预计代偿公式计算出 HCO_3^- 抑或 PCO_2 代偿范围,判断其是单纯性抑或混合性酸碱失衡。②计算 AG,判断是否并发高 AG 代酸。③计算潜在 HCO_3^-,揭示代碱并高 AG 代酸和三重酸碱失衡中的代碱存在。即判断并发高 AG 代酸的混合性酸碱失衡中代碱存在,必须计算潜在 HCO_3^-,用潜在 HCO_3^- 替代实测 HCO_3^- 与预计代偿公式计算所得的预计 HCO_3^- 相比,若潜在 HCO_3^- 大于预计 HCO_3^-,即可判断并发代碱存在。④结合临床综合分析判断。

(钱桂生)

参 考 文 献

1 Halpern ML,Goldstein MB. Fluid,Electrolyte,and acid-base Physiology. 第 3 版(英文影印版).北京:科学出版社,2001. 49~72

2 钱桂生.三重酸碱失衡的判断.中华结核和呼吸杂志,1996,19(2):67~68

3 钱桂生.混合性酸碱失衡类型及判断的进展.中华内科杂志,1996,35(11):725~726

4 钱桂生.现代临床血气分析.北京:人民军医出版社,2002. 133~139

5 Dubose TD. Clinical approach to patients witb acid-base disorders. Mad clin Nor Am,1983,67(10):799

6 钱桂生.水、电解质与酸碱平衡.宋志芳主编.现代呼吸机治疗学.北京:人民军医出版社,1999,81~106

第 3 章

危重病内环境紊乱及救治策略

Management of intra-environment disturbance for critical diseases

内环境是机体赖以生存的内在环境,内环境稳定是保障各脏器功能正常运行的基本条件。水、电解质和酸碱平衡,是维持人体内环境稳定的三个重要因素,血糖、渗透压也影响着内环境稳定的维持。论及内环境稳定的维持与调节,这五个因素是不可以缺少的。危重病综合救治过程中,内环境稳定是任何时候和阶段都不能忽视的环节。

能影响和调节内环境稳定的因素很多,许多因素的调节机制还不十分清楚,有些也是目前医疗手段所不能测试的,调节与影响机制复杂,有待于今后继续深入细致的研究、探讨与揭示。鉴于这些因素受到不同专科疾病的影响和调节,人们通常将水、电解质、酸碱平衡、血糖、渗透压等分别论述,有关内容也分别在不同的医学领域,如水、电解质、酸碱平衡多落实在外科,血糖多落实在内分泌科,渗透压多落实在内分泌或脑外科。近年来,随着急救与危重病医学事业的发展,人们越来越认识到内环境直接关系到患者的生命,内环境紊乱给人体带来的危害,严重时足以造成患者死亡。鉴于它们相互影响与制约的复杂内在关系与作用,共同起着维持内环境稳定、保障生命和脏器功能的作用,维持内环境稳定逐渐成为一门独立重要的临床边缘学科,并日益受到重视。本章将其作为独立的章节集中论述,除了试图简介它们独立的生理与病理生理特点外,还将介绍它们之间内在的调节机制,为临床纠正内环境紊乱、维持内环境稳定提供诊断和治疗依据。

第 1 节 水与电解质紊乱及其治疗策略

水与电解质是人体细胞内、外液的重要组成部分,其中水占的比例更多,两者的分布与调节机制关系密切而复杂。水与电解质紊乱能直接导致患者死亡,也可以通过影响其他内环境稳定因素,如酸碱平衡等,间接给患者带来危害。维持水与电解质平衡,是从事急救与危重病医学学者经常面临的重要课题。

一、水与电解质分布和调节

(一)体液分布与调节

水是细胞内液和外液的重要组成部分,正常人体液含量约占体重的 60%～70%,因年龄、性别、胖瘦、个体差异较大。影响内环境稳定的体液是细胞外液,即有效血容量。这部分体液虽少,仅占体重的 5%,却直接影响着患者的生命。任何引起血容量急剧增加或减少的因素,都有可能在短时间内危及患者生命。此外,存在于第三间隙的体液,即正常不应该积聚的体腔内积聚了大量体液,也会影响体液的平衡。如消化液、汗液、胸腹腔渗或漏出液等,正常情况下这部分体液丢失量少而恒定,可以忽略不计;病理情况下,这部分液体大量丢失,同样可以降低细胞外液,降低有效循环血量。危重病综合救治的过程中,不能忽视这部分特殊液体的丢失。

维持有效循环血容量是维持循环功能的主要因素,血容量增加或减少至一定程度,均可能引起循环功能障碍。及时排除或补充血容量,防止血容量进一步增加或丢失,是恢复有效血容量、保障循环功能的主要措施。短期内大量输液或输血,是最常见的血容量增加因素;长期慢性缺氧所致的红细胞增多,也是引起血容量增加的常见因素;急、慢性肾功能衰竭和心力衰竭时,体液排除障碍,水分在体内大量潴留,也是使血容量增加的主要因素。能引起血容量减少的因素也很多,如失血与脱水(呕吐、腹泻、出汗、大面积烧伤、利尿、降颅压)。

人体调节水平衡的机制很多,正常与疾病状态下的需水量和排水量截然不同。正常人每日需、排水量约 2 000～2 500 ml,其中饮水 1 000～1 500 ml,饮食中含水 700 ml,体内代谢氧化产生水 300 ml;每天排出水分量与需水量相同,其中尿量 1 000～1 500 ml,大便中含水 150 ml,皮肤蒸发(不显性失水)500 ml,呼吸道和肺部蒸发 350 ml。疾病状态下,依据疾病类型和严重程度不同,每日失水量明显不同,应该补充的水分量也随之增加。一般除考虑生理需水量外,还应考虑额外损失或丢失量,如呕吐、腹泻、浮肿、多尿、高温出汗等平时可以忽略不计的体液丢失均明显增加。此外,呼吸衰竭时出现的过度通气和为治疗呼吸衰竭所采用的气管切开和呼吸机应用等,也均使通过呼吸道和肺蒸发的水分明显增加。虽然精确地计算这部分体液丢失的数量,多数情况下并不困难,如记录 24h 尿量、呕吐、腹泻及胃肠减压量等,但某些特殊情况下,精确统计这部分体液丢失量,也并不是件十

分容易的事情,如麻痹性肠梗阻,相当部分液体可能积聚在肠腔内;肝硬化腹水和胸腔积液时,也会有相当数量的体液积聚在胸、腹腔内。危重病全身炎症反应综合征时的毛细血管渗漏,可造成大量血管内液渗入组织和细胞间隙,引起体液或有效循环血容量的减少。这些体液丢失的量很难估价,一般只能依靠经验或治疗、补液效果综合分析和评定。

疾病时水分丢失的途径,也依据疾病的种类不同而异。泌尿系统是正常人水分排泄的主要途径,也是疾病状态下水分丢失的主要途径,常见于尿崩症、糖尿病患者经常出现的多尿和应用利尿、脱水剂后引起的大量排尿;急性肾功能衰竭多尿期患者也常出现大量排尿,严重时可使循环血容量明显减少。胃肠道是机体摄入水分的主要场所,每日分泌的消化液约 8 200 ml(唾液 1 500 ml、胃液 2 500 ml、胆液 500 ml、胰液 700 ml、肠液 3 000 ml)大部分在回肠和结肠近端被重吸收。对正常人来说,这部分体液的出、入量可以忽略不考虑。当有疾病时,消化道消化液的排出或吸收障碍,如临床常出现的呕吐与腹泻,将造成大量体液由消化道丢失。汗液是人体通过皮肤出汗的过程,正常人皮肤不出汗时,也有少量体液丢失,这种水分丢失的方式被称为皮肤的不显性失水,其丢失水分的数量已经被计入生理需要的水分之中。当机体没有出汗的过程时,这部分体液的丢失可以忽略不计;但当各种原因造成机体大量出汗时,如高温季节的出汗和疾病状态下的大汗淋漓,均可造成大量体液由皮肤出汗而丧失。应引起足够重视,否则有可能引起循环血容量的减少。

机体是个复杂的机器,对水分的摄与排有较完善的调节机制,使人体能自动地将水分的摄入与排泄处于动态平衡状态。口渴思饮是机体调节水分摄入的最简便方式,许多因素均刺激机体产生口渴感,促使机体主动摄入水分;血浆渗透压也是重要的调节机制,任何原因造成体内水分丢失、血浆渗透压升高时,位于上视神经核与室旁神经核的渗透压感受器受刺激,并将兴奋传向大脑皮层,产生口渴。所有可以引起血浆渗透压增高的因素,均可刺激机体产生口渴,如高血糖、高血钠等,引起人体主动饮水的动作。有效循环血容量减少,如急性失血时,虽然血浆渗透压尚无明显改变,但由于胸腔内大静脉和右心房的容量

感受器受到刺激,将兴奋传向下丘脑也可刺激产生口渴感。肾脏是调节水分排泄的主要器官,其次是皮肤,受多种因素影响,如抗利尿激素、肾素-血管紧张素-醛固酮系统、交感神经系统等。抗利尿激素(ADH),又名加压素,由下丘脑合成,储存于垂体后叶,是垂体后叶素的重要组成部分,是调节水分排泄的主要内分泌激素。许多调节水分排泄的因素,均通过该途径使 ADH 分泌或释放增多或减少,调节肾脏的排水量。ADH 分泌或释放增多时,肾脏排水量减少;反之,则明显增加。ADH 作用的部位可能是远端肾小管。一般情况下,ADH 的主要刺激是来自水分丢失后细胞外液渗透压的增加,以求通过肾小管的作用减少水分的丢失。但 ADH 分泌和释放也可能受其他因素影响,如恐惧、疼痛、急性感染、创伤、外科手术、麻醉药品等,其中急性感染和创伤、外科手术引起的急性应激反应,还可能与细胞内液中钾离子丢失和渗透压降低有关。醛固酮系统是调节血容量和细胞外液容量的激素。主要作用是调节肾脏对钠、水再吸收的功能。肾上腺分泌醛固酮的刺激可能来自血容量和细胞外液容量的减少,其感受器的部位尚不明了,推测可能在丘脑下部。醛固酮发生作用的部位在远端肾小管,当肾小管再吸收钠的同时,必然保留一定量的水分以维持等渗溶液,其结果则是血容量的增加。相反,当血容量增加时,醛固酮分泌减少,促使远端肾小管减少或停止对钠和水的重吸收,较多的钠离子和水分由尿中排出,血容量减少。这种醛固酮分泌机制对机体有保护性作用,在疾病的情况下,醛固酮分泌增加引起的血容量增加却未必均对机体有利。如充血性心衰时出现的醛固酮分泌增加,结果是加重心衰,并由此造成恶性循环。交感神经系统主要通过皮肤蒸发和出汗等增加体液的排除,也是机体重要的水分排泄机制。病理情况下,交感神经兴奋受多种疾病因素的影响。

(二)电解质分布与调节

电解质分布依细胞内、外液及各种不同体液,所含的浓度不尽相同。了解不同部位体液中电解质的含量,有助于分析和判断不同部位体液丢失后电解质丢失的情况,为及时补充所缺电解质提供依据。然而,现有的常规方法尚不能测定细胞内液电解质的含量,故常以血清的电解质数值代表细胞外液的电解质含量,并以此作为判断、纠正电解质紊乱的依据。这在相当程度上限制了对细胞内液电解质真实含量的了解,尤其是对那些主要存在于细胞内液的电解质,如细胞内液钾含量由血浆或血清钾含量测定所代替,血浆或血清钾含量降低不能完全代表细胞内缺钾的状况,血清钾增高也不能代表细胞内一定高钾。判断与纠正高、低血钾,必须综合各因素,全面考虑。

1. 电解质分布

(1)细胞内、外液:细胞内、外电解质分布差异是由于细胞代谢产生着能量维持细胞膜"离子泵"作用。病理情况下能源不足,"离子泵"功能障碍,细胞内外离子可以重新分布,如库血中"钠泵"作用被阻滞,细胞内、外的 K^+ 和 Na^+ 相互弥散,血浆 K^+ 含量明显升高,故高血钾患者不易多使用库血,其确切机理尚待探讨。

①细胞外液:主要阳离子是 Na^+,约占体内总钠含量的 90%,其余为少量 K^+、Ca^{++}、Mg^{++} 等;主要阴离子为 Cl^- 和 HCO_3^-。

②细胞内液:主要阳离子是 K^+,浓度是 150～160 mmol/L,约占体内总钾含量的 98%,是细胞外钾浓度的 30 余倍,其余为 Na^+、Mg^{++};主要阴离子为磷酸盐($BHPO_4$),蛋白质占主要成分,少量硫酸盐($BHSO_4$);Cl^- 只在少数组织细胞内含微量,而大多数组织细胞内缺如,因为 Cl^- 不易渗入细胞内。

虽然细胞内、外电解质分布种类不尽相同,但以 mmol/L 为单位,任何部位体液内阴、阳离子总数必须相等,这就是所谓的电中性规律。电解质在细胞外液的浓度可以通过化学的方法测得,故以细胞外液,即血浆液或血清电解质含量为例(表 3-1)。

表 3-1　血浆或细胞外液电解质浓度

阳离子			阴离子		
电解质	mg%	mmol/L	电解质	mg%	mmol/L
Na^+	326.0	142	HCO_3^-	60.5	27
K^+	20.0	5	Cl^-	365.7	103
Ca^{++}	10.0	5	HPO_4	3.4	2
Mg^{++}	2.4	2	SO_4	1.6	1
			有机酸	17.5	5
			蛋白质	6500.0	16
合计	358.4	154	合计	6948.7	154

(2)组织间液:电解质含量与细胞外液或血浆极为相似,惟一重要区别是蛋白质的含量。正常血浆蛋白质含量是 70 g/L,而组织间液仅为 0.05%～0.35%。原因是蛋白质不易透过毛细血管,其他电解质和分子较小的非电解质可以自由透过,这就影响膜内外可透过离子的分布,使膜内外的电解质浓度稍有差异,即血浆内 Na^+ 浓度稍高于组织间液,而血浆内 Cl^- 浓度稍低于组织间液。

(3)胃肠分泌液:胃肠道各段分泌液所含电解质的浓度不同。胃液中,H^+ 为主要阳离子,Cl^- 为主要阴离子;小肠液中,Na^+ 为主要阳离子,HCO_3^- 为主要阴离子。胃肠道各段分泌液均含一定量的钾离子,一般估计胃液中钾的浓度比血清高 2～5 倍,小肠液电解质中钾的浓度则与血清大致相等。

由于胃肠道各段分泌液中电解质浓度很不一致,当大量丢失胃肠液后,依据所丢失胃肠道各段分泌液的不同,丢失电解质的类别也不同。如大量丢失胃液后,损失较多的是 H^+ 与 Cl^-;而丢失大量肠液后,损失较多的是 HCO_3^- 与 Na^+;两者丢失均可造成不同程度 K^+ 丢失。因此,临床上多依照所丢失胃肠分泌液的部位和数量,判断和估价电解质紊乱的性质和程度,并做相应的处理。

(4)尿液:主要以排 Na^+ 和 K^+ 为主,其中排 K^+ 的意义尤为突出,因为人体丢失 K^+ 主要途径是通过尿液。

(5)汗液:分显性排汗和非显性排汗。非显性排汗以排水为主,电解质含量甚微,可以只当做丢失水分看待;显性排汗是汗腺活动的结果,虽然含有 Na^+、K^+、Cl^- 离子,但以排 Na^+、Cl^- 为主,浓度是 10～70 mmol/L,仅含少量 K^+。

2. 电解质需要量与调节

(1)钠:正常血清 Na^+ 为 134～145 mmol/L,平均 142 mmol/L。正常人每日钠的需要量约为 6.0 g,从普通饮食中获得的钠足够。Na^+ 主要经尿液中排出,少量经汗和粪便中排出。人体保留钠的能力较强,排钠的原则是少食少排、多食多排;禁食后,如完全停止钠的摄入,两天后钠的排出可减至最低限度。

(2)钾:正常血清 K^+ 3.5～4.5 mmol/L,平均 4.0～5.5 mmol/L。正常人每日需要钾量为 80 mmol±,相当于 KCl 6 g,即 74.5(35.5+39)×80=5.96 g ≈6 g。动、植物食物和水果中均含有足量的钾,一般不致于缺乏。85%～90% 的 K^+ 由尿中排出,其余由粪排出,仅微量由汗排出。人体保留钾的能力远不如保钠的能力强,K^+ 不断由尿中排出后,当 K^+ 摄入不足时,钾的丢失仍继续进行,每日约仍有 30～50 mmol(或 1.2～1.95 g)的 K^+ 由尿中排出,最终可导致低血钾。临床上,多数危重患者摄食少,发生低血钾的机会远比发生低血钠的机会多,原因就在于机体对钾的排泄原则是不食仍排。

(3)钙:正常血清钙 2.25～2.75 mmol/L。血清钙 50% 以游离状态存在,是维持生理作用的主要部分;另外 50% 与蛋白质结合。正常人每日需钙量尚未查到准确记载,但 500 ml 牛奶中所含钙量即足够。99% 钙沉积在骨骼及牙齿内,1% 为细胞外液,细胞内液仅含少量钙。

①影响钙吸收因素:食物中含钙量,及摄入多寡、机体吸收、利用程度也受多种因素影响,如足量维生素 D;正常胃液酸度,促进可溶性钙盐吸收;正常的脂肪消化与吸收等。食物中钙、磷比例,当脂肪消化、吸

收不良时,钙与脂肪结合成不溶性肥皂,由粪便排出。正常情况下,约80%钙呈不溶性盐类由粪便排出;20%由尿中排出。

②影响钙排泄因素:钙的摄入量、肾脏的酸碱调节机制、骨骼大小;内分泌因素:甲状腺、甲状旁腺、性激素、脑垂体;此外,胃肠道分泌物内含大量钙盐,当发生胃肠道功能紊乱、肠瘘、肠梗阻、严重腹泻时,钙吸收减少,低钙血症产生。

(4)镁:正常血浆镁 1.5～2.5 mmol/L 或 1.6～2.1 mmol/L。每日需要 0.3～0.35 mmol,主要由小肠吸收。每日由饮食摄入镁,约 10～20 mmol/L,故一般不会发生镁缺乏症。人体镁 50%沉积在骨骼中,50%存在于细胞内。血浆中镁 65%为游离形式存在,35%与蛋白质相结合。

(5)氯:血清氯 98～108 mmol/L,平均 103 mmol/L。每日需氯量 3.5～5 g,相当于 0.9%生理盐水或 5%葡萄糖盐水 500 ml。大量丧失胃液,如上消化道梗阻、胃肠减压、呕吐等,则大量 Cl^- 丢失。Cl^- 与机体酸碱平衡有着密切的联系。

(6)碳酸氢(HCO_3^-):HCO_3^-、Cl^- 均是细胞外液主要阴离子。正常血清 HCO_3^- 24 mmol/L。血清 HCO_3^- 高低,直接反映机体酸碱状况。

3. 调节机制

(1)肾上腺皮质激素的作用机制

①盐皮质激素:即醛固酮系统,主要通过对肾小管远曲小管和收集管对钠的重吸收增加和钾的分泌增加,促进钠的重吸收和钾的排出,起着保钠排钾的作用。这种作用并不局限于肾脏,也在唾液、汗液及胃肠道液的分泌中起作用。

②糖皮质激素:也有类似于醛固酮的保钠排钾作用,只是作用较醛固酮弱得多。该激素分泌受脑垂体促肾上腺皮质激素(ACTH)和丘脑下部调节性多肽的控制和影响。

(2)甲状旁腺:能分泌降钙素,主要抑制肾小管和胃肠道对钙的重吸收,降低血钙。此外,在抑制肾小管对钙重吸收的同时,也可抑制肾小管对磷、钠、钾的重吸收,使这些离子从尿中排泄增多。因此,甲状旁腺能调节多种血电解质水平。

二、水与电解质的生理功能

(一)水的生理功能

水是人体重要养料,人如绝食,但只要饮水,尚能生存数十日;但如缺水,则只能生存数天。

1. 调节体温

人体依靠生物氧化产生大量热,可维持机体的体温不受外界的影响,始终保持在37℃左右。当机体代谢率因正常体力活动增加或疾病等增高时,所产生的热量也随之增多,这时机体可借助水的作用,以出汗的形式,将多余的热量排出,使机体温度仍然保持在37℃左右;夏季气候炎热时,机体同样通过出汗,大量散热,使体温不受外界温度升高的影响。如果此时机体没有足够的水分,机体将会因为脱水而无法调节体温,引起临床经常出现的脱水热。

2. 运输物质

机体由呼吸道和消化道汲取的营养物质,均是依靠血液循环运输到靶器官和组织;同样,机体代谢产生的代谢产物,也均是通过尿液、粪便、汗液等排出体外,这些过程均需要水分的参与,需要水溶解物质和促进代谢。任何造成机体严重失水的因素,均可引起机体营养物质的吸收障碍和代谢产物的排泄障碍。

3. 减少摩擦、润滑、缓冲作用

许多脏器需要少量水分以维持正常功能和润滑、缓冲、减少摩擦等作用。如唾液、关节液、胸膜腔液、呼吸道和胃肠黏液等,均是这些器官正常生理功能不可缺少的物质。当这些部位的水分减少时,必然引起不同程度的功能障碍。如口腔唾液减少,可引起口腔干燥,食物溶解和咀嚼受限;胃肠道消化液减少,可引起消化功能障碍;呼吸道黏液减少,也可造成支气管纤毛运动障碍和清除功能减弱等。

(二)电解质的生理功能

各种电解质均是机体维持生命和脏器功能不可缺少的物质。电解质种类不同,所起的生理功能也有所不同。

1. 钾的生理功能

(1)维持细胞的新陈代谢:钾的生理功能与细胞的新陈代谢有密切关系。细胞内许多酶的活动,需要一定浓度钾的存在,尤其是在糖代谢中,钾的作用十分重要。糖原合成时,需要一定量的钾随之进入细胞内;血中糖及乳酸的消长与钾有平行趋势;蛋白质分解时,钾的排出增多;每克氮分解时,可释放出2.7~3 mmol钾,钾:氮为2.7~3:1。

(2)保持神经、肌肉应激(兴奋)性功能:神经、肌肉系统正常的应激性能力需要钾离子,钾与其他电解质对神经、肌肉应激性影响的关系用下列比例式表示(图3-1)。钾浓度过高时,神经、肌肉兴奋性增高;反之则下降。如低血钾所致的肠麻痹和肌无力就是较好的例证。

(3)对心肌细胞功能作用(图3-2):与骨骼肌和平滑肌相反,钾对心肌细胞有明显的抑制作用,血钾浓度过高可使心肌停止在舒张状态;相反,血钾过低时,心肌的兴奋性增加。心肌异位节律点兴奋性增加,能引起一系列不同类型的心律失常。因此,在危重病救治过程中,由低血钾引起的心律失常十分多见,严重时可直接危及患者生命,如低钾引起的室性心动过速(室速)与室性纤维颤动(室颤),其中室颤是最常见心搏骤停原因。

$$神经、肌肉应激(兴奋)性 = \frac{Na^+、K^+(提高兴奋性)}{Ca^{++}、Mg^{++}、H^+(抑制兴奋性)}$$

图3-1 神经、肌肉应激(兴奋)性与钾离子关系

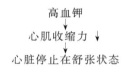

图3-2 心肌细胞功能与钾离子关系

(4)维持酸碱平衡:钾与酸碱平衡密切相关,并互为因果。血钾增高或降低能引起酸碱平衡失调,酸碱平衡失调也能引起血清钾的改变。因此,钾在维持机体酸碱平衡状况中起着重要作用。

2. 钠的生理功能

(1)维持细胞外液容量和渗透压:钠是细胞外液中的主要阳离子,在维持细胞外液容量和渗透压方面起了重要作用。血钠增高,血浆容量可随之增加,血浆渗透压也随之升高;反之则相反。

(2)缓冲盐:在维持机体酸碱平衡中起主要作用的血浆缓冲系统,如碳酸氢(HCO_3^-),常受Na^+增减的影响而消长,故Na^+总量对体液的酸碱平衡亦具有重要作用。

(3)神经、肌肉应激性:体液中各种离子保持一定的比例,是维持神经、肌肉正常应激功能的必要保障,Na^+浓度正常是保证其功能的重要因素。此外,血钠减低时,患者可能出现倦怠、乏力、定向力减低等精神神经系统症状。

3. 镁的生理功能

镁也是体液中重要的阳离子。随着对镁的临床研究增多,镁代谢的生理功能日益受到重视,目前已经明确的功能如下。

(1)细胞活动与代谢:镁是重要的辅酶。在试管内,镁能激活许多重要的酶,如胆碱脂酶、胆碱乙酰化酶、磷酸酶、碱性磷酸酶、羧化酶、已糖激酶等。在细胞的代谢活动中,均需要镁的参与,许多酶的功能活动也需要镁的作用。

(2)心血管抑制作用:与钾对心肌细胞的抑制作用类似,低镁时也可出现心动过速、心律失常等。此外,镁能通过激活与三磷腺苷代谢有关的酶,刺激心肌线粒体内氧化磷酸化的过程,并影响细胞膜的Na^+-K^+-ATP酶,而后激活心肌中的腺酐酸环化酶。镁还能通过参与肌原纤维对三磷腺苷的水解和肌凝蛋白的凝固以及肌浆网对钙离子的释放和结合,参与心肌的收缩过程。

(3)与钾代谢有关:临床上,低血钾的同时,多合并低镁,有时低血镁得不到较好纠正,低血钾也很难纠正。这说明镁代谢可能与钾的代谢有关。

(4)对血管和胃肠道平滑肌作用:镁能扩张血管使血压下降,镁也能解除胃肠道平滑肌痉挛,有较好的利胆和导泻作用。

(5)中枢神经系统作用:镁有抗惊厥和镇静作用。低血镁时,患者可出现激动、神经错乱及不安。

(6)抑制呼吸:镁过量或中毒能引起呼吸抑制,并造成呼吸衰竭。

4. 钙的生理功能

(1)对心肌作用:与钾对心肌的作用相反,Ca^{++}能增加心肌收缩力,提高心肌兴奋性,应用强心苷时禁用。

(2)神经、肌肉应激性:与钾对骨骼肌应激性作用相反,钙离子抑制骨骼肌的兴奋性。当血钙降低时,患者可出现手足搐搦、肌肉抖动或震颤等一系列神经、肌肉应激性增高的症状。

(3)参与磷的代谢:钙、磷代谢密切相关,共同参与骨骼的发育和生长。

5. 氯的生理功能

主要功能体现在调节和维持酸碱失衡方面。如低氯性代碱和高氯性代酸,原理在于机体体液的电中性原理。即细胞外液的阴离子主要为 Cl^- 与 HCO_3^-,两者互为消长。当其中某一个离子减低时,必然引起另一个离子的增加。高氯时,HCO_3^-减少而引起代酸;低氯时,HCO_3^-增加而引起代碱。同样,代酸时,HCO_3^-减少而引起高氯;代碱时,HCO_3^-增加而引起高氯。

三、水与电解质紊乱治疗策略

(一)补液的基础知识

补液量及种类:主要指危重病患者短期内不能进食或手术前后的患者。

1. 液体量

2 500～3 000 ml,不包括额外消耗或损失量,如有高热、出汗、呕吐、腹泻、胃肠减压或应用呼吸机、气管切开等,应根据额外损失的液体量,酌情增加补液数量。

2. 电解质

Na^+(NaCl)4～5 g,相当于 0.9% NaCl 500 ml;K^+(KCl)2～4 g;Ca^{++}(葡萄糖酸钙)1 g;Mg^{++}(硫酸镁)1 g,同样不包括额外消耗或损失量。如有额外损失,应根据额外损失体液的类型,补充相应的电解质。如脱水和利尿的患者,每日尿量明显增加,补充电解质时,除了应适当增加 NaCl 的补充外,更重要的还是增加 K^+ 的补充。按照经验,每增加 1 000 ml 尿量,至少得增加补充 KCl 2.0 g。补充 K^+ 的同时,不能忽视对 Mg^{++} 的补充,因为低钾多合并不同程度的低镁,不纠正低镁,低钾也很难得以纠正。

3. 热量(热卡)

25～30 kcal/kg,至少 12kcal/kg,给予葡萄糖至少 100 g 以上。

(二)脱水的治疗策略

1. 补充钠与糖比例

依据脱水的类型,补充相应比例的钠与糖。

(1)低渗性脱水:以失钠为主,即低血钠,以补 NaCl 为主。

(2)高渗性脱水:以失水为主,即高血钠,以补葡萄糖为主。

(3)等渗性脱水:水与钠同等程度地丢失,血钠正常,钠与糖以正常比例补给。

2. 补充液体的数量

补液量必须能满足三个方面要求,如已丢失量、继续异常丢失量、生理需要量。具体补液方法如下。

①根据缺水日数和临床表现估计缺水量。

②根据发病以来体重减轻量估计失水量,如 3 kg,则补液 3 000 ml。

③依血清钠升高数。

男性:需水量(ml)=4×体重(kg)×血钠增高量(mmol/L)

女性:需水量(ml)=3×体重(kg)×血钠增高量(mmol/L)

3(4)×体重(kg)×(血钠实测值－142 mmol/L)

按照公式求得的需水量是理论上计算的数据,实际操作过程中应分 2～3 天补足,以免发生水中毒。临床实际操作过程中,应用最多的补液计算方式,是依据每日体液丢失量和补液疗效综合判断。

(三)电解质紊乱治疗策略纠正方法

1. 低钠血症($\leq$130 mmol/L)

(1)低钠血症分度:依据血钠水平(mmol/L),可分为轻、中、重低钠血症,具体标准如下:

①轻度低钠血症:120～130 mmol/L。

②中度低钠血症:110～120 mmol/L。

③重度低钠血症:<110 mmol/L。

(2)补 Na^+ 公式:(142－血 Na^+ mmol)×体重(kg)×0.6＝体内缺 Na^+ mmol 数。

(3)补 Na^+ 原则

①分次补给,第一天补 Na^+ 总量 1/3 或 1/2,以后酌情。

②补 Na^+ 可不足,而切勿过量。

③补 Na^+ 应慢,50 mmol/h 以下,以免加重心脏负担。

生理盐水(0.9％)1 ml 含 Na^+ 约 0.154 mmol,1L 含 Na^+ 约 154 mmol;NaCl 分子量＝58.5,6.5 ml≈1 mmol,严重低钠血症可给予高渗盐水(10％NaCl)。

2. 低血钾($\leq$3.5 mmol/L)

(1)尽早去除引起低血钾的原因,如恢复正常饮食,尤其是多食含钾丰富的天然食品,避免应用排钾利尿剂和脱水剂。

(2)口服补钾:10％KCl 或 10％枸橼酸钾,含钾丰富的饮料。值得重视的是,危重病患者因多种因素影响,一般均很难奏效,加之 KCl 或枸橼酸钾口服均容易引起胃肠道反应。因此,在疾病的急性期,仍以静脉补钾为主,口服补钾为辅。

(3)静脉补钾:一般补钾 3～6 g/d,严重缺钾时可达 8～16 g/d。

补钾公式:钾缺乏(mmol)＝(4.5－实测血钾)×体重(kg)×0.4

每克 KCl 含 K^+、Cl^- 各 13.4 mmol(10％KCl 10 ml 含 K^+ 约 13.4 mmol),此外尚需加上每日钾的继续丢失,肾脏每天排钾约 40 mmol,相当于 KCl 约 3 g。

由于钾主要存在于细胞内,血钾测定不能如实反映细胞内缺钾的情况。因此,依据血钾水平补钾并不可靠。对各种危重患者,临床只要没有排钾障碍的因素,低血钾发生率远高于高血钾的发生率。因此,补钾还应以丢钾的程度,结合钾的生理需要量综合判定。尿是钾的主要排泄途径,一般每增加 1 000 ml 尿量,需增加补钾至少 2 g。以后再参考血钾测定结果,结合低钾常出现的临床表现,如心律失常、肠鸣音减低等症状改善情况,综合评补钾疗效。

(4)补钾原则

①见尿补钾:每日尿量 500 ml 以上时,可以补钾。

②补钾浓度:3～4.5 g‰(40～60 mmol/L)。

③补钾速度:< 20 mmol/h,(10 mmol≈0.7 ml 10％KCl)。

④一般每日静脉补钾量在 8 g 以下,其余以口服形式给予,危重病患者口服补钾效果不肯定时,仍以静脉补钾为主。

⑤细胞内血钾恢复缓慢,一般血钾正常仍需继续补钾 4～6 天才能巩固,严重病例尚需 10～15d 以上才能纠正缺钾状态。

⑥顽固低钾难以纠正时,应注意是否有低镁存在。

⑦注意细胞内缺钾,补钾同时,促进钾向细胞内移,如适当补足胰岛素及葡萄糖等。

3. 低血氯($\leq$ 90 mmol/L)

多与低钠和低钾并存,此时补充适量 NaCl 和 KCl,就可以纠正低血氯。有的低钠和低钾不明显,而主要表现为低氯,且合并低氯性代碱,发生机制尚不明,可采取以下措施。

(1)口服氯化铵。

(2)补充 10％盐酸精氨酸:每 10 g 可补 Cl^-、H^+ 48 mmol,既能补 Cl^-,又能纠正碱中毒,一般 10～20 ml 加入 5％～10％葡萄糖或生理盐水 500 ml 中静脉点滴,20～40/24 h。该溶液不含钠,不会加重水肿,无导致心衰之虑,并有降低血氨作用,因其催化尿素合成,有去除 NH_4 作用,能促进神志恢复,非常适用于低氯性代碱或单纯低氯的患者。

(3)纠正呼酸:有些低氯是呼酸时 $PaCO_2$ 增高、肾脏代偿性保留 HCO_3^- 所致,故 Cl^- 为继发性降低。此时只需纠正呼酸,低氯自然会恢复。

(4)静脉补氯化铵:(85－血氯实测值)×体重(kg)×0.2＝补氯(mmol)

静滴氯化铵和 5%～10% 葡萄糖稀释成 0.4%～0.9% 浓度,但肝功能损害、肝硬化、右心衰者忌用,氯化铵在体内分解成 NH_4^+ 和 Cl^-,NH_4^+ 在肝脏与 CO_2 结合转化成尿素,产生 H^+,因而有酸化体液作用。对于静脉补充氯化铵,我们尚缺少临床第一手资料。按照我们的经验,低血氯患者很少需要静脉补充氯化铵,一般在纠正低钠和低钾的前提下,纠正呼酸、适当补充精氨酸后,任何原因和程度的低血氯均可得以纠正。

4. 低血钙

(1)口服葡萄糖酸钙。

(2)多进含钙食物(鱼、肉、骨头汤)。

(3)补充钙:10% 葡萄酸钙 10～20 ml,静注 1～2 次/日。

5. 低血镁

此类患者多不能进食,故应以胃肠外补镁为宜。一般 25% 硫酸镁 20～40 ml,加入 500～1 000 ml 中静滴;10% 硫酸镁 10～20 ml,深部肌肉注射,2～4 次/d。

6. 高钠血症(≥150 mmol/L)

临床多见于脑功能障碍(脑外伤、脑血管意外、脑部手术后等)的患者,是高渗血症的主要原因,主要治疗策略是补充不含钠的葡萄糖液体,直至血钠恢复正常,治疗的关键是原发病。

7. 高血钾(≥5.0 mmol/L)

主要是指血清钾水平的异常升高,能直接威胁患者生命。能引起高血钾的因素很多,最常见的肾功能障碍,尤其是少尿性肾衰,治疗的关键在以下几个方面。

(1)排尿:应用利尿剂,必要时可以借助血液净化技术,如人工肾和持续肾脏替代治疗(CRRT)等,排出水分的同时,直接将多余的钾离子从体内排除或清除,其中血液净化技术是最有效和安全的措施。

(2)促进钾离子向细胞内转移:适当补充胰岛素和葡萄糖,必要时还可补充高渗葡萄糖(≥10%),通过促进糖原合成的方式,降低血钾水平,纠正高血钾。

(3)原发病治疗:引起高血钾的原因很多,纠正和去除原发病对纠正高血钾至关重要,其中酸碱平衡失调也是引起高血钾的原因之一,尤其是酸中毒。

8. 高血氯(≥110 mmol/L)

常与高钠血症并存,也是高渗血症的主要原因,同样多见于脑功能障碍的患者。此外,肾小管性酸中毒患者,高氯血症常见。治疗的策略与高钠血症相同,避免输注氯化钠和氯化钾,治疗原发病。

第 2 节 酸 碱 平 衡

一、酸碱平衡的基本概念

人体酸碱平衡实指血液的酸碱度,即 pH 值。正常生理状态下,pH 维持在 7.35～7.45 之间,即为酸碱平衡,否则,则为酸碱失衡。如 pH>7.45 为碱血症,pH<7.35 为酸血症。pH 主要取决于 HCO_3^- 与 H_2CO_3 二者的比例,凡能影响两者比例的因素均能影响 pH 值。

二、酸碱平衡调节

人体具有十分完善的酸碱平衡调节机制,主要由血液缓冲系统、肺、肾等三部分组成。

(一)血液缓冲系统

血液缓冲系统是人体对酸碱失衡调节的第一道防线,由于血液缓冲物的贮存量有限,血液缓冲系统调节酸碱失衡的作用也十分有限。血液缓冲系统由五对缓冲对组成,如碳酸-碳酸氢盐(H_2CO_3-HCO_3^-)、磷酸二氢钠-磷酸氢二钠(NaH_2PO_4-Na_2HPO_4)、血浆蛋白酸-血浆蛋白根(Hpr-Pr-)、还原血红蛋白酸-还原血红蛋白根(HHb-Hb-)、氧合血红蛋白酸-氧合血红蛋白根($HhbO_2$-HbO_2-)。每一对缓冲对均由弱酸与弱碱组成,其中弱酸能中和强碱,弱碱能中和强酸。

$HCl + NaHCO_3 \rightarrow NaCl + H_2CO_3$
(强酸变为弱酸)
$NaOH + NaH_2PO_4 \rightarrow Na_2HPO_4 + H_2O$
(强碱变为弱碱)

(1)碳酸-碳酸氢盐(H_2CO_3-HCO_3^-):是机体作用最大的缓冲对,在细胞内、外液中均起作用。H^+与HCO_3^-结合成H_2CO_3后,H_2CO_3极不稳定,绝大多数分解成CO_2与H_2O,CO_2通过呼吸排出体外。

(2)磷酸二氢钠-磷酸氢二钠(NaH_2PO_4-Na_2HPO_4):在细胞外液中含量不多,作用小,主要在肾脏排H^+过程中起较大作用。

(3)血浆蛋白酸-血浆蛋白根(Hpr-Pr$^-$):主要在血液中起缓冲作用。对H^+调节作用是通过CO_2运输来完成。当代谢产生的CO_2进入血浆后,Pr$^-$可对H_2CO_3起缓冲作用,形成解离度更差的蛋白酸(Hpr)和$NaHCO_3$。$NaHCO_3$又可成为$NaHCO_3$/H_2CO_3缓冲对中的成分。

(4)氧合血红蛋白酸-氧合血红蛋白根($HhbO_2$-HbO_2-):成人每天产生400 L CO_2,在血液中以物理溶解、碳酸盐形式及与血红蛋白结合的氨基甲酸化合物形式运输。从血浆进入红细胞的CO_2在碳酸酐酶的催化下,不断生成HCO_3^-和H^+。$HhbO_2$是强酸,在组织释出O_2后成为弱酸,有助于与CO_2反应过程中生成的H^+结合。

(5)还原血红蛋白酸-还原血红蛋白根(Hhb-Hb$^-$):主要在CO_2的运输中起作用。

(二)肺的调节

1. 调节方式

肺是通过增加或减少肺泡通气,即改变CO_2排出的量来改变H_2CO_3,调节酸碱平衡,使HCO_3^-/H_2CO_3比例维持在20/1水平。正常情况下,倘若体内酸产生增加,H^+增加,肺则代偿性过度通气,排出多余的CO_2,致pH值仍在正常范围;若体内碱多,H^+减少,则呼吸浅慢,减少CO_2排出,增加H_2CO_3,维持pH值在正常范围。

2. 调节特点

作用发生快,但调节范围有限。当机体出现代谢性酸碱失衡时,肺在数分钟内即可代偿性地增快或减慢呼吸频率或幅度,以求增加或减少CO_2排出,代偿代谢性酸碱失衡过程中出现的H_2CO_3过多或减少。这种代偿可在数小时内达到高峰,一旦代谢紊乱得以纠正,肺的通气可在数分钟内恢复正常。但肺只能通过排出CO_2来改变血浆中H_2CO_3,故调节范围有限。

(三)肾脏调节

肾脏在维持酸碱平衡方面起着很重要的作用,其调节方式与特点均与肺脏完全不同。

1. 调节方式

肾脏调节酸碱失衡的主要方式是保留肾小球滤液中的HCO_3^-,同时排出H^+。具体通过三条途径排HCO_3^-保H^+。

(1)碳酸氢钠($NaHCO_3$)重吸收:即通过H^+-Na^+交换机制,将肾小球滤液中的Na^+重吸收,并与肾小管细胞中的HCO_3^-相结合生成$NaHCO_3$重吸收回血液循环。肾小管细胞中的HCO_3^-并不是来自肾小球滤液,而是来自肾小管细胞中CO_2与H_2O结合生成的H_2CO_3。后者在碳酸酐酶的作用下,分解成H^+与HCO_3^-,其中H^+被排泄出肾小管细胞后与来自肾小球滤液中$NaHCO_3$的HCO_3^-结合生成H_2CO_3,并转变为CO_2与H_2O,CO_2可扩散回到血液循环,H_2O则成为终尿中的主要成分,由尿排出体外。这种将原尿中$NaHCO_3$转变为H_2CO_3的过程,实质上是H^+-Na^+交换形式下的$NaHCO_3$重吸收过程,在此过程中CO_2并无丢失。$NaHCO_3$重吸收受多种因素影响。

①$PaCO_2$:增高时,$NaHCO_3$重吸收增加。

②细胞外液容量减少:已有实验表明,细胞外液容量增多时,醛固酮分泌减少,尿钠排出增多,水分也随之排出增多;相反,当细胞外液容量减少时,醛固酮

分泌增加,尿钠排出减少,除水分随之排出减少外,HCO_3^- 或 $NaHCO_3$ 重吸收增加。

③低血钾:肾脏 H^+-Na^+ 与 H^+-K^+ 交换是互相竞争与拮抗的,当 H^+-Na^+ 交换减少时,H^+-K^+ 必然增多;反之,H^+-Na^+ 交换增多时,H^+-K^+ 必然减少。低血钾时,H^+-K^+ 必然减少,H^+-Na^+ 交换必然增多;H^+-Na^+ 交换增多后,$NaHCO_3$ 重吸收也随之增多。

④碳酸酐酶活性:动物实验中提示,给予碳酸酐酶抑制剂后,尿中可滴定酸立即减少,且肾小球滤液中 50% 的 $NaHCO_3$ 不能被再吸收,而从尿中排出。原因是碳酸酐酶活性被抑制后,CO_2 与 H_2O 的结合障碍,H_2CO_3 生成受限,断绝了 H^+ 来源,H^+-Na^+ 交换无法进行,$NaHCO_3$ 再吸收减少。临床应用碳酸酐酶抑制剂治疗代谢性碱中毒的机制也就在此。

(2)尿液的酸化:即借助肾小管细胞内 H^+-Na^+ 交换机制,使肾小球滤液中 Na_2HPO_4 变成 NaH_2PO_4 的过程。该过程可使原尿的 pH 由 7.4 降为终尿 4.4~6,故被称为尿液的酸化。当终尿 pH4.4 时,所含 H^+ 可能比血浆多 1 000 倍。

(3)远端肾小管泌氨与铵盐生成:是远端肾小管细胞重要的功能之一,表现在当尿经远端肾小管时,尿中的氨盐逐渐增加。泌氨的过程实质上是强酸排泄的过程,即同样借助 H^+-Na^+ 交换机制,将来自肾小管细胞内谷氨酰胺及其他氨基酸的 NH_3^+ 与来自肾小球滤液中 Cl^- 和来自肾小管细胞内 H^+ 结合为氯化氨(NH_4Cl),并由终尿中排出体外。远端肾小管泌氨率可能与尿的 H^+ 浓度成正比。尿越呈酸性,氨的分泌越快;尿越呈碱性,氨的分泌越慢。所以,氨的分泌率与尿的 pH 成反比,氨的分泌越多,尿的 pH 越低,尿越呈酸性;反之,氨的分泌越少,尿的 pH 越高,尿越呈碱性。正常远端肾小管泌氨作用,同样也是排酸或尿液酸化的过程。在远端肾小管内所合成的氨的前驱物质是谷氨酰胺及其他某些氨基酸,从谷氨酰胺及其他氨基酸制造氨,需要谷氨酰胺酶和氨基酸氧化酶两种酶的参与。

2. 调节特点

与肺的调节方式相比,肾脏调节酸碱平衡的特点如下。

(1)慢而完善:肾脏调节酸碱失衡的功能完善、彻底,但作用缓慢,常需 72 小时才能逐步完善。

(2)调节酸的能力强:肾脏调节酸的能力大于调节碱的能力,故一般宁酸勿碱,补碱慎用,小量分次,避免矫枉过正。

(3)远曲肾小管 H^+-Na^+ 与 K^+-Na^+ 交换机制:肾脏远曲肾小管除能分泌 H^+ 外,尚能分泌 K^+,K^+ 与原尿中一部分 Na^+ 交换,称 K^+-Na^+ 交换,也是肾脏调节酸碱失衡的基本环节。因此,所有肾脏调节酸碱失衡的途径均涉及 H^+-Na^+ 交换与 K^+-Na^+ 交换。两者间始终存在着竞争机制,即当 H^+-Na^+ 增多时,K^+-Na^+ 必然减少;反之,K^+-Na^+ 增多时,H^+-Na^+ 也必然减少。

由于 H^+-Na^+ 交换与 K^+-Na^+ 交换间的竞争机制,构成电解质紊乱与酸碱失衡之间的关系,即电解质紊乱可以引起酸碱失衡,酸碱失衡也可以引起电解质紊乱。临床较常出现的低血钾与碱中毒、高血钾与酸中毒就是这种机制的产物。

①酸中毒时的高血钾:酸中毒时,H^+-Na^+ 交换增多,K^+-Na^+ 交换必然减少;K^+-Na^+ 交换减少后,K^+ 排出减少,血钾增高,容易出现高血钾。

②碱中毒时的低血钾:碱中毒时,H^+-Na^+ 减少,K^+-Na^+ 交换必然增多;K^+-Na^+ 交换增多后,K^+ 排出增多,血钾减低,容易出现低血钾。

③低血钾时的碱中毒:低血钾时,K^+-Na^+ 减少,H^+-Na^+ 交换必然增多;H^+-Na^+ 交换增多后,H^+ 排出增多;H^+ 排出增多后,容易引起碱中毒。

(4)碳酸酐酶作用影响:碳酸酐酶活性降低时,肾小管分泌 H^+ 过程减弱;H^+-Na^+ 减少后,K^+-Na^+ 增多;K^+-Na^+ 增多后,K^+ 排出增多;K^+ 排出增多后,血钾降低。故碳酸酐酶抑制剂如醋氮酰胺纠正碱中毒机制,就在于减少 H^+ 分泌,减少 H^+-Na^+ 交换,但可能会由此而加重原有的低血钾。因为低血钾本身就可能因 H^+-Na^+ 增多引起碱中毒。

三、几种常见的酸碱失衡类型

1. 酸中毒

(1)呼吸性酸中毒:主要原因是 CO_2 排出受阻,致 $PaCO_2$ 增高,pH 下降。

(2)代谢性酸中毒:主要原因有三个。

①酸性产物排泄受阻:最有代表性的是肾功能不全和衰竭,使酸性产物排除受限,在体内积聚后造成代谢性酸中毒。

②碱性物质丢失过多:如呕吐、腹泻等,尤其是腹泻,可造成大量肠液丢失。肠液是弱碱性的,肠液丢失后,可因碱性物质丢失过多造成酸中毒。

③酸性产物生成过多:缺氧、休克及分解代谢增加等,能造成酸性产物生成过多,当超出机体的排泄机能时,就有可能引起酸中毒。这在休克伴微循环障碍缺氧造成无氧代谢增加时十分常见。

2. 碱中毒

(1)呼吸性碱中毒:CO_2 排出过多,致 $PaCO_2$ 下降,pH 增高。

(2)代谢性碱中毒:主要原因也有三个。

①酸性产物丢失过多:如呕吐后胃酸丢失过多,HCO_3^- 增高。

②碱性物质补入过多:pH 升高。

③低 K^+ 性碱中毒:除与 H^+-Na^+ 增多有关外,还涉及细胞内外的离子交换。当低 K^+ 时,K^+ 可由细胞内外移,H^+ 和 Na^+ 由细胞外向细胞内移,故细胞外 H^+ 减少,pH 增高。

(3)利尿剂应用:利尿剂有较强排 K^+、排 Cl^-、排 Na^+ 作用,当 K^+ 过多后,可引起低 K^+ 性碱中毒;此外,依照电中性原理:细胞内外阴阳离子必须相等。Cl^- 与 HCO_3^- 是细胞外液中的主要阴离子,当利尿剂使 Cl^- 排出过多后,Cl^- 的减少必然导致 HCO_3^- 增加;HCO_3^- 增加后,pH 升高。因此,大剂量应用利尿剂造成的电解质紊乱,主要是低 K^+ 与低 Cl^-,也是引起代谢性碱中毒的主要因素。

第 3 节 水、电解质紊乱与酸碱失衡

电解质与酸碱平衡的关系密切,临床上常互为因果,即电解质紊乱可导致酸碱失衡,酸碱失衡也可以伴随着电解质紊乱。其主在原因在于他们受着两个理论规律(电中性和等渗定律)和一个生理规律(维持 pH 值正常)的控制。

一、三个规律

(一)电中和(电中性)规律(定律)

体内任何部位体液内阴阳离子必须相等,如血浆阳离子总浓度是 153 mEq/L(154),则阴离子总浓度也必须是 153(154)mEq/L。以细胞外液阴、阳离子浓度为例,未测定阳离子(uC)＋ Na^+ ＝ 未测定阴离子(uA)＋ HCO_3^- ＋ Cl^-,Na^+ ＝ HCO_3^- ＋ Cl^- ＋AG。

(1)正常情况下,若 AG 不变,Na^+ 与 HCO_3^-、Cl^- 总和相等。

(2)当低 Na^+ 血症时,若 AG 不变,HCO_3^- 或 Cl^- 相应减少或二者同时作相应减少,以求阴阳离子总和相等。

(3)碱中毒时,HCO_3^- 增加,Cl^- 相应减少;当 Cl^- 减少时,不是 HCO_3^- 增加,就是 Na^+ 相应减少。

(4)其他情况下,如酮血症,AG 增加等,Na^+ 可无变化。

(二)等渗规律(定律)

在能够互相进行水交换的各种体液系统之间,其渗透压必须相等,其中有一个系统体液的渗透压改变则必须达到一个新的平衡为止。体液渗透压由体液中所含溶质(电解质、非电解质、葡萄糖)形成,渗透压大小与质颗粒的多少成正比,体液渗透压等于体液中阴阳离子所引起渗透压的总和(表 3-2)。

1 毫克分子葡萄糖在 1 L 溶液中产生渗透压为 1 mOsm/L,1 毫克分子 NaCl 在 1 L 溶液中可解离成 Na^+,Cl^- 各 1 毫克离子,故能产生 2 mOsm/L。血浆渗透压正常范围 ＝ 290(280)～320 mOsm/L,＜280 mOsm/L 为低渗;＞320 mOsm/L 为高渗;0.9%NaCl 为 308 mOsm/L(mg%×10÷原子量(分子量)×2),是等渗液体;11.2%乳酸钠为 2 000 mOsm/L,是高渗液;血浆电解质中 Na^+ 含量最大,故临床常根据血浆

中 Na^+ 浓度来判断体内处于何种渗透状态。高于 150 mmol/L 时为高渗(高渗状态),低于 130 mmol/L 时为低渗状态。

表 3-2　血浆中各类电解质含量与渗透压

阳离子	mmol/L	渗透压	阴离子	mmol/L	渗透压
Na^+	142	142	Cl^-	103	103
K^+	5	5	HCO_3^-	27	27
Ca^{++}	5	5	$HPO_4^=$	2	2
Mg^{++}	3	1.5	$SO_4^=$	1	0.5
			有机酸	6	6
			蛋白质	16	0.8
总量	151.0		合 计		138.3

289.3 毫渗分子(mOsm)

计算方法为血浆中含量加 10 后再乘 2 即得(加 10 是代表除 Na^+ 以外阳离子,乘 2 是把阴离子以等量看待)。公式为:血浆渗透压=(血钠+10)×2

单价元素 1 毫当量等于 1 毫升分子,双价元素 1 毫当量等于 0.5 毫渗分子(2 毫当量才能产生 1 毫当量分子渗透压)。

(三)维持 pH 正常生理规律

人体维持酸碱平衡,通过三种形式调节 H^+ 浓度,这三种形式均与电解质分布有密切关系。

(1)缓冲作用:血中 HCO_3^- 升高,机体为维持电中性,Cl^- 常发生继发性下降。

(2)细胞内、外离子交换:K^+、Na^+、H^+ 在细胞内外转移。

①酸中毒时,不是细胞内 $3K^+$ 转移出细胞外换回 $2Na^+$ 和 H^+,就是细胞外 $3H^+$ 由细胞外进入细胞内,并换回 $2Na^+$ 和 K^+。

②碱中毒时,细胞内 $3H^+$ 转移出细胞外,并换回 $2Na^+$ 和 K^+。

(3)肺、肾调节:肺对挥发酸 H_2CO_3 排除直接影响着 HCO_3^- 的多少,并间接影响着其他阴离子。肾小管对 H^+ 的摄舍与 Na^+、K^+ 密切相关,随时影响着 K^+、Na^+ 浓度。

二、酸碱失衡与电解质紊乱

(一)酸中毒与电解质

酸中毒与电解质可以互为因果,即酸中毒可以引起某些电解质紊乱,某些电解质紊乱也可以引起酸中毒。

(1)酸中毒与血钾:pH 与血 K^+ 呈负相关,pH 每降低 0.1,血 K^+ 升高 0.4~1.2 mmol/L,平均 0.6~0.7 mmol/L,故酸中毒常合并高血钾。酸中毒时,血 K^+ 升高的原因是细胞内外离子交换和肾小管 H^+-Na^+ 交换增加、K^+-Na^+ 交换减少的结果。总之,酸中毒时高血钾是假象,体内总 K^+ 量并不一定增高;相反,却可能同时存在细胞缺 K^+,故在纠正酸中毒后应充分补 K^+,以免造成因酸中毒被纠正,K^+ 向细胞内转移,引起低血钾并诱发心律失常,而导致患者死亡。

(2)酸中毒与血钠:酸中毒时血钠多在正常范围,原因是高血钠和降低血钠的因素互相抵消,如酸中毒时肾小管排 H^+ 多而 Na^+、K^+ 回吸收增加,血钠增高;细胞内 K^+ 与细胞外 Na^+-H^+ 交换,血钠下降。

(3)酸中毒与血氯:水平明显相关。高氯性代酸,即 HCO_3^- 下降,Cl^- 增高,肾小管性酸中毒时,血氯增高,肾小管泌 H^+ 障碍所致,血钾降低,肾小管排 K^+ 增加。

(4)酸中毒与血钙:酸中毒时,将使蛋白结合钙转变为游离钙,致血钙升高,肌肉神经应激性降低,而心肌应激能力增强,心肌收缩力增强。

总之,酸中毒与血 K^+ 和 Cl^- 的关系最为密切,而与 Na^+、Cl^-、Ca^{++}、Mg^{++} 关系不是很大。

(二)碱中毒与电解质

1. 碱中毒与血钾

碱中毒与低血钾关系密切,二者常互为因果,即碱中毒易造成低血钾,低血钾可以引起碱中毒(低钾性碱中毒)。

(1)碱中毒引起低血钾原因:①细胞内外离子交换。②肾小管 H^+-Na^+ 交换减少,K^+-Na^+ 交换增加;排钾过多后,血钾降低。

（2）低血钾引起碱中毒机制：①细胞内外离子交换。②肾小管 K^+-Na^+ 减少，H^+-Na^+ 增加，排 H^+ 过多后，出现碱中毒。由血 K^+ 异常为原发病，引起酸碱中毒时常出现矛盾尿，即酸中毒时出现碱性尿，碱中毒时出现酸性尿。尿酸碱度对由原发性血 K^+ 异常引起的酸碱失衡有一定参考价值，尤其是低血 K^+ 性碱中毒，值得探讨。

2. 碱中毒与血钠

（1）肾小管对 H^+ 回吸收增加，K^+、Na^+ 从尿中排出增多，故易造成血 Na^+、K^+ 减少。

（2）Na^+、K^+ 向细胞内移，H^+ 向细胞外移，血 Na^+ 降低。碱中毒常同时出现低血钠，低血钠严重时也可出现碱中毒，但也有时低血钠严重而确无碱中毒。总之，碱中毒与钠的关系不衡定。

3. 碱中毒与血氯

碱中毒常合并低血氯，低血氯又能引起碱中毒（低氯性碱中毒），根据电中性原理，Cl^- 与 HCO_3^- 为细胞外液主要阴离子，二者互相消长，血 Cl^- 降低，HCO_3^- 代偿性增高（碱中毒）升高；血 HCO_3^- 升高，血氯继发性下降。Cl^- 与 K^+ 关系密切，二者任何一种离子缺乏，都将引起另一种缺乏，临床上常同时缺乏，如低 K^+、低 Cl^- 性碱中毒等。原发性 Cl^-，如大量使用排 Cl^- 性利尿剂，为保持阴离子平衡，肾脏代偿性对 HCO_3^- 重吸收增强，此时 Cl^- 下降明显。低 Cl^- 性碱中毒分两种情况。

（1）呼酸：$PaCO_2$ 增加，肾代偿性 HCO_3^- 排出减少，继发性 Cl^- 降低，单补氯无效。

（2）利尿剂：Cl^- 丢失减少，为原发性低 Cl^-，HCO_3^- 常继发性增高，即碱中毒，单补氯有效。测定尿氯对鉴别原发性或继发性低 Cl^- 有诊断意义。

①原发性低 Cl^- 性碱中毒：正常人每日尿排氯 $40\sim120$ mmol。原发性低 Cl^- 性碱中毒，尿排氯明显下降，尿氯 10 mmol/($L\cdot d$) 以下，补氯疗效好。

②继发性低 Cl^- 性碱中毒：尿排氯随饮食摄入量多少而增减；尿氯/日≈饮食中入量，为继发性低氯，补氯疗效差。

4. 碱中毒与血钙

碱中毒时钙的离解作用受抑制，血中游离钙下降，可产生手足搐搦症。

第 4 节　酸碱失衡治疗策略

酸碱失衡的判断和估价是一门学科，酸碱失衡的纠正也是门重要学科。在对各种类型酸碱失衡作出正确判断的基础上，酸碱失衡纠正的原则是首先去除原发因素和病因，如缺氧、休克、感染及电解质紊乱等，其次是针对酸碱失衡的类型采取相应的措施，如补碱、去酸等。

一、原发病因和因素处理

能引起酸碱失衡的原发病因和因素很多，纠正酸碱失衡的原则是首先去除这些病因和因素。

（一）严重缺氧

引起缺氧的疾病主要分为两类，一类是既往呼吸功能正常的危重病，如休克、心衰、败血症、严重感染、消化道出血、肝性脑病等，尤其当并发 ARDS 时缺氧会更加明显；另一类是既往呼吸功能正常的肺部疾患，如肺炎、哮喘、气胸、胸腔积液、间质性肺纤维化等。缺氧能引起多种类型的酸碱失衡。

1. 呼碱

缺氧是强有力的呼吸兴奋剂，各种原因造成的缺氧均可刺激呼吸中枢产生过度通气；加之 CO_2 固有的弥散特点，更使 CO_2 在过度通气的过程中排出过多。因此，缺氧是呼碱最主要和最常见的因素。呼碱的程度也与缺氧严重程度有关，缺氧愈严重，呼碱的程度也愈重。尤其当患者并发 ARDS 时，缺氧加重，呼碱也随之显得更为突出。

2. 代酸

缺氧能刺激机体代谢率增加，也能使机体无氧酵解增加,这些均可造成机体产酸过多;当缺氧危及脏器功能,尤其是肾脏功能时,还可引起排酸障碍。这些均可造成代酸。

3. 呼碱并代碱

在缺氧引起呼碱的基础上,如果患者因病情危重,不能摄入足够饮食而造成低钾和低氯,可引起代碱;不适当地补碱、使用利尿剂和肾上腺皮质激素,常可加重原有的代碱;呼碱并代碱使 pH 极度升高,氧离曲线左移,组织和器官缺氧加重,又可加重原有的呼碱。此外,碱中毒引起的脑功能障碍多表现为兴奋型,患者躁动、神经精神错乱可增加机体氧耗量,更加重缺氧和由缺氧引起的一系列功能障碍。

4. 呼碱型 TABD

呼碱并代碱使 pH 极度升高后,氧离曲线左移,组织和器官缺氧加重,能引起不同程度的代酸,这种代酸多是高 AG 性代酸。当高 AG 性代酸与呼碱和代碱并存时,就构成了呼碱型 TABD,即呼碱＋代碱＋高 AG 性代酸。

5. 呼酸并代酸

多见于疾病的晚期。早期缺氧可由于机体的代偿功能及 CO_2 本身的物理特性,使 CO_2 排出过多。随病情发展和加重,机体的代偿能力逐渐减退,肺脏对 CO_2 的弥散和排出功能也会受到妨碍。当 CO_2 排出障碍和潴留后,就可能导致呼酸合并代酸。

纠正缺氧是治疗上述酸碱失衡的根本措施,较常应用的方法是治疗缺氧的原发疾病和合理应用呼吸机。

(二)休 克

也是引起各种类型酸碱失衡的常见因素。休克主要通过造成组织和器官缺氧和功能障碍引起酸碱失衡,如休克引起的 ARDS、肾功能不全和衰竭等。此外,休克还可因微循环障碍引起细胞水平的缺氧和功能障碍。这些均可造成与缺氧相同的酸碱失衡,纠正和控制休克,去除休克的原发病因同样是治疗上述酸碱失衡的根本措施。常采用的方法是治疗休克的原发疾病和合理应用血管活性药,自始至终保障重要

脏器的有效血流灌注,预防脏器因缺血、缺氧造成的功能障碍。

(三)慢性呼吸衰竭

在各种慢性疾病中,慢性呼吸衰竭是引起各种类型酸碱失衡的主要因素。常见的疾病中有慢性支气管炎、阻塞性肺气肿、支气管扩张、肺心病等。

(四)电解质紊乱

电解质与酸碱失衡之间的关系如前所述。常见的如低钾低氯性代碱、高氯性代酸等。纠正电解质紊乱是治疗这些类型酸碱失衡的主要环节,一般情况下,只要电解质紊乱被纠正,这些类型的酸碱失衡将随之改善。当然,必须得尽可能地去除引起电解质紊乱的因素如频繁呕吐、胃肠减压和引流、腹泻、大剂量应用利尿和脱水剂等。

(五)高 血 糖

是引起不伴缺氧和二氧化碳潴留性代酸和高 AG 代酸的主要疾病,控制血糖是治疗纠正这类代酸的基本环节。常用方法是适当应用一定比例的胰岛素或各种降糖药,促进糖原合成,血糖下降。

(六)肾功能不全或衰竭

肾脏是排除酸性代谢产物的主要途径,肾功能不全或衰竭时,排酸能力减退,必然导致酸性产物积聚造成的代酸。血液净化是治疗这种类型代酸的有效方法,常用的血液净化方式有血液透析、腹膜透析、床边持续动静脉超滤等。

二、补 碱

补碱主要用于治疗酸中毒,但并不是所有酸中毒均是补碱的适应证。依酸中毒的类型不同,补碱的指证、方法和数量也各有所不同。

(一)补碱适应证

1. 代酸

各种类型的代酸,如单纯性代酸、高 AG 性代酸、

高 Cl^- 性代酸等,均是补碱的绝对适应证,尤其是对那些短期内无法去除原发病和因素的患者。如缺氧、休克或严重感染引起的代酸,由于这些因素在短期内无法得以控制,产生代酸的因素也就持续存在,间断补碱是纠正这类代酸的惟一可靠途径;急、慢性肾功能不全,由于病情危重致搬运困难或同时存在接受血液净化治疗的禁忌证,间断补碱也是治疗这类代酸的惟一途径。

2. 严重单纯性呼酸

一般来说,呼酸不是补碱绝对适应证。治疗呼酸的主要方法是改善通气,增加 CO_2 排出,如抗感染、解痉平喘、祛痰、应用呼吸机或呼吸兴奋剂等。只有当严重呼酸失代偿期时,pH 下降明显(<7.20)才可考虑适当、谨慎、分次、小剂量补碱。

3. 呼酸并代酸

许多疾病的晚期或慢性呼吸功能不全合并严重缺氧、休克、脏器功能不全等,可引起呼酸并代酸,此时 pH 下降更加明显,有时可能会使 pH <7.10 或 7.20,这些情况均是补碱的绝对适应证。

(二)补碱方法

可采用的方法很多,一般主要依据动脉血气分析,借助计算公式或临床经验补碱;缺乏血气分析装置和设备的单位,也可依据血液生化检查的 CO_2 C.P. 计算补碱的数量。

1. 依据动脉血气分析

主要依靠 ABE 值或 HCO_3^-。

补碱量(mmol) = (-3-实测 ABE 值) × 0.2 × 体重(kg)

$$补碱量(mmol) = \frac{体重(kg) \times 实测 ABE 值}{5}$$

补碱量(mmol) = (正常 HCO_3^- - 实测 HCO_3^-) × 0.2 × 体重(kg)

2. 依据 CO_2 C.P.

$$补碱量(mmol) = \frac{(正常 CO_2 C.P. - 实测 CO_2 C.P.) \times 0.2 \times 体重(kg)}{2.24}$$

依靠上述公式计算所得的补碱量还需换算为相应数量的碱性药物。临床最常应用的碱性药物是 5% 碳酸氢钠($NaHCO_3$),5% $NaHCO_3$ 0.6 mmol/ml,即 1.66 ml 5% $NaHCO_3$ = 1.0 mmol。

一般首次仅补充所得剂量的 1/3 或 1/2,以后结合临床或动脉血气分析结果和 CO_2 C.P. 酌情追补。

3. 依据临床经验

主要依据动脉血气分析中的 ABE 值或 HCO_3^-。

ABE <-8 mmol 或 $HCO_3^- < 18\sim20$ mmol:一次补充 5% $NaHCO_3$ 125 ml,2 小时后复查动脉血气分析,并依靠复查结果继续酌情补碱。

ABE >-10 mmol 或 $HCO_3^- < 15$ mmol:一次可补充 5% 250 ml,2 小时后复查动脉血气分析,同样依靠复查结果继续酌情补碱。

该方法较粗疏,适用于具有原发代酸因素补碱量不需要掌握的十分精确的患者。

上述所有方法均不适用于单纯呼酸的患者,即使呼酸严重,补碱也得十分小心、谨慎,一般对失代偿性单纯呼酸患者,pH $<7.10\sim7.20$ 时,静脉补充 5% $NaHCO_3$ 50~60 ml/次,以后仍依靠动脉血气复查酌情分次、小量补碱。

三、去 酸

去酸也是纠正酸中毒的主要措施。依据酸中毒的类型,采用的去酸方法和途径各不相同。

1. 呼吸机

主要适用于所有由严重缺氧所致代酸和急性呼吸道阻塞或慢性呼吸功能不全所致呼酸的病人。呼吸机不但能有效地纠正缺氧,减少由缺氧造成的产酸过多和排酸障碍,纠正和控制代酸,也可通过增加和改善肺泡通气,加速或增加 CO_2 排除,纠正呼酸。

2. 血液净化

主要适用于肾功能不全所致酸性产物排除障碍的代酸病人,是目前最有效的纠正由肾功能不全所致代酸的方法和途径。

3. 控制含氮饮食

对有肾功能不全的患者,除了借助血液净化增加排酸,必要时还得控制含氮饮食以减少氮质血症造成的代酸。

4. 胃肠道泻药

该方法是借助胃肠道,增加酸性代谢产物的排泄,减少机体对含氮物质的吸收,对不能及时接受血液净化治疗的患者尤为合适。

总之,酸碱失衡的诊断和治疗是门十分重要的临床技术,可贯穿于各种危重病救治的全过程,并直接关系着危重病救治的成败。掌握和做好这项临床技术,不但需要特殊的仪器设备,还需要扎实的专业知识和丰富的临床经验。维持酸碱平衡、纠正酸碱失衡是危重病救治成功的基本保障,所有从事危重病医学工作的医护人员均应努力掌握并做好这项工作。

第 5 节　血糖与血浆渗透压

血糖和血浆渗透压也是内环境稳定的重要内容,论及危重病内环境稳定的维持,也必须重视血糖和血浆渗透压的监测与维持。

一、血 糖

正常人之所以能使血糖始终维持在一个恒定的水平,是因为机体有足够的调节机能,能使升高和降低血糖的各个因素,始终维持在相对平衡的状态。危重病能使血糖升高和降低的因素多,当机体调节机能障碍,不足以将血糖控制在一个相对恒定的水平,血糖就可能明显升高和降低。即使平时没有糖尿病的危重病患者,血糖升高的现象也十分普遍。当借助外源性胰岛素补充来调节血糖时,危重病的个体差异增加,对胰岛素的反应各不相同,这些都是造成血糖变化大的重要原因。一旦发生血糖异常地升高和降低,如果得不到及时发现与纠正,就可能酿成不可挽回的后果,高低血糖都可引起休克和脑功能障碍,时间过久还可造成不可逆性损害。因此,危重病血糖监测与维持十分重要。

(一)血糖调节机制与影响因素

人体调节血糖的主要机制是胰岛素分泌与水平。影响因素通常分为两类,一类与糖尿病有关,即胰岛素分泌绝对不足;另一类与糖尿病无关,仅是胰岛素分泌相对不足造成,即各种致病因素导致血糖升高,如脑血管意外、急性心肌梗死、严重感染等。因此,危重病患者无论是否有糖尿病,都可能出现血糖的异常。通常有糖尿病的患者可能表现得更加明显,因为他们可能同时存在两种影响因素。

1. 血糖升高的因素

危重病能使血糖升高的因素很多,归纳如下。

(1)胰岛素分泌不足:多为中老年,尤其是老年 2 型糖尿病患者,有胰岛素不足,有时也可见于年龄较轻的 1 型糖尿病患者,少数患者可能尚未明确有糖尿病。由于胰岛素减少,组织对葡萄糖的摄取和利用减少,肝脏葡萄糖的产生增多。

(2)应激激素增加:危重病应激状态下,很多应激激素分泌增加,如胰升糖素、儿茶酚胺、糖皮质激素、生长激素等,一方面可加重胰岛素的不足状态,拮抗胰岛素的效应或减少胰岛素的分泌,肾上腺素能 α 受体的激活对胰岛素分泌起抑制作用,β 受体可以起兴奋作用,但是肾上腺素和甲肾上腺素分泌的影响主要是通过 α 受体起抑制作用;另一方面,多种应激激素本身,就可以通过使肝脏的糖生成增加和组织利用糖能力减弱而使血糖升高。

(3)糖摄入增加:也是血糖升高的原因。当患者因血浆渗透压升高,口渴感加剧,如不知道已经患有糖尿病,就可能摄入大量含糖饮料;偶尔在不知患者有糖尿病的情况下,医生也可能会给患者输入葡萄糖液。

(4)分解代谢亢进:机体在遭受严重感染、创伤(包括手术或麻醉)、休克等打击的状况下,分解代谢亢进,糖原分解＞合成,可能是血糖升高不可忽视的因素之一。此外,某些严重疾病,如急性心肌梗死、心力衰竭、分娩、精神紧张或严重刺激等,也可以通过一定途径引起血糖升高。

(5)药物的影响:中老年患者常用的药物,可通过不同的作用机制使血糖升高,如糖皮质激素、肾上腺素能β受体抑制剂,β受体兴奋胰岛素的分泌被阻滞时,可使胰岛素的分泌更为减少;此外,噻嗪类利尿剂和抗癫痫药苯妥英钠,也可使血糖升高,二者皆可抑制内源性胰岛素的分泌。

(6)肾脏对糖的排泄减少:其原因可能是合并肾脏损害。糖尿病患者可合并多种肾脏损害,包括糖尿病性肾小球病变、肾小动脉硬化、尿路感染,最严重为肾乳头坏死。肾排糖减少的另一重要原因,是水与电解质大量丧失后,血容量减少使肾血流量减少。

(7)周围组织对胰岛素抵抗:高渗昏迷患者存在葡萄糖转运子(Glut)功能障碍,肝脏 $Glut_2$ 将葡萄糖运至血液循环增多,肌肉和脂肪 $Glut_4$ 将葡萄糖转运至肌肉和脂肪,细胞内的葡萄糖减少,两者均可引起高血糖。此外,胰岛素受体异常和受体后信号转导异常也可能参与高血糖的形成。

2. 血糖降低的因素

与血糖升高的因素相仿,危重病能使血糖降低的因素也很多,但临床最常见的低血糖,还是以糖尿病治疗不当引起的最多。

(1)器质性疾病:主要为胰岛或胰外原发病,如胰岛β细胞增生或肿瘤引起的胰岛功能亢进性低血糖;内分泌疾病,如肾上腺皮质功能、甲状腺功能、腺垂体功能低下引起的低血糖,生长激素缺乏、胰高血糖素分泌减少引起的低血糖;胰外肿瘤异常增生造成糖耗量增加或分泌胰岛素样生长因子等,均能降低血糖;肾性糖尿病因糖丢失过多和(或)各种原因得不到及时补充引起低血糖;严重感染脓毒血症时微生物耗糖量增加,同时又存在消化道疾病补充不足等。

(2)功能性低血糖:消化功能异常,胃肠排空加速,葡萄糖吸收快刺激细胞产生大量胰岛素使血糖下降;降糖药物应用不当,如胰岛素和口服降糖药等,有时能使血糖降低;饥饿、严重营养不良、小肠吸收不良综合征、慢性肠炎等,也可因糖摄入不足造成低血糖。

(3)反应性低血糖:与迷走神经兴奋使胰岛素分泌增多有关,原因不明的是特发性低血糖,女性多见;也可见于胰岛素分泌细胞反应迟钝,常见于轻型肥胖者或Ⅱ型糖尿病的早期。

(二)血糖监测与控制

1. 血糖监测

危重病血糖监测已经成为重症监护与治疗(ICU)的常规项目,一般1次/4～8 h,严重时甚至需要1次/1～2 h。对危重病患者,血糖高一点并不可怕,血糖异常降低导致的不可逆性脑功能损害是十分严重的并发症。因此,动态监测血糖变化,及时调整外源性胰岛素补充的剂量是控制血糖的基本措施。

2. 血糖控制

危重病患者血糖的控制,主要依靠补充外源性胰岛素的量和速度,原则上是在严密监测血糖变化的同时,不断调整胰岛素用量。通常胰岛素与糖的比例可以从1：4开始,血糖升高时1：3、1：2、1：1,血糖降低后调整至1：5、1：6、1：7等,血糖异常升高时,可以以1～6 U/h速度直接补充胰岛素,但一定要经常监测血糖变化,一旦血糖降低至10 mmol/L,就要谨慎,严防血糖继续下降。危重病患者,引起血糖升高和降低的因素不断改变,仅凭借临床观察与分析,有时很难预测血糖水平,惟一的选择只能是在严密监测血糖变化基础上不断调整静脉补充胰岛素的用量和速度。低血糖的处理并不复杂,发现处理及时是治疗的关键,通常静脉注射50％高渗葡萄糖和口服高糖食品是首先考虑的处理方案,必要时还需要借助胰高血糖素和抑制胰岛素分泌的药物(二氮嗪、奥曲肽),积极治疗原发病也是不可忽视的环节。

二、血浆渗透压

(一)血浆渗透压调节机制与影响因素

渗透压分晶体与胶体两种,血浆胶体渗透压主要由血浆蛋白含量构成,血浆蛋白减少是胶体渗透压降低的主要原因。通常所指的体液渗透压就是血浆渗透压,主要来自血浆晶体渗透压,其中 90%～95% 源于单价钠、氯、碳酸氢离子,其余 5%～10% 由葡萄糖、氨基酸、尿素氮等构成,能影响这些成分变化的因素,均可以影响血浆渗透压的变化。血浆渗透压调节机制与影响因素很多,归纳起来主要为中枢神经系统-下丘脑、内分泌、脏器(肾脏)功能,这三者的有机联系、相互制约、共同协调是维持体液渗透压的主要途径。

1. 中枢神经系统-下丘脑

有学者认为,难以纠正的高渗血症,常预示后果不良,可能与脑功能障碍的中枢性调节机制有关。葡萄糖大量堆积造成细胞外液高渗,同时引起渗透性利尿,导致水和电解质丢失更为严重,从而进一步加重高渗状态;细胞外液容量减少,进一步加重肾功能损害,同时兴奋应激激素的过量释放,造成恶性循环。本综合征多见于老年人,其中有些患者同时合并不同程度的脑动脉硬化,可使下丘脑口渴中枢不敏感,加以高渗状态也可降低口渴中枢的敏感性。因此,这类患者虽然失水,但却可能无口渴感,不能相应地通过饮水而补充所丢失的水分,使高渗状态进一步加重。中枢性高渗血症多见于脑外伤、脑肿瘤、脑血管意外、脑部疾病等。

2. 内分泌紊乱

机体内分泌是调节血浆渗透压的主要因素,内分泌疾患引起血浆渗透压改变最有代表性疾病就是酮症酸中毒与非酮症性高渗性昏迷,患者的意识障碍均与高渗血症有关;其次神经垂体激素分泌减少导致的尿崩也是临床常见的内分泌紊乱导致的高渗血症。前者通过增加血糖和酮体等酸性产物造成高渗血症,后者通过影响水、钠代谢造成高渗血症。

3. 肾功能障碍

肾功能与水、钠、糖、氨基酸、尿素氮等代谢均关系密切,肾功能障碍造成血浆渗透压改变十分常见。

4. 水、电解质代谢

虽然机体调节渗透压的方式通常是通过水、钠代谢的途径,但也可以直接由水、钠代谢紊乱造成高、低

渗血症。中暑、渗透性利尿、呕吐、腹泻、发热等,可以通过呼吸和皮肤水分丢失过多,导致高渗血症,由脑细胞脱水引起意识障碍等一系列神经系统受损临床表现;不适当的大量补充低钠液体,也可以造成水中毒(低渗血症),由脑细胞水肿导致脑功能障碍。机体脱水的途径不同,钠水丢失的比例也不同,血钠浓度变化多样,可为正常、升高或者降低。血钠水平受多种因素影响,一方面水份经肾脏等途径丢失后造成细胞外液浓缩,血钠升高;另一方面血中大量葡萄糖的堆积所致的高渗状态,可促使细胞内液外移。其后果是,细胞内脱水和血钠下降,血糖也影响血钠水平,血糖每升高 100 mg/dl,可使血钠下降约 1.6～3 mmol/L。因此,有时虽然患者血钠正常,但实际上可能已有高钠血症,只是可能被细胞内水份外移所掩盖。血钠升高,通常提示脱水严重,血钠偏低,多表示在脱水的同时,也有较多钠丢失。这些变化都会影响血浆渗透压的变化,值得警惕。

(二)血浆渗透压监测与控制

1. 血浆渗透压监测

血浆渗透压(mOsm/L)可以通过特殊仪器直接监测,正常值为 280～320 mOsm/L,>320 mOsm/L 为高渗血症,<280 mOsm/L 为低渗血症。国内拥有血浆渗透压监测仪器的单位不多,通常利用下列公式计算估计:

$$血渗透压(mOsm/L)=2(血\ Na^+ + K^+)mmol/L + \frac{血葡萄糖(mg/dl)}{18} + \frac{血尿素氮(mg/dl)}{2.8}$$

也可采用更简捷的计算方法:

$$血清渗透压 = 2 \times Na^+(mmol/L) + 血糖(mg/dl)/18$$

危重病血浆渗透压监测十分重要,频度依病情而异,一般 1～2 次/日。

2. 血浆渗透压控制

调整和维持血浆渗透压正常的方法,除了原发病治疗外,控制血糖与血钠水平、维持肾脏功能、保持水钠代谢平衡非常重要。顽固性高钠血症多预示脑功能障碍严重,治疗的根本疗效还取决于原发病。

维持和调整危重病内环境稳定是十分细致的临

床工作,影响的因素多,造成和带来的后果严重,是危重病医学不能忽视的环节。虽然调节机制复杂,很多原理还不十分明确,但严密监测,及时预见与处理是惟一的选择。

(宋志芳)

参 考 文 献

1 宋志芳. 现代呼吸机治疗学——机械通气与危重病. 北京:人民军医出版社,1999. p81~106,530~544

2 Shoemaker WC,Ayres SM,Grenvik A,et al. Testbook of Critical Care. Fourth Edition. Harcourt Asia W. B. Saunders,2000. 828~908

3 Adrogué HJ,Madias NE. Management of life-threatening acid-base disorders. N Engl J Med 1998,338:26~34

4 Marik P,Varon J,Rao RB,et al. Acid-Base Disorders. N Engl J Med 1998,338:1626~1629

5 Nahas GG,Sutin KM,Fermon C,et al. More on Acid-Base Disorders. N Engl J Med 1998,339:1005~1006

6 钱桂生. 现代临床血气分析. 第 1 版. 北京:人民军医出版社,2002. 104~160,358~366

7 刘仁树,黄建群,史以珏. 现代急诊内科学. 第 1 版. 北京:人民军医出版社,2003. 205~207,449~461

8 王一镗. 现代临床急诊医学. 北京:中国医药科技出版社,2002. 995~1032

9 Hindman BJ. Sodium bicarbonate in the treatment of subtypes of acute lactic acidosis: physiologic considerations. Anesthesiology 1990,72:1064~1076

第 4 章

危重病抗感染治疗策略

Anti-infection strategy for critical diseases

感染是危重病十分棘手的问题,也是影响抢救成功率的重要因素。合理选择和使用抗菌药物,是控制感染的主要手段和途径,是危重病急救医学的重要内容。抗菌药物使用分预防性使用、经验治疗和目标治疗。由于病原菌检测需要时间,而危重感染的治疗又不容等待,所以危重病临床总是以经验性选择用药为主。初始治疗药物选择正确与否,与预后密切相关。选择正确,抢救成功率高,病死率低。危重病患者起病急,病情凶险,很多患者因为有基础疾病,并发症发生率高,能够给我们策略性换药的时机十分有限,经验性选择用药错误,不但造成经济上不必要的损失,而且可能会因为病情反复与迁延,增加各种并发症的发生率与死亡率。合理选择和使用抗菌药物的原则是高效、低毒、价廉,看似简单,但要真正做到合理、准确用药,并不十分容易,需要多方面知识与经验的结合。

第 1 节　抗菌药物应用基础知识

一、药物动力学与药效学

药物动力学(pharmacokinetics, PK)也可称为药物代谢动力学,是反映药物在体内吸收、分布、代谢与排泄的过程;药效学(pharmacodynamiccs, PD)也可称为药物效应动力学,是研究药物剂量对药效的影响,以及药物治疗临床疾病的效果,是指药物进入机体后,经过吸收、分布、代谢而产生作用的过程。PK / PD是研究药物进入机体后,吸收、分布、代谢、排泄,并产生作用的一系列动态过程,是临床药理的重要内容。

任何一种药物,一旦进入体内,就有其特有的吸收、分布、代谢方式,了解、掌握、研究不同药物的PK /PD特点,能指导临床合理使用各种药物,是目前抗菌药物临床应用过程中十分受关注的课题。PK /PD涉及的专业知识多,为便于理解,将与 PK /PD有关的基本概念简介如下。

(一)药物动力学

药物动力学是研究药物如何在生物体内被有效利用的过程,是机体对药物的处理过程,常用的临床指标很多,如药时曲线下的面积(area under the concentration time curve, AUC)、生物利用度(bioavailability)、半衰期或半减期(biological half life, $t_{1/2}$)等。

1. AUC

药时曲线是反映药物进入人体后,浓度随时间变迁的情况,是一种量化的指标。

2. 生物利用度

主要针对血管外给药患者,如口服或肌肉注射等,反映有活性药物进入血液循环的量和速度,反映该药物吸收的程度。血管外给药后,吸收完全者称为生物利用度高;反之则低。

3. 半衰期或半减期

是药物自体内消除半量所需要的时间,称为生物半衰期或 $t_{1/2}$,分吸收 $t_{1/2}$ 和消除 $t_{1/2}$,半衰期长的药物在体内消除缓慢。肾功能减退患者,应用主要从肾脏排泄的药物排出减慢,$t_{1/2}$ 明显延长,并可在体内积聚。

4. 血药峰浓度(maximal concentration, Cmax)

指某种药物在循环血液中的最高浓度,不同种类的药物或通过不同途径进入体内的药物,依据吸收程度和速度不同,血药峰浓度不同。

(二)药效学

药效学是研究药物剂量对药效的影响,以及药物治疗疾病的效果,抗菌药物药效学研究药物对机体内致病菌的作用,主要是考察和研究药物在机体内如何发挥作用,常用指标为最低抑菌浓度(minimal inhibitory concentration, MIC)、最低杀菌浓度(minimal cidal concentration, MCC 或 minimal bactericidal concentration, MBC)、血药浓度高于病原菌最低抑菌浓度时间(time above MIC, %T>MIC)。

1. MIC/MCC

抗菌药物能否起作用,主要取决于抗菌药物能否抑制或杀灭体内感染病灶中的病原体。药物在血液或其他体液和组织中所能达到的抑制或杀灭细菌浓度,被认为是有效药物浓度。在一批实验中,能抑制50%或90%受试菌所需的最低抑菌浓度,分别称为 MIC_{50} 或 MIC_{90}。能使活菌总数减少99%或99.9%以上,被称为 MCC 或 MBC。对于抗菌类药物,考察药效学的主要指标是药物的 MIC 值,最低抑菌浓度值低,表明病原菌对该药敏感;药物的最低抑菌浓度值高,表明病原菌对该药敏感性差或者耐药。抗菌药物的抗菌疗效,受最低抑菌浓度值和血药浓度影响,一般组织和体液的抗菌药物浓度低于血药浓度,仅为血药浓度的 $1/10 \sim 1/2$,若要使感染病灶内药物浓度达到有效杀菌或抑菌水平,血药浓度应为最低抑菌浓度值的 $2 \sim 10$ 倍,至少 2 倍。一般情况下,各类抗菌药物应用常规剂量后,血药浓度范围是已知的,而药物对病原菌的最低抑菌浓度值则各不相同。因此,需要根据药物敏感试验,即药物对细菌的最低抑菌浓度值,选择相应的抗菌药物。

2. %T>MIC

在感染性疾病的治疗中,为更有效地使用抗菌药物,一般要综合 PK/PD 指标。近年来,随着众多有关抗菌药物临床疗效的 PK/PD 指标相关研究,人们已经逐渐掌握了大量关于 %T>MIC、Cmax/MIC、AUC/MIC 等一系列与临床疗效密切相关的 PK/PD 指标。这些与抗菌药物临床疗效相关的 PK/PD 指标,也会依据抗菌药物种类不同有所变化。β-内酰胺类(β-lactams)药物是时间依赖类抗菌药物,目前认为评价这类药物临床疗效相关 PK/PD 最好指标是血药浓度高于最低抑菌浓度时间,即 %T>MIC,其中以碳青霉烯类(carbapenems)需要的 T>MIC 最低,为 40% %T>MIC,青霉素类(penicililins)需要 50% %T>MIC,头孢类(cephalosporine)最高,为 60%~70% %T>MIC;对氨基糖苷类和喹诺酮类等浓度依赖的抗菌药物,与临床疗效相关的 PK/PD 指标是 Cmax/MIC、AUC/MIC。

二、抗菌药物的浓度依赖与时间依赖

根据 PK/PD 特点,抗菌药物大致可被分成浓度依赖与时间依赖两大类。虽然浓度与时间依赖抗菌药物,临床抗菌疗效分别与浓度或时间关系相对密切,但并不意味着浓度依赖的抗菌药物就不需要考虑给药的时间、时间依赖的抗菌药物就不需要考虑药物的浓度,此点应该引起足够的重视,不能造成错觉。

(一)浓度依赖的抗菌药物

浓度依赖的抗菌药物主要为氨基糖苷类、喹诺酮类、大环内酯类药物,对致病菌的杀菌作用取决于血药峰浓度,即血药峰浓度越高,清除致病菌的作用越强,提高临床疗效的主要方法是提高抗菌药物的血药峰浓度,评价 PK/PD 的主要参数为 AUC 0～24 h/MIC、Cmax/MIC。动物实验和临床资料显示,Cmax/MIC>8～10、AUC0～24 h/MIC>100～125,临床可以获得良好治疗效果,并可以防止用药过程中出现耐药菌株。

(二)时间依赖的抗菌药物

时间依赖的抗菌药物临床抗菌作用与药物在体内浓度大于对病原菌最低抑菌浓度的时间相关,当血药浓度>4～5 倍最低抑菌浓度时,其杀菌效果就达到饱和程度,继续增加血药浓度,杀菌效应也不再增加,只有延长或提高 T>MIC,才能增加疗效,而且时间越长,抗菌疗效越好。属于这类抗菌药物的主要是 β-内酰胺类(β-Lactams),分别是碳青霉烯类、青霉素类和头孢类,天然大环内酯类、糖肽类。评价这类药物 PK/PD 的相关参数是%T>MIC,即超过 MIC$_{90}$ 浓度维持时间(h)占给药间隔时间的百分比,用%T>MIC 表示。

三、蒙特卡洛模型

同样剂量的抗菌药物在人群中的药时曲线下的面积分布存在个体差异,常规剂量给药,只能考虑大多数人群,把整个人群的药物动力学资料与最低抑菌浓度结合起来一起考虑,对选择抗菌药物和给药方案十分有帮助,蒙特卡洛模型(monte carlo model)就是近年来用于研究抗菌药物 PK /PD 的新手法。它将药物的药物动力学与最低抑菌浓度相结合,预测最佳的抗菌药物暴露的达到概率(target attainment% TA%)。蒙特卡洛模型可预测整个患者群可能发生的事情,有助于临床医生设计出细菌学效果优异、防止细菌产生耐药的给药方法。具体操作是根据抗菌药物的血药浓度变化和对细菌的最低抑菌浓度分布

的总集数据,用计算机对 1 000 例、5 000 例或 10 000 例的血药浓度变化与最低抑菌浓度进行模拟,并将他们它们进行各种组合,计算获得抗菌药物有效性的条件。例如获得%T>MIC(24 小时内超过最低抑菌浓度的时间比例)达到 30%或 50%的概率,对该抗菌药物及其给药方法的有效性进行定量评价的方法。以往对 β-内酰胺类抗菌药物的抗菌疗效判断,是根据各给药后血药浓度变化、折点数值和 MIC$_{50}$、MIC$_{90}$ 等计算%T>MIC、预测治疗效果,但无论是血药浓度变化,还是最低抑菌浓度值,各组病例分布均可不完全相同。因此,近年来考虑到这种分布情况,为了更准确地预测疗效,常采用蒙特卡洛模型。对于难治的细菌,即最低抑菌浓较高的细菌,安全性高的药物可以使用充足的剂量,使抗菌药物在血液和组织中保持足够的浓度,使达到%T>MIC40%以上的概率增加,从而提高抗菌疗效。

四、药物敏感(药敏)测定

各种致病菌对不同抗菌药物的敏感性不同,同一种病原菌的不同菌株对不同抗菌药物的敏感性也有差异。抗菌药物应用广泛,耐药菌株随之增加,药敏测定对临床选择有效药物至关重要,与临床疗效关系密切。其中如何分析和判断药敏测定结果也很重要,前提是要了解药敏方法与结果表达。

(一)药敏测定原理

测定抗菌药物在体外对病原菌有无抑制作用的方法称为药敏试验,有的以抑制病原菌生长为评定结果的标准,如最低抑菌浓度;有的以杀灭病原菌生长为评定结果的标准,如最低杀菌浓度。

(二)药敏测定方法

常用的药敏测定有两种方法,稀释法和扩散法。

1. 稀释法

以一定浓度的抗菌药物与含有被试菌株的培养基进行一系列的不同倍数稀释(通常为 2 倍稀释),经培养后观察最低抑菌浓度。用肉汤培养基进行实验,然后用肉眼观察试管内肉汤浑浊度判定结果的为试

管稀释法;用微量板进行的为微量稀释法;以琼脂平皿代替肉汤管进行试验,过夜培养后,以无菌落生长的平皿所含最低药物浓度为最低抑菌浓度,该法为琼脂稀释法。这些方法最大的优点是精确,缺点是费时、费力、费材料。

2. 扩散法(纸片法)

将浸有抗菌药物的纸片贴在涂有病原菌的琼脂平板上,抗菌药物在琼脂内向四周扩散,其浓度呈梯度递减,纸片周围一定距离(范围)内的病原菌生长受到抑制,过夜培养后形成一个抑菌圈,其直径大小与药物浓度的对数成线性关系。从抑菌圈的大小,推知药物的最低抑菌浓度。纸片法操作简单,所需材料、人力和时间都少,是目前临床应用最广泛而普遍的方法。

3. E-测定法(E psilometer test,E-Test)

是从琼脂扩散法的基础上改良而成。方法是将抗菌药物放置于 5 mm×50 mm 的不透明薄形塑料带上,浓度按 log2 梯度递减,共含 15 个不同稀释度的抗菌药物。塑料带的反面是相应的药物浓度,标记为 $256\mu g/ml$、$128\mu g/ml$……$0.016\mu g/ml$。将含药塑料带代替抗菌药物纸片,操作步骤与琼脂扩散法相同。每个直径为 9 mm 的琼脂平皿可放含药塑料带 1～2 条,直径为 14～15 mm 的可放 4～6 条。过夜培养后在塑料带周围形成一个抑菌圈,其边缘与塑料带交叉处的药物浓度标记就是该药对该病原菌的最低抑菌浓度。本法与琼脂稀释法、微量稀释法、琼脂扩散法等测定结果符合率达 95% 以上,还可用于营养要求高、生长缓慢或需要特殊培养条件病原菌的药敏检测,惟一缺点是价格高。

4. 自动化药敏测定仪

70 年代后国外相继开发了自动化药敏测定仪,如 Micro Scan(Auto Scan)、ATB 系统、Vitek 系统等,基本原理是利用光学测定法测定抗菌药物对病原菌的作用,即透光量与菌液浓度成反比。优点是快速、适用于生长快速的病原菌,药敏试验可在 3～5 小时内完成,重复性好,节省人力,但仪器设备和试剂盒价格昂贵。

(三)药敏测定结果表达

根据美国 National Committee of Clinical Laboratory Standard (NCCLS)规定的药敏结果判断标准,分三级划分法。通常用最低抑菌浓度或通过最低抑菌浓度与常用剂量时所能达到的血药浓度表达,分敏感、中敏和耐药。

(1)敏感(S):指常规剂量下,药物达到的血药浓度超过最低抑菌浓度 5 倍以上,常用量有效。

(2)中敏(I):指常规剂量下,药物达到的血药浓度相当于或略高于最低抑菌浓度,给予大于常规剂量才有效,或者对有药物浓缩部位(如胆汁、尿液等)的感染才有效。

(3)耐药(R):指药物可达到的全身浓度,低于最低抑菌浓度或者会被细菌灭活。

(四)药敏结果评判

获得药敏结果需要时间,对药敏结果的解释与判断也并不容易。首先,药敏是依据病原学检查结果。虽然能被检出的病原菌一定存在,但却不一定是致病菌。因为经验性选择抗菌药物有时是在药敏检测结果出来之前,有效抗菌药物应用的结果,一定是敏感的致病菌受到抑制,可能无法被检出,被发现的病原菌可能是所用抗菌药物不敏感或无效的,却有可能被检出。因此,完全依据病原学检查结果选择抗菌药物有时也会有出入。况且,试管内做出的药敏结果,与临床不一定完全符合。药敏试验敏感、临床疗效差,药敏试验不敏感、临床有效的情况也经常发生。

(1)药敏试验敏感而临床无效:除考虑用药方案不妥,如给药途径、间隔时间、疗程等,最常见的是检出的病原菌不是真正的致病菌,至少不是主要致病菌。因为危重病各种病原体感染发生的机会多,除革兰阴性菌、真菌、革兰阳性菌、军团菌、厌氧菌,甚至衣原体、支原体等感染都有可能,抗感染治疗效果不佳,该点为主要考虑因素。此外,还可能有其他因素,如病灶引流不通畅、宿主自身抵抗力差等,甚至有药物热、肺栓塞等非感染性疾病误诊为感染的情况。

(2)药敏试验耐药而临床有效:可能仍是病原菌诊断有误。此外,所谓的药敏提示耐药,并不是药物对病原菌的作用完全丧失,而是在常规剂量或药物浓度病原菌被抑制的作用差,提高用药剂量或浓度,有时也能达到治疗的效果。

五、病原菌定植与移位

微生物在宿主体表或黏膜表面定居、生长和繁殖的现象是定植(colonization),定植在特定部位的正常菌群,从原来部位转移到其他部位,导致感染为移位(易)位(translocation)。口咽部位定植菌误吸和胃肠道菌群移位是危重病感染的主要发病机制,是肺炎和脓毒血症最常见的表现形式,减少病原菌定植和移位,是预防和治疗感染的措施之一。对危重病患者,我们主张半卧位,保持呼吸道、泌尿、伤口或感染病灶引流通畅,注意口腔护理,维持胃肠道功能正常等,这些均是预防和治疗感染的有效措施。

致病菌与定植菌鉴别有时十分困难,主要还是依据临床伴随症状和体征,胸片、CT 等客观检查异常征象对鉴别也很有帮助。当临床症状缓解、胸片、CT 提示病灶吸收的情况下,反复培养发现的病原菌就可能是定植菌。标本来源的类型对鉴别致病菌与定植菌也很重要,一般来自口咽部、皮肤、呼吸道或人工气道的标本就很容易检出定植菌,来自血、尿、导管、引流液的标本,多为致病菌。

六、联合用药疗效评判

某些病原菌对各种抗菌药物都不十分敏感,有时感染严重或诊断不明的感染,需要联合用药,提高药物的疗效。评价联合用药的疗效,分以下 4 种情况。

(1)协同作用:两种药物联合后,抗菌活性显著大于单药的抗菌作用,即"1+1>2"。

(2)相加作用:两种药物联合后,抗菌活性较任意一种单药的抗菌作用增加或增强,即"1+1=2"。

(3)无关作用:两种药物联合后,抗菌活性不受另一种药物的影响,即"1+1=1"。

(4)拮抗作用:一种抗菌药物的作用被另一种药物作用削弱,即"1+1<1"。

联合用药的目的是提高疗效,如果不能达到提高或增加疗效的目的,这种联合用药就是不可取的。临床实际运用过程中,难点在于对联合用药结果的评判,必要的基础研究是解决这一难点的主要途径。

第 2 节　危重病感染特点

危重病的特点是病情重,无论原发病是否与感染有关,一旦发生感染,病情较普通人群更加凶险,死亡率更高。重症监护治疗病房(intensive care unit,ICU)是医院危重病最集中的部门,原发病为感染性疾病的危重病患者多,各种有创抢救与治疗的措施也多,如气管插管或切开、机械通气、深静脉置管、留置导尿等,这些均是导致院内感染的重要因素。此外,感染也早已成为住院患者死亡率高的首要病因。危重病抗感染治疗的前提,是对危重病的感染特点有足够的认识和了解,才能从各个环节和层面,预防和控制好感染。

一、易感(患)因素

导致危重病感染的易感(患)因素很多,机体非特异性防御系统被各种创伤或手术、侵入性诊疗措施等破坏,病原菌入侵;广谱抗菌药物和激素等免疫抑制药物大量使用等,还能降低宿主的自身抵抗力;宿主体液和细胞免疫功能障碍,是导致感染发生或不容易救治的主要原因。

(一)机体非特异性防御系统破坏

正常情况下,人体有很完善的感染防护系统,能抵御外来的各种病原菌侵入。危重病的这种非特异性防御系统,总是会受到不同程度的损害,当这些防护系统受到破坏,病原菌入侵,就可能引起感染。

1. 呼吸道防御系统破坏

呼吸道是人体与大自然交流的主要途径,空气中含有的病原菌对人体造成危害十分常见,正常人依靠鼻腔净化、湿化空气和调温,呼吸道黏膜中黏液-纤毛运载系统、咳嗽反射等,构成强有力的廓清机制,会厌和声门协调构成的机械屏障,呼吸系统细胞和体液免疫等,构筑了层层防线,使机体免于感染。危重病的很多因素,较普通患者更容易发生感染。

(1)意识障碍:危重病患者常合并不同程度的意识障碍或昏迷,麻醉和镇静剂治疗也是妨碍保持清醒的重要因素,咳嗽和吞咽反射减弱或消失可损伤呼吸系统的机械性屏障的保护作用,严重时可直接导致误吸危及患者生命。咽喉部定植菌和胃肠道移位菌是引起肺炎或脓毒血症的重要因素。

(2)人工气道(气管插管或切开):危重病抢救与治疗需要,建立人工气道固然对控制感染、保持痰液吸引有好处,但反复气管内吸引或纤维支气管镜检查等,导致内源和外源的微生物污染下呼吸道也很常见。呼吸机相关性肺炎(ventilation associated pneumonia,VAP)的主要影响因素就是机械通气治疗的时间,气管切开和插管,使呼吸道防御功能丧失,湿化不足同样能损害黏液-纤毛的廓清机制,导致感染。

(3)咳嗽排痰能力减退:随着社会人口老年化,危重病患者中老年人的比例也在增加,这些患者都不同程度的存在肺功能和主动咳嗽排痰能力减退,如若没有及时建立人工气道或足够的生活护理,呼吸道分泌物聚集和引流不通畅就可能导致肺部感染。

(4)呼吸道感染与慢性肺疾患:有基础疾病和老年患者,呼吸道感染的致病菌可能与身强力壮的正常人完全不同,由于致病菌毒力不强,临床症状不突出(发热、咳嗽等),即使已经存在着严重的肺部感染,也很少被关注,一旦合并其他疾病(心衰、心律失常、心肌梗死、急腹症、外伤),原本就有的肺炎与这些疾病互为因果,共同左右着病情的发展。原有慢性肺疾患的患者(慢性支气管炎、肺气肿、支气管扩张、哮喘等),呼吸系统防御系统不完善,引起这些情况的可能性就更显得突出。

2. 胃肠道防御系统破坏

胃肠道蠕动和胃肠液化学屏障作用、黏膜分泌性免疫系统和黏膜下、肠系膜淋巴组织中的细胞和体液免疫、肠道菌群均是人体的防御系统,危重病患者胃液缺乏或胃酸下降,肠梗阻或肠麻痹引起的肠蠕动减弱,胃肠黏膜缺血和胃屏障受损,肠道菌群失调或紊乱,生物屏障破坏等,均可能导致胃肠道防御系统破坏。管饲和肠道器械性检查,同样能影响胃肠道防御功能。胃肠道防御系统破坏,肠道菌群可以直接进入血液循环造成脓毒血症,也可以通过释放毒素透过黏膜屏障进入血液循环,导致一系列肠源性感染,这些都是危重病感染的重要因素。

3. 泌尿系统防御系统破坏

泌尿系统也有强有力的防御机制,输尿管定向蠕动、膀胱排空、尿道开放与关闭是机械性保护屏障,泌尿系统黏膜的体液与细胞免疫是生物性保护屏障。尿液是良好的细菌培养基,残余尿与菌尿症关系密切。危重病泌尿系统感染增加的主要原因为导尿术与长期留置导尿、膀胱镜检查、尿潴留、摄入液体量减少等,肠道菌群失调也能影响泌尿系统特异功能。

4. 皮肤防御系统破坏

皮肤的防御系统是机械屏障和由皮脂腺、汗腺分泌物中的抑菌物质构成的化学屏障、皮肤组织的细胞和体液免疫等,均是重要的防御功能。危重病患者循环障碍和长期卧床压迫造成的皮肤受损、褥疮,手术切口和创伤伤口、穿刺、注射和静脉输液,深静脉穿刺和置管等,都可能使皮肤的完整性受到影响,防御系统破坏,经皮肤引起的感染危险性更高。

危重病机体非特异性防御系统被破坏,防不胜防,充分认识这一特点,及时采取各项有效措施积极预防和治疗,是抗感染治疗过程中必须考虑的因素。

(二)感染源与感染途径多

危重病患者因病情需要,接触感染源和感染的传播途径远多于普通患者,如手术、钢板、支架、各种介入治疗、呼吸机、雾化吸入器、透析器、各种导管等现代诊疗器材,均可能增加危重病患者的感染源与感染途径。带菌的医护人员和被污染的仪器设备,是造成医院内交叉感染的主要媒介,有研究表明,接受人工气道和呼吸机治疗患者院内获得性肺炎的发病率是其他患者的7～21倍。

(三)宿主特异性免疫功能下降

危重病患者是感染的易感人群,宿主本身抵抗力下降是很重要的原因,也常是治疗失败的主要原因。机体在受到意外打击时,免疫状况改变是正常的保护性机制,有基础疾病、长期接受免疫抑制治疗、高龄患者等,原本自身抵抗力下降就很明显,受到意外伤害和疾病发作的影响后,免疫功能紊乱更加突出。在机体免疫功能严重受损的情况下,单凭抗菌药物的抗感染治疗,临床疗效很难保证。感染人类免疫缺陷病毒(HIV)的艾滋病,多重病原菌混合感染是最突出的问题。

二、感染病灶和致病菌不明确

(一)感染病灶不明确

危重病感染病灶不明确十分常见,病灶不明确,无法清除,抗感染治疗较难奏效,是治疗失败的常见原因。很多情况下,明知是感染,但就是无法找到感染病灶。发生在腹腔(膈下或肠间隙)、胆道、肠腔的感染最难明确,即使是 CT 扫描,有些感染病灶也很难发现。加上有的患者病情危重,生命体征不稳定,无法承受手术探查,导致治疗迁延,病情反复。

(二)致病菌不明确

抗感染治疗的对象是病原菌,病原菌不明确,常是抗感染治疗效果不佳的主要原因。影响病原菌鉴定的因素很多,标本来源与污染、鉴别能力与水平、采集病原菌标本前是否已经用抗菌药物等,均可能导致病原菌检出困难和错误。有许多病原菌,至今还不能被鉴定,如军团菌分离较困难,临床上一般只能检测血清抗体,病毒分离与鉴定更加困难,厌氧菌和真菌类型的鉴别不是所有医院均能操作的。感染的致病菌不明确,选择相应抗菌药物就显得十分困难,这是目前抗感染治疗过程中最难逾越的障碍。

三、多部位、混合感染发生率高

(一)多部位感染

虽然呼吸系统是危重病感染最常被波及的部位,但同时合并泌尿道、导管、胆道、头颅、腹腔、皮肤等其他部位感染的情况也很常见。感染部位不同,病原菌多不相同,除非发生系统性感染,如结核菌和真菌就是最容易引发全身系统性感染的病原菌,可以同时存在于多个脏器或系统,引起全身或局部的临床症状和体征。

(二)混合感染

危重病感染的易患因素多,发生多种类型病原菌混合感染的机会更多。即使是单纯的肺部感染,也可能是多种病原菌混合感染,最常见的革兰阳性菌基础上合并革兰阴性菌和真菌感染或革兰阴性菌基础上合并革兰阳性菌和真菌感染,病毒或结核感染基础上合并革兰阴性、革兰阳性和真菌等混合感染的机会,也时有发生。混合感染发生可以同时,也可以有先后,多与是否有基础疾病有关。急性起病的危重病,两种或以上病原菌混合感染,多发生在先后,相继发生不同致病菌感染;有基础疾病的危重病,感染易患因素多,混合感染可以发生在先后,也可以同时发生。

虽然有一些研究指出,真正发生混合感染的机会并不多,同时分离到多种微生物可能与污染或定植有关,但鉴于目前尚无确切有效的判断方法,仍不能轻易判定检出的微生物是污染或定植。

四、耐药菌株多

危重病常规接受抗感染治疗非常普遍,反复多次应用多种抗菌药物,是病原菌产生耐药的重要机制;医院和 ICU 是危重病患者最集中的场所,在医院和 ICU 内获得的感染,耐药菌株发生率高。耐药菌株多,严重影响抗菌疗效,抗菌疗效不佳,感染加重,继续更换抗菌药物和增加抗菌药物剂量,均可能诱导耐药菌株产生,如此周而复始构成的恶性循环,是医院感染失控的重要环节。

五、药物过敏或脏器功能障碍

(一)药物过敏

在危重病综合救治过程中经常发生由于对某些药物过敏,致使很多抗菌药物无法选择。如一旦对青霉素过敏,很多青霉素类药物就无法选择。由于青霉素类药物与头孢菌素类药物有交叉过敏,不少医疗机构对青霉素过敏的患者,不敢选择头孢菌素类药物。倘若青霉素类和头孢类抗菌药物不能选择,余下抗菌药物的可选范围就非常小了。考虑到临床高估青霉素过敏现象很多,在有足够空间进行生命器官支持的前提下,我们曾经审视过青霉素过敏试验,发现很多患者并不是真正的青霉素过敏后,在严密观察和做好一切防范措施的条件下,重新进行青霉素皮试,迄今尚未发生任何意外,证实很多原先的"青霉素过敏"是误判。在当前严峻的医疗市场和医患矛盾十分紧张的情况下,这样的选择风险很大,并不是所有的医疗机构均能实施的,我们也不提倡。需要注意的是对药物过敏判断的慎重和严格,不能太轻易评判患者对青霉素过敏。否则,后面的医疗机构无法轻易否定原先的结论,势必给患者的救治带来困难。

(二)脏器功能障碍妨碍抗菌药物选择

危重病合并不同脏器功能障碍很常见,有些是原发病造成,有些是原先就存在的基础疾病,还有些与药物治疗有关。无论产生脏器功能障碍的缘由如何,都会给治疗过程中的药物选择带来困难。由原发病造成的脏器功能损害,抗菌治疗控制感染,能有效控制原发病,减少对脏器功能的继续损害,用药后非但脏器功能障碍不会加重,反而可能明显改善,鉴别脏器功能损害原因对正确使用抗菌药物十分有益。很多抗菌药物均是通过肾脏和肝脏代谢或排泄,当患者同时存在不同程度的肾、肝功能不全时,多数情况下无法鉴别治疗中矛盾十分突出,兼顾脏器功能的惟一选择是减少药物剂量,并适时监测,随时撤除或更换。

第3节 病原菌变迁和耐药

人类与病原菌存在的微生物世界,始终是相互依赖、相互对抗的整体,人类生存依赖微生物,微生物中的致病菌,侵袭人的机体,引起很多感染和非感染性疾病,严重损害人类的健康,威胁人类生命。为了有效控制感染,人类生产创造了很多抗菌药物,尤其是20世纪末,各种类型和档次的抗菌药物相继出现,给临床抗感染治疗提供了更多的选择。然而,随着抗菌药物不断更新与飞速发展,病原微生物也在发生着相应的变化,为了抵御人类的药物作用,致病菌的种类也在发生变化,根本环节是耐药菌株的产生和耐药机制的多样化和复杂化,这是近年来抗感染治疗过程中十分突出的问题。

一、病原菌分类与致病

(一)正常菌群

正常菌群是指那些通常寄生于人体各个部位,如皮肤、口咽鼻、阴道、结肠等,但不致病的微生物。正常菌群对保持人体生态平衡和内环境稳定有重要作用,不但参与物质代谢、营养转化和合成、胆汁代谢、

胆固醇代谢和激素转化等,而且能作为抗原,刺激机体产生抗体,增强机体免疫能力,构成防止外来病原菌入侵的生物屏障。

(二)致病微生物

又被称为致病菌,是指那些能引起人类感染后致病的微生物。存在于外界环境中的病原微生物很多,但真正能致病的,只是其中极少数的一部分。

致病微生物种类也很多,如细菌、真菌、病毒、支原体、衣原体、立克次体、螺旋体、原虫、蠕虫等。其中细菌的分类最多,依据革兰阳性(G^+)或阴性(G^-)分为G^+和G^-菌,依据需氧或不需氧分为需氧或厌氧菌,依据细菌形态特点又分为球菌或杆菌。那些正常存在于环境中或寄居于人体表或体腔内的病原菌,当宿主因受伤、患病、接受各种治疗或意外打击造成抵抗力下降时,就可能引起机体患病。病原菌导致感染的途径和形式多样,菌群失调、内源性感染、病原菌移(易)位是最常见的感染形式。

1. 菌群失调

通常指正常寄居在肠道的病原菌菌群,由于受饮

食或药物等因素影响发生紊乱,引起一系列胃肠道功能紊乱的临床表现,如腹泻或结肠炎等,严重时还可以引起二重感染(super-infection)。

2. 内源性感染(endogenous infection)、自身性感染(self infection、auto-infection)、机会感染(opportunistic infection)

指那些通常寄居于肠道、口、咽、阴道等部位的正常菌群,由于各种因素的影响,引起使宿主不同部位的感染,有免疫缺陷的宿主更容易发生,如艾滋病,即获得性免疫缺陷性疾病(AIDS)。这些正常不致病的菌群,在特殊情况下引起机体感染,又被称为条件致病菌。

3. 交叉感染(cross infection)

指在医院内,从他人(患者和工作人员)处获得而引起的病原菌感染。

4. 病原菌移(易)位(translocation)

前面也已经提及,定植在特定部位的正常菌群,可以在这些部位定居、生长、繁殖,但并一定不致病,此现象就是前面提及的定植(colonization);当这种定植在宿主体表或腔内而并不致病的病原菌,从原来部位转移到其他部位,引起的感染,被称为病原菌移(易)位,最多见的是肠道病原菌移(易)位至下呼吸道,引起肺炎;移(易)位至泌尿道,可以引起肾盂肾炎、膀胱炎;小肠上部细菌数量突然增加时,能引起脂肪和 B 族维生素缺乏等。

5. 环境感染(enviromental infection)

指接触污染环境中的物品或器械,包括微生物气溶胶在内而获得的感染。

由此可见,微生物的致病性是相对的,致病菌数量少的时候可以不致病,非致病菌数量多的时候也可以致病。消灭或清除致病菌,就可能达到治愈疾病的目的,但正常菌群引起的内源性感染,不可能消灭菌群,主要是限制侵入其他部位或血液循环,并采取相应措施,调整菌群。目前有研究认为,寄居在肠道的需氧菌是潜在的致病菌,需氧菌的优势繁殖有利于耐药因子的传递;肠道的厌氧菌,主要是脆弱类杆菌,在抑制潜在致病菌-需氧菌中起重要作用,抑制或消灭厌氧菌,有利于潜在或外来致病菌的定植和繁殖;宿主肠道抵抗细菌定植能力降低,容易引起二重感染(super-infection)。因此,抑制需氧菌繁殖,保护厌氧菌,能调整肠道菌群,提高肠道抵抗致病菌的定植,帮助控制感染。

二、病原菌分布与致病菌分类

(一)病原菌分布

每种感染性疾病均有特异性病原菌,检出病原菌是确诊感染和选择相应有效治疗措施的依据,了解病原菌在人体各部位的分布,有助于判断所采集标本和分离出病原菌是否为真正致病菌,还是被污染的病原菌。人体不同部位正常菌群分布见表 4-1。

表 4-1　人体不同部位正常菌群

部　位	正　常　微　生　物
皮肤	葡萄球菌属、八叠球菌、JK 群棒状杆菌、绿脓杆菌、痤疮丙酸杆菌、厌氧 G$^+$ 球菌、青霉菌属等
口腔	表皮葡萄球菌、α 型溶血或溶血链球菌、肺炎球菌、肠球菌属、奈瑟球菌属、卡他莫拉菌、大肠杆菌、嗜血杆菌属、乳杆菌、类白喉杆菌、真杆菌属、梭杆菌属、类杆菌属、厌氧 G$^+$ 和 G$^-$ 球菌、白念珠菌等
鼻咽腔	葡萄球菌属、α 型和 β 型溶血链球菌、肺炎球菌、奈瑟球菌属、嗜血杆菌属、大肠杆菌属、变形杆菌属、厌氧球菌、白念珠菌等
眼结膜	表皮葡萄球菌、JK 棒群状杆菌、丙酸杆菌属等
肠道(空肠末端、回肠、结肠)	大肠杆菌、产气杆菌、变形杆菌属、绿脓杆菌、葡萄球菌属、八叠球菌、肠球菌属、产气荚膜杆菌、类杆菌属、双歧杆菌属、真杆菌属、梭杆菌属、消化球菌、消化链球菌、白色念珠菌、艾柯病毒、腺病毒等
前尿道	表皮葡萄球菌、JK 棒群状杆菌、非致病抗酸杆菌、肠球菌属等
阴道	乳杆菌、JK 群棒状杆菌、大肠杆菌、类杆菌属、肠球菌属、奈瑟球菌属、厌氧球菌等

（二）致病菌分类

临床常见的致病菌很多,按照致病菌类型不同,分类如下。

(1)G⁺ 与 G⁻ 需氧球菌:G⁺ 需氧球菌有金黄色葡萄球菌、表皮葡萄球菌、α 型溶血链球菌(草绿色链球菌)、β 型溶血链球菌(A 组和 B 组)、非溶血链球菌、肺炎球菌、肠球菌属等;G⁻ 需氧球菌有脑膜炎球菌、淋球菌、卡他莫拉菌等。

(2)G⁻ 需氧杆菌:又称非发酵菌,其中有不动杆菌属(无硝不动杆菌、洛菲不动杆菌)、假单胞菌属(绿脓杆菌、荧光假单胞菌、恶臭假单胞菌)、嗜麦芽窄食单胞菌、粪产碱杆菌、布鲁菌属、百日咳杆菌、军团菌属。

(3)G⁻ 兼厌氧杆菌:种类很多,肠杆菌科中有艾希菌属(大肠艾希菌)、枸橼酸杆菌属(弗劳地枸橼酸杆菌、异型枸橼酸杆菌)、克雷伯菌属(肺炎克雷伯菌、臭鼻克雷伯菌、产酸克雷伯菌)、肠杆菌属(阴沟肠杆菌、产气肠杆菌、聚团肠杆菌、杰哥维肠杆菌)、沙雷菌属(黏质沙雷菌)、变形杆菌属(普通变形杆菌、奇异变形杆菌)、沙门菌属(伤寒杆菌、副伤寒杆菌、猪霍乱杆菌、鼠伤寒杆菌、肠炎杆菌)、志贺菌属(痢疾志贺菌),弧菌科有弧菌属(霍乱弧菌、El Tor 弧菌、副溶血弧菌、河弧菌)等。

(4)厌氧球菌:消化球菌、消化球球菌、费氏(韦容)球菌。

(5)G⁻ 厌氧杆菌:脆弱类杆菌、核酸杆菌等。

(6)形成与不形成芽孢的细菌:形成芽孢的细菌有炭疽杆菌、蜡样杆菌、破伤风杆菌、产气荚膜杆菌、肉毒杆菌、难辨梭菌等,不形成芽孢的 G⁻ 杆菌有单核细胞增多性李斯德菌、红斑丹毒丝菌等。

(7)分枝杆菌与棒状杆菌科:分枝杆菌有结核杆菌、麻风杆菌,棒状杆菌科有白喉杆菌。

(8)各类真菌:分外源性孢子吸入肺部真菌,例如曲霉菌、奴卡菌、隐球菌、荚膜组织胞浆菌;寄生在体表或体内的真菌,当机体免疫力下降引起肺部感染,例如念珠菌(白色念珠菌、热带念珠菌、克柔念珠菌、光滑念珠菌、近平滑念珠菌、葡萄牙念珠菌)。

(9)其他:与人类有关的致病菌还有放线菌属、奴卡菌属、立克次体属、支原体属、衣原体属、各种病毒、原虫(卡氏肺孢子虫、弓形体等)。

三、致病菌变迁

随着时代的推移、科学的发展,致病菌为了抵御人类的抗菌药物,也在发生巨大的变迁,归纳其特点如下。

（一）G⁻ 菌感染率显著升高

1990 年美国默克公司建立了医院内病原菌耐药性监测系统(Nosocomial Pathogen Resistance Surveillance, NPRS),1994 年中国开始参加 NPRS 系统工程;1998 年,我国成立了细菌耐药监测研究组(CBRSSG);陈民均等代表中国医院内病原菌耐药监测网报道了中国重症监护病房 G⁻ 菌耐药性连续 7 年监测研究,上海、广州等大城市,也多次报道了地区的病原菌与耐药情况。所有监测的结果均显示,G⁻ 菌感染率显著升高也是致病菌变迁的主要特征,其中以铜绿假单胞菌、肠杆菌科属(肺炎克雷伯菌、大肠埃希菌、阴沟肠杆菌、费劳地枸橼酸杆菌、黏质沙雷菌、普通变形杆菌、雷极普鲁菲登斯菌等)和不动杆菌属(鲍曼、醋酸钙不动)为主要致病菌。

（二）社区获得性肺炎（CAP）与医院获得性肺炎（HAP）的病原菌愈来愈相似

以往 CAP 中,主要以 G⁺ 菌感染为主,尤其是下呼吸道感染,肺炎链球菌是主要致病菌,青霉素敏感,随着时代变迁,社区人口老龄化,CAP 中,G⁺ 菌感染率在下降,G⁻ 菌感染率在上升。从近期上海地区病原菌流行病学调查的资料表明,青霉素不敏感肺炎链球菌检出率在逐年上升,从儿童分离出的菌株中尤为显著。我们收集比较了一组重症 CAP 和 HAP 的临床病原学资料,发现 CAP 与 HAP,均以铜绿假单胞菌为主要致病菌,但这些患者多为 60 岁以上、有基础疾病(COPD、糖尿病、高血压、慢性心功能不全)、在门诊经常用抗菌药物治疗。

（三）真菌感染呈上升趋势

作为条件致病菌,真菌感染发生率也在逐年升高,尤其在院内获得性感染中。虽然与以往相似,仍以白色念珠菌为主要致病菌,但近年来,一些耐氟康唑的非白色念珠菌真菌逐渐增多,如克柔念珠菌、近平滑念珠菌、热带念珠菌、光滑念珠菌,曲霉菌感染也时有发生。尤其对年老、病程长、免疫力低下、有基础疾病、接受有创检查和治疗的患者,易患因素多,发生率更高。

(四)结核菌感染增加

主要发生在社区感染的患者中。由于病情发展迁延,临床症状隐匿,常不被觉察。多数情况下,是合并感染后才出现临床症状和体征。鉴于结核菌病原学诊断困难,试验性抗痨治疗又存在一定风险,感染很难得到及时控制。一旦在结核菌感染基础上合并混合感染,单纯抗菌治疗很难取得良好临床疗效。

(五)耐药菌株与多重耐药菌株(multiple resistant drug,MRD)增加

染色体(chromosome mediated β-lactamase,)或质粒介导(plasmid mediated β-lactamase,)的 β-内酰胺酶,如超广谱 β-内酰胺酶(extended broad-spectrum β-lactamase,ESBLs)、高产头孢菌素酶(AmpC 酶)、碳青霉烯类酶-金属酶,不断出现,细菌耐药率迅速上升,多重耐药菌增多,其中 G⁺ 球菌与 G⁻ 杆菌的耐药问题尤为突出。耐药谱极广的耐甲氧西林金葡菌(MRSA)和表皮葡萄球菌(MRSE),已成为 G⁺ 主要病原菌;产 ESBLs 的肠杆菌科属,多重耐药的铜绿假单胞菌和鲍曼不动杆菌等,成为危重病感染的主要致病菌;几乎对所有抗菌药物均不敏感的嗜麦芽窄食单胞菌和黄杆菌的感染,也经常发生。虽然这些病原菌多是毒力较低的条件致病菌,但导致感染播散或流行的却是其中产生毒力和耐药性的特殊菌株。细菌耐药可分为天然和突变产生的耐药性和获得性耐药性,突变耐药性是染色体介导,获得性耐药性是质粒介导,后者在临床容易传播,在临床起重要作用。

1. 染色体介导耐药性

在自然界存在的例子很多,如 G⁻ 菌产生的头孢菌素酶(cephaloaporinase),肺炎杆菌和催产克雷伯菌产生的青霉素酶,因而对氨苄西林和羧苄西林耐药,金葡菌甲氧西林耐药株,肺炎球菌对青霉素耐药株,细菌对萘啶酸的耐药株等。

2. 质粒介导耐药性

质粒是一种染色体外的 DNA,耐药质粒广泛存在于 G⁺ 和 G⁻ 细菌中,几乎所有的致病菌都具有耐药质粒。因此,通过耐药质粒传递的耐药性非常普遍,也非常严重。耐药质粒分为接合型(conjugative plasmid)和非接合型(non-conjugative plasmid),非接合型能通过细菌间接合(conjugative)方式转移为接合型。

(1)接合型质粒:耐药因子包括两部分,耐药决定因子和耐药转移因子。①耐药决定因子:具有一至数个耐药基因,通过破坏抗菌药物、改变细菌细胞壁、细胞膜的通透性,阻断抗菌药物到达作用靶位等机制,使抗菌药物产生耐药性。②耐药转移因子:负责耐药因子转移时需要物质的准备与合成,最主要为性纤毛(sex pili),是接合的必须物质,如细菌的纤毛脱落,就不会出现接合过程。此外,耐药转移因子尚与质粒 DNA 复制、接合过程中耐药基因转移有关。

(2)非接合型因子:仅有耐药决定因子,而无耐药转移因子,故不能通过细菌接合转移,而是通过转化、转导、接合型质粒动员等方式转移。

①转化(transformation):耐药菌溶解后释放出的 DNA 进入敏感菌的体内,其耐药基因与敏感菌体内的同种基因重新组合,使敏感菌成为耐药菌。此种传递方式基本限于 G⁺ 菌,但 G⁻ 菌中嗜血杆菌也是这种方式传递耐药。转化进行的过程中,需要一定量的供体菌和受体菌,发生率与耐药菌释放出 DNA 的量成正比。由于进入敏感菌体内的 DNA 量很少,一般很少有两种以上耐药基团同时被传递,由转化传递的耐药基因在临床和自然界中无重要性。

②转导(transduction):耐药菌通过噬菌体将耐药基因转移给敏感菌,转导是金葡菌耐药性转移的惟一方式。金葡菌产生青霉素酶的特性借助噬菌体转移给敏感菌,使之对青霉素耐药;对氯霉素、链霉素、四环素、大环内酯类抗菌药物的耐药也是通过转导的方式。除金葡菌外,转导的方式很少在其他细菌中发生。噬菌体有特异性,耐药性转导现象只能发生在同种细菌内,通过噬菌体传递的 DNA 很少,通常只能传递对一种抗菌药物耐药的基因,故耐药基因转导除对金葡菌有意义,对其他细菌意义不大。

③接合(conjuction):由接合传递的耐药性也称感染性耐药(infectious resistant),系通过耐药菌和敏感菌体的直接接触,由耐药菌将耐药基因转移给敏感菌。接合转移的方式主要在 G⁻ 菌,尤其是肠道细菌中。通过接合方式,一次可以完成对多种抗菌药物耐药性的转移。不仅在同种细菌间进行,也可以在属间不同种细菌中进行。动物的肠道细菌有广泛的耐药质粒转移现象,这种耐药菌可以传递给人。

④易位(translocation)和转座(transporsion):即耐药基因由一个质粒转座到另一个质粒、从质粒到染色体、从染色体到噬菌体的过程。耐药基因转座方式可在不同属、种细菌间进行,甚至从 G⁺ 菌转座到 G⁻ 菌,能显著扩大耐药性传播的宿主范围,也是造成多重耐药(MRD)的重要原因。

(六)耐药机制日益复杂

致病菌对抗菌药物产生耐药的机制日益复杂。

1. 各种灭活或钝化酶的产生

致病菌一旦与抗菌药物接触后,就可以通过耐药因子产生能破坏抗菌药物使之失去抗菌作用的酶,使药物在作用于菌体前就被破坏或失败。已经分离出的钝化酶有下面几类。

(1)β-内酰胺酶(β-lactamase):各种需氧和厌氧、G⁺ 或 G⁻ 菌,接触 β-内酰胺类抗菌药物后,均能产生 β-内酰胺酶,使 β-内酰胺类抗菌药物不同程度地被水解或灭活。由质粒介导的 β-内酰胺酶是一种密闭环状双股超螺旋结构的 DNA,是染色体外具有遗传功能的基因成分,存在于胞浆内,带有耐药基因的质粒为耐药质粒,广泛存在于 G⁺ 或 G⁻ 菌,几乎所有的致病菌均有耐药质粒。细菌耐药现象中,通过耐药质粒转化、转导、接合、易位等方式转移,是造成多重耐药和播散传递的最主要途径,分原生型 β-内酰胺酶和 ESBLs 两种,原生型 β-内酰胺酶包括 TEM 和 SHV 两大家族,分别以 TEM-1、TEM-2 和 SHV-1 型酶为代表,大多数 G⁻ 杆菌都能产生,主要水解青霉素和头孢菌素,但对第三代头孢菌素和单环类抗菌药物无影响。TEM-1、TEM-2 和 SHV-1 型酶中第 1～4 个氨基酸酶发生改变,就形成了 ESBLs(如 TEM-3 和 TEM-5),与原生型 β-内酰胺酶相比,ESBLs 能水解更多的底物,对第二代、第三代头孢菌素和单环类抗菌药物均有耐药,对头霉素类(如头孢西丁、头孢美唑)和碳青霉烯类抗菌药物保持敏感,能被 β-内酰胺酶抑制剂如克拉维酸灭活。由染色体介导的 β-内酰胺酶分别是高产头孢菌素酶(AmpC 酶)和金属酶,AmpC 酶因含 AmpC 基因而得名,又称为 I 类酶,具有很强的诱导作用,因而又被称为诱导酶(inducible enzyme),即带有 I 类酶的菌株,在不接触 β-内酰胺类抗菌药物时,只产生少量的 I 类酶,一旦接触有诱导作用 β-内酰胺类抗菌药物,I 类酶产生就会显著增多。几乎所有的 G⁻ 杆菌均能产生染色体介导的 I 类酶,但菌种间有差异,大部分肠道杆菌均能产生较多的 I 类酶,但大肠杆菌、奇异变形杆菌、志贺菌属却只产生极少的 I 类酶。金属酶也是染色体介导的 β-内酰胺酶,能产生水解碳青霉烯类的 β-内酰胺酶,因为酶的活性部位有 2 价金属离子,故被称为金属酶,主要由嗜麦芽窄食单胞菌、某些单胞菌、黄杆菌属等产生。由于对青霉素、头孢菌素、碳青霉烯类及常用 β-内酰胺酶抑制剂,均有广泛的耐药,是抗感染治疗的难点。

(2)氨基糖苷类钝化酶的产生:是临床细菌对氨基糖苷类抗菌药物耐药的主要原因,分三类,乙酰转移酶(AAC),使游离氨基乙酰化;磷酸转移酶(APH),使游离羟基磷酸化;核苷转移酶(AAD),使游离羟基核苷化。三种酶又按照所破坏抗菌药物不同和作用点不同分为很多种,每种还包括多种异构酶。不同氨基糖苷类抗菌药物可被同一种酶钝化,同一种抗菌药物可被不同酶钝化。钝化酶的产生由质粒控制,并可通过接合转移和转座子转移到其他敏感菌。产生钝化酶的细菌对被钝化酶的氨基糖苷类抗菌药物耐药,导致治疗失败。但有时产生钝化酶的细菌也不一定耐药,因有时经钝化后的抗菌药物仍具有相当的抗菌活性,如妥布霉素和庆大霉素均可被 AAC 钝化,妥布霉素被钝化的速度慢(仅为庆大霉素 1/4),临床产生 AAC 钝化酶的菌株,对庆大霉素已经耐药,但对妥布霉素仍可敏感。

(3)氯霉素乙酰转移酶:某些金葡菌、表皮葡萄球菌、D族链球菌、G⁻ 杆菌可产生氯霉素乙酰转移酶,使氯霉素转化为无抗菌活性的代谢物,此酶为一种胞内酶,由质粒或染色体基因编码。

(4)红霉素酯化酶:细菌对红霉素和其他大环内

酯类耐药的机制是细菌核糖体的靶位发生改变,但最近也分离获得数种灭活酶,如从大肠杆菌分离到的红霉素酯化酶,可以水解红霉素中的内酯环,而使其失去抗菌活性。此酶为一种体质酶,由质粒介导,导致对红霉素高度耐药;从溶血性链球菌、金葡菌中分离出质粒介导的灭活酶,可使大环内酯类、林可霉素和链阳性霉素核苷化、乙酰化或水解而灭活。

产生灭活酶是细菌耐药的重要机制,产酶菌往往表现出明显的耐药,最低抑菌浓度常为普通给药剂量所能达到的血药浓度数倍以上,导致临床治疗失败。由于 G⁺ 菌的 β-内酰胺酶是胞外酶,细菌产生的 β-内酰胺酶很快被释放至细菌的细胞外,细菌数量将影响酶的浓度和抗菌药物被破坏的量,如细菌量少,则产酶金葡菌的药敏试验结果可能对青霉素无明显耐药,但青霉素存在能诱导细菌产生大量 β-内酰胺酶,从而导致治疗失败。因此,只要是产 β-内酰胺酶的金葡菌,无论体外药敏试验结果如何,均应视为对青霉素耐药而改用其他抗菌药物。

2. 青霉素结合蛋白改变

通过对细菌细胞膜的深入研究,发现细菌细胞膜上具有特殊蛋白,能与青霉素类和头孢菌素类结合,是 β-内酰胺类抗菌药物作用的靶位点,称为青霉素结合蛋白(penicillin binding protein, PBP)。各种细菌细胞膜上 PBP 数量、分子量,对 β-内酰胺类抗菌药物敏感性不同,但分类相似的细菌,PBP 类型和生理功能相似。不同 PBP 有不同的功能,PBP1a、PBP1bs 与糖肽合成有关,使细胞伸长;PBP2 与细菌的形态有关;PBP3 与细菌的分类有关;PBP4、5、6 与羧肽酶的活性有关。β-内酰胺类抗菌药物与 PBP 结合后,先引起细菌的形态改变,阻碍肽桥的形成,并激活细胞壁降解酶-自溶素(autolysin),影响正常分裂繁殖,最终导致溶菌死亡。不同抗菌药物与 PBP 结合的部位不同,多数青霉素类抗菌药物与 PBP1 和 PBP3 结合,形成丝状体和球状体,然后使细菌发生变形、萎缩,逐步溶解死亡。通常细菌 PBP 改变有两种方式。

(1)PBP 先天性耐药:PBP 发生突变,与 β-内酰胺类抗菌药物亲和力下降,如屎肠球菌的 PBP,对所有 β-内酰胺类抗菌药物具有先天耐药,葡萄球菌的 PBP 对头孢菌素亲和力也较差。

(2)PBP 获得性耐药:这是 MRSA 对 β-内酰胺类抗菌药物耐药的机制。这类细菌能产生一种新的 PBP-2,与 β-内酰胺类抗菌药物亲和力降低,所以对所有 β-内酰胺类抗菌药物耐药,只对万古霉素敏感。

3. 膜孔蛋白学说

G⁻ 杆菌的外膜上存在很多膜孔蛋白(porin)组成的通道,与药物摄取有关。细菌细胞壁异常或膜通透性改变,抗菌药物无法进入细胞膜至作用的靶位,就难以发挥抗菌效果,这是铜绿假单胞和其他 G⁻ 菌耐药的主要原因。细菌细胞膜通透性改变受质粒控制,使很多抗菌药物(四环素、氯霉素、磺胺类、氨基糖苷类)难以进入细胞内,细菌获得耐药性。

4. 抗菌药物泵出机制

有研究表明,细菌的细胞膜上存在能量依赖的泵出系统,由 Tet 膜蛋白介导,G⁺ 菌与 G⁻ 菌对四环素的耐药就是由于这种泵出系统,使菌体内药物减少,产生耐药。这种现象也可见于氯霉素、红霉素和喹诺酮类耐药菌和表皮葡萄球菌对大环内酯类耐药菌。

第 4 节　各类抗菌药物与特点

目前世界范围内,已经生产并在临床应用的抗菌药物品种很多,可能有数百种。虽然大多数均属于广谱抗菌药物,但依据化学结构与生物活性、作用机制与环节、剂型与剂量等,临床产生不同的治疗效果。

抗菌药物按不同原则分类如下。

按生物活性分类:依据抗菌药物生物活性,抗菌药物可被分为广谱和窄谱抗菌药物。广谱抗菌药物中,依据侧重于 G⁺ 或 G⁻ 菌,又被分为作用于 G⁺ 球菌的抗菌药物和作用于 G⁻ 杆菌的抗菌药物;窄谱抗菌药物中,主要为抗结核分枝杆菌的抗菌药物、抗厌氧菌的抗菌药物等。该分类有利于了解各种抗菌药物的药理性能和作用范围,但鉴于许多抗菌药物兼有多种性能和抗菌谱,抗菌作用范围和耐药均有交叉和重叠,临床常不易划分。

按作用机制分类:不同化学结构的抗菌药物作用机制可以完全不同,大多数的药物,是通过影响或抑制病原菌的细胞壁合成发挥抗菌疗效,如青霉素类、头孢菌素类、糖肽类(万古霉素)、碳青霉烯类等;有些药物是通过影响病原菌细胞浆通透性起作用,如两性霉素、制霉菌素、多黏菌素 B 等;还有些药物是通过抑制病原菌蛋白质合成,阻止遗传信息复制等方式抑制病原菌生长和繁殖(如喹诺酮类、灰黄霉素等)、损伤遗传信息翻译(氯霉素、红霉素、林可霉素、四环素、氨基糖苷类、利福平等);有些药物是通过抗代谢作用起抗菌效果,如磺胺类、异烟肼、乙胺丁醇、对氨基水杨酸等。

按化学结构分类:是临床应用最普遍的分类方法,大致可以分为 11 种。

(1)β-内酰胺类(β-lactams):是抗菌药物类抗菌药物中最大的一类,其中又可分为:

①青霉素类(penicillins)。

②头孢菌素类(cephalosporins)。

③碳青霉烯类(Carbapenems)。

④头孢菌素类(cephamycins)。

⑤单环类抗菌药物等。

⑥β-内酰胺酶抑制剂。

(2)氨基糖苷类抗菌药物(aminoglycosides)。

(3)大环内酯类(macrolides)、林可酰胺类(lincosamides)。

(4)糖肽类:万古霉素(vancomycins)与替考拉林等。

(5)四环素类(tetracyclines)。

(6)喹诺酮类(quinolones)。

(7)磺胺类(sulphonamides)。

(8)硝基呋喃类(nirtrofurans)。

(9)抗结核分枝杆菌(antimycobacterial agents)。

(10)抗真菌药。

(11)其他抗菌药物。

一、β-内酰胺类抗菌药物

β-内酰胺类抗菌药物抗菌药物是指化学结构式中具有和 β-内酰胺环的一大类抗菌药物抗菌药物(表4-2),其中包括的抗菌药物很多。共同的特点是特异地作用于细菌胞壁,对无胞壁微生物其不敏感,对生长繁殖期(肽聚糖合成活跃)细菌其更敏感,为繁殖期杀菌药,细菌耐药性产生与 β-内酰胺酶有关,其中还包括一些 β-内酰胺抑制剂抗菌药物抗菌药物。

表 4-2　β-内酰胺类抗菌药物及 β-内酰胺酶抑制剂分类

一、青霉素类(Penicillins)

(一)天然青霉素(Natural Penicillins)

青霉素 G(Penicillin G)

青霉素 V(Penicillin V)

非奈西林(Phenethicillin)

(二)耐青霉素酶青霉素(Penicillinase Resistant Penicillins)

甲氧西林(Methicillin)

萘夫西林(Nafcillin)

异恶唑基青霉素(Isoxazoly Penicillins)

氯唑西林(Cloxacillin)

双氯西林(Dicloxacillin)

氟氯西林(Flucloxacillin)

苯唑西林(Oxacillin)

(三)氨基青霉素(Aminopenicillins)

氨苄西林(Ampicillin)

阿莫西林(Amoxiclllin)

巴坎西林(Bacampicillin)

环己西林(Cyclacillin)

依匹西林(Epicillin)

海他西林(Hetacillin)

匹氨西林(Pivampicillin)

酞氨西林(Talampicllin)

(四)抗假单胞菌青霉素(Antipseudomonas Penicillins)

羧基青霉素(Carboxypenicillins)

羧苄西林(Carbenicillin)

茚茚西林(Indanyl carbenicillin)

卡非西林(Carfecillin)

酰脲基青霉素(Ureidopenicillins)

续表

磺苄西林(Sulbenicillin)

呋苄西林(Furbenicillin)

阿洛西林(Azlocillin)

美洛西林(Mezlocillin)

呋洛西林(Furazlocillin)

哌拉西林(Piperacillin)

(五)脒基青霉素(Amidino Penicillins)

美西林(Amdinocillin)

匹美西林(Pivamdinocillin)

二、头孢菌素类/头霉菌素类

(Cephalosporins/Cephamycins)

(一)第一代(First Generation)

头孢噻吩(Cephalothin)

头孢噻啶(Cephaloridine)

头孢氨苄(Cephalexin)

头孢唑啉(Cefazolin)

头孢吡啉(Cephapirin)

头孢羟氨苄(Cefadroxil)

头孢拉定(Cephradine)

(二)第二代(Second Generation)

头孢孟多(Cefamandole)

头孢呋新(Cefuroxime)

头孢克罗(Cefaclor)

头孢尼西(Cefonicid)

头孢地尼(Cefdinyl)

头孢替安(Ccefotiam)

头孢齐尔(Cefprozil)

(三)第三代(Third Generation)

头孢甲肟(Cefmenoxime)

头孢噻肟(Cefotaxime)

头孢唑肟(Ceftizoxime)

头孢三嗪(Ceftriaxone)

头孢地嗪(Cefodizime)

头孢克肟(Cefixime)

头孢布稀(Ceftibuten)

头孢泊姆(Cefepime)

头孢泊肟(Cefprodoxime)

头孢他美(Cefetamet)

(四)第四代(Forth Generation)

头孢吡肟(cefepime)

续表

(五)有强大抗假单胞菌活性的第三代头孢菌素(Third Generation with Enhanced Antipseudomonas Activity)

头孢哌酮(Cefoperazone)

头孢他啶(Ceftazidime)

头孢咪唑(Cefpimizole)

头孢匹胺(Cefpiramide)

头孢磺定(Cefsulodin)

头孢匹罗(Cefpirome)

(六)头霉菌素类/氧头孢烯类(Cephamycins)

头孢替坦(Cefotetan)

头孢西丁(Cefoxitin)

头孢美唑(Cefmetazole)

头孢米诺(Cefminox)

三、单环 β-内酰胺菌素类

氨曲南(Aztreonam)

卡卢莫南(Carumonam)

四、碳青霉烯类(Carbapenems)

亚胺培南(Imipenem)

美洛培南(Meropenem)

五、β-内酰胺酶抑制剂(β-lactamase Inhibitors)

(一)克拉维酸(Clavulanic Acid)

阿莫西林/克拉维酸(AUGMENTIN)

替卡西林/克拉维酸(TIMENTIN)

(二)舒巴坦(Sulbactam)

氨苄西林/舒巴坦(UNASYN)

头孢哌酮/舒巴坦(SULPERAZON)

阿莫西林/舒巴坦

(三)他唑巴坦(Tazobactam)

哌拉西林/他唑巴坦(ZOSYN)

(一)青霉素类

青霉素类(Penicillins)种类很多,其中青霉素 G 是最早应用于临床的抗菌药物(20 世纪 40 年代),钾盐和钠盐稳定,易溶于水,是高效、低毒、药理学特性好的广谱抗菌药物,能作用于 G^+ 菌和 G^- 菌、嗜血杆菌属和各种致病的螺旋体。G^+ 菌中,对 A 组溶血性链球菌仍很敏感(MIC0.005~0.01 mg/L),对 B 组链球菌敏感性较 A 组低 10 倍,对草绿色链球菌也很敏感,对肠球菌属敏感性较差;以往肺炎球菌对青霉素高度敏感(MIC<0.005～0.03 mg/L),但近来出现中(MIC0.1～2.0 mg/L)、高度耐药的菌株,金葡菌对青霉素耐药仍十分严重,2003年上海地区细菌耐药监测发现,青霉素不敏感肺炎链球菌检出率在逐年上升,6岁以下儿童分离菌中尤为显著,但对白喉杆菌、炭疽杆菌及G⁺厌氧杆菌,如产气荚膜杆菌、破伤风杆菌等,仍保持着很好的敏感性。主要缺点是可能发生严重的过敏反应,严重时因休克而致命,少数有肝脏或肾脏毒性。青霉素不耐酸,口服后吸收差,主要是肌肉注射和静脉给药。吸收后迅速分布至组织中,以肾、肺、横纹肌、脾脏含量高,也能进入浆膜腔、关节腔、胆汁、胎儿循环等,中枢神经系统、骨骼、母乳、唾液、脓肿等处含量低。大多数经肾小管排泄,与丙磺舒等有竞争作用;部份经胆道排泄,其中哌拉西林、美洛西林、氨苄西林在胆汁可浓缩。青霉素类品种很多,按其来源或结构可分为5种,特点如下。

1. 天然青霉素(natural penicillins)

主要为苄星青霉素(钾盐或钠盐制剂),对多数革兰阳性菌(包括厌氧菌)活性最高,对革兰阴性球菌、螺旋体及放线菌也有效,杀菌力强,毒性反应小,抗菌谱窄,对肠道阴性杆菌无效,口服不吸收,不耐酸,有过敏反应,休克多见。

2. 口服不耐酶青霉素

以青霉素V为代表,又称苯氧青霉素,抗菌谱与青霉素相同,抗菌活性差,对青霉素敏感的革兰阳性菌的活性比苄星青霉素低10倍,多数耐酸,口服吸收好,对耐青霉素的葡萄球菌也有效,但对MRSA、MRSE无效。

3. 耐酶青霉素(penicillinase resistant penicillins)

包括甲氧西林(Methicillin)、萘夫西林(Nafcillin)、(Isoxazoly penicillins),主要特点是耐青霉素酶,可用于耐药金葡菌感染。虽然甲氧西林是第一个应用于临床的耐青霉素酶青霉素,但由于其抗菌活性不强,不良反应多,国内已停止使用。耐甲氧西林的金葡菌(methicillin resistant staphylococcus aureus,MRSA)具有多重耐药性,对耐酶青霉素、红霉素、四环素、氯霉素、林克霉素、庆大霉素等均有耐药。萘夫西林为耐酸、耐酶的青霉素,对耐青霉素葡萄球菌的抗菌活性与苯唑西林相仿,口服吸收不规则,肌肉注射和静脉滴注后血药浓度上升迅速,在肝脏内灭活快,可用于产酶金葡菌所致的各种感染,但国内应用不多。异恶唑基青霉素也是耐酸、耐酶的耐酶青霉素,主要包括苯唑青霉素(苯唑西林,Oxacillin)、氯唑青霉素(邻氯青霉素、氯唑西林(Cloxacillin)、双氯西林(Dicloxacillin)、氟氯西林(Flucloxacillin)。苯唑西林对金葡菌的抗菌活性较甲氧西林强11倍,对青霉素敏感细菌如A组溶血性链球菌、肺炎球菌、草绿色链球菌、表皮葡萄球菌等G⁺球菌抗菌作用较青霉素差;对粪肠球菌耐药;口服、肌注、静滴均能达到有效血药浓度,肝、肾、肠、脾、胸腔积液均能达到有效血药浓度,腹水和痰液中含量低,肝脏内灭活快,主要通过肾脏排泄;现用于产青霉素酶金葡菌和凝固酶阴性葡萄球菌引起的感染,也可以用于预防葡萄球菌感染,对MRSA耐药。

4. 广谱青霉素

包括广谱氨基类青霉素(Aminopenicillins),是青霉素侧链a位增添氨基后,形成对G⁻杆菌抗菌活性增强,如氨苄西林(Ampicillin)、阿莫西林(Amoxicllin)、海他西林(Hetacillin)等;广谱羧基类青霉素(Carboxypenicillins),如羧苄西林(Carbenicillin);广谱磺基类青霉素,如呋苄西林(Furbenicillin)和哌拉西林(Piperacillin)。这类药物主要增强对某些G⁻杆菌的抗菌疗效,如对某些G⁻杆菌(流感嗜血杆菌、沙门菌属、痢疾志贺菌、大肠艾希菌、奇异变形杆菌),但对克雷伯菌属和假单胞菌属无效;羧苄青霉素对铜绿假单胞菌和吲哚阳性变形杆菌属也有效;哌拉西林抗菌谱广,抗菌作用强,可抑制70%的大肠杆菌、100%的奇异变形杆菌、81%的吲哚阳性变形杆菌和82%的铜绿假单胞菌,奈瑟菌属和嗜血杆菌属(包括产β-内酰胺酶菌株)和多种厌氧菌对本品也高度敏感。

5. 抗G⁻杆菌青霉素

主要是脒基青霉素(Amidino penicillins),是6位侧链有脒基的半合成青霉素,代表产品有美西林(Mecillinam、amdinocillin)、替莫西林(Temocilin)、匹美西林(Pivamdinocillin)等,抗菌谱窄,主要对 G⁻ 菌,尤其对肠杆菌科活跃,对假单胞菌与厌氧菌无抗菌活性,副作用较多;因其以不同于其他青霉素的作用方式与青霉素结合蛋白-2(PBP-2)结合,因而与其他 β-内酰胺类有协同作用。

(二)头孢菌素类抗菌药物

头孢菌素类抗菌药物(Cephalosporins)是一种广谱半合成抗菌药物,具有抗菌作用强、耐青霉素酶、临床疗效高、毒性低、过敏反应少等优点。根据 β-内酰胺酶的稳定性和对 G⁻ 菌的抗菌活性,按发明年代先后,头孢菌素被分为一、二、三、四代(表4-2)。第一代头孢菌素虽然对青霉素酶稳定,但仍可被许多 G⁻ 菌产生的 β⁻ 内酰胺酶水解,主要用于产青霉素酶的金葡菌和其他敏感的 G⁺ 球菌和 G⁻ 杆菌;第二代头孢菌素虽然对多数 β-内酰胺酶稳定,抗菌谱广,对 G⁻ 杆菌的抗菌活性较第一代头孢菌素明显增强,但对肠杆菌科和绿脓杆菌等,抗菌活性仍然很差;第三代头孢菌素对多数 β-内酰胺酶稳定,对 G⁻ 杆菌的抗菌活性强,部分品种对绿脓杆菌有良好作用;第四代头孢菌素抗菌谱广,对金葡菌等 G⁺ 菌的抗菌活性增强,对 β-内酰胺酶尤其是超广谱质粒酶和染色体酶稳定。

尽管具有高度抗菌活性的新 β-内酰胺抗菌药物不断研制成功,但由于细菌耐药性的发生,使这些抗菌药物临床应用一段时间后,疗效就降低。细菌耐药,与其能大量产生大量可诱导的、染色体介导的头孢菌素酶和质粒介导的、可水解第三代头孢菌素酶有关。

1. 第一代(first generations)头孢菌素

相比较而言,第一代(first generations)头孢菌对 G⁺ 球菌作用强,但对 MRSA 及肠球菌作用弱,对假单胞菌无效。主要产品是头孢噻吩(Cephalothin)、头孢噻啶(Cephaloridine)、头孢氨苄(Cephalexin)、头孢唑啉(Cefazolin)、头孢吡啉(Cephapirin)、头孢羟氨苄(Cefadroxil)、头孢拉定(Cephradine),对各种 β-内酰胺酶稳定性较差,有一定的肾毒性,与氨基糖苷类及强利尿剂合用时尤需注意。

2. 第二代(second generation)头孢菌素

对 G⁺ 球菌与第一代相仿或不及第一代,抗酶性增强,对 G⁻ 杆菌有较广的抗菌活性,对厌氧菌有效,但对假单胞菌属、不动杆菌、沙雷菌、屎肠球菌等无效,肾毒性小。主要产品是头孢孟多(Cefamandole)、头孢呋新(Cefuroxime)、头孢克罗(Cefaclor)、头孢尼西(Cefonicid)、头孢地尼(Cefdinyl)、头孢替安(Cefotiam)、头孢齐尔(Cefprozil)。

3. 第三代(third generation)头孢菌素

对 G⁺ 菌作用不及一、二代,对肠道 G⁻ 菌有较强抗菌活力,对假单胞菌有效,对厌氧菌有中等度抗菌活力,对屎肠球菌、难辨梭状芽胞杆菌等无效;对 β-内酰胺酶高度稳定,易诱导产生头孢菌素酶和其他 β-内酰胺酶,易产生耐药性和引起二重感染;肾毒性则逐代减弱,基本无毒性;主要产品有头孢曲松、头孢噻肟、头孢哌酮(Cefoperazone)、头孢他啶(Ceftazidime)、头孢咪唑(Cefpimizole)、头孢匹胺(Cefpiramide)、头孢磺定(Cefsulodin)、头孢匹罗(Cefpirome)、头孢三嗪。价格较贵,不良反应有胃肠道反应和菌群失调、肝毒性、肾损害、造血系统毒性、凝血功能障碍和戒酒硫样反应,后者即在用药期间饮酒或用含酒精药物,可出现恶心、呕吐、头痛、面红、呼吸困难和低血压等表现。

4. 第四代(four generation)头孢菌素

以头孢吡肟(马斯平)为代表,可较为稳定地抑制 β-内酰胺酶的产生,但未列入美国国家实验室标准化委员会(Nationnal committee for clininal laborotory standarts,NCCLS)抗 ESBL 抗菌药物的范围内。目前,国内对 ESBL 的规范性治疗主要是来源于 NCCLS 指定的标准。按照 NCCLS 的规定,凡实验室确诊的 ESBL 的菌株都应报告为对所有的头孢菌素(包括三、四代头孢)和氨曲南耐药。三代头孢菌素大量应用,特别是头孢曲松及头孢噻肟在社区和外科预防与治疗中应用,耐药率增加,并选择出持续高产 AmpC 酶和 ESBLs 耐药株。许多研究显示,在常规最低抑菌浓度折点为 8 μg/ml 情况下,80% 以上的产 ESBL 大肠杆菌和肺炎克雷伯菌对头孢吡肟敏感。头孢吡肟为低耐药潜能抗菌药物,对产 AmpC 酶和部分产 ESBL 菌以及铜绿假单胞菌有良好抗菌活性,而且作为策略性换药可以降低三代头孢菌素的耐药率,定位应在三代头孢菌素和碳青霉烯类抗菌药物之间（Gap）。头孢吡肟的良好作用是重症肺炎（CAP和HAP），多数情况（三代头孢菌素耐药较严重，而尚不具备碳青霉烯类使用指征）下的第一线用药。有人主张，应用头孢吡肟策略性替换三代头孢菌素，减少耐药菌株产生。头孢吡肟对鲍曼不动杆菌，嗜麦芽窄食单胞菌效欠佳。

（三）β-内酰胺酶抑制剂与复合制剂

目前临床应用的β-内酰胺酶抑制剂（β-lactamase inhibitors）有克拉维酸、舒巴坦、他唑巴坦等，这类药本身含有β-内酰胺环，是β-内酰胺酶Ⅱ、Ⅲ、Ⅳ、Ⅴ型不可逆抑制剂。β-内酰胺酶抑制剂本身只有较弱的抗菌活性，但与其他β-内酰胺类抗菌药物联合使用，可发挥抑酶增强作用，不但能增强抗菌活性，还能扩大抗菌谱，临床多见的是β-内酰胺酶抑制剂与青霉素和头孢菌素的复合制剂。

1. 克拉维酸（Clavulanic Acid）

是从链霉素的培养液中得到的，对各种β-内酰胺酶的抑制作用有差异，对金葡菌产生的β-内酰胺酶和广泛存在于肠杆菌科细菌、流感杆菌、奇异变形杆菌、普通变形杆菌、脆弱杆菌所产生的染色体介导的β-内酰胺酶有较强的抑制作用，对铜绿假单胞菌等染色体介导的β-内酰胺酶抑制作用差，主要制剂是阿莫西林/克拉维酸（Augmentin）、替卡西林/克拉维酸（Timentin）。

2. 舒巴坦（Sulbactam）

为半合成的β-内酰胺酶抑制剂，对染色体介导的β-内酰胺酶较质粒介导β-内酰胺酶作用强，主要制剂有氨苄西林/舒巴坦（Unasyn）、阿莫西林/舒巴坦、头孢哌酮/舒巴坦（Sulperazon）。

3. 他唑巴坦（Tazobactam）

又称三唑巴坦，是舒巴坦的衍生物，抑酶作用优于克拉维酸和舒巴坦，且对部分染色体介导的Ⅰ型酶也有抑制作用，主要制剂有哌拉西林/他唑巴坦（Tazocin）。

随着病原菌变迁，多重耐药铜绿假单胞菌和鲍曼不动杆菌发生率升高，成为危重病感染的主要致病菌，β-内酰胺酶抑制剂与青霉素和头孢菌素复合制剂在临床应用的价值逐渐提高，2002～2003年中国G⁻耐药监测显示，碳青酶烯类仍是G⁻最强的抗菌药物（嗜麦芽窄食单胞菌、黄杆菌除外），其次是两个酶抑制剂复合剂头孢哌酮/舒巴坦、哌拉西林/他唑巴坦、头孢吡肟；头孢哌酮/舒巴坦是12种β-内酰胺类嗜麦芽窄食单胞菌中惟一一种敏感率＞50%、耐药率＜25%的药物。

（四）头霉菌素类

头霉菌素类（cephamycins）和氧头孢烯类：相当于二代或三代头孢菌素，但抗厌氧菌作用较突出。常用制剂有头孢替坦（Cefotetan）、头孢西丁（Cefoxitin）、头孢美唑（Cefmetazole）、头孢米诺（Cefminox）、头霉拉坦（Latamoxef）。头孢西丁相当于二代，头孢美唑介于二、三代之间，而头孢米诺和头孢替坦则相当于三代，耐酶性能更强。

（五）单酰胺环类

单酰胺环类（monobactam）主要有氨曲南（Aztreonam）和卡芦莫南（Carumonan），特点是广谱，对多种质粒介导和染色体介导的β-内酰胺酶稳定，主要作用于产酶耐药的G⁻杆菌，包括铜绿假单胞菌，不动杆菌属、产碱杆菌属和各种厌氧菌敏感性差，体内分布广，可通过血脑屏障，与青霉素等其他药物无交叉过敏，不良反应少，不影响凝血功能，价格较便宜。

（六）碳青霉烯类

碳青霉烯类（carbapenems）是一种强有力的广谱抗菌药物，主要有硫霉素类（Thienamycins），目前临床应用的主要有亚胺培南（Imipenem）、美洛培南（Meropenem），对产ESBL和AmpC酶均有良好作用，特点是广谱，高效，对β-内酰胺酶高度稳定。碳青霉烯类抗菌药物一般不作为重症感染的一线用药，重症感染导致器官功能损害，威胁生命、高APACH评分、严重产ESBL菌感染，特别是已应用过多种抗菌药物患者、严重免疫抑制患者并发重症感染。与头孢菌素比较，对G⁻菌作用与三代头孢相似，但对革兰阳性菌有显效，对多种厌氧菌抗菌活力强，与甲硝唑相似,适宜于免疫低下者、多种病原菌混合感染的首次经验性用药。对嗜麦芽黄单胞菌、葱头假单胞菌和屎肠球菌作用差,不能渗入到哺乳类的细胞内。肠杆菌科中产 ESBL,首选碳青酶烯类,其次头孢哌酮/舒巴坦、哌拉西林/他唑巴坦;绿假单胞菌耐药中,碳青酶烯类 16.9%～24.5%、头孢他啶 20%、头孢吡肟铜 16.7%。目前铜绿假单胞菌和鲍曼不动杆菌耐药增加是十分令人关注的问题,降阶梯治疗在相当程度上也是为了防止其过度使用和耐药。

近来对碳青霉烯类药物 PK/PD 研究显示,%T>MIC 是评价这类药物抗菌活性的主要指标,保持%T>MIC>45%～55%,能显著提高碳青霉烯类抗菌活性,故主张持续静脉滴注给药,并维持 2～3h,q8h。

二、氨基糖苷类抗菌药物

氨基糖苷类(Aminoglycoside)为广谱抗菌药物,化学结构中都有一个氨基环和一个或多个氨基糖分子,由配糖键相连接。主要作用于细菌体内的核糖体 30s 亚单位,抑制蛋白质合成,破坏细菌细胞膜的完整性。对静止期细菌的杀灭作用强,属静止期杀菌剂。主要用于抗 G$^-$ 杆菌的感染,包括铜绿假单胞菌和甲氧西林敏感的金葡菌,无抗厌氧菌活性,部分有抗结核菌作用。细菌对氨基糖苷类耐药可呈自然的和获得性耐药,产生机制可以通过染色体介导的细胞渗透性改变和细胞内转运异常,导致药物无法与细胞外膜结合进入细胞体内产生作用;也可以通过质粒传导产生钝化酶而形成,如乙酰转移酶(AAC)、磷酸转移酶(APH)、核苷转移酶(AAD)等,三种酶又可按照破坏的抗菌药物不同和作用点不同分为许多种,包括异构酶在内不下 20 余种;还可以通过作用靶位的改变,使抗菌药物进入细胞后不能与之结合而发挥作用,因此,不同氨基糖苷类药物间存在着不完全的交叉耐药性。氨基糖苷类抗菌药物对细菌的清除过程属于浓度依赖性,为了提高疗效,减少副作用(耳、肾毒性),目前主张单次给药。主要通过肾脏排泄,最严重的不良反应是耳和肾的毒性,有肾功能不全或损害时应减量。主要产品的品种很多(表 4-3)。

表 4-3　氨基糖苷类抗菌药物主要品种

链霉素	Streptomycin
庆大霉素	Gentamycin
卡那霉素	Kanamycin
妥布霉素	Tobramycin
卡那霉素 B	Kanamycin B
阿米卡星	Amikacin
地贝卡星	Dibekacin
西索米星	Sisomicin
巴龙霉素	Paromomycin
奈替米星	Netilmicin
核糖霉素	Ribostamycin
小诺米星	Micronomicin
新霉素	Neomycin
青紫霉素	Lividomycin
大观霉素	Spectinomycin
阿司米星	Astromicin
福提米星	Fortimicin
异帕米星	Isepamicin

(一)链霉素与卡那霉素

1. 链霉素(Streptomycin)

是最早用于临床的氨基糖苷类抗菌药物,系由放线菌属的灰链霉菌(streptomyces griseus)培养滤液中提取,除对结核杆菌有强大的抗菌作用,对其他许多 G$^-$ 菌(大肠杆菌、肺炎杆菌、肠杆菌属、沙门菌属、志贺菌属、布鲁菌属、巴斯德杆菌属等)也有抗菌作用,脑膜炎球菌和淋球菌对链霉素也敏感。对 G$^+$ 菌抗菌活性差,对肠球菌也无作用。与青霉素合用有协同作用,各组链球菌、绿脓杆菌、厌氧菌对链霉素无效。口服吸收少,主要通过肌肉注射给药,不易通过血脑屏障。由于链霉素的很多副作用,如过敏反应、耳和肾毒性等,目前临床已经很少应用,主要用于治疗结核杆菌。

2. 卡那霉素(Kanamycin)

系 1957 年发现,由放线菌属的卡那霉菌(streptomyces kanamyceticus)产生,是继链霉素后的氨基糖苷类抗菌药物,对多数肠杆菌科如大肠杆菌、肺炎杆菌、肠杆菌属、沙门菌属、枸橼酸杆菌属有良好的抗菌作用,对流感杆菌、布鲁菌属、脑膜炎球菌和淋球菌也大多数敏感,甚至对金葡菌也有效,结核杆菌对其同样敏感。同样是口服吸收少,主要通过肌肉注射给药,由于耳、肾毒性较链霉素轻,曾广泛用于 G⁻ 杆菌感染。20 世纪 70 年代初由于耐药菌株显著增多、耳毒性大、对绿脓杆菌无效,临床逐渐被其他氨基糖苷类抗菌药物(庆大霉素)替代,有时仍用于结核杆菌的治疗。

(二)庆大霉素

庆大霉素(Gentamycin)由放线菌属的小单胞菌(Micromonospora purpura)发酵产生,1969 年开始用于临床。属于广谱抗菌药物抗菌药物,对 G⁺ 和 G⁻ 菌均有效,临床主要用于治疗包括绿脓杆菌在内的 G⁻ 菌感染,金葡菌和表皮葡萄球菌中对甲氧西林敏感的菌株中 80% 仍可为庆大霉素所抑制,甲氧西林耐药菌株多数耐药,肠球菌多对其耐药,但对炭疽杆菌、白喉杆菌、放线菌属多数敏感。庆大霉素对各种肠杆菌科细菌如大肠杆菌、肺炎杆菌及其他克雷伯菌属、变形杆菌属、沙门菌属、志贺菌属、肠杆菌属、绿脓杆菌均有良好的抗菌作用,对沙雷菌属部分耐药,对奈瑟菌属和流感杆菌中度敏感,对布鲁菌属、鼠疫菌属、无硝不动杆菌、洛菲不动杆菌、嗜肺军团菌也有菌作用,对绿脓杆菌以外其他假单胞菌多数耐药,对肺炎支原体有一定作用,但对结核杆菌无效。20 世纪 80 年代后期,临床分离出耐药菌株迅速增多,加上具有强大抗菌活性的新 β-内酰胺类和喹诺酮类在临床广泛使用,包括庆大霉素在内的氨基糖苷类抗菌药物应用明显减少。近几年国内耐药监测显示,多数肠杆菌科和绿脓杆菌对庆大霉素耐药水平仍基本稳定,甚至略有下降。给药途径可以肌肉注射或静脉滴注,不良反应与其他氨基糖苷类抗菌药物相仿。

(三)妥布霉素

妥布霉素(Tobramycin)系由链霉菌(streptomyces tenebrarius)的培养液滤液中获得,抗菌活性与庆大霉素相似,对大多数 G⁻ 杆菌和绿脓杆菌有良好作用,对绿脓杆菌作用较庆大霉素强,对肺炎杆菌、肠杆菌属、变形杆菌属、无硝不动杆菌的作用较庆大霉素稍强,但对沙雷菌属和沙门菌属的作用略差。妥布霉素可为多种 G⁻ 杆菌产生的钝化酶所破坏失活,肠球菌属和链球菌耐药,主要由于药物不能进入细菌菌体与核糖体结合。妥布霉素与庆大霉素有很大程度的交叉耐药,但其中 60%~70% 对阿米卡星仍然敏感。与青霉素和头孢霉素合用对绿脓杆菌和很多肠杆菌属有协同作用,与羧苄西林、哌拉西林联合应用对绿脓杆菌有协同作用。临床耐药监测显示,体外测试各种 G⁻ 菌对妥布霉素保持着良好的敏感,很多对新 β-内酰胺类耐药的菌株,却对妥布霉素敏感。由于妥布霉素的毒副作用,阻碍着该药的广泛使用,致使实际临床疗效很难评价。

(四)阿米卡星

阿米卡星(Amikacin)为卡那霉素的半合成衍生物,对多种病原菌的抗菌活性与卡那霉素相似或略优。突出的优点是对许多肠道 G⁻ 菌产生的乙酰转移酶、磷酸转移酶、核苷转移酶稳定;临床分离的肠杆菌科对庆大霉素、妥布霉素、奈替米星等耐药的菌株中,70% 仍对阿米卡星敏感;多重耐药的铜绿假单胞菌,也常对阿米卡星敏感。与半合成青霉素和头孢霉素类合用,临床协同疗效好;与青霉素合用,对肠球菌无效,因该菌产生质粒介导的 APH(3′)酶。给药途径可以肌肉注射或静脉滴注,不良反应与其他氨基糖苷类抗菌药物相仿,耳和肾毒性仍然是临床应用过程中最大的顾忌。

(五)西索卡星与奈替米星

西索卡星(Sisomicin)由放线菌属的小单胞菌(micromonospora inyoensis)的发酵液中获得,抗菌作用与庆大霉素相似,对铜绿假单胞菌作用稍优,因与庆大霉素相比,无显著优势,故国内应用不广,限于欧洲国家。奈替米星(Netilmicin)是西索卡星的半合成衍生物,抗菌作用也与庆大霉素相似,对肠杆菌细菌如大肠杆菌、肺炎杆菌、肠杆菌属、变形杆菌属、志贺菌属、沙门菌属、枸橼酸菌属、沙雷菌属、绿脓杆菌、无硝不动杆菌等均有良好的抗菌作用,脑膜炎球菌和流感杆菌也多数对其敏感。一般来说,对沙雷菌属作用不如庆大霉素,对绿脓杆菌作用不如妥布霉素,但对葡萄球菌和其他 G⁺ 球菌,作用较其他氨基糖苷类抗菌药物优越,对部分 MRSA 有效,对肺炎球菌和个组链球菌作用差,对肠球菌属和厌氧菌属无效。最大的特点是不被 G⁻菌产生的 AAD(2″) 所钝化,不被金葡菌产生 APH(2″) 钝化,仍可被乙酰转移酶钝化失活。因此,对庆大霉素耐药的菌株远不如对阿米卡星敏感,多数绿脓杆菌、吲哚阳性变形杆菌、不动菌属对庆大霉素和妥布霉素耐药的,对奈替米星也耐药。奈替米星最大的优点是耳毒性较其他氨基糖苷类轻,肾毒性理论上也应该减轻,但临床实际效果不明显。同样主要为肌肉和静脉注射给药,方法与庆大霉素、阿米卡星等相同。

三、大环内酯类抗菌药物

大环内酯类抗菌药物(Macrolides)是一类化学结构中具有 12～16 碳环的抗菌药物,最早的代表品是红霉素,应用于 50 年代初,广泛用于呼吸道和皮肤软组织感染的治疗,疗效肯定,无严重不良反应,缺点是口服吸收不完全,剂量过大时多,尤其是胃肠道反应多。近来开发了很多新品种,如克拉霉素和阿奇霉素,抗菌疗效、吸收程度、减少不良反应方面都有所改进。目前应用的大环内酯类抗菌药物按照化学结构,14 元环的有红霉素、克拉霉素、罗红霉素、地红霉素,15 元环的有阿奇霉素,16 元环的有麦迪霉素、螺旋霉素、乙酰螺旋霉素、交沙霉素、柱晶白霉素、乙酰麦迪霉素(米欧卡霉素)等,沿用品种有竹桃霉素、三乙酰竹桃霉素、罗沙米星(玫瑰霉素)等,因抗菌活性低,不良反应多,临床已很少应用。

(一)各种大环内酯类抗菌药物特点

1. 红霉素(Erythromycin)

从红链霉菌的培养滤液中获得,不溶于水,遇酸即溶解灭活,临床多采用肠衣片和酯化物,红霉素乳糖酸盐可供静脉滴注。对金葡菌、表皮葡萄球菌、各组链球菌、G⁺杆菌具有较强的抗菌活性,某些 G⁻菌如脑膜炎球菌、淋球菌、流感杆菌、百日咳杆菌、布鲁菌属等也敏感,对除脆弱杆菌以外的厌氧菌有相当强的抗菌作用,对部分耐青霉素酶的葡萄球菌属也有一定抗菌作用,但对流感杆菌作用差,对军团菌属、肺炎支原体、衣原体属、立克次体属有良好的作用。抗菌机制是作用于细菌 50S 核糖体亚单位,通过阻断转肽作用和 mRNA 位移而抑制细菌蛋白质合成。随临床广泛应用,耐药现象严重,首先出现葡萄球菌耐药株,以后出现肺炎球菌、β 溶血性链球菌等,目前应用较多的是针对支原体、衣原体、军团菌属等,疗效突出。口服后常有不同程度的胃肠道反应,如恶心、呕吐、上腹部不适等,随剂型改良,饭后服用胃肠道反应已明显减少,静脉用药后,主要在肝脏代谢,用药期间注意肝功能损害。

2. 克拉霉素(Clarthromycin)

为 14 元半合成大环内酯类,也称甲红霉素,因结构上其内酯环的 6 位羟基为甲氨基所替代,对增强酸稳定性和抗菌活性起了重要作用,也决定了其优良的药动力学特征。对 G⁺菌、流感杆菌抗菌活性均较红霉素强,对支原体、衣原体、军团菌属作用,是大环内酯类作用最强的。口服吸收完全,生物利用度 55%,进食不影响其吸收,也有胃肠道反应,发生率为 10.6%。临床多为口服剂型,主要用于治疗呼吸道、皮肤软组织、泌尿生殖系统感染。

3. 阿奇霉素(Azithromycin)

为 15 元半合成大环内酯类,是氮环内酯类的第一个品种,结构特点是在 14 元环中插上一个氮原子而成为 15 环。抗菌谱与红霉素相仿,对金葡菌、肺炎球菌、链球菌属的抗菌活性较红霉素差,对 G⁻菌的抗菌活性明显增强,对流感杆菌、淋球菌的抗菌活性达红霉素的 4 倍以上,对卡他莫拉菌、弯曲菌属的抗菌活性也有增强,肠杆菌科细菌如大肠杆菌、沙门菌属、志贺菌属等细菌中部分细菌敏感,对厌氧菌作用与红霉素相仿,对肺炎支原体作用是大环内酯类最强的。有口服和静脉滴注制剂,因半衰期长,给药次数和剂量均较红霉素少,临床主要用于流感杆菌引起的呼吸道感染,衣原体引起的泌尿生殖系统感染,也可用于单纯性淋病的治疗。

4. 罗红霉素(Roxithromycin)

为 14 元半合成新的大环内酯类,结构上与红霉素 A14 元环上 9 位的酮基为 0-[(2-甲氧乙氧基)甲基]肟所替代。对 G+ 菌比红霉素略差或相仿,对流感杆菌、卡他莫拉菌作用比红霉素弱,对厌氧菌作用与红霉素相仿,对军团菌属作用较红霉素略强,对肺炎支原体、衣原体有较好的作用。主要剂型也是口服,适应证与红霉素相同,主要用于呼吸道、非淋球菌性尿道炎与软组织炎。

5. 其他

如麦迪霉素、螺旋霉素、乙酰螺旋霉素、交沙霉素、柱晶白霉素、乙酰麦迪霉素(米欧卡霉素)等,均为口服制剂,抗菌谱与抗菌作用十分相似,临床应用十分普遍和广泛,主要适用于上、下呼吸道、泌尿道、皮肤、软组织感染的早期,一旦病情迁延,病程延长,合并其他类型病原菌混合感染存在,这些药物就无法起作用了。

(二)生物被膜

生物被膜(biofilm,BF)是指细菌吸附于生物材料或机体腔道表面,分泌多糖基质、纤维蛋白、脂蛋白等,包绕其中形成的膜样物,主要由细菌、高水化的多阴离子基质及被俘获的体外的大分子组成。绿脓杆菌(pseudomona aeruginosa,PA)感染是呼吸科常见的难治性感染,绿脓杆菌耐药机制中有产生 β-内酰胺酶、孔道蛋白构相改变、阻碍抗菌药物进入细胞内和生物被膜的屏障作用。生物被膜确切的生化组成仍不清楚,绿脓杆菌的生物被膜主要由乙酰化 β-D-甘露糖醛酸和 α-L-葡萄糖醛酸(如藻酸)组成,形成胞外黏液多糖(Mucoidexop olysaccharide,MEP),表面的生物被膜菌与浮游细菌相似,易获得养分和氧气,排出代谢产物,代谢活跃,菌体较大,位于被膜深部的细菌很难获得充足的养分和氧气,代谢低下,分裂迟缓,甚至处于休眠状态,菌体较小,对外界各种刺激不敏感,生物被膜在细菌表面形成的物理性屏障作用,多糖蛋白复合物基质可与药物起反应,中和药物的作用。生物被膜菌处于生长不活跃期,分裂迟缓,对抗菌药的通透性及敏感性较差。目前研究认为,生物被膜形成是难治性肺部感染的重要原因,尸检研究已经显示,电镜下观察绿脓杆菌在患者肺组织中形成微菌落,一些难治性细菌感染,如慢性支气管炎合并感染、弥漫性泛细支气管炎、慢性骨髓炎等病灶中,也有生物被膜形成。上述几个因素利于生物被膜启动抗菌药物耐药基因,如 β-内酰胺酶的表达及诱发耐药突变。

(三)大环内酯类抗菌药物抑制生物被膜形成作用

由于生物被膜形成的药物渗透屏障是最主要的、最难对付的耐药机制,寻找能有效渗透生物被膜的药物是治疗的关键。体外实验发现,鱼精蛋白、磷霉素、克林霉素和 14,15 环的大环内酯类抗菌药物,可改善生物被膜的渗透性;动物实验及支气管肺泡灌洗液的细胞学分析证实,阿奇霉素可使藻酸免疫的小鼠气道周围的淋巴浸润减少;国外有研究表明,大环内酯类药物有效地抑制细菌生物被膜的多糖蛋白复合物(GLX)的合成,从而使细菌间的黏液成分减少;目前国内外的动物在体实验和体外培养绿脓杆菌研究表明,大环内酯类抗菌药物可以抑制藻酸盐生物合成途径中的二磷酸甘露糖尿苷脱氢酶(GMD)的活性;Ichimiya 等报道,阿奇霉素在低于最低抑菌浓度(MIC)就可明显抑制体外培养的绿脓杆菌的藻酸盐的合成,并通过扫描电镜证实其抑制生物被膜的形成。国内也有研究发现阿奇霉素对生物被膜抑制对氟罗沙星有增效作用。所以,仅用一种抗菌药难以治愈与生物被膜相关的慢性感染,但联合用药则能有效去除生物被膜菌。

四、林可霉素和克林霉素

林可霉素(Licomycin)和克林霉素(Clindamycin)化学结构与红霉素不同,但抗菌谱、作用机制、耐药机制、临床药理均相似,克林霉素是以氯离子取代了林可霉素分子中第 7 位的羟基半合成而得的衍生物,又称氯林可霉素。林可霉素和克林霉素抗菌谱相同,细菌对两者呈完全交叉耐药严重,但克林霉素的抗菌作用较林可霉素强 4~8 倍。两药的抗菌作用机制均是作用于细菌核糖体 50S 亚单位,阻碍蛋白质合成,属生长期抑菌剂。对 G+ 球菌、布氏杆菌、军团菌、弯曲菌和某些厌氧菌有效,对螺旋体、支原体、立克次体和衣原体也有效,可用于这些较特殊的感染。不良反应有消化道症状、肝毒性、耳毒性,过敏和局部刺激、抑制茶碱代谢,临床应用静脉制剂较多。

五、糖 肽 类

（一）万古霉素

万古霉素（Vancomycin）属于糖肽类抗菌药物，对各种 G$^+$ 菌，包括球菌和杆菌均具有强大的抗菌作用，对耐甲氧西林的金葡菌（MRSA）、耐甲氧西林的表皮葡萄球菌（MRSE）和肠球菌均属高度有效，也是对厌氧菌，包括脆弱杆菌作用最强的抗菌药物之一。万古霉素作用于细菌的细胞壁，与黏肽的侧链形成复合物，抑制细胞壁的蛋白合成；同时对胞浆中的 RNA 也有抑制作用，属于快效杀菌剂。万古霉素最突出的优点是对 MRSA，目前国内还未发现耐万古的金葡菌（VRSA），临床棘手的是耐万古的肠球菌（VRE），肠球菌感染仍以粪肠球菌和屎肠球菌为主。VRE 与质粒酶连接酶合成有关，使合成的细胞壁不能与万古霉素连接，但仍可以由肠球菌转肽酶交叉联结成为正常的细胞壁。这种耐药机制可以传递给 MRSA，并已在体外得以证实。万古霉素口服不容易吸收，肌肉注射可以引起明显不适和组织坏死，全身治疗需静脉滴注，蛋白结合率为 30％～55％，广泛分布于组织液、胸、腹腔和脑脊液内。主要副作用是肝、肾、耳毒性和红人综合征（red-man syndrome），即头颈面部皮肤潮红、瘙痒、血压下降甚至休克，可能与组胺释放导致的变态反应有关，抗组胺、激素等治疗有效。肝和耳毒性临床不常见，肾毒性应警惕，与氨基糖苷类合用时更加明显。主要剂型为万古霉素和去甲万古霉素（Norvancomycin, demethyvancomycin），后者为国产药。成人静脉滴注 1～2 g/d，分 2～3 次给药，每次至少加 200 ml 液体在 1 小时以上缓慢滴注。

（二）替考拉林

替考拉林（Teicoplanin）又称壁霉素，分子结构、抗菌谱、抗菌活性均万古霉素相似，对需氧和厌氧的 G$^+$ 菌均有强大的作用，对大多数金葡菌作用较万古霉素强，对 MRSA 作用也较万古霉素强。作用机制与其他糖肽类相似，作用于分裂繁殖期敏感细菌的细胞壁黏肽，结合点在黏肽末端氨基酰-D-丙氨酸，从而抑制和杀灭细菌。虽然耐药株并不常见，但已经出现耐替考拉林的 MRSA、凝固酶阴性葡萄球菌和肠球菌，尤其是粪肠球菌耐药菌株。耐药性一般不是质粒介导，但也有报道耐万古霉素和替考拉林的粪肠球菌耐药菌株具有 VanA 耐药性，且可由质粒介导转移。替考拉林 1 次剂量静脉注射后，半衰期长达 47 小时，故可每天给药 1 次；基本全部从肾脏排泄，但肾毒性远少于万古霉素。替考拉林与万古霉素有交叉过敏反应，但替考拉林很少引起红人综合征。临床适用于所有万古霉素适用的感染，不但抗菌作用强，而且肾毒性小，一次静脉注射给药，液体需要量少，与氨基糖苷类合用治疗金葡菌和表皮葡萄球菌有协同作用，但对肠球菌不呈协同作用，可以替代万古霉素和甲硝唑用于治疗难辨梭菌性伪膜性肠炎。静脉注射给药，成人 0.4 g/（次·日），1 次给药；首剂加倍，即 0.8 g/次；有肝、肾功能不全时剂量减半。

六、四环素类抗菌药物

四环素类抗菌药物包括从链霉菌属发酵而来的四环素（Tetracyline）、金霉素（Chlortetracycline）、土霉素（Tetracyline）、去甲土霉素（Demeclocycline）、多西环素（Doxycycline，强力霉素）、甲烯土霉素（Methacycline）、米诺环素（Minocycline）等半合成四环素，为一类广谱、抑菌抗菌药物。由于近年来细菌耐药性急剧增加，大多数致病菌对该类药物的疗效显著降低，半合成四环素耐药菌株少，半衰期长，口服吸收好，给药次数少，不良反应轻，有取代四环素和土霉素的趋势。

四环素类抗菌药物抗菌谱广，除对 G$^+$ 或 G$^-$ 需氧和厌氧菌敏感外，许多立克次体属、支原体属、非典型分枝杆菌属、螺旋体、阿米巴原虫和某些虐原虫对四环素也呈敏感。这些敏感的致病菌中，许多对作用于细胞壁的抗菌药物却耐药。四环素类抗菌药物中，米诺环素的抗菌作用最强，多西环素次之，四环素和土霉素最差。四环素类抗菌药物对 G$^+$ 菌的作用优于对 G$^-$ 菌的作用，米诺环素对葡萄球菌的作用强，可用于甲氧西林敏感的葡萄球菌，但肠球菌耐药。化脓性链球菌和肺炎球菌对四环素类的耐药性在增高，但其他大多数 G$^+$ 菌，如炭疽杆菌、单核细胞增多性李斯德菌、梭状芽孢杆菌、奴卡菌属等，均对四环素类敏感。

脑膜炎球菌和淋球菌对四环素类敏感,社区获得的大肠杆菌、嗜麦芽窄食单胞菌、类鼻疽假单胞属、大多数弧菌属、布鲁菌属、某些流感嗜血杆菌等 G⁻ 菌的抗菌活性良好。对沙门菌属和志贺菌属作用有限,对绿脓杆菌、变形杆菌等无效。对厌氧菌作用以半合成的四环素类作用好,70% 以上厌氧菌对多西环素敏感,但作用不如甲硝唑、克林霉素、氯霉素等,一般并不选用。四环素类抗菌作用机制与氨基糖苷类相似,属于快速抑菌药,药物经细胞外膜的亲水孔弥散和通过细胞内膜上能量依赖转移系统进入细胞内,与核糖体 30S 亚单位在 A 位上特异性结合,阻止氨基酰-tRNA 联结,抑制肽链延长和蛋白质合成。此外,药物可引起细菌细胞膜通透性改变,使胞内的核苷酸和其他重要成分外漏,迅速抑制 DNA 复制。高浓度药物对细菌还有杀菌作用。细菌在体外对四环素产生耐药较慢,一旦对其中某种耐药,对其他也会有交叉耐药。肠杆菌科耐药主要通过耐药质粒介导,且可传递、诱导其他敏感病菌成为耐药,带耐药质粒细菌的细胞膜对四环素类药物泵出量增多。该类药物经胃和小肠吸收,各种品种吸收程度差异大,四环素、土霉素、去甲金霉素为 60%~80%,金霉素仅为 25%~30%,多西环素和米诺环素敏最高,分别为 93% 和 100%。主要毒副作用是胃肠道反应与肝功能损害,对牙齿和骨骼发育也有影响,动物研究中发现有致胎儿畸形作用。

七、喹诺酮类

喹诺酮类(Quinolone)属化学合成抗菌药物,因含喹诺酮化学结构而得名。自 1962 年合成第一代产品萘啶酸以来,发展迅速,至今已出现很多品种,分第一、二、三代。第一代产品抗菌谱窄,仅对大肠杆菌、变形杆菌、沙门菌属、志贺菌属的部分菌株具有抗菌作用,而且抗菌作用弱,对绿脓杆菌、不动杆菌属、葡萄球菌属均无抗菌作用,口服吸收差,不良反应多,已逐渐被替代。1974 年研制成第二代产品吡哌酸(Pipemedic acid),对 G⁻ 菌的抗菌活性较萘啶酸增高,尤其是对沙门菌属、志贺菌属等肠杆菌科细菌作用增强,其中也包括了绿脓杆菌,口服后少量吸收,不良反应减轻,但对葡萄球菌、肺炎球菌等 G⁺ 菌仍呈耐药。

1979 年合成诺氟沙星(Norfloxacin)以来,相继合成了众多的含氟喹诺酮类衍生物,统称为氟喹诺酮类,属于第三代产品,主要品种有诺氟沙星、培氟沙星(Pefloxacin)、依诺沙星(Enoxacin,氟啶酸)、环丙沙星(Ciprofloxain,环丙氟哌酸)、氧氟沙星(Ofloxacin,氟嗪酸),近几年来又有一些半衰期长产品上市,如洛美沙星(Lomefloxacin)、氟罗沙星(Fleroacin,多氟哌酸),也有对需氧 G⁺ 球菌和厌氧菌抗菌作用增强的左旋氧氟沙星氨氟沙星(Levofloxacin)、妥舒沙星(Tosufloxacin,多氟啶酸)、司帕沙星(Sparfloxacin)。

第三代药物的抗菌机制是作用于细菌的 DNA 回旋酶,影响 DNA 正常形态与功能,阻断细菌 DNA 复制,而产生快速杀菌作用。回旋酶的作用是使 DNA 保持高度螺旋卷紧的形式存在细菌体内,以保证进行正常的 DNA 复制、转录、转运与重组。由于喹诺酮类药物的抗菌作用机制与其他 β-内酰胺类、氨基糖苷类不同,不受质粒传导耐药性的影响,突变耐药的发生率也较低,故与许多抗菌药物之间无交叉耐药。抗菌特点是抗菌谱广,作用强,尤其是对 G⁻ 菌的抗菌活性,如肺炎克雷伯、产气杆菌、阴沟杆菌、变形杆菌、沙门菌属、志贺菌属、枸橼酸杆菌属和沙雷菌属等肠杆菌科都具有强大的抗菌作用,流感杆菌也对此药敏感,对不动杆菌和绿脓杆菌等假单胞菌的作用较肠杆菌科细菌的作用差,但仍优于吡哌酸,对 G⁺ 也具有抗菌作用,但抗菌作用明显比对肠杆菌科细菌差。药物学特性较佳,组织和细胞内药物浓度高,半衰期较长,多数品种可口服或注射,临床使用较安全,一般剂量下,不良反应少。主要不良反应是胃肠道反应、轻度中枢神经系统反应、变态反应等,偶有关节损害、癫痫样发作、精神症状等。不宜用于有中枢神经系统疾病的患者,尤其是癫痫。对软骨发育、生殖功能、胎儿等可能有潜在毒性,不宜用于小儿和孕乳妇。与制酸剂、茶碱、咖啡因、碱性药物、利福平、氯霉素、类固醇类抗炎剂等联用,可能影响药物的代谢,降低作用或增加不良反应。

随着氟喹诺酮类的广泛应用,尤其是农畜牧行业也普遍应用,耐药性增长十分迅速,耐药最突出是对大肠杆菌,其次对各种原本敏感的肠杆菌科细菌耐药率也很高,各品种间还有交叉耐药。耐药机制主要是细菌 DNA 回旋酶 A 亚单位突变,失去了与喹诺酮类药物的结合位点,药物无法与 DNA 回旋酶结合,失去杀菌作用;其次是反泵出机制造成,细菌在接触喹诺酮类药物后,在细胞膜上诱导形成一个主动的流出系统,由一组复合蛋白(转运子、附加蛋白、外膜蛋白),进入菌体的喹诺酮类药物,由需要能量的转运子将其从菌体内运至细胞浆与外膜之间附加蛋白形成的通道中,并泵出外膜,从外膜蛋白组成的通道流出菌体,细菌体内药物浓度达不到杀菌或抑菌的水平,就失去或降低了杀菌或抑菌的效果。氟喹诺酮类耐药率增加,严重影响了该药在危重病感染中的应用,尤其是发生在医院的感染,致病菌几乎均对氟喹诺酮类耐药。

八、磺胺类和磺胺增效剂

磺胺类药自 1933 年试用于临床至今已有 70 多年历史,磺胺类药和磺胺增效剂为合成的广谱抑菌剂,干扰细菌的叶酸代谢,抗菌作用较弱,易产生耐药性,且同类间有交叉耐药。早在 70～80 年代前,磺胺类药临床应用十分普遍,主要用于呼吸和泌尿系统感染。以后由于磺胺类药过敏反应较多,且经常出现对血液系统、肝肾功能损害等,加上大量其他各种类型的抗菌药物相继出现,磺胺类药临床应用日趋减少。目前在危重病领域,应用机会较多的磺胺甲恶唑(Sulfamethoxazole, SMZ)与甲氧苄氨嘧啶(TMP)的复合制剂,即复方新诺明注射液,TMP 不但能增强 SMZ 的抗菌作用,还能减少耐药性。不仅可以用于一般轻症感染,还可用于诺卡菌病、卡氏肺囊孢子虫病和某些多重耐药菌的感染,尤其是嗜麦芽窄食单胞菌、黄单胞菌、铜绿假单胞菌等多重耐药菌株,有时能获得很好的临床疗效。应用过程中应注意监测肝肾功能。

九、硝基呋喃类和硝咪唑类

硝基呋喃类抑制细菌辅酶 A,品种有呋喃西林、呋喃妥因和呋喃唑酮,主要用于泌尿道和肠道感染、呋喃唑酮对鞭毛虫、滴虫也有作用。硝咪唑类主要是甲硝唑,原用于抗滴虫和抗阿米巴原虫,近年广泛用于抗厌氧菌感染,因其有广谱的抗厌氧菌活性,对拟

杆菌属、梭杆菌属、梭状芽胞杆菌属,部分真杆菌、消化球菌属和消化链球菌属均有作用,对丙酸杆菌无效。

十、其他抗菌药物

其他抗菌药物还包括广谱抗菌药物氯霉素、磷霉素(Fosfomycin)和利福霉素类等,利福平可用于军团菌和 MRSA 感染,对某些病毒和衣原体也有效。此外,主要作用于 G⁻ 菌的抗菌药物还有多黏菌素 B、黏菌素等,虽然耐药率低,但因为毒副作用大。临床应用比较局限。

十一、抗真菌药物

随着医疗技术迅速发展,病原菌变迁,真菌感染率逐年升高,真菌成为日益受重视的致病菌。抗真菌治疗的需要,推动了抗真菌药物的发展,各种类型抗真菌药相继问世。目前,市场上拥有的各种抗真菌药品种逐年增多,抗菌疗效也获得显著提高。

(一)多烯类真菌药

主要代表产品是两性霉素 B(Amphotercin B)和制霉菌素(Nystatin)。

1. 两性霉素 B

是由结节状链丝菌产生的多烯类抗菌药物,pH 为 7 时不溶于水,加入去氧酸钠使它溶解于水,可供静脉注射。临床应用最早,也最常用,几乎对所有深部真菌感染均有效,如念珠菌、隐球菌、曲霉菌、组织胞浆菌等,抗菌谱极广,是治疗真菌的首选药物。对细菌、立克次体、病毒无效。最大的问题是毒性大,尤其是肾毒性、肝毒性、低钾血症和心血管反应等。虽然抗组胺药和糖皮质激素可减轻某些不良反应,临床应用仍应从极小剂量开始,逐渐加量,但仍有较严重的肝、肾功能损害,严重妨碍着两性霉素 B 的临床应用。近来,两性霉素 B 脂质体(Liposome amphotercin B, AMBL)的产品的出现,为两性霉素 B 临床应用开辟了新的途径。两性霉素 B 脂质体是将两性霉素 B 包裹于脂质体中,即脂微粒两性霉素 B,可以改变药

理特性,既能增加治疗效果,还能减少毒性反应。

两性霉素 B 抗真菌机制是作用于真菌细胞膜,与甾醇、麦角固醇结合,损失和改变细胞膜的通透性,导致细胞内基本代谢物质(核苷酸、氨基酸)、钾离子等内容物外漏,破坏细胞正常代谢,最终导致细胞溶解死亡,达到杀灭真菌的目的。这种作用在低浓度时是可逆的,主要抑制真菌细胞生长;但高浓度时不可逆,属于杀菌剂。因哺乳类细胞也含麦角固醇,推测两性霉素 B 可能是通过同样的作用机制造成人体细胞的损伤,引起各种不良反应。两性霉素 B 脂质体是通过包裹,减少药物在肾脏组织的分布,降低毒性反应,故毒性作用远较普通两性霉素 B(去氧胆酸盐)低,输注过程中的发热反应也明显减轻。两性霉素 B 几乎不被肠道吸收,静脉给药较为理想,血浆蛋白结合率高,可通过胎盘屏障,血浆半衰期为 24 小时,肾脏清除很慢。多数静脉给药,也可以椎管内注射。常用剂量普通两性霉素 B 是 $0.5 \sim 1.0$ mg/(kg·d),用量必须逐日增加,先开始 $1.0 \sim 5.0$ mg 或 $0.02 \sim 0.1$ mg/(kg·d),以后每日或隔日增加 5.0 mg,最高单次剂量 < 1.0 mg/kg;椎管内给药剂量更小;两性霉素 B 脂质体用量较大,推荐剂量不等,有 $1.0 \sim 3.0$ mg/(kg·d)、3 mg/(kg·d)、$3.0 \sim 6.0$ mg/(kg·d),均为静脉滴注,且必须避光;两性霉素 B 脂质体不能用于椎管内给药,注意事项与传统两性霉素 B 制剂相同,同样需要严密监测肝、肾功能和血清钾水平,肾功能减退时应酌情减量,并避免与其他肾毒性药物合用。为减少输液过程内中不良反应,输注两性霉素 B 前,常规应用抗组胺药,如非那根或糖皮质激素等。两性霉素 B 脂质体价格昂贵是临床应用的难题,肾毒性与半衰期长、停药后毒性逆转较慢也经常需要顾忌,外周输液仍有静脉炎的危险,通常仍需通过中心静脉给药。两性霉素 B 最大的优点是天然和获得性耐药性不多见,几乎对所有真菌均有效,毒性大、无法耐受是最大的缺点。

2. 制霉菌素

具有广谱抗真菌作用,但以对念珠菌属的作用最强,作用机制与两性霉素 B 相同。口服不易吸收,注射毒性大,基本不用全身用药。临床外用机会多,如制成软膏治疗皮肤念珠菌感染,制成甘油悬液用于治疗口腔念珠菌感染,对制成栓剂治疗阴道念珠菌感染等,也有口服治疗消化道念珠菌感染,但胃肠道反应大,容易引起恶心、呕吐、腹泻等消化道症状。

(二)吡咯类抗真菌药

吡咯类(azoles)抗真菌药包括咪唑类(imidazoles)和三唑类(triazoles),近年发展较快,品种较多。咪唑组中以酮康唑(Ketoconazole)应用较多,克霉唑(Clotrimazole)、咪康唑(Miconazole)、益康唑(Enconazole)因口服吸收差,目前主要是局部用药。三唑类为氟康唑(Fluconazole)、伊曲康唑(Itraconazole)、伏立康唑(Voriconazole)等。咪唑类与三唑类均属于广谱抗真菌药,作用机制相同,均为直接损伤真菌细胞膜,使其通透性改变,导致内容物外漏真菌死亡,低浓度抑菌,高浓度杀菌。

1. 酮康唑(Ketoconazole)

是咪唑类抗菌药物的主要代表,第一代产品是霉康唑,为广谱抗真菌药,毒性较多烯类小;酮康唑是第二代产品,抗菌作用较强,能在胃酸内溶解吸收,不易通过血脑屏障,血清蛋白结合率高,80% 以上,主要由胆汁排泄,有肝功能损害。临床主要用于皮肤、阴道真菌感染。

2. 氟康唑(Fluconazole)

属于三唑类抗真菌药,为广谱、高效的抗真菌药,抗真菌谱包括念珠菌属,主要为白色念珠菌,对光滑念珠菌活性降低,对克柔念珠菌无活性,新生隐球菌,对曲霉菌感染无效。主要适应证是深部念珠菌病,艾滋病患者的急性隐球菌性脑膜炎,侵袭性念珠菌病的预防,对预防曲霉菌病无效果。主要作用机制是抑制真菌细胞色素 P-4503A 依赖的 C14-α-去甲基酶,导致消耗麦角固醇、毒性固醇物质聚集、细胞质膜损伤等。肝毒性较低,药物学特性较好,蛋白结合率低,脑脊液中浓度高,主要用于隐球菌病和全身念珠菌病。口服迅速吸收,进食对药物吸收无影响。蛋白结合率低,肾脏清除血浆半衰期为 $20 \sim 30$ 小时,血中药物可经透析清除。预防念珠菌病性治疗是 $50 \sim 400$ mg/d,侵袭性念珠菌病治疗是 $200 \sim 400$ mg/d,首剂加倍,治疗 5 天后,仍不能退烧或出现其他症状的缓解,则应换用其他抗真菌药物,总疗程不宜超过 2～3 周。最常见的不良事件来自胃肠道,长期治疗者亦需监测肝功能,存在药物相互作用可能。近年来,耐氟康唑的真菌感染率日益增多,氟康唑抗真菌临床疗效受到挑战。氟康唑的缺点是抗菌谱窄、对真菌没有作用,对某些非白念的念珠菌(如克柔念珠菌)具有内在耐药性(Intrinsic Resistance)。

3. 伊曲康唑(Itraconazole)

商品名为斯皮仁诺,由西安杨森制药有限公司生产,属于三唑类抗真菌剂。抗真菌谱包括曲霉菌、念珠菌属、隐球菌属和组织胞浆菌等主要致病真菌,对镰刀霉活性较低,对毛霉菌感染无效。适应证为曲霉菌、念珠菌属、隐球菌属和组织胞浆菌等引起的确诊及拟诊侵袭性真菌感染的治疗以及侵袭性真菌感染经验治疗,曲霉菌和念珠菌感染的预防治疗。

(1)作用机理:唑类抗真菌药能干扰依赖 CYP-450 的羊毛甾醇 C14 位去甲基酶系统(P-450 DM),从而抑制、干扰真菌细胞壁的重要成分——麦角固醇的合成,使麦角固醇耗竭,并使羊毛甾醇和 C14-甲基固醇蓄积。其结果是:真菌细胞膜的流动性、通透性发生改变,与细胞膜结合的酶,如壳质合成酶、三磷腺苷酶的活性发生改变,真菌内物质漏出,或受到宿主的细胞吞噬,使真菌死亡。

与其他唑类抗真菌药物相比,伊曲康唑有选择性抗真菌作用,伊曲康唑和人类、哺乳动物的 CYP-450 亲和力很弱,而和真菌细胞的 P-450 酶结合力很强,即高度选择性。所以毒性小,不良反应和药物间相互作用较少。

(2)在体内的分布与代谢:伊曲康唑为高度亲脂性化合物,在大部分体液内的浓度较低(脑脊液、泪液),而在组织内分布较广泛,表观分布容积为 11 L/kg,并在真菌感染的组织内积累。伊曲康唑在实体器官如肺、胃、肝、脾、肾、皮肤组织中的浓度比血液中浓度高很多,该特点适合于治疗系统性真菌感染。伊曲康唑主要从肝脏代谢,形成 30 多种代谢产物,主要的代谢产物——羟基伊曲康唑在体内的浓度比母体药物更高,且有同等的抗真菌活性。伊曲康唑的排除符合双相模型,终末相半衰期为 20～24 小时,稳态半衰期为 30 小时,大部分代谢产物从胆汁和尿中排泄。

伊曲康唑轻微抑制 CYP450 3A 酶系,可能导致口服抗凝药、地高辛、环孢霉素 A、甲泼尼龙、钙通道拮抗剂等药物的清除率下降,同时使用上述药物需要监测血清浓度,一些药物(利福平、卡马西平、异烟肼)可能增加伊曲康唑的清除率,使伊曲康唑达不到治疗浓度。

伊曲康唑有三种剂型:胶囊、静脉注射剂和口服混悬液,给治疗各种真菌感染提供了多种选择。亲脂性高,在水中溶解度低,单一胶囊剂型和不够理想的吸收曾长期限制了伊曲康唑在治疗系统性真菌感染中作用的发挥,采用 β-环糊精技术的口服液比胶囊剂的生物利用度大幅提高,蛋白结合率为 99%。β-环糊精的空间结构为锥体形,外面亲水,内面亲脂,包裹住伊曲康唑分子,可显著提高伊曲康唑的水溶性,改善生物利用度,采用 β-环糊精作为辅料的静脉注射液和口服液提高了伊曲康唑在临床治疗侵袭性真菌感染的价值。血浆半衰期为 20～30 小时。在肺、肝脏、肾脏、肌肉及骨骼等组织中的浓度则比血药浓度高 2～3 倍,脑脊液中含量很低。经肝 P450 酶系广泛代谢,代谢产物经胆汁和尿液排泄,其中羟基伊曲康唑具有和伊曲康唑同等的抗真菌活性。推荐剂量是 400 mg/d,连续 2 天,之后 200 mg/d,连续 5～12 天(IV),序贯服用口服液 400 mg/d,连续 14 天。

伊曲康唑对各种念珠菌的抗菌活性均高于氟康唑,好于或相当于两性霉素 B;伊曲康唑对各种曲霉菌的抗菌活性均高于两性霉素 B,个别和两性霉素 B 相当。抗菌谱,广谱抗菌活性好,对皮肤癣菌、白色念珠菌及其他念珠菌、曲霉菌、新生隐球菌、青霉菌、孢子丝菌等都有很好抗菌活性。对念珠菌中氟康唑耐药的克柔念珠菌、光滑念珠菌也有良好的抗菌活性。鉴于具有合适的剂型、优良的药物特性和广谱的抗真菌活性,伊曲康唑静脉注射液批准用于确诊的念珠菌病、曲霉菌病、组织孢浆菌病、隐球菌病(包括隐球菌脑膜炎)的治疗,及疑有系统性真菌感染的中性粒细胞减少伴发热的经验性治疗。

4. 伏立康唑(Voriconazole)

商品名为威凡,由辉瑞制药有限公司生产,属于三唑类抗真菌剂,抗真菌谱包括念珠菌属、新生隐球菌、曲霉菌菌属、镰刀霉属和荚膜组织胞浆菌等致病真菌,对接合菌无活性。

(1)适应证:免疫抑制患者的严重真菌感染、急性侵袭性曲霉菌病、由氟康唑耐药的念珠菌引起的侵袭性感染、镰刀霉引起的感染等。

(2)药物动力学:高危患者中呈非线性药物动力学,蛋白结合率为58%,组织分布容积为4.6L/kg。代谢受基因多态性调控,因而在亚洲人群中的群体药物动力学行为变异较大,经静脉给予3 mg/kg的剂量后,清除半衰期为6~9小时。

(3)用法与用量

①负荷剂量:静脉给予6 mg/kg,每12小时1次,连用2次。输注速率不得超过每小时3 mg/kg,在1~2小时内输完,输液浓度不得超过5 g/L。

②维持剂量:静脉给予4 mg/kg,每12小时1次。

③治疗不耐受者:将维持剂量降至3 mg/kg,每12小时1次。

(4)注意事项:中至重度肾功能损伤患者不得经静脉给药,用药后发生短暂视觉障碍的比例可达到30%以上,亦可发生药物相互作用。

三唑类抗真菌药物虽然耐受性相对好,但是仅极少数药物具备抗曲霉菌可靠的临床疗效。氟康唑不具备有临床意义的抗曲霉菌活性,伏立康唑具备抗曲霉菌的临床疗效,伊曲康唑不具有一线抗曲霉菌的适应证。

(三)氟胞嘧啶

氟胞嘧啶(Fluorocutosine,5-FC)对念珠菌、隐球菌具有较强的抗菌活性,对少数曲霉菌也有一定抗菌活性。抗菌机制是通过真菌细胞的渗透酶系统进入细胞内,转换成氟尿嘧啶,替代尿嘧啶进入真菌的脱氧核糖核酸中,从而阻断核酸的合成。5-FC的代谢产物5-氟脱氧尿苷酸(dUMP),还可以通过干扰胸苷酸合成酶,抑制真菌细胞DNA合成。真菌对5-FC极易产生耐药,机制是由于转运胞嘧啶或5-FC进入细胞内的膜渗透蛋白丢失,以及脱氧胺酶或尿苷酸磷酸转移酶的活性下降。大多数白色念珠菌对5-FC的耐药是由于尿苷酸磷酸转移酶缺乏,这些酶的缺乏并不改变耐药菌株的致病性。因此,临床很少单独使用5-FC,多与其他抗真菌药物联合应用,如两性霉素B联

合应用,产生协同作用,提高抗菌疗效,降低耐药率发生。5-FC口服吸收迅速而完全,1/2~2小时可达血药高峰,组织分布均匀,不与血浆蛋白结合,能穿透血脑屏障,也可以进入腹膜、关节腔、房水等,在人体基本不代谢,原形从尿中排出。可以选择静脉滴注给药,主要副作用是胃肠道反应与肝功能损害。

(四)卡泊芬净

卡泊芬净(Caspofungin)商品名为科塞斯,由默沙东制药有限公司生产,属于一类新型抗真菌药物,也被称为棘白菌素,抗真菌机制与其他抗真菌药不同,是葡聚糖合成抑制剂,抗菌谱广,疗效高,副作用小,但同样存在价格昂贵问题。

1. 作用机制

β(1,3)-D-葡聚糖对于许多真菌,包括曲霉菌和念珠菌属的细胞壁完整性至关重要,卡泊芬净特异性抑制β(1-3)-D-葡聚糖合成,破坏真菌细胞壁的完整性,导致真菌细胞壁通透性改变,渗透压消失,细胞溶解。人类细胞中无β(1-3)-D-葡聚糖合成,两性霉素B对于人类和真菌细胞的作用可以解释其严重的毒性,包括肾毒性。三唑抗真菌药对人类细胞的作用弱于真菌细胞,这使其耐受性较好。卡泊芬净基于其新型作用机制,不但具备理想的抗真菌疗效,抑制真菌细胞壁生物合成,与两性霉素B疗效相当,基于作用机制对人的细胞无损伤,故毒副作用小,耐受性明显优于两性霉素B。

2. 适应证

卡泊芬净对多种丝状真菌和酵母菌,具备强效的体外抗菌活性,包括多种致病性念珠菌属和曲霉菌属真菌,其中念珠菌属包括白色念珠菌、光滑念珠菌、克柔念珠菌、近平滑念珠菌、热带念珠菌、假热带念珠菌、杜氏念珠菌、吉力蒙念珠菌、可鲁斯念珠菌、解脂念珠菌、葡萄牙念珠菌、皱褶念珠菌,曲霉菌属包括烟曲霉菌、黄曲霉菌、黑曲霉菌、构巢曲霉菌、土曲霉菌。对天然或获得性耐氟康唑、两性霉素B或氟胞嘧啶菌株,均有抗菌活性。实验室中发生,耐卡泊芬净的念珠菌很罕见,目前临床尚未分离到对卡泊芬净天然耐药的念珠菌菌株。主要适用于侵袭性念珠菌病、念珠

菌血症及侵袭性曲霉菌病。对新生隐球菌和镰刀霉属、毛霉菌等无抗菌活性。

3. 药物动力学

卡泊芬净血药浓度与剂量呈等比例增长，蛋白结合率＞96％，组织分布以肝脏为高，经肝脏及肾脏排泄，脑脊液中几乎不能检出，清除半衰期为 40～50 小时。

4. 用法与用量

侵袭性曲霉菌病、侵袭性念珠菌病和念珠菌血症第 1 天：70 mg/d，之后 50 mg/d，输注时间不得少于 1 小时，疗程依患者病情而定。

5. 注意事项

不适用于妊娠期妇女，除非十分必要，接受卡泊芬净治疗的女性不应当继续哺乳；肝功能不全患者，轻度不需要调整剂量，中、重度患者首剂 70 mg 后，推荐维持剂量为 35 mg/d；食道和(或)口咽部念珠菌患者，推荐剂量为 35 mg/d，不需要首次负荷剂量；对于儿童患者的耐受性和疗效尚未明确，不推荐用于≤18 岁患者；卡泊芬净不是细胞色素 P-450 系统中任何酶类的抑制剂，与抗排异药物霉酚酸酯、他克莫司，与抗真菌药物两性霉素 B、伊曲康唑、奈非那韦，利福平无相互作用，但不推荐与环孢霉素共同使用，除非潜在利益显著高于潜在危险。疗程相对长，鉴于患者基础疾病的严重程度、免疫抑制恢复需要时间，临床疗效有时见效慢，有资料显示，需要疗程较长，至少 28 天。最大的顾忌还是费用问题。葡聚糖合成抑制剂具备独特的作用机制，有良好的疗效和耐受性，临床研究表明，可以耐受卡泊芬净治疗，最长可达 162 天。

在真菌感染发病率显著升高的今天，免疫抑制患者发病率高，侵袭方式增多，曲霉菌是继念珠菌之后的第二常见真菌病原体，虽然经过治疗，免疫抑制患者的病死率仍可高达 90％。卡泊芬净的抗菌疗效好而毒副作用小，为抗真菌治疗提供了新的选择，无疑给这些患者带来了福音，但疗程长、治疗费用高，仍是令临床医师困惑的难题。

十二、抗病毒药

病毒是细胞内寄生的微生物，利用宿主细胞代谢系统进行繁殖复制，按照病毒基因提供的遗传信息合成病毒的核酸和蛋白质，然后再装配，并从细胞中释放出来。多数抗病毒药物对宿主细胞也有伤害，近来开发新的抗病毒药物试图从分子生物学水平寻找病毒与宿主代谢间的差异，发现抗病毒的靶点，如病毒酶抑制剂、病毒吸附细胞、病毒基因组脱壳、子代病毒颗粒的装配、抑制病毒的核酸合成、选用针对病毒独有的特性与复制的薄弱环节药物，以避免损害宿主细胞。但通常抗病毒药，对处于隐匿状态的病毒均无效。此外，在病毒的治疗过程中，病毒基因组自然突变及药物治疗的选择性压力均是产生耐药毒株的主要原因，至今耐药机制仍不明确。多年来，艾滋病与其病原菌——人类免疫缺陷病毒（HIV）的发现与研究，使抗病毒药物发展很快，但至今仍无疗效十分确切的抗病毒药物产生。

人类研制的抗病毒药物已经有很多种，依据抗病毒机制可分 DNA 病毒抑制剂，如阿昔洛韦、更昔洛韦、碘苷、阿糖腺苷（Ara-A）、阿糖胞苷（Ara-C）、三氟尿苷、环胞苷等，其中阿昔洛韦主要用于单纯疱疹病毒和水痘-带状疱疹病毒、EB 病毒等感染，更昔洛韦主要用于巨细胞病毒（CMV）感染；RNA 病毒抑制剂，如金刚烷胺、金刚乙胺等，主要用于甲型流感的防治。广谱抗病毒药物，如叠氮胸苷（AZT）、三氮核苷、二脱氧胞苷（DDC）、二脱氧肌苷（DDI）、磷甲酸钠（Foscarnet）、吗啉胍、α-干扰素、γ-干扰素等，用于治疗人类免疫缺陷病毒、巨细胞病毒（CMV）、呼吸道合胞病毒等感染。

危重病领域比较棘手的病毒感染是巨细胞病毒和呼吸道合胞病毒等感染，多见于脏器移植后患者的感染，诊断困难，治疗也很困难，关键在于早期预防。

第5节　抗感染治疗策略

一、抗感染治疗总策略

(一)预防性治疗策略

危重病感染来源分内源和外源性两类,又称为自身感染和交叉感染。控制传染源、切断传播途径、增强宿主免疫防御功能是主要预防措施。预防自身感染,重在减少病原菌定植和菌群易位;控制交叉感染,重在切断传播途径;增强抵抗力对两者都重要。此外,预防性用药,也很有必要。

随医学事业发展,重大手术与介入治疗开展,高危患者增多,患病因素增加。预防性抗感染治疗合理,并发症少,治愈率高。预防性抗感染治疗的主要策略是加强物理治疗(翻身、排背、保持半卧位、雾化吸入、理疗等),这些看似容易而平常的方法,实施得当,能起举足轻重、事半功倍的作用。但药物治疗,也不能忽视。感染途径和部位,与病原菌关系最密切。经由皮肤的感染,以 G^+ 菌为多;经由呼吸和消化道的感染,以 G^- 菌为多;经由泌尿道的感染,以真菌为多。鉴于是预防性抗感染,选择的抗菌药物级别,不必很高,通常二代头孢或氨基糖苷、喹诺酮类即可。预防真菌感染,合理使用抗菌药物是主要环节,同时加强物理治疗。鉴于真菌感染的主要类型仍然是白色念珠菌,选择唑类抗真菌药预防真菌感染十分必要。此外,合理用药、减少不必要的有创检查与治疗(有创与无创呼吸机治疗、深静脉置管)、缩短病程、加强器械与医护人员手部消毒与洗涤,是预防感染不可缺少的手段。

(二)治疗性抗感染策略

危重病早期,病原菌不确切,抗感染治疗只能依靠经验选择药物。随病程延长,待病原学检查结果出来后,再结合经验性治疗结果,综合分析,进行继续的目标性治疗和策略性换药。

1. 经验性治疗

危重病患者接受经验性治疗,是成功的关键。治疗有效,患者转危为安,以后的目标性治疗和策略性换药可能根本不需要。病原学检查和药敏需要时间,危重病病情重、复杂,影响因素多,经验性选择抗菌药物很难保证准确。此过程需要大量临床经验和知识,最难掌握的环节,还是对致病菌的推测。时代变迁,抗菌药物应用得多而广,病原菌也在发生变化,耐药机制和耐药菌株产生复杂、多样化,给临床医师选择带来很多困惑。危重病感染不同于一般感染,不能采取逐步升级的办法,应开始就选用高效、敏感、抗菌谱广的药物,以求尽快控制感染。经验性选择抗菌药物,需要考虑的因素多,年龄、既往用药史、基础疾病、社区或院内感染、部位、临床特点、严重程度、ICU 类型、病原菌流行病学规律、耐药情况等。所在医疗单位各种感染病原菌分布和药敏监测,对分析和判断可能致病菌也很重要。感染部位中,多部位和多种致病菌混合感染值得重视。以往发生在社区的感染,即使是多部位感染,通常也可能是一种致病菌。随着人口老年化,社区感染中老年患者的比例增多,由于存在基础疾病,混合感染的发生率在增加,这些都会给抗菌药物的选择带来困难。

(1)抗菌药物种类:选择抗菌药物种类必须依据所推测的病原菌, G^+ 菌多选择 β-内酰胺类,虽然青霉素类也是抗 G^+ 菌的敏感药物,但随时间推移,耐青霉素的 G^+ 菌日益增多,尤其是耐甲氧西林的金黄色葡萄球菌(MRSA)出现,只能选择糖(多)肽类(万古霉素、去甲万古霉素、替考拉林)抗菌药物,对非耐甲氧西林 G^+ 菌,青霉素类、头孢菌素类(1、2、3、4 代)、氨基糖苷类、喹诺酮类均可选择。 G^- 菌中,碳青霉烯类(泰能、美平)可能是最有效的抗菌药物,其次是头孢类,随代数增加,抗 G^- 菌作用逐渐加强,抗 G^+ 菌作用逐渐减弱。β-内酰胺酶抑制的复合制剂(头孢哌酮/舒巴坦、哌拉西林/ 他唑巴坦),适用于一些耐药菌株,如耐药的铜绿假单胞菌、耐碳青霉系列的嗜麦芽窄食单胞菌等。氨基糖苷类抗菌药物,是静止期杀菌剂,目前是耐药菌株较低的抗菌药物,几乎适用于所有 G⁻ 菌治疗,惟一顾忌是肾毒性和对听神经的损害,轻、中度感染单独使用,严重感染须与其他抗菌药物联合应用,协同作用。喹诺酮类适用于各种感染,但仍侧重于轻、中度 G⁺ 菌和 G⁻ 菌感染,对严重感染,也主张与其他抗菌药物联合应用。磺胺类药物,由于副作用大,目前临床已很少应用,但对多重耐药的病原菌,应用复方新诺明静脉注射,有时也能取得难以预料的疗效。大环内脂类抗菌药物,是治疗衣原体、支原体、军团菌的抗菌药物。糖肽类抗菌药物(万古霉素、去甲万古霉素、替考拉林),适用于 MRSA 感染。任何部位或全身的感染,(去甲)万古霉素和替考拉林是惟一的选择,两者的区别在于半衰期和对肾脏的损害。抗真菌药很多,最普遍的是嘧啶类,如氟胞嘧啶;氮唑类,如氟康唑、伊曲康唑、伏立康唑等;其次是多烯类,如两性霉素 B 与两性霉素 B 脂质体;最近问世的卡泊芬净(科赛斯),也是较好的抗真菌药。抗真菌治疗最大的困惑,一是真菌感染的确立和真菌类型的鉴别;二是抗真菌药的毒副作用与经济代价。

年龄不同,感染的病原菌不同,选择抗菌药物也不同。年轻患者,没有基础疾病,感染严重,肺部和全身感染以 G⁺ 菌居多,老年患者,多合并基础疾病,感染以 G⁻ 菌居多。感染部位也与感染病原菌有关,肠道、胆道、腹腔感染,任何年龄阶段,均以 G⁻ 菌居多;泌尿道感染,G⁻ 菌和真菌居多;皮肤、软组织、骨的感染,G⁺ 菌居多;脏器脓肿,G⁺ 菌居多,其中 MRSA 多见。感染类型也很重要,以往发生在社区的感染,病原菌与医院获得性的感染可能完全不同,社区获得性肺炎以 G⁺ 菌为主,医院获得性肺炎以 G⁻ 菌为主;随着城镇人口老年化,社区获得性肺炎的病原菌几乎也均为 G⁻ 菌。此外,全身中毒症状也常是我们分析和判断病原菌类型的依据,通常 G⁺ 菌外毒素引起的全身中毒症状重,发生和合并 MODS 和 MOF 的机会多,出现早;G⁻ 菌内毒素引起的全身中毒症状轻,发展迁延。既往的用药习惯是我们分析耐药菌株的主要依据,平时常用三代头孢,感染耐药菌株的机会多,选择药物时应尽量避免耐药率高的抗菌药物,如头孢哌酮、头孢噻肟、头孢三嗪等。

(2)给药方法(途径、次数、联合与单一):给药方法也是抗感染治疗的重要环节,包括给药途径、次数、联合与单一用药。ICU 感染多为重症感染,给药途径主要为静脉,给药次数依据药物的半衰期,多数药物 q8～12 h 静脉注射,以保证血药浓度始终高于最低抑菌浓度。对氨基糖苷类抗菌药物,多主张一次用药。是否联合用药,需考虑三个因素,一是需要覆盖不同的病原菌;二是需要协同作用;三是减少耐药菌株产生。除此以外,多以单一用药为主。少数特殊感染病例,除静脉给药外,还需要考虑腹腔、胸腔、气管、椎管内或脑室等局部用药,目的是增加局部药物浓度,提高疗效,但现在越来越不主张局部用药,目的是减少耐药菌株产生。

(3)给药剂量与疗程:抗菌药物的剂量,主要依据生产商的推荐。我们对三、四代头孢菌素类,长期选择 1.0 g q6～8 h 静脉注射,总量 3.0～4.0 g,必要时加用氨基糖苷类或喹诺酮类药物联合应用,提高疗效,减少耐药,节约费用。抗感染治疗的疗程也很重要,一般 3 天为一个观察时间点,一旦选择某种抗菌药物,3 天内没有特殊因素,不主张换药,3 天后无效或效果不明显,才考虑策略性换药,3 天后有效,继续原方案抗感染治疗 5～7 天、7～10 天,必要时 10～15 天。通常,抗感染治疗的临床疗效判断,常令人困惑。对于肺部感染来说,胸片病灶改善或吸收是最可靠的依据,但胸片改善需要时间,应该结合体温高峰下移与临床症状减轻综合评判。病原菌检查转阴对判断肺部感染控制疗效不可靠,因为影响病原菌检查结果的因素很多,查到的病原菌不一定就是致病菌(定植),查不到的病原菌不一定就不是致病菌(鉴别与分离的困难)。病原学结果不是诊断感染症的惟一依据,必须结合临床情况进行分析。抗菌药物的疗程依病原微生物和病情严重程度而定,一般可在症状明显控制、病原学检查转阴性、病灶基本吸收后 3～5 天停止。免疫低下、病情严重者适当延长。抗真菌感染的疗程,一般至少 7～10 天,必要时甚至需要数周至数月。

2. 目标性治疗

病原学诊断确立后,根据病原学和药敏结果,进行针对性的治疗即为目标治疗。一旦病原菌确立,选择相应有效的抗菌药物,制定个体化给药方案不困难,困难的还是检出的病原菌是否为真正的致病菌。此外,药物的毒副作用也要考虑。依据药敏,很多敏感药物不能用。一旦有效,应该继续应用,以巩固疗效,直至临床症状完全缓解,胸片提示病灶吸收。疗程以7～10天、10～15天不等。抗感染治疗效果不明显时,需要考虑策略性换药。

3. 策略性换药

经验或目标性抗感染治疗效果不好时,需要考虑策略性换药。策略性换药的依据依然是临床症状、体征、胸片等。依据病程不同阶段,策略性换药的原则不同。

(1)早期策略性换药:多在经验性抗感染治疗的初始阶段,一般以3～5天为准,临床症状或体征改善不明显,胸片病灶吸收不足1/3。抗菌药物的临床疗效除了与体外药敏试验有关,还与体内药物动力学有关。

药敏结果为敏感,临床疗效不佳,应考虑几种可能:

①分离出的菌株并非真正的病原微生物,而是体内的定植菌或外来污染菌,或者只是混合感染中的一种病原菌。

②抗菌药物不能进入感染部位,或者给药方法和剂量不当,感染部位并未达到足够的药物浓度。这种情况下,如果加做血清杀菌试验,甚至感染部位的体液杀菌试验,可能更有指导意义。

③药敏试验不准确。

策略性换药分3种不同换药方式:

①同类药物更换,即所换的药为同一类型,级别增加,如二代头孢换成三代头孢、一种三代头孢换成另外一种。

②不同类型药物更换,即原先为三代头孢,更换为碳氢酶系列药物。

③增加抗菌药物,即原先只考虑抗G⁻菌,由于疗效不好,分析可能有合并真菌或G⁺菌感染可能,故在原先抗G⁻菌的基础上,加用抗真菌和G⁺菌的药物,加药的顺序,可以分次,也可以同时增加。

(2)中期策略性换药:多在经验性抗感染治疗后5～7天,病情恶化的原因,可能为药物的抗菌力度不够或剂量不够、局部组织浓度不足、出现抗菌药物不能覆盖的细菌、出现耐药菌株、病灶不易清除、病灶不能充分引流、细菌变迁,也可能为新耐药菌株产生。依据分析的可能原因,采取相应的换药策略。

(3)晚期策略性换药:多为耐药和产生新的致病菌,其中真菌感染的比例增加,策略性换药的重点在抗真菌治疗和调换耐药率低、敏感的抗菌药物。必要时,停用所有抗菌药物,加强营养与脏器功能支持、物理和免疫治疗,等待时机,重新应用以前已经用过的抗菌药物。

(三)抗感染治疗辅助策略

1. 物理治疗与功能锻炼

翻身、拍背、咳嗽、排痰、雾化吸入,这些看似简单的物理治疗,在抗感染治疗的过程中起着举足轻重的作用,任何阶段都不能忽视,其中也包括体位变化和病灶清除、痰液引流。功能锻炼包括肢体活动与腹式呼吸,有助于减少肌肉的废用性萎缩,增加呼吸幅度和咳嗽排痰的能力;必要时,还应主张将患者定时扶成直立坐位或下床坐位,这样有利于全身肌肉运动。各种侵入性导管,是感染的易患因素。一旦怀疑发生导管相关性感染,应当立即拔除导管。

2. 营养支持与胃肠道功能

危重病处于应激状态,代谢亢进,营养需求增加,合并感染时,需求更加明显。营养支持十分重要,多采用肠内或肠外营养。肠内营养与胃肠道功能关系密切,肠内营养开放有利于维持胃肠道功能。严重感染患者,本身就容易出现肠道菌群失调,破坏肠道屏障,引起胃肠道黏膜损害,出现胃肠道功能紊乱,如腹泻、腹胀、出血等。危重病感染性腹泻并非由外源性感染引起,而与抗菌药物相关的内源性感染所致,包括菌群交替性腹泻和伪膜性肠炎,前者症状较轻,后者严重。菌群交替性腹泻一般在广谱抗菌药物使用过程中发生,可能系菌群失调后艰难梭菌、变形杆菌属、金葡菌、念珠菌等引起。处理首先是停用正在使用的抗菌药物,口服活菌制剂,如培菲康、米雅等,以恢复肠道菌群的平衡。如果原先的感染尚需抗菌药物治疗,则应尽量选用对肠道菌群影响较小的窄谱抗菌药物。合理应用抗菌药物,保护体内生物屏障——

正常菌群的存在可以抵抗外来细菌的侵入,而体内微生态环境失调,特别是广谱抗菌药物的使用,可破坏这种由正常菌群构成的生物屏障,导致菌群失调和病原菌的定植。

3. 免疫治疗

危重病一般均有不同程度的免疫受损,免疫治疗能提高患者自身的抗病能力。临床应用较多的是非特异性免疫疗法,如输注新鲜血浆、人体白蛋白、丙种球蛋白、a 胸腺肽等,其中 a 胸腺肽有助于提高和改善患者的细胞免疫。各种免疫治疗,可以与抗感染治疗同时进行,也可以在抗感染治疗的中、后期。

4. 无奈性停药与脏器功能支持

在危重病的抗感染治疗过程中,由于耐药菌株的产生,无奈性地停止所有的抗感染治疗是我们经常选择的策略,取而代之的是脏器功能支持,为以后的继续抗感染治疗赢得时间。抗菌药物均有不同程度器官损害和毒副作用,耐药菌株产生后,如果继续用药,势必在浪费经费的同时,还增加脏器功能损害的机会,甚至容易造成菌群失调、二重感染、耐药菌株继续产生等。策略性停药,有助于避免耐药菌株的产生、菌群失调、二重感染,减少脏器功能损害,节约经费,有利于提高抗感染治疗疗效。此外,有学者认为,多重耐药菌株(MRD)多为条件致病菌,毒力不强,有些是定植菌,对机体损伤也不大,完全可以不必治疗。在这个阶段停止应用抗菌药物,取而代之的是加强生命器官功能支持、营养支持、免疫治疗等,不但能节约经费、减少器官损害,还有助于病原菌对药物敏感性的恢复,为后期继续治疗创造条件、奠定基础。

二、抗感染治疗具体方案

(一)针对感染病原菌

1. MRSA 与 MRSE

危重病发生 MRSA 与 MRSE 感染很经常,多以败血症、肺炎、脏器脓肿的形式存在或出现,也可表现为导管相关性菌血症或脓毒血症。万古霉素、去甲万古霉素和替考拉林是最佳的选择,目前还未发现对万古霉素耐药的 MRSA。因此,一旦应用了万古霉素、去甲万古霉素和替考拉林等,MRSA 无法覆盖的因素可以不加考虑。MRSE 所致下呼吸道感染较 MRSA 少,治疗策略与较 MRSA 相同。对非甲氧西林耐药株(MSSA 或 MSSE),可用苯唑西林、双氯西林等耐酶青霉素。治疗过程中,药物的肾毒性应当考虑,其中以替考拉林肾毒性小。

2. 多重耐药铜绿假单胞菌

铜绿假单胞菌是近年来医院获得性肺炎(HAP)和呼吸机相关性肺炎(VAP)的首位致病菌,引起的菌血症病死率 70%,所有广谱抗菌药物对其耐药已升高至 20%～37%,我们统计的资料达 50% 以上。虽然早期有效控制感染和联合用药,有助于降低多重耐药铜绿假单胞菌产生。但病程长,病情重,宿主抵抗力差,多重耐药铜绿假单胞菌的发生很难避免,铜绿假单胞菌治疗成为一个非常有争议的话题。诸多药物中,氨基糖苷和磺胺类(复方新诺明)耐药率最低,是较好的选择,但基于这些制剂毒副作用,临床应用很有顾忌。依据多年来国际、国内流行病学调查,对铜绿假单胞菌有较好抗菌疗效的药物分别为阿米卡星、哌拉西林/三唑巴坦、头孢哌酮/舒巴坦、头孢吡肟、亚胺培南、头孢他啶,头孢噻肟、头孢曲松、氟喹诺酮类药物疗效较差。对铜绿假单胞菌建议治疗方案是联合用药,即碳青酶系列与氨基糖苷类、头孢菌素类与氨基糖苷类、头孢菌素类与喹诺酮类、亚胺培南与阿米卡星联用,耐药率降至 7%,亚胺培南与环丙沙星联用,耐药率降至 10%。铜绿假单胞菌联合应用氨基糖苷类和 β-内酰胺类两种抗菌药物,疗效佳且减少耐药性的产生。

3. 多重耐药 G⁻ 菌

以往 G⁻ 菌感染多发生在胃肠道与腹腔脏器,病原菌以肠杆菌族居多,其次是厌氧菌和真菌(白念)。胆道感染常见病原菌为大肠埃希菌、肺炎克雷伯菌、鲍曼不动杆菌和其他 G⁻ 杆菌与肠球菌,厌氧菌中以脆弱拟杆菌为多见。腹腔感染的病原菌主要是大肠杆菌及其他肠道革兰阴性杆菌、肠球菌属和脆弱拟杆菌等厌氧菌。近年来,G⁻ 菌感染已经不仅仅局限在胃肠道与腹腔,连续 5 年全国监测病原菌检测发现,前 5 位的 G⁻ 菌为铜绿假单胞菌、大肠杆菌、克雷伯杆菌、不动杆菌、阴沟杆菌属。我们统计 173 例机械通气患者,有病原学检查 116 例中,G⁻ 菌 57.8%,G⁺ 菌 20.1%,真菌 22.1%。G⁻ 菌的耐药日益加重,其中铜绿假单胞菌对各类药物的耐药率分别为阿米 5.6%,特治星 12.5%,舒普深 14.8%,头孢吡肟 17.7%,哌拉西林 24.2%,头孢他啶 55.4%,亚胺培南 70.6%,头孢噻肟 85.3%,头孢呋辛 98.1%。肠杆菌族产 ESBL 和头孢菌素酶的病原菌增加,碳青酶系列始终保持较好的抗菌势头,敏感率 84%~89%,其次是加酶抑制剂的头孢类(特治星 12.5%,舒普深 14.8%)。对多重耐药铜绿假单胞菌,对策是选用哌拉西林/他唑巴坦、头孢哌酮/舒巴坦、美罗培南、马斯平、头孢他啶、环丙沙星与氨基糖甙类、磺胺类联合应用,必要时被迫停用所有抗菌药物,仅生命器官支持治疗,一段时间后再重新应用抗菌药。对产 ESBL 细菌感染,治疗对策是亚胺培南、美罗培南、马斯平、联合应用 AMK、环丙沙星等。临床对 ESBL 的治疗只能被控制在头霉素类、酶抑制剂复合制剂、碳青霉素烯类的范围内。嗜麦芽窄食单胞菌和黄杆菌属是碳青酶系列无效的致病菌,磺胺、头孢哌酮/舒巴坦、先福吡兰、哌拉西林/他唑巴坦、替卡西林/克拉维酸、头孢他啶、哌拉西林等可能有效。腹腔和盆腔感染是败血症常见诱因,肠道菌群移位是主要发病机制,病原菌可以为 G⁻ 菌,也有厌氧菌参与混合感染,抗菌治疗可有多种选择,常用组合是三代头孢菌素加氨基糖苷类、三代头孢菌素加广谱青霉素、氨曲南加氨基糖苷类、β-内酰胺类与 β-内酰胺抑制剂的复合制剂、氟喹诺酮类、亚胺培南等。为加强抗厌氧菌活性,可再加用甲硝唑。继发于泌尿与生殖系感染的败血症,病原菌多为大肠埃希菌,其他 G⁻ 杆菌或肠球菌也有可能。经验性治疗可选用氟喹诺酮类、哌拉西林-他唑巴坦、哌拉西林加氨基糖苷类。

4. 深部真菌感染

危重病患者免疫功能低下、长期接受多种抗菌药物和肾上腺皮质激素治疗,深部真菌感染发生率高。真菌感染可局限在呼吸道、泌尿道、血液(败血症)、腹腔或腹腔脏器、中枢神经系统,也可发生在全身各个部位,称为系统性真菌感染。可致病的真菌种类多,念珠菌占绝对优势,尤其是白色念珠菌。念珠菌仍然是院内感染的主要病原菌,绝大部分感染是由多种念珠菌感染引起,而不仅只是白色念珠菌。曲霉菌感染的发病率显著升高,死亡率更高。非曲霉霉菌感染增加。某些曲霉菌(如土曲霉)在临床上对两性霉素 B 产生耐药性。真菌感染发生率迅速增加,死亡率高,是日益严重的问题。

深部真菌感染的诊断有赖于病原学检查。除真菌培养外,更应强调标本直接涂片检查,后者不仅快速,有时特异性也较培养为高。一般临床表现缺乏特征,部分患者可出现胸腹部为主的全身腹侧皮肤细小疱疹,称念珠菌疹。此疹与念珠菌败血症关系密切,其出现或消退与感染的发生或控制也有密切关系。念珠菌血症以白色念珠菌为主,但有下降趋势,其他非白色念珠菌,如近平滑念珠菌,光滑念珠菌和热带念珠菌,克柔念珠菌占总病例约 50%,对常用的抗真菌药(氟康唑等)耐药。

危重病深部真菌感染的治疗,应选择高效低毒的药物。氟胞嘧啶(5-FC)主要用于念珠菌和隐球菌感染,单用效果不佳,常与两性霉素 B 联用,产生协同作用。唑类抗真菌药,近年发展较快,品种多,分咪唑类和三唑类。氟康唑抗菌谱窄,对某些非白念的念珠菌(如克柔念珠菌)具有内在耐药性(Intrinsic Resistance)。伊曲康唑(Itraconazole)是三唑类抗真菌药,抗菌谱广,抗菌活性好,对白色念珠菌及其他念珠菌、曲霉菌、新生隐球菌、青霉菌、孢子丝菌等都有很好的抗菌活性,对耐氟康唑药的克柔念珠菌、光滑念珠菌也有良好的抗菌活性。两性霉素 B 是多烯类抗真菌药,广谱、高效,毒性大,特别是对肾和心肌的毒性,用药过程中可出现寒战、高热,应从小剂量开始,逐渐递增。两性霉素 B 脂质体,毒性低,价格昂贵。卡泊芬净属于一类新型抗真菌药物——葡聚糖合成抑制剂,抗菌谱广,疗效高,副作用小,但同样存在价格昂贵问题。

目前侵袭性真菌感染(invasive fungal infections,IFI)的诊断标准一直存在争议,为给侵袭性真菌感染下一个标准化的定义,中国侵袭性真菌感染工作组经反复讨论,并参照欧洲癌症研究和治疗组织/侵袭性真菌感染协作组(EORTC/IFICG)和美国真菌病研究组(MSG)有关标准,对癌症及造血干细胞移植患者侵袭性真菌感染的定义及诊断标准达成共识。定义由宿主因素、临床标准及微生物标准所组成。诊断分3个级别:确诊、临床诊断及拟诊。

①念珠菌感染:分念珠菌血症和播散性念珠菌感染、念珠菌病,白色念珠菌感染首选氟康唑,非白色念珠菌感染可以选择伊曲康唑、伏立康唑静脉注射,治疗无效或考虑可能是耐氟康唑的念珠菌感染时,可以酌情选择两性霉素 B0.7~1.0 mg/(kg·d),或两性霉素 B 脂质体、卡泊芬净等。念珠菌性脑膜炎/脓肿应用两性霉素 B 0.7~1.0 mg/(kg·d)加或不加氟胞嘧啶 100~150 mg/(kg·d),有脓肿可能加上手术干预。泌尿生殖道念珠菌病,如果是氟康唑敏感的念珠菌,首先选择氟康唑 400 mg/d,也可以选择伊曲康唑、伏立康唑静脉注射,治疗无效者可使用两性霉素 B 0.7~1.0 mg/(kg·d)或卡泊芬净(50 mg/d,第 1 天负荷剂量为 70 mg)。

②曲霉菌感染:曲霉菌的高危患者是血液系统恶性肿瘤患者、骨髓移植受者、实体器官移植受者、HIV 阳性个体。经静脉给予两性霉素 B 是治疗标准,建议每日剂量 0.5~1.0 mg/kg。两性霉素 B 临床应用最大的顾忌是副作用造成的患者耐受性和承受能力差,被迫停止用药十分常见。虽然两性霉素 B 脂质体的副作用较普通两性霉素 B 小,但同样存在不同程度的肝肾功能损害,个体差异大也是影响临床应用的因素之一。因此,较多的还是选择伊曲康唑、伏立康唑、卡泊芬净等副作用相对小的抗真菌药物,安全性和耐受性均较两性霉素 B 好,疗效也确切。由于这些药物普遍价格昂贵,受经费的影响,足够剂量静脉注射治疗后,选择口服制剂继续序贯性治疗也是目前临床十分常用的方法。由于这些药物上市时间短,临床还未能积累出足够的、十分定论的经验,关于药物类型选择、剂量、疗程、是否需要联合用药等,均有待进一步摸索与探讨。

③新生隐球菌感染:血液病/恶性肿瘤患者中较少观察到隐球菌,但可伴随 T 细胞缺陷或在给予 CD4 淋巴细胞消耗治疗后出现。对隐球菌脑膜炎的抗真菌治疗建议联合使用两性霉素 B 和氟胞嘧啶,症状控制后使用氟康唑进行维持治疗,治疗期间应当考虑患者的个体免疫状态。联合使用两性霉素 B 加氟胞嘧啶,在初始联合疗法后使用氟康唑进行维持治疗的方法和单一疗法相比具有明显优势。两性霉素 B 每天 0.5~0.7 mg/kg 加氟胞嘧啶每天 100~150 mg/kg(分成 4 次给药),然后使用氟康唑 200~400 mg/d 进行维持治疗,如果无效,氟康唑 800 mg/d 或更高。如果患者无法耐受首选治疗,可选用两性霉素 B 脂质体。

④毛霉菌病:毛霉菌病相对少见。药物治疗选择通常只能是两性霉素 B,0.5~1.0 mg/d,若累及中枢神经系统或鼻窦,可考虑手术干预。与单用抗真菌治疗相比,增加手术干预能够降低病死率(11% 比 60%)。

⑤肺孢子菌肺炎:复方新诺明(磺胺甲基异恶唑,TMPco) 400 mg,三甲氧苄氨嘧啶 80 mg,2 片,3~4 次/日,疗程为 2 周或更长,艾滋病患者需同时用 HAART 治疗,在 CD_4+T 细胞恢复>350/mm 前,继续用 TMPco,预防复发,2 片,1~2 次/日,不能口服 TMPco,可静脉注射,对磺胺过敏者,可用喷他脒。

(二)针对感染部位

1. 肺炎

按照发生场所,分社区获得性(communitical acquired pneumonia,CAP)与院内获得性(hospital acquired pneumonia ,HAP,或 nosocomial pneumonia)和呼吸机相关性肺炎(ventilation associated pneumonia,VAP)。

(1)CAP:大量流行病学调查资料已经显示,CAP 病原菌变迁十分明显。早年 CAP 病原菌中,肺炎链球菌和 G^+ 菌感染居多的时代已经不存在了,取而代之的是年龄、基础疾病、是否应用免疫抑制药物是影响 CAP 病原菌种类的主要因素,通常年龄轻、没有基础疾病,也不长期服用免疫抑制药物的患者,发生 CAP 时,如果全身中毒症状不严重,如仅表现为高热和咳嗽(多为干咳,很少有脓痰),胸片显示病灶多表现为密度较淡的渗出阴影,并可能会波及胸膜,一旦波及胸膜,临床多有胸痛的症状,病原菌很可能为支原体、衣原体、军团菌、病毒等,大环内酯类抗菌药物是最佳的选择。如果全身毒血症状严重,如除高热和咳嗽外,可能很快就出现休克、脏器功能不全或衰竭的临床表现,尤其是肾功能不全发生率高,胸片显示的病灶,可能为大片密度增高阴影,也可能为斑片状密度增高阴影,并以外周肺带明显,病原菌以毒力较强的 G⁺菌,尤其是耐甲氧西林金葡菌(MRSA)发生率高,糖肽类抗菌药物是最佳的选择,必要时需要联合应用三代头孢,以后根据临床疗效、胸片示吸收情况、病原菌检查等策略性换药。常年龄大,有基础疾病,如慢性阻塞性肺病、糖尿病、脑梗塞或脑溢血后长期卧床等,长期服用免疫抑制药物的患者,CAP 的病原菌与 HAP 与 VAP 几乎相同,均可能为铜绿假单胞菌,选择的抗菌药物应该与 HAP 与 VAP 几乎相同。

(2)HAP 与 VAP:大量临床资料显示,铜绿假单胞菌是 HAP 与 VAP 最常见的病原菌,约占 70%～80%;其次是 MRSA 和真菌,分别占 20%～30%。其中多重耐药的铜绿假单胞菌,是目前治疗 HAP 与 VAP 过程中最棘手的病原菌。大量流行病学调查显示,铜绿假单胞菌对 β-内酰胺酶抑制剂与头孢菌素的复合制剂耐药率最低,头孢哌酮/舒巴坦与哌拉西林/他唑巴坦成为最合适的选择,这类药物对多重耐药的嗜麦芽窄食单胞菌耐药率也低。除此之外,耐药率低的是氨基糖苷类抗菌药物,如阿米卡星等。但鉴于肾毒性与耳毒性,对老年有肾功能不全患者慎用。有资料显示,联合氨基糖苷类或喹诺酮类抗菌药物,有可能降低耐药菌株产生,是近年来普遍推行的用药策略。对铜绿假单胞菌耐药率稍低的抗菌药物还有伊米配能和头孢吡肟,耐药率高的抗菌药物是头孢噻肟、头孢曲松。虽然头孢他啶最早被认为是对铜绿假单胞菌最有效的抗菌药物,但近年来耐药率也在逐年升高。

鉴于铜绿假单胞菌的毒力相对于肠杆菌族 G⁻菌低,很多情况下可能仅仅是定植,对付定植菌的策略是停用所有抗菌药物,保持呼吸道痰液引流通畅,侧重应用提高机体免疫功能的药物,加强营养支持,有时也能获得满意的临床疗效。

随着三代头孢菌素大量使用,使产 ESBL 酶的肠杆菌族 G⁻菌感染在 HAP 与 VAP 的比例中升高,常见的病原菌为肺炎克雷伯菌、大肠埃希菌、阴沟肠杆菌等,选择的药物当然是碳青霉烯类的药物。

此外,多重耐药的鲍曼氏不动杆菌,已成为继铜绿假单胞菌后又一个困扰人们的病原菌,无奈性停药,仅依靠生命、器官支持,等待抗菌药物的抗菌活性重新出现,是目前惟一的最佳选择。

很多情况下,全身炎症反应的严重程度、是否伴休克等毒血症状,能协助分析和判断病原菌的类型。通常全身炎症反应较严重的病原菌,来自肠杆菌族的 G⁻菌感染,相比较而言,肺部铜绿假单胞菌、真菌、MRSA、结核等病原菌感染引起的全身炎症反应不是很严重,合并休克的机会少,病程迁延,合并血行感染时例外。

2. 腹腔感染

最常见的部位是肠道和胆道,感染的病原菌有共同的特征,多以产 ESBL 酶的肠杆菌族 G⁻菌居多,尤其是大肠杆菌、肺炎克雷伯菌、大肠埃希菌、阴沟肠杆菌等,鲍曼不动杆菌和铜绿假单胞菌可能性也存在,此外,还应考虑到厌氧菌和产气杆菌感染可能,当全身毒血症状严重时,可首选碳青霉烯类药物。氨基糖苷类抗菌药物,仍然是肠道感染最常选择的药物,鉴于氨基糖苷类抗菌药物的肾毒性与耳毒性,目前选择较多的是氟喹诺酮类抗菌药物,如环丙沙星、左旋氧氟沙星等。

3. 泌尿系统感染

多为院内获得性感染,以真菌居多,其中又以白色念珠菌多见,可选择口服三唑类抗真菌药,如三维康等,必要时氟康唑静脉滴注。社区获得性的感染中,同样可能以 G⁻菌居多,全身毒血症状严重时,可首选碳青霉烯类药物,也可选择氟喹诺酮类抗菌药物,如环丙沙星、左旋氧氟沙星等。氟喹诺酮类抗菌药物对某些需氧和厌氧菌均有抗菌作用,且因半衰期长,可以每天 1 次用药。

4. 中枢神经系统感染

可以导致中枢神经系统感染的病原菌很多,病毒、结核、真菌、G⁺球菌、G⁻杆菌、MRSA、寄生虫等均有可能,选择抗菌药物时要依据临床症状与体征,推测最可能导致感染的病原菌,并选择相应的抗菌药物。需要考虑的主要因素是所选抗菌药物能否通过血脑屏障,在脑脊液中达到一定的血药浓度,必要时需要直接将药物注入脊髓腔(鞘内注射)。由于抗病毒治疗的疗效普遍尚不确切,病毒感染导致的中枢神经系统感染(流行性脑膜炎、乙型脑炎),主要依靠生命器官支持与对症处理。

5. 皮肤软组织感染

鉴于各种 G⁺ 球菌是皮肤与软组织感染最常见的致病菌,选择抗菌药物主要是针对 G⁺ 球菌,β-内酰胺类抗菌药物均可选择。鉴于具有耐青霉素酶的 G⁺ 球菌逐日增多,青霉素的临床疗效已经远不如以往,更多的选择可能是除青霉素以外的其他 β-内酰胺类抗菌药物。全身中毒症状严重或伴有休克等多脏器功能不全或衰竭的皮肤软组织感染,应警惕 MRSA 感染,选择的药物只能是糖肽类,如万古霉素、去甲万古霉素、替考拉林(壁霉素)等。

(三)针对混合感染治疗策略

危重病混合感染十分常见,是临床棘手的问题,当治疗效果不佳时,如何分析与评判是临床经常遇见的问题。混合感染的处理策略性强,抗菌治疗效果不佳一般主要有两种可能,一是致病菌没有被所用抗菌药物覆盖;二是耐药菌株产生。

1. 多部位混合感染

临床十分常见,如系统性真菌感染就是临床最典型的例子,主要波及的部位可能是血液、导管、肺、腹腔、胸腔等。此外,也有患者多部位同时感染 G⁺ 和 G⁻ 菌。选择抗菌药物时,需要考虑的因素是病原菌的耐药性、各种药物的局部有效浓度和毒副作用。为了控制颅内感染,应选择能通过血脑屏障的药物;为了避免脏器受损,应尽量选择对肝肾功能影响小的药物。至于病原菌的耐药性,依据药物敏感试验结果,结合本地区与本部门病原菌耐药特征,选择最可能有效抗菌药物,并定期观察临床疗效,酌情调整药物种类与剂量。

2. 多种病原菌混合感染

虽然有资料提示,即便在同样部位发现多种类型的病原菌,也不一定就是混合感染,其中某些病原菌可能是污染或定植造成。但鉴于判断污染或定植的标准不确切,选择抗菌药物时还是应兼顾各种类型的病原菌,尽可能选择能覆盖所有病原菌的药物。病原菌类型不同,抗菌药物选择也截然不同,联合应用两种或两种以上不同类型抗菌药物,临床十分普遍。起始治疗可以选择同时或逐步两种方式,同时选择两种或两种以上不同类型抗菌药物,适用于感染严重、感染两种或两种以上病原菌依据比较充分、高龄且全身情况差不允许逐步调整用药的患者。针对一种最可能感染的病原菌,先选择一种最可靠或有效的抗菌药物,以后依据临床治疗情况酌情逐步增加其他类型药物,适用于全身症状不十分严重、生命体征相对稳定、年龄轻、有允许调整用药可能的患者。停止抗感染治疗时,通常均选择逐步撤除的方式,最可能被控制的感染,抗菌药物最先被撤除。如果病情有反复,可依据临床症状和病原菌检查结果,重新做调整。总之,多种病原菌混合感染时,适合同时应用几种不同类型的抗菌药物,疗效不好时也只能逐个撤换,通常一种抗菌药物的临床疗效至少需要观察 3 天,2～3 种药物逐个添加或重叠,需要观察的时间是至少 3～7 天。不主张不同类型抗菌药物单个应用的目的,主要是为了避免病原菌不能被全部覆盖导致病情恶化,以至于可能失去进一步抢救的时机。此外,一种抗菌药物应用无效,对多种病原菌混合感染患者来说,不能否定该抗菌药物的临床疗效,症状改善或缓解不明显的原因,不能排除其他类型病原菌感染未被覆盖或控制。

临床多种病原菌混合感染发生率最高的患者,可能是恶性肿瘤、白血病等接受化疗和接受脏器移植的人群,严重创伤、感染、休克导致 MODS、病程延长、机体防御能力下降也是常见的原因。联合用药较多的常是抗 G⁺ 菌、G⁻ 菌、真菌,其次是抗结核、抗病毒等治疗。

三、滥用抗菌药物现象与对策

目前,社会和各医疗机构,滥用抗菌药物现象非常普遍,无论是门诊、急诊、病房,几乎不可能没有不用抗菌药物的病例。造成这种现象的因素很多,有主观也有客观,有来自医护人员方面,也有来自患者、家属及生产厂家。ICU 内,抗菌药物的应用,就更加显得重要和突出。为了真正做到合理应用抗菌药物,有必要了解滥用抗菌药物产生的原因和应该采取的措施。

（一）滥用抗菌药物现象产生的根源

1. 缺少必要的抗菌药物知识

临床医师在考虑应用抗菌药物时，不分析感染病原菌的现象十分普遍，尤其当对各种感染病原学认识与研究不足时，只知道有感染就应该应用抗菌药物，至于针对何种病原菌、具体选择何种类型的抗菌药物，考虑并不多。一旦感染得不到有效控制，就开始换药，轮番推磨地将各种类型抗菌药物用遍是经常出现的情形；有时迫于治疗心切或在患者本人或家属的敦促下，甚至1天就可以更换一种抗菌药物，1周下来，几乎可以将所有的抗菌药物全部用过，直至等到抗菌治疗效果不佳时，才考虑到来分析病原菌的问题。多数情况下，一旦发展到这个地步，再考虑病原菌可能已经为时过晚。

2. 抗菌药物发展快

自20世纪90年代以来，抗菌药物的发展进入了空前发达的阶段，品种多至令临床医师难以记忆、区分与掌握。况且临床本身就有很多需要掌握的知识，受专业知识的影响和限制，各专科医师很难对品种繁多的抗菌药物有足够的了解，很多同类抗菌药物，由于生产厂家不同，产品的商品名称不同，临床医师很少有足够精力和时间去研究和比较；凭借着很少的一点抗菌药物知识，选择不同种类抗菌药物，在临床具体操作过程中十分普遍。

3. 生产厂家不切合实际的宣传和促销手段

各色商品名铺天盖地而来，令临床医师眼花缭乱，不但无从记忆，也无法比较其中的差异。药品促销领域的各种促销手段、政策和不切合实际的厂家宣传，也是造成抗菌药物滥用不可忽视的因素。

4. 患者与家属不合理的要求

在我国，无论是大城市或中小城市，各家医院门、急诊，输液和应用抗菌药物的现象非常普遍，几乎只要有发热或血常规升高，就可能是患者或家属要求输液和应用抗菌药物的指征。医师们为了满足患者和家属的需求，为了少费口舌，减少患者和家属的抱怨和不满，也就很随意地开上几瓶液体，用上几支抗菌药物，能好最好，如果好不了再说。孰不知这些患者中，可能多数只是一般的发热和炎症反应，可能不用抗菌药物，仅通过休息、多喝水和一般的物理治疗就可能好转。少数有基础疾病或老年患者，可能确实有感染，有些如果用药用得对，能起一些作用而好转。如果仍然控制不住，就可能造成病情迁延和反复。总之，在社会上普遍存在的滥用抗菌药物现象中，患者与家属也起了很重要的作用。

（二）滥用抗菌药物现象的对策

1. 加强病原学监测

危重病抗感染治疗比普通患者更重要的原因就在于病情重，经验性选择抗菌药物错误造成的后果严重，治疗不及时可以直接导致死亡。病原学监测是抗感染治疗正确的保障，各ICU应该指定专人负责。抗菌药物选择和应用，应兼顾本地区、部门或ICU的病原学监测结果，并作为选择和应用抗菌药物的依据。长时间的监测和经验积累，一定能发现和总结出有一定规律，这些均有助于提高抗菌药物的临床疗效，减少并发症和不必要的经济浪费。

2. 普及抗菌药物知识

在各级ICU工作人员中，应不断传授和普及抗菌药物知识，提醒各级人员，重视选择和应用抗菌药物的依据，并善于观察结果，寻找抗感染治疗效果不佳的原因。

3. 驱除利益驱动

利益驱动可能是选择抗菌药物的原因之一，驱除利益驱动是合理使用抗菌药物的必要保障机制。鉴于目前的国内市场，取消医药代表行当是不可能。各级医护人员，只能通过自身教育和约束，大处着眼，排除来自各个方面的干扰，合理使用抗菌药物，提高用药水平和临床疗效，造福于患者。

4. 严格审查制度

抗菌药物应用，应当层层把关，严格各级人员的审查制度,充分考虑用药和停药的指征,结合临床疗 效,策略性更换。各级人员相互监督,相互提醒。

(宋志芳 俞康龙)

参 考 文 献

1 戴自英,刘裕昆,汪复. 实用抗菌药物学. 第 2 版. 上海:上海科技出版社,1998. 5～37

2 朱德林,汪复,张婴元. 2003 上海地区细菌耐药监测. 中国抗感染化疗杂志,2005,5(1):4～12

3 李家泰,李耘,齐慧敏,等(代表中国细菌耐药监测研究组). 2002～2003 中国 G⁻ 耐药监测. 中华检验学杂志,2005,26(1):19～28

4 谢伟,宋志芳,殷娜,等. ICU 机械通气患者感染病原菌分析. 上海第二医科大学学报,2003,23(1):42～46

5 宋志芳,景炳文. 综合 ICU 各种感染菌群分析. 中国危重病急救医学,1993,5:334～336

6 宋志芳,景炳文,陈晓英,等. 综合重症监护病房院内感染因素分析. 中国危重病急救医学,1994,6:346～349

7 陈民均,王辉. 中国医院内病原菌耐药监测网. 中国重症监护病房革兰阴性菌耐药性连续 7 年监测研究. 中华医学杂志,2003,83(5):385～340

8 1994～2001 年中国重症监护病房非发酵糖细菌的耐药变迁. 中华医学杂志,2003,83(5):385～340

9 Ohgaki N. Bacterial biofilm in chronic airway infection.

Kansenshog aku Zasshi,1994,68:138～151

10 Kobayashi H. Biofilm Disease:its clinical manifestation and therape utic possibilities of macrolides. Am J Med,1995,99(6A):26S～36S

11 Costeton JW,Chen KJ,Geesey GG et al. Bacterial biofilms in nature a nd disease. Ann Rev Microbiol,1987,41:435～464

12 Anwar H, Strap JL,Costerton JW. Establishment of aging biofilms:pos sible mechanism of bacterial resistance to antimicrobial therapy. Antimicrob Agents Chemother,1992,36:1347～1351

13 Ichimiya T, Takeoka K, Hiramatsu K, et al. The influence of azithromycin on the biofilm formation of pseudomonas aeruginosa in vitro. Chemotherapy,1996,42(3):186～191

14 方向群,刘又宁,陈迁,等. 阿奇霉素对生物被膜的抑制及对氟罗沙星的增效作用. 中华结核和呼吸杂志,1998,21:538～540

第 5 章

危重病营养支持
Nutrition support for critical diseases

营养支持是保持生命器官功能的重要支柱,是危重病医学的重要内容。危重病在疾病的各个病理阶段,均存在不同程度的摄入不足、消耗增加等造成营养不良的因素。有些患者最终死亡的原因可能并不是原发病,而是重度营养不良或由营养不良导致的各种并发症。有效营养支持能为危重患者提供延续生命的物质基础,并为患者的治疗和康复创造条件。随着危重病医学事业的发展,人们对营养支持的重视程度也在增加,临床营养支持的基础理论与专业知识不断获得完善,营养支持的商业制剂及输注补给系统日趋丰富和齐全,营养支持的效率不断提高,安全、便利、可操作性日益增强。临床营养支持已成为治疗疾病的重要手段,而不再仅仅是一种辅助性措施。因此,掌握该领域专业知识和操作技能,是从事危重病急救医学医护人员面临的巨大挑战。

一、营养支持的意义

一个代谢治疗周期约 3～4 周,丢失体重的 1/3 或总体蛋白的 1/3,就有致命危险。丢失 50% 总体蛋白或 95% 体脂储备,生命机能将会受到限制。早期营养支持的目的是保存机体的瘦体组织(lean body mass),维持氮平衡。不同疾病的个体,代谢改变不同,对营养底物的需求与代谢能力也并不一样。营养支持不仅提供营养底物,保存机体的瘦体组织,更重要的还在于维护细胞获取的营养底物,支持细胞保持正常或接近正常的代谢与功能,保持生命脏器正常结构与器官功能,增强免疫力调整生理机能,改善修复病患组织,促进机体伤口愈合及康复。

危重病普遍存在摄入不足导致的营养不良或某些营养素缺乏,如谷氨酰胺、精氨酸、支链氨基酸、锌、ω-3 脂肪酸缺乏。当 1 周内急性体重丢失 30%,肺炎发生风险与病死率明显上升。危重病一般都存在着高分解代谢,甚至可能呈失代偿状态,有的还并存重要生命器官功能不全。危重病通常不一定能耐受外源性营养底物,不适当的营养支持不但达不到目的,还可能增加负担,加重损害。危重病营养支持,要考虑营养状况和营养底物对生命器官功能的影响,过高的糖类的供给会明显增加二氧化碳生成量,增加通气需求,加重呼吸系统的负担;过多的体液治疗,会增加心肺肾负荷;过高的非蛋白质热卡,能增加肝脏负荷,甚至引起淤胆、脂肪肝、肝酶谱升高等。因此,危重病营养支持不但难度较正常人增加,而且更强调合理平衡,以保护器官组织结构与功能为前提,在机体能负担的情况下,充分估价外源性营养底物对器官功能和炎症免疫反应的影响,制定合理的营养支持治疗方案。有效的营养代谢支持需要个体化的营养配方,并与最新出现的药物细胞因子共同使用,使不断变化的病理生理状态和病理过程得到相应地控制。

在危重病综合救治的过程中，一开始就应考虑到营养支持，考虑的因素有：是否需要营养支持、营养支持的目的、起始时间与途径、营养物质类型与剂量、持续时间等。由于危重病患者激素、炎症因子分解因素大于合成因素，而处于高分解、高能代谢状态，机体组织蛋白处于自身分解，以及对外源性营养有着利用不全的不应性，营养支持不能达到预期效果。从调整营养物质的量、质与配比的代谢支持到从调整分解代谢激素分泌与改进合成代谢，应用细胞因子与炎症介质的代谢调理，以期提高危重病患者营养支持效果，已逐步被临床医师接受。

二、危重病营养代谢特点

（一）高分解代谢

危重病因机体处于应激状态，营养代谢的全身反应表现为高能量代谢和高分解代谢，发热、创伤、感染和大手术后的能量消耗和氧耗明显增加，静息能量消耗（REE）是基础代谢率（BMR）的 120%～150%；大面积烧伤和严重颅脑伤时，如有癫痫发作，REE 可能是 BMR 的 200% 或更高。危重病高分解状态持续长，可达 1 周或更长。

（二）糖代谢紊乱与胰岛素抵抗

危重病糖代谢紊乱十分普遍，表现形式多样，高、低血糖均可发生，但普遍呈现高血糖，与应激状态下的糖原分解增加、糖异生增加、胰岛素抵抗等均有关。危重病患者普遍存在机体糖异生过程活跃，过多输注外源性葡萄糖并不能降低糖异生；对胰岛素敏感性下降，外源性胰岛素作用明显下降；这些均使葡萄糖的使用受限，临床表现为高血糖。高血糖可导致机体免疫抑制，影响危重病的预后。当血糖≥11.1 mmol/L，必须考虑使用胰岛素。但鉴于危重病升高血糖和降低血糖的因素并存，胰岛素的临床疗效不恒定，使用胰岛素的同时应严密监测血糖变化，随时调整胰岛素用量，原则是保持血糖在相对高一些的水平，避免严重低血糖导致的休克和不可逆性脑功能损害。

（三）脂肪分解供能增加

危重病存在的组织低灌注与缺氧，机体糖无氧酵解增加，碳水化合物氧化率下降。在内分泌的影响下，体内脂肪水解增加，机体利用自身脂肪氧化率增加，并逐步成为机体最主要的能量来源。脂肪分解供能增加的结果是血乳酸与丙酮生成增多，蛋白质分解减少。尿氮在单纯饥饿后期可减少到 2～4 g/d，相当于每天分解大约 120 g 肌肉组织。

（四）氮平衡紊乱

在没有应激的饥饿状态下，摄取不足使患者处于单纯饥饿状态，胰岛素分泌减少、糖原分解加速，使血糖下降。由于无高 REE 和高分解代谢状态，机体对饥饿的代谢反应是调解机体能量需要，减少活动、降低 BMR 能维持生存，补充营养物质的营养支持治疗比应激时获益多。危重病的应激状态，使蛋白分解代谢明显增加，肌肉蛋白及内脏蛋白消耗，导致体重下降及血清白蛋白、前白蛋白水平降低，尿氮排出增加，每日可达 15～20 g，相当于分解 450～600 g 肌肉组织。危重病蛋白代谢异常，主要表现为蛋白质分解加强，尿氮排泄增加，呈负氮平衡。治疗得当，度过严重应激期后，可从一个分解消耗负氮平衡逐步过渡到氮平衡、正氮平衡过程。

（五）神经免疫系统变化和 急性相反应

危重病机体代谢改变主要基于应激时神经内分泌的变化，自主神经介质儿茶酚胺水平上升，刺激糖原分解和脂肪分解增加。糖皮质激素、胰高血糖素和肾上腺素升高与高血糖、高代谢、脂肪与蛋白分解代谢有关，一些促炎细胞因子及抗炎细胞因子如 TNF、IL-6、IL-1 等，也在介导高分解代谢中起重要作用，营养支持不可能达到氮平衡或正氮平衡，而只能减少机体的自身消耗而延续生命过程。

三、危重病营养支持目的

（一）机体的能源储备

蛋白质、脂肪和糖类是生命代谢的能量基础和物质基础,正常情况下机体是从食物中获得这些营养。当手术、创伤或饥饿引起摄入不足或消耗增加时,机体会动用自身能源储备,包括体脂、组织蛋白和糖原。一个70kg的男性,体蛋白质约10kg,糖原储备(肝糖原和肌糖原)约0.23kg,脂肪15kg。其中,体脂是体内最大的能库。糖原所含热卡约3 765kJ(900kcal),只占每天正常需要量的一半,在饥饿的第一天便耗尽,不是机体能源储备的主要部分。机体没有作为能源储备的机体蛋白,机体蛋白都和机体的组织结构和功能相结合,组织蛋白质作为能源或糖异生而消耗,意味着机体组织结构的破坏和功能的丧失。处在静息状态下禁食24小时的成人,消耗1 800kcal/d,从体脂分解160 g三酰甘油,不能利用脂肪供能的组织(如血液的有形成分、饥饿早期的神经组织等)需要150~200 g葡萄糖来自糖原异生,分解约75 g体蛋白,约在3~4周将分解1/3的总体蛋白,机体免疫及愈合能力下降,大多数患者在所有体脂储备未耗尽之前便死于蛋白质丢失和肌肉衰竭。

处于高分解代谢或应激状态下的危重病,分解激素效应超过合成激素效应,能量消耗增加,葡萄糖利用率降低,补充外源性葡萄糖对体蛋白的节省作用不如单纯饥饿时明显,蛋白质分解加强,体脂动员加快,消瘦明显,临床可控处理的时间段会更短,如不及时处理,存活机会较少。

(二)危重病营养支持目标

鉴于危重病患者在应激时的代谢特点,营养支持首先应以保护重要生命脏器功能为根本目标,提供合理全面的营养底物,纠正代谢功能异常,调节免疫反应,促进疾病恢复,而并不盲目追求氮平衡。在肝、肾、肺等重要代谢器官可以负荷的前提下,将机体自身组织,特别是机体组织蛋白分解消耗降至最低水平,预防或减缓营养不良的发生。提供适量的外源性营养底物,但不增加重要器官的负荷。及时使用胰岛素,纠正营养物的代谢异常。调整和应用某些特殊营养底物,改善机体炎症免疫反应,稳定肠黏膜屏障功能,维持肠道完整性,减少细菌和内毒素易位,降低危重病内源性感染的发生。度过应激期后,调整营养支持的配方,逐步使之达到正氮平衡,恢复已丧失的组织蛋白和机体的正常组分。

四、危重病营养支持的对象与评估

(一)营养支持对象

危重病营养不良发生非常普遍,大多数均是营养支持的对象。为预防和纠正营养不良、改善预后、降低并发症和病死率,患者的营养状态、疾病的应激程度、饥饿将持续的时间、恢复正常饮食的可能性与预计时间、年龄,均是制定营养支持方案需要考虑的因素。

已经存在中度营养不良,而病前营养状况良好的患者,预期至少有10~14天内存在摄入不足,消耗明显增加,不能恢复正常饮食。病前营养状态尚好,但估计可能会出现严重消耗性并发症或疾病治疗本身需要禁食的患者,都应在一开始就给予营养支持,不能等到明显营养不良临床表现或指标出现后才考虑营养支持。总之,只要有导致营养不良的因素存在,营养支持都应当列入治疗的内容。

考虑营养支持治疗时,年龄是耐受饥饿的重要因素,≤60岁能承受12~14天的禁食周期,70~79岁7~8天是禁食界限,80岁或更高龄者耐饥饿期限缩短,为5~6天,超过这个限度,持续饥饿对人体有害。但这并不意味着就允许饥饿12~14天,有时无法估计这个饥饿期限给患者带来的后果。所以,对高龄重症患者,更应积极着手营养支持。

(二)需要营养支持的临床依据

(1)术前处于饥饿或摄取不足超过2周,大手术,创伤后半饥饿超过1周。

(2)近1~2个月内,体重丢失原先的10%以上或病后体重迅速丢失原先体重的10%以上。

(3)血浆白蛋白低于30 g/L。

(4)具有营养消耗或亏损的特殊因素,如严重创伤、感染、大面积烧伤(>20%)、肠瘘、机械通气等。

上述征象均表明,机体可能存在严重营养不良,有可能导致器官功能下降,机体免疫功能减退,并影响疾病愈合,这类患者都将是营养支持的对象。

(三)营养状态评估

营养不良程度的判断是营养支持的重要根据,也是个困难问题,目前无法用一个参数来正确表达机体的营养状态,生化或人体测量学指标需要在搜集相应资料后,进行综合评估。

各种测算营养状态的参数:用以评估机体营养状态的参数很多,如体重、机体的脂肪储备(上臂三角肌皮皱厚度,上臂围)、机体的蛋白质储备与分解状态(血清白蛋白、前白蛋白、转铁蛋白等表示内脏营养状态)。上臂臂肌围、肌酐身高指数,尿中 3-甲基组氨测定,表示肌肉组织状态,表示氮在体内储留的氮平衡状况。免疫功能状态评估营养情况的淋巴细胞计数和皮肤迟发超敏反应,还有一些参数和指标能协助分析营养状况,如营养危险指数(NRI)、预后营养指数(PNI)、体质指数(BMI)。多次动态的检测某些营养参数比一次性评估更有临床意义,因为动态的综合分析,反映了患者的临床营养状况的走向对临床营养支持更具有指导性。

1. 人体测量

(1)体重:体重是营养评价中最简单、直接和重要的指标,但要除外机体水潴留或脱水造成的假象。因此,应每日或定期测量体重。测量体重时,宜只穿住院单衣及脱鞋。通常采用实际体重占(与其实际身高相对应的)理想体重的百分比或占通常体重的百分比来表示,被测者的营养状态计算公式是:

实际体重占理想体重百分比(%)=(实际体重/理想体重)×100%

实际体重占通常体重百分比(%)=(实际体重/通常体重)×100%

成人理想体重可查表,或采用适合我国情况的 Broca 改良公式计算。即:

身高 165cm 以上者:

理想体重(kg)=身高(cm)-100

身高 165cm 以下者:

男性理想体重(kg)=身高(cm)-105

女性理想体重(kg)=身高(cm)-100

临床上也可简单地计算为

理想体重(kg)=身高(cm)-105

(2)皮肤折褶厚度:脂肪组织是身体储存能量的主要组织,可测量上臂三头肌皮肤折褶厚度(TSF),正常值男性 11.3~13.7 mm,女性 14.9~18.1 mm。

由于 TSF 和下述的臂肌围、上臂围重复性差,检测烦琐和预后关系并不确切,所以作为营养评定的价值有限。测量时,被测者上臂自然下垂,取左或右上臂背侧肩胛骨喙突(俗称肩峰)至尺骨鹰嘴连线中点,测量人用二指紧捏受试者的皮肤与皮下脂肪而向外拉,使脂肪与肌肉分开,以卡尺测量折褶的厚度(mm)。通常测量 3 次,取平均值。亦可用专门的皮褶厚度测定计测定,压力一般为 10 g/mm²,计算实测值占理想值的百分比(%),理想值一般男性为 12.5 mm,女性为 16.5 mm,亦可查阅专用表格获得。

(3)臂围和臂肌围:上臂围(AC,cm)可间接反映皮下脂肪含量,测定部位同 TSF,一般用软尺测量。臂肌围(AMC)可间接反映机体肌肉蛋白质或 LBM 状况,据研究与血清白蛋白含量密切相关。AMC(cm)=AC(cm)-3.14×TSF(cm),AMC 正常值:男性为 22.8~27.8cm,女性 20.9~25.5cm。计算实测值占理想值或正常值的百分比(%),理想值一般为男性 24.8cm,女性 21.0cm,或查有关专用表或通过普查建立。

2. 蛋白质营养状况

(1)肌酐身高指数:肌酐是由机体蛋白质中的磷酸肌酸脱去磷酸后转变而来,是不可逆反应,从尿中排出。肌酐身高指数(CHI)是衡量机体蛋白质水平的一个重要指标,有研究表明,成年人 24 小时尿中肌酐排出量相当稳定,与 LBM 相一致。肌酐身高指数测定方法为连续 3 天收集 24 小时尿液,测定尿液肌酐浓度和计算含量,取平均值,与相同性别和身高的标准值比较所得的百分比,即为肌酐身高指数。

(2)血清蛋白水平:血清蛋白水平是主要的营养指标之一。常用血清蛋白指标是白蛋白(albumin,Ab)、转铁蛋白(transferrin,Tf)、(甲状腺素结合)前白蛋白[(thyroxine-binding) pre-albumin,(TB) PA]、纤维连接蛋白(fibronectin,Fn)、视黄醇结合蛋白(retinal-binding protein,RBP)等。摄入不足或分解加强而致营养不良时,血清水平常有下降,这些蛋白质主要在肝脏合成,肝脏合成功能也影响血清蛋白的表达。由于不同血清蛋白代谢的半衰期不同,故反映营养不良状况的灵敏性也不同(表 5-1)。血清白蛋白值的变化滞后于营养状态的表达,但与其他人体测量参数相比,低蛋白血症仍然是独立性预后因素,是预测并发症和病死率的重要指标。在应激状态下,机体蛋白质分解代谢明显增强,肝脏合成上述血清蛋白受抑,而急性相蛋白(acute-phase protein)合成明显增多,如反应蛋白(c-reactant protein,RP)等。

表 5-1　血清蛋白半衰期和正常水平参考值

血清蛋白	半衰期	正常含量
白蛋白(Ab)	21 d	35~55 g/L
转铁蛋白(Tf)	8 d	2.4~2.8 g/L
前白蛋白(PA)	2 d	280~350 mg/L
纤维连接蛋白(Fn)	15~20 h	190~280 mg/L
视黄醇结合蛋白(RBP)	12 h	2~76 mg/L

(3)氮平衡(nitrogen balance,NB):是衡量蛋白质代谢(摄入或排出)的常用指标,可动态反映蛋白质代谢的平衡状态。1 g 氮相当于 6.25 g 蛋白质。复方氨基酸溶液中,不同氨基酸量和比例不同,折合含氮量亦有所差别,应参阅各个复方氨基酸溶液的配方和说明书。氮平衡(NB)=氮入量-氮出量(U+F+O)。其中,U 代表尿中排出量,F 代表粪中排出量,O 为其他途径排出量(如皮肤、月经、唾液等)。在单纯饥饿状态,体内脂肪是主要能源,每日以尿素形式排泄的氮量少于 5 g,但在创伤、感染等应激状态下,每日尿素氮排泄量常为 10~30 g,依此,不到 1 个月,LBM 的丢失就可能超过 25%。尿排泄是体内氮排出的主要途径,且主要以尿素氮的形式排出。除尿素氮外,尚有少量其他形式的含氮物质,如肌酐、氨、尿酸等。含氮量的定量测定多采用微量凯氏法(micro-kjeldahl method),因其操作繁琐费时,故临床多采用测定 24 小时尿中尿素氮的方法。

NB(g/d)=蛋白质摄入量(g/d)/6.25-(尿中尿素氮(g/d)+4)

该公式中的 4 代表经皮肤、粪便及尿中非尿素形式的含氮成分,其中来自皮肤和粪氮为 2 g,另 2 g 为尿中非尿素氮。有严重腹泻时,粪氮排泄量增加,不宜应用本公式。亦有作者计算此两项为 3 g。肠外营养支持时,氮入量应根据复方氨基酸溶液的含氮量计算。

(4)尿中 3-甲基组氨酸的测定:肌肉蛋白质中含有多种甲基化氨基酸,其中 3-甲基组氨酸(3-methyl-histidine,3-MH)在肌肉中含量相对恒定,在蛋白质分解代谢时被释放出来,与肌肉蛋白质分解量成比例,不再重新参与再合成蛋白质的代谢,在人类几乎以原型从尿中排泄(≥95%),故可作为体内肌肉蛋白质分解量的定量指标。其中约 88% 来自骨骼肌,10% 来自皮肤和胃肠道平滑肌。在创伤、感染等应激性高分解代谢时,尿中 3-MH 排出量明显增多。

(5)营养危险指数(nutritional risk index,NRI):NRI=1.519×血浆白蛋白浓度(g/L)+0.417×(目前体重/正常体重)×100,营养基本正常 NRI 97.5~100;中度营养不良 NRI 83.5~97.5;严重营养不良 NRI <83.5。

(6)体重指标(BMI):BMI=体重(kg)/身高(m)^2,BMI 正常者为 18.5~24,<18.5 为消瘦,>24 为超重。

(7)预后营养指数(PNI):PNI%=158-16.6(AIB)-0.78(TSF)-0.2(TFN)-5.8(DH),PNI<40% 为低危险组,PNI 40%~49% 为中度危险组,PNI>50% 为高危险组。

五、营养不良的判断和
预后性营养指数

(一)营养不良的分类

营养不良(malnutrition)可分为营养不足(hypo-nutrition)和营养过度(hypernutrition)。通常所说的营养不良一般指营养不足。某种营养物质缺乏都可称为某种营养不良。绝大多数临床患者,特别是外科住院患者,都是因蛋白质和热量摄入不足和消耗增加或高分解代谢所引起。根据全面营养评定的结果,可以将营养不良分成 3 类。

1. 蛋白质营养不良

营养良好的患者于严重疾病时,因应激性高分解代谢和营养底物特别是蛋白质的摄入不足,导致血清白蛋白、转铁蛋白降低,免疫功能低下,但人体测量的数值正常,临床易忽视,只有通过内脏蛋白质与免疫功能的测定才能诊断。

2. 蛋白质-能量营养不良

由于蛋白质和能量摄入都不足而逐渐耗损肌肉组织与皮下脂肪,是临床易于诊断的营养不良类型,表现为体重下降,肌酐身高指数与其他人体测量指标均低下,但血清蛋白可以维持在正常水平。

3. 混合性营养不良

由于长期营养不良而表现上述两种营养不良类型的某些特征,是一种非常严重且易危及生命的营养不良类型。骨骼肌和内脏蛋白质均有下降,内源性脂肪和蛋白质储备均空虚,多种器官功能受损,感染等并发症的发生率高。

(二)营养不良的判断

不同类型营养不良的判断见表 5-2 和表 5-3。

表 5-2　蛋白质-能量营养不良

	占理想体重（%）	肌酐身高指数（%）	皮肤试验（φ,mm）
中度	60～80	60～80	
重度	<60	<60	<5

表 5-3　蛋白质营养不良

	血清白蛋白	转铁蛋白（g/L）	TLC（×10⁹/L）	皮肤试验（φ,mm）
中度	21～30	1.0～1.5	0.8～1.2	
重度	<21	<1.0	<0.8	<5

临床上,对于慢性疾病患者常以体重在 3 个月下降 10% 以上,血清白蛋白 <30 g/L,血红蛋白 <80 g/L,TLC$<1.5\times10^9$/L 为标准,做出有营养不良的简单判断,但更常采用简易营养不良参数对营养不良的严重程度进行评定(表 5-4)。

表 5-4　简易营养评定参数

参　数	轻度不良	中度不良	重度不良
体重（比正常下降%）	<20	20～40	>40
臂肌围（与正常比%）	>80	60～80	<60
三头肌皮褶厚（与正常比%）	>80	60～80	<60
白蛋白（g/L）	<35	≤30	≤20
转铁蛋白（g/L）	<1.75	<1.50	<1.0
肌酐身高指数（与理想值比%）	>80	60～80	<60
总淋巴细胞数（×10⁹/L）	>1.2	0.8～1.2	<0.8
迟发皮肤超敏反应（φ,cm）	硬结区<0.5	无反应	无反应
氮平衡（g/d）	−5～−10	−10～−15	<−15
体重指数（BMI）	17～18.5	16～16.9	<16

六、营养支持时间与途径选择

(一)营养支持开始时间

营养支持是为了恢复或保存机体的瘦体组织,预防严重应激过多地自蚀机体组织,维护器官功能和正常的免疫反应。危重病不能进食的患者,在取得水、电解质、酸碱平衡、内环境和生命体征稳定后,即可着手补充营养物质。只要有导致营养不良的因素存在,除积极处理原发病灶外,早期进行支持可以获得事半功倍的效应,故营养支持治疗不必等待出现明显营养不良的征象时才予实施。大多数大手术、严重创伤、感染应激患者,进入 ICU 经过 24～48 小时调整后,即可考虑开始进行营养支持。生命体征平稳者,营养支持的时间还可以提前。

（二）营养支持途径选择

营养支持有肠内和肠外两个途径。肠外途径就是通过静脉输注，所以肠外营养就是静脉营养的另一个名称。选择营养支持途径的原则是安全、有效、并发症少、价廉，肠内途径应为首选。

1. 肠内途径

肠道只要有功能，就要使用，不足部分辅以静脉营养支持。肠内营养的基本目标是要支持肠相关淋巴组织，以增加肠道血流，防治缺血再灌注，去除过氧化物，维持肠道免疫功能，保持肠屏障的完整性。动物试验表明，要达到这个目标，根据创伤应激程度不同，肠内营养供给的热量不要少于维持体重的25%～50%的总热卡。

2. 肠外途径

只有当肠道功能衰竭，需要完全休息时，才选择全静脉营养途径。全静脉营养时，由于肠道完全的闲置，缺乏食物的刺激与静脉营养底物不全，将导致肠道完整性破坏和肠黏膜通透性增加，这可导致细菌和内毒素易位，是危重病发生内源性感染的重要因素。静脉营养是肠道功能衰竭时惟一的营养支持方式，营养物质直接进入体内未被肝脏处理，不需要肠道的消化吸收，细胞直接利用输入的营养素，使肠道消化腺完全处于休息状态，为其功能逐步恢复提供时间保证。静脉营养对制剂的要求高，它是营养底物消化吸收后的形态，如糖类静脉供给的是单糖形式，符合体内代谢的要求满足机体的需要。长期使用不会产生毒副作用，并能支持人体正常生长、发育、繁衍后代。静脉途径又分中心静脉途径和周围静脉途径，中心静脉途径是指通过外周静脉向上腔静脉插管，通常由颈内静脉或锁骨下静脉穿刺置管。上腔静脉口径大，血流量高，输注的高渗营养液很快被稀释，不易发生血栓性静脉炎，留置导管时间长。通过外周静脉输注营养液容易发生血栓性静脉炎，最终导致开放静脉困难。外周静脉营养一般用于支持时间短于12天，有良好外周静脉，营养液渗透压小于900 mOsm/L，每天热卡<1 200 kcal，在未出现广泛性外周浅静脉血栓性炎症之前，营养支持即可结束。

长期全静脉营养会使肠道结构萎缩，肠道免疫能力下降，细菌和真菌性败血症发生率提高。因此，营养支持途径的选择，应充分利用患者的消化道。肠内和静脉途径联合应用，不仅有利于营养支持的具体实施，对防止肠功能萎缩与细菌内毒素易位也有重要作用。

七、营养物需求评估

（一）营养物质类型

蛋白质、糖类、脂肪、矿物质（电解质和微量元素）、维生素和水是营养支持的主要物质类型，补充的蛋白质可以是整蛋白形式，肠内营养制剂提供的蛋白质就是以整蛋白的形式予以补充，亦可以为结晶氨基酸混合液，是静脉营养制剂的蛋白质补充形式，能为机体提供所需的氮源。糖类和脂肪是作为非蛋白质热卡物质提供能量，氮源和热卡物质应该独立计算。影响营养物质提供的因素主要有患者的应激状态、年龄、生命器官功能（肝、肾、肺、心）、疾病所致的物质代谢异常形式。

（二）能量需求评估

能量评估包括所需摄入的总能量和所提供能源物质的比例，任何喂养过度与喂养不足都要避免。能量需求配方以机体在24小时内能量消耗为基础，有间接估算法和实测法。

1. 间接估算法

是将预计的基础能量消耗（BEE）乘以应激因子的纠正系数（表5-5），即为每日的能量消耗。BEE根据患者年龄、性别、身高、体重，依据Harri-Benedict方程推算而得出。国内的研究表明，根据这个公式计算的热卡比中国人实测的热卡高出10%。

男性BEE（kcal）

$$= 66.5 + 13.7 \times W + 5.0 \times H - 6.8 \times A$$

女性BEE（kcal）

$$= 655.1 + 9.56 \times W + 1.85 \times H - 4.68 \times A$$

（W＝体重（kg），H＝身高（cm），A＝年龄（年））

表 5-5　应激能量纠正系数

因　素	纠正系数
体温升高(＞37℃，每升高 1℃)	＋12％
严重感染/脓毒症	＋10％～30％
大手术	＋10％～30％
骨折/创伤	＋10％～30％
烧伤	＋50％～150％
ARDS	＋20％

2. 实测法

应用代谢仪亦可测得患者的实际静息能量消耗(REE)，代谢仪检查结果提示 REE 值比 H-B 公式的 REE 值低约 10％左右，应用 H-B 公式计算所得的 REE 值减去 10％即为患者实际的 REE 值。代谢仪测量患者 REE 是指患者餐后 2 小时以后，在合适温度下安静平卧或静坐 30 分钟以上测得的人体能量消耗。REE 测量的是在人安静并非完全基础状态的能量代谢，只要符合条件，可在全天任一时间测定。并根据 REE 决定非蛋白热卡，蛋白质按热卡比例供给。测得的 REE 乘以校正系数即非蛋白质热卡，脂肪热卡可占到 30％～50％，热卡(kcal)氮量(g)比为 100～150：1。

(三)蛋白质需要量评估

蛋白质需要量取决于体内蛋白质的丢失量，氮平衡的测定可作为机体对蛋白质需要量的重要参考指标。营养支持利用外源性蛋白质为机体提供氮源，节省自体蛋白质消耗，并逐步获得每天 2～4 g 的正氮平衡。外源性蛋白质用于合成代谢底物，是能量依赖过程。每代谢 1 g 氮需消耗非蛋白热卡 25～35 kcal，若营养支持与器官功能维护出现矛盾时应限制营养热卡的补给，在器官代谢负荷许可范围内采用较低的热卡供给。

1. 估算的能源基质需要(表 5-6)

估算营养需要时，必须区分单纯饥饿与应激状态下的过度消耗。高应激时，由于分解代谢始终大于合成代谢，关键是控制原发病，如感染等，稳定和调理高应激对营养代谢的干扰，把高代谢率尽快降下来。必要时，可以应用某些特殊营养素作为药物，如生长激素，谷氨酰胺，精氨酸，ω-3 脂肪酸等，进行代谢调理。

表 5-6　能源基质需要估算

能源基质	基本需要	轻度应激	中度应激	重度应激
非蛋白热量(BEE)	1	×1.2	×1.2～1.5	×1.5～2.0
非蛋白质热卡(kcal)/氮(g)	150：1	100：1	100：1	80～100：1
蛋白质(g/(kg・d))	1	1	1.5	2.0
葡萄糖(％)	70	60～70	50～60	50～60
脂肪(％)	30	30～40	40～50	40～50

2. 微量元素及维生素的合理补充

维生素分水溶性和脂溶性，是营养支持的重要组成成分。超过 2 周的全静脉营养时，补充微量元素是不可缺少的。微量元素与维生素，都已有成熟的商品制剂提供，每天使用一定量就可以满足成人每天的基本需要量。各种电解质(钾、钠、氯、钙、磷)的补充，也是营养支持的内容，在内环境稳定章节中已做介绍。

3. 避免过度喂养

营养供给要合理，供给不是越多越好。临床和实验都已表明，某些状态下，过度喂养比喂养不足更为有害。过度喂养的副作用是，葡萄糖供给过度，高血糖及二氧化碳生成增多，增加通气负担，肝性淤胆，中性粒细胞功能损害，能量基质用于支持细菌生长；蛋白质供给过度，可出现 BUN 升高，加重肾功能不全时氮质血症处理困难，诱发肝衰患者的肝性脑病；脂肪乳剂供给过度，则会导致中性粒细胞、淋巴细胞功能损害，肺功能损害，阻断网状内皮系统和增加前列腺

素 E_2 的生成;越来越多的事实表明,过度喂养对免疫系统危害更大,并加重机体器官负担。因此,营养支持中过度喂养和喂养不足同样有害,都应该尽量避免。

八、肠内营养

合理的肠道营养(Enteral Nutrition,EN)支持,能降低机体的应激程度,是改善和维持营养的符合生理和最经济的措施。食物是各种化学物质组成的复杂的化合物,应该没有天然有害物和外来污染,具有良好的色香味,是成分齐全的营养素。营养素大致分为蛋白质、脂肪、糖类(包括膳食纤维)、无机盐(包括微量元素)、维生素和水等六大类,是提供机体生命活动必需的能量和代谢物质,是生命存在的物质基础。食物在胃肠道内,经消化和吸收,才能为人体所利用,通过口服或胃肠造瘘管饲给营养的方式称肠道营养。当肠道不能接受营养如肠梗阻、重症胰腺炎或因意外全小肠切除后,必须由胃肠道外方式提供营养,通常是静脉途径,又称胃肠道外营养。肠道营养时,食物在胃肠道内被消化吸收,同时去除了食物的免疫源性,食物的组成成分在胃肠道内被选择性的吸收。经门静脉吸收的食物组成成分,在肝脏内被再加工,重新分配,同时肝脏又起到解毒作用。食物对胃肠道的物理刺激,对维持肠道的分泌及黏膜的屏障功能具有重要意义。各种食物的摄取,也保证了成分完全的营养素供给。临床研究证实等氮等热卡的肠内营养可获得全静脉营养相同或更好的氮储留,肠道营养比静脉营养更具备维护肠黏膜结构与功能完整,保持肠固有菌丛的正常生长防止细菌移位作用,术后早期肠内营养促进门静脉血流,利于胃肠道功能恢复和愈合,安全、有效、经济、操作方便。首选给营养的方式应是肠道营养和正常的自然食品。

(一)营养素的消化和吸收

1. 蛋白质

氨基酸是构成蛋白质的最小结构单位,人体蛋白质大约由 20 种氨基酸组成,其中 8 种人体不能自行合成的氨基酸需由食物供给,被称为必需氨基酸(缬、亮、异亮、甲硫、苯丙、色、苏、赖氨酸),2 种氨基酸合成能力不足,被称为半必需氨基酸(精、组氨酸),其余均称为非必需氨基酸,人体可利用含氮化合物自行合成。必需或非必需氨基酸,都是机体营养代谢不可缺少的组成成分,都有着各自不可替代的生理活性或功能。绝大多数蛋白质,均由 100 个或更多的氨基酸残基组成。胃肠道不能直接吸收蛋白质,只能吸收它的消化形式即氨基酸或短肽,否则会引起异性蛋白过敏。肽是蛋白质分解过程中的中间产物,2 个氨基酸残基化合物称二肽,依次类推命名。10 个氨基酸以下的肽称寡肽(短肽),超过 10 个氨基酸的肽称多肽,肽可被理解为蛋白质的半消化水解产物,肠道对二、三肽的吸收利用比长肽链蛋白和氨基酸单体快而均衡。卵蛋白、酪蛋白、大豆蛋白或禽鱼肉,是完整的蛋白质(整蛋白质)。构成蛋白质的基本元素除碳、氢、氧、硫等外,还有氮。氮元素只含在蛋白质结构中,脂肪和糖类都不含氮,蛋白质(氨基酸)是人体氮的惟一来源,被视为氮源。氮在各种蛋白质中占的重量比相对恒定,约为 16%,故 1 g 蛋白质含 0.16 g 氮,1 g 氮相当于 6.25 g 蛋白质。代谢 1 g 氮,意味着自身分解 6.25 g 蛋白质。成人每天至少接受外源性蛋白质 22 g(3.5 g 氮)才能维持平衡,通常蛋白质提供热卡占饮食总热卡的 15% 左右。机体没有储备的蛋白质,机体蛋白都和一定结构与功能相联系,机体蛋白的丢失,意味着机体结构或功能的破坏。营养支持根本在于保持或恢复机体的蛋白质结构及其功能。

2. 糖类

植物界含量最多,约占其干重的 80%,人和动物体内含糖量不超过 2% 的干重。糖是人体能量的重要来源,占 60%~70% 总热卡。糖类视其能否水解及水解后产物数目分为 3 类。

(1)单糖:不能再水解,如葡萄糖、果糖、半乳糖等。

(2)双糖与寡糖:两个单糖组成双糖,如蔗糖(葡萄糖+果糖)、麦芽糖(葡萄糖+葡萄糖)、乳糖(葡萄糖+半乳糖);寡糖为 2~10 分子单糖组成的化合物。

(3)多糖:为 10 个以上单糖组成的化合物,如淀粉、糖原和纤维素都是由千百个葡萄糖分子组合。多糖又称葡聚糖,其最终产物均为 D-葡萄糖。淀粉消化为葡萄糖是逐步进行的,可生成各种糊精和麦芽糖等中间产物,糊精是分子量较小的多糖,比淀粉易溶于水,有黏性。纤维素存在于所有植物中,是分布最广的多糖,基本结构为 D-葡萄糖,但结合方式有别于淀粉和糖原。人体缺乏水解纤维素的酶,故不能为人类利用。纤维素在肠道内不被消化吸收,但增加粪便体积,促进肠蠕动,缩短肠道内代谢废物停留时间,增加肠黏膜血液和氧摄取,可被微生物的酶分解产生乳酸、乙酸及其他短链低级脂肪酸,是肠黏膜营养来源,减少有害物质对肠黏膜的作用,降低血清及动脉中胆固醇含量。

3. 脂肪

主要作为能源和脂溶性维生素的溶剂,也是体内细胞膜结构的主要组成成分和某些生理活动物质的前体物。食物脂肪是三酰甘油,由一个甘油分子和三个脂肪酸结合而成。18～22 碳原子骨架的脂肪酸称长链脂肪酸,8～12 碳原子骨架的脂肪酸称中链脂肪酸。亚油酸和亚麻酸不能由体内自行合成,被称为必需脂肪酸,均是长链不饱和脂肪酸,主要来源于植物油,如大豆油含 52.5%、玉米油含 47.8%、芝麻油含 43.7%。ω-3(omega-3)多不饱和脂肪酸,如亚麻酸,能降低心血管病发病率,保持良好的细胞膜流动性,增强免疫作用及减缓炎性反应。为预防必需脂肪酸的缺乏,脂肪热卡不宜低于 4%～6%的总热卡。临床营养中,ω-3 脂肪酸的作用已引起重视,增补 ω-3 脂肪酸能改善严重烧伤患者的存活情况,减少创伤后感染性并发症和减轻输血后的免疫抑制。亚油酸是 ω-6 脂肪酸,它代谢物可为花生四烯酸,是前列腺素 2 系和白三烯 4 系前体物,诱导炎症反应,增加免疫抑制。亚麻酸、廿碳五烯酸(EPA)、ω-3 脂肪酸是前列腺素 3 系和白三烯 5 系前体物,具有抗炎症和免疫增强效应,已证实 ω-3 产物可抑制 ω-6 产物的形成。鱼油含丰富的 ω-3 脂肪酸,ω-6 与 ω-3 脂肪酸最合适的比例一般认为为 5:1。脂肪的消化吸收依赖脂肪酶和胆汁乳化,被乳化的脂滴成细小微团吸收后形成乳糜微粒,并进入淋巴系统。消化或吸收功能出现障碍,宜采用低脂或中链三酰甘油,中链脂肪酸的吸收不依赖胰脂酶或胆盐,为水溶性脂肪酸,能迅速水解直接被肠上皮吸收入门静脉不进入淋巴系统。中链脂肪酸

广泛存在于黄油、可可油、棕榈仁油、椰子油及一些果仁中,每克中链三酰甘油氧化供能 8.4 kcal(34.7 kJ),稍低于长链三酰甘油。中链脂肪酸不能被合成必需脂肪酸,透过线粒体膜不依赖肉毒碱,没有消化供能障碍不必应用 MCT 的配方。普通膳食中,脂肪热卡应占总热卡 20%～30%。

4. 无机盐、微量元素、维生素

无机盐主要组成有碳、氢、氧、氮、钙、镁、钾、钠、磷、氯、硫、铁等元素。铜、锌、钴、碘、钳、硒、氟等元素仅含微量(<0.01%体重)故称微量元素。无机盐作用:是组成机体组织的重要材料,如钙、磷、硫;细胞内外液的重要成分,维持体内渗透压;与蛋白质构成体内缓冲系统,维持体内酸碱平衡;调节生理供能,维持神经肌肉正常兴奋;补充正常代谢活动的丢失。无机盐在食物中分布很广,一般需要都能满足。微量元素参与物质代谢或生化反应,或是构成某些酶及生物活性物质的重要成分。维生素在饮食中也是必需营养素,包括水溶性和脂溶性两大类。市售的配方膳食,当提供 1 500～2 000kcal 时即可基本满足电解质、微量元素和维生素的推荐日需量。

5. 渗透压

市售的肠道营养配方膳溶成溶液时一般最大浓度不超过 20%～25%,标准的溶液大约为 1 kcal/ml,商品配方膳标定的渗透压也以此时为依据。影响膳食配方渗透压的因素主要是营养成分的提供形式,以氨基酸、单糖、电解质为主时渗透压较高(表 5-7)。

表 5-7　营养素对液体配方膳渗透浓度的影响

营养素	mOsm/g（干重）	营养素	mOsm/g（干重）
葡萄糖、果糖	5.5	脂肪	很小
蔗糖、乳糖	2.3	钠	43.5
低葡糖	<1.1	钾	25.6
全蛋白质	很小	钙	25.0
游离氨基酸	5.8	镁	41.7

等渗渗透压为 280～310 mOsm/kgH$_2$O,肠道营养液过高的渗透压易引起腹泻、倾倒、恶心、腹痛等症状,患者不宜耐受。防止这些并发症发生,喂养技术

比营养液的渗透压更为重要。全蛋白质及脂肪对渗透压的影响不明显,并能增加营养配方膳中的口味。低聚糖、糊精不很甜,水溶性也好,对渗透压的影响小,能以较大量搀和到肠道营养制剂中。乳糖主要含在奶中,东方人乳糖酶缺乏发生率达 80%,未吸收的乳糖可引起渗透性腹泻,不少配方膳特意标明乳糖成分的有无。肠内营养配方膳 pH 一般为 4~7。营养液 pH 低于 3.5,胃排空及蠕动降低,低渣膳食若服用 1 个月以上,宜添加膳食纤维 30 g/d,防止便秘。管饲的液体膳要求流畅性好,黏度低,稳定,颗粒性物质少,当液体膳绕过胃经空肠喂养,对胰腺分泌的刺激会适量减少。

(二)肠道营养制剂

肠道营养制剂分为 3 种主要类型。

1. 混合液化膳匀浆饮食

由普通食物(如牛奶、豆奶、蛋清)制成,均以高分子形式提供全蛋白、脂肪和糖类,可自行制备。渗透浓度最低,适用于有消化脂肪和蛋白质能力的患者,口服或大孔径胃造瘘管投给,消化道反应小,成分标准化提供能量约 1 kcal/ml,不能用于对其中成分不耐受的患者。

2. 部分水解膳

以聚合体形式提供营养素,渗透浓度较高,体外已部分预消化,浓度低、少渣,可由小孔径鼻胃管输给。不含牛奶,也能提供 1 kcal/ml 能量。

3. 化学成分限定的配方膳或要素膳

由低分子的单体营养素配制,有以下特点。
①液体、低渣、高营养效能。
②不含纤维素和不易消化的长链多糖。
③蛋白质内容为结晶氨基酸或蛋白的水解产物,低变应原性。
④含高浓度低聚糖或单糖,无乳糖。
⑤一般不含脂肪,但可加入 MCT 或少量必需脂肪酸,预防必需脂肪酸缺乏。
⑥含适量维生素与无机盐。
⑦pH 呈酸性,全量稀释时是高渗的。干燥粉剂在 15 ℃以下储存 1 年不会变质,这类膳食口感不良,不宜用做餐间的补充性营养食品(表 5-8)。

表 5-8 肠道膳食类型

匀浆膳食(包括口服补充)
多聚体膳食
预消化化学成分限定的要素膳食
特殊疾病膳食,心、肝、肾衰竭用
特殊功能性膳食

此外,还有高密度喂养合剂和补充性口服膳食。前者指低容量内含高蛋白和高碳水化合物,用于限制入液量的患者,全量浓度时提供 2 kcal/ml;后者是为增加患者的营养支持而设计的,这类产品味美,常以牛奶为氮源,乳糖耐受不良者不宜服用(表 5-9)。

表 5-9 补充性口服膳食

	富含氮源	富含能源
氮源	全蛋白	全蛋白
g/250 ml	3.0	1.8
%能量	30.0%	12.0%
糖类来源	淀粉的酶水解产物	淀粉部分酶水解产物
g/250 ml	28.0	66.8
%能量	44.8%	71.2%
脂肪类型	LCT	LCT
ω-6:ω-3	5:1	5:1

续表

	富含氮源	富含能源
g/250 ml	7.0	7.0
％能源	25.2%	16.8%
能源密度（kcal/ml）	1.0	1.5
稀有元素 RDA/250 ml	25%	25%
维生素 RDA/250 ml	25%	25%
口味	多种	多种

（三）几种肠道喂养合剂的比较和选用原则

肠道喂养制剂应用前须根据患者胃肠功能、营养需要，对选用的配方膳成分及其特点做深入了解。几种代表性肠道液体配方膳组成见表 5-10。

不同患者的口味和肠道功能差异很大，一种配方膳试用失败，改换另一种可能成功。胃肠道功能正常的患者，使用单体的要素饮食，其营养效果并不优于聚合性饮食或自然食品。机体蛋白质的再充实，全蛋白食品可能比氨基酸合剂更为有效，肠道营养不足部分宜以静脉营养补充。

表 5-10　几种化学配方饮食的主要组成

	Nutrison	Pepti 2000	瑞先	瑞高	Elental	Nutrison(fibre 型)
蛋白质（g）	40	40	56	75.0	40	40
来源	酪蛋白	水解乳清蛋白 短肽	牛奶蛋白 大豆蛋白	牛奶蛋白	氨基酸	酪蛋白
脂肪（g）	30.0	10	58	58	1.6	38.9
来源	玉米油 棕榈油	大豆油 MCT	椰子油（MCT） 葵花子油、菜子油	大豆油 椰子油（MCT）	大豆油	葵花子油、菜子油
糖类（g）	123	187	188	170	210	123
来源	麦芽糖糊精	麦芽糖糊精 葡萄糖浆	麦芽糖糊精 玉米淀粉 膳食纤维（20 g）	麦芽糖糊精	糊精	麦芽糖糊精 膳食纤维 15 g
能量密度（kcal/ml）	1.0	1.0	1.5	1.5	1.0	1.0
热卡比例（P：F：C）	16%：29%：53%	16%：9%：75%	15%：35%：50%	20%：35%：45%	16%：1.4%：83%	16%：35%：49%
mOsm/ L	320	410	310	300	760	250

P:蛋白质　　F:脂肪　　C:糖类

（四）临床应用

有持续性蛋白摄入不足，短期内不能从自然食品获得足够的营养支持，但有足够长度的功能性小肠者（100cm 空肠或 150cm 的回肠，最好有完整的回盲瓣或部分结肠），无肠麻痹，肠道能耐受食物刺激，无循环衰竭和消化道大出血、无急性胰腺炎，需减少肠道内容物时，都可从肠道营养（EN）得到有效的支持。要素膳适应证是：

①低渣膳：用于结肠准备，肛、直肠手术。

②消化道疾病：短肠综合征，消化道瘘，炎性肠病，胰腺疾病，肝硬化。

③消化道外疾病：肿瘤、术前准备和术后支持、高代谢状态、创伤、烧伤……

④理论性使用:某些先天性代谢异常、高胆固醇血症、家庭静脉营养补充、肝肾功能不全等。

肠道营养的低渣性用于大肠术前准备,可使术前肠道干净,保持正常肠内菌丛,降低术后感染。肠瘘患者若瘘口周围无癌肿,无脓肿或异物,远端无梗阻,瘘口小于肠周径的一半,应用肠道营养治疗可提高自发性愈合率。短肠综合征者,为使剩余小肠有足够时间代偿性肥大和适应,使用肠道营养前,至少应有 6 周的静脉营养。肝功能衰竭用肠道营养有特殊处方。含高支链氨基酸低芳香族氨基酸,佐以适量热卡。肝昏迷患者应用后意识、脑电图、氮平衡和血氨氨基酸谱都可改善。肾功能衰竭用肠道营养只供给 8 种必需氨基酸及精氨酸、组氨酸。目的在于重新利用体内的尿素氮合成非必需氨基酸,既降低了氮质血症又合成了蛋白质。年龄不足 3 个月的婴儿,对渗透浓度耐量较差,易发生水和电解质紊乱。小儿用肠内营养与成人处方不同,输注时应同时特别注意浓度和速度。胃切除患者不适应胃内的高碳水化合物喂养。重度吸收不良综合征和极度衰弱患者,在肠道营养开始前常需一段静脉营养,以改善肠道酶和细胞代谢。糖代谢异常患者应用肠道营养,需要密切观察对高糖负荷的耐受反应。在胃肠道大手术后,有些医生提倡早期进行肠道高营养。这样可提前停止静脉补液,并在术后头几天内每日提供 1 500～2 000 kcal 热量和 10 g 氮,特别是术前营养不良者,可较早地恢复到正常营养,减少体重丢失和并发症的发生。一旦决定肠道营养,许多问题需要做出评估,常见的影响肠道营养选择的因素有患者营养的摄取状况、营养的需求、胃肠道功能损害的程度(吸收不良或动力障碍)、是否存在心肺肾肝的功能不全,可根据不同应激状态选用多聚体的肠道膳食(表 5-11)。

表 5-11 同应激状态应用的多聚体肠道膳食

	轻度应激	中度应激	严重应激
氮源	全蛋白	全蛋白	全蛋白
g/L	6.0	9.0	12.0
占能量%	15.0	18.8	20～25
糖类来源	淀粉水解产物	淀粉水解产物	淀粉水解产物
g/L	125	138.6	120～169
占能量%	50	46.2	40～45
脂肪类型	LCT	LCT60%	LCT60%
		MCT40%	MCT40%
ω-6∶ω-3	5∶1	5∶1	5∶1
g/L	38.7	46.7	46～58
占能量%	35	35	35
能源密度(kcal/ml)	1.0	1.2	1.2～1.5
NPC∶N	167∶1	133∶1	100～125∶1
稀有元素 RDA/250 ml	66.7	66.7	66.7
维生素 RDA/250 ml	66.7	66.7	66.7
膳食纤维 g/L	15.0	15.0	15.0

NPC:为蛋白质热卡(kcal) N:氮(g)

(五)应用方法

肠道喂养有 3 条途径,口服、管饲和胃或空肠造瘘。若患者合作,能够吞咽,消化道无梗阻应首选口服。加入调味剂或冰块,目标是每天 1 500～2 000 kcal 热量,60～70 g 蛋白质。由于口味单一,只宜短期使用。利用细小的硅胶管或 8 号导管,经鼻插入胃十二指肠或空肠持续滴注是常用的管饲技术,脸部的喂养管应安置在患者的视野之外。

胃或空肠造瘘可滴入较复杂的液化食物,长期肠道营养超过 2～3 个月,采用造瘘管饲患者较为舒适,通过经皮内镜行胃或空肠造瘘的技术和装置也发展得较为完善,并能减少患者痛苦。空肠穿刺插管造瘘用于肠道喂养,是于空肠对系膜缘,用 14 号针做浆肌层下穿刺在黏膜和肌层间形成数厘米隧道再入肠腔,沿导针置入 16 号硅胶管约 30cm。可作为长期喂养途径,简单安全。

胃内喂养肠道营养始用浓度为 10%～15%,60 ml/h。3～4 天内逐步增加到 25%。无腹部并发症,流率提高到 75 ml/h,再逐步进展至 100～125 ml/h 或更多。一般在 3～5 天内达到计划的热卡和氮量。每 4 小时要做胃内容物监测,超过 100 ml 须防止返流。多于 200 ml 提示胃排空不良,要重新估计肠道喂养的可能性。＞400 ml 停止喂养,以免发生误吸。昏迷及极度衰弱患者,床头抬高 30°,并停止夜间喂养。小肠造瘘喂养的起始浓度宜接受等渗 8%～10%肠道喂养,40～60 ml/h 每 8～12 小时后按 25 ml/h 递增,直到达到预期的液量,然后再增加浓度。在特定的时间内只变更一个因素,即提高浓度或增加速度,不要同时变化。经肠或胃的喂养,一般肠道营养最终的浓度为 25%(1 kcal/ml),速度为 125 ml/h,无需限制饮水或饮食。大多数患者可用重力法滴注,若患者出现腹泻、呕吐可在肠道营养内加入解痉、止泻、镇吐剂。应用输液泵可精确地控制滴速,改善患者症状。反应严重者,应把投给的速度或浓度降至原先耐受的水平,甚至暂停应用。各类肠道处方膳的水溶液是良好的培养基,应在 4 ℃冷藏备用,不要超过 24～36 小时,夏季室温下,悬挂的营养液不宜超过 6 小时,现用现配,以免细菌污染。每 24 小时应用清水冲洗喂养管,以防导管堵塞。进行肠道高营养患者,要有严格的生理和营养监护,精确记录出入液量和电解质的变化。及时发现葡萄糖耐受不良并做相应处理。短期测定内脏和躯干蛋白质的储备,以确定机体对营养治疗的应答。希望达到每天＋2～＋4 g 正氮平衡。体重增加避免超过 0.7kg/d。否则提示细胞外液过剩,可能导致充血性心力衰竭、水肿和腹水发生。肠内营养在投给方法上可采用经皮内镜胃造瘘术(PEG),它在器材和技术上趋于完善,文献报道并发

症为 0～44%,病死率为 0～5%。Piano(意)6 年间行 218 例 PEG,技术成功率为 98.1%。无与死亡有关的技术意外,重大并发症 0.93%(腹膜炎和胃出血各 1 例),小的并发症(皮肤感染、导管故障等)25.7%,长期行 PEG 肠内营养 105 例随访(Finocchiaro,意),平均年龄(63.3 ±14)岁,49%为癌症患者,平均喂养时间(249 ±312)天(5～1408 天)。12.3%最终恢复口服饮食,33%持续肠道喂养,54%死亡。与死亡有关的喂养并发症是腹膜炎,为 1.9%,重大并发症(皮下脓肿手术引流及吸入性肺炎)1.9%,小并发症为 16.1%,发生平均时间在 PEG 喂养(478±407)天。PEG 虽是一项侵入性技术,但并发症低,易于操作,简单安全。给营养的模式是持续输注还是间歇投给(5 次/日),胃肠道才能更好耐受,对创伤后重症监护患者 120 例的观察表明,标准制剂喂养时两者腹泻和呕吐的发生率没有明显区别。但间歇投给比持续输注更符合生理过程。

(六)肠内营养的并发症及防治

肠道营养的并发症主要分为三类:

①与投送方法有关:如导管堵塞和移位可导致物质吸入呼吸道、输注错误、咽及食管糜烂、感染性综合征。

②与饮食成分有关:有味觉不良,高渗性症状,恶心、呕吐、腹痛、腹泻、腹胀、胃潴留。

③代谢性紊乱:包括高血糖、尿糖、高渗性昏迷、脱水或水潴留、电解质紊乱、肝脏毒性、氮质血症等。

大宗病例分析,并发症发生率为 11.7%,但不严重,以胃肠道反应为主。大多数患者难以坚持长期口服使用,需通过管饲技术和造瘘。鼻胃管的留置可引起咽及食管糜烂、胃潴留。昏迷或衰竭患者,一旦呕吐可引起吸入性肺炎或窒息。为此,要抬高床头,最好是将导管插过幽门或用空肠造瘘方式投给。患者应有吞咽和咳嗽反射以及有效的胃排空能力。文献报道有误将肠道营养从静脉输给而带来灾难性后果,以及造瘘导管脱出肠腔而使配方膳输入肠道外。肠道营养高渗并富含热卡,可延缓胃排空和刺激肠蠕动,限制了投给速度和浓度。肠道营养快速进入小肠出现的倾倒综合征群是最常见的并发症。营养液温度太低,脂肪或乳糖含量高,有污染,造成低蛋白血

症,同时服用抗生素以及菌群失调可引起腹泻与腹胀,应予相应处理。与全静脉营养相比,由于肠道的缓冲,代谢性并发症较轻且少。由于不能同化大负荷营养素而出现的代谢性并发症,常见于心、肝、肾及胰腺功能不全的患者。腹泻和高血糖性利尿未及时纠正可造成脱水、电解质紊乱甚至高渗性昏迷,死亡率高。糖尿病患者,继发于应激和糖皮质激素治疗患者,存在糖耐量损害时,这种危险特大。血糖大于 11.1 mmol/L 时应使用胰岛素。由于饥饿,半饥饿到高碳水化合物饮食的突然改变,可出现水潴留。长期使用无脂或低脂肠道营养患者,须补充必需脂肪酸。血浆转氨酶的上升是非特异性的,常见于虚弱的住院患者。肠道高营养者中也可出现氮质血症,除非合并肾脏疾患,通常没有重要的临床意义。

(七)特殊功能的肠道营养配方

肠道饮食配方中添加新的基质如 ω-3 脂肪酸、结构脂质、生长因子、谷氨酰胺(Gln)、精氨酸、半胱氨酸、脯氨酸等特殊氨基酸及核苷酸,形成特殊功能的膳食配方。动物实验和临床已表明,添加这些底物至少有理论上的益处。如 ω-3 脂肪酸改变了机体前列腺素体系的合成配比。精氨酸的增量和外源性核苷酸可提高免疫能力和促肠生长,生长因子的合并应用加快了短肠综合征患者的肠代偿及适应、改善了氮潴留。这意味着人工营养支持在临床监护中已从辅助治疗功能转化为重要的基本治疗之一。谷氨酰胺的潜在益处尤为重视。据估计正常机体更新率为 80 g/d。应激时增加对谷氨酰胺的需求。目前市场上标准的肠内饮食配方含谷氨酰胺量不能满足需要,需要增加到 20～30 g/d。罗马的学者报告口服 Gln 6 g,3 次/日,对急性白血病患者接受大剂量化疗引起的胃肠道毒性反应有一定影响,Gln 对化疗引起的肠黏膜损伤具有保护作用。服用 Gln 后,虽然腹泻的发生率没有明显减少,但腹泻持续时间显著缩短,严重程度明显减轻,可改善肠道营养吸收,降低微生物的定植和临床感染的发生。鸟氨酸 α-酮戊二酸(OKG)作为 Gln 的类似物,在分解代谢状态下使用能促进合成代谢和抗分解作用。对于肠道呈现促进绒毛增生和刺激蛋白质合成。Bricon 等对荷鼠瘤化疗时口服 OKG 5 g/(kg·d),发现 OKG 不刺激肿瘤生长,增加鼠摄

食量,限制鼠体重下降,不改善氮平衡,且限制了肠道绒毛高度和面积的萎缩。LeBoucher(法)等研究了烧伤鼠肠道投给 3 天 OKG 对肝、空肠和胫前肌蛋白质更新影响。强化补充 OKG 5 g/(kg·d),测定组织蛋白合成率和尿中三甲基组氨酸排泄,也证实 OKG 具有合成效应和抗分解特性,增加肝和空肠蛋白合成,抑制肌原纤维降解。鱼油 ω-6 系统白三烯是强力炎性脂质介质,主要来自甘碳四烯酸,给富含 ω-3 脂肪酸(鱼油)可产生来自 ω-3 系列生物活动性较低的白三烯。Wigmore(英)对 18 例胰腺癌恶液质患者,喂鱼油胶囊 12 g/d,应用 1 个月。14 例患者体重稳定或稍有增长,阻遏了体重丢失的势头。在肠道饮食方面配方中增加精氨酸的量,成为免疫增强性膳食。在术后早期肠道喂养中已证实能改善机体术后的细胞免疫和氮生成,降低术后感染性并发症。

九、肠外营养

肠外营养(Parenteral nutrition,PN)是指营养素的投给经静脉完成,又称静脉营养。成功的静脉营养必须具备有开放的静脉途径,高品质的静脉用商业营养制剂,合适的输注技术及严密的监测。

(一)肠外输注途径

1. 周围静脉

可以选择,但营养支持时间不超过 2 周。高渗营养液会刺激静脉,引起疼痛和血栓性静脉炎,增加容量可降低渗透压。脂肪乳剂有保护血管内皮作用。经周围静脉给予营养支持,应有一定量的脂肪乳剂混入营养液,减缓对管壁的刺激。

2. 中心静脉插管

将导管的末端定位于中心静脉,理想位置是上腔静脉与右心房交汇处。几乎不用经股静脉的下腔静脉插管,因为途径长,容易引起盆腔的深静脉炎,靠近会阴,易污染。中心静脉穿刺导管直径在 5～10F 之间,由锁骨下或颈内静脉穿刺置管。

3. PICC

亦可由周围静脉穿刺插管至中心静脉的导管

(PICC),导管直径在 1.9～4.8F 之间,导管可与外部装置连接形成周围静脉输注系统。PICC 操作方便,穿刺插管时并发症少。当静脉营养是患者维持生存的惟一方式时,中心静脉导管一般不允许输注血制品或抽血,以保证这条生命线的通畅与安全。

(二)肠外营养制剂

1. 葡萄糖

仍然是静脉营养中最好的糖类形式,机体利用葡萄糖率推荐为 $5～6 \text{ mg/(kg·min)}$。过量过快地投给葡萄糖可以造成高血糖和渗透性利尿导致水、电解质、葡萄糖丢失。葡萄糖代谢需依赖胰岛素,会产生渗透压效应,使用受到一定限制。果糖、木糖醇、山梨醇是静脉营养中有限使用的糖类,在没有转化成葡萄糖前,不能为周围组织所利用,通常在使用上没有超过葡萄糖的优点。过量使用会导致高胆红素血症、草酸血症、高脂血症、血尿酸增高、乳酸酸中毒等不良反应。

2. 脂肪乳剂

在满足外科患者营养需求上有重要意义,成人每天热卡的 20%～50% 可由脂肪供应。静脉用脂肪乳剂由油脂、起稳定作用的乳化剂及保持乳剂水相等渗的物质组成。作为能源的油脂最常用的是大豆油,其他有橄榄油、鱼油等。乳化剂为卵磷脂或大豆磷脂。保持乳剂等渗物质是甘油,所以无论是 10% 或 30% 脂肪乳剂都是等渗的,不产生利尿作用不会自尿中丢失,无抗原性,可经周围静脉输注。乳化后的脂肪颗粒直径 $0.25～0.5 \mu m$,输入体内后可很快地被机体所利用和代谢。当粒径大于 $5 \mu m$ 的油滴超过总量的 0.4% 时潜在危险大大增加。

脂肪乳剂和葡萄糖联合应用称双能源系统,可减少葡萄糖用量,提供必需脂肪酸。必需脂肪酸是细胞膜结构的重要组成成分及某些细胞因子(如白三烯、前列腺素)的前体物。根据脂肪酸碳链骨架、碳原子数目又可分为中链 C_{6-12} 和长链 C_{14-22} 脂肪酸。由此构成长链三酰甘油(LCT)和中链三酰甘油(MCT)。中链脂肪酸代谢不依赖肉毒碱,能迅速从血浆中清除,可由肝生成较多酮体供能,再脂化率低,减少了组织

器官内脂肪沉着,不产生脂类炎症免疫介质,对机体免疫功能影响较小。由大豆油为基础的混合 LCT 和 MCT 所组成的脂肪乳剂已有成熟的商业制剂,更适用于危重病患者或有肝功能损害者的肠外营养。一般推荐使用脂肪乳剂的量是 $1～2 \text{ g/(kg·d)}$。存在高三酰甘油血症($>4.5 \text{ mmol/L}$)禁用。血浆三酰甘油在 $2～3.5 \text{ mmol/L}$ 慎用、少用。使用时应监测血浆三酰甘油浓度,一般输注 4～6 小时后脂肪应从血浆中廓清。必须强调输注脂肪乳剂时的稳定性,脂肪乳剂脂滴乳化的破坏会导致脂滴聚合成为较大粒径的脂肪油珠,严重时水油分层,输入后会引起脂肪栓塞。

3. 氨基酸制剂

肠外营养中使用的蛋白质均为复合结晶氨基酸溶液作为氮源,由 8 种必需氨基酸(异亮、亮、赖、蛋、苯丙、苏、色、缬)与 6～10 种非必需氨基酸混合而成。根据 8 种必需氨基酸的配比,有了所谓卵蛋白模式、人乳模式等氨基酸液用于标准的肠外营养。在非必需氨基酸中根据其功能特点又可描述为条件必需氨基酸如组氨酸、酪氨酸、半胱氨酸。功能性营养素如精氨酸、谷氨酰胺、支链氨基酸。在营养支持中"必需"与"非必需"区别已在缩小。根据危重病患者的代谢特点不同,氨基酸的配比量都做相应调整。高应激患者增加支链氨基酸量,肝昏迷患者高支链氨基酸、低芳香族氨基酸,肾衰患者的 8 种必需氨基酸＋精氨酸、组氨酸的专病用氨基酸制剂已广泛用于临床,既有营养支持作用,又有专病的治疗作用。氨基酸制剂不仅作为蛋白质合成的原料,亦是合成一些重要生物和生理化合物的前体。在疾病及恢复阶段推荐的蛋白质摄入量为 $1～1.5 \text{ g/(kg·d)}$。

4. 电解质与微量元素

肠外营养需要补充钾 $50～60 \text{ mmol/(L·d)}$,钠 $100～120 \text{ mmol/(L·d)}$,钙及镁 $20～30 \text{ mmol/(L·d)}$,磷 $10～20 \text{ mmol/(L·d)}$。微量元素缺乏会表现口周及肢体皮疹、神经炎、小细胞性贫血等。病程长时需补充铜、铬、碘、硒、铁等微量元素,其代表制剂如安达美。

5. 维生素

肠外营养水溶性维生素有 9 种,脂溶性维生素

（A、D、E、K）均有复合的商品制剂,每天使用1支即可满足机体的日需量。

6. 抗氧化营养素在营养支持中的作用

体内代谢过程中会产生各种自由基及活性氧,一旦激活,自由基的化学活性会损害几乎所有的大分子细胞,破坏蛋白质、脂类、核酸,导致细胞损害及功能障碍。抗氧化营养素的应用受到重视,包括维生素E、维生素C、维生素A和谷胱甘肽、β胡萝卜素等。

（三）肠外营养的配制和输注

1. 单瓶输注

肠外营养中氨基酸液、脂肪乳剂可单瓶输注,单瓶输注时速度控制很严,过快时输注反应如恶心、呕吐、心慌、胸闷、心悸等不良反应发生率很高,复方氨基酸液多为高渗,对周围血管刺激大,有疼痛感。

2. 全合一（All-in-one,AIO）输注或全营养混合液（Total Nutrient Admixture,TNA）

肠外营养液配制时将所有的营养成分复合氨基酸液、葡萄糖、脂肪、电解质、维生素和微量元素在无菌的层流台条件下全部混合于一个无菌的3 L或2 L的塑料容器袋内,成为单独的输注系统,称为全合一。由于全合一内成分的多样性和复杂性,在配制过程中,必须有严格的配置准则、混合程序,以保证全合一混合液的配置质量,避免潜在致命的药物稳定性的破坏,特别是脂肪乳剂的稳定性。脂肪乳剂油脂经乳化后,在$0.25\sim0.5\ \mu m$之间,与乳糜颗粒大小相仿,当粒径$>6\ \mu m$时有潜在肺栓塞可能。影响脂滴粒径因素有电解质、油脂种类、温度、渗透压、乳化剂、pH值及保存时间等。全合一混合液中一价阳离子必须$<150\ mmol/L$,二价阳离子$<5\ mmol/L$,(1 g NaCl含Na^+ 17 mmol,1 g KCl含K^+ 13.4 mmol),超过这个浓度时脂滴会发生凝集,脂肪乳剂呈弱碱性(pH值约为8),pH<5.0脂滴会聚集沉淀,MCT/LCT的全合一稳定性优于LCT,不相溶物质(如钙、磷)必须稀释后分开添加,以防钙/磷沉淀发生引起导管堵塞与间质性肺炎、ARDS。当钙磷分子浓度的乘积$>72(Ca^{2+}\ mmol/L\times P\ mmol/L>72)$无机钙和磷的稳定性被破

坏。经混合好液体应储存于4℃,24小时内输完。输注时注意混合液内有无沉淀物、油脂聚集等现象,还应保持营养物原有的生物活性,保证各成分之间无化学反应。

全合一输注的优点在于:多种营养素同步输入,提高了利用率,增加节氮效应,符合生理过程,简化输液过程,减少污染发生,下调葡萄糖和氨基酸液混合后的渗透压,降低肠外营养代谢并发症的发生。

商品性全合一混合液已供应上市。分别将葡萄糖、脂肪乳剂、复合氨基酸液分置于一个相互隔离的多腔袋内,应用时撕开隔离膜,临时予以混合后输注,一般都是标准配方,已含有适量的电解质、维生素。

（四）肠外营养的并发症及其监测

肠外营养的并发症分为三类,与中心静脉置管技术、感染及物质代谢有关。

1. 与中心静脉置管有关的并发症

如气胸、血胸,大血管、神经损伤,空气栓塞,导管折断及导管性栓子形成,血栓性静脉炎,有些是致命的。

2. 与感染有关的并发症

导管性感染、导管性败血症。任何应用中心静脉途径肠外营养的患者,在经治过程中出现发冷发热或寒战高热毒血症状时,不能用其他原因解释时,必须考虑导管性败血症可能,应立即拔取中心静脉置管,此时静脉导管内已有沉淀物栓塞,管端行细菌培养,血培养。两者培养结果一致时诊断即可成立。拔除导管是最重要的治疗措施,如当作输液反应处理,常延误时机可能导致不可逆的败血性休克,而拔除导管抗感染治疗后,很快会缓解症状。

3. 与代谢有关的并发症

(1)糖代谢紊乱:如高血糖、低血糖、肝糖原沉积。

(2)脂肪代谢紊乱:高脂血症、必需脂肪酸缺乏(无脂静脉营养)。

(3)氨基酸代谢紊乱:高氨血症、肾前性氮质血症、高氯性代谢性酸中毒(由于某些复方氨基酸液中的精氨酸、组氨酸等应用的是其盐酸盐形式)。

(4)电解质及微量元素:缺乏或过多。

(5)维生素:缺乏或过多。

(6)器官功能损害:如肝功能异常、胆汁淤积性黄疸、肝肿大脂肪变性、胆囊结石形成、肠屏障功能减退、肺脂肪栓塞。

代谢性并发症在合用肠内营养时,大多可避免或降低其发生率。

肠外营养过程中,为了监测营养支持的效果和预防并发症,定期做某些人体测量参数和生理生化指标的测定是必要的。注意生命体征的稳定,有无脱水、水肿、发热、黄疸。密切随访血电解质、血糖及血气分析。血糖大于 11.1 mmol/L 水平,需及时补充外源性胰岛素或减少糖的用量,严重的高血糖如>40 mmol/L,可能出现高血糖高渗性非酮性昏迷,危及生命,若处理后高血糖不能控制,应积极寻找有无新的应激刺激,特别是感染的存在。在稳定后可每周测 1～2 次,肝肾功能每 1～2 周应予复查,营养指标如体重、血清白蛋白、前白蛋白、淋巴细胞计数每周 1 次,重要的指标出现异常,应缩短随访检查间隔,调整营养支持配方,直到能判断其临床意义。

十、特殊营养素的药理作用

在临床营养的实践中,发现某些营养素加大使用剂量(高出推荐的每日需要量),可改善创伤感染后的机体代谢反应,改进免疫功能和氮平衡,降低感染的发病率,促进康复,在危重病患者治疗中有着重要作用。这些营养素不仅起着营养支持作用,还具有特殊的药理治疗作用。

(一)膳食纤维

膳食纤维是不能被人体利用的多糖,主要来源于植物细胞壁的复合糖类,或称非淀粉多糖。膳食纤维不能被人体小肠中的酶消化,可分成可溶性膳食纤维和不可溶性膳食纤维,对维持健康正常的肠道功能是必要的。膳食纤维能阻止脂肪胆固醇在肠道吸收,有益于降低血胆固醇和血脂水平,延缓胃排空和淀粉在肠内吸收,降低糖类膳食的高血糖反应。每天推荐的膳食纤维为 30 g,过多摄取膳食纤维也会减少小肠对各营养素的利用率,减少铁、钙和镁的吸收。危重病

管饲时,灌注膳食纤维(或短链脂肪酸)可促进升结肠对水盐的重吸收,降低管饲患者全身性感染和腹泻的发生。

1. 可溶性膳食纤维

溶解度好的膳食纤维在结肠进行发酵,产生短链脂肪酸,如丁酸盐,丙酸盐,乙酸盐。短链脂肪酸可被结肠黏膜吸收,作为结肠上皮细胞重要的能源物质,刺激黏膜细胞增殖、黏液产生和增强黏膜血供和水、盐的摄取,是维持黏膜细胞完整性必须物质。肠壁缺乏短链脂肪酸会降低结肠黏膜的完整性,肠外营养对补充短链脂肪酸可起到阻止小肠绒毛萎缩的作用。有些可溶性膳食纤维,还具有较强的刺激益生菌生长的作用。

2. 不溶性膳食纤维

可作为块团状物质以增加大便容量,刺激结肠蠕动,缩短大便在结肠内的转运时间,减少结肠黏膜与致癌物质的接触时间,具有抗癌作用。

(二)谷氨酰胺

条件非必需氨基酸,是机体内最丰富的游离氨基酸,占血浆游离氨基酸总量的 20%,是许多代谢途径的中介物,是嘌呤、嘧啶和核酸蛋白质等物质合成的前体和氮源提供者,也是肠黏膜和其他迅速增生细胞(免疫细胞)最重要的能量来源,对保持肠道完整性,防止细菌和内毒素易位有保护作用。谷氨酰胺(Glutamine,Gln)是还原型谷胱甘肽(GSH)的前体。还原型谷胱甘肽是细胞内抗氧化防御系统重要组成。长期肠外营养引起的肠黏膜萎缩,肠屏障功能下降,静脉补充 Gln 可以纠正肠黏膜萎缩,恢复小肠绒毛高度。Gln 在维持肠完整性、支持肠相关淋巴组织,抗氧化作用、改善氮平衡方面有重要临床意义。Gln 常用静脉制剂是 Gln-丙氨酸,或 Gln-甘氨酸的二肽形式。

(三)精 氨 酸

条件非必需氨基酸,严重创伤、大手术患者在静脉或肠内营养中强化精氨酸剂量,刺激免疫系统功能,改善免疫防御和免疫调节机制,增强天然杀伤细

胞活性和巨噬细胞吞噬能力,刺激 T 细胞增殖。精氨酸也促进多胺、α-酮戊二酸等肠黏膜滋养因子合成,利于肠黏膜结构完整性,可增加机体氮潴留,有助危重患者氮平衡的改善。过高的精氨酸在代谢过程中会产生过多的一氧化氮及生长激素分泌增加,改变机体炎症反应,影响血流动力学的稳定性,使用时应予关切。

(四)ω-3 多不饱和脂肪酸

人体必需脂肪酸,为多不饱和脂肪酸(PUFA),ω-3 家族的母体脂肪酸是 α-亚麻酸,其植物来源有限,寒水域内鱼类、贝类及鱼油中含有高浓度的 ω-3 多不饱和脂肪酸(ω-3PUFA),可以降低血小板的活化,抗血栓形成,降血压及降低三酰甘油,并具有抑制肿瘤生长作用,具有维持细胞膜正常流动性,免疫调节,增强杀伤细菌能力,改善机体对内毒素的反应,ω-3 脂肪酸主要有廿碳五烯酸(EPA)和廿二碳六烯酸(DHA)。EPA 可减轻炎症反应,DHA 则是细胞膜的重要成分。以大豆油为基础脂肪乳剂(如 Intralipid)富含 ω-6 脂肪酸(亚油酸亦为人体必需脂肪酸),可能有促炎作用及抑制免疫功能,加入鱼油后提高 ω-3 多不饱和脂肪酸所占比例事关免疫刺激和免疫抑制,可以更好地适应危重病患者代谢的需要。

(五)生长激素

临床应用的重组人生长激素(rhGH)是促合成激素,它刺激蛋白质合成是通过类胰岛素样生长因子(IGF-1)介导肝脏和骨骼肌蛋白质分解,增加氨基酸葡萄糖摄取,促进糖原合成,DNA 合成及细胞增殖发挥作用,均有促进蛋白合成,调节免疫,促进伤口愈合,减轻全身炎症反应的作用。特别在低热卡(20 kcal/(kg·d))肠外营养,可显著减轻肝脏负担,蛋白质合成增强,甚至获得正氮平衡。对肠衰竭患者,可起到保护肠屏障,防止细菌易位。危重病患者合理地应用 rhGH 是有益的,应用 rhGH 可致血糖升高,使用时监测血糖。肿瘤患者要慎用,对肿瘤的生长和转移 rhGH 可能有负面效应。

(六)免疫增强型肠内营养

某些特殊营养素如谷氨酰胺、精氨酸、ω-3 多不饱和脂肪酸和核苷酸适当增量后加入到肠内营养制剂,可以改变感染创伤后机体代谢反应,改善免疫状态和氮平衡,降低感染发生,改善预后,此类制剂称之为免疫增强型肠内营养(immune enhancing diets,IEDs)。

(花天放 宋志芳)

参 考 文 献

1 花天放,吴肇光. 全静脉营养对鼠肝损害的实验研究. 中华外科杂志,1982,20(11):667～670

2 中华医学会肠内营养学分会. 住院患者肠外营养支持的适应证(草案). 中国临床营养杂志,2005,13(6):331～335

3 Nisim AA,Allins AD. Enteral nutrition support. Nutrition,2005,21(1):109～112

4 Dickerson RN,Boschert KJ,Kudsk KA,et al. Hypocaloric enteral feeding in critically ill obose patients. Nutrition,2002,18(3):241～246

5 花天放. 围手术期病人的营养支持. 中国实用外科杂志,1995,15(6):339～341

6 花天放. 肠道营养制剂的配方. 第七届全国营养支持学术会议专题报告汇编,2000(南京),p16～18

7 Waitzberg DL,Plopper C,Terra RM,et al. Access routes for nutritional therapy. World J Surg,2000,24(12):1468～1476

8 蔡威译. Sobotka L. 临床营养基础. 第 2 版(M). 上海:复旦大学出版社,2002. 110～124

9 李维勤. 危重病人的特殊营养支持策略. 外科理论与实践,2006,11(1):7～9

10 Beale RJ,Brgg DJ,Bihanri DJ,et al. Immunonutrition in crtically ill, a systematic review of clinical outcome. Crit Care Med,1999,27(12):2799～2805

11 Silk DBA. Formalation of enteral dists. Nutrition,1999,15:626～632

12 Jiang ZM,Wilmore DW,Liu W,et al. Growth factors in clinial practice. World J Surg,2000,24(12):

1514~1518

13　Galban C，Montejo JC，Mesejo A，et al. An immune-enhancing enteral dist reduces mortality rate and episodes of bacteremia in septic intensive care unit patients. Crit Care Med，2000，28(3):643~648

14　Heyland DK，Dhaliwal R，Drover JW，et al. Canadian clinical practice guidelines for nutrition in mechanically ventitated，critical ill patients. JPEN J Parenter Enter-

al Nutr，2003，27(5):355~373

15　Sacks GS，Genton L，Kudsk KA，et al. Controversy of immunonutrition for surgical critical illness patients. Curr Opin Crit Care，2003，9(4):300~305

16　Furet P，Kuhnk S. Fish oil emulsions：What benefits can they bring. JPEn J Parenter Enteral Nutr，2005，27(4):208~215

中　篇

危重病综合救治篇

第 6 章

危重病与急救医学现状与发展趋势
Current and future of critical medicine and emergency medicine

急诊(emergency medicine)、急救、危重病(critical medicine)、ICU(intensive care unit)医学,是近年来逐渐兴起的一门新型、边缘学科,是现代医学的重要组成部分,也是学科交叉最多的综合学科。作为独立学科,世界各国、各地的发展极不平衡。主要问题除了在于政府与医疗主管部门对该学科的重视程度与财力不足有关外,很重要的一点还是对该学科的认识、价值、发展体系与运转模式等问题的认识上,存在很多和很大的分歧。大量临床实践,已经充分体现和证实了该学科存在的价值与必要性,临床实际工作需求量大,不少国家和单位的急诊、急救、危重病、ICU 已经取得了长足的进展,对各种急危重患者的抢救水平与成功率,已经成为衡量医疗水平高低的重要指标,这些均充分显示了该学科的活力。随着社会的进步,医学科学技术的发展和人民生活水平的提高,人们对该学科的发展可能会提出更多的要求。作为从事该学科工作多年的专业人员,探索适合我国国情的急诊与危重病救治模式与体系,努力搞好学科建设,提高学科地位,培养和造就出一批从事急诊、急救、危重病医学事业的专业队伍,从临床医疗的各个环节,提高危重病抢救水平,降低病死率,已成为摆在我们面前的重要课题。

一、关于急诊、急救、危重病的基本概念

按照字面和实际内涵理解,急诊、急救、危重病是不能完全划等号的三个基本概念。

1. 急诊

应该是指所有需要立即诊断或处理的异常临床症状或疾病,但这些症状或疾病并不一定均危及患者生命,诸如发热、腹泻等,虽然需要处理,但并不一定危险。按照这个概念,急诊的范畴主要分两大类,一是普通急诊;二是对生命构成威胁的症状与疾病。

2. 急救

急救是指对所有危及生命临床症状或疾病所采取的相应紧急措施,它的对象包括发生在任何场合或环境下的危重症。急救的对象主要分布在院前与院内两大部分,院前急救实施的范围广,包括各种自然灾害、交通事故、意外伤害和发生在各种公共场所、家庭的疾病;院内急救主要指发生在医院的各种抢救,其中包括急诊抢救室、ICU 和各专科病房、诊疗室等。

3. 危重病

危重病的概念,相对比较窄,是指那些危及生命的疾病和症状。从事危重病医学工作的专业人员,主要任务是对各种危重病患者实施综合救治,从事院前、院内各种急诊抢救和ICU的专业人员,均应属于危重病急救医学专业。

鉴于上述,急诊虽然包括危重病与急救,但并不完全等于危重病与急救,因为在急诊中有相当部分不是危重病,也不需要实施急救措施;危重病一定需要急救,急救的对象也一定是危重病,但这些并不仅仅发生在急诊,院前各个场合和院内的各个科室和诊疗场所都可能发生。因此,从一定意义上说,危重病与急救医学的工作范畴远大于急诊,它完全可以涵盖急诊。分清这些基本概念的目的,是为了更好地划分职责和工作范围。

二、急诊与危重病医学发展史与现状

急诊与危重病不能完全划等号,但发展较早的专业还是急诊专业,危重病医学是继急诊专业发展而后才逐渐兴起的专业。主要是由于经济发达程度的影响,国内外急诊与危重病急救医学事业发展极不平衡,国内远落后于国外,边远贫穷落后地区远落后于沿海经济发达地区。

1. 国外

美国可能是西方发达国家中急诊医学发展最早、最完善的国家,美国急诊医师学会(ACEP)成立于1968年,1979年急诊医学正式被确定为一门独立的专业学科;各医学院校开设了急诊和危重病医学必修科,有专门教材;还设有急诊医师进修学院,负责培养急诊与危重病的专职人员;各类医院均设有急诊科,配备专职的急诊医师;各州下设急诊医疗服务办公室,负责计划和组织对危重病、创伤、灾难等突发事故的急救,提供技术援助,并负责领导、培训和考核急救人员。院前急救网络完善,能从陆地、空中、海上实施紧急救援。

欧美各国,院前急救医学体系完善,但院内急诊医学体系发展不平衡,有急诊医学专业和急诊科编制的医学院校不多。相比较而言,英国的急诊专业医疗机构完善,皇家医学院设置急诊医学专业课程,统一呼救电话号码为"999",急诊室、急救中心实行全科医师制,电脑化管理。法国院前急救工作由以麻醉医生为主的医师负责,统一急救电话号码为"15",急诊患者打来的呼救电话,由值班医生判断病情后决定派何种救护工具到现场抢救。救护车配备有现代化监护和急救设备,现场抢救生命体征稳定后再转送至合适的医院。欧洲的一些国家,如德国,医院不设立急诊科和专职的急诊医师,急诊主要由当班的科室医师承担。由于通讯设备完善,很多专科医师是需要时才临时抽调来的。相对于我国,他们没有如此多的急诊患者。

在亚洲,日本的急救体系完善,急救中心与警察署,消防局,二、三级医疗机构和中心血库联系紧密,急诊患者能很快得到最合适的治疗。

总之,国外的院前急救网络和能力,远高于国内,急救的体系发展得早,相对完善得多,各级政府和组织机构重视程度高,处理各种突发事件的能力强。

此外,国外的ICU发展早而全,各家医院ICU的床位数要占全院床位的10%～20%。ICU的类型主要以专科性为主,设有专职医师、护士与辅助人员,如呼吸机治疗师、药剂师、理疗师、营养技师、心理学医师等。人员的编制也很多,基本上每张ICU床位配有1～2名护理人员,如护士与护工。设施也完善,独立的检验、X线、超声检查、消毒设备等,各种一次性消耗产品种类繁多,开支与消耗大,也是令医疗与保险机构和部门烦心的问题。

2. 国内

与西方发达国家相比,我们国家的急诊与危重病抢救体系,远落后于国外。20世纪50年代中期,我国大中城市开始建立急救站,重点是建立院前急救,以设有抢救设备的救护车为轴心,配备相应的医生和司机。由于抢救设备简陋,随车医生急救水平低,长期以来院前急救的主要作用仅仅是迅速转运伤病员。

院内急诊体系更不完善,长期以来,各种级别与类型的医院,急诊没有独立的科室,急诊附属在门诊部,急诊工作长期依靠各科室医师轮流值班来承担;外科专科主要由各科室病房值班医生承担。医学院没有急诊与危重病专业课程,学生主要通过急诊实习了解和掌握急诊知识。

1980 年 10 月 30 日,卫生部颁发(80)卫医字第 34 号文件"关于加强城市急救工作的意见",1984 年 6 月又发了(84)卫医司字第 36 号文件"关于发布《医院急诊科(室)建设方案(试行)》的通知",推动了我国大中城市急诊医疗体系及综合医院急诊科(室)的建立和发展。目前,绝大多数县以上医院设立了急诊科(室),有独立的专业队伍;很多医院都建立了重症监护病房(intensive care unit,ICU),配备了专职医生与护士,有了一定的专业队伍。全国 80 多个大中型城市有一定规模的急救中心,全国统一急救电话号码为"120"。

中华急诊医学学会成立于 1986 年 12 月,以后陆续分别成立了危重病、中毒、复苏等下属分支机构;在中国病理生理学会中,危重病分会已经成立了十余年;2005 年中华医学学会成立了重症医学分会。国务院学位评定委员会,也批准设立急诊医学硕士与博士研究生点,少数医科大学相继成立了急诊医学教研室,将急诊医学列入医学本科、大专、护理学专业的课程。全国性专业期刊有《中华急诊医学》、《中国急救医学》和《中国危重病急救医学》杂志等。

三、急诊与危重病医学 发展趋势与目标

(一)急诊医疗服务体系组成

急诊医疗服务体系(emergency medical service system,EMSS)分院前急救、院内急救和 ICU,是完成急诊、急救、危重病综合救治的三个主要机构,虽然各自有各自的工作重点,但又相互关联,不可分割。

1. 院前急救

应该是急诊医学的重要组成部分,包括现场和途中急救与转运。最初目击者(first responder)应立即给患者进行必要的初步急救,如清除呼吸道异物或分泌物、止血包扎固定、徒手心肺复苏等,同时通过急救电话向院前急救中心(站)或相关医院和医疗机构紧急呼救,在不间断现场急救同时,等待急救医护人员

到达。现场急救,主要依靠具有初步现场急救知识与技能的公民来完成,如此非医护人员与专业医护人员的救护相结合,对伤病员进行有效的基础生命支持(basic life support,BLS)和基础创伤生命支持(basic traumatic life support,BTLS)。因此,对广大公众进行急救知识和操作的培训、普及急救知识、提高急救能力,是院前急救的重要任务之一。院前急救的现场和途中急救,由经过专业训练的人员承担,目的是支持生命器官的功能,并尽快平稳地将患者送往相关医院进行抢救。院前急救措施及时、得力,能大大提高急诊患者的存活率和治愈率。

当前我国院前急救体系发展不统一,也不平衡。以北京、上海、广州三大主要城市院前急救网络为例,大致分 3 种。

(1)北京:院前急救为独立的医疗机构,负责全市和地区的院前医疗救护,但下设有病房,一部分患者可能滞留在急救中心接受治疗。

(2)上海:院前急救为独立的医疗机构,负责全市和地区的院前医疗救护;下设很多急救站,分布在全区各个点,急救患者的急救也是就近负责;急救中心不设病房,不滞留患者,全部患者按照就近和专业特点,分送至各个医疗机构。

(3)广州:院前急救没有独立的医疗机构,全市各个医院有自己的院前急救机构,多附设在急诊科;获得院前急救相关信息后,各医院急诊科自己派出救护车,将患者就地处理后,不论远近,全部拉回自己的医院进一步救治。

全国大多数城市,院前急救的模式,普遍如同广州的做法。医疗资源缺乏和政府支持力度不够,可能是造成上述现象的主要缘由。

比较起来,上海院前急救目前采取的模式,可能是比较科学和先进的。统一管理的价值在于,能避免运送患者舍近求远,耽误时间,延误病情,造成不良后果;能减少对医疗资源争夺的不良循环;能减轻医院急诊科的压力,以便全力做好院内急救工作;院前急救的专业特点与院内不同,生命器官支持、保护与运送是主要任务,培养这样一支专业队伍所需要的时间和费用,远低于培养在院内从事急诊或危重病的专业人员,全市统一管理可以避免医疗人力资源的浪费;更有利于全市医疗资源统一分配与调度,减少院前急

救机构重复,便于政府统一支持与管理。在现在的基础上,还应当学习西方发达国家,将院前急救扩展和普及至消防、警察、普通民众等;政府投资力度还应当加大,重点是改善设施与装备、完善网络、加强培训与提高担任院前急救专职人员的待遇,以便稳定专业队伍。

2. 院内急诊

医院内的急诊科(室),是 EMSS 体系中最重要的中间环节,也是对医院危重病患者进行急救的第一站。1984 年我国卫生部发布《医院急诊科(室)建设的通知》,使我国目前一般 500 张床位以上的医院都建立了急诊科,有固定编制的医生和护士,配备了相应的急诊设施和急救器材,便利急危重患者的抢救,减少了中间环节。急诊科的应急能力和急救医疗水平,综合反映了一所医院的医疗、管理水平和特色。

急诊的专业特点,决定了工作性质与场所与一般医疗机构完全不同。急诊要 24 小时运作,是医院对外开放的窗口,布局上应是独立或相对独立小区;"急诊"的标志必须醒目、突出,便利于急诊患者寻找;急诊患者就诊应用一定的流程,中间环节要少,保证实施诊治快和准。

(1)急诊预检与分诊:是急诊的第一道流程,通常位于急诊的入口处,一般安排经验丰富的护师担任,负责分诊和挂号工作,并包括对急诊患者进行病情评判、分检和指导就诊,用电话和 BP 机通知有关医生,执行与急诊有关的咨询和联络事宜,甚至可请过去诊病的医生到急诊室协助抢救,寻找无主急诊患者的家属,遇刑事问题时通知公安局或呼叫"110",协助处理临时发生的问题及纠纷,并通知医院有关领导等。

(2)抢救室:大中型医院应按手术室加监护室设备配置,设置 3~6 张抢救床,并设在救护车能直接到达的地方;抢救室应由专职医护人员 24 小时值班,随时迎接救护车送来患者的抢救工作;病情危重、复杂,抢救有困难时,有责任、有权力直接紧急呼叫有关科室医生会诊,共同抢救。

(3)急诊手术室:规模视急诊科与医院手术室的距离,手术室人员编制等因素而定,但必须符合无菌要求,能适应开展各种急诊抢救手术。

(4)急诊诊疗室:通常设内科、外科(普外、神外、

泌尿、胸外、骨科等)、小儿科、妇产科等分科诊疗室,眼科、耳鼻喉科、口腔科应有特殊设备的诊疗室,外科常附设清创室,小儿科有独立急诊接诊区,传染病和肠道急诊均应有隔离区。急诊诊疗室的医生可由专职与各科派值班医生轮流担任相结合,护士应为专职护士。急诊诊疗室设置的多寡,依各医院急诊患者的数量和专业特点而定。中小型医院急诊患者少,只能设置普内和普外统一兼顾。

(5)急诊输液室:主要任务是接受不需要住院或不能被安排住院治疗的患者,大多数医院急诊输液与门诊输液的患者在同一区域,也可以作为入院前或手术前准备的场所。补液室常设有座椅和简易床铺,有专职护士守候,一旦发生异常情况,能及时被发现与救治。

(6)急诊留观室:主要收治两大类患者,一是没有必要安排住院,但病情又需要观察的患者;二是虽然病情需要住院,但因床位紧张而无法安置的患者;这些患者的转归,是出院或收治入院。原则上,观察室的患者,不应当滞留超过 72 小时,留置时间过长,不利于对疾病或病情的进一步诊断与治疗。

(7)急诊监护室(EICU):应该是综合性的、由专职医护人员负责的抢救和治疗单元;收治范畴是所有不能立即直接收入病房的危重病患者,包括因病情重或不稳定不易搬动、诊断不清无法归科、经费不够、无进一步抢救价值等类型的患者。

(8)急诊辅助部门:包括急诊化验、B 超、心电图、放射科、药房和收费处等,应该都是 24 小时开放。有的医院急诊科还附设高压氧舱,主要用于抢救各种气体中毒。

3. ICU

大致分综合与专科 ICU 两种。综合 ICU 在一所医院可以只有一个,负责收治来自全院各个科室的危重病患者,其中也可以包括来自急诊的患者。也可以进一步分为急诊、内科、外科三种,分别收治来自各系统相关科室的危重病患者。专科 ICU 依据专科不同,分心血管内科(CCU)、心胸血管外科、烧伤科、神经外科、神经内科、普外科、骨科、移植科、血液科、呼吸科等。严格意义上讲,ICU 除了各类抢救设施完善外,应有专职医护人员,负责日常诊疗与抢救。

（二）存在的问题与解决办法

与诸多学科相比，急诊与危重病是发展历史最短、涉及面最广、最复杂而困难的学科。我国的急诊与危重病医学事业发展到今天，已经取得了令人瞩目的成绩，但存在问题还很多，亟待不断解决和规范。

1. 院前急救体系力量亟待加强

主要是两个方面：①人员技术水平与应急能力：需要投入人力与物力加强培训与指导，熟练各类抢救技术；②急救设备：如救护车上的急救设施与搬运装备。这些均是做好院前急救的保障。统一化管理，请熟悉业务、精通医疗、有经验的医学顾问定期指导，很有必要。

2. 急诊科运转机制

目前国内各大医院急诊科的运转机制不统一，大致可分为：

（1）急诊内科为主：多数医院的急诊，是以急诊内科为主的运转模式，外科仍由各外科专科承担。急诊内科的医师，采用急诊科专职医师与内科系统轮转医师联合承担的方式。急诊科有自己的留观室、病房、ICU，滞留相当一部分患者。优点是很多无法收治入院的重危患者，不再会被科室之间的推诿，造成得不到及时诊治而延误病情；存在的问题是与相关科室重叠，只能收治专科不需要的病人，否则造成科室之间的矛盾。

（2）急诊内外科为主：少数医院因为负责急诊科的人是外科出身，就乐意在急诊科开展急诊手术，有的甚至还开展择期手术。由于争夺了相当一部分外科患者，侵占了外科的医疗资源，常造成矛盾；加上外科出身的医师不愿意放弃手术，如果不同意在急诊开展手术，就不可能安心留在急诊科工作。这样的运作机制有利有弊，好处是急诊科包揽了医院的全部急诊，可能中间环节会减少，节省时间；缺点是开展急诊手术，急诊科需要配备全套人马；而各外科专科的值班医师，原先相当一部分任务是处理急诊，现在全部被急诊科承担，外科值班医师也就无事可做；这样可能会造成一定程度上的资源浪费；遇上专科性强的手术，如脑外、胸外、骨科等，急诊科的技术力量不足，不

可能从头能开到脚，开不下来，仍需要专科协助。从人员配备与资源管理等角度上分析，这样的配备和运作不是十分合理。况且作为外科医师，只做急诊手术，手术技巧不可能提高，人员也不可能稳定。

（3）急诊科没有专职医师：急诊工作仍依靠各科室医师轮转承担。对一些规模小、急诊患者少的中小型医院，这样的情况普遍，而且也是合理的；但对一些大型综合性医院，急诊患者多，如果还是这样运作，医务人员处理急诊和危重病的能力和水平十分有限，也难以提高，很难应付目前日益激化的医患矛盾，医疗市场也很难维持。

现阶段条件下，最适合我国医疗体制下的急诊科运转模式，应当是以内科为主的专职队伍负责急诊工作。急诊通常不应该滞留患者，急诊医师只负责急诊患者的一期诊疗和抢救，有生命危险的，在抢救室稳定后送至相关科室的 ICU 或综合 ICU；病情不稳定不能转入相关科室的患者，继续留在抢救室由专职人员抢救直至稳定；没有生命危险的普通急诊，经过初步处理后回家、留观或送相关科室住院继续诊疗。急诊科医师实施 8～12 小时负责值班制度，每周工作时间可以少于其他专科 4～8 小时，以鼓励从事急诊专业的专职医护人员，稳定急诊医学专业队伍。

3. ICU 的规模与运作

ICU 是危重病医学最主要和直接的实施场所，ICU 内的各种危重病是实施综合救治的主要对象。目前最适合我国经济发展和医疗需求、经济实惠的模式是以综合 ICU 为主、专科 ICU 为辅的模式，这样更有利于最大限度地应用医院现有的人力与物力，搞好全院的危重病抢救与综合救治。我国与西方发达国家情况不同，各医院的专科水平，无论从质和量的角度分析，均没有达到一定规模，如果成立很多专科ICU，不配备或没有专职人员负责，很多医疗情况依靠护士，如呼吸机设置与调节，这种类型的 ICU，不是真正意义上的 ICU，危重病的抢救和综合救治是无法完成的。如果配备专职力量，因为规模太小，可能会造成人力资源的浪费。从发展的眼光分析，一旦我国综合实力上升，各专科都发展到一定规模，能配备相对充足的专职人员，应该以专科 ICU 为主，这样有利于缩小职责范围，提高适应专科 ICU 需要的技术与

水平。现阶段,国力不强,很多医院的ICU是负债运作,最大限度发挥现有人力与物力在危重病综合救治中的作用,综合ICU可能是最佳的选择。

国内ICU目前存在的主要问题是人力配备不充足,尤其是护理人员不够,医疗护理质量很难提高。不少医疗机构错误地认为ICU是赚钱的部门,买几台监护仪就能称得上是ICU,收费标准定得很高,诊疗与护理水平却远跟不上。这是严重影响ICU发展和开展工作的主要因素。克服错误思想与观念的途径就是认真对待经济效益,将提高危重病抢救成功率作为评价ICU运转体系好坏的重要指标。

4. 急诊与危重病医学的隶属关系与职责范畴不清

急诊与危重病医学(critical care medicine)同作为急诊医学的重要组成部分,是不可能截然分开的。但他们之间的隶属关系和职责范畴,使很多从事这项专科的人员困惑。目前,国内有两种观点。

①认为危重病从属于急诊,是急诊的一部分,因而主张急诊与ICU应该成为一个科室的两个部门。

②认为危重病是一门独立学科,虽然与急诊有关联,但是完全独立的学科,并不主张与急诊科合并。

在目前我国的现有条件下,将急诊与ICU作为一个科室的两个部门,可能更有利于学科发展。因为我们没有足够的专业人员队伍,已经从事急诊与ICU的专业人员,由于需要的知识面广、责任与风险大、待遇低,且付出大于得到,思想多不稳定。急诊与ICU绑在一起,有利于两个科室的共同发展与提高。ICU依靠急诊作为窗口,主动收治患者,克服了ICU作为独立科室、收治患者难的被动局面;急诊依靠ICU,完成对重危患者的后续抢救和治疗,有助于提高危重病抢救的能力与水平。两个科室分开,成为独立的学科,ICU因收治患者被动,学科发展受到限制;急诊科因主要任务是应付普通急诊,抢救危重病的机会少,而且不连贯,急救的技术水平很难提高。理想的急诊与ICU,如果作为一个独立科室,真正意义上应该称为危重病医学科,负责收治来自急诊与全院各个科室的危重病。依靠大量临床实践,培养出来的专业人员能胜任急诊和各专科ICU的工作,国内已经有一些医学院校的附属医院是这样运作和操作的。至于急诊范围内的创伤外科,还是应该依靠相关外科系统的协同处理,急诊内科医师要作好生命器官功能的支持与保护,预防和处理各种并发症。

(三)急诊与危重病医学的发展趋势

现阶段,急诊与危重病医学发展过程中存在的问题是必然和客观的,从长远意义上分析,随着经济发展,人民生活水平提高,重视急诊与危重病是必然的。多学科的协作与综合救治,是提高危重病抢救成功率的关键所在。随着社会人口老龄化,各种介入治疗与手术技术提高,高龄患者接受手术与介入治疗人数增多,临床需要处理各种多学科并发症的机会日益增多,对危重病专业的需求也不断增加。预计在不久的将来,ICU床位的需求还会增加,专业人员一定紧缺。为适应日后的发展需要,重视急诊与ICU人才培养,将有助于应付日益复杂而困难的疾病和医疗市场。

(宋志芳)

参 考 文 献

1 Shoemaker WC, Aryes SM, Grevik A, et al. Textbook of crtical care. 4th Edition, Volume 1, Harcourt Asia W. B. Saunders, 2000, 1~8

2 王一镗. 现代临床急诊医学. 北京:中国医药科技出版社, 2002, 1~30

3 刘大为. 危重病医学. 北京:中国协和科技大学出版社, 2000, 1~4

4 邱海波,周韶霞. 多器官功能障碍综合征现代治疗. 北京:人民军医出版社, 2001, 1~7

第 7 章

心 肺 脑 复 苏
Cardio pulmonary cerebral resuscitation

心肺复苏(cardio-pulmonary resuscitation,CPR)是指对任何原因引起的心搏、呼吸骤停患者的抢救和治疗。骤停即指突然停止,不包括那些原因早已明确、早在预料之中或各种晚期、慢性疾病临终前的心搏、呼吸停止的抢救。换言之,CPR 是指对那些未能预料或原因不明的突然心搏、呼吸停止患者的抢救。

心搏、呼吸骤停患者的复苏成功,并不一定意味着脑复苏的成功。脑是全身耐受缺氧能力最差的器官,尤其是大脑皮层的细胞。脑复苏不成功,患者没有意识或丧失生活自理的能力,即使心肺复苏成功,也没有社会效益或经济效益。因此,人们早已将脑的复苏提到与心肺复苏同等的地位,甚至还高于心肺复苏。与心肺复苏相比,脑的复苏更加困难。临床上有相当多的患者,虽然心肺复苏成功,但终因脑复苏不成功而或迟或早地死于某些并发症,或者长期瘫痪在床没有生命质量和生存的价值。为此,论及或研究心

肺复苏就必然要涉及脑的复苏,单纯的心肺复苏已不存在,随之而来的只能是心肺脑复苏(cardio-pulmonary-cerebral resuscitation,CPCR)。换句话说,CPCR 的目的不仅仅是恢复患者的循环和呼吸功能,必须力争获得脑复苏成功,使患者能恢复生活自理和工作的能力。

迄今,CPR 记载已有 400 年历史,1974~1998 年欧美复苏学会发表过复苏指南。2000 年国际复苏指南,首次由世界各国专家共同参与联合制定;2001 年由中华医学会急诊医学分会复苏组制订了中国心肺复苏指南。大量的临床实践与基础研究结果,对早先的很多观点和做法提出质疑,对一些药物的作用和用量也进行了重新评价和调整,CPCR 抢救成功率在提高。随着研究的深入,CPCR 抢救成功率还将会获得更大的提高。

第 1 节 心搏、呼吸停止病因与诊断

一、病 因

可以引起心搏和呼吸停止的病因很多,有些机制

也很复杂。心搏和呼吸停止可以互为因果,这些虽不是本章的重点,但及时明确心搏和呼吸停止的病因和发病机制,将有助于进一步抢救和处理,也有助于对患者预后的判断。

1. 心搏停止病因

(1)器质性心脏疾患:心脏本身器质性病变是造成心搏停止的最常见病因,如急性心肌梗死、各种类型的心肌炎、心肌病、心包炎、风湿性瓣膜性心脏病、先天性心脏病、肺源性心脏病等。器质性心脏病造成心搏骤停的最常见原因是各种类型的心律失常,如传导阻滞和室速、室颤等,也有心搏突然完全停止。各种原因所致的充血性心力衰竭,包括急性左心衰也是心搏骤停的常见原因。

(2)严重的缺氧或低氧血症:急性呼吸道梗阻,如呼吸道异物、分泌物、咯血、胃肠道返流物等引起的窒息,是最突出的由缺氧或严重低氧血症引起心搏骤停的疾病;其次是各种原因所致的急性肺水肿,如心源性或非心源性、神经源性、肺复张性肺水肿等。严重胸部外伤、自发或张力性气胸、中毒、溺水、呼吸道烧伤等,也可因严重的缺氧或低氧血症造成患者心搏停止。最后,各种急、慢性肺部疾病所致的缺氧,更是心搏骤停的常见原因。

(3)中枢系统疾患:各种原因所致的颅内高压,均可波及循环中枢造成心搏、呼吸停止。常见的有脑出血(外伤性或自发性)、脑膜脑炎、脑脓肿、脑部肿瘤、严重颅脑外伤等。

(4)电解质紊乱所致的心律失常:最典型、最常见的电解质紊乱所致心律失常是低血钾所致的室速、室颤和高血钾所致的心搏停止。此外,低血镁也可能造成同样结果,且多与低血钾并存。

(5)电击伤:电击伤所致的心搏停止,实质上就是电休克,这是电流对心肌直接作用的结果。

(6)神经反射性心搏停止:神经反射性心搏停止多发生在迷走神经张力过高或受刺激的情况下。临床多见于腹部手术时,腹腔脏器受牵拉,腹腔迷走神经节被刺激。气管插管、气管切开、留置胃管时,刺激咽喉部及气管。手法治疗室上性心动过速时,指压眶上和眼球及颈动脉窦。此外,意外情况下过度地惊吓也可以造成反射性地心搏停止。

(7)药物和中毒:多见于药物和中毒物质对心脏传导系统和心肌收缩力直接抑制作用的结果,其后果的严重程度取决于药物和中毒物质对心脏抑制作用的程度。

2. 呼吸停止病因

(1)心搏停止:各种引起心搏停止的病因也是呼吸停止的最常见原因。心搏停止后,脑血供中断,呼吸中枢受抑制,呼吸停止。

(2)药物中毒所致呼吸抑制:许多药物可以通过不同的途径抑制呼吸中枢,最终导致呼吸停止。常见的有巴比妥类、有机磷、麻醉药等。

(3)神经、肌肉系统疾病:神经系统常见于脑血管意外(出血或缺血)、脑外伤、脑炎、脑部手术、癫痫持续状态、颅内高压、脑水肿等;肌肉系统疾病主要见于各种原因造成的高位截瘫、重症肌无力、多发性神经根炎、破伤风、误用肌松剂等。

(4)肺部疾病:各种肺部疾病的晚期是呼吸停止的最常见原因。慢性阻塞性肺部疾病(COPD)晚期出现的呼吸衰竭、支气管哮喘持续状态、急性呼吸窘迫综合征(ARDS)、严重肺炎、胸部外伤及胸部大手术后,均可因病情变化和发展导致呼吸停止。

(5)循环功能紊乱:循环功能障碍,如休克、急性肺水肿(心源性和非心源性)、严重心律失常、心脏大手术后(体外循环)的泵衰竭等,均可通过血流动力学障碍,导致呼吸停止。

(6)电解质紊乱:血浆中某些电解质是维持呼吸肌张力的主要因素,血清钾降低可导致呼吸肌麻痹而造成呼吸停止。周期性麻痹出现呼吸减弱和停止的主要原因,是血清钾降低所致的呼吸肌乏力。

二、心搏、呼吸停止机制

引起心搏和呼吸停止的原因多种。虽然两者间互为因果,最终导致心搏和呼吸停止的机制却大致相同。

1. 直接作用于心搏和呼吸中枢

许多疾病可以直接作用于心搏和呼吸中枢,导致心搏和呼吸停止,其中以中枢系统疾病居多,如脑外伤、脑出血、脑部炎症及各种病因所致的颅内高压。其次,迷走神经反射也是通过抑制心搏和呼吸中枢,导致心搏和呼吸停止。

2. 心肌功能降低

心肌舒缩功能(图 7-1)是维持心搏和呼吸功能的主要因素,心肌舒缩功能下降必然导致心搏和呼吸停止。许多导致心搏和呼吸停止的病因均是通过降低心肌舒缩功能,最终造成心搏和呼吸停止。降低和影响心肌和呼吸肌舒缩功能的环节很多,如中枢性、缺血和缺氧、神经传导、电解质紊乱(高血钾、低血钾、低血镁)等(图 7-2)。

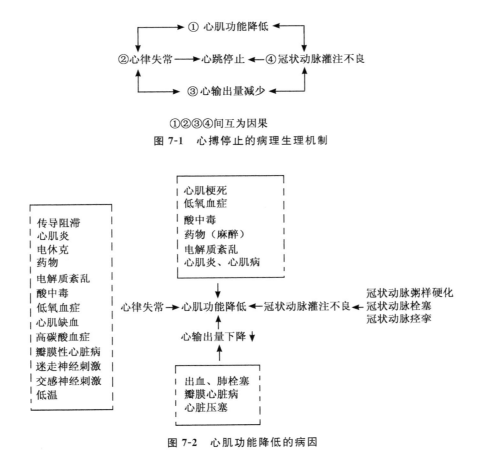

①②③④间互为因果

图 7-1　心搏停止的病理生理机制

图 7-2　心肌功能降低的病因

三、诊　断

实施 CPCR 的前提是明确心搏和(或)呼吸停止,及时确立心搏和呼吸停止的诊断,及时采取一切积极、有效的抢救和治疗措施,将心搏和(或)呼吸停止的时间缩短至最低限度,是 CPCR 成败的关键,尤其是脑复苏。理论上讲,确立心搏、呼吸停止的诊断并不困难,但临床实际运行过程中,却并不一定是件易事。多数情况下,不容易发现的主要原因是意料之外,尤其对一些看似正常的患者;其次是对心搏、呼吸停止的诊断,缺乏必要的知识和常识,如误将心肌的电活动(电-机械分离时产生的慢而宽大畸形的室性自搏)看成是有心搏,而未及时采取有效措施。就心搏、呼吸停止而言,时间就是生命,应该做到,宁可错误诊断,不要轻易延误时机。

1. 心搏停止的诊断

心搏停止的诊断,是建立在心脏机械活动(收缩与舒张)消失的基础上,仅有心肌电活动而无机械活动的心搏,对循环血容量无泵的作用,全身各脏器的血供停止,就是心搏停止。在全身诸脏器中,脑对血供停止的反应最为敏感,故出现症状也最早,主要表现为突然地意识丧失,这是大脑皮层对缺血和缺氧的反映。心搏停止的诊断,正是根据这些原理制定的,以下是心搏停止的具体诊断依据。

(1)心搏停止诊断的主要依据。

①突然意识丧失。

②心音或大动脉(颈动脉、股动脉)搏动消失。

③心搏停止的心电图表现,可以有三种形式,即心室纤维性颤动、室性自主心律或称心肌的电-机械分离(慢而宽大畸形的室性自搏)、心室停搏致心电完全消失而呈一条直线或偶有 P 波。这几种心电图的临床表现均为心搏停止,只有在直接观察心脏或做心电图时方可鉴别。

在上述三条主要诊断依据中,以心电图的诊断最为可靠、确凿,但在临床具体实践过程中,因为缺乏必要的设备,如果均以心电图作为心搏停止的诊断依据,势必会延误时间,丧失最佳抢救时机。为此,为最大限度争取有效时间,一般单凭第二条主要标准,即心音或大动脉(颈动脉、股动脉)搏动消失,就可以实施 CPR 抢救技术。在心音或大动脉搏动消失中,又以大动脉搏动消失为最可取的条件,因为判断心音消失不但需要环境安静,也需要必要的设备,如听诊器等,况且还需要解开衣扣,这些都可能耽误时间。大动脉搏动中,又以扪及颈动脉搏动消失最可取,因为颈动脉搏动容易暴露和扪及,不需要解衣裤,不受体位的影响等。至于第一条主要标准中的突然意识丧失,也很重要,几乎所有心搏停止的患者,均必然具备意识丧失。但由于意识丧失不仅仅由心搏停止造成,脑出血、脑外伤和脑部炎症等原发性脑部疾病均可能因颅高压或其他因素等,造成意识丧失。因此,一旦发现患者出现意识丧失,就必须要考虑到有发生心搏停止的可能,必要时也可先采取一定的 CPCR 措施,如叩击心前区、胸外按压等,然后再继续寻找第二、三条指标。这样做的结果,可在很大程度和范围内减少对心搏停止的误诊,并为 CPCR 赢得时间,为后期复苏的成功奠定基础,创造相对有利条件。

(2)心搏停止诊断的次要依据。

①双侧瞳孔散大、固定、对光反射消失。

②自主呼吸完全消失、停止,或在短时间内呈叹息或点头状呼吸,以后迅速消失。

③口唇、甲床和四肢末梢发绀。

心搏停止诊断的次要依据,是告诫临床医务人员发现上述情况,应警惕和考虑是否已发生或即将发生心搏停止。有学者提及心搏停止诊断的五无,即无神志、无心音、无动脉搏动、无瞳孔对光反射、无呼吸,其实这五无对心搏停止的诊断并不十分确切。因为在心搏停止的早期,自主呼吸并不一定立即消失,多数情况下表现为叹息或点头状呼吸,以后才迅速消失。但在此阶段,就应考虑到有心搏停止的可能。

心搏停止诊断必须迅速果断,首先检查意识是否消失,然后再触摸颈动脉或股动脉是否有搏动。确定动脉搏动的位置要准确,对可疑患者不要犹豫,不要用听诊器反复听心脏或等待专家指导、请求心电图检查,而应立即心脏按压。CPR 为心跳停止的有效抢救措施,一经诊断,须立即实施,任何时间耽误都将严重影响患者的预后。

通常,心搏停止的时间,是指从心搏停止到开始施行有效心脏按压的时间。实施 CPR 时,尽可能准确地计算心搏停止时间,对判断 CPR 疗效和脑复苏的成功率很有价值。但是,CPR 过程中,断断续续的心搏恢复或停止,均应算入心搏停止的时间。因为有效人工心脏按压或起搏产生的人工循环,虽然有助于脏器(包括脑组织)的血供,但因疗效不确切,如果将这部分时间从实际心搏停止时间中扣除,有可能会造成低估病情的严重程度。因此,为了令医护人员和家属对病情和预后的严重程度有足够的认识,还是待自主循环(心搏)完全恢复后才做有效心脏按压时间计算为妥。

总之,心搏停止诊断必须迅速果断,首先检查意识是否消失,然后再触摸颈或股动脉是否有搏动。确定动脉搏动的位置要准确,对可疑患者不要犹豫,不要用听诊器反复听心脏或等待专家指导、请求心电图检查,而应立即心脏按压。CPR 为心跳停止的有效抢救措施,一经诊断,须立即实施,任何时间耽误都将严重影响患者的预后。

2. 呼吸停止的诊断

呼吸停止的诊断较心搏停止简单,原因是呼吸动作凭肉眼即可确立。临床上,一般单凭肉眼观察到呼吸动作消失,就可诊断呼吸停止。有时,呼吸停止所致的呼吸动作消失需与患者有意或无意的屏气相鉴别,如癔症或癫痫发作时的呼吸暂停等。一般情况下,屏气所致的呼吸动作消失不会造成心搏停止,而各种不同疾病或病因导致的呼吸停止,往往均会导致心搏停止。

第 2 节　心肺复苏

通常,心肺复苏(CPR)由三部分组成,即基础生命维持(basic life support,BLS)、进一步或高级生命支持(advance life support,ALS)、持续生命支持(persistent life support,PLS),分别称一、二、三期复苏。其中三期复苏主要指脑复苏,也包括各种复苏后并发症的预防和处理、内环境稳定的维持和调节等。

一、基础生命维持

一期复苏目的是通过人工心脏按压和人工呼吸,建立有效人工循环,保证脑细胞的氧供应是 CPCR 中十分关键的部分。BLS 及时、有效,二、三期复苏成功率会显著提高,有时甚至可以不需要三期复苏。CPCR 过程中,常出现的脑功能障碍最突出的临床表现是意识障碍,依据程度和持续时间不同,分昏迷、醒状昏迷或植物状态(分短时间和持续或永久性、脑死亡等),这些均是缺血、缺氧造成脑细胞不可逆性损伤的结果。在所有脑细胞中,大脑皮层细胞耐受缺血、缺氧的能力最差,时间最短,通常心搏和呼吸停止 3～5 分钟,就可以造成不可逆性损伤。心搏、呼吸停止前已经有缺血、缺氧患者,皮层细胞耐受缺血、缺氧的时间更短,有时不足 3～5 分钟或未发生真正意义上的心搏停止,也可能造成不可逆性的脑功能障碍。CPR 基本原则是时间和效果,目的就在于防止这种不可逆性脑细胞受损或死亡的发生,以求心肺复苏成功后的脑复苏也获得成功。

(一)基本步骤

一旦确诊心搏和(或)呼吸停止,就应该毫不迟疑地实施 BLS。BLS 主要由 ABC 步骤组成。

1. A (airway)

即开放气道和保持呼吸道通畅,其中包括将头部充分后仰,并抬起下颌,以避免舌根后坠和分泌物或异物下流阻塞呼吸道;清除口腔和气道内各种分泌物或异物,如血液、呕吐物、松动牙齿等;必要时还需要放置通气道、口含管等,以利于清除口腔和呼吸道分泌物,保持呼吸道通畅。

2. B(breathing)

即人工呼吸。最简便的方法是口对口、口对鼻、口对口含管或气管导管等的人工呼吸,其次是加压面罩给氧和人工呼吸。由于这些方法的临床疗效均不确切或肯定,倘若条件允许,应尽快建立人工气道,如经口或经鼻气管插管,并通过手捏皮球的简易呼吸器或复苏器等进行人工呼吸,呼吸频率以 16～20 次/分为妥。

3. C(circulation)

即指建立有效人工循环。可以实施的方法和途径很多,临床可以依据发生心搏和(或)呼吸停止的时间、地点、患者的具体病情或状况、当时的抢救条件和设施等,做相应的选择。

(1)叩击心前区:具体做法是单手握拳后叩击心前区(胸骨中下 1/3 交界处),力量适中,避免左右偏斜,减少损伤。此法很重要,对某些心律失常导致的心搏停止十分有效。至于是否需要作为常规操作,目前尚无统一认识。

(2)胸外心脏按压:是传统而经典的技术操作,通常尽量将患者置于硬木板或平地上,平卧并抽去枕头,抢救或操作者应立于或跪于患者右边胸侧,双手重叠,左手在下或右手在上均可,以掌根部垂直按压患者胸骨中下 1/3 交界处。按压时,双肘伸直,利用身体上身的重量,有节奏地下压,一般以下压 3～4cm、80～100 次/分为妥。操作时,动作应轻柔、稳妥,以免损伤肋骨,造成肋骨骨折或继之损伤胸膜及肺组织。

(3)开胸心脏按压:由于技术操作复杂、专业性强,对患者损伤大、并发症多,临床难以普及。目前仍多应用在开胸手术中、后或其他部位手术过程中发生

意外的情况下,胸部创伤时也可以应用。也有主张将开胸心脏按压的指证制订为:

①胸外心脏按压不能获得成功或不适宜使用者,如心脏填塞与胸部外伤等。

②胸外心脏按压不能产生或维持满意的人工循环,即一期复苏失败时可以尝试。

(二)注意事项

围绕CPR中基本步骤ABC,人们已经做了大量实践和研究,很多传统的观点在接受挑战。目前基本统一的认识如下。

1. 关于 ABC 步骤的顺序

多年来,围绕 ABC 步骤先后顺序,争论很多,一度十分强调ABC。现在看来,在临床具体实践过程中,由于C指的有效心脏胸外心脏按压操作简便,不需要任何仪器与设备,也基本不受抢救条件和地点的限制,任何人都可以实施,包括非医务人员,所以真正临床可能还是实施CAB步骤顺序为多,也很客观和实用。尤其是对由于心脏疾患造成的心搏停止,就更显得十分必要。因为少数单纯心源性心搏停止,可能不需要AB步骤就可能获得抢救成功。此外,已经有研究表明,仅依靠心脏胸外按压的操作,就可能带来潮气量的改变,起到人工呼吸的作用,但前提是必须要保持呼吸道通畅。因此,目前已经不十分强调ABC或CAB步骤的顺序。

2. 关于人工胸外心脏按压与人工呼吸的比例

按照以往CPR的要求,人工胸外心脏按压必须与人工呼吸同时或交替进行,两者的比例或顺序,依据操作者的人数不同而异,通常一人复苏时,要求每按压心脏15~30次后,深吸气后给患者吹气或做人工呼吸2~3次,有机械通气时例外。两人复苏时,一人做人工呼吸,一人心脏按压,二者的比例为1:5,即每做一次人工呼吸期间,应按压心脏5次。有研究发现,冠脉压随按压次数增加而递增,中断心脏按压后,再次按压的人工循环远不如持续心脏按压效果好。因此,目前主张,无论一人复苏或两人复苏,均要求按照15:2的比例,即连续心脏胸外按压15~30次后,做2~3次人工呼吸,近来还有提出15:2~4等。总之,均不主张停止心脏胸外按压时间过久,连续按压时,冠脉灌注压高,并以此来保障或提高人工心脏胸外按压的临床疗效。

3. 关于口对口呼吸

西方发达国家调查显示,多数人不愿意为不相识的人进行口对口人工呼吸,主要顾忌艾滋病或其他疾病的传染。鉴于有研究证实,人工心脏胸外按压同样能产生一定的潮气量,能起到人工呼吸的作用,故目前对口对口人工呼吸已不作要求。结合我国的国情,口对口呼吸仍不失为一种快捷、简便、有效的人工通气方法。

4. 胸外心脏按压频率

以往要求80~100次/分均可,现在主张和强调胸外心脏按压的频率应适当增快,一般至少100次/分,以提高冠状动脉的血流灌注。

二、进一步或高级生命支持

又称二期复苏,是自动心搏恢复后的维持阶段。BLS完成后,ALS将是巩固BLS疗效的进一步必要措施,CPR成功与否与两者均有关。

(一)呼吸功能维持

呼吸功能维持旨在保证机体充分的氧供,纠正缺氧和二氧化碳潴留,维持各脏器功能。

1. 呼吸中枢兴奋剂使用

以往在人工呼吸机应用尚不普遍的情况下,呼吸中枢兴奋剂(尼可刹米、洛贝林、利他林)反复或持续静脉注射似乎是呼吸功能维持的主要手段。目前,在人工呼吸机应用日益普及的情况下,呼吸中枢兴奋剂已显得并不十分重要,有时甚至可以说完全被人工呼吸机所替代,各种类型呼吸兴奋剂仅在缺乏人工呼吸机设备的条件下采用。一旦应用人工呼吸机,所有呼吸中枢兴奋剂均应撤除。即使对中枢性呼吸衰竭的患者,在有人工呼吸机的情况下,呼吸中枢兴奋剂也未必一定得使用。人工呼吸机完全可以替代呼吸中枢维持正常的呼吸功能。只要脑细胞氧合充分,中枢性呼吸衰竭的病因可以去除,呼吸中枢的功能自然可以恢复。呼吸中枢功能不恢复的原因,多为主管呼吸中枢功能的脑细胞已发生不可逆性的损伤。此时,即使再用呼吸中枢兴奋剂,可能对呼吸中枢功能脑细胞的功能恢复也无济于事。大量应用呼吸中枢兴奋剂的弊端是呼吸做功增加,氧耗增加,有时还可能引起惊厥和抽搐。

2. 机械通气使用

借助机械装置——呼吸机维持呼吸功能已成为 CPR 过程中的必须。原则上讲,对 CPCR 患者,心功能恢复或稳定,并不是撤除呼吸机使用的指征。CPCR 后,意识恢复很重要,意识恢复前应充分保障氧供,减少氧供不足导致的脑功能障碍。

3. 人工气道保留

在 CPCR 过程中,人工气道保留对呼吸功能维持至关重要,呼吸功能维持又是保障循环功能的重要措施。通常在意识障碍未恢复前,即便撤除了机械通气,人工气道也应当保留,避免意识障碍不能主动咳嗽、排痰导致的呼吸功能障碍和下呼吸道感染,阻断缺氧作为 MODS 的诱发因素,减少各种并发症,提高 CPCR 抢救成功率。

(二)循环功能维持

循环功能维持依赖于三个环节,即心脏复跳(机械收缩)、有效心搏量、动脉灌注血压,是 CPR 的主要内容,目前主要依赖心脏电和药物治疗的合理使用。

1. 心脏复跳和维持

需按照心搏停止时心肌电活动的类型,选择相应的电和药物治疗。

(1)心脏电治疗:同样依据心肌电活动的类型,选择电除颤、电复律、电起搏等相应的电治疗。按照目前的观点,心脏电治疗是首选,除非条件不允许,否则一定在药物治疗之前,理由是电治疗疗效迅速、确切、副作用小。所有的心脏电治疗,均按照电极的位置,分胸内(心内)或胸外(心外),胸内(心内)疗效确切,但技术操作复杂;胸外(心外)疗效不确切,但操作简便,临床应用普遍。

①电除颤:主要适用于心电图提示心室纤颤的患者,多选用胸外除颤法(开胸心脏按压者除外),电能条件成人 200～360 J,小儿 2 J/kg。电除颤效果不好时,视心室纤颤的类型,选用肾上腺素静脉注射,将细颤变为粗颤,再重复电除颤,多能取得满意疗效。主张早期除颤的理由是引起心搏骤停最常见的致命心律失常是室颤(VF),约占 80%。目前并不推广盲目除颤,自动除颤仪器上有心律显示与分析,除颤前应常规行 EKG 检查。

②电复律:主要适用于室速和房颤,推荐能量是 100～200 J,房扑和阵发性室上速所需能量更低,50～100 J;同步电复律指电复律时,电流与 QRS 波群相同步,从而减少诱发室颤的可能性;如果电复律时正好处在心动周期的相对不应期,则可能形成室颤,后者应用非同步模式。

③电起搏:分临时和永久心脏起搏,CPCR 中多数是临时起搏。主要指征是完全性传导阻滞所致心搏停止,心率较慢的室性自主律,室速、室颤等经药物治疗无效;室上速,房颤或房扑经药物治疗无效。心内膜心脏起搏较胸外起搏有效,但操作相对复杂,后者操作简便,易于普及。能量一般为 40～80 mA。

(2)心脏药物治疗:以往曾主张三联(肾上腺素、去甲肾上腺素、异丙肾上腺素各 1 mg)或四联(三联+阿托品)直接静脉或心内注射。多年的临床实践经验已表明,CPR 中肾上腺素(1 mg)直接、快速、反复静脉注射足以替代以往的三联或四联。一旦心脏复跳后,再选择适当的药物维持。可以用于心脏药物治疗的药物很多。

①肾上腺素:是 CPR 最主要的药物,有强有力的 β 和 α 受体兴奋作用,通常选择直接静脉注射,首次 0.5～1 mg,以后逐渐递增,大剂量是 5～10 mg/次 (0.1～0.2 mg/kg)。关于肾上腺素应用,争论的焦点不在于其在 CPR 中的作用,而在于给药的途径与剂量。心脏停搏时的给药途径一直有争论,目前已不主张采用心内注射,原因是并发症多(心肌、冠状血管或肺的损伤),疗效也未必能获得提高,故一般仍主张首选中央大静脉快速推注,如锁骨下静脉、颈内静脉、股静脉等。此处给药后,能迅速抵达中央循环,药物推注后作用发生快、奏效早,尤其是事先已有深静脉置管的患者更为简便。对事先没有深静脉置管的患者,

目前也不主张心内注射,而仍应首选外周静脉快速推注,这样容易操作,且不需中断 CPR。至于气管内给药,应用剂量是通常剂量的 5～10 倍,用生理盐水或蒸馏水稀释(5～10 ml)后,经气管导管内注入,能获得可靠疗效。至于剂量,有研究表明,应用大剂量肾上腺素剂量(5～10 mg/次)并不能改善长期生存率和神经系统的预后,却可能带来复苏后中毒性高肾上腺素状态、心律失常、肺内分流增加、复苏后心功能不全、病死率增加等副作用,甚至对脑细胞还有直接毒性作用。目前主张的剂量是 1 mg(V)$^{3'}$—3 mg(V)$^{5'}$—5 mg(V),奇数递增法静脉注射,必要时肾上腺素 1-10 加入补液中持续静脉滴注或推注。我们主张肾上腺素 1—3—5—10 mg$^{3'～5'}$ 静脉注射,直至心搏恢复,有时能取得良好临床疗效。

②异丙肾上腺素:同样是有强有力的 β 和 α 受体兴奋剂,但均不如肾上腺素作用强,优点是对 α 受体的兴奋作用不如肾上腺素强,主要适用于心搏停止前和复苏后各种原因造成的心动过缓,常用 1～5 mg 加入液体中持续静脉滴注,目标是将心率维持在 60～80 次/分即可,能提高平均动脉压、增加冠脉灌注压和心肌耗氧,仅用于心动过缓的患者。

③去甲肾上腺素:是强有力的 α 受体兴奋药,血管收缩作用强,主要适用于外围血管阻力降低的患者,CPR 中几乎很少应用。

④阿托品或山莨菪碱:可使窦房结和房室结的自律性和传导性增加,用于窦性心动过缓、房室传导阻滞、室性心脏停搏等,还能改善微循环,通常阿托品 1 mg 或山莨菪碱 20 mg 静脉注射。

2. 有效心搏量维持

自主心搏恢复后,有效心搏量是保障心脏冠脉灌注和全身脏器血液供应的主要因素。影响复苏后有效心搏量的主要因素是心律失常,控制和治疗心律失常的电治疗如前所述,这里主要介绍药物治疗。

(1)利多卡因:是 CPR 中应用最普遍的抗心律失常药物,首选 1～2 mg/kg 静注,然后持续静脉滴注(1～4 mg/min),适应于室性异位心律(室速、室颤、频发室早)的预防和治疗。优点是起效快、好,副作用小。但近年发现,利多卡因有抑制心脏自主心律和负性心肌收缩力作用,在部分患者身上显得尤其明显,以至于发生心搏经肾上腺素注射后恢复,可能表现为室速,利多卡因静脉注射后,心搏完全消失,并成为一条直线,再注射肾上腺素后又成为室速,但再注射利多卡因又成为一条直线。为此,利多卡因的作用和价值受到质疑。

(2)乙胺碘呋酮(胺碘酮):是继利多卡因后最受欢迎的抗心律失常药物,优点是不但对室性异位心律(室速、频发室早)有效,而且对房性异位心律(房速、房颤、频发房早、室上速)也有效,更重要的是抑制心脏自主心律和负性心肌收缩力作用远较利多卡因弱。2000 年国际 CPCR 指南将胺碘酮的价值甚至提到了利多卡因之上,但仍主张首选利多卡因,疗效不佳时再选择胺碘酮。常用剂量是 75～150 mg 稀释后静脉注射,必要时 100～900 mg 稀释后持续静脉滴注。

(3)多巴酚丁胺:是强有力的 β 肾上腺素能受体激动剂,对心肌有增加正性收缩力作用,CPR 过程中常规使用,推荐剂量 200～400 mg 稀释后静脉注射或 200～300 mg 不稀释静脉注射泵控制后注射。

(4)其他药物:如普鲁卡因酰胺、溴苄胺等,目前已几乎很少应用。有窦性心动过速、室上性心动过速或心衰症状明显时,可选用西地兰(0.2～0.4 mg/次)静脉注射,美西律、普罗帕酮等也可以选用,但应注意避免这些药物的负性心肌收缩力作用。

3. 有效动脉灌注血压的维持

动脉血压主要受三个因素影响,即有效心输出量、血容量、周围血管阻力,维持有效动脉灌注血压应从这三方面着手。其中有效心输出量(心肌功能)依靠应用抗心律失常药、β 受体兴奋药、洋地黄、扩冠药等;有效血容量依靠补充血容量(胶体和晶体);外周血管张力依靠血管活性药物(α 受体兴奋),如阿拉明、甲氧胺、新福林、恢压敏、去甲肾上腺素等。

(1)多巴胺:目前是应用最多的血管活性药物,适用于自主循环恢复后出现的症状性心动过缓和低血压,推荐剂量是 200～400 mg 稀释后静脉注射或 200～300 mg 不稀释静脉注射泵控制后注射。多与多巴酚丁胺合用,多巴胺与多巴酚丁胺各 300 mg 配制成 60 ml 液体,注射泵控制,以 1～20 ml/h 速度静脉输注,目标是将动脉血压(收缩压)维持在 80～100 mmHg 即可,有高血压的患者,适当提高动脉血压(收缩压)目标至 120 mmHg 即可。

(2)阿拉明(重酒石酸间羟胺):也是 CPCR 过程中用于维持动脉血压的常用药物,20～40 mg 加入多巴胺和多巴酚丁胺混合液体中静脉输注,不但有提高外周血管张力的作用,也有提高心率和增加心肌收缩力的作用。

(3)其他 α 受体兴奋药:最有代表性的药物是去甲肾上腺素等,提高外周血管张力的作用受到重视,在高排低阻型脓毒血症性休克中的作用尤为突出,CPCR 中应用的报道不多,值得探讨。

(三)维持的内环境稳定

内环境包括的内容很多,水、电解质、酸碱平衡、血糖、血浆渗透压等是维持内环境稳定的五大要素。CPCR 时,有时患者心搏、呼吸停止的原因就是电解质紊乱,如低钾造成的心律失常(室早、室速、室颤),高钾引起的传导阻滞和心搏骤停,及时纠正电解质紊乱有助于 CPCR 获得成功,尤其是纠正低血钾和控制高血钾。血电解质水平与酸碱平衡关系密切,与血糖也有一定关系,纠正电解质紊乱的同时,还得注意葡萄糖及胰岛素的补充等。

1. 纠正酸中毒

心搏、呼吸停止后,由于缺氧,多存在不同程度的代谢性酸中毒,及时补充碳酸氢钠($NaHCO_3$)纠正代谢性酸中毒十分必要。补充 $NaHCO_3$ 的量主要依据动脉血气分析结果,少量、分次输注是原则;也可以按照公式计算后分次补充。

需要补充 5%$NaHCO_3$(mmol)=

$$\frac{体重(kg)\times 碱缺少(mmol)}{5}$$

或者需要补充 5%$NaHCO_3$(mmol)=

$$\frac{体重(kg)\times 心跳停止时间(min)}{10}$$

(5%$NaHCO_3$,1 ml=0.6 mmol,1.66 ml=1 mmol)

2. 纠正电解质紊乱

酸碱平衡与电解质紊乱关系密切,除了补充碳酸氢钠纠正酸中毒外,维持和纠正电解质紊乱也是维持酸碱平衡的很好方法,尤其是当 CPCR 应用脱水剂过程中,相应补充的电解质十分重要。鉴于血清电解质

水平受酸碱平衡影响,在分析和评判血清电解质水平时,一定要结合酸碱平衡状况。如酸中毒状态下,血钾升高或者偏高可能仅仅是个假象,一旦酸中毒纠正,细胞内外离子交换,血钾水平很快就可能降低,如果不及时发现和纠正,就可能因电解质紊乱造成心律失常,再次发生心搏骤停,给 CPCR 带来更大的困难。另外,CPR 时,有时患者心搏、呼吸停止的原因就是电解质紊乱,如低钾造成的心律失常(室颤、室早、室速)、高钾引起的心搏骤停、低钾造成的呼吸肌麻痹。因此,及时纠正电解质紊乱有助于 CPR 的成功,尤其是纠正低血钾和控制高血钾。此外,镁、钙、钠、葡萄糖和胰岛素均与钾的代谢有关,纠正低血钾和控制高血钾的同时也得注意镁、钙、钠、葡萄糖及胰岛素的补充。

3. 控制血糖

危重病患者本身血糖变化就很大,CPCR 患者由于涉及到中枢性的调节机制,血糖异常升高非常常见。疾病状况下,机体对胰岛素反应存在的个体差异大,外源性胰岛素补充的临床疗效很难估计,适时监测血糖十分重要。大量临床实践证明,血糖高,并不可怕,血糖异常降低导致的不可逆性脑功能损害是最严重的并发症。因此,补充外源性胰岛素的量和速度应该严格控制,原则上是在严密监测血糖变化的同时,不断调整胰岛素用量。通常胰岛素与糖的比例可以从 1:4 开始,血糖升高时 1:3、1:2、1:1,血糖降低后调整至 1:5、1:6、1:7 等,血糖异常升高时,可以以 1～6 U/h 速度补充胰岛素,但一定要经常监测血糖变化,一旦血糖降低至 10 mmol/L,就要谨慎,严防血糖继续下降。危重病患者,引起血糖升高和降低的因素不断改变,仅凭借临床观察与分析,有时很难预测血糖水平,惟一的选择只能是在严密监测血糖变化基础上不断调整静脉补充胰岛素的用量和速度。

4. 血浆渗透压

影响血浆渗透压的因素很多,最主要的影响因素是血钠、血糖与尿素氮。对肾功能正常的患者,维持血钠与血糖正常,就是维持血浆渗透压的最好方法。由于临床监测血浆渗透压并不普遍,通常还是通过血钠与血糖计算血浆渗透压。CPCR 中,由于中枢性调

节机制的参与,患者出现高渗血症的状态很多。有学者认为,难以纠正的高渗血症,常预示后果不良,可能与脑功能障碍的中枢性调节机制有关。调整和维持血浆渗透压正常的方法,除了治疗原发病外,控制血糖与血钠水平非常重要。依靠外源性胰岛素,血糖相对容易控制,血钠控制困难较大,顽固性高钠血症多预示脑功能障碍严重,治疗的根本办法可能还取决于原发病的治疗。

总之,维持和调整内环境稳定是十分细致的临床工作,影响的因素多,造成和带来的后果严重,是危重病医学不能忽视的环节。虽然调节机制复杂,很多原理还不十分明确,但及时预见与处理是惟一的选择。CPCR过程中,内环境稳定的维持和调整更显得至关重要,也有一定的难度,做好这项工作的前提就是严密监测下的相应处理。

三、持续生命支持

属于三期复苏,主要是在循环、呼吸继续维持前提下的脑复苏和其他胃肠、肝、肾脏功能不全和各种复苏后并发症的预防和处理,在本书相关章节已有介绍,不赘述。

四、心肺复苏的注意事项

1. 五不要

(1)对可疑患者不要犹豫,不要用听诊器反复听心脏或等待专家指导、请求心电图检查,而应立即心脏按压。

(2)不要单独依靠瞳孔来作为心跳骤停的征象。

(3)不要急于把患者由床上移到地板上。

(4)不要中断心脏按压过久,即在按压过程中,为试图恢复心跳而必须进行某些操作时,不要超过进行这些操作所必须的绝对时间。

(5)不要混淆心脏的电活动和机械活动。

2. 误吸的预防和处理

CPR过程中,原发病所致的胃内压增加、恶心、呕吐和人工呼吸、胸外心脏按压所致的胃肠道消化液返流后误吸是最常见的并发症,其后果相当严重。早期可直接因窒息导致心肺复苏失败,患者死亡,尤其在人工气道尚未建立前,误入呼吸道的消化液无法被及时吸出,有时即使已建立了人工气道,但因呕吐物为固体(脱落的牙齿)或因呕吐物黏稠(尚未来得及消化的米饭、瓜果和蔬菜),一时仍无法被吸出。后期可因胃肠消化液化学性损伤继发感染,并发肺炎、肺不张或肺脓肿等,为心肺复苏的后期处理增加困难。因此,误吸的预防和处理十分重要。

(1)预防:误吸的预防较处理更为重要,因为误吸所造成的后果有时是无法挽救的。

①实施ABC一期复苏措施前,首先应及时并迅速、彻底地清除口、咽部异物或分泌物。

②迅速进行气管内插管,并及时将气囊充气,密闭气道,以免口、咽部异物或分泌物再误入气道。

③及时留置胃管进行胃肠减压或抽吸。

④正确掌握胸外心脏按压的部位,以免按压到过于膨隆的胃体部,诱发胃肠道消化液返流,造成误吸。

⑤在面罩或口对口、口对鼻人工呼吸时,同时按压上腹部,防止气体进入胃内,引起胃内压增高而致返流。

(2)处理:误吸的处理难易不等,充分吸引是最关键的措施,吸引的效果取决于误吸入气道物质的性质和患者的咳嗽能力。误吸入较下呼吸气道(叶、段以下)的物质,吸引的管道很难抵达,吸引的效果很难发挥,主要靠患者的咳嗽力量将误吸的物质排出;误吸的固态物质也很难靠吸引器或吸引管道吸出,强有力地拍背或震动有助于将误吸的固态物质咳出;误吸的液态物质相对容易被吸出或排出,后期治疗的主要是感染的预防和控制。

(3)脏器损伤的预防和处理:CPCR过程中,脏器损伤常有发生,原因是多方面的,如患者的年龄大、骨质脆和胸外心脏按压的部位不当或用力过猛常造成肋骨骨折,肋骨骨折严重时可因断端刺伤胸膜或血管,造成气胸或血气胸;心内注射、心脏按压、机械通气也均可造成胸膜和肺的损伤,引起气胸。心脏电除颤和复律的过程中,可因电流过高或保护措施不得力,发生心脏灼伤。预防和处理脏器损伤的原则是动作轻柔、稳、准和及时发现,及时采取相应的处理措施。

五、心肺复苏的疗效评价

CPR疗效评价十分重要，一期与二期复苏过程中，有效的指标很多，但成功的标准至今尚未统一。我们依据大量临床实践，总结归纳如下，供同道借鉴。

（一）一期复苏疗效评价

1. 有效指征

（1）有大动脉搏动：评价有效胸外心脏按压的标准，是每按压一次，大动脉出现搏动。

（2）心电图图形满意：每一次胸外按压时，大动脉搏动出现，心电图应显示出比较满意的QRS图形。

（3）脑活动征象出现：随有效心脏搏动产生，脑功能损害不严重的患者，可能出现相应的脑活动征象，如瞳孔缩小、睫毛反射出现、肌张力良好（咀嚼肌，四肢肌肉）、有挣扎动作、自主呼吸恢复等，这些均提示脑血流可能恢复。

2. 无效征象

（1）无按压的大动脉搏动：每次胸外按压同时，大动脉无搏动，提示心脏按压无效。

（2）心电图表现不满意：每次胸外按压时，心电图未出现相应的QRS图形。

（3）无脑活动征象：心脏按压无效，大动脉无搏动，脑组织也不可能得到血液灌注，脑功能活动的征象不会出现。

3. 成功标准

无论自主呼吸与意识障碍是否恢复或改善，有效心脏搏动存在，即便在血管活性药物支持或维持下，血流动力学稳定持续≥2h，就可以被判断为一期复苏成功。反之，则为失败。

（二）二期复苏疗效评价

二期复苏的目的，是进一步巩固和维持已经恢复的自主循环。

1. 有效指征（自动心跳恢复的征象）

（1）有自动出现的心脏波动和动脉脉搏。

（2）心电图图形满意。

（3）面色好转或改善，口唇红润。

（4）意识和神经状况可能迅速改善，甚至可以完全恢复清醒。

2. 无效指征（没有心跳的指征）

（1）心脏波动和动脉搏动消失。

（2）心电图呈直线和室性自主心律。

（3）面部青紫，口唇发绀，四肢厥冷。

（4）神经状况进一步恶化：有反应的瞳孔扩大，眼球偏斜，呼吸恶化，肌张力下降。

3. 二期复苏成功标准

无论自主呼吸与意识障碍是否恢复或改善，有效心脏搏动存在，即便在血管活性药物支持或维持下，血流动力学稳定持续≥24h，就可以被判定为二期复苏成功。反之，则为失败。

（三）三期复苏疗效评价

三期复苏主要指脑复苏疗效判断，主要依据脑功能恢复的状况，前提是一定是建立在一、二期复苏成功的基础上。由于脑组织中，大脑皮层细胞耐受缺氧、缺血的能力最差，大脑皮层主管人的意识状况。CPCR中，只要皮层细胞功能恢复，其他皮层下细胞的功能一般均可以恢复。因此，脑复苏的效果主要依据意识状况恢复的程度。由于各种影响因素不同，效果可能截然不同。目前尚未见有判断脑复苏成功与否的具体标准，也尚未见有对不同脑复苏效果的具体分类或分级的标准。我们将临床所见的病例，提出以下判断脑复苏成功与否的具体标准。

1. 脑复苏成功

一、二期复苏成功后，只要患者意识状况恢复，有指令性行为，就可以判断为脑复苏成功。依据意识状况和其他脑功能恢复程度不同，成功病例中可能会有以下几种情形。

（1）完全恢复：具体表现为意识状况、记忆、感官、肢体活动等均完全恢复正常，且未留下任何主观感觉或客观检查方面的后遗症，各种主、客观检查均属正常，这是临床最成功且最令人满意的病例。

（2）部分恢复：意识状况虽已完全恢复正常，但可能留下不同程度的主观感觉方面功能障碍，如远近期记忆力减退、智力下降、言语含糊不清、手足震颤或抖动等一系列均无法归因于脑组织器质性病变的功能障碍，也无法依据脑功能的客观检查予以明确的脑功能障碍。有些患者甚至可能因某个部位脑组织或细胞发生了不可逆性的损害，造成所支配的相应部位功能障碍，如运动或感觉性失语、口齿不清、某个部位肢体活动障碍等。

2. 脑复苏基本成功

患者的意识状况虽有所恢复，但并未完全恢复正常，可以完成所有或部分指令性行为，但缺少主动的思维和行为，多数情况下需要有人协助方能生活自理。

3. 脑复苏失败

患者除皮层功能未恢复外，其余皮层下功能均尚能维持正常，临床表现为意识障碍，基本或完全呈持续植物状态。此类患者之所以被归纳为脑复苏失败，是因为一旦意识丧失，患者的生存就缺少了人类与动物的根本区别。依据脑功能障碍的严重程度，三期复苏失败患者可能表现为三种类型，如植物状态、植物人、脑死亡。具体在脑复苏章节中介绍。

六、停止 CPCR 的指征

临床上，对心搏呼吸停止患者实施 CPCR，一期或二期复苏失败时，何时可以放弃进一步抢救与治疗，始终无统一标准与指征。多年来，临床基本上是各行其事，通常决定停止进一步抢救与治疗的不是医务人员，而是家属。遇见家属不同意停止抢救，医务人员就必须得一直维持下去。意见不一致或不统一，就可能产生纠纷。因此，迫切需要制定出切实可行的停止 CPCR 指征。

人命关天，决定停止抢救要慎重。我们在长期的临床实践中体会到，时间是判断是否停止抢救很重要的因素，≥ 30 min 是最起码的时间限度，必要时还可以延长。除此以外，必须符合以下条件：各种抢救措施实施后，自主心搏不出现，心电图呈直线（室性自主心律例外）、无自主呼吸、所有神经反射消失、瞳孔散大固定，上述情况必须持续≥ 30 min，才可以考虑停止进一步抢救。如果在此过程中偶有心搏出现或心电图出现波形，都应该继续积极抢救，并重新计算时间至≥ 30 min 为止。

（宋志芳）

第3节 脑复苏

脑复苏属于三期复苏，是 CPCR 的重要内容。评价 CPCR 成功率，三期脑复苏成功与否是关键。脑组织和脑细胞的生理和病理生理特点，决定了脑复苏的难度，至少在目前阶段，最不可逆转的细胞和脏器的损害就是脑。CPCR 如此，其他中枢系统疾病或脑部创伤等也是如此。鉴于任何原因引起的脑功能障碍，脑复苏的基本原则相同，故本节内容不仅仅指 CPCR 后的脑复苏，也包括其他原因引起的脑功能障碍。

一、脑组织代谢特点

为取得脑复苏的成功，了解脑组织和细胞的特点十分重要。

（一）脑组织生理特点（表 7-1）

1. 重量小而需血、氧量大

脑组织的总重量只占体重的 2%，但却接受静止时心排血量的 15% 和静止时摄入氧总量的 20%，婴儿与儿童脑组织的氧摄入量，可占总摄入量的 50%。

表 7-1　脑组织代谢的基本生理参数

指　　标	参　考　值	
脑组织重	约 1350 g	占体重的 2%
脑血流量(CBF)	平均:50 ml/(100 g·min)	占总血流量 15%
	灰质:75～80 ml/(100 g·min)	
	白质:20 ml/(100 g·min)	
脑氧耗量(CMRO$_2$)	3～3.5 ml/(100 g·min)	占人体的 20%
脑糖耗量(CMRglu)	4.5 g/(100 g·min)	占人体的 10%
颈静脉氧分压(PvO$_2$)	32～44 mmHg	
颈静脉氧饱和度(SjvO$_2$)	55%～75%	
颈动静脉氧含量差(DAV O$_2$)	4～8 ml/100 g	
颅内压(ICP)	8～12 mmHg	

2. 代谢率高

脑组织耗氧量大,占比例可能是重量的 10 倍,说明脑组织代谢率极高。

3. 能量贮备少

脑细胞内氧、葡萄糖和能源(ATP)贮备非常有限,氧只能满足心搏停止 10 秒内的氧需要,且不能因心跳停止前由于吸纯氧使血充分饱和而延长。脑循环停止 10 秒钟,脑内可利用氧就可耗尽,临床可出现意识障碍,4 分钟脑内葡萄糖就可耗尽,5 分钟脑内ATP 枯竭,能量代谢完全停止。

4. 耐受缺氧、缺血能力差

正常情况下,脑组织所需的能量 95% 是靠有氧代谢提供,无氧代谢只能提供 2%～3% 的能量。心搏停止后,脑内能量代谢被迫从有氧代谢转为无氧代射;有氧代谢时每克分子葡萄糖能产生 38 克分子的ATP,而无氧代射时每克分子葡萄糖仅能产生 2 克分子的 ATP。因此,能量供给很快下降。正常体温下,循环停止 3～4 分钟,即可造成不可逆性脑损伤。随着有氧代谢三羧酸循环的停止,进入无氧糖酵解阶段,使贮存的葡萄糖和糖原耗竭。2～4 分钟低产能的无氧代谢也停止,4～5 分钟内 ATP 耗尽,所有需能反应停止,神经元开始死亡;"钠泵"衰竭后引起细胞膜的完整性破坏,细胞内渗透压升高,导致细胞性脑水肿。与此同时,缺氧、损伤、炎症等可损害血脑屏障,使其通透性增高,引起组织间隙水肿,甚或出血,造成血管性脑水肿。鉴于上述特点,大脑需要持续地氧和能量的供给。

(二)缺氧性脑损害的病理生理特点

(1)有研究表明,当脑组织氧分压低于 30 mmHg 时,脑组织内乳酸堆积;严重缺氧伴低血压时,可致脑细胞死亡。完全性或不完全性半球缺血后的组织学改变,从可逆性的水肿、神经元微空泡形成到不可逆性的神经细胞坏死。正常脑血流量(CBF)平均为 50 ml/(100 g·min),如低于 20 ml/(100 g·min)时出现脑功能的损害,当低于 8～10 ml/(100 g·min)则导致不可逆损害,前者称为神经功能衰竭临界值,后者为脑衰竭临界值。大脑灰质与白质间的结构、代谢特点和血供截然不同,各脑区间也存在组织代谢的异质性。各种病理状况下,脑组织病理损害也存在明显差异。脑组织解剖、生理、生化和代谢等特点,使其具有高代谢、低储备、易损伤、难修复的特点,使脑功能实时监测愈显重要。

(2)无重流现象(no-reflow):心搏停止或完全阻断脑血流 5 分钟以上,当心搏恢复或解除阻断后,大部分脑内微血管仍不能被血液重新灌注,故称之为"无重流现象"。机理不明,可能与以下因素有关。

①微血管狭窄:如微血管周围胶质细胞肿胀,机械性压迫使微血管内腔狭窄。微血管内皮发生疱疹样变化,阻塞微血管通道。

②微血管内血流黏度升高:可能与红细胞成泥浆

状,微血栓形成有关。

③体循环低血压和(或)脑循环灌注不全。

④继发性代谢紊乱:脑局部钾离子增高,pH 值下降,加重"无重流",促进脑死亡,并形成恶性循环。

继发性缺氧与缺血,脑血循环重建后由于反应性充血脑水肿和微循环无重流现象,可导致脑微循环功能障碍,使脑缺氧持续存在,引起脑细胞死亡。70 年代,脑复苏研究中心围绕如何改善缺血后脑微循环功能,减轻或防止继发性缺血缺氧,以提高脑复苏效果展开研究,并取得一定成就。鉴于上述原因可知无重流即为缺血后继发性病理生理变化,如何促进血流重新流通极为重要。

二、脑功能损害临床特点

(一)意识障碍

1. 意识障碍类型

意识障碍是脑功能损害最突出的临床表现。依据表现特点分以下几种形式。

(1)意识模糊(clouding of consciousness):指意识轻度不清晰,表现为迷惘、茫然,醒后定向力、注意力、思维内容均无变化,但情感反应强烈,如哭泣、躁动等。

(2)嗜睡状态(somnolent state):醒觉水平下降,唤醒后定向力仍完整,意识范围不缩小,但注意力不集中。若停止刺激,又重新陷入睡眠状态,思维内容明显减少。

(3)朦胧状态(twilight state):意识不清晰,可以感知较大范围的事物,但对其中的细节感知模糊,定向力常有障碍,思维内容减少,可出现错觉、幻觉,情感变化多,可高亢或深沉,也可缄默不语。

(4)意识混乱(confusion)或称精神错乱状态(psycho-derangement):意识严重不清晰,定向力和自知力均差;思维凌乱,有幻觉和被害妄想,神情紧张、不安、恐惧,有时尖叫,情感波动大,时轻时重,持续时间长,可恶化成浅昏迷状态,也可减轻成嗜睡状态。常见于中毒性或代谢性脑病。

(5)谵妄状态(delirium state):意识严重不清晰。定向力差,自知力有时相对较好。注意力涣散。思维内容变化多,常有丰富的错幻觉,而以错视为主,常形象逼真,因此表现出恐惧、外逃或伤人。急性谵妄状态多见于高热或中毒,如阿托品类药物中毒。慢性谵妄状态多见于酒精中毒。在美国,未达到昏迷的意识障碍常通称为谵妄状态,很少细分为混浊状态、精神错乱状态或谵妄状态等。

(6)昏睡状态(sopor state):意识严重不清晰,但仍能唤醒。对外界刺激无任何主动反应,仅在疼痛刺激时才有防御反应。有时会发出含混不清的、无目的的喊叫。无任何思维内容,整天闭目似睡眠状,反射无明显变化,咳嗽、吞咽、喷嚏、角膜等脑干反射均存在。

(7)昏迷状态(coma):意识严重不清晰,不能唤醒。对外界刺激反应下降,无思维内容,不喊叫,吞咽和咳嗽反射迟钝,腱反射减弱,可出现病理反射。

(8)深昏迷状态(deep coma):是最严重的意识障碍,一切反射消失,包括腱反射和脑干反射等,肌张力低下,有时病理反射也可消失,个别患者还可出现去皮质强直状态。

(9)木僵状态(stupor state):是一种特殊的意识状态,患者意识不清楚,但整天整夜睁眼不闭,不食、不饮、不排尿、不解便、不睡眠,对外界刺激无反应。自主神经功能紊乱突出,如多汗、皮脂腺分泌旺盛、心跳不规则、呼吸紊乱、尿便潴留或失禁等。常见于弥散性脑病的后遗症。

除了上述几种意识障碍的类型外,还有些特殊的意识障碍,如无动性缄默症(akinetic mutism)和闭锁综合征(locked-in syndrome)等。两者临床表现和木僵状态相似,但均保留部分意识或完全清醒,只是不能表达而已。

2. 意识障碍量化指标(表7-2)

为确定意识障碍的程度,1974 年 Teasdale 和 Jennett 制订出 Glasgow 昏迷评分(Glasgow Coma Scale,GCS),该量化指标简单易行,比较实用。分数越高,意识状态越好,是目前临床应用最普遍的指标。最高分是 15 分,最低分是 3 分。但孩子、老人,因合作不好或反应迟钝,言语不通、聋哑、精神障碍等患者,应用也受限制。

表 7-2　Glasgow 昏迷评分表

睁眼反应	自主睁眼	4
	呼唤睁眼	3
	疼痛睁眼	2
	无反应	1
语言反应	对答正确	5
	回答混乱	4
	语不成句	3
	发音含混	2
	无反应	1
运动反应	遵嘱运动	6
	痛能定位	5
	痛能逃避	4
	屈曲反应	3
	伸展反应	2
	无反应	1

3. 意识障碍严重程度分级

意识障碍种类繁多,各家看法也不尽一致,为临床上判断和应用方便起见,可把意识障碍分成轻、中、重三级,以便指导治疗和估计预后。

(1)轻度意识障碍:包括意识模糊、嗜睡状态和朦胧状态。这组意识障碍往往起病较急,持续时间较短,思维内容变化不大,情感色彩较浓。如果及时处理,可望在较短时间内恢复。

(2)中度意识障碍:包括意识混乱或精神错乱状态、谵妄状态。这组意识障碍较重,持续时间较长,思维内容有明显变化。但症状波动性大,不同的患者表现截然不同,同一患者在不同时间内表现也可明显不同。病情可好转为轻度意识障碍,也可加重陷入昏迷状态。采用适当的处理措施使意识障碍不再进一步恶化是当务之急。

(3)重度意识障碍:包括昏睡、昏迷和木僵状态。严重的意识障碍,往往由于病情过重或时间过久未得到适当的处理所致。

(二)抽搐或癫痫发作

抽搐或癫痫发作是脑功能损害重要的临床表现之一。其发生的原因均与大脑皮层受到病理因素的刺激有关。

发热伴有脑膜刺激症常提示中枢神经系统感染,无发热而有脑膜刺激征多见于蛛网膜下腔出血。

(三)偏　瘫

偏瘫是指一侧肢体随意运动功能减低或丧失,通常是由于颅内病变(缺血、出血、外伤或肿瘤等)损害大脑皮层运动区和(或)锥体束所致,属上运动神经元瘫。

心肺复苏后患者表现偏瘫,提示患者的心脏骤停可能继发于中枢神经病变。应积极进行神经影像学检查,以明确其病变的性质和程度。

(四)瞳孔变化

正常双侧瞳孔等大等圆,对光反射灵敏。双侧瞳孔扩大见于颅内压增高、脑干损伤、脑死亡和药物中毒(阿托品等)。双侧瞳孔缩小见于吗啡、有机磷中毒、巴比妥和氯丙嗪等中毒。双侧瞳孔大小不等是指双侧瞳孔直径差大于 0.5 mm。可由于外周性疾病,如眼部、颈部、纵隔与肺尖等病变引起;也可由于中枢性病变,如脑干、动眼神经损害所致。

心肺复苏后瞳孔对光反射的动态变化可提示患者的预后。CPR 后 72 小时瞳孔对光反射未恢复,结合患者对疼痛刺激无躲避反应,在排除药物中毒和低温后,可判定患者的意识将无法恢复。

(五)脑 死 亡

脑死亡是指包括脑干在内的全脑功能不可逆转性损害或功能丧失,是最严重的脑功能障碍,临床诊断脑死亡仍十分困难。我国《脑死亡判定标准(成人)》和《脑死亡判定技术规范》已通过专家审定,具体判定依据分临床和实验室检查两部分。

1. 临床诊断标准

(1)脑干反射完全消失。

(2)无自主呼吸:使用机械通气的患者,判定自主呼吸消失应慎重。呼吸机过度通气,能抑制患者的自主呼吸,一旦停用呼吸机后,随二氧化碳潴留,$PaCO_2$ 升高,刺激呼吸中枢,自主呼吸可能恢复。因此,判断自主呼吸是否停止或消失时,在严密监测下,按规范实施呼吸暂停试验。当出现严重缺氧和(或)心律失常,应立即停止呼吸暂停试验。

(3)脑干反射消失:有些患者虽然脑部所有反射均消失,但尚可能存在脊髓反射,肢体可能出现某种运动现象,应认识到这是脊髓反射。

(4)排除药物、低温、严重代谢紊乱的影响。

有主张上述标准应由两名或两名以上高年资医师判定,方可实施。

2. 实验室检查

(1)脑电图呈等电位线或脑电图波幅 < 2 mv。

(2)经颅多普勒超声显示只有收缩波,而无舒张波,即所谓钉子波,或无脑血流现象。

(3)短潜伏期正中神经体感诱发电位(SLSEP)。在刺激正中神经后若可诱发 N18 和 N20 波(延髓波),说明脑干仍有反应,则不能判定脑死亡,只有当 N18 和 N20 波消失,才能说明脑干功能丧失。

上述临床及实验室的指标肯定后,还只是初步判定,间隔一段时间后还应该进一步核实。复核的间隔时间美国为 12 小时,日本为 6 小时,英国为 24 小时,我国定为 12 小时。当复核结果与前述结果相同时,方可诊断脑死亡。

《脑死亡判定技术规范》规定,只有县级以上有相应设备的地、市级医院可以判定脑死亡。应由神经内、外科医师,急诊科医师,麻醉科医师,ICU 医师中工作 10 年以上,具有高级职称,并且具有判定脑死亡资格证书的医师做出判定。在 2 位医师判定后 12 小时,由另 2 位医师再次复核。2004 年 5 月 4 日卫生部新闻办公室发布声明,脑死亡是医学界提出的判定死亡的一种方式,与现行判定死亡的标准不同。为了配合国家立法的需要,卫生部正组织专家审定在技术层面上起草的脑死亡判定标准和技术规范,但制定脑死亡判定标准和技术规范与实施脑死亡判定是两回事。实施脑死亡判定必须以相应的法律法规为前提条件,也就是说只有在通过立法以后方可实施。

三、脑复苏预后和影响因素

影响脑复苏预后的临床因素很多,CPR 成功是脑复苏的前提,只要 CPR 成功,脑复苏就不能说一定不能成功。按照不同部位脑细胞对缺氧、缺血的耐受程度,大脑皮层耐受缺氧、缺血能力最差、时间最短,只有 3～4 分钟。因此,只要脑血流阻断超过此时间界限,大脑皮层就有可能造成不可逆性的损害。皮层功能无法恢复,患者呈持续植物状态,良好的脑复苏也无法获得成功。然而,由于有时影响脑复苏成功的因素很多,心搏停止的确切时间多难以判断,脑血流阻断的时间也无法估计,预后更无法预料。一般而言,心搏和呼吸停止的时间愈短,脑复苏成功率愈大,心搏和呼吸停止的时间愈长,脑复苏失败率愈高。

(一)心搏停止时间

心搏停止时间不但是 CPR 成败的关键,也是脑复苏成败的关键。对 CPR 而言,一般无确切的时间限制,但倘若心搏停止超过 5～10 min,CPR 可能获得成功,但脑复苏成功的概率已经很小。我们做过调查,心搏停止或脑血流持续中断≤5 min,CPR 与脑复苏均可能获得成功,心搏停止或脑血流持续中断 5～10 min,CPR 可能获得成功,但脑复苏未必能获得成功,心搏停止或脑血流持续中断≥10 min,虽然偶尔也可能获得 CPR,但脑复苏几乎均不能获得成功。

在临床实际工作过程中,由于多数情况下,心搏停止的确切时间并不十分清楚,加上有效人工心脏按压常能基本维持脑组织的血液灌注,复苏过程中心搏停止并不一定是持续的,临床上也有心搏、呼吸停止≥70～120 min 抢救获得成功的报道。我们曾抢救过 1 例急性左心衰导致心搏停止的患者,持续 CPCR70 分钟后,抢救成功,次日意识完全清醒。分析脑功能损害不严重的主要原因可能是在 70 分钟 CPCR 期间,呼吸依靠呼吸机,心搏依靠人工心脏按压、体外起搏、药物等,心搏停止和脑血流中断时间没有超过造成皮层脑细胞不可以逆转的时间。因此,只有心搏停止造成脑血流中断的绝对时间,才是影响脑复苏成功的绝对因素。

(二)脑循环停止时间

心搏停止必然影响脑循环,通常心搏停止 4～5 分钟,脑内糖代谢停止,乳酸产生停止,但脑内乳酸浓度比正常增加几倍,游离脂肪酸继续增加。脑循环骤停后,只能耐受 4～6 分钟。CPCR 过程中,脑组织的低水平血流比完全性缺血预后更差。只有使脑血流达到正常人的 30％～50％以上,才能避免严重神经损害。脑功能决定生命质量。

(三)原发病

心搏和呼吸停止的原发病是影响脑复苏成败的重要因素,尤其对三期复苏(持续生命支持)的成功与否产生明显影响。一般可以逆转的病因(外伤、失血、感染、过敏、中毒),如抢救及时,复苏的成功率很大;但倘若原发病因十分严重或拖延已久,复苏的成功率将很小。

(四)体 温

发热对脑复苏极为不利,可加重脑水肿,增加脑代谢和耗氧。若深部体温 41℃,脑组织的损害为不可逆。低温有利于脑复苏,33～35℃亚低温对降低脑的代谢活动,增加缺氧性脑损害的存活率均有明显疗效。深低温 ＜ 28℃(26～27℃)对于减轻脑的再灌注损伤有利。

(五)并 发 症

脑是全身各脏器中耐受缺氧、缺血能力最差的器官,预防不可逆性的病理性脑损害,是脑复苏的基础和恢复脑功能成败的关键。当前,尚无特殊有效的脑复苏措施使不可逆性的脑细胞病理损害逆转,只能设法减少继发性的损害和保存尚未损伤的脑细胞功能。因此,脑复苏的成功有赖于颅外其他系统和器官的功能正常,保持脑组织正常的血流和氧供应。从这个角度上讲,脑复苏就是全身综合治疗。在脑复苏过程中,各种并发症的预防和处理与脑复苏的成败关系密切。许多并发症关键在早期预防,一旦发生救治成功的机会已很小。如急性肾功能衰竭、DIC、急性肝功能衰竭等。倘若这些并发症发生且未能得以控制,这些并发症不仅可造成继发性脑损伤,而且其本身也可导致患者死亡,脑复苏也就无从谈及。

(六)多器官功能障碍或衰竭

心脏停搏造成的脏器与组织缺血、缺氧、再灌注损伤等,是引起多器官功能障碍或衰竭(MODS/MSOF)的常见原因,有基础疾病或心脏停搏时间长者,其发生率高。复苏难度和预后与受累脏器数量有关,及时预防和处理 MODS/MOF 是提高复苏成功率的关键环节之一。

四、脑复苏基本措施

(一)防止低血压和控制高血压

脑复苏中维持良好的体循环血压是最重要和最基本的措施,维持良好血压的目的是保证脑灌注压(CPP)。

CPP＝平均动脉压(MAP)－颅内压(ICP)

MAP 维持和控制适度,使 ICP＜15 mmHg 的前提是既要预防低血压,也要防止高血压,应该使 MAP 迅速平稳地恢复至正常水平,或略高于正常水平,以重新疏通阻塞或停滞的脑毛细血管。低血压(收缩压 ＜ 90 mmHg)对严重颅脑外伤患者预后影响大。有回顾性研究发现,颅脑外伤合并低血压患者,病死率从 27％增加至 60％。血压过高也可造成血脑屏障的进一步损害,加重血管性脑水肿,甚至在缺血性脑卒中的基础上造成出血。正常脑循环可以自动调节上限(MAP＝130～150 mmHg),当血压高于脑血管自动调节崩溃点时,随着血压的升高,血管被动扩张,造成颅内压升高。另一方面,血压过高又使心肺负荷增加,氧合功能障碍,造成继发性脑损害。由于上述原因,诱导性高血压治疗颅脑损伤,尽管在动物实验中发现其有改善神经功能的作用,但在临床尚未获得广泛认同。颅内压升高时颅内静脉受颅内压影响明显。CPP 是平均动脉压与颅内压之差,积极控制颅内压同时,使其灌注压维持在 70 mmHg 左右是较合适的。无颅内压监测的条件下,多数学者认为,应维持 MAP 在 80 mmHg 以上。强调 CPP 的同时,积极降低颅内压是保证正常脑代谢的前提。参考反映脑血流和脑代谢的指标,如颈内静脉血氧饱和度、大脑中动脉舒张期血流速度等,可为患者提供更佳的个体目标治疗方案。

1. 预防低血压

补充血容量,如胶体(血浆、代血浆、全血)和晶体(平衡盐液、等渗或高渗生理盐水等)。在血管扩张、外周阻力降低时,应选用适当的升压药。在具体选择血管活性药物方面,多巴胺和去甲肾上腺素是可选择的药物。多巴胺比去甲肾上腺素在调解血压方面温和,较适于院前急救和未实施有创血压监测的条件下。有研究发现,ICP 明显升高的颅脑外伤患者,去甲肾上腺素在改善脑灌注压的同时,对 ICP 的影响较多巴胺小。因此,目前在 ICU,使用去甲肾上腺素的比例较高。

2. 控制高血压

高血压有增加 ICP、促进和加重血管源性脑水肿可能。CPCR 时,控制高血压有助于降低 ICP,减轻脑水肿,减少 ICP 增高所致的脑组织受损。常选用的药物为血管扩张剂,如酚妥拉明(立其丁)、硫酸镁、冬眠合剂(哌替啶、异丙嗪、氯丙嗪),其中冬眠合剂不但能控制高血压,而且能降温、镇静、抗抽搐,进而降低脑细胞代谢,保护脑组织,对脑复苏尤为有效,应该是首选的降压药。扩血管药物,如硝酸酯类,可通过增加颅内血管容积,增加颅内压。

(二)及时纠正缺氧

缺氧是造成组织、器官损伤和功能障碍的重要原因,及时纠正缺氧能改善和预防组织、器官受损和功能障碍。复苏后意识障碍严重者(Glasgow ≤8),及时建立人工气道(气管插管或气管切开)是预防和治疗低氧血症、减少组织器官受损的有效措施,必要时应及时应用机械通气。有临床研究表明,单纯严重颅脑外伤患者,未实施气管插管患者病死率明显高于建立人工气道的患者(50% vs 23%)。合并急性呼吸窘迫综合征(ARDS)患者,更要及时借助机械通气纠正缺氧,避免缺氧对脑组织的直接损害。

(三)过度通气治疗

借助机械通气保障氧供重要,过度通气使动脉二氧化碳分压($PaCO_2$)维持在 30~35 mmHg 左右也很重要。$PaCO_2$ 是脑血流量调节的主要因素。$PaCO_2$ 变化直接与 ICP 相关,$PaCO_2$ 轻度潴留就可能引起 ICP 明显升高,适当造成轻度呼吸性碱中毒($PaCO_2$ 30~35 mmHg,),还可使正常脑组织区域内的血管收缩,造成所谓的"反盗血",有利于保持缺血区的氧供应,同时可以使颅内压下降。

(四)控制体温

体温与脑细胞代谢密切相关,体温升高1℃,脑代谢率增加 6%~7%。对已经受损或障碍的脑细胞,原发性脑损伤后,体温升高带来的危害更大。基础研究表明,发热明显加快缺血组织向坏死方向发展,体温每升高 1 ℃,死亡风险增加 4 倍。发热是原发性损伤后神经功能恶化的原因之一,这已经在颅脑外伤、缺血性卒中等临床研究中得到了证实。应用各种方法控制体温在 37.5℃ 以下,已成为脑细胞保护或脑复苏中重要的基本措施。常用方法是物理降温(冰毯、冰帽),必要时与冬眠、抗惊厥、镇静药物联合应用,多能取得较好疗效。

(五)纠正贫血和控制红细胞压积

严重贫血能造成动脉血氧含量降低,加重已有的组织缺血或损伤。颅脑外伤研究及专家建议,将血红蛋白(Hb)维持 > 100 g/L。在避免贫血的同时,也应防止血液粘稠度增加造成的血管阻力升高,进而影响脑血流量。研究表明,红细胞压迹(HCT)下降 1%,脑血流量增加 2%,当动脉血 HCT 为 30% 时,从血液流变学角度而言,这种轻度稀释可在保证载氧的同时,使血液黏滞度处于理想状态。

(六)控制血糖

临床和基础研究均表明,高血糖是各型脑损伤预后不良的危险因素之一。高血糖加剧脑组织损伤的机理之一,可能是在缺氧情况下,高血糖通过增加细胞无氧酵解产生丙酮酸和乳酸,引起细胞内酸中毒进一步损害脑细胞。尽管高血糖加重脑组织损伤的机理尚未完全阐明,但控制各种原因所致的血糖升高,已成为脑保护和脑复苏的又一基本措施。一般推荐将血糖控制在 10 mmol/L 以下。

(七)镇静与抗惊厥治疗

脑复苏治疗过程中,镇静与抗惊厥治疗也是其基本治疗措施。不仅可以减少机体和脑组织的耗氧量,而且可通过增加细胞膜的极化程度,抑制兴奋性氨基酸,如谷氨酸、天门冬氨酸等的释放,降低神经毒作用,起到保护脑细胞的作用。复苏治疗初期,为了不影响对神经功能的体检,采取短效的镇静、镇痛药物,如异丙酚、瑞芬太尼(Remifentanil)等,以便及时准确地进行神经系统的查体。待病情稳定后,可换用苯二氮䓬类药物(咪唑安定等)镇静治疗。另外,为了防止生活护理,包括吸痰、翻身等造成颅内压的升高,可在护理操作前强化镇静治疗。

目前尚无研究表明,预防性抗癫痫治疗可改善患者预后。然而,一旦出现癫痫或惊厥就应积极治疗。其原因是,惊厥不仅明显增加脑组织的耗氧量,使本已处于能量代谢障碍的脑组织的能量进一步耗竭,而且可促进兴奋性氨基酸的大量释放,造成神经细胞毒作用。由于其直接和间接的作用,惊厥可造成血脑屏障破坏,促进脑水肿的形成。治疗药物可使用苯二氮䓬类和苯巴比妥药物,无效时也可考虑使用丙戊酸钠(德巴金,Depakine)。该药通过竞争性抑制 γ-氨基丁酸转氨酶,使脑内抑制性的神经递质 γ-氨基丁酸浓度增高,同时,通过降低脑内兴奋性神经递质-天门冬氨酸的浓度,在抗惊厥治疗的同时具有脑保护作用。临床常使用 15 mg/kg 静脉 1 小时给予,维持剂量 20 mg/(kg·d)。病情稳定后,可经消化道给予,500 mg,3 次/日。丙戊酸钠最大的副作用就是对肝功能的损害,以及其造成的脑病。有报道对高危患者预防性使用抗癫痫药物,发现苯妥英钠与丙戊酸钠在预防治疗颅脑外伤后惊厥方面,丙戊酸钠治疗组的死亡率有所增加。

(八)糖皮质激素治疗

虽然糖皮质激素使用一直存在分歧,但临床使用仍然十分普遍。糖皮质激素是强有力的细胞膜稳定剂,能稳定细胞膜,降低神经胶质肿胀,维持血脑屏障的完整性,降低脑水肿。同时,其有促进糖原异生,促进乳酸变为葡萄糖,有助于改善缺氧后脑内酸中毒。激素还具有清除自由基、稳定细胞膜和线粒体的作用。CPCR 时,多主张大剂量使用。地塞米松 1~2 mg/(kg·d),分 2~3 次静脉注射,维持 1~2 天;然后 10~20 mg/6~12 h 静脉注射,维持 7~14 天后逐日递减。我们体会,激素在 CPCR 中价值肯定,剂量应视脑水肿和颅内压增高的情况而定。并与脱水、利尿剂合用,增加治疗和预防脑水肿的疗效。为预防激素诱发的消化道出血,应同时选用 H_2 受体阻滞剂。

(九)其他基础治疗

包括患者的体位、水和电解质平衡等。血液循环稳定时,应将头部抬高。有研究表明,头部抬高 30°,既可降低颅内压,又不影响脑灌注压与血流量。电解质平衡中尤其要注意低钠血症的预防。脑损伤中引起低钠血症的原因可以是多源性的,如抗利尿激素分泌失衡,尿钠肽释放过多(亦称脑盐消耗综合征)、肾上腺功能不全和摄入不足等。临床上维持血钠在 140~155 mmol/L,渗透压在 290~320 mOsm/kg。

五、特异性脑复苏措施

(一)脱水降颅压治疗

脑水肿是急性脑损伤中最常见的病理过程之一,主要并发症是颅内高压。在利用影像学排除颅内血肿等占位效应后,颅内压变化直接与脑水肿严重程度相关,降颅内压治疗是最重要的措施之一。临床上,降颅内压治疗的某些措施,不全是通过降低脑水肿而起作用的,如过度通气治疗等。尽管常见的急性脑损伤脑水肿的发生、发展,具有一定的时相性,但原发性脑损伤后继发因素,如血压、呼吸状态等对脑水肿的发生,也具有重要影响。大鼠脑外伤脑组织含水量变化的研究发现,单纯低血压就可使脑水肿的发生时间明显提前,且程度加重。一般缺血性中风,脑水肿在 2~5 天达高峰,并持续 2~3 周。严重颅脑外伤,由于受伤方式、是否合并颅内血肿、是否接受手术治疗,以及继发损伤等因素,故其脑水肿的发生时间具有明显的不确定性。

1. 脑水肿分类

(1)渗压性脑细胞内水肿:亦称渗透性脑水肿,是因渗透压失衡引起的脑细胞内水肿,最常见的原因是稀释性低钠血症。

(2)间质性脑细胞外水肿:亦称积水性或交通性脑水肿,因脑脊液(CSF)吸收障碍,脑室内压力过高引起脑室扩大和脑室壁室管膜破裂,脑脊液溢出至脑室周围白质引起脑细胞外水肿。

(3)血管源性脑细胞外水肿:简称血管源性脑水

肿,是由于各种原因造成血脑屏障(BBB)破坏,毛细血管通透性增加,血浆蛋白渗出血管外至细胞外间隙引起细胞外水肿,多见于严重的颅脑外伤。

(4)细胞毒性脑细胞内水肿:简称细胞性或细胞毒性脑水肿,常继发于脑缺血、缺氧的早期以及严重颅脑外伤后,是最常见的脑水肿形式。该类型脑水肿系组织所有成分,即神经元、胶质细胞、血管内皮细胞的肿胀,同时伴有脑细胞外间隙的缩小。通常情况下,急性脑损伤中以血管源性或细胞毒性脑水肿为主,或合并存在。

2. 颅高压(High Intracranial Pressure, HICP)诊断

主要依据临床表现和影像学的变化,并通过颅内压监测确定。临床表现可简称颅高压三联症,即头痛、喷射性呕吐和视神经乳头水肿。其中,视神经乳头水肿常在亚急性或慢性颅内高压出现,在急性甚至严重的脑出血中也可缺如。颅高压的影像学主要有三个表现,即侧脑室的受压,皮层沟回和颅底脑池的减小或消失,以及中线的偏移。若已进行颅内压监测,则 ICP ≥ 20 mmHg。

3. 颅高压治疗

由于目前临床脑水肿的程度主要是通过监测颅内压来反映,以下所述的降颅压治疗,就是临床实践中的抗颅内高压治疗,可分预防、紧急治疗和常规降颅高压治疗。

(1)颅高压的预防:对于所有急性脑损伤的患者,尤其是怀疑有颅内顺应性下降的患者,均应积极预防引起颅内容积突然增加的各种因素,以防止发生颅内压或颅内顺应性的急性失代偿,而致颅内压骤然升高。预防措施包括的主要内容就是脑复苏的基本措施,在此不再赘述。

(2)颅高压紧急对症治疗:在院前急救、颅脑手术和ICU期间,若发现以下征象,则是进行紧急抗颅内高压治疗的指征:发现瞳孔异常或不能用颅外原因解释的神经功能的恶化;手术野脑肿胀明显;颅内压明显升高或合并出现以下征象,如出现瞳孔不等或其程度加重、经颅多普勒检测发现大脑中动脉舒张期血流速度低于25cm/s、颈内静脉氧饱和度小于55%。治

疗措施如下。

①改善静脉回流,如头部抬起、减少机械通气的吸气时间、肌肉放松等。

②若已放置引流脑脊液的导管,可适当放脑脊液。

③实施过度通气。由于此时的过度通气是为了挽救濒于死亡的脑组织,增加颅内脑组织的顺应性,故可短时间使用深过度通气,使 $PaCO_2$ 达到 25～30 mmHg。

④使用甘露醇和(或)高渗盐水实施渗透脱水。一项国际多中心研究发现,院前使用大剂量(1.2～2.1 g/kg)甘露醇可降低创伤性硬膜下血肿患者的病死率。一般推荐,院前急救中使用20%的甘露醇0.2～1.0 g/kg 或 1～5 ml/kg。使用甘露醇的间期均应合并使用生理盐水,以防止渗透利尿所致的继发性低血压。

⑤加深麻醉或镇静深度。

(3)常规降颅高压治疗

①病因治疗:由于颅高压的出现是由于颅内容物和颅腔容积矛盾失衡所致,即,颅腔内容物的体积超出颅腔所能容纳的范围,如脑水肿或血肿使脑容积增大,或由于颅腔本身变小,如颅骨凹陷性骨折,但单独后者引起的颅内压增高较少见。因此,从这个角度而言,病因治疗的范围较大,如缺血性卒中的溶栓治疗、颅内血肿的清除,以及解除凹陷性骨折等均属对因治疗。然而,当病因无法治疗或已丧失治疗窗口,或病因治疗未能完全阻止颅内高压的发展,此时下述治疗具有着重要的临床意义。

②脑脊液引流:该治疗手段多使用于手术中或术后。例如,在脑血管瘤破裂的手术治疗中,在硬脑膜打开后,即可通过引流脑脊液进一步减轻脑组织的张力。手术后的脑室外引流,不仅可监测颅内压,还是引流脑脊液降低颅内压的重要手段。

③渗透治疗:目前甘露醇仍是最常使用的渗透治疗药物。20%甘露醇有即刻降低颅内压作用,与其扩容后降低血液黏滞度,增加脑血流量有关(脑血管阻力 $RVC = K \cdot \mu \cdot L/r^4$,其中 K 为常数,$\mu$ 血液黏滞系数,L 为血管长度,r 为血管半径),继而反射性脑血管收缩致颅内压下降。此后较持久的颅内脱水作用则与渗透性脱水相关。临床一般采用小剂量0.25～0.5

g/kg,在 15～20 分钟快速静脉滴入,一般 4～6 小时可重复 1 次。为了减少其副作用,有人建议在甘露醇使用的间期,除给予生理盐水防止低血容量外,尚须通过冰点测定仪进行血浆渗透压的检测。当血浆渗透压大于 320 mOsml/kg 时,应停止使用,以防止发生肾小管坏死。至于理论上的反向渗透转移,即渗透液通过受损的血脑屏障将液体引入脑实质,尚未在临床上得到公认。

高渗或高张盐水也是可供选择的脱水药物,尤其是在多发伤或存在低血压倾向时。临床常使用 10%～20%氯化钠盐水 40～75 ml,在 30 分钟静脉滴入,1 天可数次。控制血钠在 145～155 mmol/L,血浆渗透压小于 320 mOsm/L。对于甘露醇治疗效果不佳者,高渗盐水仍然有效。

④诱导性高血压:亦称人工高血压。该学说的理论基础是,在脑血流自动调节存在的前提下,通过药物增加体循环血压而增加脑灌注压,继而引起脑血管收缩而使脑血容量下降,最终导致颅内压下降;反之亦然。Rosner 等利用此理论,在脑外伤的临床研究中进行血压管理,并取得较好的结果。然而,临床实际使用存在以下问题。其一,尽管急性脑损伤后大部分患者的脑血流自动调节是存在的,但是,对于具体患者而言,尚需通过颅内压或 TCD 对脑血流自动调节是否存在进行检测;其二,人工高血压具有引起颅内血肿,或增加血管源性脑水肿的可能;其三,增加患者心肺负荷的风险,尤其对于老年患者或本身有心血管功能异常的患者。故此,使用该种方法应权衡利弊,并做好 ICP 和颈内静脉血氧饱和度的监测,以便在获得较好的脑灌注压(不超过 100 mmHg)的同时,使颅内压和颈内静脉血氧饱和度保持在理想水平。总之,目前该方法未作为常规抗颅高压的措施。

⑤巴比妥类药物:治疗顽固性颅内高压的机制是降低脑细胞代谢,降低脑血流量。此外,巴比妥具有减少钙离子的内流、自由基释放和减轻脂质过氧化等脑保护作用。但是,其副作用在一定程度上限制了临床使用,一是通过抑制心血管引起低血压;二是有收缩颅内血管的作用,并可能引起脑组织代谢、血流脱偶联和脑缺血;三是此类药物能降低免疫功能,易引起肺部感染。由于上述原因,目前临床应用巴比妥药物采用以下两种策略。

巴比妥昏迷:该疗法是在 ICP、EEG、颈内静脉血氧饱和度和血药浓度监测的条件下实施。以硫喷妥钠为例,冲击剂量为 10 mg/kg 缓慢静脉注入,5 mg/(kg·h)持续静脉泵入维持 3 小时,随后 1～2 mg/(kg·h)维持治疗。治疗期间持续监测脑电图,使其维持在暴发-抑制状态。血药浓度维持在 30～50 mg/L 范围。由于巴比妥类药物有收缩脑血管引起脑缺血的可能,故应积极使用去甲肾上腺素使脑灌注压在 70 mmHg 以上,并保持颈内静脉血氧饱和度大于 55%。

巴比妥间歇疗法:是在监测 ICP 和血药浓度的基础上,使用小至中等剂量的巴比妥药,具有一定辅助镇静和降低 ICP 作用。总之,巴比妥昏迷是针对顽固性颅内高压的治疗策略,而间歇疗法是降低 ICP 的一般策略,故临床上应根据具体情况使用。

(二)过度通气治疗

针对颅内高压而言,过度通气治疗仅是一项权宜之计。原因之一是过度通气以收缩脑血管、减少脑血流为代价,来降低颅内压;原因之二是低碳酸血症的作用只能持续一段时间(1～3 小时),随着脑脊液 pH 值逐渐恢复(碳酸氢根下降),脑血管可能对过度通气出现"疲劳"现象。

(三)去骨板减压术

对于所有内科治疗无效的颅内高压症患者,去骨板减压术成为一项可选择的治疗措施。它常与硬脑膜整形、清除病理性容积等手段联合实施。由于缺乏严格设计的随机对照研究资料,该手术适应证的选择至今仍存在较大争议。在缺乏随机对照研究资料的前提下,是否实施该项手术多从以下因素综合考虑:患者的年龄和一般情况;患者发病后初始神经状况,如 Glasgow 昏迷评分(GCS);初始的颅脑影像学资料,如颅脑 X 线计算机断层扫描(CT);监测指标,如脑灌注压和颅内压等,以及对于脑复苏治疗的反应。除上述影响去骨板减压术长期疗效的因素外,神经内-外科、神经影像和 ICU 的相互合作的程度,也对严重脑损伤患者的预后产生重要影响。

(四)人工亚低温治疗

低温作为脑复苏治疗措施始于 1941 年,Fay 医师通过体表降温的方法治疗严重颅脑外伤患者。20世纪50年代后期,Benson 和 Williams 又将其用于治疗心脏骤停的患者。然而,由于低温造成严重并发症,如易发感染、室性心律失常和凝血功能障碍等,使人工低温在随后的30年中仅限于心脏和脑外科手术期间的使用。直到1987年,Busto 等的研究表明,轻度低温即可明显减少缺血神经细胞的死亡。该研究不仅打破了低温用于脑复苏的僵局,并且引进了亚低温的概念。目前,一般将低温分为4个水平,即将33～36℃称为亚低温(Mild Hypothermia, MHT),28～32℃称为中度低温(Moderate Hypothermia),小于28℃称为深度低温(Deep Hypothermia),小于15℃称为过度低温(Profound Hypothermia)。

1. MHT 治疗急性脑损伤机制

学者们从神经细胞的分子生物学、细胞培养、脑片组织、器官和整体水平,分别阐述了其有益作用的机理。

(1)对脑细胞代谢的影响:MHT 降低脑代谢率,可延迟三磷腺苷的耗竭,促进高能磷酸盐的恢复,降低脑组织耗氧量,减少脑组织乳酸堆积,有利于神经细胞的能量代谢。体温的降低与脑代谢率的变化几乎成线性关系,即每降低1℃,脑代谢率降低6%～7%,但低温减轻脑缺血后神经损伤的作用远超过脑代谢率的降低值。其中,减少兴奋性氨基酸的释放也是其机制之一。Berger 等利用微透析技术研究了大脑中动脉梗阻所致的恶性卒中患者,发现 MHT 治疗对于正常脑组织、半影区和缺血组织的细胞代谢影响不同,其中对于半影区组织谷氨酸含量的影响最大。提示:MHT 主要是通过影响半影区组织代谢发挥治疗作用的。

(2)减少自由基的产生:MHT 通过减少自由基的产生,限制缺血再灌注损伤、保护微循环和内皮细胞功能而发挥治疗效果。业已证明,MHT 可减少一氧化氮(NO)和氧化自由基的产生。前者在缺血再灌注的病理生理中发挥重要作用;而后者是细胞损伤向细胞坏死或凋亡的主要细胞介质。一方面,MHT 减少自由基的产生,同时使细胞代偿功能发挥作用,以减轻组织细胞的损伤。

(3)减少促炎症因子的生成:MHT 减少白细胞在损伤部位的积聚,减少黏附分子的表达(ICAM-1),减少促炎症反应的白介素1β(IL-1β)的表达。在缺血后的再灌注期,促炎症介质,如 α 肿瘤坏死因子(α-TNF)和 IL-1β 等,在促进损伤部位炎症反应中起重要作用。MHT 则通过明显减少促炎介质或因子的产生,发挥其保护作用。

(4)稳定细胞膜和减少 Ca^{2+} 内流:钙离子参与多种细胞损伤过程,对于缺血细胞而言,钙离子向细胞质的内流、在线粒体中和内质网中的聚集等均与自由基的产生相偶联。钙离子的内流主要是通过钙离子通道,但也可以通过被自由基激活的其他非特异性的离子通道。MHT 可通过稳定细胞膜、降低细胞内酸中毒和限制钙内流等,减少细胞和组织的损伤或坏死。

(5)减轻细胞凋亡:MHT 通过加强合成 Bcl-2 家族蛋白的合成,抗凋亡作用。这一作用机制在长期预后分析和评价中具有一定的临床意义。

2. MHT 临床应用

(1)人工 MHT 治疗急性脑损伤:由于大脑在组织结构、细胞代谢和再生修复等方面的特点,使大脑成为人体对各种损伤最敏感、耐受性最差、修复能力最低的器官。因此,人们一直在寻找急性脑损伤后脑复苏和脑保护的有效治疗手段。人工 MHT 在心脏骤停和缺血性脑卒中的应用,主要治疗目标是脑保护作用。在严重颅脑外伤中的应用,主要治疗目标是降低颅内压,尤其是对严重、顽固性颅内高压症。

(2)人工 MHT 治疗缺血性脑卒中:尽管局灶性脑缺血模型被广泛用于 MHT 作用机制的研究,但 MHT 用于治疗严重缺血性脑卒中的临床研究却相对滞后。直到1998年,Schwab 等的一项病史对照研究表明,MHT 能明显降低颅内压,改善严重缺血性脑卒中患者的预后。这才将 MHT 真正引入到对严重缺血性脑卒中的治疗中。2001年,一项前瞻性、非随机对照研究表明,即便对于动脉溶栓后的缺血性脑卒中患者,MHT 也是安全和可行的。De Georgia 等对意识清楚、未实施镇静和呼吸支持的缺血性卒中患者,通过血管内温控系统实施 MHT 治疗。结果发现,从影像学角度而言,MHT 组较体温正常组有所改善。另外,也有在严重的大脑中动脉梗死(恶性脑卒中)患者中,通过延长的 MHT 治疗(21 天),试图改善这类患者的预后。总之,MHT 在脑卒中的研究样本量相对较小,且缺乏多中心随机对照研究资料。

(3)人工 MHT 治疗颅脑外伤:MHT 治疗严重颅脑外伤(traumatic brain injury, TBI)的临床研究富有戏剧性的变化。首先,在低温治疗严重 TBI 被遗忘近 30 年后,20 世纪 90 年代初期,数个小样本的单中心、随机分组的临床研究表明,MHT 具有明显降低颅内压和改善严重 TBI 患者预后的作用。随后,较大样本的随机分组的临床研究,开始注意研究 MHT 治疗适应证的问题。研究表明 MHT 对于 GCS<5 的 TBI 患者基本无效。日本一项多中心 MHT 治疗严重 TBI 的研究,在证实上述结果的同时,发现无颅内高压的患者,尤其是合并有弥漫性轴突损害的 TBI 患者,MHT 治疗无效。上述研究表明,对于严重 TBI 合并颅内高压患者应实施 MHT 治疗;而对于颅内压正常患者,可保持其正常体温。

然而,美国一项多中心 MHT 治疗 GCS 在 3～8 颅脑外伤患者的研究(NABIS:Hypothermia),其结果却表明,MHT 治疗严重 TBI 无效的结论。该研究存在的诸多方法学问题曾引起较大的争论。首先该研究排除了复苏后仍存在低氧血症或低血压患者,而这部分患者可能受益于 MHT 治疗。其次,该研究 MHT 的实施时间平均在 TBI 后 8 小时,且 MHT 后 48 小时均开始复温,而不论是否存在颅内高压。另外,各研究中心的结果存在较大差异。上述这些问题使该研究结果的解释相对困难。2003 年的一项荟萃分析,通过汇总 12 个随机临床研究结果,表明 MHT 可降低严重 TBI 患者 19% 的死亡风险,减少 22% 的神经功能不良预后。总之,根据目前资料而言,严重颅脑外伤 GCS 在 5～8 分之间,且伴有顽固性颅内高压的患者,可能将受益于 MHT 治疗。

(4)人工 MHT 治疗心脏骤停后昏迷者:2002 年欧洲和澳洲两项 MHT 治疗心室纤颤所致心脏骤停(cardiac arrest, CA)多中心研究结果均表明,MHT 治疗可明显提高心脏骤停患者的生存率并降低致残率。尽管这两项研究患者的入选标准,使研究对象的临床特征仅占总体心脏骤停患者的 10% 左右。但是,与未实施 MHT(常温条件下)的患者相比,12～24 小时的 MHT 治疗已明确显示其有益作用。同时,并未发现明显的 MHT 相关的并发症。Smith 等分析了 1990 年以来心脏骤停患者预后与 MHT 治疗的关系。结果显示,经 MHT 治疗患者的预后均较佳。鉴于目前 MHT 在治疗心脏骤停后昏迷患者的新近资料,国际复苏联络委员会(International Liaison Committee On Resuscitation, ILCOR)推荐,人工 MHT 治疗应作为所有原因所致的心脏骤停患者,其高级生命支持(ALS)的内容之一。

总之,从上述 MHT 治疗各型急性脑损伤的研究可以看出,急性脑损伤的原因和发病机制不同,可能是 MHT 治疗效果不一致的主要原因。此外,MHT 治疗具体实施的诸项环节也是影响其效果的重要因素,如最合适 MHT 温度、最佳治疗窗口、MHT 治疗持续时间和复温速度等,均是今后需要进一步研究的课题。

3. 人工 MHT 适应证

虽然所有预测将要发生或已发生的缺血再灌注的脑损伤,均是 MHT 治疗的适应证或潜在的获益者(表 7-3),但实施前应回答以下问题。

表 7-3　人工亚低温治疗的适应证和潜在适应证

学科领域	适 应 证
神经内科或外科	严重颅脑外伤
	出血或缺血性脑卒中
	创伤性脊髓损伤
	癫痫持续状态
	脑气体或脂肪栓塞
	各种脑病或脑炎
	严重颅内高压
急诊或危重病	心脏骤停
	一氧化碳中毒
	急性呼吸窘迫综合征
	严重脓毒症
	失血性休克
	重症哮喘
	严重烧伤
心血管	顽固性恶性心律失常
	心源性休克
	血管再通的心肌梗塞

（1）是否具备开展 MHT 条件：实施 MHT 前提条件是患者已接受了正确的脑复苏基本治疗，凝血功能严重障碍、血压不能被很好维持时，不适合 MHT 治疗。

（2）MHT 治疗对预后影响的程度：就目前循证医学的资料，对心脏骤停后昏迷的患者，应积极早期实施 MHT；对严重颅脑外伤和脑卒中患者，则应权衡利弊、综合考虑。因为 MHT 毕竟是一项非生理性治疗措施，其在发挥有益作用的同时，也可能将造成机体内环境的变化。总之，急性脑损伤 MHT 治疗的基本前提条件是循环状态基本稳定，无明显的凝血功能的障碍，无明显的严重感染，急性脑损伤 6～8 小时内。

4. 人工 MHT 副作用

虽然人工 MHT 与疾病或意外造成的低温不同，前者是在控制条件下，通过主动降低机体温度达到治疗目的的一种低温，后者则是一种病理状态，如多发伤、手术后、中毒等并发的低温，但均可能对机体产生一些不利的影响。了解这些副作用，将有利于人工 MHT 临床合理使用。

（1）低温对于心血管的影响：MHT 通过间接降低机体代谢率和直接降低心肌代谢，引起心动过缓。在 32～33℃时可见到心电图上 J 点的抬高，可能与心室内传导速度的下降有关（钙通道开放程度下降）。较严重的心律失常多见于体温低于 32℃。此时，心电图上可见异常的 J 波（Osborne J），且 J 波的高度常与低温程度负相关。心房纤维颤动也可发生。当体温低于 28℃时，有发生严重室性心律失常的可能，甚至是心室纤颤。动物实验提示，MHT 治疗可能会引起冠脉收缩。但临床研究发现，对急性心梗接受 PTCA 的患者，MHT 治疗可减少心梗面积，并且有减少严重心血管事件的趋势。这类患者在实施 MHT 和复温时，应防止发生引起心肌耗氧突然增加的因素，如寒颤等。另外，MHT 可引起血管阻力增加、心输出量下降（约 25%）和中心静脉压的升高。

（2）低温对于凝血功能的影响：多与血小板功能的障碍相关。然而，MHT 的临床研究尚未发现需要治疗的凝血功能的障碍。实施 MHT 时，常规监测凝血功能十分必要，尤其对接受抗凝治疗的患者更为重要。

（3）低温对于免疫功能和院内感染发生率的影响：低温通过减少促炎症介质和降低白细胞的趋化和吞噬功能等，影响机体的免疫功能。依据目前研究资料，MHT 增加院内感染发生率仍不能确定。治疗期间，应该加强胸部 X 检查，以便尽早发现肺部感染。

（4）低温对于水电解质和氧离曲线的影响：MHT 治疗期间，患者可有多尿现象，应注意防止血容量降低引起的低血压，并同时注意补充钾和镁。低温时氧离曲线左移，血红蛋白与氧的结合力增强，造成相同氧饱和度时血中氧分压下降。此时应注意通过血气检查校正监测指标的正常值，如：体温正常时颈静脉血氧饱和度应大于 55%；而在体温为 34℃时，就应将缺血阈值的下限定在 62%。此外，MHT 治疗还会引起血糖升高、胃动力下降和血黏度增加等，应积极预防和治疗。

5. MHT 临床应用

（1）调节体温：人体为保持体温恒定在 37℃，通过产热和散热平衡达到恒温状态。机体的产热主要来自机体的代谢（尤其是脂肪的分解）和四肢躯干肌肉的颤动。而散热过程则通过以下方式：血管的收缩或舒张来控制弥散热量（diffusion）；通过出汗达到蒸发散热；皮肤与环境空气的对流（convention）；皮肤与接触物体间的传导（conduction）；热的辐射（radiation）等。根据上述机体保持恒温的机制，MHT 实施的目的就是设法降低机体产热和增加机体散热，尽快达到目标温度。水的热传导性明显大于空气，潮湿的皮肤更易传导热量，易于降温。

（2）降低体温和颅内温度：MHT 治疗的原则是迅速降温而平缓复温，迅速降低脑部温度就必须尽可能对影响颅内温度的各种因素全面干预，包括降低脑组织的代谢率，从而减少其自身产热；降低核心温度并抑制机体产热，从而降低脑供血动脉的血液温度；保证脑组织的灌注压和血流量，使已降温的血液迅速达到脑组织。

（3）具体措施

①使用镇静药物：如苯二氮䓬类、巴比妥类、阿片类、冬眠合剂等，深度镇静患者，影响体温调节中枢。

②联合使用肌松剂防止寒颤发生。

③体外降温措施：使用冰毯、循环冷气睡袋等，或

137 第 7 章 心肺脑复苏

合并使用冰袋、冰帽等增加传导、降低体温。可利用冰湿布覆盖皮肤增加治疗效果。利用风扇或吹风机增加患者体表空气的流通是增加对流的降温措施。同时,应将环境温度降低在 18～20℃ 范围。另外,血管内温度控制仪(Coolgard 3000TM,Alsius)和静脉快速输入 4℃ 等渗生理盐水(30～40 ml/kg),均可使体温在短时间(30～60 分钟)降至目标温度。

(4)MHT 治疗的终止与复温:关于 MHT 治疗的持续时间和终止指标,目前尚无公认的标准。

①关于终止 MHT:根据目前的资料,心脏骤停缺血缺氧性脑病治疗时间是 12～24 小时,严重颅脑外伤建议治疗时间大于 48 小时。也有学者提出,应根据患者具体临床情况而定,如心脏骤停患者,当听觉诱发电位出现反应或恢复时;颅脑外伤患者颅内压正常,且颅内顺应性恢复或部分恢复;脑卒中患者的影像学提示脑水肿减轻时,则可考虑终止 MHT 治疗。

②关于复温:复温是 MHT 治疗方案的重要组成部分。Matsushita 等的实验研究发现,快速复温可使亚低温对于脑挫伤大鼠的神经保护作用完全丧失。临床观察也发现,缺血脑卒中患者在复温过程中病情恶化甚或死亡。提示,MHT 治疗后,合适的复温速度是保证亚低温治疗效果的关键因素之一。一般推荐复温的速率为 0.1℃/h,至少需要 24 小时缓慢复温。复温期间应加深镇静和肌松,严格防止躁动、寒颤等引起机体(包括脑组织)耗氧量突然增加。当体温达到 35～36℃ 时,应进一步降低复温速率,使其逐步接近目标温度(<37℃)。另外,复温过程中需预防其他并发症,如休克、心律失常和颅内压升高。当再次出现颅内压增高时,应立即停止复温,并讨论是否需要再次实施亚低温治疗。

(五)其他辅助治疗

1. 高压氧(Hyperbaric Oxygenation,HBO)治疗

高压氧(>1 个大气压)治疗能提高氧在血液中的物理溶解度,使氧含量高于正常 12～13 倍,增加脑细胞的氧供,是脑复苏后期康复治疗惟一有效的措施。高压氧通过以下途径改善脑组织的缺血缺氧状况:

①提高血氧分压和物理性溶解氧。

②增加氧的弥散率和弥散范围。

③使脑血管收缩,降低颅内压。

④增加椎动脉血流量,促进苏醒。

总之,虽然生命体征不稳定给高压氧早期应用造成一定困难,但只要患者病情稳定,应尽早实施高压氧治疗,以促进脑细胞和功能的恢复。

2. 药物治疗

吡硫醇、胞二磷胆碱、还原型谷胱甘肽等均可以考虑使用。上述药物已在临床广泛应用,并取得了一定的临床疗效,但尚缺乏多中心随机对照研究的结果,故尚需进一步的基础和临床研究确定其在脑复苏治疗中的地位。地塞比诺(Dexanabinol)是一种非竞争性的 N-甲基-D-天冬氨酸(NMDA)受体抑制剂,并有抗氧化和抑制 αTNF 抗炎反应的药物。最近的研究显示,颅脑外伤后 6 小时内给予,可减少颅内高压的发生率并促进恢复。该药多中心的临床研究正在进行中。

六、脑复苏疗效评价

脑组织中,大脑皮层细胞耐受缺氧、缺血的能力最差,大脑皮层主管人的意识状况。CPCR 中,只要皮层细胞的功能得以恢复,其他皮层下细胞的功能一般均可以恢复。因此,脑复苏的效果应该主要依据患者意识状况恢复的程度,以及发病前状态来评价。由于各种影响因素不同,效果可能截然不同。临床预后可按 Pittsburgh 脑功能分级标准,分为良好转归(良好康复+轻度残疾)、不良转归(重度残疾+植物状态)和死亡 3 个级别。以下我们提出判断脑复苏成功与否的更为具体的标准,供同行参考与借鉴。

1. 脑复苏成功

CPCR 后,只要患者的意识状况完全恢复正常,就应该说是脑复苏成功。依据除意识状况以外的其他功能恢复情况不同,脑复苏成功的病例中,可能会有以下几种情形。

(1)患者的意识状况、记忆、感官、肢体活动等均完全恢复正常,且未留下任何主观或客观检查方面的后遗症,各种主、客观检查均属正常,这是临床最成功

且最令人满意的结果。

(2)患者的意识状况虽已完全恢复正常,但可能会有不同程度的主观感觉方面的功能障碍,如远近期记忆力减退、智力下降、言语含糊不清、手足震颤或抖动等一系列均无法归因于脑组织器质性病变的功能障碍,也无法依据脑功能的客观检查予以明确的脑功能障碍。

(3)患者的意识状况可能已完全恢复正常,但由于某个部位的脑组织或细胞发生了不可逆性的损害,患者可能存在相应部位的功能障碍,如语言障碍或口齿不清、某个部位的肢体活动障碍等。

2. 脑复苏基本成功

患者的意识状况虽有所恢复,但并未完全恢复正常,可以完成所有或部分指令性行为,但缺少主动的思维和行为,多数情况下需要有人协助方能生活自理。

3. 脑复苏失败

患者除皮层功能未恢复外,其余皮层下功能均尚能维持正常,临床意识状况始终未能恢复,基本或完全呈持续植物状态。此类患者之所以被归为脑复苏失败,是因为这类患者的生存缺少了人类与动物的根本区别。

七、终止脑复苏的指标

脑复苏耗时、耗力、耗财,对脑复苏肯定不可能成功的病例,及时终止脑复苏有利于节约人力、物力和财力。国外将脑死亡作为终止脑复苏的指标,一旦诊断确立,临床就无进一步抢救和治疗的价值,病情发展到这一阶段的患者,将成为捐献脏器的供体(donor)。该制度的建立,有利于在极大的程度上节约人力、物力和财力,应该在国内推广和实施。然而,国内由于各种体制不健全,截止目前尚无终止脑复苏的具体指标,医院和临床医师总是依据患者亲属的意愿,停止进一步抢救和治疗,这在相当大的程度上造成了许多不必要的人力、物力和财力方面的浪费,亟待有关部门联合组织进一步讨论而妥善解决。

根据我们掌握的临床资料,在国内尚无统一标准前,提出以下两种方案,仅供临床医师在工作中酌情选用。

1. 将脑死亡作为终止脑复苏的指标

这在国外已经实施多年,并受到法律和医疗保险制度的保护和监督,应该是比较科学而合理的指标。在我国,目前还不能做到这点,基本依据家属的意愿或决定。

2. 其他综合指标

对脑死亡诊断无法确立或患者亲属不愿意接受脑死亡诊断的病例,依据原发病和患者或患者亲属的财力情况,综合评定,终止脑复苏的继续。

(1)依据原发病:原发病为不可逆性的病理损害,近期和远期预后均差,且生活质量极低者,应尽早放弃进一步抢救和治疗。

(2)依据财力:财力不足者,为减少不必要的财力消耗,也应尽早放弃进一步抢救和治疗。

(刘励军　宋志芳)

参 考 文 献

1　Hallstrom A，Cobb L，Johnson E，et al. Cardiopulmonary resuscitation by chest compression alone with mouth-to-mouth ventilation. N Engl J Med，2000，342(21):1546~1553

2　Kern K B. Cardiopulmonary resuscitation without ventilation. Crit Care Med 2000，28[suppl.]:N186~N189

3　Ewy G A. Pracical aspects of cardiac resuscitation. Heart Disease and stroke，1992，2(1):33~36

4　Berg RA，Hilwig RW，Kern KB，et al. "Bystander" chest compressions and assisted ventilation independently improve outcome from piglet asphyxial pulseless "cardeax arrest" Circulation. 2000，101:1743~1748

5　Idris AH，Becker LB，Fuerst RS，et al. Effect of vention on reduscitation in an animal model of cardiac arrest.

Circulation. 1994,90;3063～3069

6　Hallstrom AP. Dispatcher-assisred "phone" cardiopulmonary resuscitation by chest compression alone or with mouth-tomouth ventilation. Crit Care Med 2000, 28 [suppl.];N190～N192

7　Idris AH,Wenzel V,Becker LB,et al. Does hypoxia or hypercarbia independently affect resuscitation from cardiac arrest? Chest 1995,108;522～528

8　Cooper S, Evanc C. Resuscitation predictor scoring scale for in hospital cardiac arrests. Emerg Med J, 2003, 20;6～9

9　Bissonnette B, Boulard G. Physiopathologie du système nerveux central. In ; Ravussin P. Editor. Le point sur le patient neurochirurgical. Paris; Springer-Verlag; 2004, p. 15～32

10　Skjoth-Rasmussen J, Schulz M, Kristensen SR, et al. Delayed neurological deficits detected by an ischemic pattern in the extracellular cerebral metabolites in patients with aneurysmal subarachnoid hemorrhage. J Neurosurg. 2004,100;8～15

11　Macmillan CS, Andrews PJ, Easton VJ. Increased jugular bulb saturation is associated with poor outcome in traumatic brain injury. J Neurol Neurosurg Psychiatry. 2001,70;101～104

12　Hachimi-Idrissi S, Corne L, Huyghens L. The effect of mild hypothermia and induced hypertension on long-term survival rate and neurological outcome after asphyxial cardiac arrest in rats. Resuscitation 2001,49; 73～82

13　Robertson CS. Management of cerebral perfusion pressure after traumatic brain injury. Anesthesiology 2001, 95;1513～1517

14　Ract C, Vigue B. Comparaison of the cerebral effect of dopamine and norepinephrine in severely head-injured patients. Int Care Med 2001,27;101～106

15　Guidelines for the management of severe traumatic brain injury. J Neurotrauma. 2000,11; 449～555

16　Winchell RJ, Hoyt DB. For the trauma research and education foundation of San Diego. Endotracheal intubation in the field improves survival in patients with severe head injury. Arch Surg. 1997,132;592～597

17　Wang HE, Peitzman AB, MD, Cassidy LD, et al. Out-of-Hospital Endotracheal Intubation and Outcome After Traumatic Brain Injury. Ann Emerg Med. 2004, 44; 439～450

18　Doppenberg EM, Zauner A, Bullock R, et al. Corrections between brain tissue oxygen tension, carbon dioxide tension, pH, and cerebral blood folw-a better way of monitoring the severely injured brain? Surg Neurol. 1998,49; 650～654

19　Menzel M, Doppenberg EM, Zauner A, et al. Increased inspired oxygen concentration as a factor in improved brain tissue oxygenation and tissue lactate levels after severe human head injury. J Neurosurg. 1999, 91; 1～10

20　Magnoni S, Ghisoni L, Locatelli M, et al. Lack of improvement in cerebral metabolism after hyperoxia in severe head injury; a microdialysis study. J Neurosurg. 2003,98;952～958

21　Marion DW, Puccio A, Wisniewski SR, et al. Effect of hyperventilation on extracellular concentrations of glutamate, lactate, pyruvate, and local cerebral blood flow patients with severe traumatic brain injury. Crit Care Med 2002,30;2619～2625

22　Clausen T, Scharf A, Menzel M, et al. Influence of moderate and profound hyperventilation on cerebral blood flow, oxygenation and metabolism. Brain Res. 2004. 113～123

23　Reglodi D, Somogyvrai-Vigh A, Vigh S, et al. Postischemic spontaneous hyperthermia and its effects in middle cerebral artery occlusion in the rat. Exp Neurol. 2000,163;399～407

24　Wang Y, Hu W, Perez-Trepichio AD, et al. Brain tissue sodium is a ticking clock telling time after arterial occlusion in rat focal cerebral ischemia. Stroke 2000, 31;1386～1391

25　Jones PA, Andrews PJD, Midgley S, et al. Measuring the burden of secondary insults in head-injured patients during intensive care. J Neurosurg Anesth. 1994,6; 4～14

26　Reith J, Jorgensen HS, Pedersen PM, et al. Body temperature in acute stroke; relation to stroke severity, infarct size, mortality and outcome. Lancet 1996, 347;422～425

27　Horiguchi T, Shimizu K, Ogino M, et al. Postischemic hypothermia inhibits the generation of hydroxyl radical following transient forebrain ischemia in rats. J Neurotrauma. 2003,20;511~520

28 Bruder N, Cohen B, Pellissier D, et al. The effect of hemodilution on cerebral blood flow velocity in anesthetized patients. Anesth Analg. 1998,86;320~324

29 Tenkin NR, Dikmen SS, Anderson GD, et al. Valproate therapy for prevention of posttraumatic seizures; a randomized trial. J Neurosurg. 1999,91;593~600

30 CRASH trial collaborators. Effect of intravenous corticosteroids on death within 14 days in 10008 adults with clinically significant head injury (MRC CRASH trial); randomised placebo-controlled trial. Lancet 2004,364;1321~1328

31 Feldman Z, Kanter MJ, Robertson CS, et al. Effect of head elevation on intracranial pressure, cerebral perfusion pressure, and cerebral blood flow in head-injured patients. J. Neurosurg. 1992,76;207~211

32 Clifton GL, Miller ER, Choi SC, et al. Fluid thresholds and outcome from severe brain injury. Crit Care Med 2002,30;739~745

33 Sano T, Drummond J, Patel, et al. A comparison of the cerebral protective effects of isoflurane and mild hypothermia in a model of incomplete forebrain ischemia in the rat. Anesthesiology. 1992,76;221~228

34 Cruz J, Minoja G, Okuchi K. Improving clinical outcome from acute subdural hematomas with emergency preoperative administration of high doses of mannitol; a randomized trial. Neurosurgery. 2001,49;864~871

35 Rosner MJ, Rosner SD, Johnson AH. Cerebral perfusion pressure; management protocol and clinical results. J Neurosurg. 1995,83;949~962

36 Albenese J, Leone M, Alliez JR, et al. Decompressive craniectomie for severe traumatic brain injury; evaluation of the effects at one year. Crit Care Med. 2003,31;2535~2538

37 Inamasu J, Ichikizaki K. Mild hypothermia in neurologic emergency; an update. Ann Emerg Med. 2002,40;220~230

38 Busto R, Dietrich WD, Globus MY-T, et al. Small differences in intraischemic brain temperture critically determine the extent of ischemic neuronal injury. J Cereb Blood Flow Metab. 1987,7;729~738

39 Zhang Z, Sobel RA, Cheng D, et al. Mild hypothermia increases Bcl2 protein expression following global cerebral ischemia. Brain Res Mol Brain Res. 2001, 95;75~85

40 Aoki M, Tamatani M, Taniguchi M, et al. Hypothermic treatment restores glucose regulated protein 78 (GRP78) expression in ischemic brain. Brain Res Mol Brain Res 2001,95;117~128

41 Varathan S, Shibuta S, Shimizu T, et al. Hypothermia and thiopentone sodium; individual and combined neuroprotective effects on cortical cultures exposed to prolonged hypoxic episodes. J Neurosci Res 2002,68 (3);352~362

42 Berger C, Schabitz WR, Georgiadis D, et al. Effects of hypothermia on excitatory amino acids and metabolism in stroke patients; a microdialysis study. Stroke 2002,33; 519~524

43 Chatzipanteli K, Alonso OF, Kraydieh S, et al. Importance of posttraumatic hypothermia and hyperthermia on the inflammatory response after fluid percussion brain injury; biochemical and immunocytochemical studies. J Cereb Blood Flow Metab. 2000,20;531~542

44 Schwab S, Schwarz S, Spranger M, et al. Moderate hypothermia in the treatment of patients with severe middle cerebral artery infarction. Stroke. 1998,29;2461~2466

45 Krieger DW, De Georgia MA, Abou-Chebl A, et al. Cooling for acute ischemic brain damage (COOL AID); an open pilot study of induced hypothermia in acute ischemic stroke. Stroke. 2001,32;1847~1854

46 De Georgia MA, Krieger DW, Abou-Chebl A, et al. Cooling for Acute Ischemic Brain Damage(COOL AID) A feasibility trial of endovascular cooling. Neurology 2004,63;312~317

47 Milhaud D, Thouvenot E, Heroum C, Escuret E. Prolonged moderate hypothermia in massive hemispheric infarction Clinical Experience. J Neurosurg Anesthesiol. 2005,17(1) ;49~53

48 Shiozaki T, Hayakata T, Taneda M, et al. A multicenter prospective randomized controlled trial of the efficacy of mild hypothermia for severely head injuried patients with low intracranial pressure. Mild Hypothermia Study Group in Japan. J Neurosurg. 2001,94;

50～54

49 Clifton GL, Miller ER, Choi SC, et al. Lack of effect of induction of hypothermia after acute brain injury. N Engl J Med; 2001,344;556～563

50 McIntyre LA, Fergusson DA, Hebert PC, et al. Prolonged therapeutic hypothermia after traumatic brain injury in adults. JAMA. 2003,289; 2992～2999

51 Holzer M, The Hypothermia after Cardiac Arrest Study Group; Mild therapeutic hypothermia to improve neurologic outcome after cardiac arrest. N Engl J Med 2002,346;549～556

52 Bernard SA, Gray TW, Buist MD, et al. Treatment of comatose survivors of out-of hospital cardiac arrest with induced hypothermia. N Engl J Med 2002,346; 557～563

53 Smith TL and Bleck TP. Hypothermia and neurologic outcome in patients following cardiac arrest; should we be hot to cool off our patients? Critical Care. 2002, 6; 377～380

54 Hachimi-Idrissi S, Huyghens L; International Liaison Committee On Resuscitation. Advanced cardiac life support update; the new ILCOR cardiovascular resuscitation guidelines. International Liaison Committee On Resuscitation. Eur J Emerg Med. 2002,9;193～202

55 L'Her E. L'hypothermie induite en réanimation; un sujet brûlant? Réanimation 2005,14(3) ;177～185

56 Tremey B, Vigue B. Les variations thermiques modifient les parametres des gaz du sang ; quelles consequences en pratique clinique ? Ann Fr Anesth Reanim. 2004,23 ;474～481

57 Matsushita Y, Bramlett HM, Alonso O, et al. Posttraumatic hypothermia is neuroprotective in a model of traumatic brain injury complicated by a secondary hypoxic insult. Crit Care Med;2001,29;2060～2066

58 Knoller N, Levi L, Shoshan I, et al. Dexanabinol (HU-211) in the treatment of severe closed head injury; a randomized, placebo-controlled, phaseII clinical trial. Crit Care Med. 2002,30; 548～554

59 Fandino J, Stocker R, Prokop S, et al. Cerebral oxygenation and systemic trauma related factors determining neurological outcome after brain injury. J Clin Neurosci. 2000, 7;226～233

第 8 章

休 克

Shock

休克(shock)是一种极其危重而凶险的临床疾病,起病急,病情发展迅速,如不及时抢救和治疗,随时可以危及患者生命。休克的发病率高,几乎遍及临床各个学科,应当引起各级临床工作者足够重视。

一、休克的实质

休克的实质是当机体遭受各种严重致病因素(感染、创伤、低血容量、过敏、中毒、心脏或神经肌肉疾患等),引起的急性有效血容量减少、心排血量下降、血管舒缩功能障碍,直接或间接地导致组织器官血液灌注减少、无氧代谢增加和功能障碍的临床综合征。其实质是由神经-体液因子参与、以组织器官和周围末梢水平微循环障碍为主要病理生理特点,临床表现为意识障碍、皮肤苍白湿冷、血压下降、脉压差缩小、脉搏细速、肢端青紫、少尿或无尿等。

二、病因与分类

(一)低血容量性休克

是最常见的类型,指血液有效成分丢失(血液、血浆和体液),超过总血容量1/5时可引起休克;超过总血容量1/2时,可造成死亡。

1. 失血性休克

多见于各种创伤引起的内脏器官和大血管的破裂,血液直接丢失至体外或体内腔隙,如大血管损伤、肝、脾破裂和骨盆骨折等,也可见于胃、十二指肠溃疡出血和脉高压症合并食管、胃底曲张静脉破裂出血。

2. 失血浆性休克

多见于大面积皮肤烧伤时,血浆渗出和丢失及体液的蒸发,血液浓缩、有效循环血量的锐减,造成循环轻衰竭。

3. 失体液性休克

大量呕吐、腹泻、出汗等引起的细胞外液急剧减少,出现严重的失水、失盐,从而发生休克。

(二)创伤性休克

常见于严重创伤、骨折、挤压伤和手外伤等。创伤所致的休克除与失血、失液等引起的有效循环量减少有关外,组织创伤后分解产物的毒素作用和强烈的疼痛刺激也是重要的因素。

(三)感染(中毒)性休克

当感染病灶的病原菌(细菌、真菌、病毒)和毒素被血液吸收后,引起组织器官的微循环障碍,进而导致有效循环量下降所产生的休克。如严重胆道感染(化脓性胆管炎)、急性脏器穿孔所致的弥漫性腹膜炎、坏死性胰腺炎、中毒性肠麻痹所致的内毒素血症等,均可引起感染性休克。

(四)神经源性休克

强烈刺激引起的神经反射性血管扩张,有效血容量下降所致的休克。如脊柱外伤、高位脊髓损伤等可导致神经源性休克。此外,麻醉、镇静、降压药使用过量时,也可因血管扩张和有效血容量锐减引起类似的休克。

(五)心源性休克

指由心功能障碍引起的心排量下降性血压下降和微循环障碍。外科疾病的治疗过程中,即使以前没有心脏疾患,也可能诱发心功能障碍,导致心源性休克。如大量输液超过心脏负荷时,某些介质(儿茶酚胺)释放导致的血管收缩、外周阻力增高超过心脏负荷时,如果处理不及时,可引起心源性休克。

(六)过敏性休克

指机体对某些药物、食物、血清等过敏引起的休克,如大量输血、血浆和输液就可能因输液反应引起过敏性休克。

多数情况下,各种类型休克可能同时存在,共同左右病情发展。

三、休克的病理生理

(一)微循环改变

1. 缺血、缺氧期

又称休克早期或微循环收缩期。当机体在遭受创伤、出血、毒素等打击或损害时,在循环血量锐减和血压下降的情况下,反射性的心血管运动中枢及交感-肾上腺髓质系统兴奋,儿茶酚胺释放,可引起末梢血管和内脏小血管及微血管平滑肌(包括毛细血管前括约肌)强烈地收缩和持续地痉挛,毛细血管前阻力

血管痉挛比毛细血管后阻力血管痉挛更甚,引起少灌少流,灌少于流;加上动静脉短路和直接通道开放,均使外周阻力增高,微循环血液灌流量减少,组织细胞缺血和缺氧。

2. 淤血性缺氧期

倘若休克未得缓解,随病情的发展,微循环的血量继续减少后,交感-肾上腺髓质系统长期过度兴奋、微循环血管持续痉挛、皮肤和内脏器官严重缺血和缺氧,能产生大量酸性代谢产物及局部血管活性物质,使局部微循环障碍加重。毛细血管前括约肌和后微动脉对酸性代谢产物的耐受性较差,对儿茶酚胺的敏感性降低,在组胺等血管活性物质作用下松弛;微静脉对酸性代谢产物及组胺等血管活性物质的耐受性较强,在高浓度儿茶酚胺的作用下,括约肌进一步痉挛,微循环血流更慢,致使微循环内血流只灌而少流或不流,血液淤滞在毛细血管床内;真毛细血管大量开放,管径加大,血流缓慢,甚至停止,血液的黏稠度增加。微循环淤滞后,大量酸性代谢产物和局部血管活性物质聚积,使毛细血管灌流的局部反馈调节发生障碍;真毛细血管大量开放,毛细血管网内的静水压增高,通透性增高,促进血浆外渗和血液浓缩,使回心血量锐减,休克更加恶化,此即微循环扩张期,表示患者进入休克抑制状态。

3. 弥散性血管内凝血(disseminated intravacular coagulation,DIC)期

微循环衰竭期或休克晚期。当毛细血管内血流缓慢,血液黏稠度增加时,淤滞在微循环内的血液,由于黏稠度增加和酸性血液的高凝特性,红细胞和血小板发生凝集,在微循环内形成许多微细血栓,使血流进一步受阻,不灌不流,并出现 DIC。此外,在严重缺氧、酸中毒及内毒素的作用下,内皮细胞受损,细胞内的溶酶体膜破裂,造成组织和细胞坏死,并引起各器官功能障碍。若毛细血管的阻塞超过 1 小时,受损细胞的代谢停止,细胞也将死亡。DIC 的出现,意味着病情危重。DIC 消耗了多种凝血因子,且激活纤维蛋白溶解系统,患者可出现严重的出血倾向,这些均表示进入微循环衰竭期,亦称休克失偿期。

(二)体内代谢变化

1. 血糖升高

休克时,儿茶酚胺释放能促进胰高糖素生成,抑制胰岛素产生,加速肌肉和肝内糖原的分解,刺激垂体分泌促肾上腺皮质激素,故可出现血糖升高。数小时后,肝糖原耗竭,血糖可能下降,甚至可转变为低血糖状态。

2. 乳酸性酸中毒

细胞血液灌注不良时,葡萄糖在细胞内的代谢转向乏氧代谢,只能产生少量的高能三磷腺苷,而丙酮酸和乳酸增多。肝脏灌流量减少时,处理乳酸的能力减弱,乳酸在体内的清除率降低,血内的乳酸水平增高。蛋白质分解代谢增加,血中的尿素、肌酐和尿酸也增加。

3. 钠、水潴留

休克时肾血流量减少,可引起肾上腺分泌的醛固酮增加,机体出现钠、水潴留。

4. 细胞内、外离子交换和细胞肿胀

休克时细胞缺氧,组织内乳酸积聚,三磷腺苷含量下降,细胞膜的钠泵功能失常,细胞内钾和细胞外钠浓度差转移,以致钠向细胞内流,钾向细胞外溢,细胞外液体也随之进入细胞,造成细胞肿胀。

(三)脏器继发性损害

休克时,组织、细胞低灌注和缺氧,能造成多种脏器功能障碍,有些脏器的损害是不可逆性的,是造成死亡的主要原因。

1. 肺

肺的微循环障碍能严重影响呼吸功能。儿茶酚胺大量释放,肺内小动脉及毛细血管前括约肌收缩,肺内静脉短路开放,部分肺动脉的静脉血未经充分气体交换,就进入肺静脉,造成静脉血掺杂。肺毛细血管灌流量不足时,肺泡上皮细胞和毛细血管内皮细胞受损,血管通透性增加,血浆内高分子蛋白成分和血细胞有形成分大量渗出,引起肺泡和间质的水肿和出血。休克时,很多因素使肺表面活性物质减少,肺顺应性降低,肺泡萎陷或不张,肺内分流增加。这些均可使肺内气体交换障碍,出现严重低氧血症(ARDS)。

2. 肾

休克可使肾小动脉痉挛,肾血流量锐减,特别是肾皮质血流减少,肾小球滤过率明显降低,导致少尿或无尿。肾血管平滑肌以 α-受体占优势,休克时给高浓度去甲肾上腺素,能引起严重的肾功能损害。持续的肾灌注不足,使肾小管上皮细胞变性和坏死,坏死的肾小管上皮细胞、蛋白管型可堵塞肾小管,产生肾单位内的机械性梗阻。此外,毛细血管内凝血使肾血管内血栓形成,也是休克引起急性肾功能不全的原因之一。

3. 心

心功能减弱和舒张压下降是心肌微循环灌流量减少的主要原因。休克的失偿期,血压进一步下降,舒张压也降低,心肌内微循环灌注严重不足,心肌缺氧,微循环障碍,严重时可发生心力衰竭。

4. 脑

脑血流量占心输出量 $14\%\sim16\%$。脑血管平滑肌中只有 α-受体,作用较小。休克时,当体动脉压过低时,脑组织的血流灌注不足;此外,二氧化碳与代谢产物的积聚,能加重脑组织的微循环障碍,造成组织缺氧,脑组织受损和坏死。脑细胞的损害多半是不可逆性的,这是继休克后出现永久性脑功能障碍的主要原因。

5. 肝与胃肠

缺氧能使肝细胞功能减退,肝小叶中心性坏死,有时发生大块肝坏死;当肝血液灌流减少超过 1 小时,由于调理素及 α_2-球蛋白减少,网状内皮系统功能抑制。胃肠道因缺血和缺氧,可引起黏膜糜烂性出血,造成应激性溃疡;另外,由于淤血及肠道菌丛大量繁殖,大量毒素侵入血液,可引起肠源性菌血症及毒血症。

休克并发 MODS,除与休克时各脏器的低灌注、

缺氧或内毒素损害有关外,机体免疫机制的改变也是重要的方面。革兰阴性细菌死亡时,菌体破裂,从细胞壁中释放出内毒素,这是一种脂多糖,具有抗原性,能形成免疫复合物,激活补体,产生过敏毒素等一系列血管活性物质。过敏毒素是一种拟交感神经物质,能引起强烈的血管痉挛,静脉淤血和回流减少,并导致低血压和儿茶酚胺释放。免疫复合物能沉淀于心、肺、肝、肾等脏器的内皮细胞上,吸引多形核细胞,释放多种毒素,使细胞膜破坏,细胞内超微结构改变,特别是线粒体水肿,影响氧化代谢和三磷腺苷生成,它也可使溶酶体破裂,释放出多种蛋白酶,使细胞溶解和死亡。

(四)再灌流损伤

长时间休克后,当休克得以逆转、再灌流和再氧合时,仍可导致细胞和器官的功能衰竭(再灌流损伤学说),如氧自由基形成和释放、各种炎性细胞因子产生与释放,造成组织与细胞损伤等。

四、临床表现

(一)代 偿 期

微循环收缩期(休克前期或早期)。患者可出现精神兴奋或烦躁不安,面色苍白,皮肤湿冷,脉搏细速;血压变化可能不大,收缩压仍可保持在正常范围,但由于周围血管收缩,舒张压升高,脉压差变小;肾血管收缩后尿量减少,正常成人每小时尿量均在 30 ml 以上,休克早期尿量可减至 20 ml/h 以下。

(二)失代偿期

微循环扩张期。患者的意识状况由兴奋转为抑制,表情淡漠,感觉迟钝,口唇和肢端紫绀,四肢冰冷,脉细速,血压下降,收缩压多＜80 mmHg 或更低,尿量减少,甚至无尿。病情严重时,全身皮肤、黏膜明显发绀,体内无氧代谢增加,产生大量乳酸及其他有机酸,在血液和组织中积聚,造成酸中毒。若抢救得力仍能好转,处理不当时病情趋向恶化,接着可出现进行性呼吸困难、脉速、烦躁、发绀或咳粉红色痰,PaO_2 降低(≤60 mmHg),虽高浓度吸氧仍不能改善。皮

肤、黏膜出现淤斑,消化道出血,预示着病情已经发展到 DIC 阶段,死亡率极高。

(三)感染性休克临床特征

1. 起病急缓不一

感染性休克发生速度与感染病原菌的毒力、感染部位、宿主抵抗力等密切相关,通常毒力强的病原菌导致的休克发生早,甚至可以发生感染后 24～48 小时。一般革兰阳性菌的外毒素导致休克和脏器功能不全发生早而病情重,革兰阴性菌内毒素导致的休克临床常见,虽然毒力也强,但相比于革兰阳性菌外毒素导致的休克,起病可能慢。真菌、病毒、结核、支原体或衣原体等导致的感染,休克发生晚,起病慢,可多达数天或 1 周以上,且常合并其他病原菌感染。感染部位与休克发生早晚和临床毒血症状关系密切,通常血源性感染毒血症状重,休克发生早。宿主机体状况与起病早晚也关系密切,长期服用免疫抑制药物导致免疫力低下患者,是各种感染的易患人群,一旦感染后,休克也可能发生早,但全身毒血症状却可能并不严重,甚至隐匿或迁延。

2. 全身炎症反应(SIRS)症状

如寒战、高热(39～40℃),外周血常规、C 反应蛋白增高明显,外周血常规中中性粒细胞增多明显,甚至出现中毒颗粒;严重时还可能出现粒细胞减少或缺乏、红细胞和血小板减少等,这些均是细菌或毒素抑制骨髓造血功能的结果。然而,有研究显示,SIRS 并不能预示转归,SIRS 症状重的患者,病死率不一定高。组织缺氧和低灌注是影响预后的主要因素,也是造成 MODS 主要机制。遗憾的是,目前缺少简便易行、疗效确切的监测组织缺氧和低灌注的指标。

3. 高排低阻的临床特征

大量基础和临床研究证实,感染性休克的血流动力学特征是高排低阻,这是很多学者主张应用去甲肾上腺素(正肾上腺素)和血管加压素(vasopressor drugs)治疗感染性休克的主要依据。

4. 微循环障碍明显

皮肤湿冷或苍白,四肢末梢发绀,脉搏细弱等微

循环衰竭或障碍是休克的特征性临床表现,感染性休克可能表现得更加突出。结合早期轻度的烦躁不安等,即使血压尚能维持在正常水平(100/80 mmHg),但脉压>20 mmHg,脉搏快而弱,均提示休克即将发生或已经发生。

5. 并发症多

感染性休克导致各种并发症的机会远较其他类型的休克多,可能是由于感染性休克不但具有各种休克的共同特点,如血流动力学改变和各种细胞、体液因子被释放或激活导致的脏器低灌注与功能障碍,还存在细菌毒素直接与间接作用造成的损害。因此,各种脏器功能受损和并发 MSOF、ALI/ARDS 机会更多,脏器缺血和缺氧在连续、多因素打击下,并发症多是很容易理解的。

6. 救治所需的时间长、预后差

较失血性休克困难,所需时间长,预后差,常因重要脏器的功能障碍或多脏器的功能障碍而造成死亡。

7. 抗感染治疗成功与否是影响预后的主要因素

影响抗感染治疗临床疗效的因素很多,其中治疗失败的最大障碍是病原菌不明确和抗菌药物选择错误。大量临床资料显示,经验性选择抗菌药物错误是导致病死率增加的主要原因,也是造成感染性休克无法纠正的重要因素。鉴于病原菌检测需要时间,临床选择抗菌药物主要依据是对感染病原菌的推测与分析。虽然临床表现特征有助于对病原菌的推测,但选择抗菌谱广、覆盖面大,抗菌力强的抗菌药物,对抗感染治疗的疗效也是至关重要。依据临床疗效和病原学检查结果,策略性换药或加药,是抗感染治疗后期需要注意的环节。此外,病灶清除对抗感染治疗的疗效关系密切,感染病灶不明确或无法清除是抗感染治疗失败的又一主要原因。总之,抗菌治疗不成功或不彻底,休克的原发病因始终在起作用,即使休克的临床症状有所缓解,仍只是暂时的,最终还可能因休克导致死亡。

五、诊断

(一)早期诊断

当患者出现精神兴奋或烦躁不安伴末梢循环障碍(面色苍白、皮肤湿冷、肢端紫绀或厥冷),即使血压正常或稍高,脉压差变小(<20~30 mmHg),也可以诊断早期休克。

(二)诊断标准

具有诱发休克的病因,临床出现不同程度的意识异常和末梢循环衰竭的临床征象,如四肢湿冷伴或不伴有发绀,皮肤黏膜苍白或出现花斑,脉细速(>100次/分)或不能触得,尿量减少(<30 ml/h)或尿闭,收缩压<80 mmHg 或脉压差<20 mmHg(原有高血压者较原水平下降 30% 以上),凡具备上述临床表现或体征者,均可诊断休克。

六、治疗

(一)一般处理

(1)安静,避免搬动;转送途中,防止颠簸;骨折时,应行初步固定,对伤口应行适当处理,如包扎、止血等;疼痛剧烈者,适当应用止痛剂(吗啡和哌替啶),伴严重脑外伤和呼吸道损伤时慎用。

(2)平卧位,避免头高位。

(3)保持呼吸道通畅,必要时行紧急气管插管或气管切开,防止误吸或窒息。

(4)适当保暖,尤其是在气候寒冷的季节或对末梢循环较量变动差的患者;高热患者需要降温,一般仍以物理降温为妥。

(5)建立静脉通道,以利输液和用药;病情严重或出血较多的患者,尽量采取深静脉置管,以利快速输血和输液;有骨盆骨折时,避免从下肢或股静脉输液,以免大量液体漏入盆腔;颈、胸部损伤的患者,尽量选择从下肢或股静脉输液。

（二）补充血容量

1. 补充有效血容量

有效血容量减少是休克最主要的病理生理改变，及时补充血容量至关重要。其中不但涉及补充液体的数量，也涉及补充液体的种类。

(1)数量：微循环开放导致的毛细血管床扩大是休克的病理和病理生理改变之一，补充血容量不仅要补充已经丢失的血容量（全血、血浆和水、电解质），还要补充由于毛细血管床扩大所增加的液体量，故补充的血液或液体量均多于实际丢失的液体量。休克发生的时间与微循环开放、毛细血管床扩大的严重程度关系密切，休克发生后，持续的时间愈长，需要补充的血容量愈多。因此，抗休克治疗的早和晚，直接关系到休克治疗的临床疗效。在确定补液量时，要充分考虑休克发生的时间，并结合血压、脉搏、心律、中心静脉压、实验室检查结果和临床疗效综合判断。通常临床补液过多发生率远高于补液不足，导致急性左心力衰竭和肺水肿时有发生。因此，目前愈来愈强调对休克患者丢失的血容量，一定是分次补足，原则上是宁少勿多，以减少造成补液过多诱发左心衰和肺水肿的发生率。

(2)种类和成分：抗休克治疗中，补充血容量的种类和成分也是需要重视的环节。原则上讲，是依据所丢失血容量的种类或成分，如以丢失全血为主的休克，应以补充全血为主；以丢失血浆为主的休克，则应以补充血浆为主；以丢失体液为主的休克，则应该以补充晶体。但是，在临床操作和抗休克治疗的过程中，补充全血或血浆均需要时间，最简捷的方法就是补充晶体液和代血浆。此外，为了降低血液黏滞度，改善微循环，也还是主张先补充含钠的晶体溶液。含钠溶液不仅能很快纠正功能性细胞外液减少，恢复机体内环境稳定，适量输入含钠溶液还能改善和维护肾小管功能和肾小球过滤率。然后，还应补充胶体溶液。

①晶体液：常用的晶体液有平衡盐溶液、生理盐水、林格液、5%～10%葡萄糖盐水等，主要是含钠的溶液。

②胶体液：有全血、血浆、各种代血浆等。胶体液

有维持血浆胶体渗透压的作用，防止水分从毛细血管渗出，能维持有效血容量。此外，补充全血，能提高血液的携氧能力，改善贫血和组织缺氧，避免或改善器官功能障碍；补充血浆，除能补充各种凝血因子外，还可能补充一些抗体；各种代血浆的产生，除能有助于维持血浆胶体渗透压、保留血容量、维持血压外，还能缓解血源紧张和短缺的难题。但是，各种胶体和晶体的补充，以维持红细胞压积（HCT）在30%～35%为度，该指标远低于以往主张的目标，主要缘由是考虑血液的黏滞度。红细胞压积过高，有可能使血液黏滞度增加，影响血液循环和重要脏器的灌注。低分子右旋糖酐有扩容、维持血浆渗透压、减少红细胞凝聚及防止DIC的作用，但可能干扰凝血机制，不宜大量使用。虽然目前市场上拥有的很多其他代血浆产品，这些方面的副作用可能要小很多，但血液的有效成分和很多作用，单纯依靠代血浆是远远满足不了机体的需要，各种代血浆产品的作用始终是十分有限的。

(3)补液速度：严格意义上讲，恢复血容量的速度愈快愈好，尤其对失血性休克患者。但鉴于患者的心肺功能，盲目快速补液的结果是诱发心力衰竭和急性肺水肿，有心脏器质性病变患者尤为突出。因此，对任何类型的休克，补液速度的快慢，是依据不诱发心衰和肺水肿的最快速度。必要时，还需借助强心剂，预防和纠正急性左心衰。

2. 监测

休克患者大量补充液体时，应严密监测血压、脉搏或心率、尿量、皮肤弹性、口唇干燥和口干的程度等，以便综合判断和确定补液的量、种类、成分、补液速度等。CVP是目前被公认的最能反映和衡量机体容量水平多寡的监测指标，很多人将CVP的绝对值视为机体容量水平的主要标志，并依据CVP值决定补液量。我们体会，CVP绝对值高低受多种因素影响，一味强调CVP值并不科学，科学的是注意观察CVP值的动态变化，并结合临床症状（血压、心率、尿量、皮肤和口干严重程度）综合判断。

（三）去除或治疗休克的原发病

抗休克是治疗休克的首要环节，是避免休克患者早期死亡的重要步骤，病因治疗是抗休克的继续和根

本。病因不去除或得不到缓解,休克的缓解就只能是暂时的。

(1)感染性休克:控制感染和去除感染灶(坏死肠管切除、消化道穿孔的修补和脓肿的切开和引流等)是感染性休克的病因治疗,感染控制的好与坏,直接影响感染性休克的预后。

(2)出血性休克:控制各种活动性出血是出血性休克的病因治疗,具体措施可能包括压迫、结扎、直接切除、药物治疗等。

(3)心源性休克:能引起心源性休克的病因很多,病因治疗则是针对产生和引起心源性休克的具体病因采取相应的措施。如心衰引起的心源性休克,强心、利尿、扩血管是主要的病因治疗;急性心肌梗死引起心源性休克,溶栓和各种介入治疗是最直接的治疗手段;心包积液或积血造成心包填塞引起的心源性休克,解除心包填塞是直接的病因治疗,治疗引起心包积液或积血原发病是间接的病因治疗,两者不能偏废。

(4)过敏性休克:去除过敏性源是过敏性休克重要的病因治疗。

(四)纠正酸碱平衡失调

休克期常因组织缺氧产生代谢性酸中毒,也可因缺氧、疼痛等引起过度换气,造成低碳酸血症或呼吸性碱中毒。轻度代谢性酸中毒,可以不补充碱性药物,当机体获得充足的血容量后,微循环障碍缓解,组织的血液灌流改善,酸中毒也可消失。但对严重的代谢性酸中毒,必须及时补充碱性药物(5%碳酸氢钠),否则,即使应用大剂量的升压药物,患者的血压也难以提高或恢复正常。纠正酸中毒最根本的方法是依靠休克的根本好转,碱性缓冲剂的治疗作用是暂时的。

(五)血管活性药的应用和评价

现代抗休克治疗中,已很少应用血管收缩剂,即使应用,使用原则也是小量、暂时,一旦血压回升,立即停用。因为血管收缩剂虽然可暂时升高血压,但组织缺血加重,尤其是重要脏器缺血,以致于在血压基本正常的情况下也可造成脏器的功能障碍。应用血管扩张剂纠正的休克,有时即便血压维持在较正常略

低的水平,发生肾功能障碍或衰竭的机会也远较应用血管收缩剂纠正的休克发病率低。

1. 血管收缩剂使用指证

(1)休克早期、皮肤温暖、四肢无发绀、尿量>25 ml/h。

(2)虽然血容量不足,但又无法快速补充,为减少血压下降所致的脏器功能障碍,可暂时应用血管收缩剂升高血压。

(3)对创伤性、神经性、过敏性休克时,亦用血管收缩剂。

(4)高排低阻性休克:鉴于愈来愈多的基础和临床研究证实,感染性休克的血流动力学特征是高排低阻,去甲肾上腺素(正肾上腺素)和血管加压素等血管收缩剂在感染性休克的治疗中显得日益重要。

2. 血管扩张剂使用指证

血管扩张剂能解除小动脉和小静脉的痉挛,关闭动脉短路,疏通微循环,增加组织灌流量和回心血量。血管扩张剂还能选择性地使扩张的周围结缔组织、皮肤和骨骼的小动脉收缩,重要脏器的血管扩张,以保证既能使血压升高,又不影响心、肝、肾、小肠、脑的血供,改善和预防脏器功能障碍。对有明显血容量不足时,在血容量未得补足前,原则上不应使用扩血管升压药。

(1)盐酸多巴胺(3-羟酪胺,Dopaminum,Hydrochloridum,简称多巴胺):是目前临床应用最多、效果最好的扩血管升压药,尤其是对非低血容量性休克、感染性休克(中毒性休克)。主要药理作用是收缩外周血管,提高血管张力,提高动脉血压;扩张内脏血管的 α-受体兴奋作用,如肾、肠系膜、冠状动脉,增加脏器的血液灌注,尤其是对肾血管扩张明显,能增加肾血液量,增加肾小球滤过率,促使钠排出量增多;能改善改善未梢循环和微循环;还有增强心肌收缩力、增加心排量的 β₁-受体兴奋作用,能增强心肌收缩力,增加心排量,但作用不如异丙肾上腺素强。使用多巴胺抗休克,无引起肾功能不全的顾虑。多巴胺同时具有 α-、β- 及多巴胺受体兴奋作用,有研究证明,对不同受体兴奋作用受剂量的影响,不同剂量可能所引起不同的效应。如 3~5 μg/(kg·min),主要效应是周围血

管、肾血管、肠系膜血管扩张；6～15 $\mu g/(kg \cdot min)$，心肌收缩作用增强；＞15 $\mu g/(kg \cdot min)$，主要是血管收缩效应，同样可以作用于肾和肠系膜血管，使血流灌注减少。因此，强调要控制单位时间内多巴胺用量，不主张＞4 $\mu g/(kg \cdot min)$，认为该剂量可能以缩血管效应为主。我们在长期临床实践中，常规应用多巴胺抗休克，通常不注重单位时间内多巴胺的用量，而十分在意如何将动脉血压提高到满意水平时的多巴胺用量。我们常用的方法是将一定剂量的多巴胺溶于一定量的液体中，输液泵或注射泵控制速度，以将动脉血压提高到满意水平的最低多巴胺用量为最佳用量。必要时，为限制补液量，将纯的多巴胺溶液放入注射泵内，以 0.5 ml/h、1～15 ml/h、20 ml/h、25 ml/h、30 ml/h 速度泵入，直至将血压提高到满意的水平。我们的实践操作，未发生任何不良反应和造成任何不良后果，近期也有国外学者提出同样观点。

（2）酚妥拉明（苄胺唑啉，Phentolaminum，简称立其丁）：立其丁作用快而维持时间短，是 α-受体阻滞剂。主要用于改善微循环和降低心脏的阻力负荷。5～10 mg 加于 5% 葡萄糖液 100～250 ml 内静脉滴注，视血管收缩程度和给药后反应增减药量。

（3）硝酸脂类扩血管药：临床应用较多的是硝酸甘油和硝普钠。其中硝酸甘油的扩血管作用主要针对冠状动脉；硝普钠扩血管药作用强，临床应用并不十分普遍，通常在降低心脏阻力负荷的前提下应用。

3. 盐酸多巴酚丁胺（Dobutamine）

是选择性 β_1-受体兴奋剂，突出的临床特点是能增强心肌收缩力，增加心排血量，但对心率影响远较其他肾上腺素类药物作用小，如肾上腺素和异丙肾上腺素，较少引起心动过速。对心肌梗死后或心脏外科手术时，心排血量低引起的休克有较好疗效，对心排量低和心率慢的心衰患者，改善左心功能作用优于多巴胺。任何原因引起的休克，都可能存在由心脏抑制因子引起的心肌收缩力下降和心排量减少，所以通常在应用多巴胺的同时，常规使用多巴酚丁胺，剂量与多巴胺相同，目标管理是将动脉血压维持在 ≥80 mmHg 水平，平均动脉压 ≥65 mmHg。很多临床医师因为顾忌多巴酚丁胺引起的心率加快，通常并不常规使用多巴酚丁胺，而只是单用多巴胺抗休克。鉴于

休克时心脏抑制因子的存在，尤其是感染性休克，常规并用多巴酚丁胺是有理论依据的，这个观点与做法已经得到很多学者的赞同和接受。他们主张的用法是最初 2.5 $\mu g/(kg \cdot min)$，以后每隔 30 min 增加 2.5 $\mu g/(kg \cdot min)$，直至中心静脉血氧饱和度 ≥70%，最大剂量是 20 $\mu g/(kg \cdot min)$。只有当平均动脉压 ≥65 mmHg、心率 ≥120 次/分时，才可以考虑将多巴酚丁胺减量或停用。血流动力学优化水平无法达到的患者，为降低氧消耗，应及时应用机械通气和镇静药物。我们在长期的临床实践中，常规使用多巴胺与多巴酚丁胺抗休克治疗，多能获得满意疗效，发生心率增快的情况很少。即使发生，减量和停用后很快消失。

抢救休克时，合理使用血管收缩剂与扩张剂十分重要。它可以使不同器官在同一时间内，有区别地发生血管收缩或扩张，改善重要器官的供血，让能耐受较长时间缺血的器官和组织血管收缩，而让能耐受缺血、缺氧较差的器官（心、脑、肝、肾、小肠）血管扩张，是休克治疗的重要内容。

（六）莨菪类药

临床常用的莨菪类药是山莨菪碱（654-2）。该药应用于临床已有 40 余年历史，国内还成立了莨菪协会，专门从事该药的研究。特点是有助于改善微循环和内脏功能，抗休克和改善围循环疗效确切，尤其是能改善脏器血液循环和供给，适应用于各种原因休克引起的末梢循环障碍和心率减慢，尤其适用于心源性休克的提高心率和感染性休克引起的末梢循环障碍和脏器功能障碍，副作用小，价格便宜。常用剂量是山莨菪碱 10～20 mg 静脉滴注或静脉注射，对严重休克患者，可以 10～30 分钟静脉注射，或者 1～8 小时静脉注射，临床能取得十分可观的疗效。关于该药引起的心率增快和肠蠕动减弱，临床可以忽略不计，因为在改善了脏器循环的基础上，即使引起了心率增快和肠蠕动减弱，也只是暂时的，一旦停止用药，这些症状可能很快消失。依靠山莨菪碱改善和控制的休克，不必担心肾功能和其他脏器功能的损害，很多临床和基础研究已经证实了山莨菪碱的扩张血管作用，我们在临床也积累了很多抢救成功的经验，值得很好推广。

（七）抗炎治疗

全身炎症反应综合征（SIRS）是感染和非感染疾病引起的非特异性临床中毒症状，是由体液和细胞炎症介质（proinflammatory mediators）参与或介导的重要病理生理过程，也是引起休克、导致靶器官损害或功能障碍/衰竭（MODS）的重要环节。抗炎（antiinflammatory mediators）治疗能阻断休克和 MODS 发病机制中的中间环节，截止病情的发生与发展。大量基础与临床研究已经证实，抗炎药物的合理使用，不但能协同常规治疗，提高休克患者的生存率，降低病死率，而且能在一定程度和范围内，降低 MODS 的发生率。抗炎药物种类很多，疗效确切的药物为糖皮质激素（GC）和乌司他丁（UTI）。

1. 糖皮质激素（GC）

基础与临床研究均提示，GC 的抗休克作用是全面而完善的，GC 能稳定溶酶体膜，防止溶酶体释放造成组织损伤；能减少血管活性物质释放引起的组织和细胞损伤；提高血管壁对血管活性药物的敏感性，提高机体的应激能力；降低体温，减少机体的能量消耗。鉴于 GC 应用过程中可能带来的副作用，如伤口愈合不良、应激性溃疡出血、感染扩散等，目前并不主张对休克患者常规使用 GC，尤其是对感染引起的休克，在抗感染治疗临床疗效不确切前，人们对 GC 的应用总是有顾虑。但是，当机械通气、抗休克、液体复苏等治疗效果不佳时，顽固性休克和缺氧很快就会危及患者生命时，应不失时机地应用 GC，并协同常规治疗纠正缺氧，改善循环。我们在大量临床实践中摸索到，顽固性休克时，可应用相当于甲泼尼松龙 80～160 mg 的 GC，静脉注射，可以突击使用 1 次，也可以 q8～12 h 连续应用 3～5 天，依据病情改善与其他临床状况综合评价，权衡利弊后掌握具体用量和时间，获得疗效后逐渐减量，总疗程控制在最短时间，通常不超过 2 周。按照上述治疗和用药原则，我们已经获得一些成功的临床经验。我们应用脓毒症的动物模型，也获得 GC 能抗休克和改善循环的确凿依据。此外，GC 的抗休克作用不但疗效确切，而且价格低廉，简便易行，不增加痛苦和费用，值得推广。

2. 乌司他丁（Ulinary Trypsin Inhibitor，UTI）

是从健康成年男性尿中分离纯化的尿胰蛋白酶抑制剂，为糖蛋白，含有 143 个氨基酸，分子量约为 67000 Dal，是一种典型的 Kuniz 型的蛋白酶抑制剂，具有稳定溶酶体膜，抑制溶酶体酶，抑制过量超氧化物的生成和清除产生的超氧化物，清除氧自由基，改善免疫功能，抑制炎症介质释放等多种特殊的药理性质。该药在临床应用多年，通过基础和临床研究，充分证实了它的抗全身和局部炎性反应的作用，对顽固性休克和低氧血症，能协同常规治疗减轻各种炎性介质介导的靶器官损害，并能部分替代糖皮质激素的作用，但却无引起感染扩散、应激性溃疡、伤口愈合不良等副作用的顾忌。临床推荐剂量是 10 万～20 万单位静脉注射，q6～8 h，7～10 天为 1 个疗程，除极少数患者出现皮疹外，几乎没有任何副作用。有学者主张，乌司他丁临床应用剂量应该加大至 100 万单位静脉注射，q6～8 h，由于目前尚无确切证据证实超大剂量乌司他丁优于常规剂量，故多数学者并不主张盲目增加剂量。

3. 其他抗炎药物

与 ALI/ARDS 相同，可以用于抗休克的其他抗炎药物还很多，如各种细胞和体液炎症因子的单克隆抗体、一氧化氮（Nitric Oxide，NO）、前列腺素 E-1（PG-E1，凯时）、基因重组活化蛋白 C（recombinant human activated protein C，RhAPC）等，由于疗效不确切、价格昂贵，临床应用尚未普及，有待进一步研究证实。

（八）失血性和感染性休克治疗特点

1. 失血性休克治疗特点

（1）补充血容量、改善微循环、纠正酸中毒。

（2）尽快止血：可采用手术或非手术（抗休克裤）的方法，尽快制止活动性出血。减少血液继续丢失。

（3）血管活性药物使用：失血性休克时不宜使用升压药作为抗休克的主要手段，但为使生命中枢和重要脏器血流量过低时间不致太长，作为应急措施，可适当给予小剂量、短效血管收缩剂，如甲氧胺等，一旦血压回升，应立即停用，避免缩血管药物引起的脏器缺血和低灌注。

2. 感染性休克治疗特点

(1)控制感染:包括合理应用抗生素,尽早处理原发病灶,加强支持疗法,增强患者抵抗力。

(2)抗休克:感染性休克患者的抗休克治疗十分复杂,它不是单凭补充血容量所能纠正的,应从多方面着手。

①补充血容量(液体复苏):多数感染性休克患者在休克发生前,常因发热、食欲减退、呕吐、腹泻等造成摄入减少和丢失过多,引起不同程度的绝对血容量减少;休克发生后,微循环障碍、血管扩张和血液淤滞,使大量有效循环血容量淤滞在外周血管床中造成相对血容量不足。两者共同作用的结果是有效循环血液量减少,加重由感染源直接作用引起的血压下降。补充足够晶体和胶体(血浆、白蛋白、全血、代血浆等),对休克的治疗十分必要。

②纠正酸中毒:酸中毒能加重微循环功能障碍,不利于血容量的恢复,必须要注意纠正酸中毒,常补充 5%碳酸氢钠。

③血管活性药物的应用:感染性休克患者是使用血管活性药的绝对指证,扩血管升压药,有助于改善微循环,保护脏器功能。使用此类药物前,还应先补充有效血容量和纠正酸中毒。一般情况下,当血容量补足时,可单独应用扩血管升压药,如多巴胺和酚妥拉明;效果不佳时,可与重酒石酸间羟胺(阿拉明)联合应用。大剂量使用血管收缩剂,有可能导致内脏,尤其是肾脏缺血;小剂量有加强心脏收缩作用,浓度不超过 20~30 mg%。联合用药可加强心肌收缩力、增加心输出量,减弱血管收缩作用(α-受体效应),改善组织灌流而减轻不良反应。这两类药物的作用不同,但在一定条件下会有相辅相成的协同作用。在感染性休克治疗中,血管活性药物的应用具有相当作用,应注意正确、合理地联合使用,才能有效地使患者尽早脱离逆境。

(九)关于抗休克治疗新策略

1. 早期目标治疗(early goal-directed therapy, EGDT)

多年来,人们致力于抗休克治疗的临床疗效,尤

其是如何提高感染性休克抢救成功率,成果甚微,病死率仍维持在 50%~80%。为此,人们曾经主张通过肺动脉(Swan-Ganz)导管监测混合静脉血氧饱和度(mixed venous oxygen saturation, SvO$_2$)观察组织缺氧和低灌注,结合临床生命体征、尿量、CVP 值,利用早期血流动力学监测和最佳化治疗,及早发现组织缺氧和低灌注,及时阻断在 MODS 和病死率高中起重要作用的致病环节。但研究的结果表明,感染性休克患者很少能从中获益,相反,却可能从价格昂贵、操作复杂,并有可能带来风险和造成并发症的医疗过程中受到伤害。为了进一步研究降低感染性休克患者病死率的治疗途径,最近有学者提出了早期目标治疗策略,即常规对入急诊室患者,在入 ICU 前就放置中心静脉压导管,并接受早期目标治疗。6 小时内,持续监测中心静脉压和中心静脉血氧饱和度(central venous oxygen saturation, ScvO$_2$),如果 CVP≤8~12cmH$_2$O,30 分钟内静脉滴注 500 ml 晶体液,直至中心静脉压达到 8~12cmH$_2$O;如果平均动脉压(mean arterial pressure, MAP)≤65 mmHg,应用血管加压素(vasopressors)提高 MAP 至少为 65 mmHg,如果 MAP≥90 mmHg,立即应用血管扩张药物,直至 MAP≤90 mmHg;如果 ScvO$_2$≤70%,补充红细胞直至红细胞压积(HCT)≥30%;当 CVP、MAP、HCT 均达到最佳状态,但 ScvO$_2$≤70%时,给予多巴酚丁胺(dobutamine)2.5 μg/(kg·min),且每 30 min 增加 2.5 μg/(kg·min),直至 ScvO$_2$≥70%,多巴酚丁胺最大剂量为 20 μg/(kg·min)。如果 MAP≤65 mmHg,心率≥120 次/分,多巴酚丁胺需要减量。为了降低氧消耗(oxygen consumption),血流动力学指标无法达到最佳化的患者,应该及时接受机械通气和镇静治疗。有研究表明,接受早期目标治疗患者住院病死率(30.5%)明显低于常规治疗组(46.5%, P=0.009);在接受治疗的 7~72 小时过程中,早期目标治疗组 ScvO$_2$(70.4%±10.7%)明显高于常规治疗组(65.3%±11.4%),血液乳酸(lactate)浓度((3.0±4.4)mmol/L)、碱剩余((2.0±6.6)mmol/L)明显低于常规治疗组((3.9±4.4)mmol/L、(5.1±6.7)mmol/L),pH 值(7.40±0.12)明显高于常规治疗组(7.36±0.12),所有比较均差异显著(P≤0.02)。同时,早期目标治疗组 APACHE Ⅱ评分(13.0±6.3)明

显低于(P<0.001),常规治疗组(15.9±6.4),提示早期目标组脏器功能不全不如常规治疗组严重。因此,这些学者认为,感染性休克患者能从早期目标治疗中获益,从而改善预后。但也有学者对早期目标性补充大量晶体液提出质疑,认为安全性有问题,需要斟酌。理论与实践均提示,对感染性休克患者,早期目标治疗能预防脏器缺血、缺氧与低灌注,提高生存率,降低病死率,就这点而言是无可非议的,问题是怎样具体操作。虽然已经有了一些指南,并且已经在临床实践中显示出疗效和价值,但仍值得继续摸索与完善。图8-1为国外学者提出的有关对急诊感染性休克等高危患者早期目标治疗流程,供临床操作时参考。

高危患者早期筛选(急诊、6 小时内)

<u>两项 SIRS 体征</u>　　+　　<u>组织缺氧体征</u>

体温＜36 ℃或＞38 ℃　　　SBP(收缩压)＜90 mmHg

心率　＞90 次/分　　　　　　　　或者

呼吸　＞20 次/分　　　　血乳酸　4 mmol/L

WBC　＞12.0×10⁹

早期目标性治疗　　　　　　　　　早期目标

给氧或气管切开/插管连接呼吸机　　中心静脉压(CVP):8～12 mgHg

中心静脉置管　　　　　　　　　　中心静脉压(CVP):8～12 mgHg

动脉置管持续监测动脉血压　　　　平均动脉压(MAP)＞65 mmHg

　　　　　　　　　　　　　　　　尿量:＞0.5 ml/(kg·h)

　　　　　　　　　　　　　　　　中心静脉氧饱和度($S_{cv}O_2$)＞70%

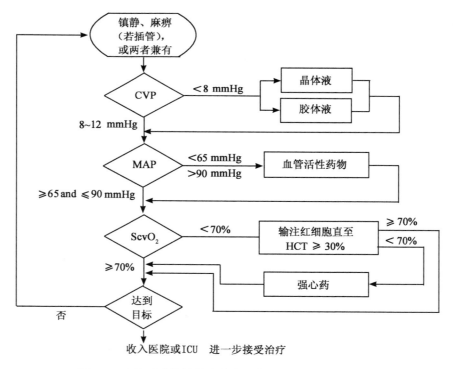

图 8-1　急诊对感染性休克高危患者早期目标治疗束流程

2. 抗休克治疗束(bundles)

鉴于感染性休克是常见而致命的临床疾病,人们已经投入了大量精力进行研究,病死率降低不明显的主要原因在于不能得到早期有效干预治疗,尤其是对那些已经有基础疾病的老年患者,通常已经在家中或医院的普通病房内合并感染(支气管肺炎最常见),但起病时无发热,全身炎症反应症状不严重,感染和感染性休克很容易被忽略,死亡时又缺乏感染的证据,经常会被误诊为脏器穿孔、恶性肿瘤等,导致早期干预治疗延缓。为此,有学者就指定出了不同场合的抗休克治疗指南或抗休克治疗束。以急诊室的抗休克治疗束为例见图 8-1,已经在临床取得疗效,甚至能使病死率从 46.5% 降低至 30.5%。我们在临床可以效仿,真正临床价值尚待证实。这些治疗包括气管切开或插管机械通气、中心静脉置管与 CVP 和 $ScvO_2$ 监测、平均动脉压监测、液体复苏、血管活性药使用、红细胞补充、强心药使用,其中 RhAPC 虽然已经被列入 ICU 抗休克常规治疗束中,无 ICU 时,也可在急诊使用。RhAPC 是一种自然存在于人体内的抗炎蛋白,有调节凝血和促进钎维蛋白溶解作用,有前瞻随机对照研究显示,早期目标性使用 RhAPC,能使病死率从 30.8% 降低至 24.7%。该药价格贵,国内尚未见使用报道,目前还缺少足够的推广使用依据。

(宋志芳)

参 考 文 献

1 Marik PE, Mohedin M. The contrasting effects of dopamine and norepinephrine on systemic and splanchnic oxygen utilization in hyperdynamic sepsis. JAMA,1994,272:1354~1357

2 Levy B, Bollaert PE, Charpentier C, et al. Comparison of norepinephrine and dobutamine to epinephrine for hemodynamics, lactate metabolism, and gastric tonometric variables in septic shock: a prospective, randomized study. Intensive Care Med,1997,23:282~287

3 宋志芳,郭晓红,王树云,等. 糖皮质激素在重症胰腺炎诱发 ARDS 救治中的价值. 上海第二医科大学学报,2005,25(1):53~56

4 宋志芳,郭晓红,王树云,等. 糖皮质激素在创伤与手术致急性呼吸窘迫综合征抢救中的价值. 中国急救医学杂志,2006,26(7):498~500

5 宋志芳,谢伟,单慧敏,等. 甲强龙对猪大肠杆菌腹腔注射致 ARDS 实验研究. 中国危重病急救医学杂志,2006,26(7):498~500

6 宋志芳,朱赟琳,王树云,等. 肝素在弥散性血管内凝血致顽固性休克治疗中价值探讨. 内科急危重症杂志,2003,23(3):45~46

7 Rady MY, River EP, Nowak RM. Resuscitation of the critically ill in the ED: responses of blood pressure, heart rate, shock index, central venous oxygen saturation, and lactate. Am J Emerg Med,1996,14(2):218~225

8 Rivers E, Nguyen B, Havstad S, et al. Early goal-directed therapy in the treatment of severe sepsis and septic shock. N Engl J Med,2001,345:1368~1377

9 Friedman G, Silva E, Vincent JL. Has the mortality of septic shock changed with time. Crit Care Med,1998,26:2078~2086

10 Opal SM, Cross AS. Clinical trials for severe sepsis: past failures, and future hopes. Infect Dis Clin North Am,1999,13:285~297

11 American College of Chest Physicians/Society of Critical Care Medicine Consensus Conference: definitions for sepsis and organ failure and guidelines for the use of innovative therapies in sepsis. Crit Care Med ,1992,20:864~874

12 Kollef MH, Sherman G, Ward S, Fraser VJ. Inadequate antimicrobial treatment of infections: a risk factor for hospital mortality among critically ill patients. Chest,1999,115:462~474

13 Xiao, H, Siddiqui J, Remick, DG. Mechanisms of Mortality in Early and Late Sepsis. Infect. Immun,2006,74: 5227~5235

14 Nee PA. Critical care in the emergency department: severe sepsis and septic shock. Emergency Medicine Journal,2006,23:713~717

15 Landry DW, Oliver JA. The Pathogenesis of Vasodilatory Shock. N Engl J Med, 2001,345:588~595

急性呼吸窘迫综合征
Acute respiratory distress syndrome,ARDS

急性呼吸窘迫综合征(acute respiratory distress syndrome,ARDS)是一种以多种发病因素为诱因,以急性、进行性、低氧血症性呼吸窘迫为主要临床特征的综合征。ARDS 发病率高,几乎遍及临床各个学科,诸如消化、循环、血液、肾内、内分泌、各种外科(普外、胸外、骨科、泌尿外科)、妇产、小儿、口腔、五官、皮肤等。ARDS 病死率高,早已受到重视。由于 ARDS 的发生,常多不仅仅局限在呼吸系统疾病,各种肺外疾病也是引起 ARDS 的常见原因,为提高 ARDS 综合救治成功率,广泛宣传和介绍有关 ARDS 诊断和治疗方面的知识十分必要。

一、命 名

ARDS 被人类认识的历史悠久,早在第一次世界大战期间,人们就发现有相当多的战士,伤亡时表现出严重缺氧和呼吸衰竭,因尸检病理改变主要为"充血性肺不张",就将其命名为"创伤性湿肺(traumatic wet lung)",以后又有很多学者发现各种其他原因引起的严重缺氧和呼吸衰竭,就依据各自发现的不同病因、临床特点或病理改变,相继将其命名为创伤后广泛性肺萎陷(posttraumatic massive pulmonary collapse)、气浪肺(blast lung)、休克肺(shock lung)、觅港肺(Da-Nang lung)、充血性肺不张(congestive atelectasis)、成人透明膜肺(adult hyaline membrane lung)、

毛细血管渗漏综合征(pulmonary capillary leak syndrome)、硬肺综合征(stiff lung syndrome)、泵肺(pump lung)、呼吸机肺(respiratory lung)等,命名颇多,总共可能有 30 余种。ARDS 首次被命名于 1967 年,当时的 A 并不是急性(acute),而是成人(Adult),因为 Ashbaugh 等在 12 例各种原因造成急性呼吸衰竭患者死亡的 9 例患者中,7 例经过尸检发现了与先天性肺泡发育不全导致的婴儿呼吸窘迫综合征(infant respiratory distress syndrome,IRDS)相似的病理改变,如广泛性、小灶性肺泡萎陷(collapse)和透明膜形成等,为了与 IRDS 区分,就以成人(Adult)命名为成人呼吸窘迫综合征(adult respiratory distress syndrome,ARDS),以后就一直被大多数学者沿用。IRDS 为先天性肺发育不全所致表面活性物质减少、小灶性肺不张或肺泡萎陷,肺毛细血管扩张、充血、血栓形成,透明膜形成;ARDS 为后天感染、创伤、休克、中毒、溺水等造成的肺微循环障碍,肺毛细血管通透性增加,表面活性物质减少,并形成与 IRDS 相类似的病理改变。

国内学者在 20 世纪 60～70 年代也经历了很长时间的争论,意见始终不一致,直至 1982 年在北京召开了专题讨论会,会上命名统一为"成人型呼吸窘迫综合征(adult respiratory distress syndrome,ARDS)"。1992 年欧美联合召开 ARDS 专题讨论会,虽然仍为 ARDS,但"A"的含义已由 Adult(成人)改

为 Acute(急性)。国内 1997 年长春会议,统一改为急性呼吸窘迫综合征(acute respiratory distress syndrome,ARDS)。但目前国内外文献中,仍有学者在继续引用成人呼吸窘迫综合征(adult respiratory distress syndrome,ARDS),其实质是相同的。

二、急性肺损伤

急性肺损伤(cacute lung injury,ALI)是继 ARDS 被提出很多年以后才被提出的,大概在 90 年代初。人们发现,按照 ARDS 的诊断标准,很多患者一旦诊断明确,病情就已经处于非常严重的阶段。虽然这些患者在疾病的初期,氧合状况已经开始减退,但还不足以诊断 ARDS,如果不及时采取措施进行干预治疗,后果十分严重,病死率很高。为了有利于 ARDS 早期诊断与治疗,人们提出了急性肺损伤的概念,两者的关系如同多脏器功能衰竭(MOF)与多脏器功能不全(MODS),急性肺损伤是 ARDS 的早期阶段,ARDS 是急性肺损伤最严重的阶段;两者的主要区别就在于氧合指数(PaO_2/FiO_2)不同,急性肺损伤的 $PaO_2/FiO_2 < 300$ mmHg,ARDS 的 $PaO_2/FiO_2 \leq 200$ mmHg。鉴于 ARDS 病情重,制作的动物模型很难进行较长时间的观察与研究,加上小动物本身含血量就很有限,通常无法依据动脉血气分析评判 ARDS 成模与否,多数学者应用急性肺损伤模型进行研究。

三、发生率与病死率

(一)ARDS 发生率

ARDS 的特点是发病因素多,很多诱发因素和疾病都可能诱发或并发 ARDS,故通常分布范围广,几乎遍及临床各个学科。目前拥有的关于 ARDS 发生率和病死率的流行病学数据,相差很大,原因是多方面的。首先是调查人群的差异,其次是诊断标准的差异。较早的报道(1972 年)来自美国国立卫生研究院(NIH),ARDS 发生率为 75/10 万,患病人数为 15 万。近 20 余年来,一些前瞻和回顾性资料显示,ARDS 发生率明显低于此数值。加拿大学者 Villar 1983～1985 年对西班牙大加那利群岛 70 万人口进行前瞻性调查,ARDS 发生率为 1.5/10 万;Thomsen 1989～1990 年对美国犹他州进行调查,发现 ARDS 发生率为 4.3～8.3/10 万。这两项调查的发生率低,可能因筛选的标准太严有关。上海市 ARDS 协作组调查的 14 家医院成人 ICU2001 年 3 月至 2002 年 2 月收治的 108 例 ARDS 病例,占同期入住 ICU 人数的 2.0%,与 Knaus 对美国 40 所医院 42 家 ICU 进行调查,ARDS 占同期入住 ICU 人数的 2.4% 相仿。总之,由于影响因素多,尤其是诊断标准不完全一致,即使有流行病学调查数据,也很难真正反映 ARDS 的发生率。

(二)ARDS 病死率与病因分类

ARDS 病死率高是一致公认的,有报道高达 75%～90%,报道的数据差异很大也是有目共睹的。虽然经过多年的探讨与努力,ARDS 的病死率可能有所下降,但高于 50% 的报道仍然很多。ARDS 病死率高与原发病关系密切,依据原发病或诱发因素,可将 ARDS 分为多种不同类型。原发病或诱发因素容易被控制或去除,即使 ARDS 发生率高、病情重,病死率也不一定高;原发病或诱发因素不容易被解除,即使通过及时、积极、有效地治疗,病情可能得到一定程度的缓解,但由于造成 ARDS 的启动因素始终存在,病情好转后仍可以反复,病死率高。依据 ARDS 的原发病或诱发因素不同,可分为肺内与肺外性 ARDS、感染与非感染性 ARDS。

1. 肺内与肺外性 ARDS

肺内性 ARDS 是指诱发 ARDS 的原发病或诱发因素是来自肺脏本身,肺外性 ARDS 是指诱发 ARDS 的原发病或诱发因素是来自肺外其他因素;肺内性 ARDS 病死率通常显著高于肺外性,因为重症肺炎是肺内性 ARDS 的主要病因,由于病原学诊断困难,重症肺炎的治疗非常棘手。2003 年世界范围内传染流行的严重急性呼吸综合征(severe acute respiratory syndrome, SARS),就是由 SARS 病毒感染导致的肺内性 ARDS;由于缺少能有效抑制 SARS 病毒的抗菌药物,致使患者的病程长,预后差,病死率高,很多患者即使及时接受了有效机械通气(有创与无创)治疗,缺氧的严重程度可能得到暂时缓解,但由于病情反复,多数患者均可能发生混合感染(革兰阳性或阴性、真菌)和 MODS,病死率相当高。此外,控制感染,抗生素应用不是惟一,分泌物多的肺部感染,如果不能保证有效地排痰,感染很难控制。病原菌直接和间接地肺部损害,感染控制不佳,均是造成肺内性 ARDS 病死率高的主要原因。肺外性 ARDS 病因很多,肺外器官的感染、创伤、休克均可能导致肺外性 ARDS,通常肺外性发病因素较肺内性容易去除,病死率也显著降低。我们曾统计过一组病例,发现肺内组病死率为 93.3%(14/15 例),肺外组为 44.8%(13/29 例),肺内组显著高于肺外组($P<0.01$),主要原因是肺内组多为重症肺炎,抗感染治疗效果差。上海市 ARDS 协作组曾经收集了 2001 年 3 月至 2002 年 2 月 14 家医院成人 ICU 收治的 108 例 ARDS 病例,病死率为 68.5%,其中有相当一部分病例为肾移植后并发肺炎的患者,混合感染严重和抗感染治疗效果差可能是病死率高的主要原因。同样有两组病例,分别为肺外感染和重症胰腺炎致 ARDS,病死率分别为 68.0% 和 65.6%,病死率高的主要原因同样为感染控制不佳,其中感染病灶无法去除或引流不通畅可能是最主要的原因。

2. 感染与非感染性 ARDS

感染性 ARDS 通常是指所有感染性疾病,包括肺部或肺部以外其他部位的感染,革兰阳性或阴性菌、真菌等引起的脓毒症或休克是最常见的病因。在有效机械通气纠正缺氧的前提下,病原菌的确立和有效抗感染治疗是降低病死率的关键环节。由于同样存在控制感染的问题,通常感染性疾病病死率显著高于非感染性疾病所致的 ARDS。此外,感染的控制也与引流是否通畅有关,有些感染因原发病灶无法确定,引流措施无法实施,感染得不到有效控制,如不明原因的腹腔或胆道感染,临床十分常见。有些患者,虽然感染病灶已经确立,但因为无法实施有效的引流措施,如由于手术和介入治疗的风险,患者无法承受。肺部感染的患者,因患者本人或家属不愿意接受有创人工气道建立,常给痰液引流和肺部感染的控制带来困难。感染性 ARDS 病死率高,还可能与感染作为启动因素,造成肺部过度炎症的机制较非感染性 ARDS 复杂而持续有关。非感染性 ARDS 通常是指各种类型创伤、过敏、中毒等引起的 ARDS,其中多发性长骨

干骨折引起的肺脂肪栓塞综合征也属于 ARDS 的范畴,及时发现、及时有创或无创机械通气治疗纠正缺氧,并加用糖皮质激素,通常能使患者很快转危为安。各种药物过敏、大量输血或输液(>5000 ml/24h)和手术作为一种创伤引起的 ARDS,因为原发病很容易控制和去除,通常治愈率高,病死率低;其他创伤,如胸、肺、腹部、颅脑和休克,如过敏、低血容量、心源性、神经反射性等因素引起的 ARDS,病死率主要取决于创伤和休克的严重程度和可逆性,能及时被控制的创伤和休克,病死率也低。溺水、误吸(消化液或腐蚀性化学物质)、药物中毒等引起的 ARDS,病死率受肺损伤的严重程度和抢救的是否及时影响,损伤严重或抢救不及时的患者,短时间(数小时或数天)内就可能导致死亡。

四、发病机制

ARDS 的发病机制极其复杂,30 多年来,国内外学者投入了大量的人力、物力、财力,致力于 ARDS 发病机制的研究,但至今仍有很多无法被解释和理解的现象。ARDS 典型的病理和病理生理改变有综合因素造成,为什么不同病因或因素、不同部位感染或创伤,能引起几乎完全相同的肺部过度炎症反应和损伤,结果均是肺泡上皮和肺毛细血管内皮细胞受损所导致的肺泡萎陷和肺微循环障碍。涉及到 ARDS 发病机制的因素很多,有直接或间接、肺内或肺外,其中很多中间环节的作用机制最难解释。虽然很多因素均被涉及到 ARDS 的发病机制中,但因果和相互调控关系很不清楚,也不确切。

(一)全身炎症反应与肺部炎症反应学说

自 1991 年全身炎症反应(systemic inflammatory response syndrome,SIRS)的概念被提出后,各种致病因素引起一系列瀑布式炎症反应成为 MODS 的主要发病机制,ARDS 也不例外。致病因素引起的肺部过度炎症反应,成为 ARDS 的主要发病机制,是 SIRS 造成 MODS 在肺部的集中体现。大量研究集中在多形核性粒细胞(polymorphoneuclear leucocytes,PMN)趋化作用、与 PMN 一起被激活的补体系统和肺泡巨噬细胞(pulmonary alveolar macrophage,PAM)释放多

种促炎介质(proinflammatory mediators),如肿瘤坏死因子-α(TNF-α)、白介素(IL)-1(IL-1)、IL-6、IL-8、C5a、血小板激活因子(platelet activating factor,PAF)、氧自由基(oxygen free redicals, OFR)、花生四烯酸代谢产物(arachidonic acid metabolites, AAM)、各种蛋白酶(弹性、组织、胶原)、凝血与纤溶系统等,并参与了 SIRS 的发生和发展,在 ARDS 的发生和发展中起作用。在所有涉及到的因素中,核因子(NF)-kB(NF-kB)、TNFα、IL-6、细胞间黏附分子(intercellular adhesion molecule, ICAM)-1(ICAM-1)、E-选择素(selectin)、一氧化氮/诱导型一氧化氮酶(NO/iNOS)等,被认为是主要的调节机制,在发病机制起主导作用。最终的损害表现在肺部的就是 SIRS 在肺部的靶效应,又称肺部炎症反应综合征。SIRS 与肺部炎症反应综合征的关系是整体与局部的关系,多数情况下,SIRS 发生在 ARDS 前,如感染性 ARDS,如脓毒症,内、外毒素对机体的影响,ARDS 多发生在 SIRS 后。机体免疫功能紊乱与促炎介质的级联反应导致病情的恶化,促炎与抗炎反应的相持和制约左右着病情的发展,代偿性抗炎反应综合征(compensated anti-inflammatory response syndrome,CARS)和混合的抗炎反应综合征(mixed anti-inflammatory response syndrome,MARS)是继 SIRS 后提出的概念,在相当程度上强调的机体的免疫状况。机体免疫功能紊乱及促炎介质的级联反应可以导致病情持续恶化,并造成远隔器官功能损害,甚至衰竭。ARDS 被认为是促炎细胞因子引起的过度炎症反应导致器官损伤的最终结果,SIRS 的病理生理反应是 ARDS 产生的基础。

(二)三个主要环节学说

最简单和容易被接受的 ARDS 发病机制概括法,是将整个发病过程归纳为 3 个环节,即启动因素、中间环节、靶器官(肺)损害效应(图 9-1),其中以中间环节的作用机制最复杂,也最不清楚,以靶器官(肺)损害最为明了。

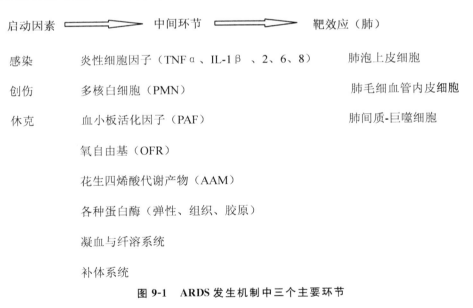

图 9-1 ARDS 发生机制中三个主要环节

1. 启动因素

作用 ARDS 发生机制中的启动因素,如感染、创伤、休克、过敏、中毒、误吸等,是致病的主要环节,所用中间环节的启动与激活,均有赖于原发病的存在。启动因素致病的途径,可能是直接,也可能是间接的,如肺炎造成的 ARDS,病原菌对肺造成的损伤,既可以是直接,也可能是间接;胸部创伤引起的 ARDS 也是同样。许多远端器官损害引起的 ARDS,如急性重症胰腺炎、各种类型的休克、多发伤等,ARDS 的产生多与致病因素启动或激活了很多中间环节,间接地造成靶器官(肺)损害有关。目前临床掌握的资料中,人们对 ARDS 启动因素了解的最清楚。

2. 中间环节

是 ARDS 发病机制中最复杂的环节,涉及的各类因子多达数十种,很多因子之间的因果和调控关系十分模糊,也很不清楚。为了揭示这些因素相互作用的机制,人类已经开展了很多研究,但目前,仍成效甚少。研究中存在的困难很多,如所应用的动物模型,多是单一致病因素一次或多次打击造成,如油酸或脂多糖-内毒素(lipopoly saccharides, LPS)静脉注射、大肠杆菌腹腔注射、蒸汽吸入、烧伤、失血、腹腔内注入硫脲、双光气中毒、高浓度吸氧等,由于临床的病例受多种因素影响,宿主自身的易感因素也很重要,依靠动物模型得到的结果很难剔除这部分因素的影响;此外,ARDS 起病快,病情凶险,一旦模型制作成功,缺少足够的支持治疗,很难连续观察数天;受经费和研究方法的限制,很多错综复杂的机制,很难得到清晰地揭示,这些都会困扰着人类对各种中间环节所起作用的研究。但只有用中间环节直接和间接的作用,才能解释不同疾病或远端器官损害能引起相同的肺部过度炎症反应,造成 ARDS。

3. 靶器官(肺)损害效应

尽管能引起 ARDS 的原发病因很多,中间环节也很复杂,但最终都必须造成靶器官(肺)损害才会出现临床症状。目前为止,依据临床和病理学获得的依据,肺组织所有的细胞均不同程度地受到损害,如肺泡Ⅰ、Ⅱ型上皮细胞(PC-Ⅰ、Ⅱ)、肺泡巨噬细胞(pulmonary alveolar macrophage, PAM)、肺间质巨噬细胞(pulmonary interstitial macrophage,IM)、肺毛细血管内皮细胞(pulmonary vascular endothelial cell, PVEC)、肺血管内巨噬细胞(pulmonary intra-vascular macrophage,PIM)等,其中可能以 PC-Ⅰ、Ⅱ 和 PVEC 受损最为突出,因为很多临床症状的产生均与这些细胞的结构和功能障碍有关。

(三)参与中间环节作用机制的各种细胞因素

中间环节中涉及到的细胞因素很多,主要包括多形中性粒细胞、单核-巨噬细胞、血管内皮细胞等。

1. 多形中性粒细胞(PMN)

ARDS 肺组织病理改变和支气管肺泡灌洗液(BALF)中,早就提示有大量 PMN 浸润或滞留,大量研究表明 PMN 是 ALI/ARDS 的主要效应细胞,PMN 可能通过产生各种蛋白酶(protein enzyme,PE)和氧自由基等,在 ALI/ARDS 的发生与发展过程中起作用。正常情况下,肺实质内 PMN 较为罕见,PMN 通过肺血管床的时间(26 秒)远慢于红细胞(1.4 秒),但在直接或间接致炎因子作用下,PMN 在肺循环的滞留时间可能被趋化因子延长约 5 倍。PMN 在肺血管内扣押、聚集、黏附,能释放多种炎性介质,介导肺泡和毛细血管膜受损,造成通透性肺水肿,是产生 ARDS 的主要机制。虽然 PMN 减少并不意味着这类患者对 ARDS"免疫",因为 PMN 缺乏的患者可以通过其他途径造成 ARDS,但 ARDS 病情缓解时,BALF 中 PMN 数量减少的证据提示,PMN 确实在 ARDS 发病中起作用。

2. 肺泡巨噬细胞(PAM)

PMN 在 ARDS 发病中起重要作用,但 PMN 严重低下的患者仍可以发生 ARDS,提示某些致病因子还可以通过其他途径造成 ARDS。虽然正常情况下 PAM 参与肺的防御功能,但病理情况下同样有组织损伤作用。PAM 来源于血液循环中的单核细胞,分布于人体所有的组织与器官,在不同的器官有不同的名称,如在肺内的称肺巨噬细胞,肝脏内的为枯否细胞(kuffer cell),肾脏内的为间质细胞、脑内的为小胶质细胞。肺巨噬细胞有 4 个亚型,即 PAM、IM、PIM、树突状细胞(dendritic cell,DC)。不同部位的 PAM,因所在局部环境不同而存在形态和功能上的差异。各部位 PAM 被激活后可合成和分泌大量不同物质,这些分泌产物除参与机体防御机制外,也有组织破坏作用。

(1)肺泡巨噬细胞:是体内惟一与外界环节接触

的细胞群,构成人体的第一道防线,吞噬和清除入侵的微粒、病原微生物、毒素等;PAM体积大,含颗粒多,吞噬、合成、分泌炎性介质的能力强。PAM易从BALF中分离得到,人们对PAM的研究报道最多,大量研究已经证实,PAM是肺内炎症反应的始动细胞,激活后产生大量炎性介质,并引起其他免疫活性细胞的激活和炎性因子释放,导致肺部炎性反应失控。

(2)肺间质巨噬细胞:占肺巨噬细胞总数的40%,是人体的第二道防线,IM吞噬病原微生物和释放炎性介质的能力弱于PAM,表达更多的C3受体和ICAM-1,分泌较多的IL-1、IL-6,抑制Ia抗原的表达,因而以免疫调节功能为主。

(3)肺血管内巨噬细胞:是位于肺血管内的巨噬细胞,与血流有广泛的接触,细菌、毒素进入循环后,PIM首先对其识别和吞噬。受脂多糖-内毒素刺激,PIM的吞噬功能更加活跃,一方面在清除机体病原菌方面起防御作用,另一方面与病原体接触后被激活,释放大量炎性介质,如TNFα和IL-1β、IL-6、IL-8等细胞因子,通过这些细胞因子直接和相互作用,引起组织损伤,使PIM在ARDS发病中起作用。目前认为,PIM在ARDS始动环节中的作用可能比PAM更重要。

(4)树突状细胞:在肺间质中数量少,吞噬功能弱,大量表达MHC-II、Fc-γ受体,主要执行抗原递增功能。DC在细胞免疫中有重要作用,识别外来抗原,并进行吞噬、加工处理,将抗原递增给T淋巴细胞,引起细胞因子释放和B淋巴细胞激活、抗体产生,增强吞噬和杀伤病原菌的能力。T淋巴细胞被激活后,释放IL、干扰素和淋巴因子,如巨噬细胞移动抑制因子(MIF)、巨噬细胞激活因子(MAF)、巨噬细胞趋化因子(MCF),使巨噬细胞趋向、聚集在病原存在部位。干扰素(interferon)γ(IFN-γ)是T细胞最重要和最具有特征性的细胞因子,在LPS诱导的炎症效应中起重要作用。IFN-γ不但介导T细胞的很多生物活性,而且可以作为免疫刺激物反馈作用于单核-巨噬细胞,诱导其进一步活化,产生大量的IL-1β、IL-6、IL-8、TNFα。

鉴于肺巨噬细胞的上述作用,目前认为,感染、创伤、休克等致病因素作用于机体后,不但可以激活肺巨噬细胞,由免疫防御细胞转变为炎症效应细胞,并引起一系列促炎症因子释放,造成机体损伤;而且可以再激活炎症效应细胞,以"自分泌"或"旁分泌"的方式,释放更多的炎症介质和细胞因子,形成相互作用的细胞因子网络,使机体的损伤信号进一步放大和加倍。

3. 毛细血管内皮细胞(PVEC)

正常情况下,PVEC连续完整,通透性低,只允许一些小分子和液体通过。微丝是PVEC的主要骨架蛋白,由肌动蛋白构成,起支持和收缩作用,调节PVEC形态和影响血管通透性。原纤维间隙形成间孔,通过原纤维的伸缩,调节间孔的大小,血管内的蛋白分子和液体可以通过间孔渗到血管外。当间孔数目增加和孔径增大时,可出现蛋白和液体向间质腔内过度渗漏,是形成肺水肿的重要机制。此外,PVEC还参与血管活性物质代谢和凝血-纤溶过程。病理情况下,PVEC对一些损伤因子十分敏感,早期就可能出现损伤,也是ARDS的主要效应细胞。有研究表明,ALI的多种致伤因子(LPS、TNF、IL-1)都可直接损伤PVEC,LPS和TNF甚至能在ALI阶段就诱导PVEC发生凋亡。PVEC损伤必然带来一系列功能改变,它们相互作用和制约的结果,就是ARDS的发生和发展。虽然能反映PVEC损伤的标记物很多,如血管性假血友病因子(von Willedrand factor, vWF)、血管紧张素转换酶(angiotension converting enzyme, ACE)、内皮素-1(ET-1)、内皮细胞白细胞黏附分子(endothelial cell lucocute adhesion molecule, ELAM)-1(ELAM-1)、纤维连接蛋白(fibronectin, Fn)、NO、颗粒膜蛋白(granular membrane protein, GMP)-140(GMP-140),但敏感而又特异性的指标还有待进一步寻找。

(四)参与中间环节作用机制的各种体液因素

中间环节中涉及到的体液因素也很多,主要包括细胞因子、脂类介质、氧自由基、蛋白酶、补体、凝血和纤溶系统等。

1. 细胞因子

涉及到ARDS发病机制中的细胞因子很多,TNFα和IL是两大主要系列,受NF-kB的调控。

①肿瘤坏死因子-α（TNFα）：在体内，产生 TNFα 的细胞主要是单核巨噬细胞；在体外，很多细胞可以产生 TNFα，如单核巨噬细胞、NK 细胞、T 细胞、B 细胞、嗜酸粒细胞、肥大细胞、成纤维细胞、脂肪细胞、树突状细胞（DC）等。诱导 TNFα 产生最有效的是 LPS，巨噬细胞经过 LPS 处理后，基因转录增加 3 倍。TNFα 对肺有很强的毒性，能诱导肺内皮细胞活化、PMN 迁移和脱颗粒、毛细血管渗漏等造成 ARDS，能诱导内皮细胞和巨噬细胞释放 IL-1，而 IL-1 又刺激产生其他细胞因子的生物合成，并反过来增加组织细胞对 TNFα 的敏感性。有研究发现，抑制 TNFα 能降低手术后 SIRS 的发生。

②白介素（IL）系列：IL 家族的成员很多，主要分致炎与抗炎因子两大类。致炎因子主要为 IL-1、IL-6、IL-8，抗炎因子主要为 IL-4、IL-10、IL-13。在 ARDS 的发病机制中，致炎因子起了很重要的作用，其中 IL-1β 是 IL-1 的主要表现形式，可由各种细胞产生的、具有多方面生物功能的细胞因子，在调节免疫应答和炎症反应中有重要作用；IL-6 也是主要的细胞因子，能被诱导 IL-1 和 TNFα 诱导产生，同样具有多种生物学活性，在 ARDS 的发生和发展中起重要作用；IL-8 可由单核巨噬细胞、多形核白细胞、内皮细胞、上皮细胞、间皮细胞在受到刺激后产生，主要作用是活化和趋化中性粒细胞到炎症部位，同样能被诱导 IL-1 和 TNFα 诱导产生。IL-4、IL-10、IL-13 等几种抗炎因子在 ARDS 发生发展中所起作用的研究也很多，但由于至今仍无十分明确的结论，也未应用于临床，其能在 ALI/ARDS 防治过程中起的作用十分有限，故不赘述。

2. 花生四烯酸代谢产物（AAM）

存在于所有细胞膜磷中，可被代谢成为脂类炎性介质，如 TXA$_2$、PGI$_2$、ILs、PAF 等，在 ARDS 发病早期起重要作用。

3. 氧自由基（oxygen free radicals，OFR）

是重要的炎症介质，可使 PMN 向炎症区游走、聚集，激活并释放溶酶体，损伤血管内皮，引起血管通透性增加。氧自由基对机体除有直接损伤外，还与 AAM、蛋白酶等有协同作用，引起脂过氧化反应，形成新的脂过氧化物，大量丙二醛（MDA）及新生的氧自由基，对机体产生极大的危害。细胞膜上脂过氧化反应一旦开始，就反复不停，新生氧自由基对组织的损伤约占氧自由基损伤的 90%。此外，氧自由基反应也能增强细胞内磷脂酶（phospholipase）A2（PLA2）的活性，催化 AAM 和合成与释放。因此，脂过氧化反应既能造成组织损伤，又能扩散 OFR 反应，后者是导致损伤的主要环节。归纳 OFR 在 ARDS 的作用是膜脂质的氧化、蛋白质（酶）的破坏、核酸的破坏、丙二醛的危害作用等。

4. 蛋白酶

包括中性粒细胞弹性蛋白酶（neutrophil elastase，NE）、胶原酶（collagenase）和组织蛋白酶（cathepsine），其中 NE 是由 PMN、PAM、血小板等溶酶体合成和释放。NE 具有特异性的水解弹性蛋白的作用，破坏力强。各种蛋白酶主要损伤血管基底膜、内皮细胞、胶原蛋白和 Fn 等结构蛋白。a1 抗胰蛋白酶（antitrypsin，a1-AT）可以保护组织免受蛋白酶的破坏，正常情况下与蛋白酶保持平衡。急性肺损伤时，PMN 释放少量蛋白酶，可能被 a1-AT 所抑制；随病情发展，机体 a1-AT 保护性抑制受到破坏或蛋白酶释放增多，便导致急性通透性水肿。

5. 补体

ARDS 早期，首先是补体被激活，其中间产物和终末产物是发病的重要调节介质。

6. 凝血和纤溶系统

肺毛细血管内血栓形成与血栓栓塞是 ARDS 的病理特点之一，常见的是纤维蛋白血栓，表明凝血和纤溶功能紊乱。纤维蛋白微血栓形成就足以引起肺毛细血管损伤，纤溶系统被激活，可降解纤维蛋白为纤维蛋白降解产物（fibrin degradation products，FDP），导致肺损伤。作用机理是通过诱导血栓素 A2（TXA2）释放，引起血管收缩，激活 PMN 和 PAM，释放大量炎性介质，直接损伤毛细血管内皮细胞，干扰肺表面活性物质功能，引起肺泡萎陷，沉积在血管内的纤维蛋白刺激血管内皮细胞，释放纤溶酶原激活物质，使纤溶酶原转化为纤溶酶，降解纤维蛋白为纤维蛋白降解产物,使血管通透性增加。

五、病理学改变

虽然引起 ARDS 的病因很多,许多病因和诱发因素的性质截然不同,如感染与非感染、肺内与肺外、过敏、创伤、休克等,但引起的 ARDS 病理特征几乎完全一致。依据病程,ARDS 的病理改变可能各有不同,如病程早期,可能以出血、水肿、炎性细胞浸润等渗出性改变为主,随病程延长,病情迁延,病理改变可能就转为以纤维增殖性改变为主。ARDS 病情凶险,病死率高,早期渗出性改变是造成临床呼吸窘迫和严重缺氧的主要病理基础,也是危及生命的主要阶段。后期纤维增殖性改变是 ARDS 肺损伤的主要修复形式,也是影响患者生存质量的主要因素。目前获得的病理改变的依据多来自 ARDS 动物模型,来自活体尸检的依据少,所获得的依据多为严重渗出性改变,故本章重点介绍早期的渗出性改变,并分大体标本或镜检下改变,其中镜检下改变形式多样。

(一)肺组织大体标本改变

动物和尸检资料均显示,ARDS 肺脏大体标本改变以渗出与肿胀为主,具体表现为肺脏体积增大、重量增加明显,胸膜面呈暗紫红色,色泽深浅可能不均,并伴有灶性出血,低垂部位明显(见彩色插页彩图 9-2～彩图 9-5)。切开的肺组织也呈暗红色,肺切面可能明显充血、出血、水肿和实变,严重者肺的切面因弥漫性肺泡萎陷、含气量少而呈牛肝样变,切开后可见白泡样或血水样液体自肺切面或支气管断端流出或外溢。

(二)镜检下病理改变

ARDS 不但大体标本改变明显,镜检下病理改变特征性强,形式多样。

1. 广泛性、小灶性肺泡萎陷或不张

是 ARDS 重要的特征性病理改变之一,也是造成临床严重缺氧的主要原因。这些萎陷的肺泡多与扩张的肺泡管相邻,呈弥漫性,但分布有区域不同,通常背侧肺泡萎陷受累较重。肺泡萎陷与Ⅱ型肺泡细胞受损或凋亡、肺表面活性物质减少关系密切。受检测

方法限制,临床很难评价肺表面活性物质的水平;对肺泡上皮细胞损害的观察,光镜下也很难检出。已有的资料表明,电镜下发现,肺泡Ⅰ、Ⅱ型上皮细胞(PC-Ⅰ、Ⅱ)受损严重,具体表现为 PC-Ⅰ胞浆呈不规则突起,有的呈"鹿角样"伸入肺泡腔内,胞浆内出现大小不等的空泡,有的相邻出现呈"串珠样"改变,可能为饮泡增大及线粒体等细胞器空泡化所致,上皮下基底膜显著肿胀、增宽,部分区域上皮细胞脱落,基底膜裸露,形成所谓的"肺泡溃疡"。PC-Ⅱ表面粗糙或出现缺损;微绒毛变短、倒伏、脱落、稀少,结构紊乱或显示不清;表面可见不规则的小坑,可能为板层小体排空所致;内质网扩张,核周间隙扩大;线粒体肿胀,部分空泡化;细胞内板层体多丧失正常的清晰结构,而呈不规则的花絮状,排空现象多见,有的还可见附于 PC-Ⅱ表面或正排出于细胞外。随病程延长,PC-Ⅰ、PC-Ⅱ增生和机化、肺泡壁内成纤维细胞/成肌纤维细胞/毛细血管肉芽组织增生,通过肺泡基底膜的断裂处伸入肺泡腔,机化肺泡腔内渗出物、增生的上皮细胞沿肉芽组织长入,是肺组织修复的主要形式。

2. 透明膜形成

也是 ARDS 特征性病理改变。镜下呈淡伊红色、致密的片状结构,紧贴于肺泡、肺泡管、呼吸性细支气管等小气道腔内表面,尤以扩张的肺泡管最为显著,可呈环状、半环状、片带状;主要成分是血浆蛋白,免疫组化检测证实透明膜中有免疫球蛋白、纤维蛋白及少量补体等;透明膜表面常覆盖一薄层纤连蛋白,这些成分通过损伤的毛细血管和肺泡壁进入气道,并与肺泡腔中坏死的上皮细胞碎片混合形成伊红色膜状物;透明膜与肺泡间隔的突起相粘连,并通过肺泡孔向周围肺泡延伸。免疫组化上皮细胞膜抗原染色显示,病变早期相应的肺泡间隔突起处,肺泡上皮脱失。透明膜常在肺泡渗出的基础上发生,出现时间各报道不一。临床尸检最早见于发病后 22 小时,一般 72 小时后,以发病后 5～7 天最多见。动物实验以油酸致 ARDS 模型时,伤后 6 小时取材,电镜下观察就发现有一层均匀的类似血浆的物体紧贴于肺泡上皮,是早期的透明膜形成。

3. 肺泡与间质水肿

肺泡间质性水肿是 ARDS 较早期的病理改变,感

染性 ARDS 间质性水肿出现早,而且明显;单纯间质性水肿在 X 线下无明显变化,光镜下可见肺泡间隔和小叶间隔增宽,支气管和血管周围结缔组织纤维肿胀、疏松,周围结缔间隙增大,形成支气管和血管周围"袖带样水肿"。严重时可出现肺泡水肿,初起时以胸膜下和肺的低垂部位明显,肺泡内有少量水肿液;进一步发展,水肿液泛滥,大片肺泡可以被水肿液充填。电镜下对早期较轻的间质性水肿就可检出,是 ARDS 早期病理诊断的重要方法之一。可见间质胶原纤维之间、基底膜外或间质细胞周围有电子密度低的液状物聚集,肺泡上皮和肺毛细血管内皮基底膜肿胀、加宽;肺泡隔间质水肿,因其结构的差异,常表现为"不对称现象",即厚的部分胶原成分多,肿胀、增宽明显;薄的部分胶原成分少,肺泡-毛细血管膜的总厚度可能无明显改变。此外,电镜下发现的 PC-I 广泛坏死、脱落,并造成基底膜裸露、肺泡上皮屏障丧失,可能是肺泡和间质水肿充血或出血、透明膜形成的主要原因。

4. 炎性细胞浸润

肺内炎性细胞聚集、浸润是肺部过度炎症反应的直接征象,浸润炎性细胞主要为多核中性粒细胞(PMN)。电镜下观察,致伤后 2 小时就发现肺毛细血管内就有 PMN 聚集和颗粒排空的现象。此外,还观察到有嗜酸性粒细和肺泡巨噬细胞的浸润。典型者可见到 PMN 向血管外游走,在肺泡隔、肺间质、肺泡腔内浸润。扫描电镜观察可见大量 PMN 渗入肺泡腔,大片肺泡表面被白细胞、纤维素等炎性渗出物覆盖。白细胞表面伸出很多棘状突起,呈功能激活状态,颗粒有明显排空现象。有肺部感染的患者,肺部炎性细胞浸润可能更加明显,严重时还可能出现局灶性脓肿。

5. 肺血管内血栓栓塞与血栓形成

虽然很多疾病都能见到微血管内血栓栓塞与血栓形成,是毛细血管内皮损伤的特征性改变,与微循环障碍和脏器功能不全有关。但发生在 ARDS 患者肺毛细血管内的血栓栓塞与血栓形成,也是特征性改变之一。此种病变形成很快,发病后 12 小时就可检出。光镜下可见肺内较大的动、静脉内血栓形成或血栓栓塞;透射电镜下则多见毛细血管淤血和微血栓形

成。前者表现为毛细血管扩张,细胞淤滞,尤其是红细胞聚集,呈线团样;微血栓形成可以为血小板或红、白细胞在肺毛细血管内呈微小团块状凝集,也可为纤维蛋白血栓形成。有学者在油酸致 ARDS 动物模型中发现,PMN 也能在肺毛细血管内聚集,形成白细胞微小栓子;亦见数个血小板相互聚集,向损伤的毛细血管内皮细胞黏附,但远不如 PMN 检出率高。扫描电镜下见扩张的毛细血管内有红、白细胞阻塞,红细胞表面常不光滑,可有纤维素附着;PMN 表面结构不清,可见颗粒状蛋白物质附着,亦可见单纯血小板或纤维素凝集形成的微小血栓。临床在顽固性休克或缺氧时,依靠常规抗休克和机械通气治疗纠正缺氧疗效不佳时,借助小剂量肝素抗凝治疗有效,也提示微小血栓形成和栓塞是 ARDS 病理改变之一。

六、病理生理改变

ARDS 特征性临床表现是严重缺氧,缺氧产生的病理生理改变形式有很多种,ARDS 几乎涵盖了所有类型的缺氧产生机制。

(一)肺容量减少

肺容量由很多部分构成,肺总量(TLC)、肺活量(VC)、潮气量(TV)、功能残气量(FRC)等,虽然发生 ARDS 时,所有肺容量都可能低于正常,但最明显的是 FRC。造成肺容量减少的原因很多,主要为肺泡和间质水肿、肺泡萎陷等。

1. 肺泡和间质水肿

当肺细支气管、肺泡和毛细血管周围间质或腔内有液体聚积时,正常的间质内负压降低,经壁压力梯度(transmural pressure gradient)和经肺压(transpulmonary pressure)对维持气道和肺泡开放有相当重要的意义,当压力降低后,气道趋于闭合,致使肺泡萎陷,肺容量减少。此外肺泡内水肿液蓄积,表面张力增加,随肺泡水肿或缩小,肺容量也明显减少。

2. 肺泡萎陷

是肺容量减少的主要因素,除了受肺泡和间质水肿造成的经壁压力梯度降低、气道闭合有关外,与

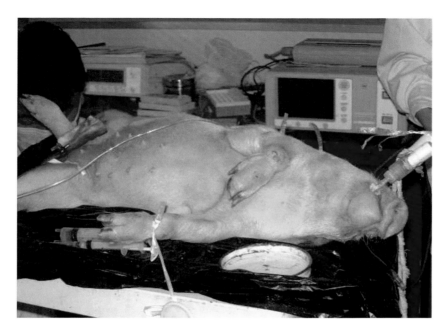

彩图 9-2

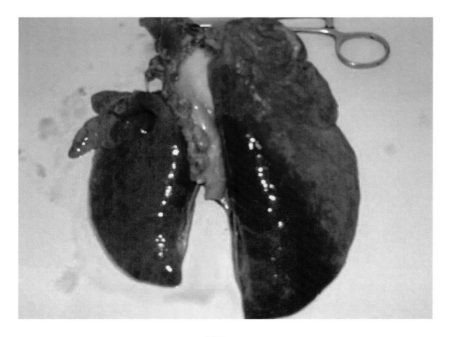

彩图 9-3

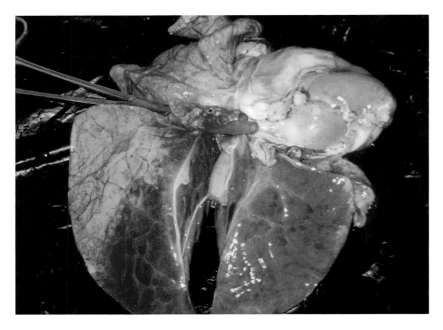

彩图 9-4

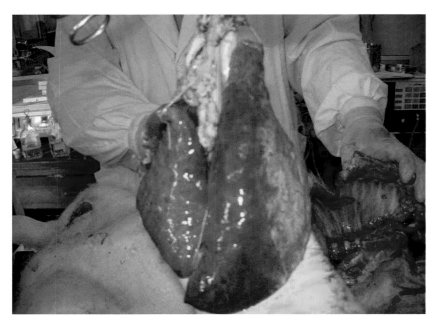

彩图 9-5

ARDS 发病机制有确切关系的肺表面活性物质减少，也是肺泡萎陷的主要原因。表面活性物质的主要功能是降低表面张力，稳定肺泡膨胀度，当表面活性物质由于各种原因造成减少，表面张力增加，肺泡萎陷。

（二）肺顺应性下降

肺顺应性（C＝ΔV/ΔP）是肺力学特征的主要内容，肺顺应性下降是 ARDS 特征性改变。正常情况下，肺压力-容量（P-V）环显示，随吸气开始，压力增加，容量也增加，P-V 环呈较陡峭形式；ARDS 时，因肺顺应性下降，意味着维持着同样潮气量所需要的通气压力较正常人明显增高，故随吸气开始，压力增加，容量增加并明显，P-V 环倾倒，呈较平坦状态。引起 ARDS 肺顺应性下降的因素很多，肺充血、水肿、表面活性物质减少、肺泡表面张力增加等，均是顺应性下降的主要原因。

（三）气体交换异常

肺内气体交换是维持呼吸功能的重要机制，ARDS 临床特征性的低氧血症与低碳酸血症，均与气体交换异常有关。

1. 通气（V_A）/血流（Q）比值（V_A/Q）失调

V_A/Q 异常是缺氧产生的主要机制，通常有两种类型。正常人体受重力的影响，肺内可能存在 V_A/Q 比值失调，上肺野 $V_A>Q$，$V_A/Q>0.8$；下肺野 $V_A<Q$，$V_A/Q<0.8$；只有中肺野 $V_A/Q\approx0.8$。$V_A/Q>0.8$ 的区域，由于有效的通气能被保证，但血流不足，气体交换异常的主要原因是血流不足，称为无效通气或死腔样；$V_A/Q<0.8$ 的区域，由于有效的血流不足被保证，气体交换异常的主要原因是有血流分布的肺泡得不到充分的通气单位，称为静-动脉血分流、静脉血掺杂。ARDS 时，气道狭窄或闭合、肺泡萎陷或不张、肺泡和间质的水肿等，致使大量肺泡无法进行有效的气体交换，有血流分布的肺泡得不到充分的通气单位，$V_A/Q<0.8$，不能充分地摄取氧，即造成静脉血掺杂，致使肺内分流（Qs/Qt）增加。Qs/Qt 增加造成的缺氧，是不能依靠提高吸入氧浓度（FiO_2）改善的，这也是 ARDS 顽固性低氧血症的主要病理生理机制。

2. 弥散障碍

也是缺氧产生的主要机制，通常提高 FiO_2 可以得到改善。ARDS 时，肺泡-毛细血管内皮损伤造成的肺泡与间质充血、水肿、血管内广泛凝血、血栓形成等，是造成弥散障碍的主要原因。

3. 低碳酸血症

V_A/Q 比值失调引起 Qs/Qt 增加与弥散障碍，共同造成 ARDS 的顽固性缺氧，缺氧作为呼吸和通气的强大驱动机制，引起的过度通气，不但不会造成 CO_2 潴留，早期多以 CO_2 排出过多为主，临床出现严重低氧血症的同时，还出现严重的低碳酸血症。

（四）表面活性物质与表面张力

1. 表面张力与 Laplace 定律

表面张力是一种物理现象，正常存在于气液交界面，是趋使肺泡缩小的一种内聚力；Laplace 定律是使肺泡膨胀所需要压力（pressure，P）与肺泡的半径（radial，r）、表面张力（tension，T）三者之间关系的公式，即 $P=2T/r$。提示肺泡半径与肺泡膨胀需要的压力成反比，肺泡半径愈小，肺泡膨胀需要的压力愈小；与肺泡的表面张力成正比，表面张力愈大，肺泡膨胀需要的压力愈大。

2. 表面活性物质（Surfactant）

主要化学成分是二棕榈卵磷脂，由肺泡 II 型细胞分泌，正常位于肺泡内气液交界面，主要生理功能是降低肺表面张力，稳定肺泡膨胀度，避免肺泡在低容量时陷闭，防止肺泡萎陷或不张。表面活性物质减少时，肺泡的稳定性受到影响，在低容量时易于陷闭或萎陷，造成不张和通气减少。能够引起表面活性物质减少的因素很多，生成减少（缺 O_2、O_2 中毒）、分解过多（急性胰腺炎血中脂酶，脂类分解增加）、消耗增加（过度通气、肺水肿）、灭活增加（脂肪栓塞，脂酸分解）均可能导致。

3. 表面活性物质与表面张力

表面活性物质减少是 ARDS 特征性改变，由于表面活性物质减少,降低肺泡表面张力的力量减少;表面张力增加,在呼气和肺容量减少的过程中,就容易萎陷或不张。依据 Laplace 定律,膨胀肺泡所需的压力与肺泡的半径呈反比,当肺泡萎陷或不张后,半径缩小将使肺泡膨胀所需要的压力成倍增长,这正是 ARDS 呼吸困难、严重缺氧产生的主要机制。

(五)肺循环改变

ARDS 时,肺循环有改变,但不如其他类型肺部疾病,如急、慢性阻塞性肺部疾病、肺栓塞等引起的肺动脉高压明显。缺氧和各种炎性细胞因子释放造成的肺毛细血管通透性增加和肺血管痉挛引起的肺动脉高压是主要的肺循环改变,有别于心源性肺水肿的特点是肺毛细血管嵌压(PCWP)可能完全正常(≤18 mmHg),同时合并急性左心功能不全时例外。

七、临床表现

ARDS 临床表现多样,依据原发病不同,临床表现各异,但共同具备的特点如下。

(一)症状与体征

1. 呼吸急促或困难

呼吸改变是 ARDS 最特征性的临床表现,表现形式多样,但均为急性起病伴进行性加重。有些患者仅表现为呼吸频率的增加,称为呼吸急促;有些患者呼吸频率增加的同时,伴不同程度的胸闷或气急;也有些患者表现为十分突出的呼吸困难,即辅助呼吸肌参与呼吸动作。但共同的特征是呼吸急促与困难似乎与体位改变关系不密切。随原发病不同,呼吸急促或困难持续的时间不同,而得不到及时处理,严重者可在数小时内导致死亡。

2. 发绀

由于缺氧,患者可能出现不同程度的发绀。与循环衰竭的患者不同,ARDS 患者的发绀和呼吸困难与体位变化关系不明显,可能主要与肺间质水肿有关。

3. 肺部体征

当不合并肺部感染时,肺部体检可能完全正常,少数患者可能闻及散在干、湿性啰音;肺内性 ARDS 依据重症肺炎特点,出现相应的肺部体征。

4. 心悸与心动过速

ARDS 患者出现心悸与心动过速的概率非常高,甚至可高达 130～160 次/分以上,临床经常被误以为是急性左心衰或心律失常(窦性心动过速或室上性心动过速),这是缺氧的早期表现,应当予以足够重视和警惕,强心、利尿、扩血管等常规治疗效果不佳常是鉴别要点。

5. 意识障碍

ARDS 患者可以表现出不同程度的意识障碍,严重时甚至可以出现昏迷,但大多数表现为烦躁、谵妄、胡言乱语,这也是脑细胞缺氧的表现,一旦缺氧纠正,意识障碍可以恢复。

(二)实验室检查

①血常规:ARDS 患者血常规改变多样,多数患者均有不同程度的白细胞增高,感染性 ARDS 尤为突出;血红蛋白和红细胞没有特征性改变,合并急性胃黏膜病(应激性溃疡)出血严重或感染严重时,可以降低;合并 DIC 时,血小板减少明显。

②动脉血气分析:依据缺氧的严重程度,PaO_2 和 $PaCO_2$ 总有不同程度的下降,表现出低氧血症和低碳酸血症;虽然在接受氧疗(鼻导管、鼻塞、面罩、机械通气)的条件下,有时患者的 PaO_2 60 mmHg,但结合 FiO_2,PaO_2/FiO_2 多≤200～300(mmHg)。

(三)胸部 X 线与 CT

1. 胸部 X 线改变

ARDS 胸部 X 线改变受原发病影响,肺内性与肺外性 ARDS 可能截然不同。肺内性 ARDS 主要为肺炎,胸部 X 线改变明显;肺外性 ARDS,早期胸部 X 线可以完全正常,尤其是在急性肺损伤阶段。ARDS 患者,双肺出现弥散性浸润阴影十分常见,有些表现为磨玻璃状(白肺),特点是出现晚,与临床症状不相平行;大片阴影发生快、消散快,多在病情改善后即大部分吸收;胸膜改变常见,多伴有不同程度的胸腔积液。

由于 ARDS 胸腔积液或肺水增加产生的原理与普通胸腔积液不同,胸部 X 线很少呈现为外高内低的弧形密度增高影,渗出少时胸部 X 线改变不明显,但凭胸片无法鉴别有胸腔积液或胸膜渗出。即使渗出液多时,胸部 X 线也可能仅表现为肋膈角、心膈角模糊,膈面不光滑。图 9-6、图 9-7 分别为肺内和肺外 ARDS 胸部 X 线与 CT 的改变。

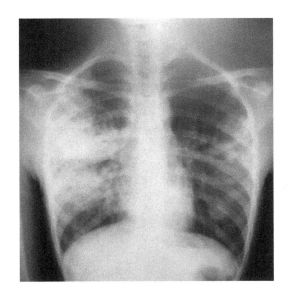
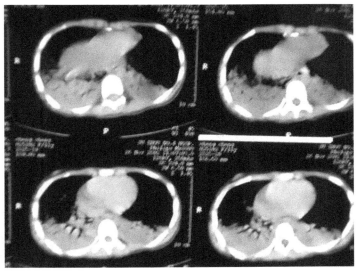

图 9-6　肺内(肺炎)ARDS 患者胸片与 CT 改变

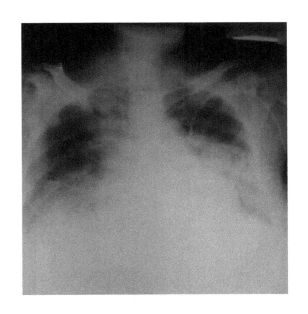

图 9-7　肺外(腰大肌脓肿)ARDS 患者胸片改变

2. 胸部 CT 改变

肺泡萎陷(collapse)是 ARDS 特征性胸部 X 线改变,与支气管阻塞或肺外压迫(胸水或气胸)导致的真正意义上的肺不张(atelectasis)截然不同。受重力的影响,ARDS 出现的肺泡萎陷多出现在肺的低垂部位,直立胸部 X 线改变不明显,通常只能在胸部 CT 扫描下才能发现肺低垂部位肺泡萎陷,具体表现为肺实变伴有胸腔积液。

八、诊断与鉴别诊断

(一)诊　断

ARDS 诊断十分重要,涉及到治疗措施与预后,早期诊断是积极干预治疗的前提,也是提高抢救成功率的有效措施。由于 ARDS 常发生在一些与呼吸无关的疾病,相关专业的医务人员不熟悉 ARDS 诊断,造成治疗延误十分多见。要加强宣传,提高各类人员对 ARDS 的警惕性。诊断标准如下,凡具备以下 5 条的患者,就可被诊断为 ALI/ARDS。

(1)具有引起 ARDS 的原发病,如创伤、感染、休克、过敏等。

(2)呼吸窘迫或呼吸急促(频率快＞28次/分)。

(3)动脉血气分析：海平面呼吸空气,低氧血症($PaO_2 < 60$ mmHg),ALI≤300(mmHg),ARDS $PaO_2/FiO_2≤200$(mmHg);很多患者在进行动脉血气分析检查时,已经开始接受氧疗,故即使 $PaO_2 \nless 60$ mmHg,但结合当时的 FiO_2,如果 $PaO_2/FiO_2≤200\sim300$(mmHg),仍可考虑诊断 ARDS 或 ALI。

(4)胸部 X 线：包括肺纹理增多,边缘模糊,斑片状阴影或大片阴影等肺间质性或肺泡性病变。虽然自1992年美国胸科医师学会(ACCP)、危重病学会(SCCM)和欧美 ARDS 联合委员会(AECC)举行一系列研讨会后,非常强调胸部 X 线的改变,但鉴于 ARDS 多为间质性改变,早期的胸部 X 线可能无明显异常,虽然胸部 CT 可以弥补其不足,但并不是每一个 ARDS 患者都能获得 CT 检查的机会。如果过分强调胸部 X 线改变对 ARDS 诊断的重要,就有可能将一部分胸部 X 线改变不明显的患者遗漏。图9-8就显示一位泌尿系统感染导致脓毒血症患者,临床出现呼吸急促和严重低氧血症等典型 ARDS 表现时,胸部 X 线改变并不明显,次日胸部 CT 提示肺低垂部位肺泡萎陷和胸腔积液,结合特征性临床症状与实验室检查依据,ARDS 诊断被确立。倘若患者病情危重,不能被搬运至 CT 室接受检查,单凭胸部 X 线,ARDS 诊断可能会受到质疑。诊断不明确,很可能妨

碍对病情的处理和预后的判断。因此,目前仍主张临床诊断不必过于强调胸部 X 线改变,对早期胸部 X 线基本正常的患者,及时诊断和处理十分必要,但总结病例、统计各类资料,尤其是比较各种治疗措施临床疗效时,主张严格诊断标准,以免过高或过低评价。

(5)排除慢性肺部疾病和左心衰：基于 ARDS 病死率高(31%～84.6%),目前主张临床诊断不应拘泥于动脉血气指标,观察 PaO_2 动态变化,必要时应放宽 ARDS 诊断指标,尽早采取措施。临床科研时,强调从严掌握标准,以便评价疗效,得出可靠结论。

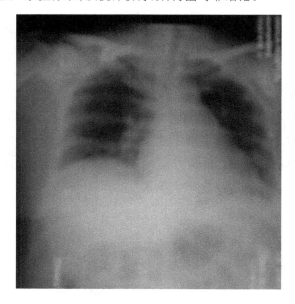

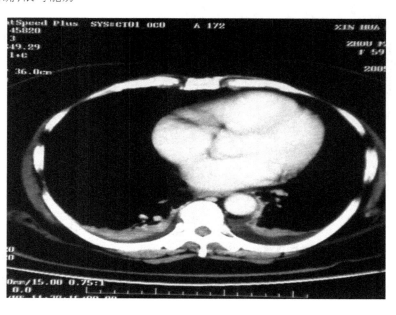

图9-8

（二）鉴别诊断

诊断 ALI/ARDS 时,最需要鉴别的是心源性肺水肿与肺栓塞。

1. 心源性肺水肿

理论上讲,使用 Swan-Ganz 导管,测定肺毛细血管楔压(PCWP)有助于鉴别心源性肺水肿。ARDS 时,PCWP 增高不明显(<18 mmHg);心源性肺水肿时,PCWP 增高明显(>18 mmHg);但 ARDS 也可以存在肺毛细血管静水压增高,也可能同时合并急性左心衰,引起 PCWP 增高;况且 Swan-Ganz 导管属于创伤性检查,临床应用受限。因此,依靠 Swan-Ganz 导管检查,与急性心源性肺水肿鉴别在临床很难实施。多数情况下,还是依据临床症状综合判断。如心源性呼吸困难与体位有关,ARDS 不明显;心源性呼吸困难早期肺底部就有湿啰音,ARDS 早期可以没有;心源性肺水肿的胸部 X 线异常与临床症状、体征几乎同时出现或消失;ARDS 不一致,胸部 X 线出现晚;强心、利尿对心源性肺水肿效果好,ARDS 不明显。

2. 肺血栓栓塞

肺血栓栓塞是近年来日益受到重视的临床危重症。起病急,来势凶险,病死率高,临床几乎无法在活体上得到证实。肺血栓栓塞的诱发因素与发病机制与 ALI/ARDS 完全不同,虽然临床症状有相同之处,均表现为严重缺氧与呼吸困难,但从病因分析,肺血栓栓塞与 ARDS 截然不同,前者更多的是导致血栓形成的因素多,如长期卧床、手术后数天或数周、有血栓形成的易患因素等,起病更急、更快,严重时能在数小时内迅速导致死亡,多伴有不同程度的右心功能不全、肺动脉高压的症状与体征,ARDS 不明显。此外,从预后与病死率分析,肺血栓栓塞较 ALI/ARDS 病死率更高,生前诊断率更低。

3. 慢性肺部疾患

很多慢性肺部疾患可以出现酷似 ARDS 的缺氧症状,如慢性阻塞性肺病(COPD)及间质性肺部疾病(结缔组织疾病)等,仔细询问病史有助于鉴别。COPD 多合并不同程度高碳酸血症,PaCO₂ 增高(>

60 mmHg),与 ARDS 的低碳酸血症(PaCO₂ < 40 mmHg)截然不同有利于排除。COPD 与结缔组织疾病导致的间质性肺病影像学改变(胸部 X 线与 CT)特征也有助于鉴别诊断,COPD 肺气肿征象明显,间质性肺病间质性浸润明显,而 ARDS 多表现为磨玻璃或不均匀密度增高阴影,多波及胸膜,并伴有渗出,胸部 CT 上低垂部位肺泡萎陷和胸腔积液可能更加明显。

九、预防与综合救治

（一）早期诊断(预防 ARDS 产生)

ARDS 致病因素多,分布广泛,临床表现多样,鉴于一旦发生后,预后严重,处理复杂,早期诊断与预防十分重要。因早期缺少特异性体征,一般呼吸系观察项目,如呼吸频率、肺活量、吸气最大负压、PaO₂、A-aDO₂、生理死腔等,对早期间质性肺水肿均不敏感,依靠这些指标早期诊断是不可能的。积极控制原发病是预防 ARDS 的关键,对休克和严重创伤患者,应注意迅速恢复血容量,减少缺血后再灌注损伤导致的脏器功能不全或衰竭,尽量避免大量输血或输液,积极有效抗感染治疗,疑有脓毒血症患者,保持引流通畅是抗感染治疗不可缺少的环节,一旦出现严重缺氧,应及时实施无创机械通气或建立人工气道(经鼻或口气管插管、气管切开),合理应用机械通气纠正缺氧,是最有效的治疗措施。切不可优柔寡断,因诊断或处理上的分歧或纠葛,延误治疗。必要时,应先考虑给予患者足够的生命器官支持,解除直接威胁患者生命的因素,然后再分析诊断标准是否足够的问题,这是危重病综合救治过程中一贯主张的原则。

（二）综合救治

ARDS 起病急,病情凶险,病死率高,综合救治十分重要。在诸多综合救治的环节中,原发病和缺氧的纠正至关重要,与 ARDS 的病死率密切相关。

1. 原发病治疗

能引起 ARDS 的病因很多,积极治疗原发病、去除诱发因素是综合救治中最关键的环节,也是降低病死率的主要措施。原发病有感染与非感染、肺内与肺外之分,多数情况下,原发病的救治需要时间,纠正缺氧和生命器官支持,就是为原发病的治疗赢得时间。依据引起 ARDS 的病因不同,采取相应的措施是治疗的原则。其中最难控制的环节是感染,尤其当感染病灶不明确或控制不良时,病情好转只是暂时的,最终还可能导致 ARDS,感染性和肺内性 ARDS 病死率高的主要原因也就在此。

2. 纠正缺氧

缺氧是 ARDS 最突出的临床表现,也是威胁患者生命、直接导致死亡的主要原因。纠正缺氧就是抢救生命,可以应用的方法很多,临床多依据病情的轻重缓急和所具备的条件,做相应地选择。

(1)氧疗:积极给氧,保证氧供,是纠正缺氧最基本的方法。给氧的方法很多,经鼻塞、鼻导管、面罩(鼻、口鼻)、无创机械通气、高频通气等,均是可以选择的途径,目标管理是保证足够的氧供。当上述方法无法奏效时,及时采取有创机械通气治疗是惟一的选择。

(2)有创机械通气治疗:是治疗和纠正 ARDS 缺氧最有效的方法,原则是宁早勿晚、宁可错用、不能不用。在机械通气治疗不及时的情况下,因缺氧直接导致死亡的病例很多。随着机械通气的广泛应用,因缺氧死亡的 ARDS 明显减少。围绕 ARDS 有创机械通气治疗策略,研究很多,主要集中在低(小)潮气量(TV)、高 PEEP 等实施肺开放或复张等策略上。

①关于低(小)TV:以往主张 10～15 ml/kg,近来发现高 TV 带来高峰压(PIP),高峰压造成肺损伤,不但气压伤发生率高,而且循环中炎性细胞因子也相应增多。目前主张低(小)TV 是 4～6 ml、6～8 ml/kg,很多研究都表明能减少肺损伤和各种并发症的发生率,甚至能降低病死率。我们的经验与这些学者的结论相同,具体设置依据 $PaCO_2$,能维持 $PaCO_2$ 在正常水平的 TV,就是最佳 TV,一般≤6～8 ml/kg。

②关于机械通气模式选择:能用于治疗 ARDS 的模式很多,以往因考虑到容量保证,多强调或主张应用定容型呼吸模式。近年来,主张应用定压型呼吸模式的学者日益增多,主要为采用定压型通气模式时,PIP 可以控制,能避免或减少高峰压引起的肺损伤。此外,定压型呼吸模式中,吸气流速不固定,患者可以

任意改变吸气流速,不会出现在定容型呼吸模式中因流速固定造成的流速饥饿,患者与机械通气协同或同步好,患者会感到比应用定容型呼吸模式舒适。ARDS 主要病理生理改变是肺顺应性下降,气道阻力可以完全正常,使用定压型呼吸模式,只要压力合适,容量基本可以得到保证。较受喜爱的模式是双水平正压通气(Bi-level)/(Bi-PAP),其次是 SIMV、IPPV+PEEP 等。无论应用何种模式或功能,纠正缺氧、改善氧合是共同的目标,只要能纠正缺氧,应用何种模式和功能并不重要。在纠正缺氧的前提下,兼顾机械通气相关性肺损伤(ventilator associated lung injury,VALI),将 VALI 降低至最低限度是机械通气治疗策略的核心。

③关于呼气末正压通气(PEEP)水平:PEEP 可维持肺泡及小气道在呼气末始终有一定的膨胀压,依据 Laplace 定律($P=2T/r$),肺泡半径与肺泡膨胀需要的压力成反比,PEEP 能避免肺泡和小气道在呼气时的陷闭,增加肺泡和气道的内径,有利于改善肺泡通气,增加功能残气量,减少肺泡萎陷和不张,减少肺内分流,纠正由 V_A/Q 失调(肺内分流)引起的低氧血症,即以较小的经肺压(transpulmonary pressure)就能引起较大的容量变化,是目前开放肺(open lung)和肺复张(recruitment maneuvers)策略中的重要内容。以往多主张 PEEP≯15 cmH_2O,以减少肺泡过度膨胀所致的气压伤和容量伤,近来大量临床与基础研究已经证实高 PEEP 带来的好处,认为依据 P-V 曲线下拐点上 2～3 cmH_2O 设置的 PEEP 水平,并不能满足肺的膨胀,严重 ARDS 患者,有时需要将 PEEP 提高至＞15 cmH_2O 水平,甚至达到 25 cmH_2O 水平,并结合高峰压,才能使肺完全膨胀。因此,使用高水平 PEEP(≤25 cmH_2O)已成为治疗严重 ARDS 的一种趋势。我们以往的临床实践也早就证实了这些学者的观点,但一般很少＞15 cmH_2O,近来获得一些经验,PEEP 最高设置到 25 cmH_2O,维持近 1 周,疗效显著,但由于病例数量太少,还不足以证明高 PEEP 的安全性,进一步的临床应用还有待于大量临床经验的积累与摸索。

④肺开放(open lung)/肺复张(recruitment maneuvers)策略:是近年来机械通气治疗的热门话题,也是研究者获得较多成功经验的领域,主要策略是通

过高 PEEP＋高峰压。高 PEEP 前面已经介绍,高 PIP 是借用了开胸手术关胸前常规鼓肺的策略。这些学者在 CT 扫描下应用高 PEEP＋高峰压监测肺膨胀/复张的状况,发现能将肺完全复张的 PEEP 和高峰压可能要高达 40～60 cmH₂O。国内也有学者开展这方面研究,但多局限在高 PEEP,得到的结果与西方学者相同。肺开放/复张策略真正应用于临床,可能还需要进一步的研究与摸索,尤其是高 PEEP 和高峰压水平的具体设置和持续时间。临床能在 CT 扫描下监测肺膨胀/复张状况的机会很少,没有 CT 扫描监测的条件下,设置高 PEEP 和高峰压水平对患者可能造成的危险值得警惕。

⑤关于伏卧位(prone)通气:依据 ARDS 患者受重力的影响,肺低垂部位容易发生水肿、淤血和肺泡萎陷,采取伏卧位通气,能改善缺氧是有理论依据的,也得到临床验证,但临床有可行性的问题。鉴于 ARDS 患者,病情危重,没有特殊的翻身床,伏卧位有困难,能否采用其他变换体位的方法,如左、右侧卧位等来改善缺氧,值得探讨。

3. 液体处理

大量输液、输血是 ARDS 的常见诱因,ARDS 患者在接受治疗过程中限制静脉输液和输血量也很必要。虽然补充血容量的重要依据是中心静脉压(CVP),但鉴于中心静脉压绝对值在监测过程中受多种因素影响,实际应用价值受到限制,比较切实可行的方法还是依据 24 小时出入量、尿量、红细胞比容(HCT)、脉搏、血压等多项指标的动态观察,综合评判。对任何危重病,补液的原则均严格限制,具体数量就是生理需要量和额外损失量之和,其中要特别注意第三间隙液体的计算与评估。原则上,无论补充液体总量多少,控制补液的速度或单位时间的进液量是关键。即使对血容量不足的患者,避免短时间内快速、大量补液或输血,是综合救治中不可忽视的环节。近来美国 ARDS 协作组多中心研究结果显示,限制液体能改善 ALI/ARDS 肺功能,缩短患者机械通气和在 ICU 停留时间,但并不增加肺外脏器衰竭发生率。可见严格限制静脉输液量,能显著改善 ALI/ARDS 的预后。

4. 补充胶体液与晶体液问题

主张避免应用胶体学者的观点是,ALI/ARDS 患者存在肺毛细血管通透性增加,大量输胶体漏入肺组织间隙,不但抵消了正常情况下肺毛细血管与肺间质间存在的胶体渗透压差,使对抗血液成分漏入组织间隙的力量消除,而且含丰富蛋白质的水肿液进入组织间质及肺泡,因难以清除,会加重病情。主张应用胶体者认为,输入晶体液不能很快提高肺毛细血管胶体渗透压,相反却很快进入肺组织间质及肺泡,加重肺水肿;胶体液在毛细血管通透性正常时,能迅速提高毛细血管胶体渗透压,阻碍血液向肺间质及肺泡内转移。我们在对 ARDS 临床救治的工作中体会到,补充胶体或晶体液,似乎对 ARDS 的救治并无特殊不利影响,除了控制液体量外,适当补充胶体,如血浆、人体白蛋白,并不会加重病情。因此,不需要严格控制胶体液。

5. 抗炎治疗

ALI/ARDS 与 SIRS 关系密切,二者互为因果,共同左右病情的发生和发展。抗炎治疗的意义就在于抑制全身和肺部的炎症反应,阻断各种炎症的细胞和体液因子参与和介导的局部和全身损害。

(1)糖皮质激素(GC):大量临床与基础研究已经证实 GC 的抗炎作用,临床无法广泛应用的主要顾忌在于应激性溃疡、感染扩散、伤口愈合不良等 GC 的副作用。北京地区出现的 SARS 治疗过程中应用 GC 造成的许多患者无菌性骨坏死也是困扰人们对应用 GC 价值评价的因素。我们在临床与基础研究中均获得 GC 改善顽固性缺氧和休克的证据,但并不主张对 ALI/ARDS 常规使用 GC,只有当常规治疗无效,患者出现顽固性缺氧和休克时,应不失时机地应用 GC 治疗,剂量相当于甲泼尼龙静脉注射,3～5 mg/(kg·d)(40～80～160 mg,q8～12 h),必要时 20 mg/(kg·d)(500 mg,q12 h),1～3 天后酌情减量,总疗程控制在7～15 天,因原发病需要应用 GC 的患者例外。我们在长期大量的临床实践中体会到,合理掌握 GC 应用的指征和剂量,并没有发现 GC 应用的严重并发症;相反,还抢救了很多濒临死亡的危重病患者。近来美国 ARDS 协作组通过 7 年大规模多中心随机对照研究得到与我们临床体会相同的结果,即 GC 能改善氧合、呼吸系统顺应性、动脉血压,缩短呼吸机应用的时间,并纠正休克,减少血管活性药物的应用,虽然不主张对 ALI/ARDS 患者常规使用 GC,但如果是为了改善心、肺功能,应当及时使用 GC;如果疗程超过 2 周,有可能增加死亡的危险因素;与对照组相比,GC 并没有增加感染的并发症。该研究应用的 GC 剂量是第 1 次给予静脉注射甲泼尼龙(Methylprednisolone) 2 mg/kg,随后 0.5 mg/kg q6 h×14 d,5 mg/kg q12 h ×7 d,然后逐渐减量。

(2)乌司他丁(Ulinary Trypsin Inhibitor,UTI): UTI 是从健康成年男性尿中分离纯化的尿胰蛋白酶抑制剂,具有稳定溶酶体膜,抑制溶酶体酶,抑制过量超氧化物的生成和清除产生的超氧化物,清除氧自由基,改善免疫功能,抑制炎症介质释放等多种特殊的药理性质。该药在临床应用多年,主要用于创伤、手术引起的全身炎症反应,基础和临床研究均已经证实了它的抗全身炎性反应作用。机制仍然是通过对各种炎性介质的抑制,减少由其介导的靶器官损害。我们应用 UTI 替代 GC,对顽固性休克和低氧血症患者常规使用 UTI,10 万~20 万单位静脉注射,q6~8 h, 7~10 天为 1 个疗程,取得一些临床疗效,同样能协同常规机械通气和抗休克治疗缓解缺氧和顽固性休克,减轻肺部或全身炎症反应,且无引起感染扩散、应激性溃疡、伤口愈合不良等副作用的顾忌。但相比而言,UTI 不能完全替代 GC,临床有常规应用 UTI,去氧和休克纠正不满意,改用 GC 后疗效满意、抢救成功的病例。

(3)其他抗炎药物:可以用于 ALI/ARDS 的其他抗炎药物还很多,如各种细胞和体液炎症因子的单克隆抗体、一氧化氮(Nitric Oxide,NO)、前列腺素 E-1 (PG-E1)、基因重组活化蛋白 C(recombinant human activated protein C,RhAPC)等,由于疗效不确切,价格昂贵,临床应用尚未普及,有待进一步研究证实。

6. 抗感染

对感染性疾病引起的 ARDS 来说,抗感染治疗就是病因治疗。原则是依据感染部位与特点,经验性选择最有效的抗生素,同时积极进行病原学检测,如痰培养/涂片,经纤维支气管镜取痰液标本、肺穿刺、活检、肺泡灌洗等,为后期目标治疗选择有效抗生素提供依据。

7. 其他纠正缺氧、肺膨胀、降低肺血管阻力的方法

如体外氧合(Extracorporeal oxygenation)、体外膜式氧合(ECMO,Extracorporeal membrane oxygenation)、外源性表面活性物质补充(surfactant)、部分液体通气(PLV)、一氧化氮吸入等,临床可能都有一定疗效,也有理论依据,如外源性表面活性物质补充和 ECMO,在儿科领域开展较多。一氧化氮吸入能降低肺循环阻力,减少肺部过度炎症反映;ECMO 能直接改善氧合,但均因价格昂贵、操作复杂或需要特殊仪器设备,临床应用不广泛,其真正应用价值有待进一步研究和证实。

(宋志芳)

参 考 文 献

1 Ware LB, Matthay MA. The acute respiratory distress syndrome. N Engl J Med,2000,342:1334~1349

2 宋志芳,郭晓红,王树云,等. 肺内外诱发因素对急性呼吸窘迫综合征预后影响的综合分析. 上海医学,2004, 27(9):642~645

3 Yueming Lu, Zhifang Song, Xin Zhou, et al. A 12-month clinical survey of incidence and outcome of acute respiratory distress syndrome in Shanghai intensive care units. Intensive Care Med,2004,30:2197~2203

4 宋志芳,郭晓红,王树云,等. 糖皮质激素在重症胰腺炎诱发 ARDS 救治中的价值. 上海第二医科大学学报, 2005,25(1):53~56

5 宋志芳,郭晓红,王树云,等. 糖皮质激素在肺外感染致急性呼吸窘迫综合征抢救中的作用. 中华急诊医学杂志,2005,14(1):832~835

6 毛宝龄,钱桂生,陈正堂. 急性呼吸窘迫综合征. 北京:人民卫生出版社,2002

7 白春学,孙波. 急性呼吸窘迫综合征. 上海:复旦大学出

版社,2005.1～10,157～171

8　The Acute Respiratory Distress Syndrome Network: Ventilation with lower tidal volumes as compared with traditional tidal volumes for acute lung injury and the acute respiratory distress syndrome. N Engl J Med, 2000,342:1301～1308

9　Amato MB, Barbas CS, Medeiros DM, et al. Effect of a protective-ventilation strategy on mortality in the acute respiratory distress syndrome. N Engl J Med, 1998, 338: 347～354

10　Lachmann B. Open up the lung and keep the lung open. Intensive Care Med, 1992, 18: 319～321

11　Ashbaugh DG, Bigelow DB, Pretty TL, et al. Acute respiratory distress in adults. Lancet, 1967, 2:319～323

12　Richard J, Brochard L, Vandelet Ph, et al. Respective effects of end-expiratory and end-inspiratory pressures on alveolar recruitment in acute lung injury. Crit Care Med, 2003, 31:89～92

13　Oczenski W, Hormann C, Keller C, et al. Recruitment maneuvers after a positive end-expiratory pressure trial do not induce sustained effects in early adult respiratory distress syndrome. Anesthesiology, 2004, 101: 620～625

14　The National Heart, Lung, and Blood Institute Acute Respiratory Distress Syndrome (ARDS) Clinical Trials Network. Comparison of two fluid-management strategies in acute lung injury. N Engl J Med, 2006, 354: 2564～2575

15　The National Heart, Lung, and Blood Institute Acute Respiratory Distress Syndrome (ARDS) Clinical Trials Network。Efficacy and Safety of Corticosteroids for Persistent Acute Respiratory Distress Syndrome, 2006, 354:1671～1684

第 10 章

多器官(系统)功能障碍/衰竭

Multiple organ dysfunction syndrome / Multiple system organ failure

多器官功能障碍综合征(multiple organ dysfunction syndrome,MODS)指两个或两个以上系统的器官或脏器功能在严重感染、创伤、休克和手术后同时或先后发生功能障碍的临床综合征,早期称为多系统器官功能衰竭(multiple system organ failure,MSOF)、多脏器功能衰竭(multiple organ failure,MOF),20世纪70年代后期始用于临床。该病之所以改名为功能障碍(dysfunction),是为了更准确地反映此综合征所具有的进行性和可逆性,以便早期诊断与防治。慢性疾病终末期的器官衰竭不属于 MODS,原有慢性器官机能不全或处于代偿状态,因感染、创伤、手术等恶化,发生两个或两个以上脏器衰竭者,可诊断为 MODS。病死率高达60%以上,是危重病医学面临的重要课题。

受损器官包括肺、肾、肝、胃肠、循环、脑、凝血及代谢功能等,各器官发生频度以肺最多见,其次为心、胃肠、脑、肾,肝、凝血及代谢功能衰竭等发生相对较少;发生时间不定,常在外伤、休克、严重感染或手术后第5天发生,有时在发病后第二、三天就可以发生,肺和胃肠发生最早,其次为心、肾衰竭,脑、肝、凝血及代谢功能衰竭等发生相对较晚。

一、病 因

(一)休 克

严重创伤、感染和大手术常导致休克,长时间组织灌注不足,引起缺氧和组织损害;毒性因子或体液因子直接损伤组织细胞;休克治疗时某些药物的不良作用等,均可引起多个脏器功能不全,尤其是创伤大出血和严重感染等引起的休克更易发生 MODS。

(二)感染和败血症

感染是 MODS 主要诱发因素之一,据报道69%～75% MODS 与感染有关,其中革兰阴性杆菌占绝大多数,主要有大肠杆菌、假单孢杆菌属、变形菌属、克雷伯杆菌(肠杆菌、沙雷菌族)及某些革兰阳性细菌的感染。近年提出厌氧菌中类杆菌属(genus bacteroides)和脆弱类杆菌(bacteroide fragilis)致病性最强。入侵病灶以胃肠道最多见,其次为产道感染。继发于腹腔感染病灶的 MODS 占所有病例的首位,导致 MODS 多表现为败血症和腹腔脓肿。

革兰阴性杆菌引起 MODS 的机制复杂,除感染性休克外,内毒素所形成的免疫复合物可激活补体,直接或间接地损伤细胞可能是多脏器功能衰竭高发的原因之一。

(三)严重创伤

严重创伤所致失血性休克、缺氧、脂肪栓塞综合征、感染及大面积烧(烫)伤引发的低血容量性休克等,均可引起多脏器功能衰竭,其中也包括侵袭性较大的手术。

(四)心跳、呼吸骤停

心搏、呼吸骤停,造成各脏器缺血、缺氧的组织损害,复苏后又可引起"再灌流"损伤,这些均是 MODS 的主要发病因素。

(五)医源性因素

(1)大量输血和输液:大量输血时,可因微小凝集块导致肺功能障碍,凝血因子缺乏造成出血倾向或凝血障碍;大量输液可使左心负荷增加,严重时能引起急性左心衰、肺水肿等致缺氧加重。

(2)某些药物或诊治措施使用不当:如去甲肾上腺素等血管收缩药物的大量应用,加重各重要脏器的微循环障碍,可诱发多脏器衰竭;长期、大剂量使用抗生素可引起肝、肾功能障碍;大剂量脱水剂(甘露醇)亦能引起急性肾衰竭;长期高浓度(>60%)吸氧引起的氧中毒,可破坏表面活性物质,引起小灶性肺不张,亦可造成肺血管内皮细胞损伤,致间质性肺水肿等,引起急性肺功能不全;正压通气和 PEEP 等使用不当,会引起急性心肺功能障碍,尤以循环系统为显;血液透析和吸附可造成均衡综合征、血小板减少或出血。

MODS 的病因和诱发因素是综合性的,其中难以控制的感染和缺氧可能是最重要的因素。

二、发病机制

发病机制很复杂,至今仍未完全阐明。

1. 缺血-再灌注损伤与氧自由基学说

组织缺血后再灌注损伤(ischemia reperfusion injury)是 MODS 的重要发病机制之一。除了组织细胞缺血、缺氧造成的直接损伤外,缺血后再灌注促发的

大量氧自由基释放是主要损害途径。黄嘌呤氢化酶和白细胞激活是氧自由基生成的主要来源,黄嘌呤脱氢酶转化为黄嘌呤氧化酶是自由基释放的前提。同时三磷腺苷也依次降解为 ADP、AMP 和次黄嘌呤。再灌注时,大量氧进入缺血组织,在氧自由基催化下,次黄嘌呤氧化为黄嘌呤,黄嘌呤氧化为尿酸的过程中,产生大量氧自由基,加上中性粒细胞发生呼吸爆发时,也可产生大量氧自由基。氧自由的化学性质非常活泼,可破坏磷脂、蛋白质和核酸的正常结构,造成组织细胞变性和坏死。而氧自由基可使细胞受损,增加对 Ca^{2+} 通透性,导致细胞内钙超载。后者也是各种有害介质造成细胞死亡的重要中介。

2. 细菌-内毒素学说

给动物注射内毒素可发生类似人类脓毒症的临床特征。内毒素刺激宿主产生大量细胞因子,这些细胞因子部分或全部通过自我放大形成瀑布样炎症反应,最终导致 MODS。此外,内毒素会激活凝血系统,启动凝血过程,形成弥散性微血栓。内毒素还能破坏细胞生物膜,导致细胞自溶。内毒素在 MODS 发生发展过程中起着重要的作用。

3. 胃肠道动力学说

近 20 年来,人们注意到肠道可能是原因不明感染的"策源地",是人体最大的细菌及毒素贮藏库,在 MODS 发病过程中不仅是被损伤的靶器官,更是应激状态下机体内环境稳定和全身炎症反应的重要调节者。虽然对细菌/内毒素移位的潜在作用和临床意义仍有争议,但许多证据支持肠道可能是脓毒症和 MODS 发生的始动器官。有资料显示,严重创伤、休克、缺血、再灌注后常伴肠黏膜屏障功能损害,导致肠源性感染的恶性发展。

4. 炎症失控学说

炎症反应是机体对抗损伤的防御反应,其作用在于防止损伤范围扩大,促进受损组织修复。但是,机体的免疫反应不能有效地将炎症控制于局部时,在炎症中激活的炎症效应细胞通过释放大量炎症介质对器官产生损害,致使许多器官出现功能障碍。炎症反应失控引起炎症效应细胞和靶细胞之间的相互作用

是导致多个器官或连续发生功能不全以致衰竭的重要原因。炎症失控假说认为,MODS 是由于机体受到创伤或感染等刺激而产生的炎症反应过于强烈以致失控,从而损伤自身细胞的结果。该假说把参与MODS 的炎症失控反应过程的基本因素分为刺激物、炎症细胞、介质、靶细胞和效应几部分。

三、临床表现与诊断标准

(一)临床表现

MODS 常在外伤和手术后 3～5 天左右发病,平均病程 30 天左右,短者 7～9 天以内死亡,长者 45 天以上。MODS 常有基础因素,一般年龄偏大,平均50.7 岁,最大者 86 岁,发病前常已存在单一器官功能不全或衰竭。临床症状依累及脏器不同,产生相应的临床症状。

(二)诊断标准

MODS 的诊断标准目前国内外均尚未统一,文献报道不尽相同。多数学者在基础病因(创伤、感染、休克等)确立后,各器官功能衰竭采用以下标准。

1. 肺

进行性呼吸困难及低氧血症,必须使用机械通气辅助呼吸 2 天以上(有学者主张 3 天、5 天,甚至 7 天)或直至死亡。

2. 肾

排除肾前性因素后,肌酐持续＞2 mg%(177 μmol/L);或有肾病者,肌酐上升超过原基值 2 倍;尿少于 600 ml/d,称少尿性肾衰;＞600 ml/d,否则称非少尿性肾衰。尿素氮＞50 mg%(18 mmol/L)。

3. 肝、血清胆红素

肝、血清胆红素＞2 mg%(34 mmol/L),并有黄疸,ALT、AST 及 LDH 超过正常值 2 倍以上。此外,出现血清白蛋白降低、凝血酶原减少、难治性高血糖等改变,但应排除肝、胆疾病引起的这些变化。

4. 胃肠道

大量呕血、便血,而需输血者,或内镜或手术证实胃肠道出血是继发性的,具有特征性的急性胃溃疡。不能耐受饮料及食物、胃肠蠕动消失(中毒性肠麻痹)或坏死性肠炎。

5. 凝血系统

(1)临床有出血倾向,皮肤淤斑包括在内。
(2)实验室检查异常
①血小板进行性下降,可＜20×10⁹/L(＜100×10⁹/L,每日下降 30%～50%)。
②纤维蛋白原(Fib)降低,＜2 g/L。
③凝血酶时间(PT)延长＞3 秒。
④凝血酶原时间延长＞15 秒。
⑤三 P 试验(鱼精蛋白副凝固试验)阳性。

6. 循环系统

心源性休克、心肌梗死、心脏停搏、严重心律失常(室速或室颤);血压下降,需升压药维持血压(动脉收缩压＜60～80 mmHg、平均动脉压＜50 mmHg);多巴胺用量在 10 μg/(kg·min)或以上;低心排,心排指数＜2.5 L/(min·m²);左心舒张末压上升(PAWP 或PCWP)＞10 mmHg。

7. 脑

意识障碍,仅存在痛觉;如采用 Glasgow 昏迷记分,一般＜6 分,所有这些需在不用镇静剂情况下评定。

四、防治原则

MODS 特别是在其晚期多系统脏器衰竭,救治成功率十分低下,死亡率很高。因此在严重创伤、感染或休克后,必须积极采取措施预防 MODS 的发生。

1. 控制感染或原发病

感染是引起 MODS 的重要原因,创伤患者应彻底清洗伤口、无菌包扎;已发生感染的须及早清除感染灶,如清除感染坏死组织、引流脓液,去除脓腔,给予足量有效抗生素等。

2. 脏器功能支持

采用现代医学监护和支持手段,加强以监护呼吸和循环为重点的全身监护和支持,保持呼吸道畅通,应用机械通气机辅助呼吸,有效纠正缺氧;借助强心和扩血管药物,维持正常心排量与动脉灌注压,保证重要脏器血流灌注,预防 MODS。

3. 营养支持

MODS 时机体呈高代谢状态,能量消耗显著增加,必须给予营养支持以保证能量供应和改善免疫功能,肠内营养不但优于肠外营养,而且有益于维持胃肠黏膜屏障功能。

4. 保护细胞

根据 MODS 是体内有多种炎症介质释放,可应用炎症介质的阻断剂或拮抗剂,阻断炎症介质的有害作用。体内存在缺血-再灌注损伤,可应用黄嘌呤氧化酶抑制剂别嘌呤醇以预防氧自由基产生,还可应用钙通道阻断剂以防止细胞内钙超载。

五、各器官功能衰竭治疗重点

(一)肺

是最敏感的器官,常为 MODS 中最早出现功能不全衰竭的脏器。主要临床表现是严重低氧血症,治疗的早晚与是否及时、有效,与 MODS 的病程及预后有直接关系。

1. 机械通气

是最有效的纠正缺氧的方式,分有创与无创机械通气。应用各种不同模式与功能,如辅助或控制机械通气,呼气末正压通气(PEEP)、同步间隙指令通气(SIMV)、压力支持(PSV)等,主要目的是纠正缺氧,为原发病的治疗赢得时间。合理选择有创与无创机械通气,合理应用各种通气模式与功能,是机械通气临床应用的一门专业技术与艺术。随着医疗技术与水平的提高,机械通气已经成为危重病综合救治中不可缺少的基本手段。

2. 扩张肺血管

肺血管扩张能使肺循环阻力降低,减低、轻心脏前后负荷,减少心肌氧耗量,增加心排量;此外,还可以降低肺毛细血管静水压,减轻肺水肿(间质或肺泡),改善肺的通气和弥散,纠正缺氧和二氧化碳潴留。可应用的药物有酚妥拉明、硝普钠、硝酸甘油、硝苯吡啶、山莨菪碱等。有主张应用前列腺素 E(凯时),因临床应用不多,经验不成熟,尚待探讨。

3. 糖皮质激素

能降低肺毛细血管通透性、增加肺表面活性物质,故可以减轻肺水肿,防止肺不张,减少肺内分流,改善和纠正低氧血症等,也可稳定细胞膜,减少血管活性物质的释放,扩张支气管,解除支气管痉挛,降低气道阻力,改善通气,以纠正缺氧及二氧化碳潴留。但糖皮质激素对 ARDS 治疗效果并不确切,多数情况下,机械通气时单凭应用 PEEP 就可以纠正 ARDS 造成的严重低氧血症,故糖皮质激素并不是非用不可。但脂肪栓塞综合征是应用激素的绝对指征,主要应用氢化可的松(短期、大量),效果肯定。

4. 肺部感染的预防

合理应用抗生素、充分气道湿化及吸痰、排痰,尤其对应用机械通气的患者,气道湿化、吸痰是预防肺部感染的主要环节。此外,鼓励患者主动排痰及痰液稀释也是十分重要,必要时应借助物理的方法,如半卧位、翻身、拍背、雾化吸入等,协助预防和治疗肺部感染。

5. 适当应用利尿剂、避免过多补液

这是预防和治疗肺水肿(间质和肺泡性)的重要手段。关于补液的种类,胶体或晶体,一直有争论,多数主张,早期尽量避免应用胶体,如血浆、白蛋白等,以免渗入肺泡和肺间隙,有助于形成肺透明膜,致使弥散障碍,但也有人认为,补充胶体,能提高血浆胶体渗透压,将肺组织间隙水分拉回肺毛细血管,减轻肺水肿,改善肺的弥散功能。我们体会:补充胶体(血浆及白蛋白),似乎对病情的转归和发展(减轻或恶化),

无明显影响,即使对 ARDS 患者也是同样。

(二)心

1. 保证有效的心排量

(1)及时补充血容量,维持有效的循环血量。

(2)合理应用血管扩张剂及利尿剂,减轻心脏的容量负荷和阻力负荷,降低心肌氧耗量,增加心排量。

(3)合理应用强心剂(洋地黄类)及正性心肌收缩力药(多巴酚丁胺),及时纠正心律失常(去除诱因、适当应用抗心律失常药)。

(4)心肌营养药应用,如 GIK 溶液、维生素 C、肌苷、辅酶 A、1,6-二磷酸果糖(FDP)等。

2. 维持动脉血压以保证重要脏器的血液灌注

(1)维持有效的循环血量,及时补充血容量。

(2)保证有效的心排量。

(3)合理应用血管活性药,扩血管与缩血管的合理搭配等,使动脉血压始终维持在 80～90 mmHg 水平。切忌单纯应用缩血管药提高血压,而忽视重要脏器的有效灌注。

(4)必要时应用糖皮质激素,提高血管壁对血管活性药的敏感性。

3. 改善微循环

(1)合理应用扩血管药,如多巴胺、酚妥拉明、山莨菪碱等。

(2)保证充分的氧供及血液灌注,及时纠正酸中毒。

(3)降低血液黏滞度:维持红细胞压积在 0.35 左右水平,降低血脂水平,应用低右、丹参及潘生丁、阿司匹林等。

4. 纠正电解质紊乱

及时纠正低钾、低镁等,维持内环境稳定。

5. 监测血流动力学

有条件时,测定血流动力学指标(Swan-Ganz 导管),监测血流动力学改变情况(体、肺血管阻力、心排指数、容量负荷等),并寻找环节,指导用药。

(三)肾

首先是预防,如维持氧合、血容量、灌注等,保证尿量在 0.5 ml/(kg·h)以上;血容量补足后仍少尿者,应及早应用小剂量多巴胺(2～10 μg/(kg·min));有主张早期预防性应用血管扩张剂,防止肾衰竭发生。尽量避免应用肾毒性药物,如某些抗生素、甘露醇等。

已确定急性肾衰时,应维持酸碱及电解质平衡,防止高血钾及超负荷输液,必要时应用大剂量呋塞米(最多有报道用 2 000 mg/次)。目前有条件,应及时应用血液透析或超滤,持续肾脏替代治疗(CRRT)是目前日益普及的有效治疗方法。

(四)肝

凝血功能异常、血清白蛋白减少和低血糖均提示潜在肝衰可能性,严重时表现为肝性脑病。肝功能支持至今尚无特殊方法,防治重点应针对引起肝功能不全的病因,如心肺功能不全所致缺氧、败血症毒素作用、调理素缺乏和微血栓等引起的肝细胞损害和高胆红素血症。肝功能支持具体措施如下所述。

1. 营养支持

(1)补充高热量(1 600～2 500 kcal/d):一般以高渗糖为主,以防止低血糖。我们体会,MODS 出现高血糖机会多,可能与我们遇见肝衰机会较少有关。MODS 中,肝衰发生率明显低于肺、肾、胃肠、心衰竭等。故一般很少给予高糖(50%),即使补充等渗糖,也同时给予一定比例的胰岛素,以防高血糖所致的高渗血症,出现肝衰时可能例外,但仍应预防代谢紊乱所致的高血糖症。

(2)增加支链氨基酸,减少芳香氨基酸:支链氨基酸对肝昏迷有明显疗效;肝衰时周围组织可利用能源缺乏,提供支链氨基酸可作为周围组织能源基质,有利于减少糖异生,也减少肌蛋白分解;血中支链氨基酸浓度升高,减少其他氨基酸从肌肉的消耗,使肝脏和肌肉蛋白质合成增加。支链氨基酸浓度增加,与其他氨基酸竞争越过血脑屏障,使脑内芳香氨基酸浓度下降,故输入支链氨基酸有助于脑内对芳香氨基酸的清除,也有助于血液氨基酸谱的正常化;支链氨基酸可通过与进入大脑中形成的假性神经介质芳香氨基酸的竞争,使大脑内去甲肾上腺素合成增加,浓度升高或者在代谢方面降低游离的色氨酸,从而使昏迷转醒,有助于大脑功能恢复。

血液氨基酸谱正常化,可使交感神经系统合成去甲肾上腺素功能得以改善,从而使心血管功能改善,剂量每日可输入 250～500 ml。

(3)补充血浆及白蛋白:维持白蛋白在 25 g/L 以上,能避免血氨过高或降低血氨水平。

(4)减少内源性氨基酸生成:应用甲硝唑抑制肠道厌氧菌而减少内源性氨生成(静滴或口服),也可口服或鼻饲肠道非吸收抗生素(新霉素等)。

(5)消除肠内蛋白质或积存血液:50％硫酸镁 30～60 ml 或25％山梨醇 100 ml 导泻,也可用高渗盐水灌肠,目的在于减少氨的再吸收;笔者应用生大黄粉或精制大黄片口服、胃管内注入、灌肠等,收到一定疗效。

(6)促进氨的代谢:精氨酸 10～20 g/d,谷氨酸 15～20 g/d,配合 5％葡萄糖缓慢静脉输入。

2. 补充一定的凝血因子

如维生素 K、维生素 C 等,必要时还应补充凝血 Ⅷ因子(冷沉淀、凝血酶原复合物等)。

3. 胰高糖素-胰岛素治疗肝昏迷

胰高糖素-胰岛素治疗对肝细胞坏死有保护作用,并能促进肝细胞再生、改善高氨血症和降低血浆中芳香氨基酸水平。胰高糖素对尿素环境中酶有诱导作用,胰岛素有促进氨基酸通过细胞膜的作用,两种激素联合应用能防止肝细胞坏死,并有改善高氨血症和降低血浆芳香族氨基酸作用,有利于肝昏迷恢复。剂量和用法:胰高血糖素 1 mg 与正规胰岛素 12 U,加 5％葡萄糖 500 ml 中静滴,一般 3 小时滴完,每日 1 次,最好早期使用。

4. 血液净化(透析、灌流和血浆置换)

血透能去除血中氨和游离脂肪酸、氨基酸及胆汁酸,血液灌流能吸附血中某些物质,包括芳香族氨基酸、硫醇、甲硫氨酸、有机酸、酚类、血浆胆红素及假性神经介质等,对于蛋白质结合物质也有较强吸附力。

早期进行血透和血液灌流组合应用,积极对症治疗,可提高肝功能衰竭患者的存活率。

5. 保肝药

三磷腺苷、辅酶 A、维生素 B 族、维生素 A 族、维生素 C、维生素 D、维生素 K 及叶酸等。

6. 去除诱因

如消化道出血时及时止血,感染时不要急剧放腹水和利尿,合理应用抗生素,避免选择对肝功能损害的抗生素,禁止给催眠麻醉剂。

7. 饮食原则

低脂(30 g/d)、高糖、控制蛋白质(20～30 g/d)。热量主要由糖供应,每天应保持在 1 200～1 600 kcal 左右,15％～20％葡萄糖 1 000～1 500 ml,辅以大剂量维生素 C(3～5 g/d),能量合剂(ATP 20～40 mg、辅酶 A 50 U),适量的胰岛素(每 4～8 g 糖加 1 U 胰岛素)及氯化钾等。

8. 蛋白质摄入的原则

昏迷者禁止摄入蛋白质,未昏迷者保持蛋白质 25 g/d 以内,神志转清,病情好转时,每周增加 10 g,直至 50 g/d 为止。

9. 肝功能衰竭治疗原则

(1)三保:保肝、保脑、保肾。
(2)三利:利胆、利尿、利便。
(3)三防:防出血、防电解质紊乱、防继发感染。

(五)胃肠功能

1. 应激性溃疡(消化道出血)的处理

(1)保护胃黏膜:维生素 A 有胃黏膜保护作用,生胃酮可刺激胃黏液的合成,延长黏膜上皮的生成期;胃泌素对胃黏膜有保护作用,但肾衰竭时,胃泌素降解受影响,通过负反馈调节,结果引起消化道溃疡和出血;前列腺素 A、前列腺素 E、前列腺素 F 均可预防胃黏膜坏死;全胃肠外营养(TPN)在预防发生应激性出血方面起重要作用。

（2）防止胆盐返流:腹胀时及时放置胃管,进行胃肠减压及引流,防止胆盐返流及胃扩张。

（3）降低胃酸、提高胃 pH 值:自胃管内连续注入抗酸剂或静注组胺 H_2 受体拮抗剂,如西咪替丁、雷尼替丁或中药大黄、云南白药等,保持胃 pH 值在 3.5～4.0 以上,大部分患者能预防胃肠道出血。如难以使胃 pH 维持在 4.0 以上,往往表示有未被控制或未被发现的感染存在,其中 60% 为肺部感染。

（4）止血措施:冰盐水灌注、纤维胃镜下电凝止血、选择性动脉插管栓塞术或静注神经垂体素止血。

（5）手术治疗:约 90% 患者内科治疗可暂时止血,但仍有 10%～20% 需手术治疗。

2. 中毒性肠麻痹的处理

（1）去除病因或诱因:如控制腹腔感染(脓肿、肠道菌群失调、积血等)、纠正电解质紊乱(低血钾最常见)。

（2）促进肠蠕动:大黄胃管内注入或灌肠、大黄承气汤、生理盐水或 123 灌肠液灌肠、应用胃肠动力药(吗丁啉、西沙比林、米雅)。

（3）避免应用胃肠蠕动抑制药,如山莨菪碱等。

（六）凝血功能支持

原发病与 DIC 常互为因果,治疗时应两者兼顾。

（1）创伤初期,凝血及纤溶系统功能亢进,但尚能保持平衡。一旦并发败血症,平衡遭到破坏,纤维蛋白原水平升高,纤溶活性降低,可用少量肝素(5 000 U×2 d)和阿司匹林或消炎痛抑制凝血亢进。

（2）在高凝状态或明显血栓形成时或有严重微循环障碍和组织灌注不足,伴多脏器功能障碍时,可用肝素(1 000 U/h)和抑肽酶(120～180 万 U)治疗,治疗期间监测血小板数,若治疗有效,血小板会增高,但对广泛组织损伤引起大出血,伴有脑外伤及颅内出血者,肝素禁用。

（3）DIC 消耗大量凝血因子(低血小板<50×10^9/L、低纤维蛋白原<100 mg/dl),最终导致止血衰竭,故必须补充凝血因子,如血小板悬液、纤维蛋白原、新鲜血浆、全血,必要时监测 DIC 指标,补充相应的凝血因子(成分输血)。

（七）脑功能支持

脑细胞是全身各脏器细胞中耐受缺氧能力最差、可逆性最差的细胞,一旦发生坏死、功能丧失,可恢复的可能性很小,故脑功能衰竭重在预防。MODS 患者抢救过程中,脑功能支持及脑功能衰竭的预防应放在十分重要的地位。

1. 脑缺氧的病理生理

脑缺血、缺氧性损害分两个阶段。

（1）完全缺血阶段:常温下,全脑缺血 15 秒脑电图变为等电位,3～5 分钟后皮质诱发电位消失,8 分钟内能量代谢衰竭,细胞膜的通透性改变,液体从细胞外进入细胞内,此转移很快发生于缺血后 10～15 分钟,缺血 30 分钟达高峰。停搏后脑缺氧的安全时限问题:实验发现,正常脑在 37 ℃完全缺血 10 分钟,缺血后如能维持脑灌注,脑功能仍能恢复。

（2）缺血后再灌注阶段:即停搏后脑循环重建阶段。脑完全缺血一段时间后,虽心跳恢复,全身循环维持,但脑循环仍不能适应,脑组织可出现"无再流"现象(no-reflow phenomenon)。无再流是由于缺氧后脑血管周围胶质细胞肿胀,机械地压迫微血管;还可能是血流本身,可能为红细胞凝聚以及血液黏度增加而致无再流。因此,欲使脑功能恢复,不但要亚低温、高血糖、巴比妥类药等改善缺血的即时影响,且应改善缺血后继发的合并症。

2. 脑细胞损害预防的具体措施

（1）脑细胞保护

①亚低温疗法:能降低脑代谢和脑细胞耗氧量。体温每降低 1 ℃,脑代谢率大概降低 6.7%～7%;体温降低至 33 ℃时,脑代谢率下降 28%,脑耗氧量下降 35%。降低脑血流和颅内压,体温下降 1 ℃,颅内压降低 5.5%,体温降至 33 ℃时,体积可缩小约 1/3。防止或减轻脑损伤后的反应性高热、使颅内出血者停止出血、延长高渗脱水剂的作用时间。一般使体温降至 33 ℃,颅内温度降至 30 ℃为宜。方法:局部物理降温(冰帽、冰袋)。体表降温:酒精擦浴、置冰袋于体表大血管处;体内降温:冷水或冰盐水胃管内注入或灌肠。要求:早,争取在脑水肿高峰到达之前(CPR

者,在半小时内降至 37 ℃以下,数小时至要求的体温);低,适度的低温,一般头部降至 30 ℃,肛温降至 34~32 ℃,体表温降至 33 ℃;足,须至病情稳定,神经功能开始恢复,出现听觉反应为止,一般 3~5 天,必要时 2~3 周;稳,不能忽高忽低,可用小剂量肌松剂或镇静剂协同;缓,复温要缓慢逐渐恢复,不宜过快,应保持每 24 小时体温上升 1~2 ℃为宜,若体温不升,可用保暖措施或用阿托品 0.5~1 mg 静注。

②镇静:巴比妥类及地西泮等,降低脑代谢及氧耗量,必要时地西泮可持续静滴;镇静药应用的优点:抑制脑灌注恢复后的代谢率增加;改善脑血流分布,促进缺血区再灌注及氧合;抑制胰岛素分泌而提高血糖、血压,使血清渗透压升高,脑压下降;可能有清除自由基和膜稳定作用;巴比妥盐可对抗严重缺氧时神经元内自由基(free radical)引起的类脂质细胞膜和核酸破坏所导致的细胞坏死作用;预防和控制惊厥、抽搐,降低脑代谢;降温,与其他降温措施有协同作用;降低颅内压和减轻脑水肿。

③充分供氧,必要时及时应用机械通气,减少缺氧所致的脑细胞损害。

(2)降颅压

①脑细胞脱水剂(呋塞米、甘露醇、激素)应用,其中以甘露醇选择性脑细胞脱水效果最好,但惟一顾忌的是其肾功能损害作用,应用时需谨慎。

②降温、镇静、轻度呼碱(PaCO$_2$≈30 mmHg)等。

③应用钙通道阻滞剂(尼莫地平、尼卡地平):抑制缩血管物质与自由基等有害物质产生,有缓解血管痉挛作用;另外还有选择性脑血管扩张作用,在缺血和低灌注期可用。

(3)纠正脑缺氧:制止惊厥、预防体温升高或降温、给氧或机械通气。

(4)改善脑组织微循环,增加脑灌注量。对无出血倾向,由于脑缺氧和缺血引起的脑功能衰竭,可用降低血液黏滞度和脑血管扩张药,如低分子右旋糖酐、丹参、维脑路通(抑制血小板聚集、防止血栓形成、对抗 5-羟色胺和缓激肽等对血管的损伤作用、增加毛细血管抵抗力、降低毛细血管通透性)、钙通道阻滞剂等。

(5)维持体液平衡:维持 pH7.30~7.60,血细胞压积 0.30~0.4,血糖<300 mg%,并给足够的热量。

(6)促进脑细胞代谢药:种类很多,如脑活素、脑复新(吡硫醇)、胞二磷胆碱、脑复康、克脑迷、都可喜、细胞色素 C、三磷腺苷、辅酶 A 等等,作用环节各不相同,效果很难评价。

(7)高压氧疗法:效果肯定而显著,有条件者应尽早使用,机制是通过在 3 个大气压条件下吸纯氧,提高氧在血内的物理溶解度(0.31~6 ml),提高脑组织与脑脊液的氧分压,纠正脑缺氧,减轻脑水肿,降低颅内压,促进意识恢复。

3. 脑功能恢复的标志

意识能否恢复是脑功能恢复的重要标志,为力争提高生存质量,抢救过程中应尽早对脑复苏预后作出正确估价,对"脑死亡"应早期认识和判断,以减少不必要的人力、物力消耗,这对患者及医生均有一定的现实意义。

脑死亡诊断标准:脑死亡即过度昏迷或不可逆性昏迷,是中枢神经系统衰竭的最严重后果,是颅内结构的最严重损伤,一般指脑功能永远不能恢复,一旦发生,即意味着生命的终止。脑死亡的诊断标准文献报道不一,但基本判断标准为:

①自主呼吸停止。

②深度昏迷:意识完全丧失,对一切刺激全无反应也不引起运动反应。

③脑干反射消失,即头眼反射、眼前庭反射、瞳孔对光反射、角膜和吞咽反射、瞬目和呕吐动作等均消失。

脑生物电活动消失,脑电图呈电静止,诱发电位的各波消失,如有脑生物电活动,可否定脑死亡诊断,但中毒性疾病时脑电图(EEG)可成直线而不一定是脑死亡。

以上条件需排除低温(体温低于 32.2 ℃)和中枢神经抑制药,如巴比妥类药的影响。经 6~12 小时观察和重复检查仍无变化,即可确立诊断。

(八)营养支持

(1)根据 MODS 高分解代谢的特点,补充足够总蛋白热卡,防止肌肉组织分解过度加重氮质血症及高血钾。Hassett 等建议,成人高分解代谢患者每天需给予蛋白质 2~3 g/kg,葡萄糖热卡 2 500 kcal。

（2）根据代谢特点，充分补充复合氨基酸，尤其是支链必需氨基酸以提高患者耐受力，预防继发性MODS，并降低死亡率。

（3）避免葡萄糖过剩，超过代偿器官所需可能会增加脂肪肝和肝功能不全。

（4）补充营养以肠道给予为好，肠道氨基酸能刺激肠黏膜吸收和促进肝脏蛋白质合成作用，比经静脉输入更有利。

（5）中毒性休克时补充 GIK 液（葡萄糖、胰岛素、氯化钾）有利于心肺功能改善，新鲜冻干血浆及冷沉淀物可提高调理素作用，而且冷沉淀物质的纤维蛋白和Ⅷ因子的量明显高于新鲜血浆。

（6）改善贫血及低蛋白血症：开放创口、引流液丢失、尿毒症、肝功能减退、骨髓抑制及出血均可引起贫血及低蛋白血症，这些既是 MODS 的病因，又是其后果，可造成恶性循环，故应根据血红蛋白、血细胞压积（HCT），多次输给新鲜血液，避免库血，一般应使 HCT 在 0.35 左右。

（7）各类电解质、微量元素、维生素等的补充，尤其是补充钾、镁、锌、维生素 C、维生素 B 族等，十分重要。

（宋志芳）

参 考 文 献

1 原著 Baue AE，Faist E，Fry DE；陈孝平，冷希圣主译. 多器官衰竭-病理生理学预防及治疗. 北京：人民卫生出版社，2004. 61～127，301～355

2 Aryes SM，Schlichtig R，Sterling MJ. Care of the Critically ill. Third Edition. Chicago London Boca Raton，year book medical publishers，INC，1988. 26～42

3 Shoemaker WC，Aryes SM，Grevik A，et al. Textbook of crtical care. 4th Edition，Volume 2，Harcourt Asia W. B. Saunders，2000. 1603～1635

4 黎介寿. 围手术期处理学. 北京：人民军医出版社，1993. 30～43，70～83

5 邱海波，周韶霞. 多器官功能障碍综合征现代治疗. 北京：人民军医出版社，2001. 8～34

6 宋志芳. 糖皮质激素在 ARDS 临床应用新进展. 中国处方药，2004，2（23）：17～20

7 American College of Chest Physicians/Society of Critical Care Medicine Consensus Conference：definitions for sepsis and organ failure and guidelines for the use of innovative therapies in sepsis. Crit Care Med，1992，20：864～874

8 Hindman BJ. Sodium bicarbonate in the treatment of subtypes of acute lactic acidosis：physiologic considerations. Anesthesiology，1990，72：1064～1076

9 宋志芳，谢伟，单慧敏，等. 甲强龙对猪大肠杆菌腹腔注射致 ARDS 实验研究. 中国危重病急救医学杂志，2006，26（7）：498～500

10 Beal AL，Cerra FB. Multiple organ failure syndrome in the 1990s：systemic inflammatory response and organ dysfunction. JAMA，1994，271：226～233

第 11 章

肺血栓栓塞症
Pulmonary thrombembolism

肺栓塞作为严重威胁生命的危重病,受到普遍关注。肺栓塞是指外来栓子,进入血液循环,造成肺动脉堵塞所引起的一系列肺循环障碍临床和病理生理综合征。肺栓塞是一组疾病的统称,除肺血栓栓塞症(pulmonary thrombembolism,PTE)外,还包括脂肪、羊水、空气、异物栓塞等。肺动脉栓塞发生后,若所支配区域的肺组织因血流受阻或中断发生坏死,被称为肺梗死(pulmonary infarction,PI)。引起 PTE 的血栓主要来源于深静脉血栓(deep venous thrombosis,DVT),常为 DVT 的并发症。DVT 与 PTE 为同一种疾病发生过程中在不同部位、不同阶段的两种临床表现形式,二者共属静脉血栓栓塞症(venous thrombo-embolism,VTE)。

一、流行病学与易患因素

(一)国内外 PTE 与 DVT 发生率

国外肺栓塞发病率很高,美国每年新发患者可达 65 万～70 万之多,在心血管疾病中占第 3 位。西方国家总人群中 DVT 形成和肺栓塞的年发病率估计分别为 1.0‰和 0.5‰。我国尚无确切的流行病学资料,阜外心血管病医院连续 900 例尸检资料证实,肺段以上肺栓塞占心血管疾病的 11%,占风心病尸检的 29%,心肌病的 26%,肺心病的 19%。

(二)易患因素

(1)先天性易患因素:主要包括遗传性抗凝血酶-Ⅲ(AT-Ⅲ)缺乏症,遗传性蛋白 C 缺乏症,遗传性蛋白 S 缺乏症,以及活化的蛋白 C 抵抗,凝血酶原基因 G20210A 变异,先天性纤溶异常等。

(2)获得性易患因素

①年龄与性别:PTE 的发病率随年龄增加而增高,男女性别比值约为 1.24。

②血栓性静脉炎、静脉曲张。

③外科手术。

④骨折和创伤。

⑤心肺脑血管疾病。

⑥恶性肿瘤。

⑦制动。

⑧妊娠和服用避孕药。

⑨结缔组织病。

⑩其他如肥胖、吸烟、肾病综合征、糖尿病、长途旅行、植入人工假体等。

二、病理学改变

肺栓塞栓子最多见的为血性栓子,其他还有少见的空气、脂肪、羊水等。栓子可从微血栓到巨大的骑跨型血栓,累及2个或2个以上肺叶动脉为"大块肺栓塞"。就肺栓塞发生部位,右肺多于左肺,下叶多于上叶;可发生在单侧,也可发生在双侧,后者多于前者;发生在肺动脉主干者<10%,PI发生率低,仅占尸检PTE 10%~15%,且多发生在原有心、肺疾病,支气管循环障碍或肺静脉高压的患者。若纤溶机制不能完全溶解血栓,24小时后栓子表面即逐渐为内皮样细胞被覆,2~3周后牢固贴于动脉壁,血管重建。早期栓子退缩,血流再通的冲刷作用,覆盖于栓子表面的纤维素、血小板凝集物及溶栓过程,都可以产生新栓子,进一步栓塞小的血管分支。梗死的肺组织主要表现为出血性改变,多靠近肋隔角附近的下肺叶,常累及邻近胸膜,发生血性或浆液性胸腔渗液。梗死的坏死组织被吸收,常不遗留瘢痕或仅有少量条状瘢痕形成。慢性患者在愈合的梗死区或机化的血栓栓塞部位,可通过扩大毛细血管,发生支气管-肺动脉侧支吻合。

三、病理生理改变

肺栓塞病理生理改变受很多因素影响,如栓子的性质、大小和数量,栓塞的部位和程度,多发性栓子的递次栓塞间隔和血栓的溶解速度等相关因素;患者心肺功能状况和神经体液反应状态;栓子嵌塞肺血管后释放的5-羟色胺(5-HT)、组胺、血栓素A_2(TXA$_2$)等介质。临床使用大面积和非大面积PTE来判断严重程度,不是依据栓子大小,而是依据是否引起严重血流动力学改变来作为判断栓塞严重程度。

(一)对血流动力学影响

栓子堵塞肺动脉后,肺循环阻力增加,肺动脉压力升高,约70%的PTE患者肺动脉平均压(MPAP)大于20 mmHg,常为25~30 mmHg。当达到40 mmHg时,可发生急性右心衰竭(即急性肺源性心脏病)。机械阻塞作用是栓塞后最主要而直接的影响因素,是形成肺动脉高压的基础。在没有心肺基础疾病时,肺动脉压力的升高与肺血管床被阻塞的程度成正比,当50%以上血管床被阻塞时,才出现显著肺动脉高压。肺栓塞后释放的血管活性物质,如TXA2、5-

HT,组胺、内皮素-1,在肺栓塞肺动脉高压形成中起着重要作用。

随着肺循环阻力增加,右心室舒张末期充盈压升高,右心室扩张,心排量下降,右心房压力升高,心房扩大。此时临床上可表现为右心功能损害的临床表现,如出现右心室扩大、体循环淤血等。肺循环阻力(PVR)升高的幅度越大,速度越快,右心功能损害就越严重,甚至发生猝死。正常人群中,有20%~30%的人存在卵圆孔未闭,通常情况下,由于左房压力高于右房压力,并不出现分流。PTE时,右心房压力明显升高,而左房压力随着回心血流减少而下降,可导致卵圆孔开放,出现右向左分流。卵圆孔重新开放,可以部分减轻体循环淤血状态,也可以使右心室充盈增加。但是,大量混合静脉血汇入循环,加重低氧血症,同时来源于静脉系统的血栓也可以经卵圆孔进入体循环,造成脑、肾等重要器官栓塞,引起所谓矛盾栓塞。

由于肺循环阻塞,经肺静脉回流至左心房的血流减少,左室舒张末期充盈压下降,体循环压力趋于下降,早期由于交感神经兴奋,外周血管收缩,血压可一过性升高,当心脏通过正性频率和正性肌力作用无法弥补回心血量进一步下降所带来的改变时,心排量明显下降,血压下降,内脏血管收缩,外周循环阻力增加,严重时出现休克。由于休克是由于肺循环阻塞引起,因此称之为心外梗阻性休克。如梗阻较重,可不出现血压升高的反应,而直接进入低血压甚至休克状态,严重者可出现心、脑、肾等重要器官功能障碍。右心室扩张引起室间隔左移,导致室间隔和左室游离壁之间的距离缩小,可影响左室舒张期充盈,进而影响心排血量,左室结构和功能状态的这种改变,可能对PTE的治疗产生较大的影响,在治疗PTE所致心外梗阻性休克时,补液,尤其是快速补液,由于不能缓解右心后负荷,而又导致前负荷增加过快,可加剧右心功能恶化,导致室间隔左移,左室充盈下降,左心室舒张压和左房压可能升高,因为此时右室的急剧扩张受较多补液因素的影响,与肺循环梗阻的程度不完全相符,此时的经肺静脉回流血量可高于影响后的左室舒张末期容积,最终导致心排量急剧下降。急性PTE血流动力学稳定患者,由于肺循环阻力增高和右心功能减弱的矛盾尚未恶化,心脏的代偿作用还可维持血流动力学的稳定,补液后,右心室舒张末期压力虽然有所升高,但是心肌长度增加、收缩力提高,可以导致心排指数增高。

PTE 可发生心肌缺血,其主要原因包括冠状动脉痉挛,低血压、低氧血症和心肌耗氧增加等。冠状动脉血流取决于有效灌注压和心脏血管阻力。PTE 时,可出现体循环压力下降,甚至休克,同时右心功能不全引起体循环淤血,冠状静脉压力升高。导致心脏有效灌流压下降。PTE 时右心室室壁张力明显升高,加之体循环低血压等因素,导致灌注压下降时,右冠脉血流在收缩期可明显减少甚至停止。此时右心室的血供主要依赖舒张期冠脉血流。而由于肺动脉高压,右心室射血时间延长,心率增快等因素,舒张期时间缩短,以及舒张期右心室内压力升高等因素影响,舒张期心肌血供也明显减少。同时,PTE 促使肺内皮细胞释放内皮素原,在冠状动脉中经细胞中介,在内皮素转化酶的作用下转化为内皮素-1,可引起冠状动脉强烈收缩。

(二)对呼吸功能影响

肺栓塞引起的呼吸功能改变,不仅取决于栓子大小和数量、栓塞部位和程度、多发性栓子的递次栓塞间隔和血栓的溶解速度等,同时还受到患者神经体液反应状态和栓塞前心肺功能条件的影响。

1. 肺泡死腔通气量增大

当栓子阻塞肺血管,不论是否造成血管腔完全闭塞,都会造成部分肺组织血流明显下降;多数情况下,这部分肺组织肺泡通气正常,因而形成无灌注或低灌注区域,不能进行有效气体交换,导致肺泡死腔通气量增加。

2. 通气受限

栓子表面附着的大量活化血小板释放 5-羟色胺(5-HT)、组胺、缓激肽和血小板激活因子等,均可诱发支气管痉挛,同时肺血管内皮细胞在 TXA_2 等作用下释放的内皮素也可促使气道痉挛,其中以内皮素-1 的作用最强、收缩作用缓慢而持久,临床表现为中心气道管径缩小、阻力增高。气道痉挛往往是一过性的,范围可遍及全肺,也可以局限于栓塞部位。由于

栓塞部位通气量减少,使部分死腔通气量减少,缩小高 V_A/Q 区域范围,降低 V/Q 比例失调的程度,这可视为机体的自适应机制,起到一定的代偿作用。但是如果发生广泛的气道痉挛,栓塞面积过大或血流相对正常的肺组织原本存在通气功能障碍,则可明显增加患者呼吸功耗,加重其呼吸困难的症状。

3. 肺萎陷和肺不张

PTE 时,由于用于合成表面活性物质的原料在肺动脉血流逐渐减少或消失时,供应减少,合成受阻,肺泡内的表面活性物质逐渐消耗,当其在局部逐渐耗竭时,肺泡内正常气液交界面表面张力无法维持,出现肺萎陷,同时由于跨毛细血管静水压差增大,液体进入间质和肺泡腔引起肺水肿,改变严重时可出现肺不张。如果肺萎陷与不张是单纯由于肺泡表面活性物质减少引起,肺泡内液体应为漏出性质,蛋白及细胞含量少;如果血栓溶解速度足够快时,在肺泡表面活性物质耗竭前恢复一定血流,就可以恢复部分肺泡 II 型上皮细胞的合成功能,延缓或阻止肺萎陷、肺水肿的发生,同时血栓栓塞可激活血小板释放大量血管活性物质,如 5-HT、组胺、白三烯 B_4、白三烯 C_4、白三烯 D_4 等,均可以增加血管通透性,也可以激活白细胞,导致大量蛋白和细胞成分进入间质和肺泡,加重局部肺水肿,肺萎陷和肺不张,同时局部血管在缺血和缺氧条件下也可以出现通透性增高,最终导致出现所谓出血性肺不张,临床可有咯血。但是此时肺泡及间质组织并未出现坏死,血流恢复后,可恢复局部正常的组织形态及功能。

PTE 产生严重低氧血症的主要原因,除与以上因素引起 V/Q 比例失调外,同时与肺内右向左分流有关。通常情况下,肺动脉和肺静脉之间存在的毛细血管前交通支,肺动脉和支气管动脉间存在的交通支都是关闭的。PTE 时,肺动脉压力急剧升高,可导致大量未经氧合的混合静脉血进入肺静脉,形成解剖性右向左分流,加重低氧血症。当体循环严重淤血时,右心房压力明显大于左心房,可通过未闭的卵圆孔产生右向左分流,从而加重低氧血症。PTE 时由于低氧,精神因素以及神经体液因素的作用,可导致过度通气,从而出现低碳酸血症。

4. 胸腔积液

PTE 时出现胸腔积液是由于 5-HT、组胺等血管活性物质的释放,白细胞的激活,引起局部肺组织炎症渗出性反应。当栓塞部位靠近胸膜时,局部肺组织中的血管活性物质及其他炎性介质的作用可波及胸膜,使其出现充血、水肿,同时血管通透性增加,胸膜渗出,产生胸腔积液。在局部炎症反应的基础上,右心功能不全,体循环淤血导致血管内静水压升高,使胸腔积液进一步加重。

四、临床表现

(一)临床症候群

归纳 PTE 的临床表现特征,下面 5 个临床候群十分常见。

(1)急性肺源性心脏病:突然发作性的呼吸困难,濒死感、发绀、右心功能不全、低血压、肢端湿冷等,常见于突然栓塞 2 个以上肺叶的患者。

(2)出血性肺不张和肺梗死:突然发作性呼吸困难、胸痛、咯血、胸膜摩擦音和胸腔积液。

(3)不能解释的呼吸困难:栓塞面积相对较小,是提示无效腔增加的惟一症状。

(4)慢性血栓栓塞性肺动脉高压:起病缓慢,可有间断发作性呼吸困难,但多较轻或被误诊,发现较晚,主要表现为重症肺动脉高压和右心功能不全,是一种进行性发展的临床类型。

(5)猝死:另外也有少见的矛盾性栓塞和非血栓性肺栓塞,前者多系与肺栓塞同时存在的脑卒中等,由肺动脉高压卵圆孔开放、静脉栓子达到体循环系统引起;后者可能是由长骨骨折引起的脂肪栓塞综合征或与中心静脉导管有关的空气栓塞。

需要强调的是 PTE 的临床症状体征表现和严重程度差异很大,表现可典型,也可不典型,栓塞的程度与临床表现的严重程度可以完全不平行,且急性 PTE 80% 以上为自限性疾病,均增加了 PTE 识别诊断的难度和经验要求。

(二)临床分型

(1)大面积 PTE:临床多以休克和低血压为主要表现,即体循环压<90 mmHg,或较基础值下降幅度≥40 mmHg,持续 15 分钟以上,须除外新发的心律失常、低血容量或感染中毒症所致的血压下降。

(2)非大面积 PTE:此型患者中,一部分人的超声心动图表现有右心室运动功能减弱或临床上表现右心功能不全,归为次大面积 PTE 亚型。

大面积 PTE 和次大面积 PTE 属于危重症和重症 PTE,临床上一般需要积极采取合理治疗方案进行治疗。然而首先要强调 PTE 的临床症状体征表现和严重程度差异很大,表现可典型,也可不典型,栓塞的程度与临床表现的严重程度可以完全不平行,且急性 PTE 80% 以上为自限性疾病,均增加了 PTE 识别诊断的难度和经验要求。

(三)临床症状

1. 呼吸困难

呼吸频率>20 次/分,伴或不伴发绀,是肺栓塞最常见的症状,约占 80%~90%,多于栓塞后即刻出现,尤以活动后明显,静息时缓解。有时很快消失,数日或数月后可重复发生,系肺栓塞复发所致,应予重视。呼吸困难可轻可重,特别要重视轻度呼吸困难者。

2. 胸痛

包括胸膜炎性胸痛和心绞痛样胸痛。胸膜炎性胸痛发生率约为 40%~70%,程度多为轻到中度,严重者胸痛剧烈,无法忍受,吸气、咳嗽、讲话及活动体位则明显加重,可逐渐自行或治疗后缓解。也有相当多的 PTE 患者根本没有胸痛。因此 PTE 容易被误诊为结核性胸膜炎、肺炎、肺部肿瘤、心绞痛、心肌梗死、主动脉夹层、急腹症等,应注意鉴别。胸痛主要与局部炎症反应程度、胸腔积液量和患者的痛觉敏感性有关,与患者病情转归并无明显关联;相反,胸痛却往往提示栓塞部位比较靠近外周,预后可能较好。心绞痛样胸痛发生率约为 4%~12%,发生时间较早,往往在栓塞后迅速出现,严重者可出现心肌梗死,胸痛剧烈,且持续不缓解。

3. 咯血

发生率约占 30%,多数患者并没有咯血,其原因除了肺梗死外,可能更多的是由于出血性肺不张引起。多于栓塞后 24 小时左右出现,量不多,鲜红色,数日后可变成暗红色。慢性栓塞性肺动脉高压患者,可由于支气管黏膜下代偿性扩张的支气管动脉系统血管破裂引起大咯血。

4. 惊恐

发生率约为 55%,原因不清,可能与胸痛或低氧血症有关,往往随症状缓解而减轻。忧虑和呼吸困难不要轻易诊断为癔症或高通气综合征。

5. 咳嗽

约占 37%,多为干咳,或有少量白痰,也可伴有喘息,发生率约 9%。

6. 心悸

发生率 10%~18%,多于栓塞后即刻出现,主要由快速心律失常引起。

7. 晕厥

约占 11%~20%其中约 30% 的患者表现为反复晕厥发作。主要表现是突然发作的一过性意识丧失,多合并有呼吸困难和气促表现,晕厥往往于活动、体位改变、解大便等情况下发生。可伴有晕厥前症状,如:头晕、黑蒙、视物旋转等。多数患者在短期内恢复知觉。晕厥往往提示患者预后不良,有晕厥症状的 PTE 患者死亡率高达 40%,其中部分患者可表现为猝死。

8. 腹痛

肺栓塞有时有腹痛发作,可能与膈肌受刺激或肠缺血有关。

9. 猝死

主要表现为突发严重呼吸困难,极度焦虑和惊恐,濒死感强烈。部分患者在数秒至数分钟内即出现意识丧失、心跳、呼吸停止。外科术后患者在恢复非常顺利的情况下可发生猝死。

五、临床体征

低热占 43%,可持续 1 周左右,也可发生高热达 38.5 ℃ 以上;70% 呼吸频率增快,最高可达 40~50 次/分;19% 出现发绀多合并有呼吸频率增快及气促,提示病情严重及低氧血症或呼吸衰竭;病变部位叩呈浊音;15% 可听及哮鸣音和湿啰音,也可闻及肺血管性杂音及胸膜摩擦音;30%~40% 出现心动过速,P₂亢进,也可听到右心性房性奔马律(24%)和室性奔马律(3%);可出现颈静脉充盈,肝脏增大,肝颈静脉返流征和下肢浮肿等。多数可出现胸腔积液。积液量可为少量、中量或大量。DVT 的临床表现为下肢浮肿肿胀、慢性下肢沉重、疼痛、静脉性跛行、静脉曲张、色素过多及难愈合的溃疡等。50%~80%DVT 缺乏临床症状体征。因此不能因缺乏临床症状体征而轻易排除 DVT 甚至 PTE。

六、实验室和辅助检查

1. 化验检查

(1)白细胞数增多,但很少超过 15×10^9/L。

(2)血沉增快。

(3)血清胆红质升高。

(4)谷草较氨酶正常或轻度升高。

(5)乳酸脱氢酶和磷酸肌酸激酶升高。

(6)血浆 D-二聚体含量异常增高对诊断肺栓塞的敏感性在 90% 以上,但是非特异性,术后至少 1 周的患者 D-二聚体含量升高,心肌梗死,脓毒病或几乎所有的其他全身疾病也增加。小于 500 mg/L 强烈提示无急性肺栓塞,有排除诊断的价值。但是因为实验室检测质控不合格情况经常会出现,就会出现 D-二聚体假阴性结果,应予注意。

(7)FDP 测定,肺栓塞发生时,可大于 10 mg/L。

(8)胸腔积液多为血性,也可呈浆液血性及浆液性,含红细胞、白细胞和蛋白质等。

2. 动脉血气分析

近些年来,国内外临床评价 PTE 的血气标准为:

$PaO_2<80$ mmHg、$PaCO_2<35$ mmHg,肺泡—动脉氧分压差($D_{A-a}O_2$)>20 mmHg,如果能测定 V_D(生理无效腔)/V_T(潮气量)的变化(参考值为$>40\%$)即会大大提高 PTE 诊断的准确度。如 PaO_2 及 $D_{A-a}O_2$ 正常,可能是诊断 PTE 的反指征。

3. 心电图

PTE 时,心电图异常可持续数分钟、数小时或数天。心电图改变包括心律失常(窦性心动过速、房扑、房颤、房性心动过速和房性期前收缩等)、非特异性

ST 段/T 波改变,右侧胸前导联 T 波倒置,电轴右偏右束支传导阻滞,$S_I Q_{III} T_{III}$ 征等。较为多见的表现包括下壁、侧壁和前壁,如 V1-V4 的 ST-T 异常。心电图改变无特异性,仅有部分病例可出现比较有意义的改变即 $S_I Q_{III} T_{III}$ 征(图 11-1),即 I 导联 S 波变深(>1.5 mm)III 导联出现深的 Q 波和 T 波倒置。PTE 因心电图非特异性 ST-T 异常被误诊为心肌梗死的情况时有发生,应注意与之进行鉴别诊断。总之,PTE 的心电图改变无特异性,需结合病情综合评价。

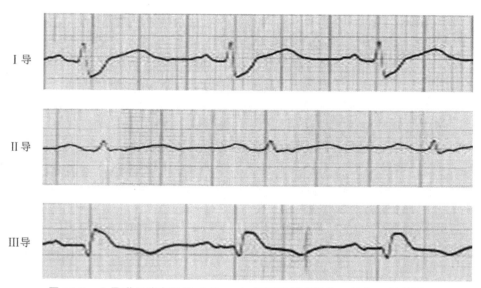

图 11-1 I 导联 S 波变深(>1.5 mm),III 导联出现深的 Q 波和 T 波倒置

4. 放射线检查

(1)X 线胸部平片:约 80% 患者胸部 X 线不正常,常见的征象有肺浸润或肺梗死阴影,基底接近胸膜,尖端趄向肺门,也可呈带状、半球状和不规则形及肺不张影,膈上外周楔形密影提示肺梗死(图 11-2)。但是,X 线胸部平片提供的信息非常有限且不确定,不能确诊 PTE。

(2)肺动脉造影:肺动脉造影是生前诊断肺栓塞惟一可靠的方法(金标准),常见征象为肺动脉及其分支充盈缺损,诊断价值最高;栓子堵塞造成的肺动脉截断现象;肺动脉堵塞引起的肺野无血流灌注,不对称的血管纹理减少,肺透过度增高;栓塞区出现"剪枝征",如同一棵大树被剪截掉一分枝一样;肺动脉分支充盈和排空延迟,反映栓子的不完全堵塞。肺动脉造

影术费用昂贵,因有创和操作复杂而限制其广泛应用,如果其他无创性检查手段能够确诊 PTE,而且临床上拟仅采取内科治疗时则不必进行此项检查。其适应证是:

①核素肺通气/灌注扫描缺损与 X 线胸片所见匹配时。

②考虑外科治疗的患者。

③肺扫描诊断不肯定,且抗凝治疗可能发生高危险的患者。

④肺栓塞或肺血管炎或肺血管发育异常需进一步鉴别者。

肺动脉造影的禁忌证是对造影剂过敏;相对禁忌证是急性心肌梗死、心室激动性增强,左束支传导阻滞,重度肺动脉高压和右心功能不全。

(3)CT 征象:螺旋 CT 肺动脉造影(CTPA)直接

征象为：增强肺动脉中充盈缺损、管腔狭窄及梗阻（图11-3）。可以表现为中心型、偏心型、附壁型或漂浮型充盈缺损，造成管腔不同程度的狭窄或完全性梗阻。直接征象阳性可确诊 PTE。CTPA 近年被认为是一种诊断 PTE 非常重要的手段，如利用多排螺旋 CT，选用非离子造影剂，使用高压注射器，掌握好注射速度，调整好扫描时间及延迟时间等参数，充分恰当显示肺动脉期，并充分结合应用重建技术，则可大大提

高其发现诊断 PTE 的敏感性，使其达到 50％以上。然而 CTPA 仍不能发现 40％或以上 PTE 直接征象，原因可能为以下几方面。患者到就诊并行 CTPA 检查时距发病已有较长时间，栓塞已自溶；CTPA 检查操作的各环节步骤及参数掌握仍有不足，不能充分恰当显示肺动脉期及最大限度地显示各级肺动脉；螺旋 CT 为单排螺旋 CT 机存有不足；CTPA 技术本身的限制。间接征象有：

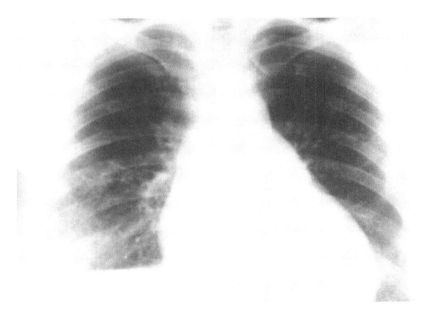

图 11-2　右下肺可见斑片状阴影及楔形阴影，基底接近胸膜，尖端超向肺门。同时有肺动脉高压表现，心胸比例增加，肺动脉段突出

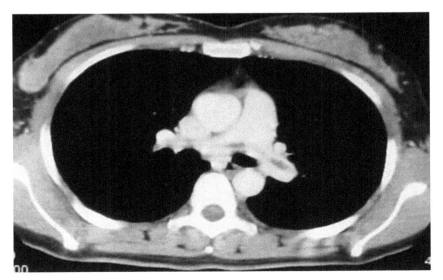

图 11-3　CTPA 显示左、右肺动脉内可见骑跨性血栓所致充盈缺损

①胸膜增厚及胸腔积液：显示单侧或双侧局限性的胸膜增厚或少至中等量胸腔积液。

②肺内多发小病灶，基底贴近胸膜的多发楔形、三角形、线形和棘状小病灶，基底与增厚的胸膜相融。

③病变区肺纹理稀少、透光度减低，多为边界不清尖端指向肺门的楔形或三角形透光度减低区。

④肺内实变影：表现为肺段或肺叶分布的基底与胸膜相接的较大的楔形、三角形、团块状、条块状及不规则形渗出影（图11-4），往往与肺通气灌注显像所提示的栓塞肺内楔形阴影部位及形态相一致。

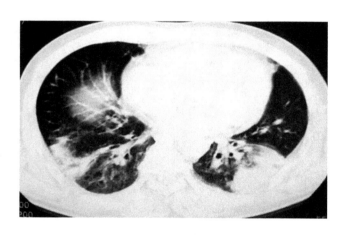

图11-4　CT平扫显示双肺下叶可见肺段或肺叶分布的基底与胸膜相接的团块状、斑片状不规则阴影

⑤"马赛克"征，可见肺野"黑白镶嵌"现象。

（4）放射性核素肺扫描：核素肺灌注/通气显像对确诊PTE具有重要的作用，当有下肢静脉血栓形成其他易发因素存在的患者出现肺栓塞的症状、体征和实验室检查三个方面表现时，即应行该检查。由于PTE是外源性栓子阻塞肺动脉引起肺循环障碍，但肺通气功能往往正常。因此，肺通气/灌注显像的主要影像特征是肺灌注异常而肺通气大致正常，即V/Q显像不匹配。肺通气和灌注显像标准将可能诊断为PTE分为：

①高度可疑（High probability，HP）。

②中度可疑（Intermediate probability，IP）。

③低度可疑（Low probability，LP）。

④正常：肺灌注无缺损。值得注意的是，检查时机、肺灌注/通气显像是否为同期进行均可影响结果的分析。

5. 超声心动图检查

目前PTE的超声诊断主要有无创性的经胸和经食管超声心动图、周围静脉超声、右心声学造影以及有创的肺动脉血管内超声等方法。其中经胸与经食管二维超声心动图能间接或直接提示肺栓塞存在征象，是目前临床常用的有价值的检查方法。直接征象有：右心血栓，包括活动、蛇样运动的组织和不活动、无蒂及致密的组织，若同时患者临床表现符合PTE，可以做出诊断。发现肺动脉近端的血栓也可确定诊断。间接征象有：右室扩张，右肺动脉内径增加，左室径变小，室间隔左移及矛盾运动以及肺动脉压增高等，间接征象尚不能作为PTE的确定诊断标准。超声心动图为划分次大面积PTE的依据。但并不是所有的PTE均会发现超声心动图异常征象，应予注意。静脉血栓形成的发现虽不能直接诊断肺栓塞，但却能给予很大提示，因此，血管超声可检查血流受阻情况，常用的探查部位有股静脉、腘静脉和胫后静脉。

七、诊断方案

目前国际、国内大多专家学者推荐使用诊断标准为满足以下4项标准之一者即可确诊PTE，这就是：

①肺血管造影阳性即肺动脉造影阳性或CTPA阳性。

②肺核素通气灌注显像高度可疑。

③肺核素通气灌注显像中度可疑＋彩色Doppler检查发现下肢DVT。

④临床表现高度可疑＋彩色Doppler检查发现下肢DVT。

肺动脉造影目前仍为PTE诊断的"金标准"与参比方法。但需注意的是该检查具有侵入性，发生致命性或严重并发症的可能性分别为0.1%和1.5%，费用较高，而且有时其结果也难予解释，应严格掌握适应证。随着无创检查技术的日臻成熟，多数情况下可明确诊断，故对肺动脉造影的临床需求已逐渐减少，不推荐作常规检查手段。

八、临床监护

对肺栓塞、肺梗死患者进行循环、呼吸监护措施，是病情变化时能被及时地发现和处理的保证，能提高疗效，防止并发症的发生。同时对客观地总结经验有重要意义。

（一）生命体征监测

1. 体温

PTE 后常有低热，可持续 1 周左右；约 2% 患者体温可大于 38.9 ℃，栓塞继发肺部感染及严重肺梗死或继发肺炎时，可出现高热，因而应注意体温的观察。

2. 呼吸频率

自主呼吸频率是反映病情变化的一个敏感指标。呼吸急促、呼吸频率＞20 次/分，是 PTE 最常见的症状，可随着呼吸困难的缓解而消失，可作为疗效的监测指标。但观察时，应注意除外神经精神因素的影响，如大面积 PTE 时，随着意识状态和循环功能的恶化，呼吸频率和幅度均可逐渐减低，随时可能危及患者生命。

3. 脉搏

脉搏的快慢、节律是否规则，和脉搏的强弱等的观察都有利于我们直接初步判断有关的心功能和循环情况。如心律不齐、血容量不足等均可分别改变脉搏的快慢、节律和强弱。

4. 血压

血压是重要的生命体征之一，血压的测定除采用常规方法外，必要时可行动脉穿刺留置导管，连接压力传感器直接连续监测血压。动脉内留置导管，也便于随时采取标本测定血气。部分 PTE 患者在栓塞早期，血压可一过性升高，但随着神经反射作用的逐渐减弱或消失，血压可恢复正常。大面积 PTE 患者，可出现血压下降、低血压状态，甚至出现休克。

（二）物理检查

在肺栓塞、肺梗死治疗的过程中，应经常检查患者颈静脉充盈、肺部啰音、呼吸音、胸膜摩擦音、心音、心率、心律及肝脏大小及肝颈静脉返流征和下肢浮肿、下肢静脉曲张等体征，对于了解病情进展、及时发现病情变化或并发症的发生有重要意义。

（三）实验室检查

根据患者的病情需要，进行必要的检查，包括血常规、血沉、肝肾功、心肌酶、纤维蛋白原降解产物 FIB、D-二聚体等，有助于准确掌握病情。

（四）心电图检查

肺栓塞患者多在发病后数小时出现心电图异常，常于数周内消失，因此要做动态观察。最常见的改变是窦性心动过速，T 波倒置和 ST 段下降。比较有意义的改变是 $S_1 Q_{III} T_{III}$ 型，需与冠心病心肌缺血或心肌梗死相区别。

（五）影像学检查

是了解患者胸部病情进展的常用检查方法。包括 X 线胸部平片、胸部 CT、CTA 以及核素肺扫描及超声心动图检查，对确定诊断以及观察疗效有重要价值。

（六）血流动力学监测

机体是一个统一协调的整体，气体交换功能的顺利完成，有赖于循环系统的密切配合，因此应充分了解 PTE 时对血流动力学的影响。正确分析各种血流动力学参数，为临床治疗提供正确指导。血压、脉搏、尿量的测定是最基本的血流动力学监测手段。在病情需要及条件具备时，尚可进行更详尽的血流动力学检测。在肺动脉内插入并留置带有 4 个腔的气、漂浮导管，可测得右心房压力、右心室压力、肺动脉压、平均肺动脉压、肺动脉关闭压（PAOP，也称为肺毛细血管压，PCWP）及心输出量等。同时，也可以得到混合静脉血标本，测定出混合静脉血氧分压、血氧饱和度。通过以上测定，又可以进一步计算出氧消耗量、氧输送能力，肺内血液分流率及肺血管阻力等重要参数（表 11-1）。

表 11-1　常用血流动力学指标正常值与计算公式

指　标	英文缩写	正　常　值	公　式
心率	HR	60～100/mim	直接测定
动脉收缩压	SBP	90～140 mmHg	直接测定
动脉舒张压	DBP	60～90 mmHg	直接测定
平均动脉压	MAP	80～100 mmHg	$(SBP+2DBP)÷3$
中心静脉压	CVP	1～6 mmHg	直接测定
肺动脉收缩压	SPAP	4～10 mmHg	直接测定
肺动脉舒张压	DPAP	20～30 mmHg	直接测定
平均肺动脉压	MPAP	10～20 mmHg	$(SPAP+2DPAP)÷3$
肺毛细血管阻断压	PAOP	4～12 mmHg	直接测定
心排出量	CO	4～8 L	直接测定
心脏指数	CI	2.5～4 L(min · m²)	$CI=CO÷BSA$
射血容量	SV	60～80 ml	$SV=CO÷HR$
射血容量指数	SVI	35～45 ml/min	$SVI=CI÷HR$
肺血管阻力	PVR	<250(dyn · s)/cm⁵	$PVR=[MPAP-CVP÷CO]×80$
肺血管阻力指数	PVRI	200～450(dyn · s)/cm⁵	$PVRI=PVR×BSA$
全身血管阻力	SVR	1 200～1 400(dyn · s)/cm⁵	$SVR=[(MAP-PCWP)÷CO]×80$
全身血管阻力指数	SVRI	1 700～2 600(dyn · s)/cm⁵	$SVRI=SVR×BSA$
右室射血做功指数	RVSWI	15～10(g · m)/m²	$RVSWI=SVI(PAP-CVP)×0.0136$
左室射血做功指数	LVSWI	35～55(g · m)/m²	$LVSWI=SVI(MAP-PCWP)×0.0136$
肺内分流率	Qs/Qt	3%～5%	$Qs/Qt=CcO_2-CaO_2/CcO_2-CvO_2$
氧消耗量	VO₂	180～200(ml/min) · m²	$VO_2=CI(CaO_2-CvO_2)×10$

PAOP 近似于左房压,左房压又近似于左室舒张末期压。因此,PAOP 又与左室舒张末期容积相关。临床上常用 PAOP 来反映左室的前负荷,但应注意只有在左室的顺应情况正常或固定不变时 PAOP 才能真正反映左室前负荷变化。PAOP 对判断肺水肿的原因有很大帮助,因淤血性心力衰竭引起的心源性肺水肿,PAOP 明显增高,而因通透性增高引起的肺水肿,PAOP 并不增高。如血压偏低时,PAOP 小于 7.5 mmHg,是补充血容量的指证;如无血压下降趋势,PAOP 大于 15～19 mmHg 则为应用利尿剂的指征。

混合静脉血的氧分压或血氧饱和度,能较好地反映组织器官的氧合情况。CVP 主要用来反映右室的充盈,然而右室的前负荷是由舒张末期容量决定的,因此孤立的 CVP 值不能反映心室的顺应性。由于心脏顺应性个体差异很大,且同一病人不同时间也不一样,因此 CVP 的动态变化比绝对值更有用。在判断患者体液负荷时,可用 50～100 ml 胶体液 10 分钟注入,如果 CVP 升高<3 mmHg(0.4 kPa)提示还可继续输液。如 CVP 升高>7 mmHg,则提示液体负荷已达高限。

（七）气体交换功能的监测

1. 血氧分压监测

（1）动脉血氧分压（PaO_2）的监测：PaO_2 是 O_2 在动脉血液中以物理状态存在的部分，其大小与年龄及体位有关：

坐位：$PaO_2 = 104.2 - 0.27 \times$ 年龄（mmHg）

卧位：$PaO_2 = 103.5 - 0.42 \times$ 年龄（mmHg）

PaO_2 是反映动脉血氧合程度的指标，但不能说明动脉的氧含量，PaO_2 受肺通气量、血流量、V/Q 比值、心排血量、混合静脉血氧分压、组织耗氧量和吸氧浓度等多种因素影响。因此，仅 PaO_2 最常用的监测方法仍为动脉采血进行血气分析，其缺点有不能连续动态监测 PaO_2，而且该方法为创伤性，反复动脉穿刺易造成局部血肿。近年来，有人采用动脉内留置导管，以便于随时采集标本，同时还可连续监测血压，但有一定的并发症，在我国还较少用。

（2）动脉血氧饱和度（SaO_2）监测：SaO_2 反映血红蛋白和氧结合的程度和机体的氧合状态，受 PaO_2 氧解离曲线，和能够与氧结合的血红蛋白量的影响。目前用于监测 SaO_2 有两种方法：其一是通过采取动脉血标本经血气分析仪测出；其二是采用测氧仪进行连续无创性 SaO_2 的监测，其原理一般是通过红外线来测定氧合血红蛋白含量。测氧仪测得的氧饱和度与动脉血氧饱和度相关性较好，绝对值也十分接近，但随动脉氧分压改变而略有变化，可用公式表示：

测氧仪测得值 $= 100.8\%$ SaO_2（$PaO_2 > 80$ mmHg）

$= 101.9\%$ SaO_2（80 mmHg $> PaO_2 > 60$ mmHg）

$= 103.3\%$ SaO_2（$PaO_2 < 80$ mmHg）

此外，测氧仪测定局部如有色素沉着，黄疸等会影响测定结果，局部血流灌注不良时，误差也会增大。

（3）混合静脉血氧分压（PvO_2）和混合静脉血氧含量（CvO_2）及混合静脉血氧饱和度（SvO_2）：PvO_2、SvO_2 和 CvO_2 在一定程度上是反映组织供氧情况的指标，代表组织细胞水平氧的情况，PvO_2 和 SvO_2 可通过右心导管直接取右心的血样直接测定。CvO_2 可根据 SvO_2 及血红蛋白求得。

根据 $VO_2 = Q_T \times (CaO_2 - CvO_2)$

$CvO_2 = CaO_2 - VO_2/QT$

可见 CvO_2 受动脉血氧含量（CaO_2）、氧利用量（VO_2）和心排出量（Q_T）的影响，因此，PvO_2、SvO_2 和 CvO_2 不仅与组织供氧、氧耗有关，而且还反映了循环功能状态。

2. 二氧化碳监测

（1）动脉血二氧化碳分压（PaO_2）：体内代谢所产生的 CO_2 通过肺排出，肺泡内 CO_2 分压（P_ACO_2）受体内 CO_2 产生量（VCO_2）和肺泡通气量（VA）影响。

$P_ACO_2 = VCO_2 \times 0.863/V_A$

CO_2 的弥散能力较强，肺泡毛细血管中的 CO_2 很快进入肺泡，直至与肺泡内 CO_2 达到平衡。因此，动脉—肺泡内 CO_2 分压差（$D_{Aa}CO_2$）应等于零。可见 $PaCO_2$ 可基本上代替 P_ACO_2。

$PaO_2 = P_ACO_2 = VCO_2 \times 0.683/V_A$

一般情况下，VCO_2 较为稳定。故 $PaCO_2$ 直接反映了 V_A 的变化。因此，$PaCO_2$ 实际上是反映通气功能的重要指标，也是判断酸碱平衡的重要指标。

（2）经皮二氧化碳分压（$PtcCO_2$）：该方法是将局部皮肤加热至 44 ℃左右，血液中氧和二氧化碳经毛细血管皮下组织弥散到皮肤表面，在该处用测量电极测定其分压，并用显示器连续显示监测结果。仪器可输入同时所测定的 $PaCO_2$ 进行校正，一般情况下 $PaCO_2 = PtcCO_2/1.55$ 在末梢循环不良时，$PaCO_2$ 与 $PtcCO_2$ 的相关性将会降低，临床上使用时应考虑到循环状态，必要时做血气分析对其进行再校正。

（3）呼出气二氧化碳与呼气末二氧化碳分压（$P_{ET}CO_2$）：$P_{ET}CO_2$ 与 $PaCO_2$ 相关性较好，在自主呼吸时两者几乎相等，在肺梗死、休克、心力衰竭时，$P_{ET}CO_2$ 与 $PaCO_2$ 差值可明显增大。

（八）肺功能检测

肺功能检测包括通气量、容量、肺顺应性、气道阻力等多种吸气和呼气指标，对病情判断及预后的判断有重要意义。

九、临床综合救治

虽然肺栓塞的血栓，部分甚至全部可自行溶解、消失，但经治疗的急性肺栓塞患者比不治疗者病死率低5～6倍。因此,一旦确定诊断,即应积极进行治疗。肺栓塞的治疗目的是使患者度过危急期,缓解栓塞和防止再发,尽可能地恢复和维持足够的循环血量和组织供氧。对大块肺栓塞或急性肺心病患者的治疗包括及时吸氧、缓解肺血管痉挛、抗休克、抗心律失常、溶栓、抗凝及外科手术等治疗。对慢性栓塞性肺动脉高压和慢性肺心病患者,治疗主要包括阻断栓子来源,防止再栓塞、行肺动脉血栓内膜切除术,降低肺动脉压和改善心功能等方面。

(一)急性肺栓塞治疗

1. 急救措施

肺栓塞发病后第1～2天最危险,应收入ICU病房,连续监测血压、心率、呼吸、心电图、中心静脉压和血气等。

(1)一般处理:使患者安静、保暖、吸氧,应绝对卧床,并注意不要过度屈曲下肢,保持大便通畅;为镇静、止痛,必要时可给予吗啡、哌替啶、可待因;为预防肺内感染和治疗静脉炎应用抗生素。

(2)缓解迷走神经张力过高引起的肺血管痉挛和冠状动脉痉挛:静脉注射阿托品0.5～1.0 mg,如不缓解可每1～4小时重复1次,也可给罂粟碱30 mg皮下、肌肉或静脉注射,每小时1次,该药也有镇静和减少血小板聚集的作用。

(3)抗休克:合并休克者给予多巴胺5～10 $\mu g/$(kg·min),多巴酚丁胺3.5～10 $\mu g/$(kg·min),或去甲肾上腺素0.2～2.0 $\mu g/$(kg·min),迅速纠正引起低血压的心律失常,如心房扑动,心房颤动等。维持平均动脉压>80 mmHg,心脏指数>2.5 L/(min·m²)及尿量>50 ml/h。同时积极进行溶栓、抗凝治疗,争取病情迅速缓解。需指出,急性肺栓塞80%死亡者死于发病后2小时以内,因此,治疗抢救应抓紧进行。

(4)改善呼吸:如有支气管痉挛可应用氨茶碱,喘定等支气管扩张剂和黏液溶解剂。也可用酚妥拉明10～20 mg溶于5%～10%葡萄糖100～200 ml内静脉滴注,既可解除支气管痉挛,又可扩张肺血管。呼吸衰竭严重低氧血症患者可短时应用机械通气治疗。

2. 溶栓治疗

(1)溶栓疗法的概况:溶栓和抗凝治疗是PTE的有效、易行的治疗方法。溶栓疗法是药物直接或间接将血浆蛋白纤溶酶原转变为纤溶酶,迅速裂解纤维蛋白,溶解血块,同时通过清除和灭活凝血因子Ⅱ、凝血因子Ⅴ和凝血因子Ⅷ,干扰血液凝血作用,增强纤维蛋白和纤维蛋白原的降解,抑制纤维蛋白向纤维蛋白转变及干扰纤维蛋白的聚合,发挥抗凝效应。从20世纪60年代中期以来,溶栓治疗走过了一段较长的路程,经80年代的一系列临床试验研究,已使PTE的溶栓疗法成为更安全、有效和可行的治疗措施。

(2)适应证

①大面积PEE(超过两个肺叶血管)。

②不管PTE的解剖学血管大小伴有血流动力学改变者。

③并发休克和体动脉低灌注(即低血压、乳酸酸中毒和(或)心排血量下降)者。

④原有心肺疾病的次大面积PTE引起循环衰竭者。

⑤有右心机能障碍的次大面积PTE。

⑥有症状的PTE。

(3)禁忌证:分绝对禁忌证和相对禁忌证。

①绝对禁忌证:近期活动性胃肠道大出血;2个月内的脑血管意外、颅内或脊柱创伤或外科手术;活动性颅内病变(动脉瘤、血管畸形、肿瘤)。

②相对禁忌证:未控制的重症高血压(收缩压>180 mmHg,舒张压>110 mmHg);出血性糖尿病,包括严重肾病和肝病者;近期(10天内)外科大手术,不能用压迫止血部位的血管穿刺、器官活检或分娩;2个月内的缺血性脑卒中;10天内的胃肠道出血;5天内的严重创伤;1个月内的神经外科或眼科手术;近期心肺复苏;感染性心内膜炎;妊娠;出血性视网膜病;动脉瘤;左房血栓;心包炎;肺栓塞并发咯血;高龄(>70岁);血小板计数小于100 G/L,或凝血酶原时间大于对照值的50%;潜在的出血性疾病。

(4)溶栓药物

①链激酶(Streptokinase,SK):是从丙组 β-溶血性链球菌分离纯化的细菌蛋白,与纤溶酶原非共价结合形成激活型复合物,使其他纤溶酶原分子转变成纤

溶酶。链激酶具有抗原性,6 个月内不能重复使用,因为循环抗体可灭活药物,并可引起严重的过敏反应。

②尿激酶(Urokinase,UK):是从人尿或培养的人胚肾细胞分离所得,有高、低两个分子量型,与链激酶不同,无抗原性,直接将纤溶酶原转变成纤溶酶,发挥溶栓作用。

③重组组织型纤溶酶原激活剂(Recombinant tissue-type plasminogen activator,rt-PA):是最新的溶栓剂,用各种细胞系重组 DNA 技术生产,亦无抗原性。rt-PA 直接将纤溶酶原转变成纤溶酶,但对纤维蛋白比链激酶或尿激酶更具有特异性(较少激活系统纤溶酶原),然而对纤维蛋白的特异性是相对的,用后也可发生系统纤维蛋白原溶解。

(5)溶栓方案:中华医学会呼吸病学会推荐我国的 PTE 溶栓方案如下。

①尿激酶负荷量 4 400 IU/kg 静脉注射 10 分钟,继以 2 200 IU/(kg·h)持续静脉点滴 12 小时。另考虑 2 小时溶栓方案,即 20 000 IU/kg 持续静脉点滴 2 小时。

②链激酶负荷量 250 000 IU 静脉注射 30 分钟,继以 100 000 IU/h 持续静脉点滴 24 小时。链激酶具有抗原性,故用药前需肌注苯海拉明或地塞米松,以防止过敏反应。

③rt-PA 50～100 mg 持续静脉点滴 2 小时。上述国外推荐的溶栓方案是否适合国人,不得而知,适合国人的溶栓方案有待临床试验研究。1997～1999 年国内有 28 家医院参加的"多中心临床试验方案"是尿激酶 20 000 IU/(kg·2 h)静脉滴注,有效率为 86.1%。北京阜外心血管病医院推荐的 rt-PA 溶栓方案为 50～100 mg/2 h 静脉滴注。

(6)急性 PTE 溶栓治疗的具体实施:应该说,发病后或复发后愈早溶栓效果愈好,最初溶栓时间限在 5 天内,后来发现第 6～14 天与第 1～5 天溶栓治疗一样有效,故现已将肺栓塞的溶栓时间窗延长至 14 天。

3. 抗凝治疗

抗凝治疗能阻止已形成的血栓延伸及新血栓的形成,并可能由于机体的内源性纤溶作用使已经存在的血栓缩小甚至溶解,能使非大面积急性肺血栓栓塞

症患者迅速改善症状,病死率小于 5%,严重出血发生率仅是溶栓治疗的 1/4(7%对 26%),医疗费用也较低,而非致命性 PTE 复发率也可下降,因此,自 20 世纪 60 年代以来,抗凝治疗已逐渐成为急性 PTE 的基本治疗方法。

(1)适应证

①不伴肺动脉高压及血流动力学障碍的急性 PTE。

②肢体非近端深静脉血栓形成(DVT)。

③临床高度疑诊 PTE,且无抗凝治疗禁忌证者。

④溶栓治疗后的巩固治疗,防止复发,避免再栓塞。

(2)禁忌证

①活动性内脏出血。

②血小板计数减少症(小于 $100×10^9$/L)或凝血机制障碍。

③未控制的严重高血压(大于 180/110 mmHg)。

④急性细菌性心内膜炎。

⑤严重肝肾功能不全。

⑥肝素过敏及近期手术史。

急性 PTE 确诊时,为妊娠头 3 个月、产前 6 周,或者有心包渗出、夹层动脉瘤、消化道溃疡者,属于相对禁忌证,可选用肝素或低分子肝素,而不用华法林。

(3)抗凝药物与治疗方案

①肝素:可抑制凝血酶原激酶的形成,具有广泛的抗凝活性。标准的普通肝素(SH)是一高硫酸酯黏多糖,低分子量肝素(LMWH)是普通肝素的碎片,与普通肝素相比有较大的生物利用度,较好的可预测剂量反应和较长的半衰期,出血倾向较小,因此,目前都倾向于用低分子量肝素。普通肝素使用方法有持续静脉泵入法,间歇静脉滴注和间歇皮下注射法。肌肉注射因刺激肌肉和静脉,易引起大出血,应避免使用。持续静脉泵入,首剂负荷量 80 U/kg(5 000～10 000 U)静推,继之以 18 U/(kg·h)速度泵入。间歇静脉滴注,是 5 000 U q4 h 或 7 500 U q6 h 静脉滴注。间歇皮下注射是先于静注 3 000～5 000 U,然后按 250 U/kg q12 h 间歇皮下注射,可调节肝素剂量使在下一次皮下注射前 1 小时的 aPTT 达到治疗水平。

肝素抗凝治疗开始的最初 24 小时内应每 4～6 小时测定凝血活酶时间(aPTT),根据 aPTT 调整肝

素剂量。激活部分凝血活酶时间是内源性凝血功能的综合检查,正常参考值 30～45 秒,当受检者的测定值与正常对照值延长 10 秒以上为异常,为肝素抗凝治疗时的首选检测指标。肝素抗凝治疗在 aPTT 达到正常值的 1.5～2.5 倍时是适当范围。但对给予很大量肝素患者由于血浆肝素结合蛋白过多,或 aPTT 持续达不到抗凝理想治疗范围者,应进行血浆肝素浓度检测,如达到 0.35～0.7 U/ml 血浆抗 Xa 水平,就无需继续增加肝素用量,而在溶栓后的抗凝治疗,只有在 aPTT 降至正常值的 1.5 倍以下再开始应用,并且不需肝素负荷剂量。

低分子肝素(LMWH)可根据体重调节剂量皮下给药,各种 LMWH 具体用法有:那屈肝素钙(速避凝)体重小于 50 kg,0.4 ml;50～59 kg,0.5 ml;60～69 kg,0.6 ml;70～79 kg,0.7 ml;80～89 kg,0.8 ml;体重大于 90 kg,0.9 ml,每日 2 次,最短治疗用药时间 5 天。依诺肝素钠(克赛)100 IU/kg,q 12 h,10 天。达肝素钠(法安明)100 IU/kg,q 12 h,5 天。瑞肝素钠,体重 35～45 kg,3 500 IU;45～60 kg,4 200 IU;体重大于 60 kg,6 300 IU,每日 2 次,5 天。亭扎肝素钠 175 IU/kg,每日 1 次,5 天。

②维生素 K 拮抗剂:通过干扰维生素 K 依赖性凝血因子 Ⅱ、凝血因子 Ⅶ、凝血因子 Ⅸ、凝血因子 Ⅹ 的羟化,达到抗凝目的,起效慢,对已活化的凝血因子无效,适用于长期抗凝维持阶段的治疗,不适用于血栓形成的急性期。常用的药物:

华法林:首剂 3～5 mg 口服,维持量 1.5～3 mg/d。

新抗凝:第 1 天 2～4 mg 口服,维持量 1～2 mg/d。

双香豆素:第 1 天 200 mg 口服,第 2 天 100 mg 维持量 25～75 mg/d。

在 aPTT 证明已达到有效治疗水平的第 1 天(通常是应用肝素 5～7 天)始用维生素 K 拮抗剂,并根据凝血酶原时间(PTR)或国际标准化比值(INR)调整药物剂量,长期服用者 INR 宜维持在 2.0～3.0 之间,或凝血酶原时间延长至 1.5～2.5 倍,在连续两天达到 2.0～3.0 后,则可停用肝素。不可单独使用口服

抗凝剂(华法林)作为抗凝治疗的开始。

4. 介入治疗

(1)导管破碎肺栓塞:一般用特制的猪尾旋转导管破碎伴休克的大块急性肺栓塞也可同时合用局部溶栓,破碎后休克指数下降,48 小时肺动脉平均压明显下降,有效率为 60%,死亡率为 20%,多用于溶栓和抗凝治疗禁忌的患者。

(2)安装下腔静脉滤器:主要用于已证实栓子来源于下肢或盆腔者,用于防止肺栓塞的复发。主要适应证是:

①证实有肺栓塞但抗凝治疗禁忌:如已有活动性出血;担心会发生大出血;抗凝引起的并发症;计划加强癌症化疗者。

②尽管已充分治疗而抗凝失败者(如肺栓塞复发)。

③高危患者预防:如广泛、进行性静脉血栓形成;行导管介入治疗或外科血栓切除术者;严重肺动脉高压或肺心病者。

最近,有可以取出的滤器,用于预防溶栓过程栓子脱落导致的肺栓塞再发,效果较好,并发症也少。

5. 手术治疗

肺动脉血栓摘除术:用于伴有休克的大肺动脉栓塞,收缩压低到 100 mmHg,中心静脉压增高、肾衰竭,内科治疗失败或不宜内科治疗者,在体外循环下手术,手术死亡率较高。

6. 深静脉血栓形成的治疗

对急性肺栓塞的治疗绝不能忽视 DVT 的检查和处理,以防肺栓塞的再发。DVT 的治疗原则是卧床、患技抬高、抗凝、消炎及使用抗血小板集聚药等。

(二)慢性栓塞性肺动脉高压的治疗

慢性栓塞性肺动脉高压可来自急性肺栓塞的后果,更多来自反复的肺栓塞。起病多缓慢和隐匿,临床表现类似原发性肺动脉高压,治疗包括手术、抗凝、抗血小板集聚药、血管扩张药、吸氧及强心、利尿等。

(刘锦铭)

参　考　文　献

1　中华医学会呼吸病学分会. 肺血栓栓塞症的诊断与治疗指南(草案). 中华结核和呼吸杂志，2001,24(5)：259~264

2　American Thoracic Society. The diagnosis approach to acute venous thromboembolism. Am J Crit Care Med，1999，160：1043~1066

3　European Society of Cardiology. Guidelines on diagnosis and management of acute pulmonary embolism. Eur Heart J，2000，21：1301~1336

4　British Thoracic Society. Suspected Acute Suspected Pulmonary Embolism：a Practical Approach. Thorax，1997，52(Suppl)：S124

5　ACCP. Sixth ACCP Consensus Conference on Antithrombotic Therapy. Chest，2001，119（Suppl 1）：1S~370S

6　PIOPED. Value of the Ventilation/Perfusion Scan in Acute Pulmonary Embolism. JAMA，1990，263（20）：2753~2759

7　PISA-PED. Invasive and Noninvasive Diagnosis of Pulmonary Embolism. Chest，1995，107（Suppl1）：33S~38S

8　程显声. 肺血管疾病学. 北京：北京医科大学中国协和医科大学联合出版社，1993.179~195

9　程显声. 肺动脉血栓栓塞文集. 北京：人民卫生出版社，2002

10　王辰. 肺栓塞. 北京：人民卫生出版社，2003

第 12 章

急性冠脉综合征

Acute coronary syndromes

急性冠脉综合征(acute coronary syndromes，ACS)包括不稳定性心绞痛(UA)、急性心肌梗死(AMI)和猝死(sudden cardiac death)。近来将 AMI 分为 ST 段抬高性心肌梗死和非 ST 段抬高性心肌梗死。最早于 1912 年由 Herrick 首先提出，20 世纪 30 年代得到进一步认识，1971 年提出 UA 的概念。ACS 的研究历程系由冠脉局部易损斑块演变为易损病人的新概念。

一、动脉粥样硬化与血栓学说

动脉粥样硬化(AS)是一种全身性疾病，累及大和中等动脉内膜，包括主动脉和颈动脉、冠状动脉和周围动脉。正常血管内皮对血管的内环境稳定和限制动脉粥样硬化的发生起到关键性作用(pivotal)。内皮功能紊乱是动脉粥样硬化开始的病理性信号，心血管危险因素损伤内皮功能，可能触发动脉粥样硬化。

由于脂质内流和外流失衡引起的脂质储积导致的内膜增厚，继发性改变发生于中层和外层，特别在动脉粥样硬化的进展阶段。由于平滑肌细胞和胶原形成一个帽，它们可进展为纤维斑块(fibroatheroma)。这些早期的动脉粥样硬化性损伤在无侵入内腔时可能进展，此乃由于血管代偿性增大(重建)。主

要是罪犯(culprit)血管损伤所致的急性心肌梗死常常是轻度的狭窄，这些倾向于破裂的罪犯血管通常有一个大的脂核，薄的纤维帽和炎症细胞密度高，特别是斑块肩部，那里最常发生破裂。

血管内皮是血管的内层，是一个内分泌和旁分泌器官，它调节血管壁收缩、分泌和促有丝分裂活性，以及由局部产生若干有活性的物质在血管腔内调节血液凝固/纤溶活性，维持血液的正常流动。一旦内皮功能紊乱，则促进脂质和细胞增生、细胞外基质沉积和溶解，血小板活化和血栓形成。内皮调节血栓前和抗血栓的产物、生长因子和血管活性物质。正常情况下，内皮维持血液的流态，并预防循环中细胞的活化。因此，NO 和 PGI_2 是最强的血小板活化的抑制剂。动脉粥样硬化在动脉分叉点损伤形式指出局部流变特性的重要性。而且，在流场中，急性改变导致内皮细胞基因表达被修饰。内皮功能紊乱产生了易发动脉粥样硬化和血栓并发症的环境。内皮功能紊乱涉及炎性细胞募集到血管壁和动脉粥样硬化的开始。内皮细胞产生细胞因子和表达黏附分子(即选择素和血管及细胞间的黏附分子)和促进白细胞和其他血液衍生的细胞归巢和浸润。单核细胞迁移到内皮下，在那里转化为巨噬细胞和调整炎症反应和化学性趋化物的分泌。最近研究发现，骨髓细胞产生引起斑块形成的平滑肌细胞。这些观察可能提供对血管性疾病通

过骨髓靶向作用动员、归巢、分化和增生产生血管的祖细胞的治疗新理论。

单核和巨噬细胞是发生易损斑块的关键。巨噬细胞产生生长、迁移、促炎症和裂解因子（growth，mitogenic，proinflammatory and lytic factors）等，这些促进动脉粥样硬化进展。易损斑块（Ⅳ型和Ⅴa），它常含有大量脂核，由薄纤维帽与管腔分开，特别是软斑块容易破裂。血小板和炎性细胞可能是炎性介质的一种细胞来源和靶。

三个主要因素决定纤维帽的易损性：①周围壁应力（周向应力）或纤维帽"疲劳"。②损伤特征（部位、大小和一致性）。③血流量特征。若脂核数量占整个斑块40%以上，斑块不稳定。这就是调脂治疗减少冠脉事件的主要依据。

然而，斑块破裂并非完全是力学过程。炎症亦相当重要。活化的炎症细胞已被来自ACS的经皮腔内旋切术获取的样本所证实。这些细胞分泌蛋白水解酶而降解细胞外基质，例如MMPs（基质金属蛋白酶）。此外，从破裂部位分离出来的T细胞能刺激巨噬细胞产生MMPs，因减少其纤维帽而容易破裂。MMPs及其共同释放的组织抑制剂能影响血管重建和平滑肌细胞迁移至内皮下层。巨噬细胞可能是循环的凝血酶原激酶（组织因子）的来源之一。高脂血症、糖尿病和ACS患者循环中凝血激酶水平升高。

近年来提出动脉粥样硬化的炎症学说。Ross指出，动脉粥样硬化斑块的病因是受到了代谢、机械、化学或病毒等损伤，作为应答，血管壁发生灶性炎症。他认为内皮损伤引起了生长因子分泌、单核细胞迁移直至最后的脂纹形成和斑块破裂。动脉粥样硬化与炎症有关的证据系基于冠心病急性、慢性阶段的几项研究。ACS患者的急性时相反应物升高，细胞因子产生增多，炎症细胞增多，不稳定心绞痛患者循环中CD4和CD8淋巴细胞活化。从而，提示炎症在此综合征中起一定的作用。慢性损伤的动脉壁巨噬细胞、T淋巴细胞分泌干扰素γ，抑制胶原合成和血管平滑肌增生。这种机制使不稳定斑块易于破裂，还可能在细胞凋亡中起一定作用。随着动脉粥样斑块病变的进展，巨噬细胞贪婪地吞噬脂质颗粒，形成一个复杂斑块。C反应蛋白等炎症标志物可能是日后发生心肌梗死及脑血管病的预告指标。文献指出，动脉粥样硬化发生中有炎症的成分，细菌与病毒可能起病因作用。通过动物与人体研究结果表明，细菌和病毒存在于粥样斑块组织，可能改变细胞功能，使之易于发生动脉粥样硬化。虽然动脉粥样硬化与感染有关的资料具有说服力，但目前尚不能明确这些微生物起的作用有多大，它们直接致动脉粥样硬化或只是无辜的旁观者，潜伏的致病物再活化是否起一定作用？果若如此，这些致病物潜伏于何处？能否视动脉粥样硬化为一种感染性疾病？应否筛查这些致病物？抗细菌及抗病毒治疗是否有预防及治疗动脉硬化的作用？能否选择疫苗作为预防措施？这些反映感染致动脉粥样硬化的资料是附带现象抑或真的有因果关系？这些问题尚待明确。炎症因子，例如，C反应蛋白、CD40L、白细胞介素-6和白细胞介素-8、黏附分子（ICAM-1、VCAM-1、及 L-、P-、E-selectin）、MMPs、NF-kB等均为急性冠脉综合征发病过程中的易损血液标志物。

二、急性冠脉综合征中血栓存在的证据

ACS是动脉粥样硬化在狭窄的冠状动脉内血栓事件的临床表现。该动脉粥样硬化血栓事件被认为是动脉粥样硬化斑块失稳态改变，其表面形成血栓。这种血栓的发生和发展取决于易形成血栓的斑块局部环境内血液流动的有害因素。已确定发生动脉粥样硬化性疾病的主要危险因素，我们的目标是阻滞或减缓AS的进展。这些和其他的危险因素亦能在形成血栓的动脉粥样硬化斑块微环境内发生血栓前环境。有害的危险因素纠正不仅减少动脉粥样硬化疾病的发生和发展，而且亦改善血栓前状态，最终达到减少动脉粥样硬化血栓性事件。

50%～90%ACS患者动脉粥样硬化斑块是撕裂的。斑块的破裂暴露了血栓形成的成分，包括胶原、脂质、巨噬细胞和组织因子。这将导致血小板聚集和促凝血系统的激活，从而引起富含血小板的血栓（白血栓）形成，继而相关的冠脉血管的血流淤滞，也会产生富含纤维蛋白和红细胞的血栓（红血栓）。另外，其他因素如局部血流紊乱（在严重狭窄时的高剪切力）和全身及局部平衡失调也会影响血栓反应的程度。

这种"血栓论"解释了ACS的发生,被多数研究所证实。例如,与ACS有关的死亡者血栓阻塞达21%～91%。用冠状动脉造影评价ACS开始4小时内的患者,87%冠脉阻塞的病例有血栓。患ACS猝死患者病理学研究发现斑块破裂是ACS的发病机制之一。冠脉造影和血管镜研究发现在AMI最初几小时内90%患者有血栓阻塞。在心肌梗死溶栓(Thrombolysis In Myocardial Infarction,TIMI)3A试验中发现血栓存在于35%罪犯血管和40%其他血管。UA患者80%斑块破裂有血栓存在,其中死亡者血栓完全堵塞冠脉是最常见的。

包含富含脂质"粥"("gruel")的斑块不仅易破裂,而且当所含成分暴露于流动的血液中时有极大的血栓形成性。动脉粥样硬化的"粥"来源于脂核、蜕变细胞、巨噬细胞和细胞外基质。它包含有胆固醇酯、LP(a)、磷脂、细胞碎屑和胶原降解产物。研究认为组织因子在斑块破裂后凝血过程中起到重要的作用。组织因子抗原在动脉粥样硬化的"粥"中出现并被血液循环和内皮黏附的单核细胞所调节,在UA患者冠脉组织中是增加的。巨噬细胞和SMCs决定ACS患者斑块中的组织因子数量。动脉粥样硬化的"粥"中的其他成分如脂质也可引起血小板聚集和凝血系统的激活。研究表明,即使冠状动脉粥样硬化斑块引起管腔狭窄小于冠状动脉直径的50%,也能因斑块撕裂而变成血栓形成的病灶。所以,尽管冠状动脉造影能诊断冠心病的严重性,但不能预测冠脉阻塞的部位。

三、冠状动脉血栓形成的机制

ACS事件发生包括斑块破裂、血栓形成、异常的血管运动、血小板激活和聚集,它们之间有高度的相互联系,因为它们有共同的介质。

(一)血栓形成的随机性

Born等提出斑块撕裂是一种随机事件的可能性,就像飞机翅膀出现裂缝一样,一种自然的磨损和撕裂作用于斑块的易损部分。也可能是斑块频繁的破裂,但被小的壁层血栓所重新封闭,故可形成一段临床安静生长的时期,这也就是冠心病患者应用抗凝血药物治疗的原因之一。当然,如果血栓很大就可影响血流导致心肌缺血。许多变量决定着破裂的斑块是快速发展成阻塞性的血栓还是急性心肌缺血(急性冠脉综合征)或者是一种持续的非阻塞的临床无症状的血栓(中间状态)。

(二)斑块损伤及其核心部分的暴露

还不清楚为什么斑块破裂在有些患者中导致阻塞性血栓而在另外一些患者中不出现。损伤的深度可能是重要的,因为较深的损伤就会暴露血栓形成的脂核成分。当内皮下层暴露于一个高剪切率的流动血液中时,就会引起血小板黏附和聚集。当然,这种血栓是不稳定的和能被血流所移动只留下小的残余的壁层血栓。另外,当较深的血管层暴露于血流时就会形成致密的血小板血栓,不能被轻易的移动。在ACS患者,若大的复杂的斑块破裂暴露很多形成血栓的成分时将会导致大的栓子形成,若持续存在和堵塞时,可导致急性Q-波型AMI。

(三)导致再狭窄和剪切率高

斑块破裂致血栓形成将导致管腔狭窄和血流剪切率增加,高的剪切率会增加血小板和纤维蛋白原沉积在斑块破裂部位。因此,几何形态改变越大,血栓阻塞就越持久,心肌缺血时间就越长和越严重。显然,斑块破裂部位表面的粗糙和不规则也会影响血栓形成性。

(四)残余的冠脉内血栓

残余的冠脉内血栓可以通过几种途径再次形成血栓堵塞:其一,增加再狭窄和剪切率,从而加速血小板和纤维蛋白原的激活和沉积;其二,肝素治疗时,血栓亦不停地增大。其三,溶栓剂本身可引起血小板和凝血酶活性增强并导致血栓再形成。

(五)血管收缩

动脉粥样硬化和其相关的危险因子与血管扩张减弱和血管收缩增强有关。UA患者往往有血管痉挛。异常的血管舒张和血管收缩增强是由于更多的一氧化氮(nitric oxide,NO,EDRF)失活致内皮依赖性舒张功能紊乱所引起。另外,血小板功能亢进导致5-羟色胺和TXA_2介导血小板依赖性血管收缩。斑块破裂部位的凝血酶依赖性血管收缩剂和内皮素直接作用于 SMCs。所以,ACS 斑块破裂和血栓形成时伴有血管收缩。这是抗血小板制剂治疗 ACS 的依据之一。

(六)交感神经系统激活

儿茶酚胺类可引起高凝状态和血管收缩。血液循环中的儿茶酚胺也可增强血小板活化和凝血酶产生。交感活性增强的状态如情绪紧张、不适宜的运动、早晨吸烟等均可引起动脉血栓形成。斑块破裂也易出现在交感活性增强时。所以高交感反应状态易发生 ACS。这是 β-受体阻滞剂治疗 ACS 的依据之一。

(七)高胆固醇血症和脂蛋白(a)

在动物实验中引起急性血管损伤的部位的高凝血活性和血小板高反应性与高胆固醇水平有关。高密度脂蛋白(high-density lipoprotein, HDL)相关的 Apo A-1 在 UA 和 AMI 病人中是减少的,Apo A-1 基因多态性为冠心病的危险因子之一。HDL 可通过 HDL 颗粒表面的 Apo A-1 稳定 PGI-2,故被称为 PGI-2 的稳定因子。

Lp(a)被认为是动脉粥样硬化形成和血栓形成之间的连接物。Lp(a)与 CHD 尤其是伴有家族性高胆固醇血症或有早发 CHD 家族史明显相关。Lp(a)中的糖蛋白 Apo(a)在结构上与纤维蛋白原是同类的,两种基因都连在染色体 6 的长臂上。这种极近的同源性竞争性地抑制纤维蛋白原与纤维蛋白单体及内皮细胞纤维蛋白原受体的结合,可抑制 t-PA 的作用和引起急性血栓形成。研究认为 Lp(a)摄入增加和分解减少与动脉粥样硬化发展有关,因此 Lp(a)与 LDL 一起引起动脉粥样硬化。高脂血症时,斑块中的内皮细胞、巨噬细胞源泡沫细胞和增生的平滑肌细胞均不同程度地表达 MCP-1,以巨噬细胞源泡沫细胞表达最强。细胞脂质过氧化反应引起凝血酶产生增加,从而使斑块破裂后动脉血栓形成,故抗氧化剂在 ACS 和再狭窄临床使用是有效的。ACS 后出院患者使用降脂药物可独立明显降低短期死亡率。

(八)其他因素

糖尿病可增强血小板反应性和血液凝固性,可能是通过增加血浆 vWF 或血浆因子或血小板膜的游离胆固醇的含量变化引起的。在糖尿病血糖控制差的患者中,糖基化蛋白过度增加、动脉粥样硬化斑块炎症及感染和斑块破裂均可引起心绞痛或心肌梗死。没有积极治疗的糖尿病患者实际上有很高的 MI 和微血管病的发病率。其他代谢疾病如杂合子高胱氨酸血症也被认为是形成血栓的独立危险因子。其他能引起血小板活化和凝固过程的代谢状态也能增加 ACS 的危险性。凝血酶的血小板聚集物增加被认为是冠心病发生急性冠脉事件的独立标记物。即使已稳定的 ACS 的患者也可能存在凝血酶持续的高水平。研究认为血浆高纤维蛋白原浓度是冠心病的独立危险因子。同样,Ⅶ因子凝固活性增加与冠脉事件增加有关。许多传统认为的冠心病的危险因子如年龄、肥胖、高胆固醇血症、糖尿病、吸烟和情绪紧张都有这些蛋白的增高,这也解释了在以上危险因子的背后的血栓病因学和抗血小板及抗凝血制剂治疗 ACS 的重要依据之一。

由易损性斑块到易损患者的新概念:据估计,美国 6 180 万人患一种或更多的心血管疾病,每年美国有 1 000 万,世界其他国家≥19 000 万患突然心脏事件(ACS 和(或)心源性猝死),其中多数既往无症状。尽管冠心病治疗取得重大进展,但却存在既往无症状酷似健康的猝死大量牺牲者。在猝死之前缺乏有效的诊断方法。综合文献结论:①易损性斑块并非只是易于破裂的斑块。实际上,伴有血栓性并发症可能性大和进展快的所有类型的动脉粥样硬化性斑块均为易损性斑块。从而提出临床和病理易损性斑块的分类方法。②易损性斑块不仅是发生 ACS,亦是心肌梗死和猝死的罪魁。易损性血液(易于形成血栓)和易损性心肌(易于发生致命性心律失常)在其预后中起着重要的作用。因此,"易损性病人"命名更适宜,目前提出该术语作为鉴别发生心脏事件高危患者的新概念。③提出根据斑块、血液和心肌易损性定量评价易损性患者的新方法和新概念。

四、急性冠脉综合征治疗

ACS 治疗包括生活方式、PCI、CABG 和药物治疗。

(一)抗心肌缺血药物

抗缺血药物通过减慢心率、降低血压或者抑制左室收缩力来减少心肌氧耗量或舒张冠脉血管增加心肌供血量,从而起到治疗作用。

1. β-受体阻滞剂

β-受体阻滞剂的负性变时和负性肌力作用能减轻心肌细胞氧耗量起到治疗作用,同时还可能有减轻易受攻击斑块的机械压力来减少斑块破裂的危险,但具体的机制不清楚。β-受体阻滞剂可以有效的减少不稳定性心绞痛患者有或无症状性心肌缺血的发作频率。部分患者在已服用硝酸酯或钙离子拮抗剂时仍会发生不稳定型心绞痛,此时加用 β-受体阻滞剂可减少患者有或无症状性心肌缺血发作的频率和持续时间。β-受体阻滞剂能相对减少不稳定型心绞痛患者13％的急性心肌梗死的发生危险,但在这些相对较小的试验中 β-受体阻滞剂并不能明显改善不稳定型心绞痛患者的死亡率。正在应用溶栓制剂的低危STEMI 患者尽早静脉应用 β-受体阻滞剂能降低其再次梗死发生率。1 400 多位患者参加的 TIMI Ⅱ B 试验发现在心肌梗死发生后立即静脉用美托洛尔并随后口服美托洛尔的治疗方案比在梗死第六天才开始口服美托洛尔能更明显的降低患者的非致命性心肌梗死率和缺血再发生率。

对于没有禁忌证的 ACS 患者是推荐使用 β-受体阻滞剂,尤其是高危患者极力推荐静脉应用。不过考虑到患者的耐受力(如有肺部疾病或左室功能不全病史的患者),应使用短效制剂,有明显房室传导功能受损、哮喘或急性左室功能障碍的患者则不应使用 β-受体阻滞剂。

2. 硝酸甘油

主要通过作用于心外膜下大血管来改善缺血部位心内膜下的血流供应,这一机制对已经发生狭窄的血管和冠状动脉侧支也适用。硝酸甘油直接刺激血管平滑肌细胞中的 c-GMP,且不依赖完整的或具有功能的血管内皮,因此对动脉粥样硬化的血管中也能有效地发挥其功能;同时硝酸甘油通过外周扩血管作用减轻左室前后负荷对减少心肌缺血起着更重要的作用。

在 UA/NSTEMI 急性期,推荐静脉应用硝酸甘油保证制剂有效的生物利用度,以及药物的快速起效和撤药易操作性。一个仅有 40 位患者参与的随机试验发现硝酸甘油的三种使用方式(静滴、口服或舌下含服)对缓解症状并无明显差别。给予疑似心肌梗死的患者舌下含服硝酸甘油能消退 ST 段的抬高和缓解疼痛,静脉用的硝酸甘油对未接受再通治疗的患者能减少梗死范围,也能改善已经发生梗死和心力衰竭患者的生存率。因此在溶栓治疗中被认为也能发生相似的保护作用,但是 ISIS4 试验却未显示硝酸甘油对急性心肌梗死后续的发病率和死亡率有改善作用。

硝酸甘油的副作用包括低血压、反射性心动过速时有难以理解的心动过缓,头痛和面部潮红,十分少见的副作用有高铁血红蛋白血症,酒精中毒症状,以及眼内压或颅内压增高。一些研究发现硝酸甘油可导致肝素的抗凝血作用下降,值得我们注意。

3. 钙离子拮抗剂

可通过降低冠状动脉的血管紧张度、扩张心脏表面大血管以及狭窄的冠状动脉等作用改善心肌的血流供应,且该机制不依赖血管内皮细胞。同时钙离子拮抗剂的负性变时作用、负性肌力作用和外周血管扩张作用还能减轻心脏的负荷。尽管钙离子拮抗剂能减少不稳定型心绞痛的缺血发作频率,但其抗急性心肌梗死发生的保护机制并没有充分展示出来。而且可能是由于钙离子拮抗剂的小动脉舒张机制反射性引起的心动过速和冠脉盗血等机制导致的不良作用,硝苯地平的应用还会增加不稳定性心绞痛缺血综合征的发生率。许多大规模的临床试验表明,钙离子拮抗剂并不能有效预防不稳定性心绞痛急性心肌梗死的发生或降低患者的死亡率,而且短效硝苯地平对冠脉疾病患者的死亡率这一指标可能会带来一种剂量依赖性的损害作用。可能是因为二氢吡啶类钙离子拮抗剂会导致一定比例的严重低血压,因此对急性心肌梗死患者有损害作用。不过有证据显示地尔硫䓬对非 ST 段抬高心肌梗死的患者有保护作用。CRIS 试验提示维拉帕米在急性心肌梗死后亦无任何保护作用。

钙离子拮抗剂能进一步减轻已经接受硝酸甘油和 β-受体阻滞剂治疗的不稳定型心绞痛患者的胸痛等症状。对不能使用 β-受体阻滞剂或有变异性心绞痛的患者来说,钙离子拮抗剂更是有使用价值,但是有严重左室功能损害或房室传导障碍病史的患者不能使用钙离子拮抗剂。对梗死后患者的急性期治疗中目前并不推荐使用二氢吡啶类钙离子拮抗剂。

(二)他汀类

他汀类治疗可降低心血管事件 20%～25%。不但减少血清中脂质,而且更主要的是,亦减少 AS 损伤部位的脂质含量,降低斑块的易损性。他汀类降脂同时,可改善内皮功能、减少血小板血栓沉积、高凝状态正常化、纤溶活性、减轻斑块炎症、降低 MMPs 活性;减少斑块致血栓形成能力(thrombogenicity)、防止内皮细胞组织因子的表达。ACS 后早期应用可以减少缺血事件,例如卒中和严重再发缺血。

现在降脂治疗已经被作为一项长期治疗策略。实验和血管造影显示降脂治疗能逐渐地将脂质从动脉硬化斑块中移除,从而使动脉硬化能得到逐渐而适度的逆转。降脂治疗对急性冠脉综合征和接受冠脉介入治疗的患者是十分有效的。Mozaffarian 等对 PRAISE 试验(the Prospective Randomized Amlodipine Survival Evaluation,PRAISE)中 1 153 名严重心力衰竭的缺血性心肌病患者的资料分析发现他汀类药物治疗能减少患者 62% 的死亡危险。CARE 试验(the Cholesterol and Recurrent Events study)显示急性心肌梗死患者接受普伐他汀治疗后 5 年内的相对死亡危险减少 24%。

4S 试验 (the Scandinavian Simvastatin Survival Study)、CARE 试验、LIPID 试验 (the Long-Term Intervention with Pravastatin in Ischaemic Disease study)和 Heart Protection 试验中,他汀类药物治疗明显体现出治疗延迟效应。要引发他汀类药物最佳治疗效果需要长时间的服用药物;ACS 患者的早期治疗需要大剂量的他汀类药物,如大剂量/最有效的降脂剂,

而不是亚最大剂量,大剂量的他汀类药物治疗如阿伐他汀 80 mg 比标准剂量(普伐他汀 40 mg)或安慰剂更明显地减少 ACS 发作后早期缺血事件的再发生率,提示高危 ACS 患者应该接受大剂量他汀类药物治疗,而且阿伐他汀 80 mg 时功效和安全性最稳定。Cannon 随机把 4 162 位 ACS 患者随机分配到普伐他汀 40 mg/d 组或阿伐他汀 80 mg/d 组,治疗平均持续了 24 个月。该实验的结束点为,任何原因引起的死亡、心肌梗死、需要住院的不稳定性心绞痛、冠脉血管重建和中风。两组患者治疗前的平均 LDL 胆固醇水平为 108 mg/dl,治疗后普伐他汀组平均降低到 95 mg/dl,阿伐他汀组平均降低到 62 mg/dl,大剂量疗法在治疗开始后 30 天即显效,并且患者在诊断为 ACS 后立即大剂量使用他汀类药物能减少 14% 的死亡率、14% 的血管重建率和 29% 的不稳定性心绞痛住院率。但是该疗法是通过稳定病变冠状动脉的斑块,或是防止其他易受攻击的斑块的破裂,或者增加冠脉血管对 PCI 治疗的反应性,或者是以上的所有的机制,到现在还不清楚。而 Lemos 在评价对 ACS 患者早期大剂量运用辛伐他汀(80 mg)或延迟性的非大剂量运用辛伐他汀时发现,虽然大剂量他汀类药物治疗能有效的防止死亡和重大的心血管事件发生,但早期大剂量的策略和延迟性的非大剂量的策略在临床预后上并未显示出明显差别。而且大剂量他汀类药物与标准剂量相比,其肌病和横纹肌溶解症发生率明显增高,可见其安全性上有待进一步研究,目前大剂量疗法在临床上仅用于高危患者。

(三)血管紧张素转换酶抑制剂

血管紧张素转换酶抑制剂(ACEI)能降低 MI 心衰的并发症。高危病人中以雷米普利可降低 22% 心血管事件。ACEI 直接或间接的稳定斑块。ACEI 能拮抗血管紧张素 Ⅱ,也可能在稳定斑块,限制平滑肌细胞增生等方面发生作用。ACEI 能减少急性心肌梗死患者的死亡率,虽然现在具体机制并不十分清楚,但有证据显示 ACEI 阻止了心室重构这一有害过程。重构在患有广泛前壁心肌梗死的患者中是最为明显的,尽管如此,进行性的重构在缺少明显症状的慢性心力衰竭患者身上也发生,具有 Q 波心肌梗死和左室功能损害的患者应在血流动力稳定后早期应用 ACEI

来改善长期生存率和减少急性心肌梗死的再发作率。只要没有禁忌证，ACEI 治疗应该在第一个 24 小时内开始，而且具有例如左室收缩功能减退，心力衰竭，明显二尖瓣返流或高血压等危险因素的患者应一直继续下去。

（四）纤溶剂

溶解纤维蛋白的治疗已证实溶解已形成的血栓的有效性。这将导致血管的再灌注和心肌补救(Salvage)，因此，降低心肌梗死患者的发生率和死亡率。急性 ST 段抬高性心肌梗死的处理应围绕冠脉血流正常化，采用直接 PCI 或溶栓。

大量的试验检验了溶栓疗法在不稳定性心绞痛中的作用。尽管经过溶栓疗法后病变血管在血管造影片上有一定的改善，但与抗血小板和抗凝疗法相比，并没有明确的证据显示其效果优于这两种疗法。准确的原因并不清楚，有一个共识是栓子对不稳定性心绞痛具有重要的病理生理学意义，而且有可能是抗血小板-抗凝疗法已经十分有效，因此任何附加的治疗带来的效果很难显示；并且溶栓药物有可能会带来大出血等并发症。因此现在对非持续性 ST 段抬高急性冠脉综合征患者并不常规推荐使用溶栓药物。

对于 STEMI 患者应该根据患者则应尽快地开通其栓塞血管，溶栓治疗是一项十分重要的治疗方法。现在临床常用的溶栓剂有链激酶、尿激酶和组织型纤溶酶原激活剂(tissue-type plasminogen activator, t-PA)等药物。链激酶通过形成激活剂复合体间接的激活纤维蛋白原，它能同时激活循环纤维蛋白和已与纤维蛋白结合的纤维蛋白原，使局部和全身效应同时发生，让循环纤维蛋白原充分降解。快速输注链激酶，即使在推荐的剂量，也可能会引起血压的大幅度下降，这个效应有潜在的损害作用，因此一旦出现明显的低血压，应严密的监控和调整剂量和输液速率。因为链激酶的内在促凝血效力比其他纤溶酶更强，所以应联合运用强有力的抗凝血酶制剂，但是如果与血小板糖蛋白Ⅱb/Ⅲa受体阻滞剂联合运用，则会极大的增加出血的危险。尿激酶是血纤维蛋白溶酶的直接激活剂，而且无抗原性。它也能同时激活循环纤维蛋白和已与纤维蛋白结合的纤维蛋白原，与链激酶相似。尿激酶和组织型纤溶酶原激活剂之间有充分的

协同作用。组织型纤溶酶原激活剂比非特异性纤溶酶原激活剂能更快地疏通冠状动脉血管。

（五）抗凝剂

ACS 广泛应用普通肝素。普通肝素是抑制Ⅹa因子的一种间接血栓抑制剂。在综合荟萃分析中，Oler 及其同事报告肝素合用阿司匹林获益较大。普通肝素的主要缺点是需要监测出血的危险性。低分子肝素主要的优点是不需要监测抗凝作用。所有荟萃分析 ACS 治疗结果认为主要的心血管事件和出血发生率。普通肝素和低分子肝素间无差别。但有实验证实依诺肝素试验终点(心肌梗死和急症血管再通术)优于肝素，并且大出血的危险并无增加，死亡和严重心脏事件降低 20%。对 AMI 而言，依诺肝素与替奈普酶(溶栓制剂)联合治疗，其疗效优于肝素与替奈普酶。

低分子肝素与普通肝素相比有以下几个优点：更长的半衰期，与血浆蛋白的结合力更弱，皮下注射有更高的生物利用度和不需要监控 PPT，因此比普通肝素更具有优越性。FRISC 试验和 FRIC-Ⅱ试验均显示在 US/NSTEMI 患者的急性期治疗中，dalteparin比安慰剂和普通肝素更有效。Robert 等综合分析六个临床随机试验，发现低分子肝素比普通肝素更能有效的减少非 ST 抬高急性冠脉综合征患者用药后 30天内的死亡和心肌梗死这一组合事件的发生率(组合事件发生率：低分子肝素 10.1%，普通肝素 11.0%)，同时不会显著升高用药 7 天内大出血的发生率。Kenneth 等的统计也有类似结果，低分子肝素比普通肝素更能有效的减少非 ST 抬高的急性冠脉综合征患者用药后 30 天内的死亡和心肌梗死这一组合事件的发生率(组合事件发生率：低分子肝素 14.0%，普通肝素 14.5%)。但是对需要早期接受介入治疗的高危急性冠脉综合征患者，低分子肝素和普通肝素的治疗作用相当，而且在急性冠脉综合征发作期间更换抗血栓制剂种类，可能会增加大出血的发生率。对于 STEMI 患者，TIMIⅡB 和 ESSENCE 试验的荟萃分析发现 enoxaparin 能减少在 48 小时到 43 天之间死亡和缺血事件这一试验组合结束点 20%的发生率，而且不会增加大出血的概率。

（六）抗血小板制剂

阿司匹林使心源性死亡以及致命和非致命性心肌梗死，在 ACS 分别降低 50%～70%。剂量 80～325 mg/d。大剂量能引起胃肠道的副作用。阿司匹林不可逆的阻滞血小板环氧合酶，因此，血小板有效的活性物质 TXA_2 合成减少。然而，阿司匹林不能阻滞其他激活剂，例如凝血酶、二磷酸腺苷或胶原的活化。因此，更有效的抗血小板制剂被发现，包括 thien-opxridine 衍生物，它阻滞二磷酸腺苷介导的血小板活化和血小板糖蛋白受体 Ⅱb/Ⅲa 拮抗剂。

氯吡格雷是一种 thienopxridine 衍生物，影响 ADP-依赖活化的 GPⅡb/Ⅲa 复合物和抑制血小板聚集。氯吡格雷对 MI、卒中或周围动脉疾病减少再发缺血事件约 9%，其安全性基本相当于中等剂量的阿司匹林。

氯吡格雷与阿司匹林预防冠脉内支架血栓形成疗效相似，但耐受性好并很少有不利的事件。观察 24 小时和 12 个月结果表明，氯吡格雷对心肌梗死、复发缺血、卒中和心血管死亡均减少。再住院率，例如难治性心绞痛、心衰和需要血管再通术亦减少。然而，氯吡格雷较安慰剂的出血发生率高，可采用氯吡格雷预处理之后长期应用，减少心血管事件和并发症。

引起血小板聚集的最终途径是活化血小板 GPⅡb/Ⅲa 受体。该受体抑制剂，即 GPⅡb/Ⅲa 抑制剂对 PCI 患者而言可减少死亡率和心肌梗死。近期荟萃分析显示 GPⅡb/Ⅲa 抑制剂亦减少 ACS 患者的死亡和心肌梗死。对血栓性并发症危险性的患者获益最大。这些资料证实 GPⅡb/Ⅲa 抑制剂用于(特别是高危患者)住院后早期、继续直至早期冠脉再通术完成。

（七）ACS 血管再通的对策

1999 年 AHA 认为直接 PCI 与溶栓疗效一样。然而，近期已证实介入优于保守治疗，即使对社区不具备心脏外科条件者亦是一样。

（八）新的抗栓对策

组织因子在 AS 中的作用已证实抑制其通路可能是一个新的抗血栓方法。组织因子的生化和血液凝固级联已被鉴定，组织因子Ⅶa、Ⅹa 因子和凝血酶作为可能的靶点。直接和特异地拮抗这些每个靶点的制剂已被发展和研究。特异性抗组织因子抗体，内源性组织因子通道抑制剂、Ⅶa 因子抑制剂和Ⅹa 因子抑制剂重组体至少提供了理论的依据。

一种间接的Ⅹa 因子抑制剂-fondaparinux，在血液凝固级联反应作用于两个通路，抑制凝血酶产生和血栓形成及发展。这个戊多糖通过抑制Ⅹa 因子(借助于高亲和力 ATⅢ)提供了潜在的抗血栓活性。在大的矫形外科术后预防深部静脉血栓形成方面优于低分子肝素。在心肌梗死方面疗效，即开放冠脉亦优于普通肝素。并发症极少。一种小分子的直接Ⅹa 因子抑制剂 DX9065a 已经在稳定性心绞痛患者的治疗中显示出安全性，而且在择期 PCI 患者的治疗中也显示出初步的治疗效果和安全性。

（九）抗血小板药物

第一代凝血酶抑制剂水蛭素大量试验与肝素对照未能改善后果。FDA 批准仅用于肝素引起血小板减少症时。凝血酶 Ximelagatran 化合物在全膝关节置换术后预防深部静脉血栓形成 20 000 例，可减少其发生率。其他制剂包括 GPⅠb 受体抑制剂(抗 von Willebrand)和二磷酸腺苷受体拮抗剂亦在研究和实验中。

（何作云）

参 考 文 献

1 Thygesen KA, Alpert JS. The definitions of acute coronary syndrome, myocardial infarction, and unstable angina. Curr Cardiol Rep,2001,3：268～272

2 何作云. 急性冠脉事件的机理与对策. 微循环学杂志,

2000,10:7～10

3　Fuster V, Badimon L, Badimon JJ,et al. The pathogenesis of coronary artery disease and the acute coronary syndromes. N. Engl. J. Med,1992, 326: 242～250, 310～318

4　Mizuno K, Satomura K, Miyamoto A, et al. Angioscopic evaluation of the character of coronary thrombus in acute coronary syndromes. N Engl J Med,1992,326: 287～291

5　The TIMI 3A Investigators: early effects of tissue-type plasminogen activator added to conventional therapy on the culprit lesion in patients presenting with ischemic cardiac pain at rest: result of the Thrombolyssis in Myocardial Infarction（TIMI 3A）trial. Circulation,1993, 87: 38

6　Kragel AH, Gertz SD, Roberts WC et al. Morphologic comparison of frequency and types of acute lesions in the major epicardial coronary arteries in unstable angina pectoris , sudden coronary death and acute myocardial infarction. J Am Coll Cardiol,1991, 18: 801～808

7　Davies SW, Marchart B, Lyons JP, et al. Irregular coronary lesion morphology after thrombosis predicts early clinical instability. J Am Coll Cardiol,1991,18: 669～674

8　Mailhac A, Badimon JJ, Fallon JT, et al. Effect of an eccentric severe stenosis on fibrinogen deposition on severely damaged vessel wall in arterial thromosis. Relative contribution of fibrinogen and platlets. Circulation, 1994,90: 988～996

9　Meyer BJ, Badimon JJ, Mailhac A,et al. Inhibition of growth of thrombus on fresh mural thrombus. Targeting optimal therapy. Circulation,1994,90: 2432～2438

10　Weitz JI, Hudoba M, Massel D, et al. Clot bound thrombin is protected from inhibition by heparin-antithrombin Ⅲ but is susceptible to inactivation by antithrombin Ⅲ-independent inhibitors. J Clin Invest , 1994,86: 285～391

11　Vanhoutte PM, Shimokawa H. Endothelium-derived relaxing factor and coronary vasospasm. Circulation, 1989,80: 1～9

12　Kawai C. Pathogenesis of acute myocardial infarction.

Novel regulatory systems of bioactive substances in the vessel wall. Circulation,1994, 90: 1033～1043

13　Nielsen,LB, Stender S, Jauhiainen M, et al. Preferential influx and decreased fractional loss of ipoprotein （a）in atherosclerotic compared with nonlesioned rabbit aorta. J Clin Invest,1996,98: 563～571

14　Penn MS, Cui MZ, Winokur AL,et al. Smooth muscle cell surface tissue factor pathway activation by oxidized low-density lipoprotein requires cellular lipid peroxidation. Blood,2000,96: 3056～3063

15　Lam JYT, Latour JG, Lesperance J, et al. Platelet aggregation, coronary artery disease progression and future coronary events. Am J Cardiol,1994, 73: 333～338

16　Merlini A, Bauer KA, Oltrona L, et al. Persistent activation of coagulation mechanism in unstable angina and myocardial infarction. Circulation,1994,90: 61～68

17　Roberto corti, Farkouh ME and Badimon JJ. The vulnerable plaque and acute coronary syndromes. The American Journal of Medicine,2002,113:668～680

18　Naghavi M, Libby P, Falk E,et al. From vulnerable plaque to vulnerable patient. A call for new definitions and risk assessment strategies: Part I. Circulation, 2003, 108:1664～1672

19　Maurin T, Zeller M, Cottin Y,et al. Long～term prognosis of patients with acute coronary syndrome and moderate coronary artery stenosis. Cardiology, 2003, 99(2): 90～95

20　Riederer MA, Ginsberg MH, Steiner B. Blockade of platelet GPIIB-ⅢA（Integrin alpha Ⅱ（b）beta（3））in flowing human blood leads to passivation of prothrombotic surfaces. Thromb-Haemost,2002 , 88: 858～864

21　Cavusoglu E, Cheng J, Bhatt R,et al. Clopidogrel in the management of ischemic heart disease. Heart Dis, 2003, 5: 144～152

22　Crouch MA, Nappi JM, Cheang KI,et al. Glycoprotein Ⅱb/Ⅲa receptor inhibitors in percutaneous coronary intervention and acute coronary syndrome. Ann Pharmacother,2003, 37: 860～875

第 13 章

致命性心律失常
Life-threatening arrhythmias

致命性心律失常(life-threatening arrhythmias)亦称恶性心律失常,是指那些能在短时间内迅速导致死亡的心律失常。绝大多数致命性心律失常患者均具有器质性心脏病,少数也可以无器质性心脏病的证据,如先天性长 QT 综合征、短 QT 综合征、Brugada 综合征、特发性心室颤动等。心律失常是心血管系统的常见疾病,也是危重病常见的并发症。致命性心律失常是引发心脏猝死的主要原因,发生率虽然不高,但危害极大,普遍受到关注。及时、正确、熟练地识别与处理致命性心律失常,不但是从事心血管专业人员的责任,也是从事危重病与急诊专业人员必须掌握的重要内容。

一、致命性心律失常定义、分类及诊断要点

(一)定 义

目前,对致命性心律失常仍无准确和公认的定义。从危重病与急诊医学的角度考虑,凡是能迅速或直接危及患者生命或导致死亡的心律失常,均可以归入致命性心律失常的范畴。

(二)分 类

致命性心律失常可分为快速性和缓慢性心律失常,前者可分为室上性和室性,室性心律失常即恶性室性心律失常;后者一般指病态窦房结综合征及房室传导阻滞等。有学者通过对 157 例动态心电图检查期间发生心脏猝死患者的分析,由快速性室性心律常导致猝死的占 83%,其中大部(76%)为室速(单形性、多形性和尖端扭转性室速)蜕变为室颤所致;由缓慢性心律失常出现心室静止导致猝死的占 17%～20%。还有研究发现,心肌梗死急性期心室静止发生率约为 5%。国内对恶性室性心律失常已经达成共识,具体分类如下:

①频率在 230 次/分(bpm)以上的单形性室性心动过速。

②心室率逐渐加速的室性心动过速,并有发展为心室扑动和(或)心室颤动可能的室性心动过速。

③伴有血流动力学紊乱,出现休克或左心衰竭室性心动过速。

④多形性室性心动过速,发作时伴晕厥。

⑤特发性心室扑动和(或)心室颤动。

此外,致命性心律失常还应包括频率≥230 bpm 的室上性心律失常和严重缓慢性心律失常。

（三）诊断要点

及时发现和诊断致命性心律失常对进一步积极处理十分重要。致命性心律失常通常可能具备以下特点。

（1）对血流动力学有影响：心律失常发生的同时，可能伴有心绞痛、低血压、休克、黑蒙、晕厥等，这些均提示可能存在不同程度的血流动力学紊乱，预示病情严重。

（2）心电图表现形式：多形性室速易蜕变为室颤，病情凶险，多发生在有严重器质性心脏病或遗传性心律失常的患者，如长 QT 综合征（LQTS）、短 QT 综合征、Brugada 综合征及儿茶酚胺介导的多形性室速等。

（3）心律失常发作时的心室率：心室率≥230 bpm 的持续单形性室速，可蜕变为室颤，易导致心脏猝死。

（4）心室扑动、心室颤动。

（5）频率≥230 bpm 的室上性心律失常，如预激综合征伴房颤。

（6）严重缓慢性心律失常：如窦性停搏、完全性房室传导阻滞等。

二、致命性心律失常病因与发病机制

（一）心肌缺血

急性心肌缺血或再灌注时所发生的心律失常主要在于心肌的生化改变，即 pH 降低，细胞内三磷腺苷减少，循环及组织儿茶酚胺水平升高，引起复极异常及细胞内钙超载。发生再灌注损伤时，氧自由基损伤所起的作用也很重要，这些均是易导致各种心律失常的主要原因。

（二）心力衰竭

由于长期的应激、容量/压力负荷增加及心肌缺血、纤维化等，可使心肌从细胞、组织至器官水平发生重构，使心肌收缩和（或）舒张功能低下，心电不稳定，极易发生各种心律失常；神经内分泌的激活和电解质紊乱，也能助长心律失常的发生；多数患者是因致命性心律失常而造成猝死。

（三）自主神经调节异常

交感和副交感神经平衡失调，可触发各种心律失常。

（四）心肌离子通道病

此类疾病现归入心肌病范畴，常见的有遗传性长 QT 综合征、短 QT 综合征、Brugada 综合征及儿茶酚胺介导的多形性室速等，因编码离子通道的基因突变致使离子通道结构和功能异常而发病。

三、致命性心律失常的快速识别

致命性心律失常是心脏性猝死的先兆，应高度重视，早期识别，一经发现就立即给与恰当处理，以挽救患者的生命。

（一）快速性心律失常

1. 室性心动过速

（1）临床表现：当心室率超过 200 bpm 时，心室的舒张期充盈减少，心排血量与冠状循环血流量均明显降低，心肌耗氧量增加，易引起严重的血压下降、急性泵衰竭，有时因脑缺血而引起晕厥甚至死亡。室速发作时根据其不同的基础心脏病、心功能状态、心率及持续时间，其临床表现及预后差别很大，故应尽可能确定基本病因、判断室速类型，才能予以相应的正确处理。

（2）心电图特点：连续 3 个或 3 个以上的室性期前收缩，QRS 波群宽大畸形，时限超过 0.12 秒，QRS 主波方向与 T 波方向相反，频率 120～230 bpm，P 波与 QRS 无固定关系（房室分离），但 P 波频率小于 QRS 波群频率。室速发作时，少数室上性冲动可以下传至心室，表现为 P 波后正常的 QRS 波群即心室夺获。根据室速每次发作持续的时间又可分为持续性和非持续性。持续性室性心动过速至少持续 30 秒，或虽未达 30 秒，患者已发生血流动力学紊乱，需紧急直流电转复。非持续性室性心动过速每次发作持续时间小于 30 秒，能自行终止，对血流动力学影响较小。根据 QRS 波群形态，可分为单形性和多形性（见图 13-1）。室速与室上速伴有室内差异传导的心电图表现酷似，但两者临床意义与处理截然不同，因此正确鉴别两者极为重要。

2. 尖端扭转性室速(TdP)

是一种介于室速与室颤之间的多形性室速。多见于缓慢性心律失常、低血钾症、奎尼丁晕厥、长 Q-T

综合征等。Q-T 间期延长伴频发室性期前收缩常为 TdP 发生的先兆,应予高度重视。TdP 的临床及心电图特点如下(图 13-2、图 13-3)。

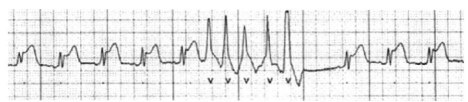

图 13-1　心肌缺血诱发多形性室速

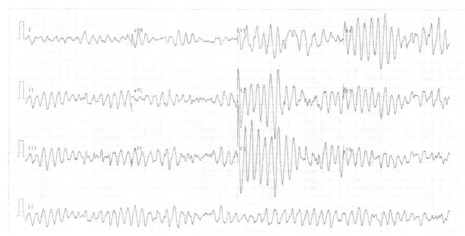

图 13-2　尖端扭转性室速

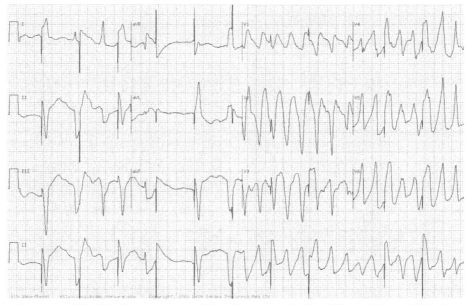

患者女性,74 岁,晕厥反复发作。ECG 示:①房颤;②长 Q-T 综合征;③起搏器感知失灵;④尖端扭转性室速。

图 13-3

(1)呈反复短阵发作,虽时间不长但易致晕厥。

(2)发作时心电图出现一系列增宽、多变的 QRS 波群,频率为 160~280 bpm,R-R 间期不甚匀齐,QRS 方向常突然转至相反方向,沿基线扭转。

(3)发作期多有 Q-T 间期延长;发作前室性期前收缩常为频发性、多源性,并因 Q-T 间期延长,常有 RonT 现象。

(4)可自行终止,但反复发作,易恶化为室颤。

3. 心室扑动和心室颤动

心室扑动(ventricular flutter, VF)、心室颤动(ventricular fibrillation, Vf)分别简称为室扑、室颤,是指心室肌各部分发生快速无效的收缩或快而不协调的颤动,是因心室肌异常自律性或复极不均导致局灶性或多源性微折返所致,为心脏性猝死的主要原因之一。室扑和室颤两者血流动力学效应等于心室停搏,

为最严重的心律失常,常见于有严重器质性心脏病者,也是其他疾病患者临终前的心律变化。心室扑动常为心室颤动的前奏,一旦发生,患者迅速出现阿-斯综合征,若不及时抢救,可迅速导致死亡。

(1)临床表现:突然意识丧失、抽搐、大动脉搏动消失、心音消失、血压测不出,继而呼吸停止、发绀、瞳孔散大。

(2)心电图特点

①室扑:QRS-T 波群消失,代之以连续性似正弦波样的扑动波;扑动波较规则,频率在 180~250bpm;P 波看不到,扑动波之间无基线。

②室颤(图 13-4):P-QRS-T 波群消失,代之以极不规则的室性颤动波,颤动波大小不等,形态各异,快慢不规则,频率在 150~500 bpm,颤动波之间无基线,不能分清 QRS 波和 T 波。

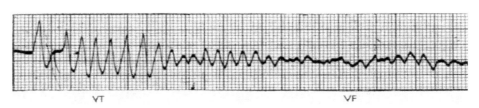

图 13-4 由室速转变为室颤的心电图

4. 室上性心动过速(SVT)

包括房性心动过速(房速)、心房扑动(房扑)、窦房折返性心动过速、房室结折返性心动过速(AVNRT)及房室折返性心动过速(AVRT)等。心室率极快时,因舒张期显著缩短,心室充盈减少,出现血流动力学紊乱,引起晕厥或猝死。此外,极快的心室率本身可蜕变为室颤。

SVT 中,以预激综合征(简称预激)伴房颤是预激导致猝死的常见原因。预激伴房颤的发生率为 11%~39%,旁路前传型房颤心室率可达 200~230 bpm 以上,常引起血流动力学障碍,是心内科急症。如前传旁路不应期短,心室率可很快,极易蜕变为室颤。在预激患者中,约 50%以猝死为首发表现。预激

伴房颤患者发生心脏猝死是由于过快的心室率。

(1)临床表现:发作性心悸、气促、低血压及晕厥等。

(2)心电图表现(图 13-5):心室率 180~200 bpm,有的可高达 240 bpm;R-R 间期绝对不等;QRS 波宽大畸形,有时可见 δ 波;因心房激动有时沿旁路下传,或同时沿房室结和旁路下传,故可出现 QRS 多样化。

AVRT 是预激患者常发的心动过速。多为顺向性,即激动沿正路前传,旁路逆传,属窄 QRS 心动过速。预激发作心动过速引起心脏猝死的另一原因是快-慢综合征,即在心动过速终止后,出现严重的窦性心动过缓、窦房阻滞、窦性停搏等缓慢性心律失常,诱发晕厥、阿-斯综合征甚至猝死(图 13-6)。

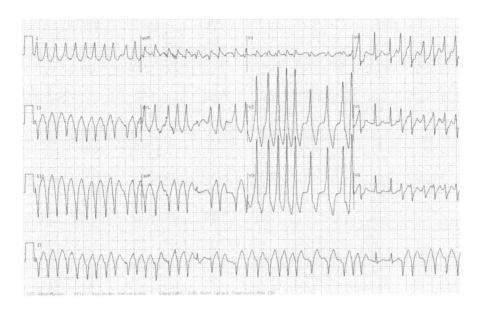

患者女,59 岁,因突发心悸、头昏来诊。心室率 230bpm,
QRS 增宽,形态不一,绝对不整。诊断:预激综合征并房颤。

图 13-5

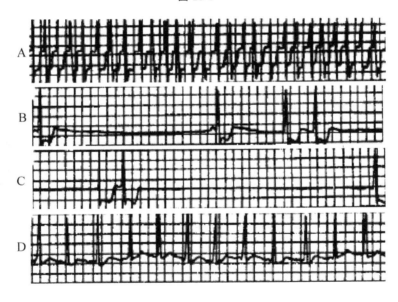

A:室上速发作,心室率 200 bpm 伴明显 ST 段下降;B、C:心动过速终止,可见窦
性心动过缓、窦性停搏、窦房阻滞,最长 R-R 间期 5.7s,ST 段明显下移;D:窦性
心律,显性预激综合征。

图 13-6 预激综合征并发快-慢综合征

对有猝死史的预激患者进行回顾分析,发现符合
下列之一者,发生心脏猝死的危险性高:①在自发或
诱发的房颤中心室率过快,R-R 间期<250 ms。②有
心动过速病史。③存在多条旁路。④合并 Ebstein 畸
形。

符合下列之一者,发生心脏猝死的危险性较低:
①间歇性预激,其特点是 δ 波突然消失,QRS 波正常
化,说明旁路具较长的不应期,不易发生室颤。②应
用普鲁卡因胺后预激波消失。

(二)严重缓慢性心律失常

主要包括完全性房室传导阻滞(Ⅲ°AVB)、严重室内传导阻滞及病态窦房结综合征(sick sinus syndrome,SSS)。当起搏、传导系统的自律性、传导性受损时,如不能及时出现逸搏,则可危及生命。某些药物如抗心律失常药、钙通道阻断剂、β受体阻断剂及高血钾症均可使之加重。严重的心动过缓或长时间的心室停搏可诱发室颤或心室静止。

1. SSS,简称病窦综合征

是由窦房结病变导致功能减退所致。患者可在不同时间出现一种以上的心律失常,如窦性停搏、窦房阻滞及慢-快综合征等。

(1)临床表现:过长时间的窦性停搏如无逸搏发生,可使患者出现晕眩、黑蒙或短暂意识障碍,严重者可发作阿-斯综合征甚至死亡。

(2)心电图特点:窦性停搏的心电图表现为在显著延长的 P-P 间期内无 P 波发生,或 P 波与 QRS 波群均不出现,长的 P-P 间期与基本的窦性 P-P 间期无倍数关系。长时间的窦性停搏后,下位的潜在起搏点如房室交界处或心室,可发出单个逸搏或逸搏性心律控制心室(图 13-7、图 13-8、图 13-9)。

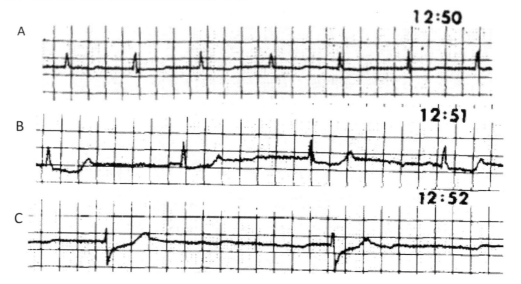

心肌病患者,动态心电图监测时发生心脏猝死。A:ECG 示正常窦性心律;B:ECG 示 AVB、室性逸搏心律;C:猝死前,ECG 示严重缓慢性室性逸搏心律,R-R 间期 2.6 s。

图 13-7

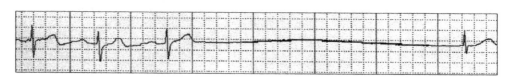

图 13-8　窦性静止(长达 5.64 s)

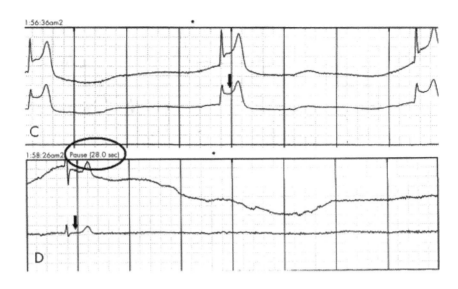

患者女性,50 岁,变异性心绞痛发作时,窦性停搏长达 28 秒,发作阿-斯综合征。

图 13-9

2. 严重室内传导阻滞或完全性房室传导阻滞

(1)临床表现:阻滞水平在希氏束分叉以下,逸搏点位置低,频率慢且不稳定,常可产生严重的血流动力学障碍,表现为黑矇、昏厥,阿-斯综合征甚至猝死。体征:心室率较为缓慢(35～60 bpm),心律齐,但如有逸搏点不稳定、两个或两个以上逸搏点,并发有室性期前收缩,可有心律不齐。如心房由窦性心律控制,仔细听诊可发现心房音及"大炮音"。因心室率慢,心脏每搏量增加,主动脉瓣区可闻及收缩期杂音,收缩期血压也常代偿性升高。高度房室传导阻滞:连续 2 个或 2 个以上的 P 波不能下传,可以出现逸搏或逸搏心律,往往是发生完全性房室传导阻滞的先兆。

(2)心电图特点

①P-P 间隔与 R-R 间隔具有各自不同的规律性,P 波快于 R 波,P 与 R 毫无传导关系,称房室分离、房室脱节。

②心室率常在 40 bpm 左右。

③QRS 波可增宽(室性逸搏)或正常(交界性逸搏),多数心律规则。所有的波均不能下传,心房可由窦性或其他室上性心律控制,而心室则由交界区或心室逸搏点控制,P 波与 QRS 波无对应关系,P 波频率大于 QRS 频率。阻滞点位于希氏束上部,QRS 波形态多为正常,阻滞部位低,则 QRS 波形畸形增宽,心率仅为 35bpm 左右,且不稳定,常出现长间歇。

希氏束分叉以下阻滞的特点为 QRS 增宽畸形,心室率 28～40bpm,心室起搏点不稳定,症状重,常有晕厥,如不及时处理可发生猝死。

3. 神经调节性晕厥

包括血管迷走神经性晕厥、颈动脉窦性晕厥、情境性晕厥。无器质性心脏病的年轻人发生神经调节性晕厥预后一般良好,但也有因长时间心脏停搏致猝死者。

四、致命性心律失常的紧急处理

(一)处理原则

致命性心律失常的急诊处理应取决于心律失常的类型、临床表现严重程度、基础心脏病状况等几个方面综合考虑与分析,处理时依据轻、重、急、缓,首先去除危及患者生命的病理生理状态等。有关致命性心律失常的药物、非药物治疗将专门介绍。

(1)终止心律失常:原发病的治疗固然重要,但有时不能很快做出诊断或处理,有些心律失常本身可造成非常严重的血流动力学障碍,此时应首先终止心律失常发作。

(2)改善血流动力学状态:目的是维持有效循环,确保重要器官的组织灌注。

（3）原发病和诱因的治疗：如伴有器质性心脏病，并且为心律失常的原因，则应积极治疗原发病，如急性心肌梗死所致的室颤或伴有严重心力衰竭的室速，随着心肌再灌注的改善和心功能的好转，心律失常也常能得到控制。某些诱因也可直接导致心律失常，如低血钾或某些抗心律失常药物所致的扭转性室速等，应及时给予纠正。

（二）一般处理措施

包括缓解缺血（血管扩张剂、硝酸酯、溶栓等）；纠正心功能不全；纠正电解质紊乱和酸碱平衡紊乱，特别是纠正低钾、低镁血症；停用可能导致心律失常的药物等。对伴有器质性心脏病的室速，可用 β 受体阻滞剂和血管紧张素转换酶抑制剂（ACEI）。

（三）病因相对明确时的治疗

对伴有血流动力学障碍的室速，须立即同步直流电复律；对室扑、室颤须立即非同步电复律，按心脏骤停进行急救。不同病因的致命性室性心律失常应采取不同的措施。

1. 心肌梗死

急性期出现的室速、室颤，为急性心肌缺血和心肌再灌注所致，可短期使用利多卡因或电复律，预后较好；心肌梗死后、扩张型心肌病，反复出现的室速、复杂室性心律失常则预后差，是心脏性事件和猝死发生的一项独立危险指标。大量临床研究显示，以胺碘酮治疗，不仅有效地控制室性心律失常，其明显降低死亡率也已得到证明。β 受体阻滞剂对消除室性期前收缩虽效果不佳，但其降低交感神经活性，减少儿茶酚胺释放，抑制血小板聚集，抗心肌缺血，提高室颤阈值，对心肌具有保护作用，且相对胺碘酮而言，对脏器无毒副作用，几乎无促心律失常作用。β 受体阻滞剂可与胺碘酮合用，以减少胺碘酮的用量和毒副作用。

2. 严重心力衰竭合并室速

因心功能低下，患者对抗心律失常药的耐受性降低，抗心律失常药的负性肌力和致心律失常作用极易使原已存在的心衰或室速恶化，并可诱发新的室性心律失常。因此，纠正心衰是关键。洋地黄类使用应小心，因其有恶化室速的危险。心衰中的室速，尚须注意由洋地黄中毒引起的可能性，可用非洋地黄类正性肌力药，同时注意水、电解质、酸碱平衡，特别是保持血清 K^+ 的正常值上限，抗心律失常药仅能酌情小剂量使用，胺碘酮较为安全，其次利多卡因，无效尽早同步电复律，胺碘酮尚可低维持量口服预防。洋地黄中毒引起室速者，应停洋地黄，予以适量利多卡因或苯妥英纳，补钾补镁，不宜电转复。在心力衰竭患者中使用血管紧张素转换酶抑制剂（ACEI）能减轻心脏压力负荷和容量负荷，抑制神经内分泌活性，长期应用，能有效地遏制心衰，从而对心力衰竭时产生的致命性室性心律失常具有抑制和保护作用。而 β 受体阻滞剂在慢性心衰，特别是扩张型心肌病中的作用已得到肯定，其抗致命性室性心律失常的作用已在前述。因此，慢性充血性心衰患者合并室速或复杂室性心律失常，可用 ACEI 加 β 受体阻滞剂，必要时合并使用胺碘酮。

3. 伴 QT 间期延长的多形性室速

亦称尖端扭转型室速（TdP），特点是 QRS 波极性、振幅围绕等电位线发生周期性扭转，发生机制是因为心室复极不均一，QT 间期显著延长，当室性期前收缩落入其易损期时，诱发室内多次折返，形成 TdP（图 13-2、图 13-3）。凡延长 QT 间期、增加 QT 离散度的抗心律失常药，Ⅰa 类如奎尼丁、Ⅰc 类如普罗帕酮、Ⅲ类如索他洛尔等，均为禁忌。先天性长 QT 综合征（LQTS）的治疗首选 β 受体阻滞剂，并应长期足量口服，如 β 阻断剂无效，可行左侧颈、胸交感神经节切除术，如基础心律严重过缓，宜行心脏永久起搏器安置术＋β 受体阻滞剂。继发性 LQTS 的病因众多，常见以下几种情况：①严重心动过缓，如完全性房室传导阻滞（Ⅲ°AVB）。②低钾、低镁血症。③延长 QT 间期，增加 QT 离散度的药物（Ⅰa、Ⅰc、Ⅲ类抗心律失常药、三环类抗抑郁药等）。④急性心肌缺血。⑤自主神经功能紊乱（如脑出血、急腹症等致儿茶酚胺大量释放）等。

有时两种或两种以上因素并存，更易致 QT 间期延长，诱发 TdP。关于继发性 LQTS 治疗，除第⑤点外，均首选硫酸镁稀释后静脉注射，继而静脉滴注，利多卡因可能有效；在完全性房室传导阻滞等严重心动过缓情况下,可予异丙肾上腺素静脉滴注或心脏起搏;对继发的自主神经功能紊乱所致者,与先天性 LQTS 一样,均属肾上腺素能依赖型 LQTS,治疗首选 β 受体阻滞剂,异丙肾上腺素列为禁忌。此外,继发性 LQTS 的各种病因及原发病治疗亦十分重要,如纠正低钾、低镁血症,积极妥善治疗急性心肌梗死、脑血管疾病等。

4. QT 间期正常的多形性室速

对联律间期极短的多形性室速,利多卡因等常无效,而维拉帕米有效;对儿茶酚胺介导的多形性室速,β 受体阻滞剂有良好效果。除此两种外,其抗心律失常药物选择同一般单形性室速,首选利多卡因;伴有严重器质性心脏病者,首选胺碘酮。在抗心律失常治疗的同时,积极处理原发病,如心力衰竭、心肌梗死、心肌病、电解质紊乱、酸碱失衡、呼吸衰竭等。

5. Brugada 综合征

近 10 余年来日益受到重视,为导致东南亚一带青年男性死亡的首位原因。本病在我国并不少见。患者常于夜间睡眠中发生多形性室速、室颤,以致猝死。其心电图的典型特征是右束支阻滞图形,$V_1 \sim V_3$ 导联 ST 段抬高伴 T 波倒置。有时这些特征间歇出现,且为慢频率依赖性,心率越慢,上述特征越显著。Brugada 综合征虽与先天性 LQTS 同属于原发性心电疾病范畴,其诱发的室颤均属特发性室颤。实验研究证实,Ia 类 Na^+ 通道阻滞剂、β 受体阻滞剂、α 受体兴奋剂、M 受体激动剂能增加 ST 段抬高,使隐匿性变为显性;而 β 受体兴奋剂、α 受体阻滞剂可使 ST 段下降。利多卡因、胺碘酮对该多形性室速可能有效。

6. 预激并室上速

(1)预激并房颤:如伴有血流动力学障碍,应立即进行直流电复律;如血流动力学稳定,可采用胺碘酮、普罗帕酮静脉注射,禁用维拉帕米和洋地黄。预防复发首选胺碘酮,应择期行射频消融术。

(2)预激并 AVRT:大多为顺向传导型。终止急性发作可采用普罗帕酮、维拉帕米和腺苷,最好在心电监护下应用,因为这些药物抑制房室结传导,而对

旁道无抑制作用。当房室结受抑制后,激动可能改由旁路下传,房室结逆传,形成逆传型 AVTR。

(3)逆传型 AVTR:较少见。常有血流动力学障碍,需紧急直流电复律,如血流动力学稳定,可采用胺碘酮、普罗帕酮静脉注射,禁用维拉帕米和洋地黄,择期行射频消融术。

(4)预激并快-慢综合征:一经确诊,应首选射频消融治疗,晕厥可不再复发,亦不需置入起搏器。

7. 致心律失常性右室心肌病(ARVC)

常见于青年人,部分有家族史。患者易出现持续性室速,猝死率亦较高,特别在活动等交感神经兴奋时。超声心动图检查示右室扩大,弥漫性或局限性右室壁运动不良,右室壁变薄,甚至有如过去所称“羊皮纸心”,其病理改变为右室部分心肌细胞萎缩、变性,被纤维或脂肪组织替代。心电图示 V_1、V_2 导联 QRS 波末,ST 段初见 Epsilon 波(简称 E 波),该波振幅低,但能持续几十毫秒,或局限性 V_1、V_2 导联 QRS 波增宽 ≥110 ms,反映部分右室心肌除极延迟,其室速表现为:呈完全性左束支阻滞图形伴电轴右偏。药物治疗首选胺碘酮,其次利多卡因、美西律,β 受体阻滞剂可能有效。

8. 肥厚型心肌病合并致命性室性心律失常

药物治疗主要采用胺碘酮与 β 受体阻滞剂,其他治疗包括置入埋藏式心脏除颤复律器(ICD)、经皮室间隔心肌消融术及外科治疗等。

(四)病因难以明确时的急诊治疗

1. 血流动力学稳定的宽 QRS 心动过速

定义为频率超过 100 bpm、QRS 宽度超过 120 ms、不伴有意识障碍及组织低灌注的症状及体征。首先需要明确诊断,可以根据病史、12 导联心电图、食管导联心电图等进行判断。紧急情况下,不要求采用非常复杂的分析方法,重点是找出有无室房分离的证据。如果有,肯定为室性心动过速,则首选胺碘酮、普鲁卡因胺,次选利多卡因。若找不到,则认为是无法明确诊断的宽 QRS 心动过速,仍按室速处理,可凭经验使用普鲁卡因胺、胺碘酮;有心功能损害时

只可使用胺碘酮。若肯定为 SVT 并差异性传导,可用维拉帕米或腺苷,而索他洛尔、普罗帕酮、氟卡尼仅可用于室上速。血流动力学稳定的宽 QRS 心动过速的处理程序见图 13-10。

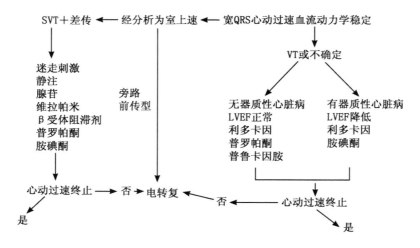

图 13-10　血流动力学稳定的宽 QRS 心动过速的急诊处理程序

2. 血流动力学稳定的单形性室速

可首先进行药物治疗,应用的药物为静脉普鲁卡因胺、索他洛尔、胺碘酮和 β 受体阻滞剂。利多卡因终止室速疗效不如普鲁卡因胺、索他洛尔和胺碘酮。有心功能不全者应首先考虑使用胺碘酮或电转复。应注意抗心律失常药的致心律失常作用,尤其是相继使用 2 种或 2 种以上时,极易出现致心律失常作用,故所用抗心律失常药一般不要超过 1 种。当 1 种合适剂量的抗心律失常药不能终止心律失常时,就应进行电转复。

3. 多形性室速

多形性室速一般血流动力学不稳定,可蜕变为室颤,血流动力学不稳定者应按室颤处理。血流动力学稳定者应注意鉴别 QT 间期有否延长。伴 QT 间期延长的多形性室速称为 TdP,虽可自行终止,但反复发作,易转变为血流动力学不稳定的室速或室颤。应立即停用致 QT 间期延长的药物,并纠正电解质紊乱。此外,还应采用下列措施:静脉注射镁剂、异丙肾上腺素(在除外心肌缺血后,作为临时起搏前的临时措施)、β 受体阻滞剂(作为临时起搏后的辅助措施)、利多卡因及临时起搏。尖端扭转性室速有反复发作的特点,在没有纠正诱因之前(如低血钾),极少停止发作。药物引起的尖端扭转性室速需待一定量的药物排除才能缓解,故可考虑血液灌流或置换。不伴 QT 延长的室速多伴有心肌缺血或心衰等原因,应先行病因治疗。如伴心肌缺血者可使用 β 受体阻滞剂、利多卡因。对其他类型的室速可静脉应用胺碘酮、利多卡因、普鲁卡因胺、索他洛尔或 β 受体阻滞剂。

4. 室颤/无脉搏性室速

只要心律失常引起严重的血流动力学紊乱,就应按心肺复苏处理。强调及时电复律和不间断的胸外有效按压。根据 2005 年国际心肺复苏(CPR)指南的要求,对院外发生的室颤,最好在发作后 8 分钟内进行电复律,院内者应在 3 分钟内进行。不能转复或无法维持有效灌注节律者,应通过呼吸辅助设施如气管插管等措施,以改善通气。在应用肾上腺素、血管加压素后,再行除颤 1 次。胺碘酮可改善电除颤效果。

5. 严重缓慢性心律失常

常见的有窦性停搏、完全性窦房传导阻滞和房室传导阻滞。前两者在心电图上无法鉴别。可试以阿托品 0.5~2 mg 静脉注射,如无效,则应行起搏治疗。对阻滞位于房室结者,亦可试用阿托品,以提高心室率,异丙肾上腺素(1~4 μg/min 静脉滴注)适用于任何部位的房室传导阻滞,但在急性心肌梗死时应十分慎重,因可能诱发严重室性心律失常。以上药物连续应用数天,效果不佳,应尽早行临时或永久起搏治疗。

（五）致命性心律失常的非药物治疗

心律失常的非药物治疗方法较多,包括心脏电复律、置入埋藏式心脏除颤复律器、临时及永久心脏起搏、程序刺激、射频消融、外科手术,还包括心前区叩击及刺激迷走神经等,但就致命性心律失常的急救而言,以心脏电复律和临时起搏最为常用。

1. 急诊心脏电复律

心脏电复律亦称心脏电除颤(electro-defibrillation),是应用高能脉冲电流,短时间内经胸壁或直接通过心脏,使大部分或全部心肌纤维在瞬间同时除极,消除折返激动或异位起搏点,使之恢复窦性心律的方法。影响电复律成功的因素与异位起搏点的兴奋性高低、电能量的大小及窦房结起搏功能有关。采用 R 波启动同步放电,将电脉冲发放落在 R 波降支或波开始后 30 ms 内(心室的绝对不应期中),这样可避免电脉冲落在心室易损期(相当于心电图 T 波顶点前 20～30 ms),防止心室颤动的发生,称为同步电复律。心室颤动时,心电图的 R 波消失,无触发标志,故采用非同步电复律。

(1)适应证:同步电复律主要用于室上速、室速及房颤和房扑。

①伴血流动力学明显障碍的室上速、室速,不应反复选用药物,这样会延误抢救,应该及时采取同步电复律治疗。

②用药物治疗未能迅速终止者,也应及时采取同步电复律治疗。

③非同步电复律用于室颤和室扑,应争分夺秒,每延误 1 分钟,室颤患者的生存率下降 7%～10%。

(2)禁忌证

①洋地黄中毒和或低血钾所致快速型心律失常。

②室上性快速型心律失常合并完全性房室传导阻滞。

③病态窦房结综合征伴发的快-慢综合征。

(3)操作步骤:除颤器一般都设有同步装置,使放电时电流正好与 R 波同步,以避开心室的易损期。电复律前,一定要检查除颤仪上的"同步"功能。操作步骤如下。

①接通电源,打开电源开关,选择除颤方式(同步及非同步)。

②电极板涂以导电糊或用 2～4 层盐水纱布垫好。

③依临床需要不同,按下充电按钮,预设除颤电能。

④按照标识,将电极板分别置于心尖区及胸骨右缘第二肋间,或心尖区及左肩胛区,两个电极板之间的距离不应小于 10 cm,电极板要紧贴皮肤。

⑤按下放电按钮进行电复律,放电时患者胸部肌肉会发生抽搐,随后立即移去电极,观察示波器或记录心电图。根据具体情况,选择复律的电能。若使用单向波除颤仪,室上速时选择 50～150 J,室速选择 100～200 J,室颤时选择 200～360 J。双向波除颤仪较单向波者所需能量低,更为安全,可根据不同病情,选择需要能量。该仪器所预设的最高除颤能量为 200 J。如复律失败,则立即准备第二次放电。放电时任何人不得与患者及病床接触,以免被电击。

⑥电复律完毕,关闭电源开关,将电极板擦拭干净,备用。对神志清醒者,应进行快速、安全、有效的麻醉,以异丙酚或咪唑安定直接静脉注射,对已神志不清者,则不必。

(4)并发症及防治措施

①心律失常:以室性、房性、交界性期前收缩最常见,多为一过性,不予特殊处理;如为阵发性室性心动过速及心室颤动,即给予静脉注射利多卡因后,再行电复律。

②心肌损伤:多见于高能量电击伤,表现为复苏后心肌酶轻度增高及心电图的 ST 段抬高,一般不需特殊处理。

③低血压状态:多见于高能量电击除颤(>300 J 者),无需特殊治疗。若持续时间较长,可酌情给予升压药。

④栓塞:多发生于近期有栓塞史或瓣膜修补术后等。

⑤肺水肿:多发生在二尖瓣、主动脉瓣及心肌病变者。原因不明,按急性肺水肿处理。

⑥皮肤灼伤,不需特殊处理,若较重者可局部涂以凡士林油膏。

2. 急诊临时人工心脏起搏

人工心脏起搏是利用人工心脏起搏器(简称起搏

器)的脉冲发生器,规律地发放一定形式的电脉冲,经导线和电极刺激心脏,引起心房或心室有效的兴奋和收缩,以达到诊断和防治某些心律失常的目的。

(1)分类与方法

①经皮起搏法:分两种途径。

胸壁表面电极法:将两枚面积较大的盘状电极,分别放在左肩胛下角与脊柱之间(正极)和心尖部(负极),或心尖部和右锁骨下窝处,即可开机起搏。

胸壁皮下电极法:用两支针型电极代替上述两枚盘状电极,分别在上述部位斜行刺入皮下,实施起搏。

②经心内膜起搏法:在此仅介绍经静脉心内膜起搏法。由于右侧股静脉较易插入导管电极,故多被选用,常规穿刺部位在腹股沟韧带下1~3 cm处。其次选用锁骨下静脉,穿刺部位在锁骨中点下缘1~1.5 cm处。另外,还可选用颈内静脉、颈外静脉、肱静脉等。静脉插管方法多采用经皮穿刺法,很少采用静脉切开法。

(2)适应证:急诊临时人工心脏起搏术适应证主要为高度或完全性房室传导阻滞、严重窦性心动过缓、窦性停搏及窦房阻滞。多数情况下,临时起搏作为过渡,为永久起搏治疗争取时间。

(3)操作步骤:选用普通双极心内膜临时起搏电极,在X线的电视监视下,将导管电极送到最佳位置。具体操作方法是选用穿刺部位备皮,局部消毒、局麻后,静脉穿刺成功后,从穿刺针插入导引钢丝,用血管钳小心分离局部皮下组织,然后将扩张鞘管沿导引钢丝插入静脉,拔出导引钢丝和扩张管内鞘,将临时起搏电极从外套内插入静脉,将电极送至右心室或右心房,操作最好在放射线下进行。无此条件时,则观察心腔内心电图,如出现明显ST段升高即损伤电流,表明电极与心内膜表面接触良好。到达位置后,将导管尾端正负电极与临时起搏器正负极相连接,测试起搏阈值,输出电压≥2倍阈值,起搏频率按需要确定,感知灵敏度一般为4~5 mv,以上根据患者的病情需要可随时调整。固定电极后拔出外套管,术后患者需卧床3~5天,心电监护1~3天,观察心率、节律以及起搏器功能,还可给予抗生素预防感染。

(4)并发症及防治措施

①心律失常:如室性期前收缩及短阵室性心动过速,多由心内膜电极进入心腔时,对心肌的机械性刺激所致,需将电极撤回右心房,心律失常即可消失。

②血流动力学改变:起搏器置入后,若患者出现头晕、胸闷、乏力等血压降低甚至晕厥等一组症候群,称起搏器综合征。处理方法是房室传导功能正常时,可改为心房起搏器(AAI),否则改为全自动型起搏器(DDD)。少数患者出现腹肌抽动,主要由于心内膜电极插入过深刺激膈肌所致,通过调节电极在右室的位置即可解决。临时心脏起搏后1周内,易发生电极脱位,可造成起搏不良或间断起搏,一旦确诊应在X线透视下重新安置电极。

③气胸与血胸:经锁骨下静脉穿刺心内膜起搏,可并发气胸、血胸、误入锁骨下动脉和局部血肿等,一旦发生应积极处理。穿刺部位局部血肿较常见,一般不需特殊处理。

④感染:多见于局部感染,严重可发生感染性心内膜炎,必要时可使用抗生素预防感染。

⑤心脏穿孔与心包填塞:经静脉穿刺心内膜起搏,可因电极导管过硬或插管时操作粗暴导致急性心脏穿孔,严重者可造成急性血性心包填塞,需紧急心包引流或行心肌修补术。

(六)抗心律失常药物的应用

1. 胺碘酮

具有钠、钾、钙通道阻滞作用,并具有α、β受体阻滞作用。对室性及房性心律失常均有效。剂量过大、注射速度过快可导致低血压。静脉应用胺碘酮的指征:

①除颤后的室颤/室速。

②血流动力学稳定的室速。

③多形性室速。

④未明确诊断的宽QRS心动过速。

⑤伴有心功能受损的室性心律失常。

用法是负荷量150 mg,10分钟注入,需要时还可重复,室颤抢救时可以300 mg静注,维持量1~1.5 mg/min,根据病情数小时后逐渐减量,每日总量不超过2 g。如果初步有效,应同时开始口服。

2. 普鲁卡因胺

适用于各种室上性心律失常(改变旁路传导)包

括快速性房颤及未明确诊断的宽 QRS 心动过速,禁用于 QT 间期延长及尖端扭转室速。本品国外药源充足,国内现无药供应。用法是 20 mg/min 静脉注射,紧急情况下可以 50 mg/kg 至最大剂量,有效后以 1～4 mg/min 静脉滴注。应密切监测心电图和血药浓度,特别是用药超过 24 小时者。出现低血压、QRS 增宽≥50% 或总量达 17 mg/kg 时,应停药。

3. 利多卡因

(1)指征:室性期前收缩、室速和室颤,特别适用于心肌梗死患者;室颤/无脉性室速除颤及应用肾上腺素后。不推荐预防用于无室早的急性心肌梗死。在室性心律失常治疗中,利多卡因作为次选药放在胺碘酮、普鲁卡因胺、索他洛尔之后。

(2)用法:参考剂量是 1.0～1.5 mg/kg 静脉注射,如无效,可于 3～5 分钟后重复,总量<3 mg/kg。心律失常转复后,以 1～4 mg/min 静脉滴注维持,24 小时后应减量,以减少毒副作用。心功能减退、年龄>70 岁及肝功能异常者应减量。

4. β 受体阻滞剂

主要用于急性冠脉综合征。禁忌证是缓慢性心律失常、低血压、严重充血性心衰、支气管痉挛。用法是阿替洛尔 5 mg 静脉注射(5 分钟内),10 分钟后可重复给药。美托洛尔 5 mg 静脉注射(5 分钟内),可连续 3 次,间隔 5 分钟,总量 15 mg,然后口服。

5. 钙通道阻滞剂

维拉帕米可用于某些特殊类型的室速,不能用于心功能减退者。用法是维拉帕米 2.5～5 mg 稀释后静脉注射,15～30 分钟后可重复,最大剂量为 20 mg。

6. 镁剂

应用指征为尖端扭转性室速。用法是硫酸镁 2 g 溶于 20～30 ml 液体中静脉注射,依据病情决定注射速度。对长 QT 综合征发生无症状室性期前收缩二联律者(即将发生 TdP),注射速度要慢(2 g/2 min);对正在发作的 TdP,注射速度要快(2 g/30～60 秒),5～10 分钟后可再注射 2 g,亦可以 3～10 mg/min 持续静脉点滴。副作用为低血压、呼吸肌无力及昏睡等,膝反射消失是镁中毒的信号。

五、致命性心律失常的预防

(一)二级预防

早期的随机对照研究显示药物有一定疗效。CASCADE 的研究对象为室颤复发的高危人群,采用胺碘酮和常规治疗,以心脏性死亡、室颤或需电转复的晕厥为观察终点,随访 6 年,发现胺碘酮能明显降低事件的发生率。后来的一系列临床试验如 AVID、CASH、CIDS 等均证实埋藏式心脏复律除颤器(ICD)预防致命性心律失常复发的疗效优于抗心律失常药。最近公布的 SCD-HeFT 试验,心力衰竭患者随机接受胺碘酮、ICD 和安慰剂,结果显示 ICD 能明显减少心力衰竭患者的总死亡率,而胺碘酮没有显示疗效。

对房速、房颤、AVRT、AVNRT 及部分室速、室颤可行射频消融治疗,特别是先进的标测技术如 Carto 系统、Insite 3000 的应用,成功率已大大提高,射频消融治疗可用于致命性心律失常的一、二级预防;对心肌梗死伴室壁瘤患者可行瘤体切除和冠脉搭桥术;对心瓣膜功能异常者可行置换术。

(二)一级预防

CAST 试验证明 I 类抗心律失常药有增加心血管死亡的危险,于是人们关注 III 类抗心律失常药。Meta 分析总结了 13 个临床试验的 6 500 例患者,表明胺碘酮可使总死亡率减少 13%,但这些试验的样本量较小,其后的 MADIT 试验结果显示,从几个不同的层面终点(心肌梗死病史并非持续性室速,心肌梗死病史并左室 EF<30%)均证实 ICD 用于致命性心律失常的一级预防,可明显降低死亡率。

(王立军　何作云　宋志芳)

参 考 文 献

1 宋有城. 恶性室性心律失常药物治疗现状. 胡大一, 任自文, 宋有城. 恶性室性心律失常的现代治疗. 北京: 人民卫生出版社, 2000, 101~111

2 Mason JW. A comparison of seven electrocardiographic monitoring investigators. N Engl J Med, 1993, 329(7): 452~458

3 Moss AJ, Hall J, Canmon DS, et al. Improved survival with an implanted defibrillator in patients with coronary disease at high risk for ventriculararrhythmia (MADIT). N Engl J Med, 1996, 335(26): 1933~1940

4 The AVID investigators. Antiarrythmics versus implantable defibrillators (AVID) rationale, design, and methods. AmJ Cardiol, 1995, 75 (7): 470~475

5 de la Grandmaison GL. Is there progress in the autopsy diagnosis of sudden unexpected death in adults? Forensic Sci Int, 2006, 156(2~3): 138~144

6 Fogel RI, Prystowsky EN. Management of malignant ventricular antiarrhythmic drugs in patients with ventricular tachyarrhythmias. The electrophysiologic study versus Med, 2000, 28(10 Suppl): 165~169

7 Wilde AA, Dekker LR. Is there a genetic basis for malignant ventricular arrhythmias? Heart Rhythm, 2005, 2 (10): 1145~1147

8 Morganroth J. Indications for antiarrhythmic suppression of ventricular arrhythmias: definition of life-threatening ventricular arrhythmias. Am J Cardiol, 1993, 72 (4): 3A~7A

9 Kempf FC Jr, Josephson ME. Cardiac arrest recorded on ambulatory electrocardiograms. Am J Cardiol, 1984, 53 (11): 1577~1582

10 Roelandt J, Klootwijk P, Lubsen J, et al. Sudden death during long-term ambulatory monitoring. Eur Heart J, 1984, 5(1): 7~20

第 14 章

危重哮喘与慢性阻塞性肺部疾病
Acute severe asthma and chronic obstructive pulmonary diseases

慢性阻塞性肺部疾病(chronic obstructive pulmonary diseases,COPD)是一组以不同程度气流阻塞为特点的慢性肺部疾患,包括慢性支气管炎、不可逆性支气管哮喘、慢性肺源性心脏病等,是呼吸内科较重要的一组疾病。其中支气管哮喘原来也属于 COPD,近来认为支气管哮喘的气流阻塞具有可逆性,现已认定它是一种具有复杂细胞与化学介质参与的特殊炎症性疾病,故不属于 COPD。但对在疾病进程中发展为不可逆性气流阻塞的支气管哮喘,当支气管哮喘与慢性支气管炎或(和)肺气肿重叠存在或难以鉴别时,也可列入 COPD 范围。没有气流阻塞的慢性支气管炎或肺气肿不属于 COPD。已知病因或具有特异病理表现并有气流阻塞的一些疾病,如囊性纤维化、弥漫性泛细支气管炎或闭塞性细支气管炎等也不包括在 COPD 内。危重哮喘、肺性脑病、慢性肺源性心脏病是上述疾病中较重的危重病症。

第 1 节　危重哮喘

支气管哮喘是由可逆性支气管痉挛引起的,临床以阵发性呼吸困难伴哮鸣、咳嗽、咳痰为主要表现的疾病。依据急性发作的严重程度,可将支气管哮喘分为轻、中、重、危重四种(表 14-1),危重哮喘(acute severe asthma),是近年提出的新概念,指那些严重威胁患者生命的急性支气管哮喘发作(chronic life-threatening asthma),也有称为顽固性哮喘(in Refractory Asthma)和致命性哮喘(fatal asthma)。以往曾有将哮喘发作持续 24 小时或以上无法缓解者称为哮喘持续状态(status asthmaticus),如今已被危重哮喘替代。此概念已不在强调哮喘发作持续的时间,而强调其严重程度,处理不及时可直接导致死亡,是危重病医学的重要内容。

支气管哮喘的主要病理变化是支气管平滑肌痉挛、支气管黏膜分泌亢进、支气管黏膜充血、肿胀。病理生理改变特征是支气管平滑肌痉挛所致的呼吸道阻力增加,尤其是在呼气时明显,因而出现呼气性呼吸困难和可逆性的肺充气过度,甚至接近肺总量水平,P-V 曲线处平坦段,V_T 减少,缺氧和 $PaCO_2$ 升高气肿改变。

表 14-1　支气管哮喘严重程度分类

临床特点	轻　度	中　度	重　度	危　重
气短	步行、上楼时	稍事活动	休息时	
体位	可平卧	喜坐位	端坐位	
讲话方式	连续成句	常有中断	单字	不能讲话
精神状态	可有焦虑/尚安静	时有焦虑或烦躁	常有焦虑、烦躁	
出汗	无	有	大汗淋漓	
呼吸频率	轻度增加	增加	常>30 次/分	
辅助呼吸肌活动及三凹征	常无	可有	常有	胸腹矛盾运动
哮鸣音	散在,呼吸末期	响亮、弥漫	响亮、弥漫	减弱、乃至无
脉率	<100 次/分	100～120 次/分	>120 次/分	>120 次/分或变慢或不规则
奇脉	无,<10 mmHg	可有,10～25 mmHg	常有,>25 mmHg	
使用 β_2 激动剂后 PEF 占正常预计值或本人平素最高值%	>70%	50%～70%	<50% 或 < 100 L/min 或作用时间<2 h	
PaO_2(吸空气)	正常	60～80 mmHg	< 60 mmHg	
$PaCO_2$	<40 mmHg	≤45 mmHg	> 45 mmHg	
SaO_2(吸空气)	> 95%	91%～95%	≤90%	
pH			降低	

一、病　因

支气管哮喘的病因复杂,目前尚未完全清楚。大多认为是一种多基因遗传疾病,受遗传因素和环境因素双重影响。

(一)遗传因素

哮喘与遗传因素的关系早已受到重视,越来越多的临床资料证实了遗传因素在哮喘发病因素中的地位,哮喘患者中亲属患病率高于群体患病率。哮喘的重要特征是存在呼吸道的高反应性,一些遗传因子控制着呼吸道对环境刺激的反应。目前,对哮喘的相关基因尚未完全明确,但有研究表明可能存在有哮喘的特异性基因、IgE 调节基因和特异性免疫基因。

(二)诱发因素

哮喘的反复发作,除了与遗传因素有关,也常受许多复杂环境因素的影响,它常是多种因素综合作用的结果。

(1)吸入物:可以诱发哮喘的吸入物很多,常见的有尘螨及其代谢产物、花粉、动物皮屑、飞禽羽毛及各种化学物质和药物等,如油漆、硫酸、二氧化硫、青霉素、甲醛、甲酸、阿司匹林等。此外,烟雾等理化因子对呼吸道的刺激,也常是诱发哮喘的因素。

(2)食物:食物中引起哮喘的物质多为异性蛋白,如鱼、虾、蛋、牛奶等。婴幼儿容易对食物过敏,但有的随年龄增长可逐渐减轻。

(3)感染:呼吸道感染常是哮喘的诱发因素,最常见的病原菌是细菌、病毒、支原体,真菌感染多是在这些感染的基础上合并感染。

(4)气候:随气候改变,气温、气压、湿度及空气中离子变化等,均可能诱发哮喘,尤其在寒冷季节或秋冬气候转变时容易发病。

(5)运动:运动性哮喘国外报道较多,青少年多见,典型病例在停止运动 1～10 分钟内支气管痉挛最明显,多数患者在 30～60 分钟内可自行缓解。

(6)其他:情绪和精神因素有时也可能是诱发哮喘的因素之一,女性月经和妊娠也是同样。

二、发病机制

哮喘的发病机制十分复杂,多年来人们投入了大量实验和临床研究,目前一致认为是一种以抗原、抗体结合引起的速发型变态反应或过敏性疾病。按照过敏原的来源,可分外源性和内源性,外源性过敏原可为为花粉、动物皮屑、飞禽羽毛、油漆、尘螨及其代谢产物、鱼虾、蛋、气温、烟雾、运动、阿司匹林等,内源性过敏原是感染的呼吸道细菌和病毒及其代谢产物。

(一)变态反应机制

当过敏原进入具有过敏体质的特异性机体后,刺激机体产生相应的抗体(IgE),当过敏原再次进入机体后,特异性过敏原与相应的抗体结合,合成并释放多种活性介质,如组织胺、慢反应物质(SRS-A)、缓激肽、5-羟色胺(5-HT),致使支气管平滑肌收缩、黏液分泌增加、血管通透性增高、炎性细胞浸润等,造成哮喘发作(图 14-1)。

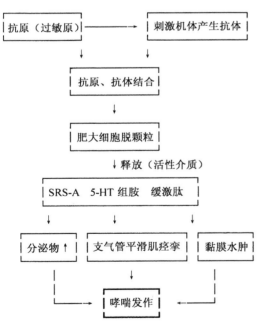

图 14-1　支气管哮喘发病机制

根据过敏原吸入后哮喘发作的快慢,可将哮喘分为速发型、迟发型和双相型,速发型哮喘起病急、病程短,愈后相对较好;迟发型起病慢,但病程持续时间长,临床症状重,肺功能损害明显而持久,愈后差。迟发型哮喘的发病机制复杂,不仅与 IgE 介导的肥大细胞脱颗粒有关,主要因呼吸道炎症所致,可能涉及白三烯、前列腺素、血栓素等介质的释放。

传统的观念认为,外源性哮喘属于 I 型变态反应,临床多表现为速发型哮喘;内源性哮喘属于 III 型变态反应,临床多表现为迟发型哮喘。但有研究表明,迟发型哮喘绝大多数继发于速发型哮喘,迟发型哮喘对速发型哮喘有明显的依赖性。因此,并非所有的迟发型哮喘均是 III 型变态反应。

(二)呼吸道炎症

支气管哮喘的呼吸道炎症是由多种细胞参与的,特别是肥大细胞、嗜酸粒细胞和 T 淋巴细胞,并有 50 多种炎性介质和 25 种以上细胞因子相互作用的一种呼吸道非特异性炎症。呼吸道炎症是哮喘患者呼吸道可逆性阻塞和非特异性呼吸道高反应性的决定因素。

(三)呼吸道高反应性

呼吸道反应性是指呼吸道对各种理化因子或药物刺激后的收缩反应。呼吸道高反应是指呼吸道对正常不引起或仅引起轻度收缩反应的非抗原性刺激物出现过度的呼吸道收缩反应。呼吸道高反应性是哮喘患者哮喘发作的内在机制,也是重要的临床特征之一。虽然该特征常有家族倾向,并受遗传因素影响,但目前普遍认为呼吸道炎症是导致呼吸道高反应性最重要的机制之一。当呼吸道受到变应原和其他刺激后,在多种炎症细胞、炎性介质和细胞因子参与下,呼吸道内黏膜和神经受到损害而出现高反应性。此外,呼吸道高反应性也可能与 β 肾上腺素受体功能低下、胆碱能神经兴奋增强有关。

(四)环磷酸腺苷(cAMP)/ 环磷酸鸟苷(cGMP)

细胞内 cAMP/cGMP 水平影响支气管平滑肌的舒缩状态,cAMP 水平升高时支气管平滑肌舒张,cGMP 水平升高时支气管平滑肌收缩。许多因素可以通过影响细胞内 cAMP/cGMP 水平,诱发支气管痉挛引起哮喘;有些药物也是影响细胞内 cAMP 代谢和 cAMP/cGMP,控制哮喘发作。因此,cAMP/

cGMP 水平也是较主要的发病机制。

三、临床表现与分型

(一)临床表现

1. 症状

典型的临床症状是突然发作的阵发性呼吸困难伴咳嗽和喘鸣,并且以喘为主;发作前常可能出现鼻黏膜痒,流涕,喷嚏不止等先兆症状,继之胸闷或胸部紧迫感,这些均可能是支气管哮喘的早期症状。一旦哮喘发作,多以呼气性呼吸困难为主,不合并感染时,咳嗽、咳痰并不严重,痰液多为黏液状;合并感染时,咳嗽、咳痰加重,痰液可为脓性。

症状发作的次数和持续的时间差异颇大,可以1年内发作1~2次,也可以1周内发作数次;持续时间短则数分钟,长则数小时或数日。内源性或感染性哮喘冬春季和冷热交替时易发,外源性或过敏性哮喘春、夏季好发。

支气管哮喘最明显的临床特征是突发突止,缓解期患者可以完全没有症状和体征,只有在肺功能检查时,才可能发现患者有不同程度的呼吸道反应性增高和呼吸道阻力增加。

2. 体征

(1)端坐位:哮喘患者大多喜欢取端坐位,这样膈肌下降,可以使肺容量增加,有利于用力呼吸;哮喘严重时,还可出现耸肩、张口,有时甚至可以出现三凹征。

(2)呼吸急促或困难:典型哮喘发作的呼吸急促和困难是以呼气呼吸困难为特征。

(3)两肺哮鸣音:哮喘发作时,虽然两肺可闻及散在哮鸣音是哮喘的主要临床体征之一,但哮喘严重时也可能不出现哮鸣音,而只表现为呼吸音减低,这是支气管极度痉挛的结果。随哮喘发作减轻和支气管痉挛逐渐缓解,才可能出现哮鸣音。合并感染时,可闻及散在的湿啰音。

(4)过度充气体征明显:支气管哮喘早期的肺过度充气体征是可逆性的,随支气管痉挛缓解,呼气受限减轻,过度充气体征可以完全消失;但当哮喘反复发作,可出现不可逆性的阻塞性肺气肿,过度充气体征就不可能消失。这时的过度充气体征已不再是支气管痉挛所致的暂时性的肺部过度通气,由阻塞性肺气肿导致的肺部过度通气,通常是不可逆性的。

(5)发绀:缺氧是支气管哮喘患者最常见的临床症状,依缺氧的严重程度不同,患者可出现不同程度的口唇、甲床发绀。

(6)颈静脉怒张:哮喘患者的颈静脉怒张是胸内压增高、静脉回流受阻所致,合并右心功能不全时,颈静脉怒张更加明显,且多同时伴有体循环淤血的体征,如肝颈返流阳性、腹水、下肢浮肿等。

(二)临床分型

(1)吸入型(外源性):发病早,儿童或青年时代就可发病;有时能找到诱因,调换环境、远离过敏原后迅速缓解;速发、速好,多有其他过敏迹象。与体质遗传等可能有关,血中 IgE 明显升高。

(2)感染型(内源性):发病晚,成年发病多见,有反复呼吸道感染史,冬春季或气候寒冷好发,血清中 IgE 可以正常。与吸入型(外源性)哮喘的鉴别要点见表 14-2。

表 14-2 外源性与内源性哮喘的鉴别要点

		内源性(感染型)	外源性(吸入型)
病史	家庭,个人过敏史	较少	多
	好发季节	冬春气候多变时	春、夏季均可
	发作预兆	上感	流涕,喷嚏
症状	发作	逐渐	快
	痰	多,黄脓,中性白细胞增多	喘前无痰,喘后黏痰
	哮喘持续	多	少

续表

		内源性（感染型）	外源性（吸入型）
体检	全身状况	差	好
	哮鸣	正常有	缓解期无
实验室检查	嗜中性白细胞	正常或稍多	增多
	IgE	正常	增多

（3）混合型：是上述两种临床类型长期发展、互为因果的结果，常反复发作，尤其在抵抗力下降或接触过敏物质后。

四、诊断与鉴别诊断

（一）主要诊断依据

（1）反复发作的典型支气管哮喘发作症状（突然性、阵发性喘息及两肺哮鸣音），可排除其他引起喘息和呼吸困难的疾病。

（2）部分患者有过敏史，并有确切的过敏原可寻。

（3）血中嗜酸粒细胞升高，合并感染时中性粒细胞也可升高；肺泡灌洗液中，嗜酸粒细胞增加，且脱颗粒。

（4）肺功能检查出现可逆性改变：如发作时的通气功能下降和呼吸道阻力增加。

（5）皮试或过敏原吸入试验可引起典型的哮喘发作。

（二）鉴别诊断

1. 慢性支气管炎

（1）以感染为诱因。

（2）症状中以咳嗽、咳痰为突出，且多有大量白色泡沫痰或黄白脓痰。

（3）病情较长，不如哮喘症状缓解为快。

（4）有关气道阻力的肺功能改变，在治疗前、后不如支气管哮喘变化显著，多为不可逆性因素引起。

（5）血、痰中嗜酸粒细胞不增加；肺泡灌洗液中，中性粒细胞增加，少量嗜酸粒细胞增加，但无脱颗粒现象。

2. 心源性哮喘

心源性哮喘虽然也存在支气管平滑肌痉挛，但其根本的发病因素是急性左心衰，与支气管哮喘的发病机制完全不同。心源性哮喘是由于急性左心功能不全或衰竭导致肺静脉压升高、肺循环淤血、肺毛细血管静水压增高、肺泡或肺间质水肿、肺内气体弥散障碍后严重缺氧而反射性地引起临床酷似哮喘的支气管痉挛，尤其在早期尚未合并肺泡性肺水肿时。心源性哮喘常是急性左心衰所致急性肺水肿早期的间质性肺水肿阶段，一旦发展到肺泡性肺水肿期，大量白色、粉红色或血性泡沫样痰就足以鉴别。

（1）病史：多有器质性心脏病史，如风心病、高心病、冠心病等。

（2）症状：后期常伴咳嗽及咳大量白色、粉红色或血性泡沫样痰。

（3）体征：除哮鸣音外，常合并心脏体征，如心脏杂音、心界扩大等；早期也可能合并两肺底细湿啰音，发展至晚期肺水肿时，两肺中、下可闻及大、中、小水泡音。

（4）治疗效果：对强心、利尿治疗效果好，如静脉注射西地兰、速尿后，临床症状可迅速控制，但对哮喘患者则可能无效。

（5）病程发展和病情：心源性哮喘起病更急，病情发展也更快，如得不到及时控制，数小时内就可造成患者死亡；其他类型哮喘患者的病情发展和加重相对缓慢，数小时内死亡者明显低于心源性哮喘，但少数危重哮喘也可发生猝死。

3. 气管内肿瘤

气管肿瘤患者，随气管内肿瘤的部位和形态，患者可出现酷似支气管哮喘的临床症状，如吸气性或呼气性呼吸困难，稍不留意，很容易误诊，纤维支气管镜检查是最好的鉴别方法,三凹征伴两肺呼吸音减低是上呼吸道阻塞的特征,遇到此类患者,如果支气管哮喘经过常规治疗仍无法缓解,应尽早采取措施,如纤维支气管镜检查或气管插管和机械通气。除此以外,相当一部分气管肿瘤来自食道癌转移,故应仔细询问病史,了解消化道症状,对可疑病例应尽早行纤维胃镜检查。

4. 代谢性酸中毒

代谢性酸中毒严重时也可出现酷似支气管哮喘的临床症状,一旦酸中毒被纠正,哮喘迅速缓解,这是与支气管哮喘相鉴别的要点。因此,对哮喘患者常规行动脉血气分析十分重要。

五、治疗与预防

(一)控制发作

1. 去除过敏原及发病诱因

较多的支气管哮喘是过敏因素所致,对过敏原明确的患者应首先去除过敏原和发病诱因,如各种食物、药物、精神、气候、职业因素和感染、运动等发病诱因。

2. 解痉

解除支气管平滑肌痉挛是治疗支气管哮喘的最有效措施,可以用于解痉的药物很多,归纳为以下几类。

(1)茶碱类:以氨茶碱为代表的茶碱类药物治疗支气管哮喘,已被半个多世纪的临床实践所证实。常规剂量是氨茶碱 0.25～0.5 g 加入 5%～10%葡萄糖液体 250～500 ml 中静脉滴注,目前已不主张轻易静脉注射。大量临床研究已表明,短时间静脉注入氨茶碱过多时,易引起心率增快,心肌耗氧量增加,这对原有心脏病的患者十分危险,容易引起心脏病并发症而导致患者死亡。我国 60～70 年代,医院的门、急诊工作量大,常将 0.25 g 或 0.5 g 氨茶碱加入 5%～10%葡萄糖 20～50 ml 中,再将装有稀释了的氨茶碱的注射器安置在自制的静脉输液装置上给患者缓慢自动

注射,类似情况造成患者突然死亡的病例屡有报道。后期研究表明,主要原因还是氨茶碱对心脏作用的结果。自 80 年代初以来,随着人们对氨茶碱静脉注射副作用的重视,由氨茶碱静脉注射造成患者死亡的病例明显减少。当然,哮喘和急性左心衰时,氨茶碱静脉注射并不是绝对禁忌,紧急情况下仍然可以考虑,只是一定得严密观察,如遇胸闷、心悸等不适症状加重时,应立即停止静脉注射。

此外,口服氨茶碱可作为哮喘患者发作期和缓解期的常规治疗,常用剂量是 0.1 g/次,3 次/日。

目前应用于临床的茶碱类药物很多,作用机制大致相同,可统称为茶碱类。传统的观念认为:茶碱类药物是通过抑制磷酸二酯酶的活性作用,减少环磷酸腺苷的水解,使细胞内环磷酸腺苷增高而使支气管平滑肌舒张(图 14-2)。现已证明,试管内抑制磷酸二酯酶活性的茶碱类药物浓度,远远高于使支气管平滑肌舒张的有效血浆茶碱浓度的 20 倍。因此,难以完全按此机制解释。现有的研究表明,茶碱能稳定和抑制肥大细胞、嗜碱粒细胞、中性粒细胞和巨噬细胞,能拮抗内源性腺苷引起的支气管痉挛;能刺激肾上腺髓质和肾上腺以外的嗜铬细胞释放儿茶酚胺,间接发挥拟肾上腺素作用,解除支气管痉挛;也有证明茶碱能增强膈肌和肋间肌的收缩力。总之,茶碱类药物仍然是当前较有效的支气管平滑肌解痉剂,目前推荐的治疗哮喘的血浆茶碱浓度是 5～10 mg/L,由此可明显减少其副作用。当与糖皮质激素、拟肾上腺素等药物合用时,多能取得较好的疗效。

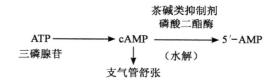

图 14-2 传统观念的茶碱类药物作用机制

(2)拟交感神经药:具体可分 α 和 β 受体兴奋剂,其中 β 受体又分 β_1 和 β_2 受体兴奋剂。按照拟交感神经药的作用特点,可分为选择性和非选择性拟交感神经药。从理论上讲,最理想的支气管痉挛解痉药应该是单纯的 β_2 受体兴奋剂。

①非选择拟交感神经药:这类药物很多,如黄麻碱、异丙肾上腺素、肾上腺素均能使 β_2 受体兴奋,有

较强的支气管扩张作用;但由于这些药同时还可兴奋 α、β_1 受体,产生心血管作用,如心率加快、心收缩力增强、心排血量和心肌耗氧量增加、血压升高等,因此也不同程度地限制了这些药物的应用。以往应用较多的是异丙肾上腺素的气雾剂,如喘息定、治喘灵、复方盐酸异丙肾上腺素气雾剂(愈喘气雾剂),气雾吸入吸收迅速,生效快,心血管副作用相对小;肾上腺素皮下注射仅用在严重哮喘的紧急状况时。目前,上述药物已逐渐被弃用。

②选择性 β_2 受体激动剂(β_2 激动剂):能选择性兴奋 β_2 受体,使支气管平滑肌舒张;增加黏液纤毛清除功能,降低血管通透性,调节肥大细胞和嗜碱粒细胞介质的释放,心血管作用小。常用的沙丁胺醇(Salbutamol),又名舒喘灵、素必它、羟甲叔丁肾上腺素;叔丁喘宁(Terbutalin)。这些药物的剂型很多,可口服、静脉注射、肛栓,但以雾化吸入器或干粉剂吸入为多,通常 5~10 分钟即可见效,疗效维持 4~6 小时。危重哮喘患者 $FEV_{1.0}$ 与 V_T 下降,使用雾化吸入器时不能将药吸入下呼吸道,可将 0.5% 沙丁胺醇 1~2 ml 用生理盐水稀释为 0.1% 的溶液,借助压缩空气或氧气为动力吸入性给药,0.1~0.2 ml/min。β_2 激动剂呼吸道内给药,起效快(5 分钟),维持时间长(4~6 小时)。

(3)胆碱能神经阻滞剂:迷走神经在维持呼吸道平滑肌张力上具有重要作用,哮喘的患者多表现出胆碱能神经功能偏亢现象,应用胆碱能神经拮抗剂可抑制此作用,有助于解除支气管平滑肌痉挛。阿托品、山莨菪碱、东莨菪碱可产生一系列副作用,有可能使其应用受限,目前已有阿托品和东莨菪碱的异丙基衍生物吸入剂,如异丙阿托品和异丙东莨菪碱气雾吸入治疗,对呼吸道腺体和心血管作用不明显,有较好的平喘作用。虽然胆碱阻滞剂起效比 β_2 激动剂稍慢(15 分钟),但维持时间却较 β_2 激动剂长。β_2 激动剂加胆碱阻滞剂可起效快,维持时间长,使疗效增加。

(4)α 受体阻滞剂:有人主张,哮喘发作时,β 受体功能低下,α 受体功能亢进,支气管痉挛,应用 α 受体阻滞剂(单用或与 β 受体兴奋剂合用)可以抑制支气管痉挛。我们应用较多的是酚妥拉明,10~20 mg 加入 250~500 ml 液体中,以输液泵控制缓慢静脉注射。

(5)糖皮质激素:是当前治疗哮喘最有效的药物,确切作用机制还不完全清楚,已被广泛接受和证明的作用环节是稳定细胞膜、抑制介质释放、提高 β 受体兴奋性、抑制磷酸二酯酶活性,使环磷酸腺苷水平升高,支气管平滑肌舒张;干扰花生四烯酸代谢,如白三烯和前列腺素合成;减少微血管渗漏;抑制细胞因子生成;抑制炎症细胞迁移和活化;增加呼吸道平滑肌对 β_2 激动剂的反应性等。临床常用的制剂很多,如甲基泼尼龙、琥珀酸氢化可的松、地塞米松、泼尼松、泼尼松龙,多用在危重哮喘用其他药物治疗无效时,一旦症状缓解,立即减量或停用。主要采用静脉滴注或注射的方式给药,普遍效果好。极严重病例在短期内(3~5 天)使用较大剂量糖皮质激素,有推荐最好应用琥珀酸氢化可的松和(或)甲基泼尼龙,100~300 mg/d,病情得到控制或缓解后逐渐减量,改为口服给药。临床症状控制后,再用 1 周左右。连续用药 2 周以上者,不宜骤然停药,应先减量维持,以免复发。我们在临床应用较多的还是静脉注射地塞米松,10~20 mg/次,1~2 次/日,连续 2~3 天,同时应用机械通气,多能取得较好疗效。

目前,更多的还是主张以激素雾化吸入治疗为主,以替代全身用药,不但平喘效果好,也减少不良反映。常用的糖皮质激素有丙酸倍氯米松气雾剂和丁地去炎松气雾剂。借助定量雾化吸入器(MDI)或干粉剂吸入,有较强的呼吸道局部抗炎作用。危重哮喘或哮喘急性发作时,应与 β_2 激动剂或茶碱类支气管扩张剂合用。

3. 抗感染

无论是对内源性支气管哮喘或是外源性支气管哮喘,抗感染治疗均是很重要的环节。对内源性支气管哮喘,抗感染治疗是去除病因;对外源性支气管哮喘,抗感染治疗是预防并发症。常用方法与各种控制肺部感染相同,主要是合理选择有效抗生素,辅以止咳、祛痰。

4. 呼吸机治疗

以往危重哮喘很少需要用机械通气治疗,主要原因并不一定是病情不需要,而主要可能是临床缺乏机械通气设备。近年来,随着医疗设备的完善,机械通气治疗哮喘持续状态的病例不断增多,这在相当大的程度上缩短了危重哮喘的病程,减少了患者的痛苦,也明显降低了哮喘持续状态的死亡率,是十分值得推广和提倡的有效方法,尤其是对较严重的病例。

(1)适应证:各种诱因所致的危重哮喘,只要缺氧严重,用一般方法无法缓解,且有危及患者生命危险或者患者已无法耐受,就应及时考虑应用机械通气,纠正缺氧,缓解支气管哮喘。

(2)人工呼吸道选择:支气管哮喘是可逆性支气管痉挛所致,虽然起病突然,有时也很危重,但相比较而言,大多容易缓解,尤其是应用机械通气后。因此,一般应首选气管插管,一旦缺氧纠正,支气管哮喘均能缓解。气管插管的途径依操作者的熟练程度而异,情况紧急、经鼻插管不熟练时,可以经口气管插管。病情允许、经鼻插管熟练时,还是以经鼻气管插管为好,这样患者易于耐受,导管易于固定。除非合并其他严重并发症,否则不考虑气管切开。

(3)呼吸机类型、模式、功能选择:危重哮喘也是以缺氧为主,缺氧的主要原因首先是通气障碍,机械通气对通气障碍所致的缺氧效果最好,一般均能迅速改善缺氧,控制哮喘持续状态。问题是这类患者支气管痉挛,呼吸道阻力高,初应用机械通气时,呼吸机协调十分重要。除了暂时性提高 FiO_2,迅速纠正缺氧,阻断缺氧所致支气管痉挛所造成的恶性循环外,加雾化吸入解痉剂,效果不好时,还需借助镇静剂、呼吸中枢抑制剂,甚至在镇静剂的辅助下应用肌肉松弛剂。哮喘患者应用呼吸机应以定容型为妥,通气模式也并不复杂,IPPV 即可,有主张应用低水平 PEEP(3～5 cmH_2O),以防止呼气时的支气管陷闭,较多的还是主张应用 PSV 加用低水平 PEEP。

(4)脱机标准:不伴有明显肺功能障碍的哮喘持续状态患者脱机简单,只要支气管痉挛缓解,缺氧纠正,就可以考虑脱离呼吸机。有肺功能障碍的患者,应视具体情况,逐渐减低呼吸机条件,最后脱机、拔管。

(5)注意事项

①哮喘患者以呼气困难为主,呼吸机设置最初应相对低一些的 V_T 和慢呼吸频率,当缺氧、CO_2 潴留和酸中毒改善后,再逐渐改为高潮气量、慢呼吸频率、长吸:呼比(≥1:1.5)的机械通气。

②应用机械通气的哮喘患者,无论是否伴有 CO_2 潴留,吸入气氧浓度均可依据缺氧情况适当设置,必要时可短时间提高吸入气氧浓度,以求缺氧迅速纠正。

③支气管痉挛严重的危重哮喘,呼吸道阻力高、呼吸机难以协调时,可首先借助激素和解痉剂解除支气管痉挛,效果不佳时再选用吗啡或肌肉松弛剂。

5.其他

对危重哮喘患者,除了给氧、补液、保持呼吸道通畅外,还应积极寻找主要诱因。常见的有呼吸道严重感染、失水、痰液黏稠不易咳出、某些吸入性抗原持续存在、精神紧张或用药不当、严重缺氧和二氧化碳潴留,必要时应及时应用机械通气治疗。也可能合并酸碱平衡失调,如严重的代谢性酸中毒,此时应及时补碱,迅速纠正代谢性酸中毒。

(二)预 防

(1)有明确过敏原者,应避免接触过敏原或行脱敏治疗。

(2)内源性或感染性支气管哮喘,只能通过逐渐增加机体抵抗力和避免呼吸道感染来预防支气管哮喘的发作。

(3)色苷酸二钠喷雾:是一种预防哮喘的非激素类吸入型抗炎药物,确切作用机制还不完全明了,可能机制如下:

①进入呼吸道,与肥大细胞表面的 IgE 结合,减少抗原-抗体结合的机会,预防和减少发病。

②对肺泡巨噬细胞、嗜酸粒细胞、中性粒细胞和单核细胞等炎症细胞具有细胞选择性和介质选择性抑制作用。

③对呼吸道平滑肌有一定直接抑制作用。多适用于吸入型或合并过敏性鼻炎者,也可用于混合型和感染型。

六、护 理

(一)发作期

(1)熟悉发病前驱症状,以尽早处理,控制发作。

(2)注意用药反应,尤其是拟交感神经药。

(3)静注氨茶碱应缓慢。

(4)减少烟、尘刺激,做好安慰工作,避免情绪激动与紧张。

(二)缓解期

(1)严密观察,注意寻找确切的过敏原,并尽可能地避免接触;必要时坚持行脱敏治疗。

(2)积极增强体质,注意耐寒锻炼,适当应用增强机体抵抗力的药物,如人体白蛋白、丙种球蛋白、转移因子、核络注射液等。

第 2 节　肺性脑病

慢性阻塞性肺部疾病患者伴中、重度呼吸衰竭时,由于缺氧和二氧化碳潴留引起一系列神经精神系统症状及体征,并能除外其他原因者称肺性脑病。临床上,慢性阻塞性肺部疾病患者的缺氧较二氧化碳潴留更容易纠正,故造成意识障碍的主要原因可能多为二氧化碳潴留或由二氧化碳潴留所致的失代偿性酸中毒,国外文献中,普遍称为二氧化碳麻醉。

一、病因与发病机制

引起肺性脑病的确切机制还不完全清楚,可能是多种因素综合作用的结果。

(一)主要原因

1. 二氧化碳潴留(高碳酸血症)

(1)二氧化碳是强有力的脑血管扩张剂,可引起脑血流量增加、颅内压增高、间质性脑水肿。临床可相继出现头昏、头痛、定向力差、血压升高、球结膜水肿、视乳头水肿等症状。

(2)$PaCO_2$ 明显增加后,可通过直接抑制大脑皮层,产生意识障碍。

(3)$PaCO_2$ 升高后可抑制呼吸中枢,产生通气障碍,加重缺氧和高碳酸血症,并因此而产生恶性循环。有研究表明,吸入气中二氧化碳浓度轻度增加,能增加肺通气量,这是二氧化碳对呼吸中枢直接兴奋的结果;但当吸入气中二氧化碳浓度过度增高,则会抑制呼吸中枢。正常空气中二氧化碳含量为 0.04%,二氧化碳分压为 $0.3\ mmHg$。如吸入 4% 二氧化碳,通气量可增加 1 倍;吸入 10% 的二氧化碳,通气量增加 10 倍;但如继续上升,通气量非但不增加,反而会出现肌肉震颤、僵直及全身痉挛。吸入 $20\%\sim30\%$ 二氧化碳能引起昏迷,直至死亡。

临床上,$PaCO_2$ 升高的程度与肺脑的发生率不成正比,有报道 $PaCO_2$ 升高达 $120\ mmHg$ 者,神志仍十分清楚;反之,也有 $PaCO_2$ 稍升高达 $70\sim80\ mmHg$ 时,临床即出现意识障碍,如瞳孔缩小、嗜睡,甚至昏迷。原因可能为:

①个体差异:与个人大脑皮层耐受 $PaCO_2$ 升高的阈值有关。

②二氧化碳潴留发生的速度:已经观察到,肺脑发生率与二氧化碳潴留发生快、慢或速度密切相关。急性二氧化碳潴留时,因肾脏代偿性保留 HCO_3^- 的作用尚未充分发挥(正常需 72 小时以上),$PaCO_2$ 急剧下降,这时 $PaCO_2$ 虽仅 $>70\ mmHg$,也可能出现意识障碍。反之,当二氧化碳潴留逐渐产生时,大脑皮层对 $PaCO_2$ 升高的耐受程度逐渐增加,加之肾脏有足够的时间代偿性地保留 HCO_3^-,使 pH 尚能维持在正常水平,即使 $PaCO_2$ 明显高于正常水平,患者也不一定出现意识障碍。

2. 缺氧(低氧血症)

严格地讲,肺脑主要为二氧化碳潴留所致,但由于肺脑患者常合并不同程度的低氧血症,尤其在接受治疗以前。因此,在分析肺脑的发病机制时,就很难排除缺氧对意识状况的影响。

(1)脑血管通透性增高:缺氧能破坏血管基底膜的正常结构,使血管通透性增加,脑组织间质水肿。

由于血脑屏障通透性也增加,故正常不能透入脑组织的水分物质易进入脑组织,致脑组织内液体增加,脑组织水肿。

有学者对死于肺性脑病的患者尸检,发现脑组织重量增加、脑血管充血、脑回变平等脑水肿的改变明显。也有发现脑血管扩张、红细胞外渗、毛细血管内皮细胞肿胀及退行性变。国内有学者报告,17例肺性脑病患者尸检均发现脑的各部广泛性充血与水肿,脑膜和脑实质的血管明显扩张、淤血;10例还有点片状出血,部分病例有血栓形成、栓塞、梗死或出血。

(2)脑血管代谢机能障碍:严重缺氧使脑细胞线粒体代谢障碍,乳酸堆积,三磷腺苷能量消耗,脑的能量供给不足,产生机能障碍。

(3)pH下降(酸中毒):主要表现为脑组织内酸中毒。正常脑脊液内 $PaCO_2$ 比血液高 8 mmHg,且由于 HCO_3^- 透入血脑屏障的迅速较慢,故脑脊液缓冲能力低于血液。当二氧化碳急剧潴留时,脑组织内酸中毒得不到缓冲,故其酸中毒较血液明显。酸中毒时脑细胞内外离子交换,Na^+ 进入细胞内,脑组织内钠潴留产生水肿;H^+ 进入细胞内,脑组织细胞内酸中毒。酸中毒可使脑神经胶质细胞和脑皮层细胞内的溶酶体破裂,释放各种组织、蛋白水解酶,各种脂酶、磷酸酶。这些强有力的水解酶释放到细胞内,破坏细胞内膜精细结构,促使脑细胞自溶而死亡,临床出现一系列精神、神经症状。有尸检发现神经细胞变性,以大脑皮层包括海马和小脑浦肯野细胞为显著。

(二)次要原因

除缺氧和二氧化碳潴留以外,有些次要因素也可能参与和促进肺脑的发生。

1. 肝肾功能障碍

继发于低氧血症之后,肝肾功能障碍所致的去氨作用障碍(肝合成尿素功能下降和肾分泌氨作用障碍),血氨升高,在肺脑发病中占一定地位。另外,当二氧化碳潴留致细胞内酸中毒时,NH_3 为嗜酸性,当细胞内酸中毒,NH_3 易于进入细胞内,这也有益于血氨潴留,但血氨并不一定升高,机制不详。

2. 酸碱平衡失调

肺性脑病的酸碱平衡失调最常见有两种类型。

(1)呼酸:发病机制同前述,临床表现以皮层抑制型多见。

(2)呼酸合并代碱:多见于经治疗后,如利尿、补碱、吸氧、激素、呼吸兴奋剂、呼吸器等,对患者的主要危害在于代谢性碱中毒所致的 pH 上升。

①碱中毒时,脑血管收缩,脑组织缺氧加重。

②碱中毒能抑制呼吸。

③碱中毒时氧离曲线左移,氧与血红蛋白亲和力强,脑组织缺氧加重。

④碱中毒时游离钙降低,低钙时肌张力增强,肌肉兴奋性升高,抽搐和震颤使耗氧量增高,加重组织缺氧。

3. 水、电解质紊乱

肺性脑病治疗过程中的脱水、利尿、激素应用,加之患者长期饮食障碍,很容易导致低钠、低钾、低氯、低钙。其中低钠可以引起患者表情淡漠、倦怠、反应性差、全身无力,甚至嗜睡、昏迷、抽搐;低钾和低氯很容易造成碱中毒,并发精神症状。

对上述这些原因引起的神经、精神症状障碍是否归于肺性脑病尚有争论,有人主张这类患者神经精神障碍,并非与二氧化碳潴留有关,故应另当别论。

(三)诱发因素

1. 病源性

(1)感染:呼吸道感染加重时,支气管黏膜充血、水肿和分泌物增加、通气功能下降能加重缺氧和 CO_2 潴留,80%～90%以上病例肺脑发病为感染造成。

(2)呼吸道阻塞:慢性阻塞性肺部疾病患者除原有的小呼吸道阻塞构成了缺氧和 CO_2 潴留发生的病理基础,有时晚期患者长期卧床,咳嗽和排痰能力降低所致的呼吸道分泌物阻塞和消化液返流或误吸造成的窒息,也可能成为肺脑发病和加重的诱因。

2. 医源性

(1)不适当应用镇静剂:已报道诱发肺脑的镇静剂很多,如异丙嗪、苯巴比妥、氯氮、眠尔通、罗通定、地西泮、奋乃静,也有报道水合氯醛。镇静剂能抑制大脑皮层,抑制呼吸中枢,呼吸抑制,诱发肺性脑病。

因此,对有慢性二氧化碳潴留的慢性阻塞性肺部疾病患者,应禁用和慎用各种镇静剂。

(2)高浓度吸氧:有慢性二氧化碳潴留的慢性阻塞性肺部疾病患者,呼吸中枢时二氧化碳浓度增高引起的兴奋性敏感减低。有报道:$PaCO_2$ 达 $65\sim70$ mmHg,呼吸中枢对二氧化碳敏感性降低 $10\%\sim20\%$;$PaCO_2$ 达 $90\sim100$ mmHg,呼吸抑制,此时依靠低氧血症刺激周围化学感受器,如颈动脉体和主动脉体以维持呼吸。如给予患者吸入较高浓度的氧气,在纠正缺氧的同时,有可能引起患者的意识障碍,轻者嗜睡、定向力减退,重者可造成昏迷。因此,有二氧化碳潴留的患者,应避免吸入高浓度氧,即使缺氧严重,也应将吸入气氧分压控制在 40% 以下。用机械通气的患者,机械通气替代或维持呼吸,即使患者的自主呼吸受到抑制,也不会给对患者造成危害,故属于例外。

(3)不适当应用利尿剂:大剂量快速应用利尿剂,能造成大量钾和氯的丢失,易诱发低钾、低氯性碱中毒,引起脑血管收缩,脑血流量下降,脑缺氧加重,脑水肿形成,诱发肺脑。故对这类患者同样应慎用利尿剂,尤其是排钾的利尿药,如双氢克尿噻、呋塞米等。

(4)二氧化碳排出过快:常见于应用大剂量呼吸兴奋剂及人工呼吸后。又称为二氧化碳排出过快综合征,引起的原理不清,可能因二氧化碳排出过快,脑血管收缩,血流量下降,加重脑缺氧;此外,大量二氧化碳迅速排出,原来体内代偿性地保留的过多的 HCO_3^- 排除过慢,HCO_3^- 相对增多所致的代谢性碱中毒使脑血管收缩,血流量下降,脑缺氧加重。HCO_3^- 通过血脑屏障作用比二氧化碳慢得多,故脑组织发生代碱比全身其他组织明显。碱中毒抑制呼吸,加重脑缺氧,同样也包括碱中毒时氧离曲线左移所致的脑细胞缺氧。

二、临床表现与分级

除原发肺部疾病和肺功能衰竭的临床表现外,肺性脑病因发病严重程度不同,部位不同,临床表现也多种多样。

(一)临床症状

1. 神经精神系统症状

根据临床神经精神系统的表现特征不同,可分为 3 种类型。

(1)抑制型:此种类型意识障碍依据程度分为嗜睡、浅昏迷、昏迷。早期可能仅表现为表情淡漠、记忆力减退、头昏或头痛、动作欠灵活等;晚期则发展为嗜睡、谵语,甚至昏迷。抑制型出现在酸中毒的患者中多,死亡率相对低,为 36%。

(2)兴奋型:表现为谵妄、多语、躁动、动作离奇或重复动作,如抓空、搔头、打人、幻觉、失定向力、迫害妄想、失语等等。因狂躁,语无伦次,有时被误认为精神分裂症。兴奋型肺性脑病在合并碱中毒时多见,病死率高,约为 80%。

(3)混合型:明显的意识障碍和兴奋症状,甚至精神错乱交替出现,病死率约为 50%。这类患者中,医源性因素诱发的多见,可能与治疗方案不够恰当有关。

2. 运动性精神症状

(1)面部及肢体肌肉颤动、肢体抽搐、癫痫样发作、牙关紧闭、颈强直、肌张力增加、面瘫、二便失禁或潴留、腱反射消失或亢进、踝阵挛、各种病理反射阳性等。

(2)颅内压升高症状:肺性脑病患者也可以出现颅内压升高的症状和体征,如剧烈头痛、呕吐、血压升高等,但多数患者这类症状和体征并不明显。

3. 眼部征象

(1)球结合膜充血,水肿:往往是二氧化碳潴留的眼部主要表现,可能与二氧化碳潴留使脑血管扩张、脑血流增加和颅内压升高、静脉回流障碍等因素有关。

(2)瞳孔改变:多以瞳孔缩小最为常见,是肺性脑病的早期表现,一旦出现瞳孔忽大忽小或两侧瞳孔不对称,多提示有脑水肿并发脑疝形成的可能。

(3)眼底改变:观察眼底,可能发现部分患者出现不同程度的眼底视网膜静脉曲张、视神经乳头水肿,甚至眼底出血等。

(二)动脉血气分析

动脉血气分析对肺性脑病患者的诊断、治疗和病情判断均十分重要,是肺性脑病的主要的实验室检查依据。肺性脑病的主要病理生理改变是缺氧与二氧化碳潴留,动脉血气分析的特点常因病情的轻重和发病的缓急、机体代偿能力的不同及有无并发症,以及是否接受治疗等因素,表现为不同类型的酸碱平衡失调。常见的酸碱平衡失调中可能有以下几种类型。

1. 呼吸性酸中毒

在未经治疗的肺性脑病中,呼吸性酸中毒最为多见。主要表现是 $PaCO_2$ 升高,pH 下降或正常,BE≥ +2.5 mmol/L。

2. 呼吸性酸中毒合并代谢性碱中毒

也是常见的酸碱平衡失调类型,主要表现是 $PaCO_2$ 升高,pH 升高或正常,BE>+2.5 mmol/L,多见于经过治疗的肺性脑病患者,如脱水、利尿、应用机械通气后等。

3. 呼吸性酸中毒合并代谢性酸中毒

是肺性脑病中较严重的一种酸碱平衡失调类型,经常出现在重度和晚期肺性脑病的患者中,合并肾功能不全或严重缺氧的患者中也常见,主要表现为 $PaCO_2$ 升高、pH 下降、BE<-2.5 mmol/L。

(三)临床分级

由于肺性脑病患者的神经精神系统症状与 $PaCO_2$ 升高的程度不成正比,因此肺性脑病的严重程度不是依据 $PaCO_2$ 升高的水平,而是依据临床神经精神系统症状的轻重和并发症,肺性脑病可分为轻、中、重度 3 型。

1. 轻度

临床仅出现神志恍惚、表情淡漠、嗜睡、精神轻度异常和兴奋、多语等表现,无神经系统异常体征。

2. 中度

临床出现浅昏迷、谵妄、躁动、肌肉轻度抽动或语

无伦次等神经精神系统症状,伴有球结膜充血、水肿、瞳孔缩小、对光反射迟钝或消失,但尚无消化道应激性溃疡和弥散性血管内凝血等并发症。

3. 重度

昏迷、抽搐或癫痫样发作,同时伴球结膜充血、水肿、瞳孔扩大、对光反射消失、眼底视神经乳头水肿,对各种刺激无反应或出现神经系统异常体征,可合并消化道应激性溃疡和弥散性血管内凝血等。

三、诊断与鉴别诊断

(一)诊断标准

肺性脑病的诊断标准并不复杂,在慢性阻塞性肺部疾病的基础上,因慢性呼吸功能不全,引起意识障碍等一系列神经精神系统的临床症状和体征,动脉血气分析提示二氧化碳潴留或伴缺氧,排除其他可能引起类似神经精神系统症状和体征的疾病,肺性脑病就可以确诊。其中慢性阻塞性肺部疾病、二氧化碳潴留和精神系统症状是诊断肺性脑病的主要依据。慢性阻塞性肺部疾病以肺心病及其有关疾病,如慢支、阻塞性肺气肿、不可逆性支气管哮喘等最为多见。

(二)鉴别诊断

1. 缺氧性脑病

缺氧经常是引起意识障碍的主要原因,尤其是脑缺氧,许多原因均可以造成不同程度的脑缺氧,如一氧化碳中毒等。严格地讲,单纯缺氧所致的脑功能障碍,并不属于肺性脑病的范畴。因此,在缺氧的同时,必然造成二氧化碳潴留,且主要病理基础是慢性肺部疾病所致的肺功能不全。

2. 各种电解质紊乱所致的意识障碍

电解质紊乱也可造成不同程度的意识障碍和神经精神系统症状,如低钠、低镁、低钾、低氯等。其中低钠综合征的表情淡漠、无言、疲乏无力、神志恍惚,甚至嗜睡、昏迷、抽搐等十分类似于肺性脑病,主要鉴别要点是是否合并高碳酸血症。其他类型的电解质

紊乱也是同样。

3. 中枢系统疾病

许多中枢系统疾病可以引起意识障碍和神经精神系统症状和体征,如脑血管意外等,当这些患者同时合并慢性肺部疾病时,有时很难鉴别。主要鉴别要点除了以是否合并高碳酸血症外,还得了解患者是否以呼吸道症状加重为主要诱发因素。其次,必要的头颅部 CT 和磁共振检查是最可靠的鉴别依据。

四、治疗

(一)给氧疗法

低浓度持续给氧(<40％)是慢性阻塞性肺部疾病氧疗的原则,对肺性脑病患者更是如此,应用机械通气时例外。经鼻导管或鼻塞吸氧的吸入氧浓度换算为 $21+4×$氧流量(L/min)＝FiO_2(％)。肺性脑病虽然以二氧化碳潴留为主要临床特征,缺氧也是主要的临床表现。因此,氧疗是不可缺少的治疗措施。

1. 适应证(给氧指征)

氧疗的指征时以 PaO_2 水平为准,尤其是对同时合并高碳酸血症的患者更应严格掌握。一般来说,凡是低氧血症均是氧疗的指征。低氧血症是指在呼吸空气时,$PaO_2<60$ mmHg、$SaO_2<90％$。依据 PaO_2 的水平高低,可将低氧血症分为轻、中、重度。

(1)轻度低氧血症:PaO_2 50～60 mmHg,$SaO_2≤80％$。

(2)中度低氧血症:$PaO_2$40～50 mmHg,$SaO_2≤70％～80％$。

(3)重度低氧血症:$PaO_2≤40$ mmHg,$SaO_2≤60％～70％$,此时发绀明显、嗜睡、昏迷,可伴严重呼吸困难。

严重缺氧而不伴或伴轻度 CO_2 潴留时,主要因弥散功能障碍或通气/血流比例失调情况下,可给予高浓度氧吸入,如合并突发性自发性气胸、肺不张等。

2. 给氧途径

临床最常用的给氧途径是经鼻导管或鼻塞给氧,

其次是面罩给氧,最有效的给氧途径是气管内给氧,如气管插管或切开后射流给氧或机械通气给氧。

慢性阻塞性肺部疾患患者的主要病理生理障碍是通气功能障碍,由于氧和二氧化碳的物理特征,通气功能障碍的早期主要引起缺氧,只有当通气功能障碍发展到晚期时,才可能引起二氧化碳的弥散障碍,造成二氧化碳潴留。此外,通气功能障碍所致的缺氧易于纠正,一般的情况下,仅鼻导管或鼻塞给氧就可以纠正这类患者的缺氧。但二氧化碳潴留并不是十分容易纠正,有时氧疗还会加重二氧化碳潴留。

(二)抗感染

感染常是肺性脑病发病的主要诱因,抗感染治疗是重要的环节。

1. 原则

(1)大剂量:肺性脑病是病情发展的重要阶段,一旦发展为肺性脑病,常意味着病情的严重程度,随时有危及生命的可能。因此,抗感染治疗容不得等待和观望,加之这类患者多为慢性病患者,平时可能经常应用抗生素,一旦感染加重,主张大剂量应用抗生素,以求尽快控制感染,缩短病程。

(2)联合用药:这类患者由于感染严重,机体抗病能力也差,往往单用一种抗生素很难奏效,一般主张联合用药,将作用于不同杀菌和抑菌环节的抗生素联合应用,多能取得较好疗效。

(3)静脉给药:为加强抗感染治疗,给药途径以静脉给药为妥,且 24 小时内均匀给药,如每 8～12 小时静脉注射,以维持有效血液浓度。目前并不主张气管内喷雾或注射给药,这种局部给药方法很容易产生耐药菌株。

2. 抗生素选择

抗感染治疗过程中,抗生素的选择是一门很重要的学问。一般应以病原学检查为依据,但由于病原学检查的周期长,这类患者的病情重,容不得等待,一般发病初期只能在积极进行病原学检查的同时,先凭经验盲目选择 1～2 种抗生素,待病原学检查结果出来后,再结合临床酌情调整。

(1)盲目选择:首先凭经验判断感染的病原菌是

属于革兰阴性或阳性,并选择相应的敏感抗生素;然后依据抗生素的抗菌谱及杀菌和抑菌的效力,选择合适的抗生素。

一般应从低档到高档,如头孢类抗生素应从一代或二代开始,以后再选择三代;对病情危重的患者,有时可酌情直接选择"高档"的抗生素,以尽快控制病情,缩短病程,防止病情急剧恶化,危及生命;对平时经常应用抗生素的患者,因耐药菌株产生的机会多,可适当选择"高档"或耐药菌株机会少一些的抗生素。

2种或2种以上抗生素联合应用时,应兼顾不同类型或作用机制的抗生素合理搭配,如青霉素＋链霉素,红霉素＋氯霉素,头孢类＋氨基糖苷类,头孢类＋喹诺酮等。

(2)根据病原学检查选择:肺性脑病患者的病原学检查主要依据痰或呼吸道分泌物培养和药物敏感试验,一般连续3次或3次以上是同一种菌株,就有相当可靠的临床参考价值。依照药敏可选用相应的抗生素。

有时药敏试验是在试管或实验室内的结果,不能完全反映临床患者体内的情况,这时也可根据经验,选用相应的抗生素。肺性脑病患者呼吸道感染多为革兰阴性菌,其中较常见的可能为绿脓杆菌、肺炎克雷伯杆菌、大肠杆菌、醋酸钙不动杆菌等。绿脓杆菌一般对羧苄青霉素、复达欣、泰能等抗生素敏感,金葡菌可能对新青霉素Ⅱ、氧哌嗪青霉素及头孢类抗生素敏感,肺炎支原体可能对大环内酯类抗生素敏感。总之,即使有药物敏感试验结果,也应结合临床症状、体征和治疗效果综合评定或选择。

3. 疗程

肺性脑病抗感染治疗的疗程一定得足,静脉注射抗生素一般至少10～15天,以后依据临床症状缓解情况酌情改肌注或口服,以巩固疗效。

(三)保持呼吸道通畅

1. 排痰

是保持呼吸道通畅的重要手段。排痰的方法很多,依照肺部感染的严重程度,可依次选用以下途径。

(1)物理疗法:翻身、拍背、叩捶、鼓励主动咳嗽和咳痰是最基本和最简便易行的排痰的方法,无论对清醒或非清醒的患者均应如此。

(2)祛痰药:使痰液稀释,易于咳出,也是排痰的方法之一,一般可选用药物或雾化吸入。使痰液稀释的药物有氯化铵、必嗽平、沐舒痰、竹沥油等;雾化吸入,尤其是超声雾化吸入对痰液稀释和排痰十分有效。有时为加强超声雾化吸入的痰液稀释和排痰效果,还可在吸入的生理盐水中加入 α-糜蛋白酶;也有加入适当抗生素,如庆大霉素等,有时能获得较好的抗感染效果。

(3)建立人工呼吸道:经人工呼吸道进行呼吸道湿化、痰液稀释和吸引排痰是最好地保持呼吸道通畅、促进排痰的方法,但因气管插管和气管切开对患者总有不同程度的损伤,有时很难被患者本人和家属接受。此外,人工呼吸道建立后,呼吸道开放,水分蒸发多,如果湿化不充分或不及时,呼吸道黏膜干燥,纤毛上皮细胞运动受阻,人体呼吸道非特异性的防御功能受损;加之呼吸道开放后,呼吸道压无法升高,患者主动排痰能力下降;这些均可导致反复呼吸道或下肺单位感染。因此,人工呼吸道建立主要适用于严重感染、呼吸道分泌物多,一般方法排痰不满意的患者。

2. 解痉

解除支气管痉挛也是保持呼吸道通畅的主要手段,常用的方法是药物,如茶碱类、β_2 受体激动剂、糖皮质激素等。

(四)呼吸兴奋剂应用

呼吸兴奋剂可直接或间接兴奋呼吸中枢,使呼吸幅度增加,增加通气量,改善缺氧和二氧化碳潴留,是治疗肺性脑病,纠正或控制二氧化碳潴留的首选方法。

1. 应用指征

二氧化碳潴留是应用呼吸兴奋剂的直接指征,一般以 $PaCO_2 > 50 \sim 60$ mmHg。当伴有意识障碍症状和体征,如头痛、嗜睡、昏迷等,更应考虑及时应用呼吸兴奋剂。因此,肺性脑病诊断一旦确立,就是应用呼吸兴奋剂的指征。当呼吸兴奋剂应用效果不佳,患者的意识障碍明显加重时,应及时应用机械通气。

2. 呼吸兴奋剂选择

（1）尼可刹米（可拉明）：是最常用的呼吸兴奋剂，兴奋延髓呼吸中枢作用较强，对大脑皮层和脊髓亦有兴奋作用。一般以 3～10 支（0.375/支）加入 250 ml 或 500 ml 液体内静脉滴注。尼可刹米剂量过大可出现出汗、皮肤潮红、心率快、烦躁不安、四肢震颤、抽搐等症状，故最好以输液泵或注射泵控制滴速，同时配合排痰和保持呼吸通畅。一旦意识状况逐渐好转立即减量，维持有效浓度，减少不良反应。出现不良反应，应减慢滴速或停用。该药作用迅速而短暂，数小时就有意识好转表现。如果 12 小时后仍未见效，$PaCO_2$ 继续有增高趋势，应考虑行气管插管和机械通气，以免延误病情。

（2）洛贝林：兴奋颈动脉窦化学感受器，反射性兴奋呼吸中枢，作用快而短，副作用小，疗效确切。多与尼可刹米合用，3～10 支（3 mg/支）静滴。剂量过大可引起心动过速、传导阻滞、抽搐等，同样主张输液泵或注射泵控制滴速。

（3）二甲弗林：对呼吸中枢有强烈的兴奋作用，能提高潮气量、改善最大通气量和通气/血流比率，静脉给药作用快，可维持 2～4 小时，但静脉注射速度应慢；也可 16～32 mg 加入液体中静滴或肌注 8 mg/次；副作用也是引起惊厥。

（4）利他林（Ritaline，哌醋甲酯）：对大脑和延髓上部有兴奋作用，20～40 mg 静注 30 分钟 1 次，副作用是可使血压升高。

（五）肾上腺皮质激素的应用

肾上腺皮质激素有抗炎、抗过敏、抗休克和间接解除支气管痉挛的作用，能改善肺通气功能，纠正缺氧，降低细胞膜的通透性，减轻脑水肿作用。长期慢性缺氧患者，肾上腺皮质功能低下，激素可代替其作用。因此，凡病情严重、有低血压休克、顽固性支气管痉挛、颅内压增，采用其他治疗无效者时可使用。激素有使感染扩散、诱发上消化道出血、保钠排钾等副作用，一般主张短期内应用，如氢化可的松 200～300 mg/d 或地塞米松 10～20 mg 静脉注射。一旦病情缓解，立即停用。有消化道出血或溃疡病者慎用。

（六）呼吸机治疗

在慢性阻塞性肺部疾病患者中，肺性脑病是应用机械通气最多的病例。这类患者应用呼吸机最大的顾虑是呼吸机依赖。因此，一般首选呼吸兴奋剂和病因治疗，只有当二氧化碳潴留和意识障碍无法缓解或进行性加重时，才考虑应用机械通气。机械通气能迅速纠正二氧化碳潴留，改善患者的意识状况，避免缺氧和二氧化碳潴留对患者其他脏器造成的危害，也为肺部感染的控制赢得时间，是十分有效的急救和治疗措施。

1. 适应证

用一般方法无法缓解的肺性脑病，均是应用呼吸机的适应证。

2. 人工呼吸道选择

肺性脑病主要见于慢性阻塞性肺部疾病患者，这类患者多是由于肺部感染造成通气功能障碍加重，导致缺氧和二氧化碳潴留。当考虑应用呼吸机时，鉴于这类患者的肺部感染有可能反复发作，为减轻患者的痛苦和减少损伤，在选择人工呼吸道时，一般均首选气管插管。气管插管的途径应该以经鼻插管为妥，但倘若病情不允许或者操作者不熟练时，也可先考虑经口气管插管，待病情缓解或稳定后，再酌情改为经鼻气管插管。这类患者一般不考虑做气管切开。有报告应用面罩连接呼吸机，这样损伤性小，也无气管插管破坏呼吸道防御能力、易诱发反复感染的顾忌，但应做好面罩密闭和预防胃肠胀气的训练工作，尤其对有意识障碍的肺脑患者，更应谨慎使用。

3. 呼吸机类型、模式、功能选择

肺性脑病患者的缺氧和二氧化碳潴留主要为通气功能障碍所致，呼吸道阻力增加和动态肺顺应性降低是慢性阻塞性肺部疾病患者的主要病理生理改变特点，呼吸机能通过改善通气纠正缺氧和二氧化碳潴留。选择呼吸机类型时，考虑到患者的呼吸道阻力增加和动态肺顺应性降低，应选择定容性呼吸机，以保证恒定的通气量。通气功能障碍的患者不需要特殊的呼吸模式和功能，IPPV 足以纠正患者的缺氧和二

氧化碳潴留。但这类患者很容易出现呼吸依赖,依赖的主要原因大多为原有的慢性呼吸功能不全和呼吸肌疲劳,在准备脱机的过程中常需要间断脱机或借助压力支持的功能,锻炼呼吸肌。因此,为这类患者选择呼吸机时,可考虑选用有 SIMV 和 PSV 模式和功能的呼吸机。

4. 呼吸机参数设置

肺性脑病的特点与慢性阻塞性肺部疾病相同,主要是呼吸道阻力增加、肺弹性回缩力下降和阻塞性肺气肿。应用呼吸机时,为减少由于气流速度增加引起的呼吸道阻力增加,保证有效肺泡通气量,有利于增加二氧化碳排出,在设置呼吸机参数时,一般主张慢呼吸频率和高潮气量,吸:呼应 $\geq 1:1.5$,FiO_2 不宜过高,一般均 $< 60\%$。为防止二氧化碳排出过快诱发的碱中毒,初用呼吸机时,可将潮气量和呼吸频率设置在较低水平,吸:呼为 $1:1.5 \sim 2.0$,切勿 $> 1:2.0$;以后根据动脉血气分析逐渐调节潮气量、呼吸频率、吸:呼,以使 $PaCO_2$ 逐渐缓慢下降为妥。

5. 脱机标准

(1)神志恢复清醒。

(2)生命体征稳定,如血压、脉搏、呼吸等。

(3)在较低的呼吸机条件下($FiO_2 < 35\% \sim 40\%$、呼吸频率 12～16 次/分或 SIMV 呼吸频率 5～8 次/分而自主呼吸频率仍 12～16 次/分),$PaCO_2 < 50$ mmHg、$PaO_2 > 60$ mmHg。

(4)排痰能力强:能主动和有效地排痰,或者依靠雾化吸入或旁人帮助排背等,能有效地排痰。

(5)肺部感染控制:可根据临床咳嗽、咳痰及体温、血常规情况,结合胸部 X 片综合分析判断。

6. 脱机方法

肺性脑病患者多伴有不同程度的肺功能障碍,对有明显肺功能障碍的患者脱机比较困难;反之,则简单。一般均得分次逐步进行。

(1)脱机前准备:如训练患者应用腹式呼吸,增强患者对脱机成功的信心。

(2)采用 SIMV 和 PSV 过度:具备脱机标准后,将通气模式改为 SIMV,并将 SIMV 呼吸频率逐渐降低,直至 5～8 次/分后,患者仍能维持正常水平 $PaCO_2$ 时,则可考虑脱机;在应用 SIMV 通气模式期间,为增加胸壁活动幅度,锻炼呼吸肌的力量,预防呼吸肌衰竭,可应用一定水平的 PSV,以后逐渐下降,直至完全去除后,5～8 次/分的 SIMV 呼吸频率仍能维持正常水平 $PaCO_2$ 时,则可考虑脱机。

(3)脱机后

①呼吸兴奋剂应用:肺性脑病脱机后应常规应用呼吸兴奋剂,刺激呼吸中枢,增强自主呼吸,维持 $PaCO_2$ 与 PaO_2 在正常水平。

②呼吸道护理:脱机后不能急于将人工呼吸道拔除,而应在积极作好呼吸道护理的同时,严密观察呼吸和神志情况,尤其是 $PaCO_2$ 与 PaO_2 改变,如 $PaCO_2$ 有进行性上升趋势,伴意识障碍,应用呼吸兴奋剂无效,即使 PaO_2 在正常水平,也应重新应用呼吸机治疗。

③继续加强肺功能锻炼:如鼓励患者主动咳嗽和排痰,锻炼腹式呼吸,定时翻身、排背等。

④加强气道雾化吸入:稀释痰液,以利痰液引流。

(4)人工呼吸道解除:脱机后,人工呼吸道射流给氧,患者的 $PaCO_2$ 与 PaO_2 能维持在正常水平,且咳嗽、排痰能力较强时,即可考虑拔管,解除人工呼吸道。

(5)加强护理:人工呼吸道解除后,仍应继续加强护理,包括鼓励患者主动咳嗽和排痰,锻炼腹式呼吸,定时翻身、排背等所有能增强患者呼吸功能的措施。

7. 注意事项

虽然呼吸机是治疗肺性脑病最有效的方法,但遗留下的主要问题是脱机困难。在应用呼吸机治疗的整个过程中,应尽可能地减少应用呼吸机的时间。这类患者应用呼吸机时间愈长,产生呼吸机依赖的可能性愈大。缩短呼吸机应用时间的主要方法在于迅速控制肺部感染,其中除了应用有效抗生素以外,加强呼吸道湿化和排痰是不可忽视的重要因素。脱机拔管后仍应继续加强上述护理,尤其是主动排痰能力,否则随时有可能再次出现 CO_2 潴留。

(七)纠正酸碱平衡失调

肺性脑病可因心肺功能不全或衰竭、强心、利尿等诱发水、电解质紊乱和酸碱平衡失调,改善通气、纠正缺氧、慎用利尿剂,是预防水、电解质紊乱和酸碱平衡失调的关键。

1. 失代偿性呼吸性酸中毒

是肺性脑病中常出现的临床酸碱平衡失调类型,主要见于二氧化碳潴留急剧增加、肾脏尚未来得及保留过多的 HCO_3^- 的患者。此时 $PaCO_2$ 升高和 pH 下降明显,pH 有时可 <7.30,甚至 7.10~7.20,BE 可以正常或轻度下降。

应当指出,呼吸性酸中毒不是补碱的绝对指征,对失代偿性呼吸性酸中毒患者的补碱应持慎重态度,以计算补碱药物剂量的 1/3,缓慢静脉滴注,然后再观察血液化验结果。因为呼吸性酸中毒的患者,由于肾脏代偿性的原故,BE 为正常正值(<+3),如果稍补碱不慎重,可能会合并代谢性碱中毒。当患者 pH>7.45,$PaCO_2$>50 mmHg,BE>+3 或更高。肺性脑病可能由原来呼吸性酸中毒引起的抑制型变为混合型(抑制-兴奋)或兴奋型,患者的水电解质与酸碱紊乱可能更为复杂,治疗也更加困难,预后较差,死亡率将明显增高,可能达 80%。

补碱公式:[−3−(患者 BE 值)]×体重(kg)×细胞外液(20%)=补碱量(mmol)

总之,对呼吸性酸中毒的患者,应以改善肺的通气为主,积极的病因治疗是改善通气的主要环节,严重时只能借助于机械通气。

2. 代偿性呼吸性酸中毒

多见于二氧化碳潴留缓慢增加的患者、肾脏已能代偿性保留过多的 HCO_3^-,以使 pH 尚能维持在正常范围或仅轻度增高或下降,但 $PaCO_2$ 仍明显升高。主要以改善肺的通气为主,不需要补充碱性药物。

3. 呼吸性酸中毒合并代谢性碱中毒

是肺性脑病最常出现的临床酸碱平衡失调类型,主要见于二氧化碳潴留逐渐增加,肾脏代偿性地保留过多的 HCO_3^-。以使 pH 维持在正常范围;有时因患者同时合并低钾和低氯,此时 $PaCO_2$ 升高仍然明显,但 pH 和 BE 值也增高。当代谢性碱中毒严重时,BE 甚至可以>+15 mEg/L。

(1)碱中毒危害性

①抑制呼吸,使 CO_2 潴留进一步加重。

②低血钾:碱中毒时,肾脏的离子交换改变,如 H^+-Na^+ 减少、K^+-Na^+ 增加,细胞内外的离子交换,可使血清钾减少,并引起心律失常,其中最严重的是室性心动过速和室颤,如处理不及时,随时可造成患者死亡。

③血液 DPG 与 P_{50} 下降,氧离曲线左移,组织缺氧加重。

④血清 Ca^{2+} 与 Mg^{2+} 下降。

⑤脑血管痉挛,脑组织缺氧,脑水肿形成,肺性脑病加重。

(2)治疗

①纠正低钾与低氯。

②口服氯化铵或稀盐酸液。

③醋酸酰胺:作为碳酸酐酶抑制剂,能影响组织 CO_2 运转,尤其加重脑组织中 CO_2 积聚,应慎用,250 mg/d×2。

④盐酸精氨酸:应用其中盐酸纠正碱中毒。优点是作用快、不含钠、不加重水肿、无促进心衰之忧。此外,精氨酸是鸟氨酸循环重要环节,能促进尿素合成与排氨,适用于肺、脑、肝、肾功能不全,排氨功能减低的患者。方法是每 500 ml 液体中加入 10~20 g,24 小时,20~40 mg。

4. 呼吸性酸中毒合并代谢性酸中毒

除 $PaCO_2$ 升高外,pH 明显降低,是补碱的绝对适应证。多因同时合并肾功能不全或严重缺氧和饥饿,机体无氧酵解或分解增加,产酸过多所致。

(八)补钾问题

慢性呼酸和肺脑患者,因厌食或禁食,钾的摄取不足,加之利尿剂和激素的使用等,钾的排泄量增加,输入葡萄糖和大量青霉素钠盐的应用,也可降低血清钾。酸中毒本身,使钾和钠在远端肾小管的交换增加,钾排泄量增加。

呼酸合并代碱,血清钾、氯均降低。但由于钾的代谢比较缓慢,血清钾的浓度并不能真实地反应体内钾的情况。碱中毒越重,碱剩余为正值>+3,HCO_3^- 越高,而 Cl^- 越低。总之,碱中毒患者,不管血清钾是否正常,体内总是缺钾。每克 KCl 内含 K⁺ 13.3 mmol,体内丢钾 200～400 mmol,相当于 KCl 15～30 g,临床即出现严重低血钾症状,应在 5～7 天内补足。可根据病情,每日静脉补给 3～6 g,6 天后改 3 g/d 维持剂量。见尿补钾始终是补钾的原则,每日尿量应保持在 500 ml 以上。

(九)镇静药的使用

镇静药能抑制咳嗽反射,加重痰液引流不畅,加重二氧化碳潴留,加重呼吸性酸中毒,甚至抑制呼吸中枢而导致死亡,应尽量避免使用,特别是对呼吸中枢有选择性抑制剂,如吗啡、哌替啶、地西泮等应为禁忌。如果患者极度躁动,引起耗氧量增加和影响治疗措施的实施时,作为临床紧急措施,可选择对呼吸中枢影响较小的药物,如奋乃静口服、10%水合氯醛灌肠、苯巴比妥肌注。应用机械通气的患者,上述镇静药可以应用,此时无需顾忌这些药物对呼吸中枢的抑制,只应注意血管扩张所致的血容量相对不足和(或)血压下降。

(十)利尿剂

肺性脑病的患者,利尿剂的应用易造成电解质紊乱,如低钾低氯性碱中毒,故应慎用。一般原则是尽可能不用,非用不可时应小量、间歇应用,最好是排钾和保钾的利尿剂合用,如氨苯蝶啶(50 mg,2～3 次/日)或安体舒通与双氢克尿噻(25 mg,2 次/日)合用。应用过程中,注意监测血电解质改变与 24 小时尿量,并随时补充电解质,调整各种利尿剂的用量。

(十一)脱水治疗

脱水并不是肺脑的常规治疗,只有当出现脑水肿、脑疝等症状时,脱水治疗才成为必要的治疗措施。

肺脑患者除呼吸衰竭外,肝、肾功能障碍和电解质紊乱常同时存在,患者常有不同程度的失水和痰液黏稠。失水可造成血液黏滞度增加和血流缓慢,从而增加脑细胞缺氧和血管内凝血的危险性。因此,对肺脑患者的脱水疗法,一直存在分歧。

1. 适应证

(1)凡有脑水肿或脑疝症状和体征者,如头痛、脑脊液压力升高、眼底视神经乳头水肿、眼底血管扩张,伴有神经精神症状或运动紊乱及呼吸节律改变者。

(2)重症患者通过综合治疗,意识障碍仍逐渐加重者。

2. 药物及用法

(1)20%甘露醇或 25%山梨醇:主要分布在细胞间隙,不进入细胞内,降脑压后,不发生反跳现象,性质稳定,无毒性。应用广泛,应用剂量意见不一致。为防止电解质紊乱,250 ml 静脉注射,1 次/12 h,疗效好。

(2)50%葡萄糖:能提高血浆渗透压,有脱水、利尿作用,并可供在体内迅速氧化;因其可透过血脑屏障,易引起颅内压"反跳现象",故降颅压效果差。80～100 ml 静脉注射,1 次/6～12 h。

(3)甘油果糖:对肾功能损害小,250 ml 静脉注射,1 次/12 h。

3. 应用脱水剂注意事项

(1)有心衰者,应慎用能加重心脏负担的脱水剂,如甘露醇等。

(2)循环不稳定时,应禁止使用,必要时可用血管活性药提高血压,然后再适当应用脱水剂。

(3)用后小便少者,不能再使用,否则加重心衰和脑水肿。此类患者可考虑改用呋塞米,但快速利尿药易引起电解质紊乱,不宜多用。

(4)应用脱水与利尿药物时,应定时监测血电解质。

(5)血液浓缩与红细胞显著增多者,也应慎用脱水和利尿剂。

此外,低分子右旋糖酐注射液,能降低血液黏稠度,并可改变红血球膜的电荷状态,从而改善微循环,预防和消除红血球凝集,起到通脉去淤的作用。每次用量 250～500 ml 静滴。开始根据心衰情况,以后逐渐加快。亦有人主张两次高渗剂之间,使用低分子右旋糖酐,以克服脱水带来的不利影响。

(十二)促进脑细胞代谢药物

1. 细胞色素 C

本品系牛心、猪心和酵母中提取的细胞呼吸激活剂,是含铁卟啉的蛋白质,作用机制与辅酶相似,有氧化型(含 Fe^{+++})和还原型(含 Fe^{++})两种状态。在酶的参与下相互转变,经过氧化、还原,完成传递作用。

在氧化过程中,细胞色素 C 为一传递氢体,但它不接受 H^+ 而接受氢的电子,起着传递电子的作用。氢原子的电子被氧化型细胞色素 C(含 Fe^{+++})接受后,H^+ 便游离于溶液中,细胞色素 C 接受 2 个电子后,便成为还原型细胞色素 C(含 Fe^{++});再经过细胞色素氧化的作用,将 2 个电子传递给氧,使其成为 $[O^-][O^-]$ 再与游离的 2 个 H^+ 化合成 H_2O。因此,细胞色素 C 在生物氧化细胞的呼吸过程中,是极其重要的,是有效呼吸电子传递体。细胞呼吸过程中,绝大部分均有此传递体参加。

组织缺氧时,细胞膜的渗透性增高。注入的细胞色素 C 容易进入细胞内,起到矫正细胞呼吸和物质代谢的作用,故可作为组织缺氧治疗的辅助药物,可用于肺脑、一氧化碳中毒、休克、缺氧、冠心病等。成人 15～30 mg,1～2 次/日。

2. 三磷腺苷

有扩张血管、降低血压,与葡萄糖合用可增加脑血流量,并可使末梢血管抵抗力降低,脑血管阻力降低,改善脑循环和促进细胞代谢作用。可用于脑缺氧、脑和冠状血管硬化、心肌梗死、肝炎、肾炎、进行性肌萎缩等疾病。成人 20～40 mg,2～3 次/日,肌注或静脉滴注、静脉注射均可。

此外,细胞色素 C、三磷腺苷和辅酶 A 也可联合静脉滴注。

(十三)强心剂应用

1. 原则

(1)慎用:缺血性心脏病的患者,应慎用洋地黄类强心剂,以免引起洋地黄类药物中毒。

(2)小量分次:选用作用发生快和排泄快的西地兰类药物,小量分次应用十分安全。

(3)不能单以心率快慢与颈静脉怒张判断心衰:肺心病和肺气肿患者,由于肺功能不全和呼吸衰竭,缺氧可能始终存在。缺氧本身就可使心率增快(>100 次/分);另外,肺气肿患者胸廓负压小,静脉回流障碍,颈静脉怒张明显,但肝颈返流(一)。

2. 应用指征

有体静脉淤血体征,如下肢浮肿、颈静脉怒张、肝返流(+)、心率增快等。

(十四)几个新方法

1. α受体阻滞剂:酚妥拉明(Regitin)

(1)原理:①扩张支气管和肺血管,降低肺动脉压。②扩张支气管平滑肌。过去对气管、支气管平滑肌内是否存在 α 受体有争论,现已得到证实。③Szen-tirang(1968)首先指出哮喘发作病的 β 受体阻滞学说:哮喘发作,β 受体功能低下,α 受体活性增高,参与控制支气管平滑肌张力,内源性儿茶酚胺由次要的 α 受体兴奋作用变成主要作用,引起支气管平滑肌痉挛。α 受体阻滞剂能阻断这一作用,并显著增加腺苷酸环化酶活性,恢复其对 β-肾上腺素能的反应。

(2)方法:10～20 mg/(500 ml·d),静脉滴注。

2. 肝素(小剂量)

(1)原理

①抗凝、降低血液黏滞度、疏通微循环,有利于低氧血症合并红细胞增多的高凝患者。

②缓解喉、支气管痉挛,能降低呼吸道阻力。

③降低痰液黏滞度。

④抗炎、抗过敏。

(2)方法

①监测血小板、出凝血时间,纤维蛋白原,凝血酶原时间。

②肝素 50 mg(6 350 U)＋10% 葡萄糖 50～100 ml静滴/日,7 天为 1 个疗程。

③应用中经常复查出、凝血时间,及出血倾向。

3. 莨菪类药

如东莨菪碱与山莨菪碱。

(1)原理

①改善微循环,从而改善肺、脑、肾等器官功能。

②抑制皮层,兴奋呼吸,适用于兴奋型肺脑患者,

以避免呼吸兴奋剂兴奋大脑皮层,加重或诱发抽搐的副作用,也避免镇静药在控制抽搐同时抑制呼吸的弊端。

③调节自主神经,解除滑肌痉挛,抑制迷走神经兴奋,减少呼吸道腺体分泌物,改善通气功能。

(2)方法:东莨菪碱 0.3～0.6 mg 静滴或山莨菪碱,10～20 mg/次静脉注射或静脉滴注。

(3)副作用:常出现不同程度的心率增快、精神兴奋和肠蠕动减少等副作用,停药后缓解。

第 3 节　慢性肺源性心脏病

慢性肺源性心脏病(chronic cor pulmonale,以下简称肺心病)是由慢性肺和胸部疾病或肺血管疾病引起的肺循环阻力增加和肺动脉高压,最终可导致右心室肥大,伴或不伴右心衰竭的一种心脏病。

肺心病是一种常见病、多发病。严重危害着劳动人民身体健康,其流行病学特点是北方多于南方,寒冷地区多于暖和地区,男性多于女性,40 岁以上年龄多于 40 岁以下年龄,农村多于城市。该病与慢性支气管炎和阻塞性肺气肿的发病率有密切关系,死亡和致残率较高。死亡的原因主要为呼吸衰竭、心力衰竭、电解质紊乱、酸碱平衡失调、肺性脑病、心律失常及由慢性缺氧所致的 DIC、肾衰竭等多脏器功能衰竭。致残的主要原因为慢性心、肺功能不全。近 30 年来,全国在肺心病的研究方面取得了不少进展,随着动脉血气分析、酸碱平衡、电解质紊乱、心律失常、人工呼吸机的应用及肺脑的研究等,肺心病的死亡率明显下降。

一、病因与发病机制

(一)病　因

1. 慢性肺部疾患

主要分为两类。

(1)慢性阻塞性肺部疾病:如慢性单纯或喘定型支气管炎、不可逆性气流阻塞的支气管哮喘、阻塞性肺气肿等,统称为慢性阻塞性肺部疾病。

(2)慢性限制性肺部疾患:如弥漫性肺间质性纤维化、肺结核、尘肺、各种职业病肺(硅沉着病、石棉肺)、结缔组织病肺等。

2. 呼吸活动受限性慢性疾患

如脊柱严重畸形、脊柱后侧弯,肺组织受压或不张,胸部畸形、塌陷、胸廓成形术后,肺切除后,广泛胸膜粘连、纤维化等,致肺膨胀受限和有效气体交换面积减少。

3. 肺血管疾病

少见。广泛,反复发生的结节性肺动脉炎,可致肺小动脉阻塞、栓塞,引起肺动脉高压和右心肥厚;高原性长期缺氧,也可致肺小动脉收缩,管壁增厚及红细胞增多和血液黏滞度增高,肺动脉高压和右心肥厚。

(二)发病机制(图 14-1)

1. 慢性阻塞性肺气肿

完全或不完全性的呼吸道阻塞及管壁的破坏,可使肺泡过度膨胀,弹性纤维断裂,有效气体交换减少,除引起缺氧与二氧化碳潴留外,还直接影响肺血管,使肺血管痉挛,肺毛细血管床减少,肺循环阻力增高,肺动脉高压。继续发展,可引起右心劳损、扩大,右心室肥厚、右心衰竭。

2. 慢性缺氧

上述各种病因引起呼吸功能障碍所致的长期慢性缺氧,可使肺血管痉挛,肺血管管壁增厚、肌化,肺循环阻力增高,随后相继引起肺动脉高压和右心功能不全。

3. 胸部畸形或塌陷

也可使肺血管扭曲、闭塞、缩小,肺循环阻力增大;这些与肺有效通气量减少所致的缺氧与二氧化碳潴留共同作用于肺血管,使其痉挛、增厚,肺循环阻力增加,肺血管床减少;这些均可加重右心负荷诱发右心室肥厚、扩大,导致右心功能不全。

4. 肺血管疾病

致肺小动脉阻塞、栓塞,引起肺动脉高压和右心肥厚。

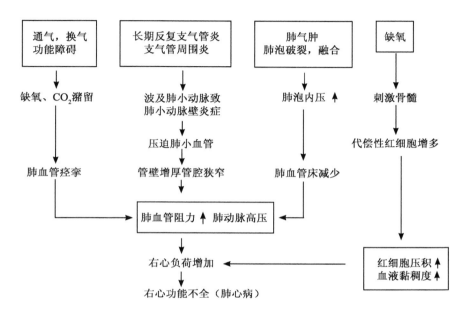

图 14-3　慢性肺源性心脏病发病机制

二、病理学改变

(一)支气管、肺泡改变

1. 支气管

广泛支气管炎和支气管周围炎改变。主要表现为支气管黏膜炎变、增厚;黏液腺增生、分泌亢进,腺泡扩张;支气管管腔内炎性或黏液样分泌物潴留,并形成黏液栓;支气管纤毛上皮损害,运动缓慢;支气管平滑肌肥厚,支气管管壁正常结构破坏,管腔狭窄或扩张。支气管周围组织内可见大量炎性细胞浸润,结缔组织增生和纤维化样改变。

2. 肺组织改变

主要呈肺气肿改变,为全小叶性或小叶中央性。肺泡过度膨胀,弹性纤维断裂,多个肺泡融合成大小不等的肺泡。

(二)肺血管改变

(1)肺动脉分三种类型,弹力型、肌型、细小肺动脉型。其中弹力型无显著改变,有时内膜出现粥样斑块;肌型肺血管变化较大,主要为内膜和中膜增厚,呈局部或弥漫性纤维组织增生,内弹力膜的弹力纤维呈网状增生;中膜平滑肌细胞肥厚、肌层增厚,有时纤维化,其厚度可反映肺动脉压升高的程度;外膜胶原纤维增生。细小肺动脉随病情加重病变显著,表现为管壁增厚,管腔狭窄,内弹力膜分裂成数层或断裂。

(2)支气管动脉:各级的内膜明显增厚,管腔狭窄甚至闭锁。

(3)肺泡壁毛细血管床:明显减少,大泡内残留着肺泡壁血管组织的小梁,大泡的肺毛细血管受压而纤维化和狭窄,可形成栓塞或闭塞,使肺泡毛细血管床显著减少。

(三)心脏的改变

右心室肥厚伴扩张,室壁增厚,心腔扩大;肺动脉圆锥膨隆;镜下见心肌纤维肥大、萎缩、变性、间质水肿、灶性坏死和纤维化；心肌空泡变性，肌浆凝集，肌细胞溶解构成网状空架。部分患者同时合并冠状动脉粥样硬化性病变和左心室肥厚。

三、病理生理改变

肺组织、肺血管和心脏的病理形态学变化是肺心病病理生理学改变的基础。由慢性呼吸系统疾患发展至肺心病或右心衰需要相当长一段时间，此阶段的病理生理学改变主要是呼吸与循环方面的逐步改变。

（一）呼吸功能改变

（1）通气功能障碍：是肺心病最早出现的病理生理学改变，也是最常见、最主要的病理生理学特点。

①阻塞性通气功能障碍：呼吸道完全或不完全性阻塞使呼吸道阻力增加，肺泡过度膨胀，残气量增加，有效通气量减少，早期可表现为单纯缺氧，后期则可发展为合并 CO_2 潴留。

②限制性通气功能障碍：各种使肺膨胀受限的疾病均可使肺活量下降，肺泡通气量减少。

③混合性通气功能障碍：即上述两种通气功能障碍的情况并存。

（2）换气功能障碍：主要为弥散障碍和通气/血液比例失调，多出现在肺心病的晚期，如重度肺气肿、肺泡内炎症使肺泡总面积减少，肺纤维化使弥散障碍，肺毛细血管床减少和血管壁增厚使肺血流减少，通气/血液比例失调。

（3）肺力学改变：呼吸道阻力增加，尤其在直径<2 mm 以下的小呼吸道更为明显。

（4）顺应性下降：阻塞性通气功能障碍可能仅表现为动态顺应性下降，而限制性通气功能障碍却可表现为动态、静态顺应性均下降。

（二）血流动力学改变

（1）肺动脉高压：引起肺动脉高压的因素很多。

①缺氧：可使儿茶酚胺和组胺释放，交感神经兴奋，肺小动脉痉挛；长期持续肺小动脉痉挛可造成肺动脉高压。

②红细胞增多：缺氧可刺激骨髓增生，红细胞生成增多，红细胞压积升高，血液黏稠度增加，加剧肺动脉高压。

③肺气肿：肺毛细血管床减少，肺循环阻力增加；长期肺循环阻力增加，肺动脉管壁代偿性增生、增厚，压力增加。

④肺、支气管慢性炎症：使肺动脉壁增厚、狭窄、闭塞，最终形成肺动脉高压。

（2）右心功能不全或衰竭：长期肺动脉高压，右心负荷增加，右心室肥厚并扩大，右心功能不全。此外，红细胞增多和反复肺部感染，肺循环阻力增加，也可诱发右心功能不全或衰竭。

（3）左心受累：尸检表明，肺心病患者约61.5%有不同程度左心室肥厚，提示肺心病是右心受累为主的全心衰。有两种可能，一是本身合并冠心病；另一可能是继发于长期慢性右心功能不全后左心后负荷增加所致的全心衰。

四、临床症状

肺心病的临床症状主要表现在呼吸与右心功能不全两个方面。根据临床呼吸与右心功能不全两方面症状不同侧重和病情发展，将临床症状分述以下。

（一）呼吸与右心功能不全两方面症状不同侧重的三种临床类型

虽然肺心病均为慢性呼吸功能不全合并肺动脉高压和右心功能不全，但临床确实有患者以单纯呼吸功能不全或右心功能不全症状为主，还有相当一部分患者为混合型，即两方面功能不全症状相等，产生机制不明。

1. 以呼吸功能不全为主

又称红喘型，即 PP 型(pink puffers)。这类患者临床突出的症状是活动后气喘，如出现不同程度的呼气困难，表现为端坐位，肺气肿体征明显，两肺听诊可以除呼吸音减低外，别无异常；当合并支气管感染时，才可闻及干、湿性啰音；患者多半消瘦，口唇发绀并不明显，反而可能表现为面部黏膜呈红色；很少合并右心衰。

2. 以右心功能不全为主

蓝肿型,即 BB 型(blue bloaters)。这类患者临床虽然有气喘和呼吸困难,但并不十分突出;相反浮肿,尤以下肢、肝脏、颈静脉怒张明显;右心衰明显,多需应用强心、利尿剂。动脉血气分析主要提示缺氧,故口唇发绀明显;肺气肿体征不十分明显。

3. 混合型

兼有上述两种临床类型的症状和体征。

(二)功能代偿与失代偿期

1. 功能代偿期

主要为肺动脉高压期。临床除原有疾病的症状外,尚伴肺动脉高压的症状和体征,如肺动脉区第二心音亢进、上腹部剑突下心脏搏动和心音明显;颈静脉可以轻度怒张,但肝颈返流阴性;胸部 X 线可见肺动脉段突出,右下肺动脉直径>15 mm。心电图出现肺性 P 波,电轴右偏,顺钟向转位等。

2. 功能失代偿期

主要为右心功能不全期。除原有的呼吸功能不全症状进一步加重及肺动脉高压的症状与体征外,较突出的症状是右心功能不全和右心衰竭的临床症状和体征,如气喘、心悸、尿少,体检有明显口唇发绀、颈静脉怒张、肝颈返流阳性、下肢浮肿。胸部 X 线可见右心增大,心电图可提示右心肥厚及各种类型的心律失常。许多患者还伴有不同程度胃肠道淤血的症状,如恶心、呕吐、食欲不振,严重时可出现心源性肝硬化和腹水。晚期当合并其他脏器功能衰竭时,可出现相应的临床症状与体征。如合并肾功能不全时,可出现蛋白尿;合并肾上腺皮质功能减退时,可出现皮肤色素沉着;合并肝功能不全时,可出现 ALT 升高;合并 DIC 时,可出现出血倾向。

五、诊断与鉴别诊断

(一)诊 断

凡慢性胸、肺部疾患合并肺动脉高压和右心功能不全症状、体征、胸部 X 线和心电图表现者,即可诊断为肺心病。具体标准如下。

(1)临床症状与体征:慢性胸、肺部疾患病史伴右心功能不全症状与体征,下肢浮肿等。

(2)胸部 X 线:除慢支、肺气肿 X 线表现外,尚伴右下肺动脉增宽≥15～16 mm,右心扩大,肺动脉圆锥突出 3～5 mm,心腰平直。

(3)心电图:肺型 P 波(≥0.22 mV 高尖),右心肥厚,扩大,顺钟向转位。如 $R/S_{V1}≥1.0$;$R/S_{V5}<1.0$;$R_{V1}+S_{V5}>1.05$ mv,$V_{1～5}$ 呈 rs 或 QS 右心室图型。

(4)超声心动图:右心室流出道增宽,右心室内径增宽,右肺动脉内径增宽,左右室内径比值下降。

(5)肺动脉压测定:可经 Swan-Ganz 导管直接测定肺动脉收缩、舒张或平均压。

(6)肺功能测定:主要用于通气功能障碍程度判断。

(7)动脉血气分析:主要用于低氧血症,高碳酸血症,酸碱平衡等改善程度判断。

(二)鉴别诊断

(1)各种病因所致的风心病、冠心病、心肌病等:同样并有气喘、呼吸困难、及右心功能不全症状,两肺可闻及哮鸣音及湿啰音,有时易误诊为肺心病。鉴别要点:

①上述疾病很少有长期慢性咳嗽、咳痰或肺胸部疾患史。

②以上疾病的气喘、呼吸困难、发绀多为急、慢性左心衰所致的肺淤血造成,强心、利尿治疗后症状缓解明显,肺部哮鸣音和湿啰音可完全消失;而肺心病患者的咳嗽、咳痰和气喘、呼吸困难、发绀等很难以单纯强心、利尿所缓解。

③以上疾病的 X 线及心电图均示左心或全心扩大,而并不以右心肥厚、扩大为主;肺心病则恰恰相反,多以右心肥厚为主。

④虽然肺心病也可伴有心律失常,如房性期前收缩、室性期前收缩等,但风心病、冠心病及心肌病的患者更容易伴心律失常,且更加严重,如房颤、室上速、室性期前收缩等。

(2)急性肺心病:详细询问病史,即可鉴别。

六、并 发 症

（一）肺性脑病

是较常出现的并发症，详见本章第2节。

（二）上消化道出血

肺心病患者慢性肺功能不全引起的长期慢性缺氧是造成上消化道出血的主要原因。上消化道出血的发病机制与缺氧引起的胃肠道黏膜糜烂、坏死有关，根本的预防措施在于改善肺功能和纠正缺氧；其次，适当应用 H_2 受体阻滞剂，减少胃酸分泌，降低胃液 pH 值，减轻胃液对已经有损害和病变的胃肠道黏膜继续损害，也是十分必要的手段，尤其在肺心病的急性发作期。

（三）酸碱失衡与电解质紊乱

肺心病患者最常出现的酸碱平衡失调是呼吸性酸中毒，其次是呼酸合并代碱，晚期失代偿患者常出现呼酸合并代酸。酸碱平衡失调除与慢性或急性呼吸功能不全或呼吸衰竭引起的缺氧与二氧化碳潴留有关外，治疗和摄入减少引起的电解质紊乱，如低钾和低氯，常常是酸碱失衡不可忽视的原因之一，尤其是对代谢性碱中毒的患者。

（四）肝、肾功能不全

缺氧和右心衰是肺心病患者肝、肾功能不全的主要原因。损害的程度依病程的长短和病情的严重程度而异，严重时可出现明显的 SGPT 升高、低蛋白血症和蛋白尿等，甚至可出现心源性肝硬化伴腹水。

（五）弥漫性血管内凝血

弥漫性血管内凝血（DIC）也常是肺心病患者急性发作期的严重并发症。

七、治 疗

（一）缓解期治疗

是预防肺心病发作和发展的关键。可以采取的措施很多，主要在于长期坚持预防治疗。缓解期病情能得到很好控制，可明显减少肺心病发作次数，降低肺心病的致残率和病死率。

1. 肺功能锻炼

包括入冬前的耐寒锻炼和平素的肺功能锻炼，如气功、散步、慢走(跑)、深呼吸或腹式呼吸等。这些均是改善肺功能、提高呼吸道抗病能力的可靠措施，只要能长期坚持，大多能取得较好疗效。

2. 提高机体抵抗力与避免呼吸道感染

定期注射能提高机体抵抗力的药物，如核酪、丙种球蛋白、人体白蛋白等，对增加机体抗病能力，预防呼吸道感染，控制肺心病发作次数也很重要。

3. 长期氧疗

大量临床实践表明，慢性阻塞性肺部疾病患者如能接受长期氧疗，不但能明显缓解临床心、肺功能不全的症状和体征，而且能阻止和延缓向肺心病方向发展的速度；即使是对已有肺心病的患者，也能明显降低这类患者的年住院率和死亡率。具体使用方法，是借助家庭制氧仪或制氧装置，实行每日 15～24 小时的氧气治疗，吸氧浓度应控制在 40% 以下，给氧流量应控制在 1～2 L/min。该装置利用分子筛，将空气中的氮气过滤，使氧气浓缩。此方法在国外已开展多年，并有专门的机构向患者提供设施；国内的困难仍在于经济和供氧设施缺乏。

4. 物理治疗

超声雾化吸入治疗是清除呼吸道分泌物，提高肺部非特异性保护机制的重要方法，肺心病患者坚持长期应用有助于预防和治疗感染，减少使用不必要的抗生素，降低药物的毒副作用。呼吸道雾化治疗对排痰和抗感染均有益处，值得广泛推广和实施。一般可以不用药物，仅冷开水呼吸道雾化治疗即可；特殊情况可以加用局部痰液稀释的祛痰药物或抗生素。

5. 无创呼吸机治疗

是缓解通气功能障碍、纠正缺氧和二氧化碳潴留最有效的方法，长期坚持应用无创呼吸机治疗，能减轻缺氧与二氧化碳潴留造成的靶器官损害,延缓或降低肺心病发生率,避免反复二氧化碳潴留导致的呼吸道或肺部感染加重,是慢性阻塞性肺部疾病不可缺少的治疗措施。西方发达国家开展家庭氧疗或呼吸机治疗已有数十年历史,国内受经济条件限制,至今开展仍然不普遍。预计在不久的将来,无创呼吸机治疗一定会成为慢性呼吸功能不全或衰竭患者的必备治疗手段。

6. 一旦有发病征兆尽早治疗

是缓解症状的惟一选择。避免病情拖延后加重和失代偿。

(二)急性发作期治疗

1. 抗感染

是肺心病的病因治疗。除不容忽视的物理疗法外,如翻身、排背、呼吸道雾化等,合理应用有效抗生素是抗感染治疗的主要环节。一般主张早期、联合、足量、彻底的给药原则。给药途径多采取静脉注射或滴注。抗生素选择应侧重对革兰阴性菌有效的药物,且兼顾对耐药菌株的疗效;一般至少选择 2 种或 2 种以上的抗生素联合应用;用药疗程为 7～15 天。病程中积极行呼吸道分泌物的病原学检查,抗感染治疗效果不理想时,可根据病原学检查和药敏试验更改抗生素。

2. 改善肺功能

肺心病急性发作期呼吸功能不全的主要原因,是呼吸道感染所致的通气功能障碍。在应用抗生素抗感染治疗的同时,通过解痉、平喘、止咳、祛痰途径改善患者的通气功能也很重要。常用的方法如下。

(1)氨茶碱:口服 0.1 g,3 次/日;静滴 0.25～0.5 g/d,尽量避免静脉注射,以减少血中氨茶碱浓度过高引起的心血管意外。

(2)糖皮质激素:是缓解各种原因所致支气管痉挛、改善通气的有效措施,常用方法为地塞米松 10～20 mg 间断静脉注射,1～2 mg/d,症状缓解后立即停用。应用糖皮质激素最大的顾忌,是感染加重和由此引起的上消化道出血或应激性溃疡。因此,仅主张短

期内为缓解支气管痉挛和改善通气应用。

(3)复方甘草合剂:祛痰作用肯定,副作用小,应常规使用 10～20 ml,口服,3～4 次/日。

(4)异丙基肾上腺素类药物喷雾:也是有效地缓解支气管痉挛药物,如喘息定、舒喘宁等;惟一顾忌是有增快心率、增加心肌氧耗量的副作用。适用于临时缓解支气管痉挛,作用发生快,消失也快,目前,该药被淘汰。

(5)其他祛痰药:如必漱平、氢化远志合剂、沐舒痰、稀化糖素、鲜竹沥等。一旦痰液经稀释后易于排除,呼吸道感染和通气功能均可迅速改善,症状得到控制。

3. 纠正缺氧与二氧化碳潴留

缺氧与二氧化碳潴留是肺心病通气功能障碍的主要临床表现,早期以缺氧为主,晚期则可合并二氧化碳潴留。两者能引起一系列临床症状和体征,随时危及患者的生命。纠正缺氧与二氧化碳潴留是肺心病综合治疗的主要环节,也是降低肺心病死亡率的重要措施。

(1)氧疗:是纠正缺氧最基本的措施。常用方法是经鼻导管、鼻塞或面罩给氧,氧浓度应控制在<40%水平,以减少缺氧纠正后呼吸中枢受抑制造成的二氧化碳潴留或加重。

(2)呼吸兴奋剂:主要适用于有二氧化碳潴留的患者。除上述治疗以外,应用呼吸兴奋剂十分必要。它有助于增加通气量,降低 $PaCO_2$,减少二氧化碳潴留对人体造成的各种损害(第 4 章第 2 节)。具体应用方法参见本章第 2 节肺性脑病。

4. 呼吸机治疗

请参考本章第 2 节。

5. 控制心衰

肺心病多合并不同程度的心衰,多数患者主要以右心衰为主,极少数患者可同时合并左心衰,处理原则并不完全相同。

(1)单纯右心衰:主要以利尿降低容量负荷和小剂量分次给予强心剂为主。

①利尿剂:虽然右心衰症状明显的患者应常规应

用利尿剂以降低右心的前负荷,但鉴于利尿剂引起的低钾很容易诱发或加重原有的潜在的代碱因素和代碱。因此,主张尽量避免经静脉使用或慎用排钾作用强的利尿剂,如呋塞米等;而主张以口服排钾和保钾利尿剂合用的方式,降低容量负荷,改善右心功能。最常用的是双氢克尿噻与氨苯蝶啶或安体舒通联合应用,并监测24小时尿量和血电解质,必要时随时补充所缺少的电解质,尤其是钾、钠、氯。

②强心剂:以右心衰为主的患者,主要表现为体循环淤血,一般首先采用降低容量负荷的方法控制心衰,只有当利尿效果不佳或有发生左心衰趋势的情况下,才可考虑应用强心剂。肺心病属于缺血性心脏病,对洋地黄类强心剂耐受性差,容易引起洋地黄过量或中毒。因此,肺心病患者很少需要口服常规强心剂;需要应用时也多选择作用发生快、消失快的剂型,如西地兰;并采用小量、分次的给药方式,如0.2 mg/次;效果不佳时,2～4小时后酌情追加。

(2)合并左心衰:当肺心病合并左心衰时,主要表现除了原有的体循环淤血外,尚可出现不同程度的肺循环淤血,严重时可表现为急性左心衰或肺水肿。肺循环淤血可迅速加重原有的呼吸功能障碍,在原有单纯通气功能障碍的基础上,合并弥散功能障碍,处理不及时,立即可导致患者死亡。因此,此时的处理必须十分及时、有效。常用方法与急性左心衰相同,可以立即静脉注射利尿和强心剂,常用的是呋塞米和西地兰,必要时还可应用地塞米松。但在应用过程中,必须严密观察尿量、血电解质和酸碱平衡改变,及时纠正电解质紊乱,减少电解质紊乱引起的酸碱失衡,避免代谢性碱中毒对人体造成的各种危害。

6. 控制心律失常

与所有疾病引起的心律失常相同,控制心律失常的主要方法是去除病因,如感染、缺氧、电解质紊乱等;其中电解质异常导致的心律失常,主要处理在于纠正电解质紊乱。合并冠心病时,酌情选用扩张冠状动脉的药物,如复方丹参与低分子右旋糖酐静脉注射、硝酸甘油类、钙离子拮抗剂。上述病因治疗后,如心律失常仍存在时或出现对血流动力学影响严重的心律失常,可考虑酌情使用抗心律失常药物。

(1)房性心律失常:一般对偶发或频发房性期前收缩,即使病因治疗后房性期前收缩改善不明显,也不需要立即处理。对血液动力学影响较大的房性心律失常,是室上速或快速房颤。对这类心律失常,在病因治疗的同时,就应考虑应用药物治疗。最常用的药物是洋地黄,如西地兰0.2～0.4 mg/次,静脉注射;效果不佳时2～4小时后酌情追加。其次为维拉帕米、美西律、普罗帕酮、乙胺碘氟酮等。

(2)室性心律失常:与房性心律失常相比,室性心律失常更容易引起血液动力学改变,尤其当发生室速或室颤时。肺心病患者出现室性心律失常的主要原因是电解质紊乱,尤其是低钾所致的室性期前收缩、室速或室颤。处理的主要原则是纠正低钾,对短时间内无法纠正的严重低钾性室性心律失常,可借助抗心律失常药物。临床最常用的药物是利多卡因,首先1～2 mg/kg剂量适当稀释后静脉注射,然后将利多卡因稀释为0.5～1 mg/ml的溶液,以输液泵或注射泵维持缓慢静脉滴注,速度以能控制室性心律失常的最低速度为宜。

利多卡因效果不佳时,首先应排除低血钾未纠正的可能。有时即使血清钾已恢复正常,细胞内缺钾仍有可能尚未被纠正,因为血清钾不能反映细胞内钾的真实水平。此时只要患者没有排钾障碍的因素,就应积极经静脉补钾,直至心律失常被完全控制。补钾同时还得注意补镁,否则低血钾也很难得以纠正。对需要限制输液量的患者,可采用高浓度含钾溶液,如0.8%～1.6%,经24小时输液泵或注射泵严格控制速度,维持持续静脉滴注,效果较好。

肺心病患者常合并冠心病,倘若严重室性心律失常为冠心病所致,如短阵室速或持续室速时,可考虑应用乙胺碘氟酮150 mg稀释后静脉缓慢注射,然后酌情采用静脉持续点滴或口服的方式维持。

7. 电解质紊乱

肺心病患者最常出现的电解质紊乱是低钾和低氯。纠正低钾和低氯的主要方法是经静脉补充KCl,血钾恢复正常后,仍应继续静脉补充KCl 3～5天。24小时尿量1 500～2 000 ml时,每日静脉补钾量至少4.0 g;以后每增加1 000 ml尿量,增加补钾2.0 g;24小时尿量2 500～3 000 ml时,每日静脉补钾量至少6.0～8.0 g;其他额外损失钾含量不包括在内。其次,尽可能增加含钾食物的摄入,避免应用排钾利尿剂。多数低钾和低氯经上述静脉补充 KCl 的方式可以纠正,少数患者仍表现为低氯,这时可酌情补充盐酸精氨酸(详见第 7 章)。

8. 酸碱平衡失调

肺心病是最容易出现酸碱平衡失调的疾病,肺心病引起酸碱失衡的类型多而复杂,维持酸碱平衡、纠正酸碱失衡是肺心病综合治疗的重要内容。

(1)呼酸:以改善通气为主,一般不主张补充碱性药物,以避免原有的代碱或碱代偿加重。严重呼酸,pH<7.20~7.25 时,仍主张以积极改善通气为主,必要时应用呼吸机治疗。只有当 pH<7.10~7.20 或尚来不及应用呼吸机治疗时,才可考虑小剂量、分次补充碱性药物,如 5%NaHCO$_3$ 50~60 ml/次,静脉滴注。

(2)呼酸代酸:多出现在 3 种情况。一是急性发病,二氧化碳在血液内急剧积聚,肾脏尚未来得及代偿;二是肺心病合并糖尿病等高代谢性疾病或急、慢性肾功能不全;三是肺心病晚期失代偿阶段。处理原则是在积极改善通气的同时,适当补碱,并控制缺氧、休克、高血糖、肾功能不全等所有能引起代酸的因素和病因。这类患者补碱的指征可以适当放宽,如 5%NaHCO$_3$ 静脉滴注,100~125 ml/次。

(3)呼碱:主要为各种原因造成的过度通气所致,一般无需特意纠正,只要去除原发诱因即可;应用呼吸机治疗者,可通过呼吸机参数调整。

(4)呼酸合并代碱:除了改善通气纠正呼酸外,维持电解质平衡,纠正低钾、低氯,慎用碱性药物和利尿剂是主要的治疗措施。

(5)代谢性碱中毒:主要原因为电解质紊乱,如低钾、低氯性碱中毒,积极补充钾和氯是惟一途径。

9. 并发症处理

如肺性脑病、上消化道出血、肝肾功能不全、DIC等,可参见本书有关章节。

(宋志芳 钮善福)

参 考 文 献

1　Talbot TR, Hartert TV, Mitchel ED, et al. Asthma as a risk factor for invasive pneumococcal disease. N Engl J Med,2005, 352:2082~2090

2　Dailey RH, Simon B, Young G, et al. The airway: emergency management. Mosby Year Book, 1992. 329~338

3　Manning HL, Schwartzstein RM. Pathophysiology of Dyspnea. N Engl J Med, 1995,333:1547~1553

4　Hillberg RE, Johnson DC. Noninvasive Ventilation. N Engl J Med,1997,337:1746~1752

5　Sutherland ER, Cherniack RM. Management of Chronic Obstructive Pulmonary Disease. N Engl J Med,2004, 350:2689~2697

6　Gartlehner G, Hansen RA, Carson SS, et al. Efficacy and Safety of Inhaled Corticosteroids in Patients With COPD: A Systematic Review and Meta-Analysis of Health Outcomes. Annals of Family Medicine,2006, 4:253~262

7　CataluñalJJS, Martínez-García1MÁ, Sánchez PR, et al. Severe acute exacerbations and mortality in patients with chronic obstructive pulmonary disease. Thorax, 2005, 60:925~931

8　Kazemi H. Disorder of the respiratory system. New York: Grune & Stratton,1976. 94~116

9　Shible EM, et al. Respiratory emergencies. Copyright. C. V. Mosby,1977. 152~171

10　Marik P, Varon J, Rao R. B,et al. Acid-Base Disorders. N Engl J Med,1998,338:1626~1629

11　Nahas GG, Sutin KM, Fermon C, et al. More on Acid-Base Disorders. N Engl J Med,1998,339:1005~1006

第 15 章

缺血性与出血性脑卒中
Ischemic and hemorrhagic stroke

脑卒中是指突发性脑循环障碍所致的局灶性神经功能缺失,临床表现为偏瘫、失语、意识障碍等。因发病急,故又称为脑血管意外或中风。根据流行病学调查,全球脑卒中的平均发病率为 200/10 万人,我国部分城市调查结果是 219/10 万人。复旦大学华山医院神经病学研究所对上海地区 10 万人群连续 3 年脑血管病监测,发现 40 岁以后的人群中,年龄每增长 5 岁,缺血性卒中的发病率平均增加 1 倍,出血性卒中平均增加 50%,提示随着人口老龄化,脑卒中的发病率也相应增高。脑卒中不但发病率高,且一旦发病,其病死率、致残率和复发率均很高,呈现"四高"现象,故脑卒中是严重危害人民健康、威胁人类生命的常见病、多发病,主要发病人群为中老年人,且近年来呈上升和低龄化趋势,危害日趋严重,不容忽视。进入 21 世纪,脑卒中仍然是医学领域面临的重大挑战。多年来,随着对脑卒中发病机制、病理生理认识观念的更新和发展、影像诊断技术的开拓和革新、药物治疗的不断开发和研究,在脑卒中的早期诊断方面已取得可喜的进步,但在脑卒中的治疗方面仍缺乏突破性进展。

第 1 节　脑卒中分类和诊断要点

脑卒中主要分为缺血性卒中和出血性卒中两大类,缺血性卒中又可分为短暂性脑缺血发作(TIA)、脑血栓形成、脑梗死;出血性卒中又分脑出血和蛛网膜下腔出血。据有关统计,缺血性卒中占 80%～85%,出血性卒中占 15%～20%,故在脑血管病中,缺血性卒中占大多数。

随着临床水平和影像诊断技术的开拓和发展,对脑血管病的认识进一步提高,使脑血管病的分类也不断发展,以适应临床和研究需要。1995 年中华医学会参照 1986 年第二次全国脑血管病会议修订的脑血管病分类(草案)和第四次全国脑血管病会议等讨论的修改意见,制订了脑血管病分类(1995 年)及其诊断要点。

各类脑血管疾病分类与诊断要点(1995 年)

一、短暂性脑缺血发作

(1)为短暂的、可逆的、局部的脑血液循环障碍,可反复发作,少者 1～2 次,多至数十次,多与动脉粥样硬化有关,也可以是脑梗死的前驱症状。

(2)可表现为颈内动脉系统和(或)椎-基底动脉系统的症状和体征。

(3)每次发作持续时间通常在数分钟至 1 小时左右,症状和体征应该在 24 小时以内完全消失。

二、脑 卒 中

(一)蛛网膜下腔出血

主要指动脉瘤、脑血管畸形或颅内异常血管网症等出血引起。

(1)发病急骤。

(2)常伴剧烈头痛、呕吐。

(3)一般意识清楚或有意识障碍,可伴精神症状。

(4)多有脑膜刺激征,少数可伴有脑神经及轻度偏瘫等局灶体征。

(5)腰穿脑脊液呈血性。

(6)CT 应作为首选检查。

(7)全脑血管造影可帮助明确病因。

(二)脑出血

好发部位为壳核、丘脑、尾状核头部、中脑、脑桥、小脑、皮质下白质即脑叶、脑室及其他。主要是高血压性脑出血,也包括其他病因的非外伤性脑内出血。高血压性脑出血的诊断要点如下。

(1)常于体力活动或情绪激动时发病。

(2)发作时常有反复呕吐、头痛、血压升高。

(3)病情进展迅速,常出现意识障碍、偏瘫和其他神经系统局灶症状。

(4)多有高血压病史。

(5)CT 应作为首选检查。

(6)腰穿脑脊液多含血和压力增高(其中 20% 左右不含血)。

(三)脑梗死

1. 动脉粥样硬化血栓性脑梗死

(1)常于安静状态下发病。

(2)大多数发病时无明显头痛和呕吐。

(3)发病较缓慢,多逐渐进展或呈阶段性进行,多与脑动脉粥样硬化有关,也可见于动脉炎、血液病等。

(4)一般发病后 1～2 天内意识清楚或轻度障碍。

(5)有颈内动脉系统和(或)椎-基底动脉系统的症状和体征。

(6)应做 CT 或 MRI 检查。

(7)腰穿脑脊液一般不应含血。

2. 脑栓塞

(1)多为急骤发病。

(2)多数无前驱症状。

(3)一般意识清楚或有短暂性意识障碍。

(4)有颈内动脉系统和(或)椎-基底动脉系统的症状和体征。

(5)腰穿脑脊液一般不含血,若有红细胞可考虑出血性脑栓塞。

(6)栓子的来源可为心源性和非心源性,也可伴有其他脏器、皮肤、黏膜等栓塞症状。

3. 腔隙性梗死

(1)发病多由于高血压动脉硬化引起,呈急性或亚急性起病。

(2)多无意识障碍。

(3)应进行 CT 或 MRI 检查,以明确诊断。

(4)临床表现都不严重,较常见的为纯感觉性卒中、纯运动性轻偏瘫、共济失调性轻偏瘫、构音不全笨拙综合征和感觉运动性卒中等。

(5)腰穿脑脊液无红细胞。

4. 无症状性脑梗死

为无任何脑和视网膜症状的血管疾病,仅为影像学所证实,可视具体情况决定是否作为临床诊断。

三、脑血管性痴呆

(1)符合第四版《精神病诊断和统计手册》中诊断标准。

(2)急性和亚急性发病的神经系统症状和体征。

(3)既往和近期有卒中发病史。

(4)病程波动,呈阶梯样进展。

(5)常合并高血压、糖尿病、心脏病、高脂血症等。

(6)Hachinski 缺血量表记分≥7 分。

(7)CT 和 MRI 证实脑内多灶性皮层或皮层下缺血性改变。

四、高血压脑病

有高血压脑病史,发病时常有明显的血压升高,特别是舒张压,常伴有头痛、呕吐、意识障碍、抽搐、视乳头水肿等症状和体征。

第 2 节 脑卒中诊断与鉴别诊断

一、脑卒中诊断

脑卒中的诊断包括临床评估和特殊检查两部分。

(一)临床评估

主要依靠详细的病史,全面的体检和神经系统检查。

1. 病史

首先通过患者本人、家属和知情者了解患者发病当时情况,有无意识障碍、肢体无力、瘫痪、麻木、抽搐或言语障碍等,是否合并脑外伤,发病前有无诱因或存在脑卒中的危险因素和诊治情况,以往有无心脑血管病史。

2. 全面体检

重点应注意有无影响心脑血管病的有关病理损害或客观证据。

3. 神经系统检查

确定病变部位和性质,以便进一步检查。

(二)特殊检查

1. 影像检查

(1)头颅 CT:能快速区分出血性卒中和缺血性卒中,安全有效,是目前诊断脑卒中最重要的方法。它不但能显示脑卒中的病变部位、性质、范围、单发或多发,还可以反映邻近组织是否受压及中线结构有否移位等。有时,在卒中发病 2 小时即可显示早期缺血的征象(如脑沟消失、基底节肿胀、大脑中动脉高密度征),对临床早期诊断和鉴别诊断及进行早期治疗有十分重要的价值,应作为脑卒中首选检查方法。近年来,螺旋 CT 技术的发展,提高了分辨率,为脑卒中的超早期诊断,提供了快速的影像信息。

(2)头颅 MRI:MRI 已广泛用于缺血性脑卒中的诊断,尤其临床评估疑有脑干和小脑缺血时,MRI 比CT 具有更明确的影像显示。近年来,功能磁共振成像(fMRI),特别是弥散加权成像(DWI)、灌注加权成像(PWI)、液体衰减反转恢复(FLATR)等新技术的不断开发和应用,为脑卒中的超早期诊断和溶栓治疗,提供了广泛的应用前景。

①fMRI:为测定局部皮质组织中静脉血氧合作用变化,这一成像技术被称为血氧水平依赖性成像,无创伤性,也无需注射对比剂。

②DWI:利用组织中水分子的微观运动,观察弥散系数(ADC)有否降低,若 ADC 下降(如缺血区),DWI 呈高信号,一般在卒中后数分钟即有明显改变。

③PWI:血管内注射对比剂 Gd-DTPA,血流正常时则衰减迅速,在缺血区因血供差和血流慢,信号不

减弱或很少减弱,故缺血区呈持续性高信号区,从而提供最早、最直接的血流下降信息。

④FLATR:是一种当正常脑脊液(CSF)是抑制信号(暗信号)时,T_2延长的组织呈亮信号的MRI序列,对显示脑脊液中或脑脊液周围损害(蛛网膜下腔、脑室内、脑室周围或浅表脑皮质病变)较好,在脑卒中的诊断中也显示了优越性。不利因素是脑脊液的搏动伪影,使病变模糊或产生假象,对超早期出血性卒中,常规序列常不敏感,故临床大多主张CT为首选检查方法,而不是MRI。但随着MRI设备的更新和新技术的开拓和发展,近几年来,经研究证实对出血性卒中的超早期诊断和识别微出血,也能提供可靠的客观依据。

(3)磁共振血管造影(MRA)和CT血管造影(CTA):MRA可无创性显示颅内有无大血管阻塞、阻塞部位、侧支循环等情况,以及动脉瘤、动静脉血管畸形与供血动脉与引流静脉等,如通过静脉注射Gd-DTPA增强剂,则显示效果更佳。CTA为近几年随着螺旋CT问世后发展的新技术,可用于检查颅内动脉瘤、血管畸形和颅内肿瘤,尤其对Willis环及其分支的显示更敏感。

(4)磁共振波谱分析(MRS):是利用磁共振现象和化学移位作用,测定人体内生化物质变化的一种非创伤性技术,临床常用¹H-MRS和³¹P-MRS等进行检查,可检测N-乙酰天门冬氨酸(NAA),为神经元标记物;肌醇(MI),为神经胶质元的标记物的胆碱(Cho),参与细胞膜的构成,为细胞膜损伤、脱髓鞘标记物,乳酸(Lac),是无氧酵解的产物,为急性脑缺血的标记物;肌酸(Cr),其含量相对稳定,常用作参照值,比较其他代谢产物的变化。

在脑卒中的急性期,病变区内Lac水平升高,反映了存活神经细胞的无氧酵解过程在亚急性期及损伤期NAA水平下降,Cho水平升高,若病变区内仅Lac水平升高,而NAA、Cho水平一直正常,表示该区为可挽救区,经治疗后有希望恢复。

(5)其他:如数字减影血管造影(DSA)、单光子发射断层扫描(SPECT)、正电子发射断层扫描(PET),可测定全脑或局部脑血管状态、脑血流,以及脑氧代谢等,因操作时间久,受时间窗的限制,以及临床多种因素的影响,目前在急性脑卒中的诊断应用,价值有

限。胸部摄片或CT检查,以观察心肺情况,以往推荐将胸片作为常规检查,尤其老年和疑有脑卒中者,但后来国外研究表明,仅3.8%患者入院后因胸片检查结果改变了临床治疗决策,提示意义不大。国内因肺癌发生率较高,胸部检查仍不应忽视。

2. 电生理检查

(1)心电图(ECG):为脑卒中时的常规检查,以观察心脏有无异常情况,如重度房室传导阻滞、心律失常(尤其是房颤),以及心梗等表现,上述情况常为急性脑卒中的主要病因。

(2)脑电图(EEG):脑电图活动虽与脑血流变化存在相关性,但由于影像技术的发展,目前脑电图检查在脑卒中的诊断中意义不大,必要时仅作为选择性检查。

3. 超声波检查

(1)经颅多普勒(TCD):为80年代初发展起来的非创伤性颅内血流动力学监测方法,能直接反映颅内大动脉及其分支的血流动态信息,临床主要用于观察颅内动脉有无狭窄、闭塞,血管痉挛、颅内血管畸形等变化。虽然具有一定诊断参考价值,因技术条件限制,仍存在较大的局限性。近几年来,TCD技术又有了不少新的发展,如彩色多普勒显像(CDFI)、实时彩色多普勒显像等,将为临床检查提供更多的信息。

(2)颈部多普勒:主要观察颈动脉有无狭窄、闭塞,及闭塞程度,以及动脉粥样硬化斑块的存在与否、斑块大小等。目前逐渐趋于早期应用,尤其对脑卒中患者,应作为基本检查,以确定有关诊断和治疗策略。

4. 实验室检查

如血常规、血小板、血糖、凝血功能(凝血酶时间、部分凝血活酶时间)、肝肾功能、血清电解质、血沉、C反应蛋白等,必要时进行动脉血气分析、血毒理学筛查、血乙醇试验、妊娠试验或脑脊液检查。后者多年来,由于无创技术的发展,在脑卒中的诊断中,大多数被影像检查所取代,但对临床疑有蛛网膜下腔出血而头颅CT检查阴性者,脑脊液检查仍为必要手段。

总之,通过临床评估及上述的有关紧急诊断检查,大多数能确立脑卒中的诊断和病变类型。

二、脑卒中的鉴别诊断

出血性卒中与缺血性卒中,两者的治疗截然不同,如诊断错误,治疗失当,可造成严重后果,故两者的鉴别诊断至关重要,主要根据临床表现、影像学检查和实验室检查等(见表 15-1)。

表 15-1   脑卒中的鉴别诊断

项 目	出血性卒中	缺血性卒中
既往病史	高血压、动脉瘤、A-V 畸形	脑动脉硬化、心脏病(房颤、心衰)、糖尿病
诱发因素	用力、情绪激动	安静、休息、睡眠、静态至动态时
起病形式	较急(分、秒)	较缓(时、日)
前驱症状(TIA)	无	常有或反复发作
意识障碍	多有	少见
头痛	明显	较轻或无
呕吐	多有	一般无
颈项强直	可有	无
眼底出血	可有	无
血压	明显升高	正常或稍高
体温	略增高	正常
脑脊液	血性	清
CT	脑内高密度影	脑内低密度影

第 3 节   急性脑卒中的治疗

脑卒中的治疗,以往传统观念往往偏重于个人经验,对科学证据重视不够,缺乏规范化治疗。20 世纪 90 年代以来,对脑血管病规范化治疗的呼声日益高涨,随着循证医学的建立,从根本上改变了脑血管病的临床思维模式,在医疗界引起广泛的影响和冲击,循证医学已成为当代医学发展的方向。经过 10 余年的应用和观察,循证医学在临床决策中的作用和地位尚存在不少争议。

循证医学根据文献研究的质量及证据的可靠程度分为 5 级,并根据证据强度提出推荐等级,现将国内外有关上述资料列表见表 15-2。

表 15-2   证据级别和推荐强度

项 目	级别	证据类别与可靠程度
证据级别	Ⅰ 级	资料来自随机对照试验,假阳性和假阴性错误低
	Ⅱ 级	资料来自随机对照试验,假阳性和假阴性错误高
	Ⅲ 级	资料来自非随机并行的队列研究
	Ⅳ 级	资料来自采用历史对照的非随机队列研究
	Ⅴ 级	资料来自无对照的病例报道

续表

项目	级别	证据类别与可靠程度
推荐强度	A 级	由 I 级证据支持
	B 级	由 II 级证据支持
	C 级	由 III、IV 或 V 级证据支持

本节将概述当前脑卒中治疗的最新动向,其中大多为目前已经确定和广泛应用的治疗策略,部分为正在开展,但未被确定的策略,它既有循证医学的基础,也包含着传统的思维模式,希今后脑卒中的治疗能尽可能科学地、正确地、合理地进行,以改善卒中患者的疗效和预后,造福人民。

一、急性卒中处理原则

挽救生命,迅速确定卒中类型和可能病因,及早进行对症处理和病因治疗,防治急性卒中的发生和发展以及并发症的出现,促进脑功能恢复,降低病死率和致残率。

缺血性卒中,早期应积极挽救缺血半暗带,以减少梗死面积,减轻脑功能的损害。出血性卒中,首先应降低颅高压,减轻脑水肿,避免脑疝形成而威胁生命,并适当调控血压,防止再出血。

二、急性卒中的治疗措施

(一)一般治疗

适用于大多数各种类型的脑卒中急性期,一般治疗是维持患者病情稳定,控制对卒中转归起负面作用的全身问题,为完成特异性治疗,提供最佳生理基础所进行的治疗策略。

1. 卒中单元或监护病房

急性卒中患者治疗应在卒中单元内进行(A 级),患者死亡的相对危险性降低 18%,对所有卒中患者均应持续或定期监测神经功能和生命体征(如血压、呼吸、脉搏、体温),卧床休息、保持安静、尽量避免搬动。有心脏病和(或)心律失常病史的患者,应连续心电图监测。

2. 保持呼吸道通畅,充分供氧

昏迷者应及时清除咽喉分泌物及呕吐物,保持呼吸道通畅,有低氧血症(氧饱和度<95%)应供氧(C级),鼻导管 2～4 L/min 氧吸入,严重低氧血症或高碳酸血症时,以及 Glasgow 评分≤8,可早期进行气管插管或切开。

3. 心脏保护

心律失常,尤其是房颤(AF)和心梗,常是急性缺血性卒中潜在的并发症,右侧半球梗死者,心律失常的危险性更高,有时可出现猝死,必须提高警惕,随时注意监测房颤和可能威胁生命的心律失常(C 级)。卒中可诱发心脑综合征,加重心脏损害,导致心电图改变,包括 ST 段压低、QT 延长、T 波倒置和出现明显的 U 波。可采用抗心律失常药,心脏电复律来恢复正常心律。

4. 调控血压

卒中后常出现高血压,但对高血压的治疗尚存在争议,大多数认为卒中后数小时和数天内的高血压不需要紧急降压,除非有高血压脑病、主动脉夹层分离、急性肾衰、急性肺水肿或急性心梗时。如收缩压＞220 mmHg 或舒张压＞120 mmHg,为早期进行药物治疗指征(C 级)。有高血压病史者,推荐的目标收缩压为 180 mmHg,舒张压为 100～105 mmHg,平均动脉压＜130 mmHg(C 级)。其他患者的目标血压为 160～180 mmHg/90～100 mmHg。接受溶栓治疗者,收缩压应＜180 mmHg、舒张压＜110 mmHg,降压时应避免血压剧烈或突发下降,目标是使血压降低 10%～15%。降压药物的选择和使用,至今无统一规范,原则是既有效、持久,又不影响重要器官的血流量,降血压治疗应个体化,维持平稳降压。

2005 年缺血性脑卒中患者早期处理指南(美国

心脏协会卒中委员会/美国卒中协会)中提及的降血压药物有拉贝洛尔(Labelalol)、尼卡地平(Nicardipine)、硝普钠(Sodium Nitroprusside)。注意应避免舌下使用硝苯地平(Nifedipine)(C级),因有使血压突然下降的危险,尚可引起盗血现象和降压过度。口服卡托普利(Captopril),也有突然降压的作用。卒中发病时低血压少见,可补充晶体(盐水)或胶体溶液使血压升高。有报道药物诱导高血压能改善脑血流,减轻卒中的神经功能缺损,但目前不推荐药物诱导高血压用于大多数缺血性卒中患者的治疗(A级、新的建议)。

5. 血糖监测

不少急性脑卒中患者血糖增高,高血糖对卒中不利,实验证明它可增加脑梗死的面积,并影响预后。当血糖高达 10 mmol/L 或更高时,应立即静滴胰岛素调整(C级),将血糖控制在 8.3 mmol/L 以下。在未知患者血糖水平前,卒中患者不应给糖溶液。低血糖(<2.2 mmol/L)可加重神经损害,通过口服葡萄糖或静脉输注 10%~20% 葡萄糖溶液纠正。

6. 发热的处理

发热对卒中的临床转归不利,在卒中后最初 48 小时或病程中常出现发热,可能与卒中后体温调节中枢障碍、感染、脱水、吸收热有关。感染为卒中发热的危险因素,应寻找感染源,并给予恰当治疗,合理应用抗生素(A级),并用退热药和降温措施,当体温达到 37.5 ℃时,就应尽早处理发热(B级)。中枢性发热者,主要以物理降温为主,应用冰帽或冰毯等,也可以用酒精擦浴,必要时人工冬眠。

7. 维持营养和水、电解质平衡

急性卒中时,常出现进食减少、呕吐、脱水等,导致营养失调和水电解质紊乱,从而加重脑组织损害。对昏迷或重症患者,应鼻饲或静脉补液以维持营养,避免血液浓缩影响脑灌流和肾功能。补液量过多会导致心衰和肺水肿和加重颅高压。脑水肿存在时,应保持液体轻微负平衡,低张溶液(0.45% NaCl 或 5% GS)可增加脑水肿的危险性,应禁用。

8. 加强护理和早期康复

细心观察,耐心护理,头位适当,定期翻身、吸痰,清洁衣被及二便,注意饮食情况,防褥疮护理,置患肢功能位置等,并争取条件,及早实施坐位能力、进食能力、言语交流能力等的训练,为以后站立平衡训练、步行能力和其他生活自理能力的各项康复训练打下基础,对卒中患者的功能恢复有重要作用。

(二)缺血性卒中特殊治疗

1. 溶栓治疗

rtpA(重组组织型纤溶酶原激活剂)可直接将纤维蛋白溶解酶原激活为纤维蛋白溶解酶而产生抗凝作用,是目前惟一被 FDA 批准治疗急性缺血性卒中的药物。发病后 3 小时内用 rtpA(0.9 mg/kg)静脉给药,最大剂量 90 mg,可显著改善临床转归(A级)。近来尚有报道卒中后 4.5 小时内治疗有效,甚至在 6 小时内可能也有潜在价值,有待进一步验证。

(1)溶栓治疗适应证

①缺血性卒中经头颅 CT 排除颅内出血,且无明显早期脑梗死或多个脑叶梗死(低密度范围>1/3 大脑半球)。

②年龄 18~75 岁。

③发病 3~6 小时以内。

④神经功能障碍明显,且持续存在。

⑤收缩压<180~185 mmHg,舒张压<100~110 mmHg。

⑥血小板计数>100×10⁹/L,血糖>2.7 mmol/L (50 mg)。

⑦无体内活动性出血或创伤(如骨折)的证据。

⑧未口服抗凝药,48 小时内接受过肝素治疗,APTT 应在正常范围。

⑨患者或家属签署知情同意书。

(2)溶栓治疗禁忌证

①CT 示颅内出血(包括珠网膜下腔出血)。

②以往有颅内出血或出血性卒中史或 A-V 畸形、动脉瘤病史者。

③发病 6 小时以后。

④以往已存在明显的神经功能缺损。

⑤收缩压>180~185 mmHg,舒张压>100~110 mmHg。

⑥有出血倾向(血小板计数<100×10⁹/L)或凝

血功能障碍者。

⑦存在活动性内脏出血(如胃肠道和泌尿道出血)。

⑧已口服抗凝药,且国际标准化比值(INR)>1.5,48 小时内接受过肝素治疗,APTT 超出正常范围。

⑨有严重的心、肝、肾疾患或严重糖尿病者。

⑩近 1 周内有不可压迫部位的动脉穿刺或腰椎穿刺。

⑪近 2 周内进行过大的外科手术。

⑫3 周内有胃肠道和泌尿系统出血。

⑬近 3 个月内有头部创伤、脑梗死或心肌梗死史。

⑭孕妇与哺乳期。

上述有关溶栓治疗适应证和禁忌证主要参照国内外有关脑血管疾病指南要求,其中血压一项,国内为 180/100 mmHg,国外为 185/110 mmHg。

(3)溶栓药物治疗方法

①rtpA:0.9 mg/kg(最大剂量 90 mg),先静脉推注 10%(1 分钟),其余剂量连续静脉滴注,60 分钟滴完。

②尿激酶:100 万~150 万 U,溶解于生理盐水 100~200 ml 中,持续滴注 30 分钟。动脉内尿激酶原选择性治疗<6 小时的大脑中动脉近端阻塞,可改善预后(B 级)。

③链激酶:因出血和死亡率过高,故不推荐用于急性缺血性脑卒中的治疗(A 级)。

(4)溶栓治疗时注意事项

①患者应收住在 ICU 或卒中单元进行监测。

②定期进行神经功能评估,在静滴溶栓药的过程中 1 次/15 分钟;随后 6 小时内,1 次/30 分钟,以后 1 次/60 分钟,直至 24 小时。

③血压监测:溶栓最初 2 小时内,1 次/15 分钟;随后 6 小时内,1 次/30 分钟,以后 1 次/60 分钟,直至 24 小时。如血压升高应加强监测,并酌情选用 β 受体阻滞剂(如拉贝洛尔、亚宁定等),如收缩压>230 mmHg,或舒张压>140 mmHg,可静脉注射硝普钠。

④如患者出现意识改变、新的神经功能缺损征象,明显的头痛、恶心、呕吐、急性血压增高,应立即停用溶栓药物,紧急进行头颅 CT 检查。

⑤静脉溶栓后,继续综合治疗,根据病情选择个体化方案。

⑥溶栓治疗后 24 小时内,一般不用抗凝、抗血小板的药物,24 小时后,无禁忌证者可用阿司匹林 300 mg/d,1~2 周以后改为维持量 50~150 mg/d。

⑦不宜太早放置鼻胃管、导尿管和动脉内测压导管等。

(5)溶栓治疗的并发症

①颅内出血:为溶栓治疗最危险的并发症。据有关资料显示,其发生率约为 6.4%~19.8%,一旦发生,病死率高。关键在于预防,要严格掌握溶栓的适应证和禁忌证,以及治疗的时间窗,严密监测,及时处理,治疗规范化。

②血管再闭塞:闭塞率约为 10%~20%,再闭塞原因不清,可能在血栓溶解的同时,原有斑块仍然存在,残余血栓具有强烈促凝作用,导致再度血栓发生。

③再灌注损伤:目前认为自由基代谢异常和"无再流"现象为再灌注损伤的重要因素。

2. 降纤治疗

纤维蛋白原与血黏度有关,在纤维蛋白原增高时,血黏度大大提高,高凝状态下易发生血栓形成,故纤维蛋白原、血黏度与血栓形成三者密切相关。近几年来,大量研究发现,脑卒中者血浆纤维蛋白原明显增高,且与其他脑卒中的危险因素无关,提示纤维蛋白原为脑卒中的独立危险因素。如能降低纤维蛋白原水平,增加纤溶活性和抑制血栓形成,可能防治缺血性脑卒中的发生和发展。

巴曲酶(Batroxobin):具有分解纤维蛋白原、抑制血栓形成、诱发 tpA 的释放、诱发内源性纤溶,以及降低血黏度的作用,经国内多年临床多中心、随机、对照、研究应用,提示安全有效,出血危险性小。

安克洛酶(Ancrod):为一种蛇毒制剂,能水解纤维蛋白原,使血浆纤维蛋白原水平降低,延长血栓形成时间,降低血液黏度及红细胞聚集性,经临床应用未能证实其有效性,故不推荐作为早期卒中的治疗(A 级)。

3. 抗凝治疗

抗凝治疗的目的主要是防止缺血性卒中的早期

复发和血栓形成进一步加剧。在急性卒中应用抗凝治疗的有效性尚存在争议,经临床研究资料提示,早期应用肝素、低分子肝素、类肝素,结果评价不一。有的提示肝素虽可降低卒中早期复发,但出血的风险也同时增加,利弊抵消;也有提示既不降低卒中的复发率,也不降低神经功能恶化的危险性,故在急性缺血性卒中的治疗中不推荐以上述目的紧急应用(A 级),但长期卧床的脑梗死患者可应用小剂量肝素或低分子肝素,预防深静脉血栓形成和肺栓塞。静脉 rtpA治疗后 24 小时内,应用抗凝剂和抗血小板凝聚药是禁忌的(A 级)。

4. 抗血小板治疗

汇总分析显示缺血性卒中应用抗血小板治疗后,其严重血管事件发生率相对减少 13%～25%,阿司匹林不可逆地抑制血小板环氧化酶和血栓素生成,阿司匹林在急性卒中后 24～48 小时内应用可降低病死率和复发率(A 级),但不推荐在溶栓治疗 24 小时内应用阿司匹林作为辅助治疗(A 级),特别是替代 rtpA溶栓治疗(A 级)。

(1)阿司匹林 100～300 mg/d,1～2 周后改为维持量 50～150 mg/d。

(2)阿司匹林和潘生丁缓释剂(200 mg/d)联合应用,防卒中再发的效果更好。

(3)氯吡格雷(Clopidogrel):抑制 ADP 与血小板受体结合,为血小板 ADP 受体拮抗剂,75 mg/d 对预防血管事件发生略强于阿司匹林(A 级)。当患者不能耐受阿司匹林和潘生丁时,也可作为首选用药(C级)。

5. 血液稀释

几项大样本临床研究,未能证明其有效性,故不推荐作为改变血液流变学特征,以改善脑血流的策略(A 级)。

6. 中医中药

根据动物实验和国内临床经验,一些活血通络药物,如丹参、川芎、三七、银杏制剂等具有降低血小板聚集、降低血黏度、抗凝、改善脑血流等作用,但尚缺乏高质量、大样本的 RCT 系统评价结果(C 级)。目前国内外指南中,尚无有关中医中药治疗急性脑缺血性卒中的具体建议。

7. 神经保护剂

多种神经保护剂在动物实验研究中显示有效,但临床验证结果令人失望,目前不推荐用神经保护剂治疗缺血性卒中(A 级)。最近有报道自由基清除剂依达拉奉(Edaravone),打破了临床治疗无效的悲观局面,使人们在太多的失败中看到了曙光,其安全性及有效性将有待于进一步观察和验证。

低温对急性脑卒中的神经保护作用,还处于临床研究阶段,尚无汇总结论,但实验和临床已证实低温对停搏后的脑缺血、脑复苏和脑保护效果肯定。根据作者多年临床实践,低温对脑卒中的应用前途广阔。某些病例可选择进行高压氧治疗,但必须严格掌握治疗指征,并结合药物综合治疗。对高压氧治疗缺血性卒中的利弊尚存在争议,观点不一。

8. 外科手术及血管内治疗

如颈动脉内膜切除术、颅外-颅内动脉旁路术、血管成形术、抽吸血栓切除术、激光辅助溶栓和动力多普勒溶栓等。上述各种手术,因缺乏安全性和有效性的对照研究资料,不推荐在研究外对大多数急性缺血性卒中进行治疗(C 级)。

(三)出血性卒中特殊治疗

1. 降低颅内压减轻脑水肿

颅内压增高是导致出血性卒中死亡的主要原因,故应积极处理。颅压增高的基本处理包括床头抬高 20°～30°,避免有害刺激,缓解疼痛,保持正常体温和血氧饱和度,如有条件能监测颅内压,应将颅内压控制在<20 mmHg,脑灌注压>70 mmHg。脱水降压的药物首选为渗透性利尿剂,如 20%甘露醇、10%甘油果糖,并可酌情应用呋塞米、白蛋白或交替应用,其他药物尚有 β-七叶皂苷钠、3%高渗盐水等。皮质类固醇激素因副作用大,一般应避免应用,临床研究未显示其有效性(B 级)。肌松剂为防止胸内压和静脉压升高(如咳嗽、紧张、吸引等)所致的颅内压增高(C级),有主张严重颅内压增高患者,在呼吸道吸引前,应先注射肌松剂。

2. 抗凝血酶治疗

以往认为脑出血后血肿压迫微循环,引起周围组织缺血,对出血后脑水肿的产生起主要作用。近几年来研究发现,血肿释放的某些活性物质或血液本身的成分,可能是脑水肿产生的物质基础,其中凝血酶被认为是诱发脑水肿的重要物质,应用抗凝血酶制剂阿加曲班(Argafroban)可减轻血肿周围水肿,促进脑神经功能恢复。因应用不久,其安全性、有效性尚待进一步验证。

3. 调控血压

对脑出血患者血压的调控,目前尚无统一标准。根据中国脑出血病防治指南(2005 年),应视发病时具体情况而定。一般不急于降血压,应先降颅内压后再决定。当血压≥200/110 mmHg,在降颅内压的同时,要降血压,但降血压的幅度不宜过大,应慎重平稳地降血压,使血压维持在略高于发病前水平或 180/105 mmHg 左右。如收缩压<165 mmHg 或舒张压<95 mmHg,不需要降血压治疗。

4. 早期止血

过去认为活动性脑出血多是一次性的,很少持续 1 小时以上,故传统观念止血药一般不用。目前经研究发现,血肿在脑出血后 24 小时内或更久,多数在 3~4 小时,部分患者有继续出血存在,导致血肿扩大和早期临床症状恶化,从而主张早期止血以防继续出血和血肿扩大,减轻局部脑功能损害。出血量计算:

出血量=0.5×最大出血面积长轴(cm)×最大出血面积短轴(cm)×出血层面数

5. 维持水、电解质平衡

适当限制液体入量,保持电解质在正常水平,根据血气分析纠正酸碱平衡。补液量计算是 24 h 尿量加上不显性丢失的水分 500 ml,有发热的患者应另加 300 ml/℃。

6. 防治癎性发作

重危病例神经元损害及去极化可导致癎性活动,脑出血者可应用抗癎治疗 1 个月,如在治疗过程中无癎性发作,可逐渐减量、停用(C 级)。

7. 降温治疗

应用头部选择性降温,使体温保持在正常范围以下或亚低温水平。无论当时有无发热,对脑出血患者的临床转归有一定帮助。故作者强调降温治疗对脑卒中的重要性,宜及早应用。如发热因感染所致,适当进行呼吸道、血、尿培养和涂片,并选择相应抗生素治疗。

8. 其他内科治疗

对出现精神障碍病例,如谵妄、激越,可给予镇静剂,并注意防止自伤。

9. 外科治疗

目的是尽快去除血凝块,防止脑积水及占位效应等并发症,如有可能,应在血肿去除的同时,也将造成出血的潜在病因去除,如动静脉畸形摘除等。

总之,小的出血(<10 ml)或神经系统损害轻者,应用内科治疗(B 级);GCS 评分≤4 分,内科治疗;但 GCS≤4 分的小脑出血,伴脑干受压,为挽救生命,仍行手术治疗。小脑出血>3 ml,脑干受压及阻塞性脑积水者应尽快手术(C 级),颅内出血伴结构损害,如动脉瘤、动静脉畸形、海绵窦血管瘤,其血管损害手术易治疗的,应进行手术摘除(C 级)。

(四)并发症的防治

1. 内科并发症

如肺炎、尿路感染、营养不足、褥疮、肺栓塞及深静脉血栓形成。

(1)肺炎:为卒中最常见并发症,大多由吸入引起,在意识水平低下和吞咽障碍时,要禁止经口进食,及早放置胃管,短期维持营养,经常改变体位,预防坠积性肺炎。出现肺部感染,强烈推荐应用抗生素治疗(A 级)。

(2)尿路感染:大多与尿潴留、留置导尿较久有关,尿路感染一经确诊应选择适当抗生素治疗(A 级)。

(3)营养不足：经胃管进食，饮食内容大受限制，必须鼓励患者主动进食（无明显吞咽困难者）或经皮胃造口术（吞咽困难严重者）。

(4)褥疮：卒中患者如肢体瘫痪严重、长期卧床不动，易引起褥疮发生，必须勤翻身，经常改变体位，做好褥疮的预防。

(5)肺栓塞及深静脉血栓形成：多见于老年、不活动、瘫痪严重（尤其下肢）及房颤者，早期活动可降低上述危险性（B级），对高危者强烈推荐应用小剂量肝素或低分子肝素，以预防深静脉血栓形成等的发生（A级）。

2. 神经系统并发症

如脑水肿和颅内压增高、痫性发作、躁动、出血转化等。

(1)脑水肿和颅内压增高：多见于颅内大血管闭塞所致多叶脑梗死，通常脑水肿高峰发生在卒中后2～4天，是造成临床恶化的主要原因。其治疗包括过度换气、渗透性利尿剂、脑脊液引流及外科减压术。过度换气常作为紧急降压的暂时措施（B级），必须结合其他降压治疗（B级）。传统应用的大剂量皮质激素如地塞米松，对卒中转归无改善，不推荐用于卒中后脑水肿的治疗（A级）。

(2)痫性发作：多见于卒中后24小时内，部分患者可反复发作，甚至呈现痫持续状态而威胁生命。有痫性发作时，可常规应用抗痫药治疗；卒中后无痫性发作时，不推荐预防性应用抗痫药（C级）。

(3)躁动：卒中引起躁动或精神混乱不多，常作为其他并发症的症状出现，如发热、血容量不足或感染，应针对病因治疗，慎用镇静剂或抗精神障碍药物。

(4)出血转化：脑梗死者可出现自发性出血转化或血肿，在应用各种抗血栓治疗，尤其抗凝及溶栓治疗过程中，更易增加出血转化的发生率和严重性，必须随时警惕，严密监测，及时调整用药。

（五）降低卒中早期复发率

根据有关资料报道，80%的急性卒中，在发病后几周到几个月内再发卒中的危险性最高，故应积极防治早期的卒中复发。对早期的定义各研究不一，但一般指在卒中后4周内的再发性卒中。

(1)阿司匹林50～325 mg/d，能减少卒中复发（A级），从3.9%降至2.8%。

(2)肝素：能使缺血性卒中复发率从3.8%降至2.9%，但其好处被颅内出血增加而抵消。有报道在发病7天内应用肝素，并不能防止卒中进展。另有报道，低分子肝素与阿司匹林比较，前者不能预防早期卒中的进展。

（六）早期康复治疗

卒中患者一旦临床情况稳定，就应及早开始康复治疗，但国内对卒中的治疗，长期以来往往过分依赖于药物，对康复的重要性和积极意义认识不足，也缺乏专门的康复医技人员和便捷有效的康复措施，康复治疗整体水平较低。近几年来，随着康复医学的不断进展，对卒中的康复治疗也出现了不少新的策略。如肢体瘫痪为脑卒中最常见的病残后遗症，有报道通过"强迫使用"的强化物理治疗，以提高患肢的运动神经功能。尚有将物理疗法、语言训练、作业疗法、心理的康复治疗等与某些药物联合应用，以增强康复训练效果。新的策略将为提高卒中患者的生活质量，减轻家庭和社会负担，为卒中康复的前景带来了无限的希望。

（俞丽华）

参 考 文 献

1 俞丽华. 面向新世纪，迎接新挑战（述评）. 上海医学，2000,23(11):641～644

2 卫生部疾病控制司. 中华神经外科学会. 中国脑血管病防治指南（试行版）,2005,1:33～34

3 中华神经科,中华神经外科学会. 各类脑血管疾病诊断要点. 中国实用内科杂志,1997,17(5):312

4 丁宏岩,董强. 自由基清除剂依达拉奉对脑缺血的治疗作用. 国外医学·脑血管分册,2004,12(7):491～493

5 Edaravone. Acute infarction study group. Effect of a novel free radical scavenger, edararone（MCI-186）on

acute brain infarction. Cerebrovase Dis, 2003, 15: 222~229

6　The European stroke Initiative (EUSI) Excutive committee, the EUSI writing committee, EUSI recommendation for stroke management-up date 2003, Cerebrorase Dis, 2003, 16:311~337

7　The stroke Council of the American Association Guidelines for the early management of patients with ischemic stroke. Stroke, 2005, 36:916~923

8　Evidence-based Medicine Working Group. EBM: A new approach to teaching of the practice of medicine. JAMA, 1992, 268:2420~2425

9　Biler J, Feinberg WM, Castaldo JG, et al. A statement of healthcare wre professional from a special wrang group of the stroke council. Stroke, 1998, 29:554~562

10　Greham GD, Bemire AM, Howeseman Am et al. Profon magetic resonance spectroscopy of cerebral Lactate and pther metobolities in stroke patients. Stroke, 1992, 23:333

11　Fisher M, Prichard JW, Warach S. New magnetic resonance techniques for acute ischemic storke. JAMA, 1995, 274:274~908

12　Kidwell CS, Chalen JA, Saver Jl, et al. Hemorrhage early MRI evaluation (HEME) atudy: preliminary results of multicenter trial of neuroimging in patients with acute stroke symptoms within 6 hours of onset. Stroke, 2003,34:239

13　The National Institute of Neurological Disorders and Stroke rt-PA Stroke study group. t-PA for acute ischemic stroke. N Engl J Med, 1995, 333:1581~1587

14　Hacke W, Kaste M, Feischi C, et al. Intravenous thrombolysis with rt-PA for acute hemisphere stroke (ECASSI). JAMA, 1995, 274:1017~1025

15　The NINDS t-PA stroke study group. Generalized efficacy of t-PA for acute stroke. Stroke, 1997, 28: 2119~2125

16　Hacke W, Kaste M, Feischi C, et al. Rando-mised double-bline placebo-controlled trial of thromloytic therapy with intravenous alheplace in acute ischemic stroke (ECASSI)。Lance, 1998, 352:1245~1251

17　Berge E, Sandereock P. Anticoagalants versus antiplatelet agents for acute ischemic stroke. Stroke, 2003, 34:1571~1572

18　Lees KR. Dose Neuroprotection improve stroke outcome? Lancet, 1998, 351:1447~1448

19　Dyker AG, Less KR. Duration of Neurprotective treatment for ischemic stroke. Stroke,1998, 29:535~542

20　Krieger DW, Georgia MA, Abou-chebl A, et al. Cooling for ischemic brain damage. Stroke, 2001, 32: 1847~1854

21　Schwab S, Georgiadis D, Berouschot J, et al. Feasibility and safety of moderate hypothermia after massive hemispheric infarction. Stroke, 2001,32:2033~2035

第 16 章

糖尿病昏迷

Diabetic comas

糖尿病昏迷可分两类，一类直接与糖尿病有关，包括酮症酸中毒、高渗性非酮症综合征、乳酸酸中毒、低血糖症、脑水肿昏迷；另一类间接与糖尿病有关，如脑血管意外、急性心肌梗死、糖尿病性肾小球硬化症并发肾衰竭、乙醇中毒、药物中毒等。本章仅介绍四种与糖尿病有直接关系的酮症酸中毒、高渗性非酮症综合征、乳酸酸中毒和低血糖症昏迷。

第 1 节　糖尿病酮症酸中毒昏迷

糖尿病酮症酸中毒（diabetic ketoacidosis, DKA）昏迷是糖尿病的急性严重并发症，临床以胰岛素绝对或相对不足为主要原因，以高血糖、酮症和代谢性酸中毒为主要特征。酮症为糖尿病代谢紊乱、脂肪分解加速所致。当血清酮体积聚超过正常（0.3～2.0 mg/dl 或 2 mmol/L）水平时，为酮血症，简称酮症；酮酸积聚，导致代谢性酸中毒时，称酮症酸中毒。此时，除尿糖呈强阳性外，血酮常在 5 mmol/L 以上，CO_2 结合力 <30 vol%，HCO_3^- <10 mmol/L，pH<7.35；病情严重发生昏迷时，称糖尿病酮症酸中毒昏迷。此组症候群多见于 1 型糖尿病患者，也可发生于 2 型糖尿病。

一、发病诱因

1. 感染

感染是糖尿病酮症酸中毒昏迷中最常见的诱因，2 型糖尿病伴急性感染，如败血症、肺炎、化脓性皮肤感染、胆囊炎、胆管炎及腹膜炎等，尤其好发糖尿病酮症酚中毒昏迷。

2. 胰岛素剂量不足或中断

治疗过程中，由于疏忽或其他原因，造成胰岛素剂量不足或治疗中断，也是常见诱发因素。

3. 应激状态

各种创伤、手术、麻醉、急性心肌梗死、心力衰竭、急性胰腺炎、精神紧张或经受严重刺激等应激状态下,血糖水平可以显著升高。

4. 饮食失调或胃肠道疾患

当出现呕吐、腹泻、厌食、高热等导致严重失水和进食不足时,常可能伴有胰岛素用量不足或暂停使用。

5. 其他

如妇女妊娠或分娩时,机体对胰岛素产生抗药性;伴有拮抗胰岛素的激素分泌过多,如肢端肥大症、皮质醇增多症或应用大量糖类皮质激素、胰升血糖素等。

二、发病机制与病理生理

糖尿病酮症酸中毒的主要发病机制是由于胰岛素严重缺乏和胰岛素拮抗激素增多,尤其是胰升血糖素、儿茶酚胺、皮质醇及生长激素过多,导致糖代谢紊乱,血糖不能正常利用,结果血糖增高,脂肪分解增加,血酮增加和继发性代谢性酸中毒与水电平衡紊乱等一系列临床改变(图 16-1)。

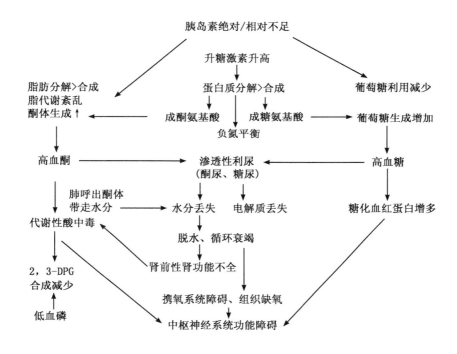

图 16-1　糖尿病酮症酸中毒主要病理生理变化

(一)高血糖

酮症酸中毒时,胰岛素不足加重,加之胰岛素拮抗激素升高,血糖可升高至 16.7～33.3 mmol/L。高于 33.3 mmol/L,警惕同时合并高渗综合征。

(二)高酮血症

人体内脂肪大部分以三酰甘油(TG)形式贮存于脂肪组织中,胰岛素是脂肪合成性激素之一,可促进三酰甘油合成。拮抗胰岛素的激素作用于激素敏感性脂肪酶,促进三酰甘油分解为 α 磷酸甘油(αGP)与游离脂肪酸(FFA)。当胰岛素充足时,FFA 部分入肌肉被氧化利用,部分入肝脏与 α 磷酸甘油结合成三酰甘油,又与前 β 脂蛋白结合成极低密度脂蛋白(VLDL),后经血循环转运至脂库贮存。当胰岛素相对或绝对不足时,拮抗胰岛素的激素增多,大量 FFA 被动员经血循环进入肝脏和肌肉组织,并在肝脏生成大量酮体。在糖尿病酮症发生过程中,酮体生成加速取决于 FFA 供应、肉毒碱活力及 NAD^+ 于 β 氧化中受氢的量。NAD^+ 由糖异生供应。糖异生越快,酮体生成越多。胰岛素缺乏时,脂肪分解加速,糖异生抑制性减弱,酮体生成速度加快;由于酮症时厌食、饥饿、感染、应激等因素影响,糖异生更增强,酮体形成更加速,最后大量积聚形成酮症。乙酰乙酸与 β 羟丁酸为较强短链有机酸,在人体 pH 水平可完全分解(pH＝3.8)而供 H^+。正常人此种酮酸氧化为 HCO_3^- 而接受 H^+,但糖尿患者的酮酸未能氧化,故可积聚形成酮症酸中毒。

(三)代谢性酸中毒

由于大量 FFA、酮酸形成,特别是乙酰乙酸及 β-羟丁酸(丙酮中性)易分解出 H^+;蛋白质分解后酸性代谢产物增多;糖代谢紊乱严重时乳酸及丙酮酸形成增加,尤其是乳酸浓度增高,有时于酮症酸中毒时可伴有乳酸酸中毒;虽经细胞内外缓冲系统及肺、肾的代偿调节,失代偿前常有大量 HCO_3^- 损失,故血清 HCO_3^- 可<10 mmol/L,CO_2 结合力明显降低;血酮明显升高,常超过 5 mmol/L;尿酮呈强阳性;丙酮从肺呼出而有酮味;当严重而失代偿时,血 pH<7.35;合并急性肾衰竭时,酸中毒更严重,有时 pH<7.0。当血 pH<7.2 时,刺激呼吸中枢产生深大呼吸;pH<7.0 时,呼吸中枢麻痹,呼吸减弱,可引起严重 CO_2 潴留与昏迷。

(四)水、电解质紊乱

1. 严重失水

大量糖尿和酮尿时能引起多尿症;酮症也可引起厌食、恶心、呕吐等,使摄水量减少;蛋白质分解加速,产生大量酸性代谢产物如磷酸、硫酸、酮酸及其他有机酸,排出时损失大量水分及钠钾等离子;由于失水,细胞外渗透压增高,引起细胞内失水;当脑细胞失水时,可引起脑功能紊乱,可能合并高渗性昏迷。

2. 电解质紊乱

渗透性利尿可引起大量水和电解质丢失,胰岛素不足和胰升血糖素过多,也能引起失钠和失水。因此,酮症酸中毒时,体内钠大多减低。此外,酮症酸中毒时,厌食、恶心、呕吐可造成摄入减少,早期可出现低钠血症。酸中毒时,血钾常从细胞内转移至细胞外,故血钾降低不明显;但血钾正常并不说明无机体缺钾。当肾功能减退或衰竭时,血钾可升高;但大量补液后的稀释与利尿,及随葡萄糖进入细胞内后,血钾又可迅速下降,特别是在胰岛素治疗或补充较多 $NaHCO_3$ 溶液时,更容易降低;临床上,胰岛素治疗开始后 4~16 小时内,可发生严重低血钾症,甚至可引起严重心律紊乱而威胁患者生命。

(五)脂代谢紊乱

除酮体积聚外,由于脂肪分解加速,利用减慢,血 FFA、TG、酮酸常明显增高,磷脂、胆固醇及脂蛋白也相应增高。脂蛋白电泳分析,在酮症未解除或未控制的严重糖尿病中,脂质异常尤以 Ⅳ、Ⅴ 及 Ⅰ 型为多见,Ⅰ 型仅见于青少年糖尿病未控制时,此组患者血清中,以极低密度脂蛋白(VLDL)及乳糜微粒为主,呈乳白色均匀浑浊,上有奶油盖;当糖尿病酮症减轻时,可出现漂浮 β 脂蛋白,属第 Ⅲ 型;如再好转时,可转为第 Ⅳ 型;当酸中毒完全控制或消失时,血清甘油三酯可恢复正常,留下以含胆固醇为主的低密度脂蛋白(LDL),属 Ⅱb 型。但此期为时短暂。脂蛋白浓度在短期内可迅速完全恢复正常。酮体一般在 5~7 mmol/L 以上,但也可降至正常。酮中毒时,高密度脂蛋白(HDL)及其亚型 HDL_2 ch 降低,与三酰甘油呈负相关,胰岛素治疗后可恢复正常。

(六)蛋白质及氨基酸代谢紊乱

由于肌肉等组织中蛋白质分解加速,血浆中成酮氨基酸,如亮氨酸、异亮氨酸、缬氨酸转化为酮体增加,成糖氨基酸,如甘氨酸、丙氨酸、丝氨酸、苏氨酸入肝脏,通过糖异生转化为肝糖。于是,血糖与血酮均上升,并呈负氮平衡。

(七)携氧系统失常

糖尿病酮症酸中毒时,可因血液系统携氧功能障碍而发生组织缺氧。

(1)血糖增高后,可与血红蛋白(Hb)结合成糖化血红蛋白(HbA_1c),使 Hb 与氧的亲和力上升而不易离解;即使酮症纠正,仍需 1 周才开始下降,约 1 月后完全恢复正常。

(2)红细胞中由于磷降低和糖酵解失常,磷酸果糖激酶及磷酸甘油醛脱氢酶活性降低,2,3-二磷酸甘油酸(2,3-DPG)合成减少,氧与 Hb 亲和力增加而不易离解,组织缺氧加重。

(3)酮症酸中毒时,pH 降低可产生 Bohr 效应,使微循环中从红细胞释放的氧增多,对缺氧起代偿作用;如纠正酸中毒过于积极,可使 pH 迅速增高,而此代偿作用减弱或消失;当 HbA$_1$c 仍高而 2,3-DPG 仍低时,可使组织缺氧加重,引起各系统和脏器功能紊乱,尤其是脑缺氧后可导致脑水肿。此外,血循环本身的因素,包括血容量降低、心排血量减少、血压降低、心动过速等,也可使组织氧供不足,缺氧加重。

(八)脏器病变

1. 循环功能衰竭

糖尿病酮症酸中毒时,微循环功能障碍;加之脱水和血容量减少,可引起血压下降;两者共同作用,可引起循环衰竭。

2. 肾衰竭

循环衰竭时,血压下降使肾脏有效灌注压降低,肾小球滤过量减少,可致急性肾功能不全或衰竭,出现尿少甚至无尿。

3. 中枢神经系统功能障碍

由于糖代谢紊乱,能量来源主要为酮体,尤其是乙酰乙酸,使脑细胞利用糖的功能异常,而出现一系列中枢神经系统功能障碍的临床表现。发生机制可能如下。

(1)在血液携氧功能障碍的基础上,加之失水和高血糖使血液黏稠度增高,脑供氧不足,利用氧的能力也减弱,脑缺氧加重。

(2)乙酰乙酸及 β 羟丁酸可引起脑细胞内酸中毒。

(3)血浆渗透压升高可引起脑细胞脱水。一般当血浆渗透压升高达 330 mOsm/L 时,可出现脑功能紊乱;高于此水平后,可合并高渗性昏迷。

(4)失水和血压下降,使微循环中血流不畅,也可影响脑细胞功能。

(5)不同程度的脑水肿。引起脑水肿的原因尚未完全明了,有三种可能:缺氧后细胞膜通透性增加;补

充 NaHCO$_3$ 后,CO$_2$ 进入脑脊液较 HCO$_3^-$ 快而引起反常性脑脊液酸中毒;胰岛素降低血糖较降低脑脊液内葡萄糖水平为快,由于渗透压不平衡而发生脑水肿。

4. 其他

合并感染如肺炎、毒血症、败血症,严重时可并发弥散性血管内凝血。

三、临床表现

(一)临床症状

糖尿病酮症早期原有症状加重或仅有感染等诱因表现。随着酮症酸中毒的发展和加重,患者逐渐出现一系列症状,如初起仅感疲乏无力、极度口渴、多饮多尿;轻度失水时,仍可能有多尿;但当出现循环衰竭或休克时,尿量可明显减少。早期还常有食欲缺乏、恶心、呕吐;有时可出现腹痛,尤以小儿多见;也可有胸痛,年长而有冠心病患者,可并发心绞痛,甚至可因心肌收缩力降低、心搏量减少和周围血管扩张,造成血压下降和周围循环衰竭;当 pH<7.2 时,常出现深快呼吸,中枢神经系统也可能受抑制而出现倦怠、头痛、嗜睡、意识模糊、木僵,甚至昏迷。

(二)体 征

早期除糖尿病原有体征,失水征较重,具体表现在皮肤干燥、缺乏弹性;黏膜干燥,包括口腔、舌、鼻黏膜,分泌物减少或浓缩;舌唇樱桃红,两颊潮红,眼球下陷,眼压降低;呼吸加深加快,有烂苹果样丙酮味;心、脉率细速而微弱,血压下降;上腹压痛;各种反射迟钝,甚至消失,最终昏迷。病程中出现脑水肿时,常表现为虽然血糖下降、酸中毒纠正,但临床症状反而加重或恶化,并转入昏迷状态,且伴头痛、喷射样呕吐等颅内压增高的表现。

四、实验室检查

(一)尿

(1)糖尿和酮尿:尿糖和酮体均呈强阳性。由于

亚硝酸铁氰化钠(sodium nitroprusside)仅能与乙酰乙酸起反应,与丙酮反应较弱,与β-羟丁酸无反应,故当尿中以β-羟丁酸为主时,尿酮体测定可能为阴性,故容易漏诊。此外,当肾功能损伤严重时,糖尿和酮尿可随肾小球过滤量减少而减少,甚至消失。

(2)尿常规异常:有时可出现蛋白尿和管型尿。

(3)尿量:早期增多,可达 3.0 L/d 以上;休克严重或合并急性肾衰竭时,尿量可明显减少,甚至无尿,肾功能恢复期可增多。

(4)尿中电解质排泄:尿钠、钾、钙、镁、氯、磷、铵及 HCO_3^- 排泄增多。

(二)血

(1)高血糖:多数在 16.7～27.8 mmol/L (300～500 mg/dl),33.3 mmol/L (600 mg/dl)以上时可伴高渗性昏迷。

(2)高血酮:定性强阳性,定量一般>50 mg/dl(约 5 mmol/L),有时可达 300 mg/dl(30 mmol/L);一般血酮>5 mmol/L 即有诊断意义。

(3)血酸碱度:酸中毒代偿期,pH 可在正常范围以内;失代偿期,pH 常低于 7.35,有时<7.0,CO_2 结合力<30vol%,严重时<20vol%,HCO_3^-<15～10 mmol/L,剩余碱负值增大,阴离子间隙增大;有肾和循环功能衰竭时,pH 降低更明显。

(4)血电解质:低钠血症较常见,血 Na^+<135 mmol/L,少数正常,偶可升高达 145 mmol/L;血钾初期可正常或偏低,尿少、失水和酸中毒严重时,可升高达 5 mmol/L 以上;血磷、镁可降低。

(5)血脂:FFA 常很早即显著升高,而后三酰甘油、磷脂及胆固醇也依次增高。

(6)血浆渗透压:可轻度升高,有时达 330 mOsm/L。

(7)血尿素氮与肌酐:失水、循环衰竭和肾衰竭严重时,尿素氮及肌酐可增高。

(8)周围血白细胞增多:无感染时可达(15～30)×10⁹/L,尤以中性粒细胞增高较显著;血红蛋白、红细胞压积增高,多提示失水和血液浓缩。

(9)其他:偶有血乳酸浓度升高(>1.4 mmol/L),当引起乳酸血症(lactic acidemia)或乳酸性酸中毒(lactic acidoses),休克与组织缺氧更易发生;如同时

伴有急性胰腺炎时,血、尿淀粉酶通常升高。

五、诊断与鉴别诊断

对原因不明的失水、酸中毒、休克、神志淡漠、模糊、甚而昏迷患者,应考虑到糖尿病酮症的可能性。通过尿糖、血糖、尿酮、血酮、CO_2 结合力等检查,一般可确诊。诊断时还须鉴别其他原因引起的酸中毒和昏迷(图 16-2),并须查明诱因。

(一)低血糖昏迷

起病急,以小时计算;有饥饿,皮肤苍白,湿而多冷汗、震颤等交感神经兴奋的临床表现;呼吸正常,无气促;急测血糖,即可明确有无低血糖;注入 50% 葡萄糖 20～40 ml 可迅速缓解由低血糖引起的临床症状与体征。

(二)糖尿病高渗性非酮症综合征

多见于老年患者未经妥善控制而大量失水者,亦可见于少数 1 型患者。特征为血糖>33.3 mmol/L (600 mg/dl),血渗透压>350 mOsm/L,血钠>145 mmol/L,血酮正常或稍高,无明显酸中毒,血 pH 正常;临床意识障碍明显,有较多的神经系统症状,如局灶性运动性神经失常、阵发性偏瘫、失语、偏盲、眼球震颤、抽搐、反射亢进等。血压也可升高,可并发脑卒中和冠心病,有时也可与酮症酸中毒并存。

(三)乳酸酸中毒

当血浆乳酸>2 mmol/L 或 18 mg/dl(正常范围 6～16 mg/dl),乳酸及丙酮酸之比明显增高>15:1(正常<10:1),且血 pH<7.35 时可诊断为乳酸性酸中毒;常见于各种休克(感染、失血或心源性等)、严重感染(如肺炎、败血症等),严重缺氧、肝肾衰竭、白血病或糖尿病等疾病中,尤其是口服苯乙双胍者易并发此症;有时与酮症酸中毒并存,如有代谢性酸中毒而血酮不高或增高不多者应疑及此症。测定血乳酸及丙酮酸浓度可确诊。

(四)其他原因引起的酮症酸中毒

酮症酸中毒还可以由饥饿或酒精引起饥饿或酒

精性酮症酸中毒,这些患者血糖一般在 13.9 mmol/L (250 mg/dl)以下或正常或低于正常,病史、酒味等体征可资鉴别,补充葡萄糖盐水后较易恢复。

(五)脑血管意外

中年以上糖尿病患者常有动脉硬化,可并发脑血管意外,有时还可诱发酮症酸中毒或高渗性昏迷,须

详查血糖、血酮及神经系统体征等以资鉴别。

(六)各种急腹症

酮症酸中毒有腹痛者,应注意除外各种急腹症,尤其是急性胰腺炎、胆囊炎等并发症,可与本症并存或相混淆。

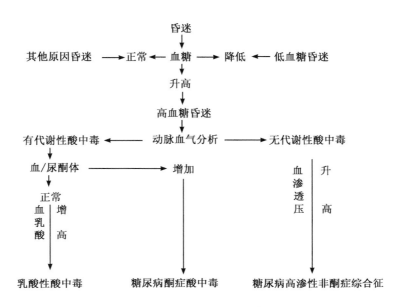

图 16-2　各种糖尿病昏迷的鉴别

注:几种急症状况可合并存在,如酮症酸中毒合并乳酸酸中毒或高渗性非酮症综合征;乳酸酸中毒在高、正常或低血糖时均可发生;均可合并其他原因昏迷如脑炎、肝肾衰竭、急性心梗、脑血管意外、乙醇或药物中毒等。

六、治 疗

应根据病情轻重而定。如早期或轻症者,神志清、脱水不严重、轻度酸中毒、无循环衰竭的患者,仅需皮下或肌肉注射足量正规胰岛素 10~20 U,1 次/4~6 h,并鼓励适量饮水、进半流质或流质饮食,必要时静脉补液,同时严密观察病情,随访尿糖、尿酮、血糖与血酮及动脉血气分析等,随时调整胰岛素及补液量,并去除诱因,一般均能得到控制,恢复到酮症前状况。中、重症病例,CO_2 结合力<20 vol%,血 HCO_3^-<10 mmol/L,pH<7.35,血酮>5 mmol/L,甚至伴有循环衰竭或昏迷者,应积极抢救,具体措施如下。

(一)补 液

一般病例可先输等渗液盐水(NaCl 154 mmol/L);血钠 >150 mmol/L,血浆渗透压>330 mOsm/L时,可给予低渗盐水(NaCl 100 mmol/L),补充量和速度视失水程度而定;较重病例,入院初 1~2 小时内可快速静滴 1L,以后每 1~2 小时补充 1 L,逐渐减慢至 1 L/8 h,且视末梢循环、血压、尿量而定;对老年和有冠心病患者,应注意补液不宜太多太快,以免诱发急性肺水肿;有条件时,可根据中心静脉压测定(CVP)调节补液量与速度,一般第一日补液 3~5 L,已能纠正失水。发病初期血糖较高,一般不用葡萄糖液,直至血糖降至 13.9 mmol/L(250 mg/dl)时才开始补充5%葡萄糖盐水;治疗过程中,应注意避免血糖下降过快或过低,以免诱发脑水肿。

（二）胰岛素

胰岛素应用须与补液同步进行，且需专用静脉通道，以便正确控制或调节胰岛素用量。

1. 剂量

采用小剂量胰岛素治疗，每小时静滴 $1\sim12$ U（平均 $5\sim6$ U）已能控制大多数的重症，小儿 0.1 U/（kg·h），一般尚须先静脉注射初剂量 $10\sim20$ U。小剂量胰岛素治疗的理论基础如下。

（1）根据正常人空腹时静脉血浆胰岛素浓度为 $5\sim20$ μU/ml，葡萄糖刺激或进餐后最高峰约 $8\sim10$ 倍于基值，一般在 $50\sim100$ μU/ml 左右，自然胰岛素的半衰期为 $4\sim8$ min；如静脉滴注 1 U/h 时，血浓度可达 20 μU/ml；如注入 5 U/h 时，可达 100 μU/ml；注入胰岛素的半衰期为 20 min。因此，5 U/h 已能达到正常人胰岛素的高水平。

（2）当血浆胰岛素浓度达 10 μU/ml 时，已能抑制肝糖原分解，20 μU/ml 时可抑制糖异生，30 μU/ml 时可抑制脂肪分解，$50\sim60$ μU/ml 时可促进肌肉及脂肪组织等摄取葡萄糖，$100\sim200$ μU/ml 时可促进钾转移入细胞内。因此，前述小剂量已能起治疗酮症酸中毒的作用，且可防止血钾过低引起的并发症。

（3）从酮症酸中毒患者血浆胰岛素浓度证实抑制酮体生成所需的最高浓度为 120 μU/ml，抑制酮体生成最高速度的一半浓度为 24 μU/ml，这些浓度仅需静滴 0.1 及 0.01 U/（kg·h），但促进钾转入细胞的最小剂量需 0.1 U/（kg·h）。因此，5 U/h 已能治疗酮症，且不致引起低血钾症，为治疗酮症酸中毒的可靠安全而稳定的有效措施。

2. 途径

初次静推，继以静滴，可使胰岛素浓度维持较高而均匀水平，尤其是治疗重症时较可靠；对较轻病例，可采取分次肌注治疗的方法。

3. 疗效

不论静滴或肌注，按目前所用疗法，大多在 $5\sim6$ 小时内血糖可降至 13.9 mmol/L（250 mg/dl），10 小时内酮症酸中毒可控制；前者所用剂量一般为 $50\sim$ 60 U，后者总量在 100 U 以下，较以往采用大剂量时减少至原剂量的 1/4 以下，且副作用少。有胰岛素抗药性者，胰岛素用量需倍增。如已给予足量胰岛素，血糖、血酮仍不易控制时，应警惕发病诱因尚未得到较好控制，如感染等，此时，应积极采取相应措施加以控制，如选用有效抗生素等。

4. 副作用与预后

采用小剂量胰岛素治疗，可避免低血糖反应，至多在 1% 以下；低血钾发生率也降至 3.8%，病死率降至 4.6% 以下，以往传统应用大剂量胰岛素治疗的病死率为 $5\%\sim15\%$，重度病例易出现的并发症为：

①晚期低血糖症。

②血钾过低导致心律不齐，严重时甚至威胁生命。

③诱发脑水肿，使病死率明显增高。

④诱发低血磷，降低 2,3-DPG 而引起缺氧。

⑤导致低血镁和高乳酸血症等。

（三）电解质

据估计，一般较重病例可失钠 500 mmol、失钾 $300\sim1\,000$ mmol、失氯 350 mmol、失钙和磷各 $50\sim100$ mmol、失镁 $25\sim50$ mmol、失 HCO_3^- $300\sim500$ mmol、失水约 $5\sim6$ L，故补液中应注意补充这些损失量。补充生理盐水后，钠盐容易补足，但当血容量增加，肾脏血液循环好转后尿量增加时，血钾可骤降而发生严重心律失常，尤其是连续补充胰岛素和葡萄糖后易发生。此时，酸中毒纠正，钾可进入细胞内；同时随尿量增加，大量钾经尿排出，加之补液后的血液稀释等，很容易发生低血钾。因此，在补充胰岛素、葡萄糖和盐水的同时，必须注意补钾。一般认为，血钾 4 mmol/L 虽属正常范围，但酸中毒时机体不免已有缺钾，故主张补钾应与胰岛素同时，初起补 KCl 1 g/h；血钾 3 mmol/L 时，提示体内缺钾较严重，故可补 $1.5\sim2.0$ g/h；但当尿量少而血钾升高 5.5 mmol/L 时，则应暂停补钾，密切随访观察；补钾 $2\sim6$ 小时后须复查血钾，如已正常而能口服者，可改为口服 $3\sim6$ g/d；由于钾随糖、镁、磷等进入细胞较慢，故即使血清钾正常，补钾也应持续 1 周左右。

有学者认为，酮症酸中毒时，红细胞内 2,3-DPG

减少，HbA$_1$c 增高，易引起组织缺氧；当血磷＜0.48 mmol/L(1.5 mg/dl)时，可补充磷，一般采用磷酸缓冲液，其中 KH$_2$PO$_4$ 0.4 g，K$_2$HPO$_4$ 2.0 g，加入600 ml 生理盐水或 400 ml 蒸馏水静脉滴注，可增加2.3-DPG，使酸中毒纠正较快，且减少昏迷，降低病死率。补磷时，须严密监测血浆钙，因为低钙手足搐搦可发生于补磷治疗过程中。当室性心律失常并非由低血钾引起时，应及时补充镁。

(四)纠正酸中毒

糖尿病酮症酸中毒时，心肌收缩力降低、心搏出量减少、周围血管扩张等，可使血压下降，中枢神经及呼吸中枢受抑制，胰岛素受体与胰岛素的亲和力降低，故必须及早纠正。酮症酸中毒的病理生理基础是酮酸生成过多，故纠正酸中毒应以胰岛素抑制酮体生成、促进酮体氧化为主，补充 HCO$_3^-$ 为辅，酮体氧化后产生 HCO$_3^-$，酸中毒可随之得以纠正；如果单凭补充 NaHCO$_3$ 纠正酸中毒，常容易导致血钾过低、反常性脑脊液 pH 降低、钠负荷过多及反应性碱中毒，后者抑制氧合血红蛋白解离而引起组织缺氧，甚至可引

起脑水肿，尤其在大剂量、快速补充 NaHCO$_3$ 时易于发生。故一般主张，当 pH＞7.1 时，可暂时不补充NaHCO$_3$。Alberti 主张，pH ≤ 7.1 时，可补充NaHCO$_3$ 50 mmol、KCl 13 mmol，于 30 分钟内滴注完毕；pH ＜7.0 时，可补充 NaHCO$_3$ 100 mmol、KCl 26 mmol，并于 45 分钟内滴完；此后每隔 30 分钟监测pH 及 HCO$_3^-$，直至 pH＞7.1。

(五)防治诱因

对重症病例，尤需强调防治诱因，如严重感染及心脏病并发症等。

(六)并发症处理

本病的并发症较多。心血管系统中，可出现休克、心力衰竭、心律失常、心脏停搏、深部血栓形成或栓塞等；脑血管意外；脑水肿；急性肾衰竭；严重感染，如肺炎、尿路感染和败血症；弥散性血管内凝血(DIC)等，必须根据具体病情及早防治(详见本书相应章节)。

第 2 节 糖尿病高渗性非酮症综合征

糖尿病高渗性非酮症综合征(hyperosmolar hyperglycemic nonketotic syndrome)又称糖尿病高渗性昏迷或糖尿病非酮症性高渗昏迷，以高血糖及(或)高血钠、高血浆渗透压和渗透性利尿为特征，表现为脱水、低血压、休克、电解质紊乱、肾功能不全、中枢神经系统功能障碍，以至昏迷，但无明显酮症酸中毒。大多见于 60 岁以上 2 型糖尿病及少数幼年 1 型患者，

也可出现于从未确诊糖尿病者，男女发病率相似。本病病死率 20％左右。

一、发病诱因

高渗性昏迷诱发因素包括引起血糖增高、脱水、肾脏调节水电解质平衡功能降低等因素(表 16-1)。

表 16-1 高渗性昏迷的诱发因素

类 别	具体诱发因素
疾病与应激	感染、外伤、手术、烧伤、脑血管意外、急性心肌梗死、尿崩症、甲状腺机能亢进症、肢端肥大症、库欣综合征、消化道出血、急、慢性肾衰竭
溶质输入过多	输注含糖液体，饮服含糖饮料
水分丢失过多及摄入不足	呕吐、腹泻、脱水或利尿治疗、腹膜或血液透析、血液超滤、高热、出汗过多、渴感减退致饮水不足
某些药物	糖皮质激素、免疫抑制剂、苯妥英钠、甲氰咪胍、氯丙嗪、β 受体阻滞剂

二、发病机制与病理生理

糖尿病高渗性非酮症性昏迷发生的基本机制为胰岛素绝对或相对不足和拮抗胰岛素激素分泌增加。患者在糖代谢紊乱的基础上,加之其他促进血糖增高及引起脱水的因素,造成极度高血糖和(或)高血钠,并因渗透性利尿和细胞外渗透压过高导致失水和细胞损伤,从而引起水与电解质丢失、休克、肾功能不全、血栓形成和中枢神经系统障碍等一系列临床表现。糖尿病高渗性非酮症性昏迷的病理生理改变见图 16-3。

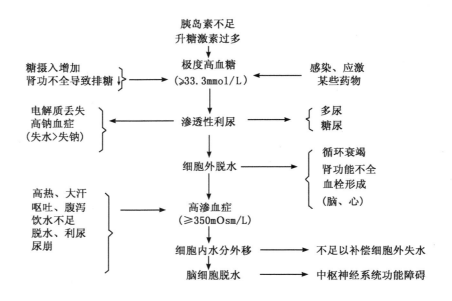

图 16-3 糖尿病高渗性非酮症性昏迷病理生理

(一)高血糖

血糖升高为糖尿病高渗性非酮症综合征的特征变化,往往在 800～1 000 mg/dl(44.4～55.5 mmol/L)以上,至少 600 mg/dl(33.3 mmol/L),最高可达数千毫克,以至使血浆成为"糖浆样"。

血糖升高的原因很多,归纳如下。

1. 胰岛素不足

糖尿病高渗性非酮症综合征患者多为中老年,尤其是老年 2 型糖尿病患者,有胰岛素不足,但其缺乏程度不如糖尿病酮症酸中毒(DKA)严重,有时也可见于年龄较轻的 1 型糖尿病患者,部分患者在出现此综合征前尚未明确有糖尿病。由于胰岛素减少,使组织对葡萄糖的摄取和利用减少,肝脏葡萄糖的产生增多。

2. 应激激素增加

应激激素包括胰升血糖素、儿茶酚胺、糖皮质激素、生长激素等,一方面可加重胰岛素的不足状态,拮抗胰岛素的效应或减少胰岛素的分泌,肾上腺素能 α 受体的激活对胰岛素分泌起抑制作用,β 受体可以起兴奋作用,但是肾上腺素和去甲肾上腺素分泌的影响主要是通过 α 受体起抑制作用;另一方面,多种应激激素本身,就可以通过使肝脏的糖生成增加和组织利用糖能力减弱而使血糖升高。

3. 糖的摄入增加

也是血糖升高的原因。患者因血浆渗透压升高,口渴感加剧,如不知已有糖尿病,可能摄入大量的含糖饮料或输入葡萄糖液。

4. 药物的影响

中老年患者常用的药物,可通过不同的作用机制使血糖升高,如糖皮质激素、肾上腺素能 β 受体抑制剂,β 受体兴奋胰岛素的分泌被阻滞时,可使胰岛素的分泌更为减少;此外,噻嗪类利尿剂和抗癫痫药苯妥英钠,也可使血糖升高,二者皆可抑制内源性胰岛素的分泌。

5. 肾脏对糖的排泄减少

其原因可能是合并肾脏损害。糖尿病患者可合并多种肾脏损害,包括糖尿病性肾小球病变、肾小动脉硬化、尿路感染,最严重为肾乳头坏死。肾排糖减少的另一重要原因,是水与电解质大量丧失后,血容量减少使肾血流量减少。

6. 周围组织对胰岛素抵抗

高渗昏迷患者存在葡萄糖转运因子(Glut)功能障碍,肝脏 $Glut_2$ 将葡萄糖运至血液循环增多,肌肉和脂肪 $Glut_4$ 将葡萄糖转运至肌肉和脂肪细胞内的葡萄糖减少,两者均可引起高血糖。此外,胰岛素受体异常和受体后信号传导异常也可能参与高血糖的形成。

(二)高渗血症

葡萄糖大量堆积造成细胞外液高渗,同时引起渗透性利尿,导致水和电解质丢失更为严重,从而进一步加重高渗状态;细胞外液容量减少,进一步加重肾功能损害,同时兴奋应激激素的过量释放,造成恶性循环。糖尿病高渗性非酮症综合征多见于老年人,其中有些患者同时合并不同程度的脑动脉硬化,可使下丘脑口渴中枢不敏感,加以高渗状态也可降低口渴中枢的敏感性。因此,这类患者虽然失水,但却可能无口渴感,不能相应地通过饮水而补充所丢失的水分,使高渗状态进一步加重。

(三)水、电解质代谢

1. 水代谢

严重脱水是糖尿病高渗性非酮症综合征的突出临床表现,原因为渗透性利尿、呕吐、腹泻、及发热致呼吸和皮肤水分丢失过多等。细胞内脱水加重时,脑细胞脱水能引起意识障碍和一系列神经系统受损的临床表现。

2. 钠代谢

脱水的同时,可导致钠丢失。但血钠浓度变化多样,可为正常、升高或者降低。血钠水平受多种因素影响,一方面水分经肾脏等途径丢失后造成细胞外液浓缩,血钠升高;另一方面血中大量葡萄糖的堆积所致的高渗状态,可促使细胞内液外移,其后果是:①细胞内脱水。②血钠下降:细胞外液水分相对增加,可使血钠下降;血糖每升高 100 mg/dl,可使血钠下降约 $1.6\sim3$ mmol/L。因此,如患者血钠正常,实际上可能已有高钠血症,但有可能被细胞内水分外移所掩盖;如果血钠升高,提示脱水十分严重;如果血钠偏低,多表示在脱水的同时,也有较多钠丢失。

3. 钾代谢

由于摄入减少、呕吐、腹泻、钾经尿丢失,同时血容量减少所致继发性醛固酮增多使钾进一步从尿中排出等,患者体内总钾量明显减少,可丢失 400～1 000 mmol。钾耗损可引起一系列症状,如肌无力、肢体麻痹、肠蠕动减弱等。严重缺钾可抑制胰岛素分泌,进一步加重高血糖。但患者就诊时,血钾浓度多变,可降低、正常、甚至升高,这是由于影响血钾浓度的因素很多:

①合并急性感染等并发症时,细胞破坏与分解亢进,细胞内钾释出。

②细胞外液高渗,细胞内液外移,钾也随之转移。

③有代谢性酸中毒时,细胞内钾外移至细胞外液。

④肾功能损害或血容量减少使尿量减少甚至无尿时,血钾升高。

因此,血钾水平高低取决于机体缺钾严重程度与上述升高血钾因素的综合影响。另外,治疗也可能对血钾浓度起重要影响。如经过补液或补充血容量,肾功能得以改善,尿量增加,大量钾可随尿排出;胰岛素补充能促使葡萄糖和钾进入细胞内。因而在治疗过程中,血钾可明显下降,如未及时补足,可引起严重的致命性心律失常。

(四)无明显酮体生成(图 16-4)

糖尿病高渗性非酮症综合征的特点之一是糖尿

病患者出现严重高血糖,但却没有或仅有极轻度酮症。这是由于高血糖与1型主要由胰岛素绝对缺乏所致不同,本症高血糖除了胰岛素相对缺乏外,胰岛素抵抗也发挥重要作用。尽管本症健存的胰岛β较1型多,分泌胰岛素的功能也明显优于1型,且能有效抑制酮体生成。但由于胰岛素抵抗较1型明显严重,所以导致血糖明显升高。

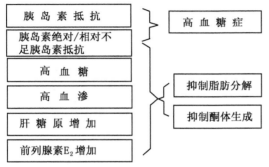

图 16-4　糖尿病高渗性非酮性昏迷无大量酮体生成的可能机制

(1)胰岛素缺乏不严重:有人认为患者的胰岛素虽不足,但并不十分严重,血浆胰岛素水平能够抑制脂肪分解和酮体生成,但不能抑制糖原分解和糖异生,故不能阻止高血糖的发生。实验研究表明,葡萄糖被利用所需要的胰岛素量较大,约 50～200 μU/ml,而抑制酮体生成所需要的胰岛素量小,约 30 μU/ml。支持这一看法的临床依据是糖尿病酮症酸中毒和高渗非酮综合征两组患者血清 C 肽的测定。C 肽和胰岛素以等克分子数由 B 细胞释放,能反映胰岛素 β 细胞的功能,其测定不像胰岛素测定那样受外源性胰岛素的干扰,高渗非酮性综合征患者组 C 肽降低的程度不如酮症酸中毒组严重。

(2)高渗状态本身可以抑制脂肪分解:糖尿病高渗性非酮症综合征患者血浆渗透压增高多较酮症酸中毒患者为高,常达 330～350 mmol/L,血中游离脂肪酸含量较低,反映脂肪的分解受到抑制,酮体产生减少。

(3)肝糖原增加使生酮作用抑制:四氧嘧啶所致糖尿病的动物,糖皮质激素加双侧输尿管结扎可造成非酮性高渗综合征,说明激素所致的肝糖原增加可抑制酮体的生成。

(4)前列腺 E₂(PGE₂):具有强力的抗脂肪分解作用,糖尿病高渗性非酮症综合征中可能有此因素参

与。

(5)肝门脉系统胰岛素水平高:也有学者认为,这类患者肝门脉系统血浆胰岛素浓度高,可抑制脂肪分解和酮体生成。

三、临床表现

(一)前驱期表现

多数患者起病较慢,前驱症状持续时间长,可长达数天至数周。早期原有糖尿病的症状,如烦渴、多饮、多尿、乏力等加重,并可能出现反应迟钝、表情淡漠等神经系统早期症状。渴感减退者病情严重,多数患者会被诱发本疾病的伴随症状所掩蔽,以致易被漏诊或误诊。

(二)典型临床症状与体征

如前驱期得不到治疗,持续性渗透性利尿可导致脱水、高渗及血容量减少,致使与脱水有关的临床表现突出。

1. 严重脱水

除表现在体重下降、皮肤黏膜极度干燥、弹性差、眼球松软等方面外,主要还表现在神经精神系统和循环系统。

(1)神经精神系统症状突出:是该病的主要临床特征,主要与脑细胞脱水有关。临床表现为意识障碍程度由轻到重,逐渐发生。初始仅出现精神萎靡、表情淡漠、反应迟钝、进行性嗜睡、意识模糊,数日后逐渐转入昏迷,意识障碍程度与高血糖和高渗严重程度有关。此外,神经精神系统表现多样,也可有躁动、定向障碍、幻觉、失语、偏盲、眼球震动、偏瘫、肌张力增加、抽搐、肌颤、半身感觉减退、颈项强直、病理反射阳性、腱反射迟钝或消失等,甚至可表现为癫痫样发作。部分患者可出现中枢性高热或脱水热。治疗好转后,神经系统症状与体征,包括偏瘫在内,多为可逆性的。但老年患者有动脉硬化,脱水严重时,血液浓缩、血压下降、血流缓慢及高渗状态下,血液黏滞性增高,易导致脑血栓形成,即使高渗状态被纠正,神经系统症状和阳性体征仍可能存在,有时脑血管意外是导致高渗

昏迷的诱因。

(2)有效血容量不足:由于严重失水,患者可因有效血容量不足,出现血压下降和循环衰竭,晚期甚至因休克,出现尿少或无尿,但循环衰竭症状远较神经精神症状相对为轻。

(3)血栓形成:由于血液浓缩,黏稠度增高,易并发动、静脉血栓形成。除脑部易患血栓、灶性出血、脑水肿外,冠心病患者易并发心肌梗死、心律紊乱。如控制或治疗不当,可因心、肾衰竭、心律失常、弥漫性血管内凝、血钾紊乱等造成患者死亡。

2. 无明显酮症

本症高渗血症程度远较糖尿病酮症酸中毒明显,前者可抑制脂肪分解及肝脏的生酮作用,而胰岛素拮抗激素的增高却不如酮症酸中毒突出,加以本症患者当有一定量的内源性胰岛素,故在血糖极高的情况下,一般不发生酮症酸中毒。故呼吸不呈 Kussmaul 或深大呼吸,而为浅表呼吸,并且无特殊气味。

3. 其他

主要表现在消化系统,如不少患者由于原发诱因可有厌食、恶心、呕吐、腹泻、轻度腹痛等胃肠症状,但远较酮症酸中毒患者轻而少见。部分患者还可出现急腹症的临床表现,原因可能为急性胰腺炎、肠系膜血栓形成或缺钾所致麻痹性肠梗阻。

四、实验室检查

(一)血液检查

(1)血糖:常>600 mg/dl(33.3 mmol/L),甚至可达数千毫克。

(2)血钠:常>145 mmol/L,有时可达 180 mmol/L 以上,但亦可正常,甚至偏低。

(3)血渗透压:>350 mOsm/L,有时可达 450 mOsm/L 以上。

(4)血钾:>5 mmol/L,但也可正常或偏低。

(5)血氯:稍增高。

(6)血 pH:大多正常或稍低,也可高于正常,约半数以下可伴轻度酸中毒。

(7)血 HCO_3^-:稍低或正常。

(8)血酮体:可稍增高,伴发酮症酸中毒者更高。

(9)血尿素氮:常中度升高,可达 80~90 mg/dl;肌酐亦高,可达 5~6 mg/dl;大都属肾前性(失水、循环衰竭)或伴有急性肾衰竭所致。

(10)血白细胞:明显升高,血红细胞压积亦增高,如正常者大多并存贫血。

(11)血游离脂肪酸:一般不增高。

(二)尿液检查

(1)尿糖:呈强阳性。

(2)尿酮体:阴性或弱阳性。

(3)尿量和尿常规:早期尿量明显增多,晚期尿少或无尿,可出现蛋白尿或管型尿。

(三)脑脊液检查

(1)渗透压:可持续性增高。

(2)pH:降低。

五、诊断与鉴别诊断

(一)诊断标准

(1)血糖>600 mg/dl(33.3 mmol/L)。

(2)血钠>145 mmol/L。

(3)血渗透压>350 mOsm/L,如不能直接测定时,可用下列公式估计:

血渗透压（mOsm/L）= 2（血 Na^+ + K^+）mmol/L+血葡萄糖（mg/dl）/18 + 血尿素氮（mg/dl）/2.8

也可采用更简捷的计算方法:

血清渗透压 = 2 × Na^+（mmol/L）+ 血糖（mg/dl）/18

(二)鉴别诊断

如前述的糖尿病昏迷相同,糖尿病非酮症性高渗性昏迷除了须与酮症酸中毒昏迷、低血糖昏迷、糖尿病乳酸酸中毒昏迷相鉴别外,还需要与其他多种原因引起的昏迷相鉴别,如有高热时须与各种脑炎相鉴别,尤其在夏季流行季节,必要时应检查脑脊液,以助诊断;有抽搐者还须除外各种原发性或继发性癫痫及脑血管意外等鉴别。

六、防治措施

平时注意防止各种诱发因素。如已发生者应积极抢救,主要措施包括补充液体、胰岛素、钾及处理各种并发症和去除诱因。

(一)补液

无休克而渗透压明显增高或有高血钠(>155 mmol/L)者,应给 0.45～0.6%低渗氯化钠液,有休克者给 0.9%等渗氯化钠液。失水程度超过原来体重 1/10 以上者,应分批于 2～3 天内逐渐补足,不宜太快太多,以免诱发脑水肿和肺水肿。静脉滴速需视年龄、心血管及脑血管情况、血压、心率、尿量、血浆渗透压、电解质、血糖浓度及年龄等因素而定。必要时进行中心静脉压监护,一般第一日可补入估计失水量的一半左右,不宜过多。当血糖下降至 13.9 mmol/L (250 mg/dl)时,可开始静滴 5%葡萄糖水或 5%葡萄糖盐水。根据一般临床经验,初治第 1～2 小时中可补液约 1～2 L,快速静滴,继以每 1 L/2～4 h,但必须根据病情酌情处理。对休克难以纠正者,可输血浆以扩充血容量。也可经胃管少量多次注入温开水纠正高渗状态。

(二)补充胰岛素

目前多应用小剂量持续静脉滴注疗法。

1. 方法

先静注 10～20 U,以后 2～12 U/h,一般 5 U/小时,加于生理盐水中静滴;2 小时后血糖下降不到 30%者,剂量加倍;血糖下降接近 13.9 mmol/L 后,胰岛素剂量减半。一般使血糖下降至 13.9 mmol/L (250 mg/dl),所需胰岛素量仅 50～60 U,所需时间约 10 小时。胰岛素小剂量静脉滴注可以减少低血糖、低血钾及脑水肿的发生率,降低病死率。多数患者度过危险期后,无需再给胰岛素,可以逐步过渡到饮食控制和(或)口服药物治疗。

2. 注意事项

虽然有人认为,72%～96%的胰岛素不被吸附,但在应用小剂量胰岛素的过程中,应避免玻璃容器、橡皮管的吸附,可于溶液内加 1%～2%的人体白蛋白或用 50～100 ml 含胰岛素的生理盐水冲洗容器与导管,也可先抽取 0.5～1 ml 患者血液至滴注容器内即可。整个治疗过程中,应加强护理,根据血糖监测结果,调整胰岛素滴速与用量。

(三)补钾

本症低钾一般不及酮症酸中毒严重,补钾量相对较少。应定时测血钾,最好有心电图监护,钾盐静滴速度为 10～15 mmol/(L·h)。如血钾低于 4 mmol/L 或心电图已提示低血钾,患者尿量也多时,最初补充胰岛素的同时就应该补钾;补液后尿量增加时,血钾将继续下降。因此,一般第一日补钾量可达 6～10 g;无尿或少尿时补钾应慎重,血钾>5 mmol/L 时,即可停止补钾。治疗后期还可出现低磷、低镁、低血钙等,在血磷低的情况下可补充磷酸钾。

(四)其他治疗

如治疗诱因及伴随症,密切注意有无心、脑血管意外及肾功能损害;选择抗生素时,避免使用有肾毒性药物,大剂量青霉素钠盐也可升高血钠,应尽量避免使用。昏迷患者的护理与各种对症治疗也很重要。此外,补碱问题也是临床经常遇到的问题。与糖尿病酮症酸中毒不同,一般无需补充碱性药物,合并其他因素导致代谢性酸中毒时例外。

第 3 节 糖尿病性乳酸酸中毒

乳酸酸中毒指任何原因致乳酸生成过多、利用减少和(或)清除障碍,大量乳酸在体内堆积引起的代谢性酸中毒。正常人休息状态下静脉血乳酸含量为 0.5～1.6 mmol/L。当血乳酸浓度>2 mmol/L(有人认为 5 mmol/L)时可产生乳酸酸中毒。若血乳酸浓度升高,但动脉血 pH 仍在正常范围,称之为高乳酸血症;若血乳酸浓度升高,动脉血 pH 失代偿而低于 7.35,称之为乳酸酸中毒。在糖尿病基础上发生的乳酸性酸中毒称之为糖尿病性乳酸酸中毒,糖尿病与乳酸酸中毒关系密切,可从多个环节促发乳酸酸中毒。其中双胍类药物使用不当是导致糖尿病患者乳酸酸中毒的主要原因之一。乳酸酸中毒预后不良,病死率高。

一、病因与分类

(一)分 类

乳酸性酸中毒分为先天性和获得性两大类。先天性乳酸性酸中毒因遗传性酶的缺陷造成乳酸、丙酮酸代谢障碍,如缺乏葡萄糖-1.6-磷酸酶、二氢硫辛酰胺转乙酰酶、二氢硫辛酰胺脱氢酶、丙酮酸羧化酶、丙酮酸脱氢酶磷酸酶,可导致先天性乳酸酸中毒。大多数乳酸酸中毒是获得性的,获得性乳酸酸中毒可分为 A 型和 B 型两大类。A 型为继发性乳酸性酸中毒,较 B 型多见,其发病机制是组织获得的氧不能满足组织代谢需要,导致无氧酵解增加,产生 A 型乳酸性酸中毒。糖尿病和非糖尿病者均可发生。见于各种休克、右心衰竭、心排血量减少、窒息、低氧血症(PaO$_2$<4.71kPa)、CO 中毒和严重贫血。B 型为自发性乳酸酸中毒,其发病机制与组织缺氧无关。可进一步分为 4 种亚型,B1 型见于脓毒血症、肝功能衰竭、肾衰竭、糖尿病高渗昏迷和酮症酸中毒、恶性肿瘤、疟疾、伤寒。B2 型与药物或毒物有关,见于双胍类、水杨酸、甲醇、乙烯乙二醇、氰化物、硝普盐、烟酸、儿茶酚胺、二乙醚、罂粟碱、对乙酰胺基酚、萘啶酮酸、异烟肼、链脲霉素、山梨醇、乳糖、茶碱、可卡因、三聚乙醛及乙醇的毒性作用。B3 型与肌肉剧烈活动、癫痫大发作、D 乳酸性酸中毒、胃肠外营养、缺乏维生素等因素有关。B4 型为混合型。糖尿病者可发生 B1 型和 B2 型。

(二)糖尿病性乳酸酸中毒的原因

糖尿病患者胰岛素缺乏,丙酮酸脱氢酶活性降低,线粒体丙酮酸利用减少,糖酵解作用增强,乳酸生成增多。糖化血红蛋白水平升高,血红蛋白携氧能力下降,造成缺氧,导致乳酸生成增加。糖尿病酮症酸中毒和高渗性昏迷时,除胰岛素缺乏外,组织灌注减少和缺氧,以及合并感染等,可造成乳酸堆积。糖尿病病程长,常合并血管病变,当并发脑血管意外、心肌梗死,可造成组织器官血液灌注不良或低氧血症,乳酸产生增多。严重的糖尿病肾病可影响乳酸的排出,导致乳酸性积蓄。双胍类药物尤其是苯乙双胍增加无氧糖酵解,使乳酸生成增多;抑制肝脏和肌肉等组织摄取乳酸;抑制糖原异生,肝细胞内丙酮酸不能转化为葡萄糖,故丙酮酸与乳酸均增多。特别是有肾功能减退者,苯乙双胍从肾脏排出减慢,可致血药浓度增加和乳酸酸中毒。二甲双胍分子中的甲基取代了苯乙双胍分子中的苯基,故二甲双胍致乳酸性酸中毒的发生率低于苯乙双胍。

二、病理生理

机体内乳酸产生的部位主要为骨骼肌、脑、红细胞和皮肤,它是葡萄糖无氧酵解的终产物,由丙酮酸还原而成。乳酸又通过糖酵解的逆反应生成丙酮酸,再通过糖异生生成葡萄糖或者通过三羧酸循环转化为水和二氧化碳。正常情况下,机体代谢过程中产生的乳酸主要在肝脏中氧化利用,或被转变为糖原储存,肾脏也能通过糖异生作用将乳酸转化为葡萄糖加以利用。如果血液中乳酸水平超过肾乳酸阈(7.7 mmol/L)时,乳酸可经尿排出。特殊情况下,肌肉组织也能消耗大量乳酸,持续剧烈运动肌肉产生大量乳酸或者血液中乳酸水平升高时,肌肉可利用乳酸作为能源。当氧的供应不能满足代谢需求时,机体绝大多数组织都能通过糖酵解途径生成乳酸。乳酸生成过多在肝肾功能正常时不足以形成乳酸积聚,而在肝肾功能不全时则很容易堆积。由于乳酸是一种强有机酸,一旦在血液中堆积,则可造成高乳酸血症甚至乳酸酸中毒。在严重的乳酸酸中毒,心肌收缩力和小动脉张力减弱,常伴低血压甚至休克。后者进一步引起组织灌注不良和缺氧,加重乳酸酸中毒,形成恶性循环。

三、临床表现

本病症状与体征可无特异性。具有原发病与诱因的相应表现。由于原发病常危重,乳酸中毒表现常被原发或诱发疾病的表现所掩盖。药物引起者常有服药史及相应中毒表现。以无突出原发病表现的双胍类所致乳酸酸中毒为例,早期症状与双胍类不良反应相似,为突然发生和加重的恶心、呕吐、腹泻、下腹痛或肌肉酸痛等。酸中毒明显时,有深快呼吸(不伴酮味)、意识模糊、嗜睡、木僵、昏迷。有时血压下降,但周围血管扩张,皮肤温暖。晚期休克加深或有多器官衰竭时,出现发绀、呼吸衰竭,病死率50%,其他原因所致者高达70%。

四、实验室检查

动脉血乳酸和pH是诊断乳酸酸中毒的特异性指标,患者血乳酸浓度多超过5 mmol/L,有时可达35 mmol/L,>25 mmol/L者大多预后不佳。血pH低于7.35,是同时伴酸血症的重要指标。高乳酸血症是否伴有酸中毒,取决于患者高乳酸血症的严重程度、机体的缓冲能力和是否存在呼吸性碱中毒等情况。乳酸酸中毒时CO_2结合力降低,常<9.0 mmol/L。阴离子间隙(AG)通过公式$[Na^+] - [Cl^- + HCO_3^-]$来计算,其正常值为8~16 mmol/L。乳酸性酸中毒患者AG升高,常>18 mmol/L,一般可达25~45 mmol/L。血乳酸和AG及动脉血pH之间的关系可不完全一致。HCO_3^-明显降低,常<10 mmol/L。血丙酮酸正常人静息状态下为0.07~0.14 mmol/L。乳酸/丙酮酸正常比值为10∶1,一般<15∶1,处于平衡状态;发生乳酸性酸中毒时,丙酮酸浓度相应增高达0.2~1.5 mmol/L,乳酸/丙酮酸≥30∶1。血白细胞大多增高。血酮体一般不升高,或轻度升高。

五、诊 断

糖尿病性乳酸酸中毒诊断主要依据病史、临床表现、血乳酸和动脉pH水平等综合判定。糖尿病患者用双胍类药物治疗,或有肝肾功能不全、酮症酸中毒、高渗昏迷、肺部感染或其他诱因,临床表现呼吸深快(不伴酮味)伴意识模糊、嗜睡、木僵、昏迷。有时血压下降、恶心、呕吐、腹泻、下腹痛或肌肉酸痛。血乳酸浓度大于5 mmol/L,动脉血pH低于7.35,可确诊为乳酸酸中毒。血乳酸浓度>2.5 mmol/L,动脉血pH正常时,需与糖尿病其他急性并发症鉴别,但乳酸酸中毒可与低血糖症、酮症酸中毒、高渗昏迷并存。

六、防 治

(一)预 防

肝、肾、心功能不全者,忌用双胍类药物,并尽量避免应用其他能诱发本病的药物。休克、缺氧、肝肾衰竭状态下的重危患者,若伴有酸中毒,须警惕发生本病的可能性。酗酒可引起急性乙醇中毒,酒精在乙醇脱氢酶的作用下生成乙醛,乙醛氧化生成乙酸,乙酸进一步代谢使机体生成乳酸增多,糖尿病患者应戒酒。

(二)综合救治

1. 去除和避免诱因

寻找和去除诱发乳酸性酸中毒的诱因,停用所有可诱发乳酸性酸中毒的药物及化学物质。治疗过程中,应密切注意血压、脉搏、呼吸等生命体征的变化,加强病情观察,及时进行血乳酸、血气分析(pH、HCO_3^-)、血糖、血电解质、阴离子间隙等血生化的动态检测。

2. 氧疗

改善患者的缺氧状态,吸氧并做好人工呼吸的各种准备。

3. 纠正休克

补液扩容可改善组织灌注,减少乳酸的产生,促进利尿排酸。输液宜用生理盐水或5%葡萄糖氯化钠溶液加正规胰岛素,必要时可输血或血浆,避免使用含乳酸的溶液。心功能不佳者给予短效洋地黄,以利提高心排血量。肾上腺素和去甲肾上腺素等强烈收缩血管,减少肌肉、肝脏血流量,应予禁用。

4. 纠正酸中毒

动脉血 pH<7.1 时应补碱,pH>7.2 应暂停补碱观察疗效。给予小剂量碳酸氢钠(NaHCO₃)持续静脉滴注,使 HCO_3^- 上升 4～6 mmol/L,维持在 14～16 mmol/L,动脉血 pH 上升至 7.2。酸中毒纠正不宜太快,尤其对肺功能及循环功能减退者。过多的 NaHCO₃ 可引起血钠过高、血渗透压升高、容量负荷加重,血乳酸反而升高。这是因为碳酸氢钠静脉滴注后,CO_2 产生增多,进入细胞内,使细胞内 pH 下降,加重细胞内酸中毒,可导致心肌收缩力减弱,心排血量减少,组织血氧灌注降低,无氧代谢加强,乳酸及 H^+ 产生增多,加重酸中毒,增加病死率。二氯醋酸 (Dichloroacetate,DCA)是丙酮酸脱氢酶激活剂,能迅速增强乳酸的代谢,并一定程度上抑制乳酸的生成,

可用于纠正乳酸酸中毒,但目前还不作为临床常规用药。亚甲蓝是氢离子接收剂,可促使乳酸脱氢氧化为丙酮酸,可用于乳酸性酸中毒,但疗效可疑。用不含乳酸钠的透析液进行血液或腹膜透析治疗,可加速乳酸排泄,并可清除苯乙双胍等引起乳酸酸中毒的药物,多用于不能耐受钠过多的老年患者和肾功能不全患者。

5. 胰岛素和葡萄糖

小剂量胰岛素静脉滴注可增加乳酸的代谢,减少乳酸的生成。血糖水平低于 13.9 mmol/L 时应同时给予 5% 的葡萄糖溶液,有利于减少糖类的无氧酵解和血乳酸的消除。

6. 纠正电解质失衡

尤其需要注意血钾变化,避免发生低血钾。

第 4 节　糖尿病患者低血糖症

低血糖症 (hypoglycemia)是由多种病因引起血糖(静脉血浆葡萄糖)≤2.8 mmol/L(50 mg/dl)时呈现的一组临床症候群,可由及时供糖而迅速缓解。低血糖指生化检测的血糖值过低,低血糖反应指临床低血糖症候群。糖尿病血糖控制目标是使血糖正常,从而减少或延缓并发症的发生与发展,而阻碍血糖达标的最大障碍就是低血糖症。低血糖症在糖尿病治疗过程中十分常见,特别是近年来对于糖尿病的血糖控制倾向于强化治疗,如不加强血糖监测,就可能增加发生低血糖症的风险。1 型糖尿病用胰岛素强化治疗,低血糖发生约 2 次/周。严重低血糖,即暂时性的运动和(或)神志障碍约 1 次/年。对于 2 型糖尿病,强化治疗发生低血糖亦常见,但较 1 型糖尿病少且程度较轻。

一、病因与分类

(一)分　类

低血糖症的病因分为三类。

(1)器质性病因:原因包括肝脏疾病、内分泌疾病、恶性肿瘤、胰岛素瘤或增生、先天性糖代谢障碍性疾病(糖原累积病、果糖不耐受性或半乳糖血症)、自身免疫性胰岛素综合征、抗胰岛素受体抗体性低血糖症、严重感染、严重营养不良等。

(2)功能性病因:多为进食后胰岛素分泌过多所致。

(3)外源性病因:如由于摄入某些药物或营养物质所致。

(二)常见诱因

糖尿病患者低血糖症常见于治疗过程中,常见诱因很多,具体归纳如下。

1. 胰岛素或口服降糖药(主要是胰岛素促泌剂磺脲类和列奈类)剂量调节、用药时间或药品选择不当

用药剂量常参考血糖数值。由于不同患者身体情况千差万别,药效各有不同,对药物敏感者可于初

试剂量时发生低血糖。从动物胰岛素转换为人胰岛素而剂量未减少,1 型糖尿病蜜月期或 2 型糖尿病治疗后胰岛功能部分恢复,而未及时减少降糖药量可引起低血糖。运动、腹部注射可使胰岛素吸收加快,饮食时间与用药时间配合不恰当如用药后过迟进食,也常是引起低血糖的原因。药品的种类甚多,作用各不同。例如某些短效制剂对于肝肾功能欠佳者,药物蓄积,作用时间延长可导致低血糖。一般来说,联合应用多类降糖药是为了解决较难控制的高血糖,但联合用药发生低血糖的机会要比单用一种药有所增加。

2. 伴随用药

加用增强降糖作用的药物如磺脲类药物与阿司匹林、吲哚美辛、保泰松、环磷酰胺等合用,通过竞争性与血浆蛋白结合,使血浆中的磺脲类药物浓度增多,增加磺脲类药物的降糖作用,引起低血糖。非选择性 β 阻滞剂如普萘洛尔可抑制胰高糖素释放和加强胰岛素的敏感性。还可掩盖心动过速、心悸、焦虑等症状,使低血糖症状不明显。奎宁、奎尼丁和西本唑啉可刺激胰岛素分泌,血管紧张素转换酶抑制剂可增加胰岛素敏感性和促进葡萄糖的利用,也可诱发低血糖。甲巯咪唑、甲基多巴、苯海拉明、秋水仙碱、人参、南瓜、苦瓜、葫芦、巴豆类、呋喃唑酮、苯丙酸诺龙、麦角胺、苯乙肼、苯环丙胺、蘑菇、西非荔枝果超量应用均可引起低血糖。

3. 饮食

糖尿病患者,特别是胰岛功能差、血糖波动大者,如果做不到饮食定时、定量、定餐次、必要时加餐、与用药密切配合等,极易诱发或引起低血糖。忘记进餐、延误进餐或者进食过少,神经性厌食,呕吐,哺乳,饮食量不能满足运动的需要,糖尿病并发自主神经病变导致胃轻瘫,胃排空延迟,均易发生低血糖。

4. 运动和减重

运动后胰岛素敏感性增加,有利于降低血糖,但如同时有进食少、药物过量等情况,则运动可引发低血糖。运动过剧或时间过长因消耗血糖过多引起的低血糖,可发生在运动中或运动后。减肥后胰岛素敏感性增加。所以综合药物包括噻唑烷二酮和双胍类药及运动、减肥等措施可使血糖从过高下降至过低。

5. 饮酒

发生低血糖时,身体内的乳酸、果糖、三碳糖和从蛋白质分解出来的丙氨酸转变为葡萄糖,这就是糖异生。由于糖异生使血糖回升,能缓解低血糖。酒精能抑制糖异生,使低血糖不能好转。酒精亦能抑制肾上腺素的分泌,间接抑制肝糖原分解为葡萄糖。此外,经常喝酒可引起酒精性肝病。由于肝脏是调节血糖的重要器官,肝损害既易发生高血糖,也易发生低血糖。

6. 伴随疾病

(1)肾衰竭:肾脏有清除胰岛素的作用,肾功能不全或衰竭时,过多的胰岛素不能被及时清除,易引起低血糖。

(2)肝硬化:肝功能有很强的调节血糖水平作用。血糖高时,肝脏能将葡萄糖合成为糖原贮存在肝细胞内;血糖低时,肝脏又使肝糖原分解为葡萄糖;肝脏还能通过糖原异生的作用,使其他物质转变为葡萄糖。此外,肝功能损害时,胰岛素及其他降糖药物可积蓄在体内,作用增强。这些均可能使血糖下降,极易发生低血糖。

(3)肾上腺皮质、甲状腺、全垂体功能低下:糖皮质激素、甲状腺激素、生长激素等是这些内分泌腺分泌的激素,这些腺体功能低下时,它们中一种或多种分泌不足,都可能使血糖水平下降,且低血糖时具有升糖作用的拮抗激素代偿不足,低血糖更不易自动恢复,使糖尿病在治疗过程中很容易发生低血糖。

(4)高血压和动脉硬化:糖尿病患者易发生高血压和动脉硬化,如果患者有高血压和(或)动脉硬化,垂体动脉可发生痉挛、阻塞或破裂出血,从而发生垂体卒中,表现为头痛、昏迷、血糖下降,病情严重时可直接致死。此时糖尿病的血糖水平较前好转,这是因为垂体分泌的几种与升血糖有关的激素在垂体卒中后相对减少,如不及时调整降糖药物,就可能引起低血糖。

(5)胰岛素抗体阳性:注射胰岛素后,因胰岛素可能与抗体结合,故降血糖作用减弱,进餐后血糖升高;此后胰岛素与胰岛素抗体解离,降糖作用增强,就会引起下一餐前的低血糖。

7. 糖尿病早期反应性低血糖症

多见于 2 型糖尿病患者的早期,由于患者的胰岛B 细胞早期分泌反应迟钝,引起高血糖,高血糖又可能刺激 B 细胞,引起高胰岛素血症,故可能在进食后4～5 小时发生低血糖反应。

8. 糖尿病患者对低血糖觉察能力受损

大约 25% 的 1 型糖尿病患者对低血糖觉察能力受损。接受胰岛素治疗的 2 型糖尿病患者,严重低血糖的发生率仅是 1 型糖尿病患者的 1/3,其中低血糖察觉能力受损是发生严重低血糖的最主要危险因素。老年人、病程长、合并自主神经病变、血糖严格控制、使用 β 受体阻断剂、剧烈运动、妊娠、饮酒、胰高血糖素和肾上腺素等拮抗激素应答反应降低、反复低血糖耐受(脑组织应对低血糖以酮体为主要能量来源,而减少对葡萄糖的需求)等因素均可损害机体对低血糖的觉察能力。

9. 老年人

70 岁以上老人各种功能可能有不同程度的衰退,特别是肝肾功能减退能使降糖药物积蓄作用增强,当进食量减少,消化功能欠佳,容易发生低血糖。体内各种储备不足,发生低血糖后使血糖上升的代偿能力也欠佳,一旦发生低血糖后血糖不易自动回升。此外,老年患者对低血糖的觉察能力较年轻人明显下降。

二、病理生理和临床表现

(一)病理生理

急性低血糖时,体内生糖激素分泌增强以拮抗胰岛素的作用,促使血糖升高;心血管系统发生相应变化,以利于葡萄糖在体内各组织间的转运;交感肾上腺能系统兴奋产生一系列预警症状如饥饿,以迅速纠正低血糖。脑组织缺少葡萄糖,早期充血淤血,脑细胞膜 Na^+-K^+ 泵受损,Na^+ 大量进入脑细胞,导致脑水肿及点状出血、坏死;晚期脑神经细胞坏死,脑组织软

化。糖尿病患者发生低血糖常见于应用降糖药后(注射胰岛素或口服药),空腹或餐前、运动中或运动后。

(二)临床表现

典型低血糖症呈发作性,主要包括下列几组表现。

(1)交感神经过度兴奋:多汗、心悸、颤抖、无力、饥饿、视物模糊、四肢发冷。

(2)中枢神经受抑制:大脑皮层受抑制表现为意识朦胧或嗜睡、精神失常、语言障碍等;皮层下中枢受抑制表现为神志不清、躁动不按、心动过速、瞳孔散大、锥体束征阳性;延脑受抑制出现深度昏迷、血压下降、瞳孔缩小。

(3)未察觉性低血糖:当血糖降至 2.8 mmol/L(50 mg/L)左右而未能察觉或没有交感神经兴奋的警告症状,称为未察觉的低血糖或无症状的低血糖。1型糖尿病患者病程超过 20 年,有 50% 患者可以出现未察觉的低血糖;老年患者由于脏器功能减退,也易产生未察觉的低血糖。患者可在无任何低血糖预警症状情况下,发生昏迷,严重者危及生命。夜间低血糖及 Somogyi 现象也均可为未察觉低血糖,并且低血糖可以维持数小时而不惊醒患者,甚至导致猝死。

(4)相对性低血糖:即在治疗糖尿病时,患者原血糖较高,经用胰岛素等降糖药物后,短时间内血糖下降过快或下降幅度过大,患者出现交感神经过度兴奋症状,而实际上血糖仅处于正常或正常偏高水平。

(5)发作时血糖低于 2.8 mmol/L(50 mg/dl):相对性低血糖患者出现低血糖反应症状时,血糖值可高于上述标准,血糖值和低血糖症状之间可不完全同步。

(6)低血糖反复发作:由于低血糖反复发作,以导恶性循环,以致血糖波动剧烈,并难以控制。低血糖症轻者,仅感觉头昏、乏力、心悸、脉搏快、出汗;重者则可能嗜睡、不能活动、昏迷、抽搐。轻的低血糖,不舒服感觉短暂,并可自动恢复;稍重的,进食饼干、糖水后可缓解;特别严重的需要静脉注射葡萄糖后,才可能恢复。偶尔可能遇见顽固性低血糖患者,病死率相当高,可能与肝功能衰竭有关。此外,低血糖持续时间过长(超过 45 分钟),不但可直接导致顽固性休克造成死亡,还可能发生严重脑功能障碍性后遗症,

如植物状态或植物人等。

三、诊 断

（一）低血糖症诊断标准

静脉血浆葡萄糖水平是诊断的主要指标,当静脉血葡萄糖<2.8 mmol/L(50 mg/dl),给予糖类后症状可缓解,就可能诊断低血糖症。

（二）注意事项

1. 警惕低血糖

诊断糖尿病患者低血糖症应注意低血糖发生的规律性,如无症状性低血糖和夜间低血糖,并寻找发生低血糖的原因。血糖剧烈波动难以控制时,应警惕低血糖。

2. "黎明"现象或"Somogyi"效应

空腹高血糖症可为"黎明"现象或"Somogyi"效应,应注意区别。"黎明"现象患者夜间血糖控制尚可,但于清晨5～8时之间显著上升。原因是睡眠期间分泌的大量生长激素等,具有升糖作用的激素拮抗了胰岛素的作用,继而血糖升高。"Somogyi"效应患者在夜间发生低血糖后,可以在第二天早晨出现严重的高血糖。原因为低血糖后升糖的拮抗激素分泌反应增强,拮抗胰岛素的降血糖作用,从而使患者出现了"反弹"性高血糖。

3. 早期糖尿病反应性低血糖症

还应注意早期糖尿病反应性低血糖症。

4. 个体对低血糖觉察能力差异

不同个体对低血糖觉察能力有一定差异,如长期高血糖者,当血糖水平下降尚未达到上述血糖标准,特别是血糖降幅过大或降速过快时,即会出现低血糖预警表现;长期严格血糖控制者,即使血糖水平低于上述标准,也不会出现低血糖预警表现。低血糖觉察能力受损者,即使血糖水平明显低于上述标准,也无预警症状。

5. 血糖实时测定值与临床表现不同步

血糖实时测定值有时与临床表现可能不完全同步。

上述均是在诊断糖尿病低血糖症时需要注意的。长期的临床实践给我们的教训是,糖尿病患者的高血糖纠正远较低血糖容易,原因是人们对糖尿病的高血糖始终可能保持高度的重视,但却经常会忽视可能发生的低血糖,发现不及时造成的不可以逆转性脑功能障碍是最大的顾忌。

四、防 治

（一）低血糖发作时治疗

(1)神志清楚且能吞咽者:休息、口服葡萄糖水、糖果或高糖食物,症状即可消除。

(2)神志不清或吞咽困难者:侧卧位,静脉注射50%葡萄糖溶液60～100 ml或胰高血糖素1 mg静脉、肌肉或皮下注射;每15～20分钟监测血糖1次,直至低血糖完全纠正;如病情不见缓解,可持续给予5%～10%葡萄糖溶液静脉滴注,有时需维持数日方可完全缓解或纠正;必要时,还需借助糖皮质激素的作用。

（二）处理低血糖症时注意事项

严格意义上讲,糖尿病低血糖标准与一般低血糖一致,但又有特殊性。

(1)糖尿病患者被怀疑有低血糖时,若无条件立即检测血糖,而低血糖症状明显者,应首先按低血糖反应处理,如补糖后15～20分钟病情无改善,应进一步确诊;部分患者,尤其是长期高血糖(HbA1c 大于8%)者,有时虽然出现严重低血糖反应症状,但血糖水平却可能高于2.8 mmol/L(50 mg/L)、低于5.6 mmol/L,此时也需要及时处理,以保证大脑等重要器官的能量供应。

(2)当血糖低于≤2.8 mmol/L,甚至≤3.3 mmol/L时,可确诊为低血糖,无论有无临床症状,均应给予治疗。

(3)当血糖介于3.3～5.6 mmol/L时,有上述低血糖症状,亦应给予治疗;若有低血糖症状,但血糖>5.6 mmol/L,无需治疗。

(4)寻找和治疗诱因或病因:纠正低血糖后应寻找诱因或病因并给予适当的治疗。除了治疗糖尿病外,其他合并疾病也应同时治疗,例如治疗肝、肾、胃肠及其他内分泌疾病。如垂体、甲状腺、肾上腺皮质功能低下者,应予相应激素补充治疗。

(5)早期糖尿病反应性低血糖症一般应限制热量摄入,肥胖者要减轻体重,可试用 α-葡萄糖苷酶抑制剂治疗。合用 α-葡萄糖苷酶抑制剂时发生低血糖症者应口服葡萄糖。夜间有低血糖发作者,特别是睡前血糖低于 6.0 mmol/L,应适量减少晚餐前或睡前胰岛素剂量或睡前加餐。最好选用水溶性口服葡萄糖液救治低血糖。反复短期应用胰高血糖素治疗低血糖可能会失效。

(6)磺脲类药物易引起 2 型糖尿病患者的低血糖,不宜使用胰升血糖素。磺脲类药物尤其是长效药物引起的低血糖症,应观察较长时间。

(三)预　防

(1)加强教育,认识低血糖的危害;尽量避免上述发生低血糖的因素。

(2)及时检查血糖,包括自我血糖监测。应用连续血糖监测系统(CGMS)有助于发现未察觉性低血糖。

(3)合理用药,并及时调整治疗方案。70 岁以上高龄患者不宜使用一些降糖作用强,且有积蓄作用的药物,例如格列本脲,以免发生低血糖昏迷。强化降糖方案最适合于对低血糖觉察能力正常,有条件进行自我血糖监测,依从性良好的患者,并不适合所有糖尿病患者,对于小儿、老人应用时应十分慎重;安排合适的进餐时间和内容;运动后增加热卡的摄入;对于老年糖尿病患者治疗时血糖控制的水平可适当放宽。例如空腹血糖 6～8 mmol/L,餐后 2 小时血糖 8～10 mmol/L 即可接受。在 70 岁以上高龄患者治疗时若对其血糖控制水平要求过严,往往使生活质量降低,患者的依从性不好,而一旦发生严重低血糖则危险性很大。如曾有低血糖史,随身带一些易消化吸收的糖制品和饼干,用于低血糖发生时自我救治,严重低血糖发生时应立即赴就近的医疗机构诊治。

(顾明君　宋志芳)

参 考 文 献

1　雷闽湘,张巾超. 糖尿病酮症酸中毒.廖二元,超楚生等主编. 内分泌学. 北京:人民卫生出版社,2001. 1532～1539

2　Casteels K,Mathieu C. Diabetic Ketoacidosis. Reviews in Endocrine & Metabolic Disorders ,2003,4:159～166

3　White NH. Management of Diabetic Ketoacidosis. Reviews in Endocrine & Metabolic Disorders, 2003,4: 343～353

4　超楚生. 高渗性非酮症高血糖性昏迷综合征. 廖二元,超楚生等主编. 内分泌学. 北京:人民卫生出版,2001. 1539～1544

5　王坚.糖尿病性乳酸酸中毒.胡绍文等主编.实用糖尿病学.第 2 版.北京:人民军医出版社,2003.244～250

6　Lacher M,Clausen MH, haeffner K,et al. Severe metformin intoxication with lactic acidosis in an adolescent. Eur J Pediatr,2005,164:362～365

7　Holstein A,Stumvoll M. Contraindications can damage your health is metformin a case in point? Diabetologia, 2005,48:2454～2459

8　邵安华. 低血糖与糖尿病患者的低血糖.许曼音主编.糖尿病学. 上海:上海科学技术出版社,2003.413～422

9　Cryer P E. Hypoglycaemia:The limiting factor in the glycaemic management of Type I and Type II Diabetes. Diabetologia,2002,45:937～948

10　Bott S,Bott U,Berger M, et al. Intensified insulin therapy and the risk of severe hypoglycaemia. Diabetologia,1997,40:926～932

11　Bolli GB. Prevention and treatment of hypoglycaemia unawareness in type 1 diabetes mellitus Acta Diabetol ,1998,35:183～193

第 17 章

弥 散 性 血 管 内 凝 血

Disseminated intravascular coagulation

弥散性血管内凝血(disseminated intravascular coagulation,DIC)是由不同原因激活凝血级联反应及血小板,突破体内的抗凝机制而使微循环内有广泛的微血栓形成,并继发纤维蛋白溶解亢进的临床综合征。它是许多疾病进展中的一个中间病理过程,常导致广泛出血及多脏器功能不全(MODS),后果十分严重。既往文献中曾有不少同义名称,如消耗性凝血病(consumptive coagulopathy)、去纤维蛋白综合征(defibrination syndrome)、消耗性血栓出血性疾病(consumptive thrombohemorrhagic disorder)、妊娠期出血状态(hemorrhagic states during pregnancy),但这些名称多侧重这一病理过程引起的广泛出血,对 DIC 的本质,即广泛性微血栓形成,强调得不够,目前已屏弃不用。

DIC 按病情发展的缓急,可分为急性、亚急性及慢性,慢性 DIC 的病程超过 14 天。

一、血液凝固与纤维蛋白溶解系统

为了解 DIC 病因、发病机制及病理生理,有必要复习血液凝固与纤维蛋白溶解系统。正常情况下,体内存在着血液凝固与抗血液凝固、纤维蛋白溶解、抗纤维蛋白溶解等机制,血液凝固与抗凝机制,纤维蛋白溶解与抗纤维蛋白溶解机制,血液凝固与纤维蛋白溶解之间,始终处于动态平衡中,以时刻维持机体的内环境稳定。

血液凝固是一系列连续的酶解反应过程,参与的凝血因子有 14 个(表 17-1)。除因子 Ⅳ 是钙离子外,其余均为蛋白质,且多数为蛋白水解酶的酶原。14 个凝血因子,除组织因子(tissue factor,TF)外,均存在于血浆中。

表 17-1　凝血因子及其生物特性

编　号	同义名称	血浆浓度 (mg/L)	生物半衰期 (h)	作用特点
Ⅰ	纤维蛋白原	2 000～4 000	90	结构蛋白
Ⅱ	凝血酶原	150～200	60	维生素 K 依赖性丝氨酸蛋白酶原
Ⅲ	组织因子	0		辅助因子/启动因子
Ⅳ	钙离子			

续表

编号	同义名称	血浆浓度（mg/L）	生物半衰期（h）	作用特点
V	易变因子,前加速素（proaccelerin）	5～10	12～15	辅因子
VI	现已确定无此因子,实为 V a			
VII	稳定因子,前转变素（proconvertin）	0.5～2.0	6～8	维生素 K 依赖性丝氨酸蛋白酶原
VIII	抗血友病球蛋白	0.1	8～12	VIII：C：辅因子、vWF：结构蛋白
IX	血浆凝血活酶成分（PTC）	3～4	12～24	维生素 K 依赖性丝氨酸蛋白酶原
X	Stuart-Prower 因子	6～8	48～72	维生素 K 依赖性丝氨酸蛋白酶原
XI	血浆凝血活酶前质（PTA）	4～6	48～84	丝氨酸蛋白酶原
XII	接触因子	2.9	48～52	丝氨酸蛋白酶原
XIII	纤维蛋白稳定因子	2.5	72～120	转谷氨酰胺酶原
激肽释放酶原（PK）		1.5～5	35	丝氨酸蛋白酶原
高分子量激肽原（HMWK）		7.0	144	辅因子

整个血液凝固过程大致可分为 3 个阶段,第一阶段是活动性因子 X（Xa）的形成;第二阶段是凝血酶的形成;第三阶段是纤维蛋白的形成。Xa 的形成又可分为两条途径,即所谓的内源性和外源性凝血途径（图 17-1）。既往认为内源性凝血途径的启动因子是 XII。当因子 XII 接触内皮细胞下胶原或表面带负电荷的大分子物质时,即被激活成 XIIa,XIIa 在激肽释放酶原（prekallikrein,PK）及高分子激肽原（high molecular weight kininogen,HMWK）协同下激活因子 XIa,进而使因子 IX 成为具有活性的 IXa。近年来,由于发现 TF

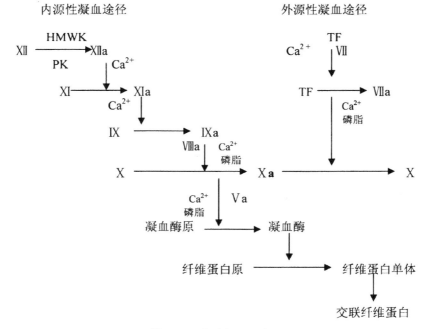

图 17-1 血液凝固示意图

和活动性因子Ⅶ的复合物(TF-Ⅶa)可激活因子Ⅸ,而因子Ⅻ缺乏患者临床并无出血表现,故认为在体内内源性凝血途径的启动因子实际上是因子Ⅸ。因子Ⅸa为丝氨酸蛋白酶,可直接激活凝血因子Ⅹ成为Ⅹa。但在Ca^{2+}、因子Ⅷ和血小板膜磷脂存在的条件下,Ⅹa的生成速度则大大加速。

外源性凝血途径的启动因子是TF,是一种分子量较大的跨膜糖蛋白,由263个氨基酸残基组成,它是体内血液凝固的真正启动者。正常情况下,血浆中不存在TF,但绝大多数细胞,包括血管内皮细胞、外膜细胞及单核细胞,均含有TF。当细胞受损伤或在某些细胞因子(IL-1、IL-6、TNF-α)的诱导下,TF高度表达或释放至血浆与因子Ⅶ形成TF-Ⅶ复合物,并在Ca^{2+}、磷脂参与下,使凝血因子Ⅹ激活成为Ⅹa。

Ⅹa属丝氨酸蛋白酶,在因子Ⅴa、Ca^{2+}、磷脂的协同下使凝血酶原(因子Ⅱ)裂解为凝血酶(因子Ⅱa),凝血酶在Ca^{2+}的参与下从纤维蛋白的二条α链、二条β链上各裂解出一段多肽(纤维蛋白肽A、纤维蛋白肽B),使纤维蛋白原成为纤维蛋白单体。纤维蛋白单体有相互聚合的倾向,但这种借氢键相连的多聚体很不稳定。然后在因子Ⅻa的作用下使纤维蛋白单体交联成稳定、不溶于尿素溶液的纤维蛋白多聚体。Ⅻa是一种转谷氨酰胺酶,在Ca^{2+}的参与下,可使纤维蛋白单体之间以酰胺键相连,从而形成稳定的交联纤维蛋白。

现在知道,所谓的内源性、外源性凝血途径只是一种人为的划分,事实上彼此存在密切的联系,在体内几乎是同时进行,而TF-Ⅶa复合物的形成是体内启动凝血最重要的因素。

体内除血液凝固系统外,尚存在生理性抗凝机制,凝血与抗凝之间经常处于动态平衡,如血浆中存在着多种抗凝因子,如抗凝血酶Ⅲ(AT-Ⅲ),不仅对抗凝血酶,还可以抑制其他具有丝氨酸蛋白酶活性的凝血因子,如Ⅶa、Ⅸa、Ⅹa、Ⅺa、Ⅻa等;蛋白C、蛋白S系统被激活后可抑制因子Ⅴa、Ⅷa;由血管内皮细胞、单核细胞和平滑肌细胞合成的组织因子途径抑制物(tissue factor pathway inhibitor,TFPI)可有效地抑制TF-Ⅶa-Ⅹa复合物,其抗Ⅹa的作用约为AT-Ⅲ的1 000倍。此外,单核-吞噬细胞系统可去除血浆中多种激活的凝血因子,从而对血液凝固起制约作用。

在生理状态下,体内可有微量纤维蛋白不断生成,生成的纤维蛋白又不断被溶解以保持血管和腺体排泄管道的通畅。这一溶解过程由纤维蛋白溶解(纤溶)系统完成。血液凝固与纤溶之间形成又一个动态平衡。纤溶系统也是一系列酶解的连锁反应,也大致可分为三个阶段(图17-2)。第一阶段是纤溶酶原激活物(plasminogen activator,PA)的形成;第二阶段是在纤溶酶原激活物的作用下,使纤溶酶原转变成有酶解活性的纤溶酶(plasmin);第三阶段是纤溶酶裂解纤维蛋白(原)成纤维蛋白(原)降解产物(fibrin and fibrinogen degradation product,FDP)的过程。开始形成的FDP为分子量较大的片段X与Y,进一步经纤溶酶作用则形成D片段与E片段。

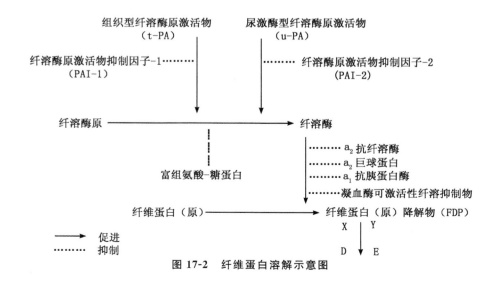

图 17-2　纤维蛋白溶解示意图

纤溶酶属丝氨酸蛋白酶,不仅可裂解纤维蛋白和纤维蛋白原,并可裂解Ⅴ、Ⅶ、Ⅷ、Ⅸ、Ⅹ、Ⅺ等,使之失活。

正常情况下纤维蛋白溶解也存在对抗机制,纤溶与抗纤溶之间保持着动态平衡。血浆中纤溶酶原激活物抑制因子-1 与-2(plasminogen activator inhibitor-1 and -2,PAI-1、PAT-2)分别对抗组织型纤溶酶原激活物及尿激酶型纤溶酶原激活物,富含组氨酸糖蛋白对抗纤溶酶原,而血浆中存在的 α₂-抗纤溶酶、α₂ 巨球蛋白、α₁-抗胰蛋白酶则对抗纤溶酶。此外,纤溶尚受凝血酶可激活性纤溶抑制物(thrombin activable fibrinolysis inhibitor,TAFI)的调节。

结合 DIC,在 DIC 的发病机制中,不同病因启动凝血级联反应及激活血小板固然是一个关键因素,但生理性抗凝机制及纤维蛋白溶解机制不同程度地减弱也是一个重要因素。血液凝固必须突破生理性抗凝机制及纤维蛋白溶解的代偿容量才能在微循环中形成广泛的微血栓。

二、病因与发病机制

能引起 DIC 的原发疾病很多,发病机制基本相似,均是作用于凝血的不同环节(图 17-3)。

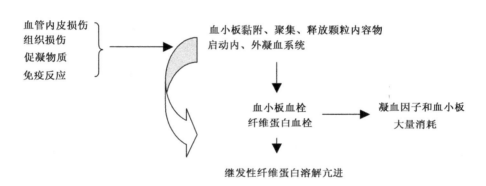

图 17-3　DIC 发病机制

(一)感染性疾病

感染性疾病是 DIC 原发病因中最常见的,约占 DIC 病因的 1/3。各种严重的全身感染,包括病毒、细菌、真菌、立克次体、原虫及螺旋体等均可引起 DIC,其中以革兰阴性菌的内毒素引起者最多见。病毒感染中的流行性出血热、重症巨细胞病毒感染、播散性水痘、重症肝炎,立克次体感染中的斑疹伤寒、恙虫病,原虫感染中的恶性疟疾,螺旋体感染中的钩端螺旋体病以及播散性真菌病也均易发生 DIC。感染诱发 DIC 的机制目前认为与以下因素有关。

(1)促炎细胞因子(proinflammatory cytokine)大量释放在 DIC 的发生和发展中起着关键作用,如 IL-1、IL-6、TNF-α 等。它们可以激活 TF 介导的凝血途径,TNF-α 尚可抑制生理性抗凝机制和纤溶机制。

(2)组织损伤释放 TF 启动凝血。

(3)病原体、毒素、免疫复合物或伴随的循环障碍损伤血管内皮细胞。

(4)严重感染使单核-吞噬细胞系统功能受损。

(二)恶性肿瘤

恶性肿瘤约占 DIC 病因的 1/4。急性早幼粒细胞白血病、急性单核细胞白血病、肺癌、胰腺癌、甲状腺癌、肾癌、宫颈癌、绒毛膜上皮癌及各种黏液腺癌的广泛浸润和转移均易发生 DIC,特别当肿瘤组织存在坏死时,发生率更高。恶性肿瘤并发 DIC 可能与以下因素有关。

(1)恶性肿瘤释放 TF 或癌性促凝物质(cancer procoagulant,CP)启动凝血系统,CP 是一种分子量为 68 000 的半胱氨酸蛋白酶,能直接激活因子 X。

(2)化疗和放疗损伤单核-吞噬细胞系统。

(3)肿瘤细胞的新生血管系异常内皮层组成,易激活凝血系统。

(4)合并感染。

（三）妊娠并发症

妊娠并发症约占 DIC 病因的 4%～12%,常见于羊水栓塞、胎盘早剥、前置胎盘、子宫破裂、死胎滞留、妊娠高血压综合征等。妊娠期容易并发 DIC 的原因首先与妊娠后期的高凝状态(凝血活性增高而抗凝、纤溶活性减低)有关。这是一种人类在进化过程中通过自然选择获得的保护机制,其目的在于防止分娩时大量失血。但在病理情况下,一旦有促凝物质进入血流或血管内皮细胞的损伤,即易发生 DIC。

（四）创伤与手术

严重复合伤,挤压综合征,大面积烧伤,肺、脑、胰腺、子宫、前列腺手术、体外循环等,诱发 DIC,其机制可能与以下因素有关。

(1)组织损伤释放 TF 激活凝血途径。

(2)广泛的血管断裂,胶原暴露启动血液凝固。

(3)创伤诱导促炎性细胞因子 IL-1、IL-6、TNF-α 的释放,启动 TF 介导的血液凝固并抑制生理性抗凝机制和纤溶系统。

(4)伴随创伤、手术可能出现的循环障碍或休克损伤血管内皮细胞并形成血流淤滞。

（五）休 克

各种原因导致的休克均易诱发 DIC,休克程度越重,持续时间越长,DIC 的发生率也越高,其机制与血管内皮损伤及促炎性细胞因子释放有关。

(1)严重缺氧与酸中毒损伤血管内皮细胞。

(2)微血管收缩,血流淤滞。

(3)创伤性休克的组织损伤激活外源性凝血系统,内毒素血症激活内源性凝血系统。

（六）重症肝病

严重肝病易合并 DIC,原因可能为如下。

(1)坏死细胞释放 TF。

(2)严重肝病时,单核-吞噬细胞系统功能受损,激活的凝血因子不能及时得到清除。

(3)严重肝病时,AT-Ⅲ、蛋白 C、蛋白 S 系统及纤维溶酶原合成减少。

(4)肝移植或慢性肝患者,由于免疫复合物质损伤血管内皮细胞,而激活内源性凝血系统。

(5)肿大的脾脏及侧支循环中血流淤滞。

（七）溶血反应

各种能引起血管内溶血的疾病均易诱发 DIC,如溶血性输血反应、阵发性睡眠性血红蛋白尿症、溶血尿毒症综合征、自身免疫性溶血性贫血、重型葡萄糖-6-磷酸脱氢酶缺乏症等,可能与红细胞破坏释放二磷酸腺苷及膜磷脂蛋白等促凝物质、抗原抗体复合物及补体激活单核细胞释放细胞因子及伴随的循环障碍有关。

（八）其 他

如过敏反应、中暑、冻伤、毒蛇咬伤、系统性红斑狼疮及相关疾病、巨大海绵状血管瘤(Kasabach-Merritt 综合征)、遗传性出血性毛细血管扩张症、血栓性血小板减少性紫癜、急进性高血压、肺梗死、急性心肌梗死、原发性肺动脉高压症、糖尿病性血管病、急性肾皮质坏死、急性肾小管坏死、急性肾小球肾炎、急性胰腺炎、急性节段性肠炎、心脏瓣膜置换、主动脉内气囊留置及各种血管内人造假体等均可诱发 DIC。

三、病理生理

DIC 实质是在各种启动因子及促凝因素的共同作用下,使机体经历从高凝状态—低凝状态—继发性纤溶亢进,这样一个不断进行的病理过程。但各阶段并不独立分开,多相互重叠,从而导致以出血、微循环障碍、缺血性器官损害、微血管病性溶血为主要临床特征。同时,DIC 造成的各种后果,反过来又可能促进 DIC 的发生与发展,并形成恶性循环。

（一）高凝血期

为 DIC 发病早期,凝血因子相继激活,血液凝固性增高,形成大量凝血酶,使纤维蛋白原转变成纤维蛋白单体,并相互聚合,在凝血因子Ⅷa 作用下形成交联纤维蛋白,在全身微血管内沉积为微血栓。血小板的活化也参与了这一过程。大量微血栓的形成,妨碍受累器官的血供,导致功能衰竭,同时引起微血管病性溶血。

（二）消耗性低凝血期

由于体内有大量微血栓形成,消耗了各种凝血因子,如Ⅰ、Ⅶ、Ⅹ、Ⅴ、Ⅷ、Ⅻ等,导致凝血因子浓度不断降低。血小板被激活或激活形成血小板血栓,因而也被消耗。此外,其他血浆因子也可减少,如由于 AT-Ⅲ、α₂-纤溶酶抑制物(α₂-PI)分别与被激活的凝血因子和纤溶酶结合而不断被消耗,导致 AT-Ⅲ 和 α₂-PI 浓度亦减少。Ⅻa、Ⅻ碎片(Ⅻf)通过激活激肽释放酶原,形成激肽释放酶,该酶使激肽原转变为缓激肽,故而消耗了激肽原与激肽释放酶原。缓激肽的生成使机体血管通透性增加,发生低血压与休克,促进 DIC 的病情发展。由于本期凝血因子被大量消耗,临床表现可有出血倾向。

(三)继发性纤溶期

DIC 时微血栓大量沉积在微血管,刺激血管内皮细胞,通过释放 t-PA、Ⅻa、激肽释放酶的作用激活纤溶系统。纤溶系统被激活后,除降解纤维蛋白(原)外,还能酶解各种凝血因子,如Ⅴ、Ⅷ、Ⅱ等,使之进一步降低。纤维蛋白(原)降解产物具有强大的抗凝作用,因而此阶段凝血因子进一步消耗,临床出血症状也随之恶化。

四、临床表现

出血、休克、栓塞和溶血是 DIC 的主要临床特征。在原发疾病的基础上,凡出现以上表现之一者,均应高度警惕 DIC 的发生。

(一)分 类

依据起病的缓急,可将 DIC 分为急性、亚急性与慢性。

(1)急性:起病急,可在数小时或数天内发病;且病情重,多以严重感染或手术为主要发病诱因或致病因素。

(2)亚急性:起病相对缓慢,可在数天或数周内发病,多见于死胎或肿瘤。

(3)慢性:起病缓慢,可达数月,临床多以高凝状态为主,出血和休克发生率低,多见于肿瘤和血管瘤等。

(二)典型临床表现

1. 出血

是急性和亚急性 DIC 最突出的临床表现,发生率高达 84%～100%。DIC 引起的出血有三个特点。

(1)自发性:通常无明确的诱因可查。

(2)多发性:DIC 引起的出血常不止一处,单一部位的出血首先应考虑局部因素而不是 DIC;除皮肤、皮下、齿龈、鼻腔出血外,注射部位和创面的渗血不止尤为瞩目,镜检和肉眼血尿、呕血、便血、痰中带血及阴道流血也颇常见,严重时内脏也受累及,如颅内出血等。

(3)持续性:DIC 引起的出血常以持续性渗血为主要表现形式。

造成 DIC 患者出血的因素是多方面的,首先是广泛的微血栓形成消耗了凝血因子及血小板;其次是因凝血而启动了继发性纤溶亢进,又进一步使血浆纤维蛋白原及凝血因子水平降低;最后纤维蛋白(原)降解形成的 FDP 又具有抗凝及干扰血小板功能的作用(图 17-4)。故 DIC 患者一旦出现出血,必然已经进入低凝状态。

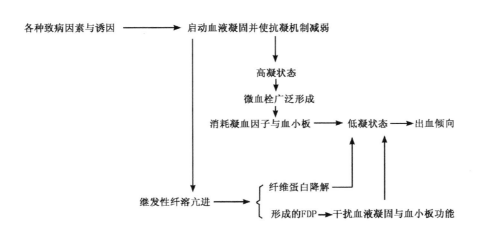

图 17-4 DIC 发生出血的机制

2. 休克

急性 DIC 休克的发生率可达 32.3%～66.5%。休克的发生与微循环中广泛的微血栓形成使回心血量减少有关,血液凝固过程中形成的纤维蛋白肽 A(fibrinopeptide A,FPA)、纤维蛋白肽 B(fibrinopeptide B,FPB)使微静脉收缩,缓激肽使毛细血管前括约肌舒张及血管通透性增加等因素也与休克的形成有关。DIC 并发休克与原发病引起的休克相比,前者肺动脉压增高和中心静脉压降低更为显著,而且若不针对 DIC 进行治疗,休克更难逆转。DIC 可引起休克,休克造成的血管内皮细胞损伤及促炎细胞因子释放又可使 DIC 加剧,两者互为因果,形成恶性循环,使病情进一步发展和恶化是治疗措施反应很差的主要原因。

3. 微血栓形成和栓塞

微血栓形成是 DIC 最基本的病理改变,严重者可同时伴有静脉和(或)动脉血栓形成。DIC 的出血表现临床易被发现,处理也相对容易,而广泛微血栓形成造成的微循环障碍和脏器功能不全却很容易被忽视,但这恰恰正是威胁患者生命、病死率高的关键环节。微血栓形成可以发生于全身各个脏器和组织,临床表现多样而复杂,可表现为周围性发绀、皮肤坏死、肢体坏疽,也可表现为相应脏器的功能不全或衰竭,如急性肾、肺、脑、肝、心、肾上腺等功能不全等,且可以多个脏器或系统同时受累,MODS 是主要表现形式。

4. 溶血

DIC 造成的溶血是一种微血管病性溶血,是由于红细胞在血流驱动下强行通过广泛存在的微血栓或纤维蛋白条索时,遭受机械性损伤而引起的。纤溶碎片 D 通过氧自由基途径损伤红细胞膜,也是造成溶血的原因。由于微血管病性溶血是一种血管内溶血,故患者血清结合珠蛋白消失,血浆游离血红蛋白可升高,50%的患者外周血涂片中可见盔形、三角形、半月形、锯齿形、不规则形等红细胞增多(正常<0.5%),临床上可出现黄疸、贫血、腰酸背痛、血红蛋白尿等。红细胞大量破坏所释出的二磷酸腺苷及膜磷脂蛋白等促凝物质,与诱发的促炎细胞因子协同,又可加重 DIC 而形成另一个恶性循环。

(三)病情发展不同阶段的判断

按照 DIC 发生或发展的病理生理,临床一般应经历三个阶段,即血管内皮细胞损伤后凝血因子被激活或启动、血管内广泛性凝血、血管内溶血等。在病情发展的不同病理生理阶段,临床可能会出现相应的临床症状与体征。认识和理解病情发展不同阶段的临床表现,有助于正确地分析和判断病情,在一定程度上还可以指导临床治疗。

1. 凝血因子被激活或启动阶段

即血管内皮细胞损伤期。此阶段可能除具有原发病的临床表现外,其余无特异性的 DIC 临床表现。多数情况下,依据病情或病因分析,有并发 DIC 的可能,但此时除某些凝血激活及(或)血小板活化的分子标志物外,缺乏明确诊断 DIC 的佐证。

2. 弥散性血管内凝血阶段

即临床经常提及的高凝期。此时凝血系统被激活或启动,血管内出现广泛性凝血,大量血小板和凝血因子被消耗而减少,临床可能出现血管栓塞、微循环障碍,甚至休克。此阶段持续时间可能相对较短,有时尚未来得及被临床所觉察或认识,即已过去。因为发生弥散性血管内凝血时,虽然发生在周身皮肤血管的栓塞可以被临床体检发现,但发生在内脏血管内的凝血或栓塞却无法通过体检发现,此时除出现难以解释的微循环障碍、休克或有关脏器的功能不全外,缺少特异性临床症状与体征。然而,该阶段及早被认识的重要意义,就在于如早期发现高凝期,就能早期应用肝素治疗,如能尽早阻止凝血过程,减少血小板和凝血因子的消耗,就有可能阻止病情进一步发展,及其后出现的出血或脏器功能衰竭等。

3. 出血阶段

即 DIC 的最后阶段,患者可能以广泛、大量的出血和血液不凝为主要突出的临床表现。此时的出血,除与大量血小板和凝血因子消耗后继发性减少有关外,更主要的还是血液的纤溶系统被激活,出现纤维蛋白溶解亢进。

五、实验室指标

实验室检查指标是诊断 DIC 的重要依据,但应强调指出,任何试验,包括近年来发展的分子标志物,均非 DIC 所特有,均不能直接等同 DIC,诊断必须密切结合临床。

(一)一般医疗单位常用指标

1. 反映血小板量和质改变的指标

血小板数量急剧减少是急性和亚急性 DIC 的突出表现。减少的程度不仅取决于 DIC 的病情及持续时间,也取决于原有的血小板水平及患者骨髓的代偿功能。因此,进行性减少对诊断 DIC 更具有价值。除数量减少外,血小板功能也呈明显异常。因为在 DIC 的发病过程中,黏附、聚集功能良好的血小板首先被消耗,加之 FDP 对血小板功能有明显的干扰,故一定有血小板聚集、黏附、释放功能异常。由于血小板功能检测比较烦琐,且在血小板减少的情况下用血量较大,故一般不用于 DIC 的诊断。

2. 血浆纤维蛋白原定量

DIC 时,纤维蛋白原在凝血过程中被消耗,在纤溶过程中又被降解,故 DIC 患者的血浆纤维蛋白原必然下降,但降低的幅度也取决于 DIC 的病情、原有血浆水平及肝脏的代偿功能。因此,进行性下降最有诊断意义。血浆纤维蛋白原的正常参考值为 2~4 g/L(双缩脲法)。

3. 凝血酶原时间(prothrombin time,PT)和活化的部分凝血活酶时间(activated partial thromboplastin time,APTT)

两者分别测定凝血系统的外源性和内源性凝血途径。DIC 病程中,由于凝血酶原、因子 V、Ⅶ、Ⅷ、Ⅸ、Ⅹ 及纤维蛋白原明显减少及 FDP 的抗凝作用,PT、APTT 常明显延长,程度与 DIC 的病情大致平行。但 DIC 早期血浆中已存在被激活的凝血因子,如 Ⅹa、凝血酶(Ⅱa)等,此时纤维蛋白原减少尚不严重,而 FDP 的较大片段又能被凝血酶凝结,PT 与 APTT 可能正常,甚至缩短。PT 一期法的正常参考值为(12±1)秒,PT 较正常对照延长 3 秒为延长;APTT 正常参考值为(37±3.3)秒,APTT 较正常对照延长 10 秒为延长。

4. 血浆鱼精蛋白副凝试验(plasma protamine paracoagulation,3P 试验)

纤维蛋白原经凝血酶裂解出 FPA 和 FPB 后,形成纤维蛋白单体。正常情况下,纤维蛋白单体将自动聚合成多聚体,然后经凝血因子 ⅩⅢa 的转谷氨酰胺作用成为交联的纤维蛋白。但当血浆中有 FDP 存在时,部分纤维蛋白单体可与纤维蛋白原及分子量较大的 FDP 形成可溶性复合体存在于血浆中,当加入适量的鱼精蛋白后,纤维蛋白单体即从可溶性复合体中析出,很快自动聚合,形成沉淀,这种不经凝血酶的直接作用而形成纤维蛋白沉淀的现象称为副凝反应。由于是加用了鱼精蛋白,故称为血浆鱼精蛋白副凝试验。3P 试验阳性反映血浆中既有纤维蛋白单体存在,又有 FDP 存在,说明体内有凝血与纤溶两者同时在进行,符合 DIC 的病理生理过程,故为临床诊断 DIC 比较简单、敏感的指标之一。然而,3P 试验存在假阴性和假阳性,特别是其他资料符合 DIC 而 3P 试验阴性时,不能据此否定 DIC。因为 DIC 晚期,凝血过程逐渐减弱,纤维蛋白单体形成减少,而血浆中分子量较大的 FDP 片段又在纤溶过程中被进一步降解,可溶性复合物的含量减少,此时 DIC 已进展至相当程度,但 3P 试验可为阴性。其次,用于检测 3P 试验的血标本在抽取过程中必须十分顺利,绝不允许有任何血凝块形成,否则易有假阳性。从静脉导管或动脉导管采取的血标本也易有假阳性,应该避免。

5. FDP

FDP 是纤维蛋白和纤维蛋白原经纤溶酶降解后产物的总称。当纤溶亢进、FDP 的产量超过单核-吞噬细胞系统处理的能力时,血浆和尿中 FDP 含量即升高,是临床诊断 DIC 的重要指标之一。但 FDP 升高仅说明纤溶亢进,并不涉及凝血系统的激活。FDP 正常参考值:血浆<10 mg/L(乳胶颗粒法),尿液为 0(乳胶颗粒法),(28±17)μg/L(ELISA 法)。

6. D-二聚体

D-二聚体是纤溶酶作用于交联纤维蛋白的产物,血浆中 D-二聚体增多既反映体内已有交联的纤维蛋白沉积,又反映纤维蛋白溶解亢进,是诊断 DIC 及前 DIC (pre-DIC)的敏感指标之一,D-二聚体正常对 DIC 有一定的否定意义。D-二聚体正常参考值为:阴性(乳胶颗粒法),(0.13±0.03)mg/L(ELISA 法),健康老年人为(0.44±0.18)mg/L(ELISA 法)。

7. 优球蛋白溶解时间(euglobulin lysis time,ELT)

这是一个反映血浆中纤溶酶和抗纤溶物质活性总合的试验。DIC 时,血浆中纤溶酶活性增高,ELT 缩短。此试验操作简单是优点,但由于影响因素较多,临床上仅能作为一种参考。ELT 的正常参考值为(129.8±4.1)min(加钙法)。ELT<120 min 为缩短,ELT>70 min 更有意义。

(二)其他特殊指标

1. 血浆 β-血小板球蛋白(β-thromboglobulin,β-TG)、血小板第四因子(platelet factor 4,PF₄)及血小板颗粒膜糖蛋白-140(granule membrane protein-140,GMP-140)

β-TG 与 PF₄ 均为血小板 α 颗粒的内容物,GMP-140 是血小板 α 颗粒膜的一种糖蛋白,又称 P-选择素(P-selectin)。DIC 及前 DIC 时,由于血小板被激活而使血浆 β-TG、PF₄、P-选择素水平升高。血浆 β-TG 的正常参考值为(16.4±9.8)μg/L(ELISA 法);PF4 正常参考值为(3.2±2.3)μg/L(ELISA 法);P-选择素正常参考值为(1.61±0.72)×10⁷ 分子数/L(ELISA 法);正常全血中血小板表面 P-选择素含量为(780±490)分子数(血小板)(ELISA 法)。

2. 血栓烷 B₂(thromboxane B₂,TXB₂)

血小板膜磷脂经磷脂酶、前列腺素环化酶、TXA₂ 合成酶等一系列酶解后形成 TXA₂,TXA₂ 又进一步转变为稳定而无活性的 TXB₂。DIC 时,大量血小板参与凝血过程,血浆 TXA₂、TXB₂ 升高,是血小板被激活的另一标志。由于血浆中 TXA₂ 半衰期短,仅 30 秒,很不稳定,测定困难,故只能测定 TXB₂。血浆 TXB₂ 正常参考值为(163±48.1)ng/L(ELISA 法),(136±81.8)ng/L(RIA 法)。

3. 因子Ⅷ:C 与Ⅷ:vWF

因子Ⅷ由两部分组成。一部分为分子量小而有促凝活性的Ⅷ:C;另一部分为分子量大、不具促凝活性,但对血小板黏附有重要作用的Ⅷ:vWF。DIC 时,Ⅷ:C 因消耗而减少,而Ⅷ:vWF 却因血管内皮细胞受损而增高,故 DIC 时测定Ⅷ:C:Ⅷ:vWF 比值比单独测定Ⅷ:C 的促凝活性更有意义。血浆 Ⅷ:C 的正常参考值为 103%±25.7%(一期法),Ⅷ:vWF 的正常参考值为 107.5%±29.6%(ELISA 法)。

4. 纤维蛋白肽 A(FPA)

血液凝固过程中,凝血酶从纤维蛋白原 α 链的氨基端裂解出一段 16 个氨基酸的多肽,称 FPA。由于 FPA 的生物半衰期仅 3～5 分钟,它在血浆中的水平升高反映体内凝血酶裂解纤维蛋白原的过程正在进行,是诊断 DIC 和 pre-DIC 的重要指标之一。如治疗后 FPA 下降,说明 DIC 的病理过程减弱或停止。血浆 FPA 正常参考值为男性(1.83±0.61)μg/L(ELISA 法),女性(2.22±1.04)μg/L(ELISA 法);尿液 FPA 正常参考值(1.67±0.1)mg/24 h(RIA 法)。

5. 多肽 F₁₊₂

凝血因子Ⅹ被激活成Ⅹa 后,从凝血酶原裂解出一段无活性的多肽,称凝血酶原片段 1 及 2(pro-thrombin fragment 1+2,F₁₊₂),血浆中 F₁₊₂ 水平升高反映血浆中Ⅹa 的存在,提示血管内凝血过程已被启动。血浆中 F₁₊₂ 正常参考值为(0.67±0.19)nmol/L(ELISA 法),(1.97±0.99)nmol/L(RIA 法)。

6. 蛋白 C 肽(protein C peptide,PCP)

凝血酶原形成凝血酶后,除从纤维蛋白原的 α、β 链的氨基端裂解出 FPA、FPB 外,还从蛋白 C 上裂解出一段多肽,称 PCP。FPA 与 PCP 同时升高,是血浆中凝血酶原被激活的有力标志,提示血管内凝血过程已被启动。血浆 PCP 正常参考值为 6.47pmol/L(RIA 法)。

7. 可溶性纤维蛋白单体复合物(soluble fibrin monomer complex,SFMC)

纤维蛋白原经凝血酶裂解出 FPA、FPB 后形成纤维蛋白单体,当血浆中有 FDP 存在时,部分纤维蛋白单体与纤维蛋白原及分子量较大的 FDP 形成可溶性纤维蛋白单体复合物而存在于血浆中,即为 SFMC。应用 ELISA 法或 RIA 法可直接测定血浆 SFMC 含量,其意义与 3P 试验相同,但结果更为可靠。SFMC 被认为是诊断 pre-DIC 及早期 DIC 敏感指标之一,但晚期 DIC 由于凝血过程减弱,纤维蛋白单体形成减少,血浆中大分子 FDP 又被降解,SFMC 也可以无明显异常。同样,用于检测 SFMC 的标本必须绝对无任何血块,从静脉和动脉导管抽取的血标本也不宜用于检测 SFMC。血浆 SFMC 正常参考值为(48.5±15.6)mg/L(ELISA 法),(50.5±26.1)mg/L(RIA 法)。

8. 抗凝血酶-Ⅲ(antithrombin,AT-Ⅲ)及凝血酶-抗凝血酶复合物(thrombin-antithrombin complex,TAT)

AT-Ⅲ是血浆中自然存在的丝氨酸蛋白酶抑制物。DIC 时,由于凝血酶大量形成,并与血浆 AT-Ⅲ 以 1∶1 分子结合成不可逆性复合物,故血浆中 AT-Ⅲ减少,而 TAT 升高。AT-Ⅲ减少程度与 DIC 病情平行,而 TAT 的升高不仅可直接反映凝血酶的生成量,且可较准确地反映抗凝系统的激活状况,在 pre-DIC 和 DIC 的诊断中有重要价值。血浆 AT-Ⅲ正常参考值为 108.5%±53%(发色底物法),0.98%±0.38 μg/ml(凝固法),但在 pre-DIC 和 DIC 时,AT-Ⅲ 的测定不宜用抗原测定法。TAT 的正常参考值为 1.45%±0.4 μg/L(ELISA 法)。

9. 纤维蛋白原半衰期

血浆中纤维蛋白原含量取决于生成与消耗两方面的消长。当血浆纤维蛋白原含量在正常范围时,常难以据此判断是否存在 DIC,即使纤维蛋白原降低,也难以说明凝血与纤溶过程是否仍在进行。使用 ^{125}I-纤维蛋白原半衰期测定,有助于了解纤维蛋白原转换率,如配合 γ 线扫描,还可了解 DIC 发生的主要部位。

10. 纤维蛋白肽 Bβ_{1-42} 与 Bβ_{15-42}

纤溶酶原被激活而形成纤溶酶后,在 FDP 的 X 片段形成之前,可先从纤维蛋白原、纤维蛋白单体及纤维蛋白聚合体的 β 链上裂解出肽段 Bβ_{1-42} 与 Bβ_{15-42}

(Bβ_{1-42} 来自纤维蛋白原),它们的升高标志纤溶亢进。DIC 时,二者均升高,原发纤溶时,仅 Bβ_{15-42} 升高。血浆 Bβ_{1-42}、Bβ_{15-42} 正常参考值分别为 0.74～2.24 nmol/L(荧光色谱法)及 1.56～1.2 nmol/L(荧光色谱法)。

11. 纤溶酶原、纤溶酶及纤溶酶-α₂纤溶酶抑制复合物(plasmin-α₂-plasmin inhibitor complex,PIC)

DIC 时,一定伴有继发性纤溶亢进,大量纤溶酶原转变为纤溶酶,故血浆纤溶酶原降低而纤溶酶升高。纤溶酶形成后除发挥其纤溶作用外,与 α₂-抗纤溶酶按照 1∶1 结合,形成 PIC 后被灭活。故 PIC 是直接反映纤溶酶生成的分子标志物,对 DIC 和 pre-DIC 的诊断有重要参考价值。血浆纤溶酶原正常参考值为(0.22±0.03)g/L(ELISA 法);纤溶酶原活性为 94.5%±9.0%(发色底物法);血浆纤溶酶活性正常参考值为(3.5±0.7)μg/ml(刚果红显色法);血浆 PIC 的正常参考值为< 0.8 mg/L(ELISA 法)。

12. 内皮素-1(endothelin-1,ET-1)

内皮素有三种异构体,即 ET-1、ET-2、ET-3。其中 ET-1 主要由血管内皮产生,是一种含 21 个氨基酸残基的多肽,具有强烈的缩血管作用。当血管内皮细胞受损时,ET-1 释放增加而使 ET-1 水平升高。血浆 ET-1 的正常参考值为(50.8±7.58)ng/L(RIA)。

13. 血栓(凝血酶)调节蛋白(thrombomodulin,TM)

TM 是存在于血管内皮细胞的一种单链糖蛋白,是凝血酶的受体,与凝血酶结合可使凝血酶灭活并使蛋白 C 激活而调节血液凝固。在对 DIC 和 pre-DIC 时,因血管内皮细胞受损,血浆可溶性的 TM 水平明显升高,且持续时间可达 24～48 小时。血浆 TM 正常参考值为(3.39±0.57)μg/L(ELISA 法)。

14. 组织因子与组织因子途径抑制物

在 DIC 和 pre-DIC 时,血浆组织因子水平显著增高。组织因子途径抑制物(tissue factor pathway inhibitor,TFPI)是一种具有 276 个氨基酸残基的单链糖蛋白,主要由血管内皮细胞、单核细胞及平滑肌细胞产生,可于 TF-VIIa-Xa 复合物结合而使后者的催化活性丧失,从而阻碍凝血酶的生成。血浆 TFPI 水平在 pre-DIC 时无明显变化,而在 DIC 时可增高。血浆 TF 与 TFPI 的正常参考值分别为 $(726.3 \pm 62.8)\mu g/L$(ELISA 法)及 $(97.5 \pm 26.6)\mu g/L$(ELISA 法);TFPI 活性为 $(1\ 160 \pm 190)\mu g/L$(发色底物法)。

(三)实验室指标功能分类

归纳 DIC 诊断的实验室指标,按照功能分类如下。

(1)反映血小板激活的指标

①血小板数量减少和血小板功能异常。

②血小板激活标志物增加(β-TG、PF_4、P-选择素、TXB_2)。

(2)反映血液凝固异常

①PT 延长或缩短。

②APTT 延长或缩短。

③血浆纤维蛋白原减低及半衰期缩短。

④血浆 FPA 升高、F_{1+2} 升高、PCP 升高、TF 升高,TF/TFPI 比率升高。

⑤血浆 AT-III 降低、TAT 升高。

⑥VIII:C 降低及 VIII:C/vWF 比率降低。

(3)反映纤溶亢进的指标

①血、尿 FDP 升高。

②血浆纤溶酶原降低,纤溶酶升高,PIC 升高。

③ELT 缩短。

④$B\beta_{1-42}$ 与 $B\beta_{15-42}$ 升高。

⑤t-PA 升高,t-PA-PAI-I 复合物升高。

(4)同时反映血液凝固激活及纤溶亢进的指标

①血浆 D-二聚体升高。

②血浆 SFMC 升高。

③3P 试验阳性。

④$B\beta_{15-42}$ 升高。

(5)反映血管内皮细胞受损的指标

①血浆 ET-1 升高。

②血浆 TM 升高。

③血浆 vWF 升高。

④外周血破碎红细胞增加。

(6)反映微循环障碍导致脏器受损的指标

①血清乳酸脱氢酶升高。

②血清肌酐升高。

③动脉血氧分压和血氧饱和度下降。

④血液 pH 下降及血清乳酸水平升高。

六、诊 断

在危重病综合救治的过程中,DIC 多以各种危重病的并发症形式出现,DIC 的诊断与鉴别诊断经常是使临床医师困惑的难题。其中最棘手的问题并不在于病因的寻找,而在于实验室诊断与鉴别诊断指标的掌握和正确应用,尤其是如何与原发性纤维蛋白溶解亢进、原发性肝功能不全所致凝血因子生成减少引起的出血和与严重感染所致的骨髓抑制、血小板生成障碍所致的出血相鉴别。

1999 年 10 月第七届全国血栓与止血学术会议对第五届(1994 年)会议制定的 DIC 诊断标准进行了修订,引入了不少对诊断有价值的分子标志物,并顾及基层的实际需要,制定了基层单位诊断 DIC 的最低标准。

(一)DIC 诊断的一般标准

1. 存在易致 DIC 的基础疾病

如感染、恶性肿瘤、病理产科、大型手术和创伤。

2. 有以下 2 项以上的临床表现

(1)严重或多发性出血倾向。

(2)不能用原发病解释的微循环障碍或休克。

(3)广泛性皮肤、黏膜栓塞、灶性缺血性坏死、脱落或溃疡形成,或不明原因的肺、肾、脑等功能障碍或衰竭。

(4)抗凝治疗有效。

3. 实验室检查符合以下条件

(1)同时有下列 3 项以上异常

①血小板计数 $<100 \times 10^9/L$(白血病、肝病 $<50 \times 10^9/L$)或进行性下降或有两项以上血小板活化分子标志物血浆水平升高:

a. β-血小板球蛋白(β-TG)。

b. 血小板第四因子(PF_4)。

c. 血栓烷 B_2（TXB_2）。

d. 血小板颗粒膜蛋白-140（GMP-140，P-选择素）。

②血浆纤维蛋白原定量＜1.5 g/L（肝病＜1.0 g/L，白血病 1.8 g/L），或＞4 g/L 或呈进行性下降。

③3P 试验阳性或血浆 FDP＞20 mg/L（肝病 FDP＞60 mg/L），或血浆 D-二聚体水平较正常增高 4 倍以上（阳性）。

④PT 延长或缩短 3 秒以上（肝病＞5 秒），APTT 延长或缩短 10 秒以上。

⑤抗凝血酶-Ⅲ活性＜60％（不适用于肝病）或蛋白 C 活性降低。

⑥血浆纤溶酶原抗原（PLg：Ag）＜200 mg/L。

⑦血浆因子Ⅷ：C 活性＜50％（肝病必须具备）。

⑧血浆内皮素-1（ET-1）水平＞80 ng/L 或凝血酶调节蛋白（TM）较正常高 2 倍以上。

（2）疑难或特殊病例应有下列 2 项以上异常

①血浆凝血酶原碎片 1＋2（F_{1+2}）、凝血酶-抗凝血酶（TAT）或纤维蛋白肽 A（FPA）水平升高。

②血浆可溶性纤维蛋白单体（SFM）水平增高。

③血浆纤溶酶-纤溶酶抑制复合物（PIC）水平升高。

④血浆组织因子（TF）水平增高或组织因子途径抑制物（TFPI）水平降低。血浆 TFPI 在 DIC 时，实际上有轻度增高，但处于相对不足状态，不足以抑制 TF/Ⅶa 对因子 X 的激活，并非 TFPI 水平下降）。

（二）白血病 DIC 实验室诊断标准

（1）血小板计数＜50×10⁹/L 或进行性下降，或有 2 项以上血浆血小板活化分子标志物水平升高：①β-TG；②PF_4；③TXB_2；④P-选择素。

（2）血浆纤维蛋白原含量＜1.8 g/L 或进行性下降。

（3）3P 试验阳性或血浆 FDP＞20 mg/L 或 D-二聚体水平升高（阳性）。

（4）PT 延长 3 秒以上或进行性延长，或 APTT 延长 10 秒以上。

（5）AT-Ⅲ活性＜60％或 PC 活性降低。

（6）血浆 PLg：Ag＜200 mg/L。

（7）以下血浆凝血因子激活分子标志物水平升高：①F_{1+2}；②TAT；③FPA；④SFM。

（三）肝病 DIC 实验室诊断标准

（1）血小板计数＜50×10⁹/L 或进行性下降，或有 2 项血浆血小板活化分子标志物水平升高：①β-TG；②PF_4；③TXB_2；④P-选择素。

（2）血浆纤维蛋白原含量＜1.0 g/L 或进行性下降。

（3）因子Ⅷ：C 活性＜50％（必备标准）。

（4）PT 延长 5 秒以上，APTT 延长 10 秒以上。

（5）3P 试验阳性或血浆 FDP＞60 mg/L 或 D-二聚体水平升高（阳性）。

（6）血浆凝血因子激活分子标志物水平升高：①F_{1+2}；②TAT；③FPA；④SFM。

（四）慢性 DIC 诊断参考标准

1. 临床存在易致慢性 DIC 的基础疾病

如肿瘤、免疫性疾病、慢性肾病及肺部疾病。

2. 有下列 1 项以上异常

（1）反复出现的轻度微血管栓塞症状与体征，如皮肤、黏膜灶性缺血性坏死或溃疡形成等。

（2）反复出现的轻度出血倾向。

（3）原因不明的一过性肺、肾、脑等脏器功能障碍。

（4）病程＞14 天。

3. 实验室检查符合下列条件

（1）有 2 项以上血浆血小板活化分子标志物水平升高：①β-TG；②PF_4；③TXB_2；④P-选择素。

（2）血浆 2 项以上凝血因子激活分子标志物水平升高：①F_{1+2}；②TAT；③FPA；④SFM。

（3）3P 试验阳性或血浆 FDP＞60 mg/L 或 D-二聚体水平较正常升高 4 倍以上（阳性）。

（4）血小板、纤维蛋白原半衰期缩短或转换速度加速。

（5）血管内皮细胞损伤分子标志物水平增高：①ET-1；②TM。

（五）基层单位 DIC 实验室诊断参考标准

具备下列 3 项以上检测指标异常,可诊断 DIC。

(1)血小板计数<$100×10^9$/L 或进行性下降。

(2)纤维蛋白原定量<1.5 g/L 或进行性下降。

(3)3P 试验阳性。

(4)PT 延长或缩短 3 秒以上或呈动态变化。

(5)外周红细胞破碎>10%。

(6)不明原因的血沉降低或血沉应增快的疾病其值正常。

(笔者评述:外周血破碎红细胞是反映微血管病性溶血的一项实用而简便的形态学指标。只需要一台光学显微镜及一张血涂片,半小时内即可获得结果,符合临床渴望快速的要求。正常人,在脾功能完整的情况下,外周血破碎红细胞不大于 0.5%,若患者脾功能完整(脾未摘除、非先天性脾发育不全、未做过脾动脉栓塞或脾区放疗),而破碎红细胞不大于 2%,则应高度怀疑存在微血管病(microangiopathy)。因此,虽然不是每一例 DIC 患者外周血破碎红细胞均明显增高,但一旦增高,则对 DIC 的诊断很有帮助。第五届全国血栓与止血学术会议(1994 年)会议制定的基层医疗单位 DIC 实验室诊断参考指标将破碎红细胞定为>2%,而 1999 年改为>10%。这一标准似乎太高,将会遗漏一些患者。笔者认为,只要密切结合临床,排除其他情况,>2%的数值似更为合适。)

（六）前 DIC(pre-DIC)诊断参考标准

1. 存在易致 DIC 的基础疾病

2. 有下列 1 项以上临床表现

(1)皮肤、黏膜栓塞、灶性缺血性坏死、脱落或溃疡形成。

(2)原发病不易解释的微循环障碍,如皮肤苍白、湿冷或发绀等。

(3)不明原因的肺、肾、脑等轻度或可逆性脏器功能障碍。

(4)抗凝治疗有效。

3. 有下列 3 项以上实验室指标异常

(1)正常操作下,采血标本易凝固,或 PT 缩短了 3 秒,APTT 缩短 5 秒以上。

(2)血浆血小板活化分子标志物水平升高:①β-TG;②PF_4;③TXB_2;④P-选择素。

(3)凝血激活分子标志物水平升高:①F_{1+2};②TAT;③FPA;④SFM。

(4)抗凝活性降低:①AT-Ⅲ活性降低;②PC 活性降低。

(5)血管内皮细胞损伤分子标志物水平增高:①ET-1;②TM。

七、鉴别诊断

（一）与原发性纤溶亢进症鉴别

原发性纤溶亢进可发生于恶性肿瘤、白血病、重症肝病、严重创伤或手术后、肝移植、体外循环、血管瘤、毒蛇咬伤及血管内皮细胞广泛损伤等情况,与 DIC 继发性纤溶亢进容易混淆,两者在临床上颇多相似之处。但前者无血管内凝血过程,故反映血液凝固及血小板活化、消耗的指标均为阴性,与 DIC 不同(表 17- 2)。

表 17-2　DIC 与原发性纤维蛋白溶解亢进症鉴别

内　容	原发性纤溶亢进	DIC
发病率	少见	常见
微血栓表现	无	常见
血小板计数	正常	下降
出血时间	正常	延长

续表

内　容	原发性纤溶亢进	DIC
外周血中破碎红细胞	<0.5%（体外循环引起者例外）	半数以上>2%
β-TG	正常	升高
PF$_4$	正常	升高
TXB$_2$	正常	升高
P-选择素	正常	升高
FPA	正常	升高
F$_{1+2}$	正常	升高
PCP	正常	升高
AT-Ⅲ	正常	下降
TAT	正常	升高
Bβ$_{15-42}$	正常	升高
纤维连接蛋白	正常/轻度下降	升高
3P 试验	阴性	阳性
D-二聚体	正常	升高
SFMC	正常	升高

（二）与血栓性血小板减少性紫癜鉴别

TTP（TTP）有血小板活化、血小板减少、微血管病性溶血及微血栓引起的肾损害、神经精神异常与DIC相似，且部分 TTP 患者可同时存在 DIC，故二者的鉴别有时十分困难，鉴别要点见表 17-3。

（三）与重症肝病伴出血鉴别

危重患者救治过程中，经常遇见肝功能障碍所致凝血因子减少和严重感染出现骨髓抑制使血小板生成减少所致的出血，如何区别于 DIC 病程中的出血，是临床常见的难题。鉴别的要点是有无凝血启动、凝血因子消耗和继发性纤溶亢进的实验室指标。DIC 因微循环障碍而肝功能损害者，应与重症肝病伴出血鉴别。肝功能障碍与骨髓抑制所致凝血因子减少引起的出血，临床缺乏凝血启动、凝血因子消耗和继发性纤溶亢进的实验室指标，鉴别要点见表 17-4。

表 17-3　DIC 与血栓性血小板减少性紫癜（TTP）鉴别

内　容	DIC	TTP
起病	多数急骤	可急可缓或反复发作
病程	短	长
基础疾病	有	无、继发性 TTP:有
微循环障碍	多见	少见
黄疸	轻、少见	较常见

续表

内　容	DIC	TTP
PT	延长	正常
纤维蛋白原	减低	正常
AT-Ⅲ	减低	正常
Ⅷ：C	减低	正常
蛋白 C	减低	正常
TF	升高	正常
FPA	升高	正常
F_{1+2}	升高	正常
$B\beta_{1-42}$	升高	正常/升高
$B\beta_{15-42}$	升高	正常/升高
D-二聚体	升高	正常/升高
纤维连接蛋白	下降	正常
组织型纤溶酶原激活物	正常/升高	减低
6-酮-PGF-Ia	正常	减低
前列腺素	正常	减低
输注血浆或血浆置换	无效	有效

表 17-4　DIC 与重症肝病伴出血鉴别

内　容	重症肝病伴出血	DIC
出血特点	皮肤、黏膜、消化道	注射部位、创面渗血不止
黄疸	重	轻或无
肝功能异常	重	较轻
微循环障碍	晚期出现	早期出现
肾功能损害	晚期出现	早期出现
外周血中破碎红细胞增多	罕见、不明显	常见、明显
血小板计数	偏低	进行性下降
血小板活化指标	多数正常	显著升高
Ⅷ：C	正常	减低（<50%）
3 P 试验	阴性	阳性
D-二聚体	正常	升高
FDP	正常	升高
FPA	正常	升高
F_{1+2}	正常	升高
TAT	正常	升高
PIC	正常	升高
SFMC	正常	升高
治疗反应	输血有效	抗凝治疗有效

八、治疗

（一）去除病因

去除病因是防治 DIC 的根本措施。若能及时有效地解除病因，如有效地控制感染、纠正休克、终止妊娠及排空子宫内容物等，则 DIC 这一中间病理过程常可通过机体的代偿机制自行缓解，或略加针对性处理即可恢复。反之，如病因难以去除，DIC 也难以得到有效控制。

（二）肝素的应用

DIC 是一个不断进展的病理过程，惟有阻断血液凝固才能从源头上遏止病情的发展。应用抗凝剂，在绝大多数情况下是理所当然的。而微循环中已经存在的微血栓，只能依靠纤溶系统的激活逐渐加以清除。

在 DIC 的高凝阶段使用肝素，不仅见效快，而且安全可靠，认识比较一致，但在 DIC 的低凝阶段使用肝素，则往往存在争议。从原则上讲，血液凝固必须加以阻断，但在实践中，肝素的使用，有时会加重出血倾向，病死率并未显著下降。如何使血液凝固的阻抑恰到好处，近年来，国外多着眼于恢复及加强生理性抗凝治疗，如研究应用基因重组的 AT-Ⅲ、激活的蛋白 C(APC)、TFPI、TM 等，这些物质均为自然存在的生理性抗凝物质，且可减轻致病因素引起的炎症反应，但这是一个发展方向。结合国内目前具体情况，适当剂量的肝素仍为首选药物。抗血小板药物对急性和亚急性 DIC 的治疗作用有限，且在血小板减低的情况下也不宜使用。

肝素具有广泛的抗凝作用。肝素的作用主要依赖于 AT-Ⅲ。肝素与 AT-Ⅲ 呈 1:1 结合后可暴露 AT-Ⅲ 的精氨酸残端，使其更易与具有丝氨酸蛋白酶活性的凝血因子结合，从而灭活凝血酶及因子Ⅶa、Ⅹa、Ⅸa、Ⅺa、Ⅻa 等。肝素还可与血浆中存在的肝素辅因子Ⅱ(heparin cofactor Ⅱ，HC-Ⅱ)结合，发挥抗凝血酶作用。

由于 DIC 是一个不断进展的病理过程，又由于肝素对已形成的微血栓无解除作用，而且在酸中毒以及 AT-Ⅲ 降低的情况下，肝素往往不能发挥有效作用，故应力争尽早使用。在 DIC 的晚期，以继发性纤溶为主者及肝肾功能不全者，肝素的使用需要谨慎权衡，以免加重出血，但并非绝对禁忌，关键在于剂量的掌握和调节。

肝素口服将被灭活，通常采用静脉持续点滴或分次皮下注射。肝素的用量一般为 $0.5 \sim 1$ mg/kg（1 mg＝140 U），每 $4 \sim 6$ h 1 次。近年来，多推崇应用小剂量肝素（特殊情况下应用微剂量肝素）。小剂量肝素的概念，是指 24 h 内应用肝素 $50 \sim 100$ mg（$6\,000 \sim 12\,000$ U），微剂量肝素是指 24 h 内应用肝素 $10 \sim 25$ mg（$1\,500 \sim 3\,500$ U）或 $1 \sim 2$ U/(kg·h)。但在急性 DIC，由于大量凝血酶和 Ⅹa 的生成，且由于凝血酶诱导血小板释放 PF_4 而中和肝素，故应在密切观察下应用较大剂量肝素，或加快静脉点滴的速度，否则不易阻断 DIC 的进展。

低分子量肝素系普通肝素经解聚后制成，分子量为 $4\,000 \sim 6\,000$（普通肝素为 $12\,000 \sim 56\,000$）。低分子量肝素血浆半衰期长，抗 Ⅹa 的作用强，而抗凝血酶的作用弱，不良反应（出血、致血小板减少）的作用较少。

应用肝素的监测指标常选择 TT 或 APTT，也可用试管法凝血时间以维持比正常对照延长 $50\% \sim 100\%$ 为宜。应用低分子量肝素时，应以监测 Ⅹa 活性为指标。

（三）AT-Ⅲ 与凝血因子的补充

1. AT-Ⅲ 补充

AT-Ⅲ 是 DIC 治疗中的另一重要环节，肝素治疗的疗效与 AT-Ⅲ 的血浆浓度密切相关。当血浆 AT-Ⅲ 浓度＜30％时，肝素即失效。而 DIC 患者的血浆 AT-Ⅲ 均有不同程度下降，故肝素治疗开始后，除高凝阶段的 DIC 外，均应补充 AT-Ⅲ $500 \sim 1\,000$ U(1 U 相当于正常血浆 1 ml 所含的 AT-Ⅲ 量)，次日剂量减半，连续 $3 \sim 5$ 天。其次，为了及时纠正低凝状态、控制出血倾向，凝血因子和血小板的补充也十分重要。可根据不同情况输注新鲜血液、新鲜血浆、新鲜冰冻血浆、浓缩血小板悬液及各种血液制品。但必须指出，在 DIC 的凝血过程未得阻断之前，单独输血和血制品可使微血栓形成增加而使病情恶化。

2. 其他凝血因子补充

（1）新鲜血、血浆、冷沉淀物：新鲜全血 400～800 ml/d，新鲜血浆 200～400 ml/d。

（2）Ⅷ浓缩物、凝血酶原复合物（PPSB）、纤维蛋白原/Ⅷ浓缩物和 PPSB 400～800 U/d，纤维蛋白原 3～6 g/d。

（3）血小板悬液：一般不用，如血小板＜10×10^9/L，临床有严重出血（颅内出血、创面渗血不止、内脏大出血、分娩过程）时，可考虑使用，1 U/d，1～3 天即可。

（四）纤溶抑制剂的应用

DIC 时，微循环的微血栓有赖于纤溶系统加以清除，纤溶亢进实际上是机体的一种保护性反应，对疏通微循环，保障血液供给绝对有利，故一般不必用纤溶抑制剂。只有当 DIC 合并原发性纤溶亢进或 DIC 晚期继发性纤溶处于主导地位、出血又无法控制时，则可在凝血过程被阻断的基础上（小剂量或微剂量肝素或其他抗凝剂使用的基础上），加用纤溶抑制剂。常用的有 6-氨基己酸、对羧基苄胺、氨甲环酸等。

抑肽酶（Aprotinin）是一种从牛胰提纯的具有 58 个氨基酸残基的广谱蛋白酶抑制剂。抑肽酶除能抑制胰蛋白酶、糜蛋白酶外，对纤溶酶、凝血酶、激肽释放酶等也有一定的抑制作用，但作用较弱。在 DIC 处于纤溶亢进为主时，可考虑应用抑肽酶。首剂 500 000～1 000 000 KIU（激肽释放酶抑制单位，kallikrein inhibitor units），静脉缓慢注射，以后每 4 小时静脉滴注 200 000 KIU，直至出血停止。

人工合成的广谱蛋白酶抑制剂 FUT（nafamostat mesiate），其丝氨酸蛋白酶抑制谱与加贝酯相似，但其抗凝强度较低，而抗纤溶强度较加贝酯为高，也可用于 DIC 的纤溶亢进。剂量为 0.06～0.2 mg/（kg·h），静脉滴注 24 小时，FUT 的血浆半衰期为 8 分钟。

（五）其他抗凝剂

其他抗凝剂是指除肝素以外的抗凝物质，是目前 DIC 的研究热点。

1. AT-Ⅲ 浓缩剂及基因重组 AT-Ⅲ

AT-Ⅲ 是一种丝氨酸蛋白酶抑制剂，是存在于血浆的一种天然抗凝物质。它不仅能灭活凝血酶及其他具有丝氨酸蛋白酶活性的凝血因子，如Ⅸa、Ⅹa、Ⅺa、Ⅻa、Ⅶa-TF 复合物及激肽释放酶等，且可促进内皮细胞释放前列环素，减低循环 IL-6、IL-8 及黏附分子水平。AT-Ⅲ 除与肝素伍用以提高肝素的抗凝疗效外，动物实验显示，单独使用大剂量 AT-Ⅲ 可改善 DIC 的凝血异常，减轻器官功能损害并使病死率降低。自 1978 年以来，临床有不少单独使用 AT-Ⅲ 浓缩剂治疗 DIC 获得成功的报道，最近 Levi M 等归纳文献中单独使用 AT-Ⅲ 浓缩剂治疗败血症性 DIC 并有随机对照的报道作荟萃分析，结果显示可使病死率从 56% 降到 44%，并有统计学意义。AT-Ⅲ 应用剂量为 50～100 U/kg，要求血浆 AT-Ⅲ 活性水平维持在 120% 以上。血浆 AT-Ⅲ 的半衰期为 18.6 小时。

2. 蛋白 C 浓缩剂及基因重组 APC

动物实验显示激活的蛋白 C（APC）可有效地阻断 DIC 的凝血过程并使动物免于死亡，而对抗蛋白 C 的单克隆抗体则可促使注射亚致死量大肠杆菌的动物死亡。临床已有不少应用蛋白 C 浓缩剂治疗 DIC 获得成功的报道，而 AT-Ⅲ 与蛋白 C 合用疗效更好。Ⅱ期临床试验显示基因重组的 APC 可改善严重败血症合并 DIC 患者的生存率，缩短监护室的停留时间，并使血浆 IL-6 水平下降。Bernhard GR 等最近发表的涉及 1 690 例严重败血症伴器官功能衰竭的Ⅲ期临床随机对照试验显示，基因重组的 APC 可使病死率减少 6.1%（$P=0.005$）。蛋白 C 的应用剂量为 90～120 U/kg 或 24 μg/（kg·h），APC 的半衰期约为 15 分钟。

蛋白 S（PS）是 APC 的辅助因子，PS 与 APC 结合可大大加强后者的抗凝作用。DIC 时，PS 可因消耗而降低，动物实验显示，补充 PS 也可减少动物的病死率。

3. 基因重组 TM

TM 是内皮细胞的跨膜糖蛋白，与凝血酶形成的复合物可加速蛋白 C 的激活。动物实验显示，可溶性

TM 对内毒素及 TF 诱导的 DIC 有保护作用,并可减轻肺血管壁通透性的增加。基因重组人可溶性 TM 在健康志愿者的试用无不良反应,多中心的临床研究正在设计中。

4. 基因重组 TFPT

TFPT 是一种具有 276 氨基酸残基的单链糖蛋白,主要由血管内皮细胞、单核细胞及平滑肌细胞产生,是一种强有力的生理性抗凝物质。动物实验显示,TFPT 可保护家兔因输注内毒素及兔脑凝血活酶引起的消耗性凝血病,也可减低狒狒因败血症性 DIC 引起的死亡率。基因重组 TFPI 已经问世,用于严重败血症的 Ⅱ 期临床试验正在进行中。

5. 基因重组水蛭素(r-hirudin)

水蛭素是从水蛭体内分离的一种抗凝物质,对凝血酶具有强有力的抑制活性,作用单一,仅抑制凝血酶,不依赖 AT-Ⅲ,也不被 PF_4 灭活,其基因重组产物已试用于临床,能较好地阻断 DIC 的病理过程,无严重不良反应,但可有发热、肌肉关节酸痛、皮疹,过量可引起出血。剂量为 0.05 mg/(kg·h),监测指标可用 APTT,APTT 比正常对照延长 50%～100% 为合适剂量。

6. 加贝酯(Gabexate mesilate,FOY)

是一种人工合成的广谱蛋白水解酶抑制剂,能抑制凝血酶、Ⅹa、激肽释放酶及纤溶酶,不依赖 AT-Ⅲ,并能抑制 TXA_2 引起的血小板聚集,相对分子量为 417。加贝酯的血浆半衰期很短,仅 55～70 秒,需持续静脉点滴。剂量为 20～30 mg/(kg·h)或 1 000～2 000 mg/d,持续 24 小时静脉点滴。加贝酯可单独使用,也可与肝素合用。

(六)抗血小板药

一般用于较轻的 DIC 或诊断尚未肯定的病例。

(余润泉　宋志芳)

参 考 文 献

1　Roberts HR,Monroe Ⅲ DM and Hoffman M. Molecular biology and biochemisty of the coagulation factors and pathways of hemostasis. In:Beutler E,Lichtman MA,Coller BS et al,editors,Williams Hematology,16th ed. McGraw -Hill,2001. 1409～1434

2　Levi M,de Jonge E,Van der Poll T,et al. Advances in the understanding of the pathogenetic pathways of disseminated intravascular coagulation result in more insight in clinical picture and better management strategy. Semin Thromb Hemost,2001,27:569～575

3　Levi M and Ten-Cate H,Disseminated intravascular coagulation. N Engl J Med,1999,341:589～592

4　Vander PT,De JE,Levi M. Regulatory role of cytokines in disseminated intravascular coagulation. Semin Thromb Hemost,2001,27:639～651

5　第七届全国血栓与止血学术会议制定测定的几项诊断参考标准. 中华血液学杂志,2000,21:165～168

6　De JE,Vander PT,Kesecioglu J et al. Anticoagulant factor concentrates in disseminated intravascular coagulation. : Rationale for use and clinical experience. Semin Thromb Hemost,2001,27:667～674

7　Levi M. Current understanding of disseminated intravascular coagulation. Br J Hematol,2004,124:567～576

8　Zeerleder S, Hack CE, Wuillemin WA. Disseminated intravascular coagulation in sepsis. Chest,2005, 128:2864～2875

9　王鸿利,包承鑫,阮长耿,等. 血栓与止血技术. 上海:上海科学技术出版社,1992.213～217

第 18 章

重症急性胰腺炎

Severe acute pancreatitis

重症急性胰腺炎(severe acute pancreatitis,SAP)亦称为急性出血坏死性胰腺炎,是一种严重的全身疾病。其起病急、病情凶险、发展迅猛、并发症多、病死率高(20%～30%),多年来一直是外科常见的危重病,在外科急腹症中占重要位置。近年来,该病的发病率有增加趋势。随着诊断技术水平的进展,术前确诊率已有较大提高。治疗观念及方法已由早期手术切除坏死组织转为以重症监护(ICU)为基础的综合治疗,并根据具体情况决定手术与否,亦取得较好疗效。但在临床实际治疗过程中,这些措施和效果有时仍不尽人意,很多问题上,尤其是在治疗方法的选择上,仍存在许多不同的观点和棘手的问题,这些都将有待于进一步探讨和解决。

一、病　因

SAP 的病理过程复杂,迄今对其病因尚无统一的认识。从现有临床资料分析,该病与胰管梗阻,胰腺血循环障碍及乙醇、药物、内分泌改变等因素有关。在诸多的发病因素中,以胆源性最常见,其次是乙醇中毒,两者约占总发病率的 80%。

(一)胆道疾病

在我国,急性胰腺炎的患者中,约 50% 合并有胆石症,这是 SAP 发病的重要因素。胆道蛔虫,壶腹部结石嵌顿或长期肝胆管结石、胆囊结石导致 Oddi 括约肌的炎性狭窄,胆汁不能通畅的流入十二指肠而反流入胰腺管内,造成胰管内压升高,使胰腺泡破裂,混合的胆汁和胰液渗入胰实质内,将胰酶激活成高度活性的胰蛋白酶,使胰腺组织"自我消化",最终就可能导致急性胰腺炎的发生。

(二)乙醇与不适当饮食

狂饮、饱餐也是 SAP 好发诱因,可能与乙醇和大量进食后刺激胰腺液与胆汁分泌增多有关。此外,乙醇还能使胃、肠充血水肿,十二指肠乏特乳突水肿,Oddi 括约肌痉挛,胰液与胆汁排泄不畅。

(三)血管因素

当胰腺血液循环发生障碍时,也可能引发胰腺疾病。有实验证明,向胰腺动脉内注入颗粒物质,使终末动脉堵塞,可导致 SAP。如颗粒样物质直径在 8～12 μm 时,常激发最严重型 SAP。

血管因素常继发于胰腺管梗阻的基础上,管内压增高,胰蛋白酶逆流入胰腺间质中,使胰腺的小动脉高度痉挛、小静脉栓塞、小淋巴管阻塞,致使胰腺坏死。

（四）创　伤

多在胃或十二指肠壶腹部溃疡穿透至胰腺，或行胃切除时局部处理不当或十二指肠第二段憩室手术时损伤胰腺，有时上腹部闭合性外伤亦可伤及胰腺而发生急性胰腺炎。

（五）内镜下逆行胰胆管造影术

内镜下逆行胰胆管造影术（ERCP）常可诱发 SAP 急性胰腺炎，原因多为注射造影剂速度过快和压力太高而致。

（六）特发性 SAP

此型 SAP 约占 15％，目前临床上尚未证实其确切的致病因素。

除上述病因外，尚有其他因素，如感染、甲状旁腺机能亢进、妊娠、流行性腮腺炎、高脂血症等。总之，SAP 基本病理过程是胰消化酶渗出至胰腺泡外组织间隙，被激活而"自我消化"。

二、发病机制

SAP 的发病机制尚未完全明了，主要发病机制是胰腺引流受阻，逆向胰组织时，胰腺分泌物（胰酶）的自体消化的过程。

正常胰腺内的酶原，如胰蛋白酶原、糜蛋白酶原尚未有活性，胰管上皮有黏多糖层保护，胰泡具有代谢活力，胰腺和血液中有抑制胰酶的物质，所以胰液不损害胰腺组织。

当胰液引流受阻、胰腺分泌物流入间质内，胰管上皮因胰腺内压增高或加以逆流胆汁的损害作用而受损，胰酶即可开始对胰组织起消化作用。若胰管梗阻因素不能及时解除或者发病开始即有胰腺细胞的大量破坏，如大量饮酒或严重感染时，则胰腺可发生广泛的自体消化过程。一般认为，这是由于胰蛋白酶原变为活性很强的胰蛋白酶，继而激活其他多种胰酶，如磷脂酶 A 使磷脂酰胆碱变为溶血磷脂酰胆碱，弹力蛋白酶使血管壁损害，胶原酶使胶原纤维溶解，脂肪酶使中性脂肪分解等，导致胰腺出血和坏死。

三、病理与转归

（一）病　理

1. 胰腺及周围组织

除水肿以外，局部弥漫性出血和灰色、深红色、紫黑色坏死区，胰腺周围组织坏死斑，被膜下有出血斑甚至血肿，严重的坏死使之失去腺体外廓；胰液广泛侵袭腹膜后和腹膜腔。腹腔有血性腹水；大小网膜、肠系膜、腹膜后的脂肪组织发生坏死溶解，有皂化斑（脂肪酸钙所形成）；浆膜下多处出血斑或血肿形成。

2. 其他脏器

SAP 严重时还可同时并发脏器的出血与坏死，如心、肝、肺、肾上腺皮质、心肌等。

（二）转　归

胰腺急性炎症控制后，可能形成胰腺假性囊肿或转为慢性炎症。囊肿为胰液从胰腺漏出，局限于网膜后，为纤维组织包围所构成，有的可并发化脓性感染。慢性炎症时有胰腺组织内纤维增生、部分导管系统狭窄和扩张、钙化灶或导管内结石形成等，在某些条件下，慢性炎症又可转为急性过程，称为复发性胰腺炎。SAP 的病程演变为下图所示（图 18-1）。

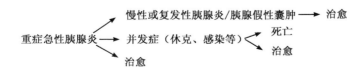

图 18-1　重症急性胰腺炎转归

四、病理生理

依局部胰腺组织出血、坏死和全身中毒症状的严重程度,病理生理改变也各不相同。有时,全身中毒和炎症反应的症状与局部病变严重程度不成正比,即局部组织出血、坏死相当严重,但全身中毒症状却并不一定十分明显;相反,局部出血、坏死并不十分严重时,却可能出现一系列全身严重毒血症状,其发生机制尚不十分明确。

(一)血、尿淀粉酶增高

在急性炎症期,胰液的排泄受阻,不能流入肠内,于是大量淀粉酶进入血液,使血、尿淀粉酶急剧升高。

(二)血糖升高

胰腺实质发炎时,胰岛细胞同时遭毁坏,胰岛素分泌量随之减少,血糖常增高,并可以并发糖尿病。

(三)血钙下降

在严重的急性炎症期,胰腺组织可能有大量血性渗出液流入腹腔及腹膜后组织。这种渗出液有强大的消化力,可以作用于脂肪丰富的组织,如大网膜、腹膜外、肠系膜和皮下组织等,同时将脂肪分解为甘油和脂肪酸,后者大量吸取血中的钙,可使血钙显著下降,甚至发生手足抽搐现象。

(四)弥漫性腹膜炎

胰腺组织坏死后,大量血性渗出流入腹腔,可引起腹膜、腹腔及腹膜后组织的广泛炎性病变,临床多表现为弥漫性腹膜炎。

(五)低氧血症

低氧血症是重症急性胰腺炎常见的病理生理改变之一。一旦出现低氧血症,即意味着已经或即将并发 ARDS。产生低氧血症的主要机制是胰液进入血液循环后,随血流进入肺组织,破坏了肺泡表面活性物质,使肺泡表面张力增加,肺组织出现广泛性小灶性不张,致肺内分流(Qs/Qt)增加,通气/血流失调。

(六)内毒素血症与休克

胰腺组织出血、坏死后,很容易继发感染,主要的致病菌是来自肠道的革兰阴性菌。这些细菌可不断产生和释放内毒素进入血液,造成不同程度的内毒素血症。加之胰腺组织出血、坏死本身就可能促使大量血管活性物质(如缓激肽、组胺等)释放,造成血管强烈扩张及毛细血管通透性增加,局部脏器和全身的微循环障碍,组织缺血和缺氧;在内毒素血症的基础上,血小板破坏、组织坏死、感染毒素、体液丢失、心肌抑制因子和血管活性物质的进一步释放等综合因素的作用下,很容易发生内毒素血症休克。此外,毒素造成的肠麻痹和腹腔广泛炎症,常使大量体液积聚在腹腔和肠腔内,这将进一步减少有效循环血容量。因此,在内毒素血症性休克的同时,常合并低血容量性休克,主要表现为血压下降、皮肤苍白、脉搏增快或细速、四肢湿冷、末梢发绀等。

五、临床表现

(一)消化道症状与体征

消化道症状与体征是 SAP 最常见和最早出现的临床表现。一般以腹痛伴恶心、呕吐为主,以后随病情的加重,腹腔渗出增多,患者可能出现腹胀、腹痛等肠麻痹或腹膜炎症状。

1. 腹痛

虽然是所有急腹症的主要临床症状,但急性胰腺炎腹痛的特点是骤然发作,主要部位在上腹部或稍偏左侧,或随胰腺病变的演变和腹膜炎的范围而扩大,可呈条带状分布,也可向腰、背部放射。当腹腔渗出不明显时,腹痛大多限于上腹部,很少蔓延至脐下。疼痛性质为持续性,可阵发性加剧。强烈程度类似刀割,不能被镇痛剂缓解。

2. 恶心、呕吐

一般在起病数小时内比较剧烈和频繁,呕吐物为胃内容物和胃、十二指肠分泌物。但当出现麻痹性肠梗阻时,恶心、呕吐也会随之进一步加重。

（二）胸、腹膜炎症状

弥漫性腹膜炎是重症急性胰腺炎最常见的并发症。一旦出现腹胀、肠鸣音减弱或消失、腹痛范围扩大、腹肌紧张或强直等，多预示有肠麻痹和腹膜炎可能，这时腹腔穿刺可抽出血性渗液。部分患者胰腺的局部出血、坏死还可波及同侧胸膜，引起反应性胸膜炎或胸腔积液。

（三）局部皮下脂肪分解体征

个别特别严重 SAP，脐部或腰部皮下脂肪被外溢的胰液分解，使毛细血管出血，皮肤呈青紫色，常提示预后恶劣。

（四）全身毒血症状

1. 体温

一般起病时体温正常，第 2～3 天升至 38～39 ℃，以后逐渐下降。如高热持续不退，多预示局部感染加重，有脓毒败血症可能。

2. 心率、脉搏

也是全身毒血症状的表现之一。早期可不伴有血压下降，一旦合并休克，一系列休克所致的循环与微循环障碍的临床表现将会相继出现。

3. 呼吸急促与发绀

除全身毒血症状所致的机体代谢率增加、呼吸增快外，多预示着出现 ARDS 并发症的可能。因为呼吸急促常常是低氧血症的早期表现，一旦过度通气仍无法代偿由 ARDS 所致的低氧血症时，患者将会出现明显的发绀。

六、实验室检查

（一）血、尿淀粉酶

1. 血淀粉酶

在发病 3～12 小时即有中度或显著增高，约在24～48 小时异常显著，通常增至 500～2 000 苏氏单位，甚至 3 000 苏氏单位以上；以后迅速下降，并恢复正常，回降的速度较临床症状的消退为快。一般情况下，血淀粉酶增加与胰腺组织的破坏程度密切相关，但也有坏死性胰腺炎时，血淀粉酶不但不升高，反而下降。

2. 尿淀粉酶

上升和下降的时间比血淀粉酶迟缓，有时两者的改变不相符合或一致。鉴于影响尿淀粉酶增高的因素明显低于血淀粉酶，故有人认为尿淀粉酶升高对胰腺炎的诊断更有价值。此外，尿淀粉酶升高发生迟、持续时间长，对早期未能警惕胰腺炎而忽略行血淀粉酶检查的患者的诊断更有价值。

（二）腹腔穿刺液

1. 淀粉酶测定

腹腔抽出血性渗液常是 SAP 诊断的主要依据，渗液中淀粉酶测定更是不可缺少的检查项目。一般认为，腹水淀粉酶超过 300 U 即有诊断价值。血性腹水淀粉酶可高达 800～7 000 U，胸水也可高达 400～1 600 U，两项结果有绝对诊断意义。

2. 胸、腹水常规测定

由于这种胸、腹水为渗出液，常规检查可有大量红、白细胞，蛋白定量试验也一定为阳性。

（三）周围血常规

白细胞和中性粒细胞计数增加明显，一般在1 万～2 万之间，中性粒细胞常达 80%～90%。

（四）血钙与血糖水平

血钙在病程第 4～5 天后显著下降。有学者认为，血钙下降程度有助于对病情程度和预后的判断和估价。血糖升高也提示胰腺组织坏死。

（五）血脂肪酶测定

血脂肪酶测定虽然有助于 SAP 的诊断，但因测定方法复杂，24 小时后才有结果，临床应用较少。血清脂肪酶的正常值为 $0.5 \sim 1$ 康福特(Comfort)U，SAP 时常超过 1.5U。

七、X 线摄片检查

胸部 X 线可见胸膜反应、胸腔积液及肺不张等表现，以左侧多见；腹部平片可见左上腹部有一扩张的小肠襻称为"哨兵肠襻"，横结肠扩张称为"结肠阻断征"。这些征象，虽可说明胰腺有炎症，但并不表明一定有坏死存在。

八、B 超和 CT 检查

腹部 B 超和 CT 是近年来被广泛应用于临床的诊断胰腺炎和判断胰腺炎类型或病变严重程度的主要手段，可显示胰腺肿大的程度、坏死组织的范围、胰腺与周围组织之间的关系、是否有积液和脓肿等，故能对胰腺坏死部位、范围、程度和胰腺周围病变作出准确判断。对诊断不明确的患者，有利于明确诊断；对诊断明确的患者，则有利于及时判断病情和预后，尤其对胰腺脓肿及有无假性囊肿形成有很大的诊断价值。

九、并 发 症

SAP 的并发症很多，主要取决于局部病变严重程度及对全身的影响。局部病变严重时，坏死组织如能得到迅速地清除和引流，全身并发症可能减少。

（一）胰腺周围脓肿

继胰腺局部组织的出血、坏死后，继发性细菌和真菌的感染，可造成局部组织周围脓肿的形成，这是全身毒血症状产生的主要病源，严重时可引起脓毒败血症。

（二）化脓性腹膜炎

也是继局部病变引起腹腔广泛感染的结果。

（三）ARDS

ARDS 是最常见的并发症。一般出现较早，可以发生在中毒性休克和败血症之前，突出的临床表现是难以纠正的低氧血症。

（四）败血症与中毒性休克

败血症和中毒性休克是重症急性胰腺炎病情加重或发展的必然趋势和结果。从理论上分析，败血症多出现在中毒性休克之前，或者两者同时发生。但因内毒素血症的临床诊断比较困难，败血症诊断的病原学检查依据也需要一定时间。因此，中毒性休克的临床确诊经常在败血症或毒血症之前。

（五）MSOF

主要病因是败血症与中毒性休克，其次可能是缺氧造成的脏器功能损害。常见的除了前述的 ARDS 与休克导致的呼吸、循环功能障碍外，还可出现以中毒性肠麻痹与应激性溃疡为主要临床表现的胃肠功能衰竭，以少尿，无尿，血尿素氮、肌酐升高为临床表现的急性肾衰竭，以全身广泛出血为临床表现的播散性血管内凝血。

十、诊断与鉴别诊断

（一）诊 断

重症急性胰腺炎的诊断虽不困难，但术前确诊重症急性胰腺炎尚缺乏可靠而特异性的方法。临床大多根据病史、体征、实验室检查、诊断性腹穿等综合分析进行诊断。

(1)有无诱发因素：如酗酒、饮食不当及胆囊炎、胆石症病史等。

(2)典型临床症状与体征：消化道症状伴腹膜炎体征。重症急性胰腺炎患者在内科积极治疗过程中，出现休克或上腹部触及肿块、左肋部明显肿胀触痛、消化道出血和腹膜刺激等症状时，提示有胰腺坏死的可能。对可疑病例，腹腔穿刺抽出血性混浊液且淀粉酶明显升高则可确诊，上述方法可靠性约为 70% ~ 80%。

(3)血、尿淀粉酶升高：依据病程迟早，分别评定血、尿淀粉酶升高的价值。有人认为，尿淀粉酶升高比血淀粉酶升高更有价值，因为引起血淀粉酶升高的因素多,而引起尿淀粉酶升高的因素少,一旦尿淀粉酶明显升高,急性胰腺炎的诊断基本可以确立。另外,如果淀粉酶突然下降,但临床症状、体征无好转,甚至恶化,则可能为胰腺坏死。其次血清钙、磷突然下降,也有一定诊断价值。

(4)腹腔穿刺抽出血性渗液:结合渗液中淀粉酶测定,对重症急性胰腺炎的诊断更有价值。

(5)腹部 B 超和 CT:有条件的情况下,应充分发挥腹部 B 超和 CT 在出血坏死性胰腺炎诊断和病情、预后判断中的价值。临床症状和体征及酶学检查不明显时,腹部 B 超和 CT 的形态学改变也可是诊断胰腺炎的主要依据。在重症急性胰腺炎时,常因肠曲充气而影响 B 超的效果。CT 检查的诊断准确率为 70%～80%,表现为胰腺影模糊、增大、密度减低且不均匀,并可见胰外及腹膜后有增深的阴影。

(二)鉴别诊断

重症急性胰腺炎是临床十分重要的高危急腹症,临床需要鉴别的疾病很多。

1. 单纯性胰腺炎(急性水肿型胰腺炎,又为轻型急性胰腺炎)

虽然均属于胰腺炎,但病情严重程度和预后截然不同。单从病史、诱发因素、局部消化道症状和体征、酶学等方面有时尚难以鉴别,主要鉴别要点在腹腔是否有血性渗液和全身中毒症状与体征。尤其是前者,只要腹腔抽出血性渗液,就应高度怀疑重症急性胰腺炎,并严密动态观察病情发展。

2. 急性胆囊炎、胆石症

剧烈腹痛、恶心、呕吐等与胰腺炎难以鉴别,但本病多有反复发作病史,并一般可被解痉、镇痛药缓解。腹膜炎时,穿刺液多为胆汁。与胰腺炎并存时,主要依靠腹部 B 超和 CT 的形态学诊断加以鉴别。

3. 急性胃、十二指肠穿孔

除了既往多有溃疡病史外,发病后腹部发现膈下游离气体是主要鉴别要点。

4. 急性肠梗阻

特别是高位肠梗阻,剧烈腹痛伴休克时与重症急性胰腺炎很难鉴别。此时,主要鉴别要点是腹透有多个液平。

5. 肠系膜血管栓塞

多见于老年人或心脏病患者,短时间内出现肠坏死、血性腹水及全身毒血症状。该病血性腹水中淀粉酶也会增高,但远比坏死性胰腺炎低。另外,选择性肠系膜动脉造影有助于鉴别诊断。

6. 急性心肌梗死(AMI)

由于胰腺炎可出现酷似后壁心肌梗死的心电图改变,有时难以鉴别。这时既往的心脏病病史和心肌酶谱的动态变化,有可能提供很好的鉴别线索。

(三)严重程度判断

早期正确判断 SAP 严重程度、及时采取适当治疗,对降低病死率极为重要。Ranson 等提出了 11 项指标,下面 1～5 项是入院时的指标。6～11 项为入院后第一个 48 小时的指标。

(1)年龄＞55 岁。

(2)白细胞计数＞16×10^9/L。

(3)血糖＞200 mg/dl。

(4)血清乳酸脱氢酶＞350 IU/L。

(5)SGOT＞250 U/L。

(6)红细胞压积下降＞10%。

(7)血钙＜8 mg/dl。

(8)碱缺失＞4 mEq/L。

(9)血尿素氮升高＞5 mg/dl。

(10)动脉血氧分压＜60 mmHg。

(11)估计体液丢失＞6 000 ml。

有 3 个指标者为重症急性胰腺炎,病死率为 40%;若超过 7 个指标,病死率为 100%。

1983 年,Bank 提出可根据胰外脏器受累情况判断病情的严重性。但是无论 Ranson 的 11 项指标还是 Bank 临床标准,均系在非手术治疗的基础上进行评价,即通过间接方式来判断病情的严重程度,这样势必有很大的盲目性。Alexandre 将急性坏死性胰腺炎分为 4 级:A 级为无肾衰,血培养阴性,术中见胰腺有弥散但不融合的坏死灶;B 级临床表现同 A 级,但有胰床组织坏死;C 级在 B 级的基础上胰体前后径＞5 cm,有融合坏死灶,但尚无液化、感染;D 级有肾衰,血培养阳性,胰腺实质广泛坏死。Alexandre 的分级虽优于 Ranson 和 Bank,但亦不够全面,有待进一步完善。

为了对重症急性胰腺炎的严重程度便于进行比较和描写,上海瑞金医院外科和放射科根据手术前 CT 检查所显示的病变范围,将重型急性胰腺炎严重程度分为 4 级(表 18-1、图 18-2)。

表 18-1　SAP 评分表

分级别	胰腺病变	胰外侵犯	积 分
Ⅰ	≤1/3 胰(4 分)	≤2 区(2 分)	≤6 分
Ⅱ(1)	1/3 胰(4 分)	≥3 区(3 分)	
(2)	1/3～2/3 胰(8 分)	≤2 区(2 分)	7～10 分
Ⅲ(1)	1/3～2/3 胰(8 分)	≥3 区(3 分)	
(2)	全胰(12 分)	≤2 区(2 分)	11～14 分
Ⅳ	全胰(12 分)	≥3 区(3 分)	≥15 分

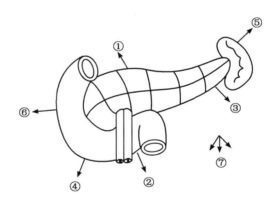

胰腺病变:全胰分成 3 份。每份再分为 4 块,每块为 1 分;占相当 1/3 胰＝4 分;2/3 胰＝8 分;全胰＝12 分。胰外侵犯:通常所累及的部位如图所示:①小网膜囊;②肠系膜血管根部周围;③左结肠后区;④右结肠后区;⑤左肾周围;⑥右肾周围;⑦后腹膜区。每一区＝1 分。

图 18-2　SAP 评分示意图

十一、治 疗

(一)基本的内科治疗

1. 止痛

选择较好的镇痛剂,既可以减轻患者痛苦,又能抑制或减少胰腺分泌,并解除 Oddi 括约肌痉挛,常联合应用镇痛剂与解痉剂。如山莨菪碱和哌替啶、罂粟碱等合用,早期静脉注射,1 次/4～6 h,直至疼痛消失。效果不佳时,可用普鲁卡因 300 mg 加入 300 ml 液体中持续静脉点滴,也可用 0.25％利多卡因 100 ml 在 24 小时内缓慢静脉滴注,有较好的镇痛作用,不引起 Oddi 括约肌痉挛,但需要注意血压。禁用吗啡,以免引起呼吸抑制和明显地血压下降。胰岛素-葡萄糖溶液的输入可明显地缓解疼痛,可抑制存在于脂肪组织中的脂肪酶。

2. 抑制或减少胰腺分泌

(1)禁食与胃肠减压:胃肠减压管,可缓解胃的膨胀和肠麻痹,也可防止胃泌素的释放。

（2）应用抗胆碱能药物：最近还发现，阿托品缺乏有效作用。因此，上述药物不要再用以治疗重症急性胰腺炎。

（3）曾有人用制酸剂或甲氰咪胍代替胃肠减压。但最近有报道说甲氰咪胍可增加实验性胰腺炎的死亡率，并导致持久的高淀粉酶血症。也曾有人用阿托品和乙酰唑胺抑制胰腺，但这两种药物均有严重副作用。

（4）善得定与施他宁：善得定是一种人工合成的生长抑素八肽衍生物，它具有生长抑素类似的药理作用，且作用持久。本品能抑制胃肠胰内分泌系统的肽的病理性分泌，它抑制生长激素、胰高糖素和胰岛素的作用较天然生长抑素更强，且对前二者有明显的选择性抑制作用。故对重症胰腺炎有较好的治疗作用，值得推荐。用法：0.1 mg/6 h 皮下注射，3～7 天。有条件者，亦可选用施他宁。

（5）氟尿嘧啶：一些实验研究和临床研究均提示，氟尿嘧啶在治疗重症急性胰腺炎方面有一定的实用价值。但其具体的作用机制目前仍不很清楚，可能与氟尿嘧啶有抑制 DNA 和 RNA 合成的作用、并能阻断胰酶的合成有关。

3. 水和电解质的补充

SAP 患者常有大量水和电解质丧失，尤其当合并中毒性肠麻痹和休克时，大量体液积聚在过度膨胀的肠腔和腹腔等容易被忽视的第三间隙内，每日应该补充的液体量和电解质种类和数量很难估价。此时除按照常规方法计算补液和电解质的数量外，尚应严密监测血压、脉搏、动脉血气分析、血电解质及 24 小时出入量等变化，并借助皮肤弹性、尿比重测定等，综合评定患者的有效循环血量。必要时，动态监测中心静脉压。

4. 纠正酸碱失衡

是维持内环境稳定的重要因素之一，病程中需持续监测动脉血气分析，严密观察酸碱平衡状况，及时纠正各种类型的酸碱失衡。最常见的酸碱失衡是缺氧、休克、肾功能不全等引起的代谢性酸中毒，其次为电解质紊乱（低钾、低氯）引起的代谢性碱中毒。

5. 抗感染治疗

SAP 极易继发感染，常规应用抗生素对预防和控制感染及其并发症有重要价值。根据病原学特点，一般主张首先选择对革兰阴性菌有效、临床产生耐药菌株少的抗生素，以后再依据病原学检查结果选择相应敏感有效抗生素。

6. 糖皮质激素（GC）

激素有抗炎、抗毒、抗休克等作用，适用于全身中毒症状明显的 SAP 患者。并发 ARDS 导致顽固性缺氧和休克时，常规机械通气和抗休克治疗无效，是应用 GC 的指征。一般主张短期内大剂量应用，如地塞米松 10～20 mg 静脉注射，1 次/6～12 h，持续 2～3 天。我们在大量临床实践中摸索到，顽固性缺氧是导致 SAP 和其他各种危重病早期病死率增高的主要原因，鉴于 GC 可能带来的副作用，如伤口愈合不良、应激性溃疡出血、感染扩散等，目前并不主张对 ARDS 或休克等常规应用 GC，但当机械通气、抗休克、液体复苏等治疗效果不佳时，应不失时机地应用 GC 协同纠正缺氧与固性休克。笔者摸索和总结的经验是，相当于甲泼尼松 80～160 mg，静脉注射，q8～12 h，连续应用 3～5 天后逐渐减量，总疗程控制在最短时间，通常不超过 2 周，已经获得一些良好的临床疗效，且简便易行，价格低廉、不需要特殊仪器和设备，不增加患者痛苦，值得推广。

（二）各种并发症的预防与治疗

1. 休克

除酌情补充水、电解质、白蛋白、血浆外，及时应用血管活性药是很重要的措施。一般选择多巴胺和多巴酚丁胺联合应用，持续静脉滴注或推注，以维持有效循环压，保障重要脏器的有效灌注。末梢循环障碍明显的患者，增用酚妥拉明 10～20 mg，并与多巴胺和多巴酚丁胺合理配用，持续静脉滴注能取得较好临床效果。一般应将动脉血压维持在 ≥ 80～90 mmHg 水平，原有高血压的患者适当增高。

2. ARDS

是 SAP 中最常见的并发症。当患者出现呼吸急促及不同程度的低氧血症时,就应高度警惕有合并ARDS 的可能。此时不论低氧血症的程度如何,首先以一般的给氧方式纠正缺氧,如效果不佳,只要 SAP 病情发展,应毫不迟疑地建立人工气道,给予有创或无创呼吸机治疗。

3. 内毒素血症

主要依靠局部坏死组织清除与冲洗和引流、全身应用有效抗生素等减少和控制毒素的吸收。必要时可借助血液净化(CRRT)的方式,清除体内毒素,如床边超滤、腹膜透析、毒素吸附等有时可清除腹腔和血液内部分内毒素,改善全身毒素血症状,预防和治疗由内毒素血症造成的脏器功能障碍与衰竭。

4. 中毒性肠麻痹

该并发症既可能是胰腺出血、坏死对腹腔脏器直接损害的结果,也可能是内毒素血症的并发症。中毒性肠麻痹在 SAP 的病情发展中十分常见,并经常与内毒素血症互为因果,共同左右着 SAP 的转归。

(1)清除坏死组织:尽快、尽早清除坏死组织是治疗肠麻痹的根本措施,只有将坏死组织彻底清除,才能预防和控制局部感染,减少毒素吸收,阻断局部坏死组织及毒素对肠壁损害造成肠麻痹的作用,尽快恢复肠蠕动,增加肠腔毒素的排泄,进而减少肠道细菌繁殖和毒素释放。

(2)胃肠动力药:在去除原发病的基础上或同时,尽早应用胃肠动力药,也是预防和治疗肠麻痹的有效方法,吗丁啉、西沙比利、生大黄粉等是临床常用的药物,其中生大黄粉的作用尤为突出。大量研究和临床实践证实,大黄有杀菌、抑菌、消炎、抗毒、止血、促进肠蠕动、改善局部微循环等多种功能,且价格低廉,副作用少,是很有前景的治疗中毒性肠麻痹的药物。具体应用剂量目前尚无确切依据,鉴于生大黄粉降格低廉,毒副作用通常不需要考虑,应用剂量可依据治疗效果逐渐上调,我们有用 20~30 g/次,甚至 50 g/次的经验,直至肠道通畅。

(3)纠正低钾:血钾水平直接影响肠道平滑肌的张力,SAP 综合救治过程中及时补钾、补镁也是预防和治疗肠麻痹不可忽视的有效措施。

5. 应激性溃疡

一般在 SAP 的早期治疗过程中,就应考虑适当应用作用缓和的 H_2 受体拮抗剂,以预防可能出现的应激性溃疡,如雷尼替丁、泰胃美等。一旦发生,则应选用作用较强的止酸剂,如洛赛克 40 mg/支,静脉注射,1 次/8~12 h。

6. 急性肾衰竭

关键在早期预防,如控制毒血症、减少毒素吸收对肾功能的损害,尽早选用扩血管药、保障肾脏的血液灌注,避免应用有肾毒作用的抗生素。一旦发生肾衰竭,应用利尿剂无效时,只能采用血液净化技术,如人工肾、腹膜透析、床边超滤等。

7. 高血糖与高渗血症

当血糖超过 6.0 mmol/L,须给予适量胰岛素控制血糖,同时增加补钾量。有时高血糖出现在深静脉高能营养治疗的过程中,并很可能由此引起一系列代谢紊乱的高渗血症等。这与高能营养支持中葡萄糖补充的数量有关。为避免高能营养治疗中高血糖的发生,一般主张除给以一定数量的胰岛素外,每日补充热卡中葡萄糖的数量应逐日缓慢递增,以求机体对经静脉补充热卡的数量有一个逐步适应的过程,避免静脉高营养治疗过程中可能出现的高血糖和高渗血症。

(三)保守性外科治疗

坏死胰腺所释放的游离酶和血管活性物质被腹膜吸收,是造成重症胰腺炎患者全身毒性反应的主要原因。若能在吸收前予以清除,则情况可获改善。腹腔灌洗可较有效地清除腹腔内的有毒物质。所谓保守性外科治疗,一般所采用的方法就是腹腔灌洗。导管可经皮穿刺置入。因患者常有肠胀气,为了减少内脏损伤的危险,也可在局麻下于脐下中线上做一长约4~5 cm 的切口,直视下放入导管,导管直径为4 mm。灌洗液为等渗平衡液,含葡萄糖 15 g/L,钾4 mmol/L,肝素 500 U/L 和氨苄西林 125 mg/L。一般 15 分钟内将 2 L 灌洗液灌入腹腔,留置 30 分钟后放出,每小时重复 1 次,每天应用灌洗液约 48 L。兰森曾比较灌洗组(33 例)和未灌洗组(100 例)的疗效，前者仅 1 例由于出血性胰腺炎伴肠系膜梗死在 10 天内死亡;后者的死亡率达 11%,其中 43% 死于循环和呼吸衰竭。因此,腹腔灌洗也是防治坏死性胰腺炎、预防并发症的有效措施。

(四)手术治疗

对于重症急性胰腺炎的手术治疗方案,观点始终未求得一致,以下就有关手术治疗的问题,介绍当前一般的看法及观点。

1. 手术指征及手术时机的选择

过去根据传统观点,将发病后 3～8 天作为进行手术的最佳时机。其理由有二:

(1)轻型急性胰腺炎经非手术治疗 1～2 天后,可明显好转或痊愈;爆发型急性胰腺炎患者,不论手术与否均在 1～2 天内死亡,故只有介于两者之间的患者,才有条件进行手术治疗。

(2)若在 3 天内手术,坏死组织界限不清,而 8 天以后,又将发生胰外侵犯,病情加重。但在实践过程中发现,部分病例在 72 小时以内,胰腺已发生严重坏死和胰外侵犯。因此,曾主张一经确诊为急性坏死性胰腺炎,应立即手术,这样确能挽救不少病情发展较快患者的生命,抢救存活率由 50% 提高到 65%。而在实践中又发现有一部分患者,来院时发病已多日,并未发生并发症,亦无明显感染现象,后因病情发展而手术,这类患者的手术最小,效果亦最好。因此,现在认为急性坏死性胰腺炎的手术指征及手术时机掌握应是,对有明显感染或有并发症者应行早期手术;相反,对无明显感染又无并发症者,应采取晚期手术。在此方针指导下,可使重症急性胰腺炎抢救存活率提高到 72%。

2. 手术切口的选择

对手术前已能明确诊断为急性坏死性胰腺炎者,以做上腹弧形切口为宜;切口距肋缘下 5 cm,两端止于腋前线。此切口对胰腺头、体尾部的显露较好。当手术后需要敞开创口时,可按病变的部位来确定创口敞开的部位。若手术前诊断不能肯定,则先做上腹部正中切口探查,做规则性胰腺切除术者,则加做一个左侧肋缘下横切口。

3. 病变探查

确定手术方法前,必须对胰腺病变的性质、范围、胰外侵犯程度和腹膜腔反应情况等做一全面了解。常见的脂肪坏死斑(皂化斑)虽可满布腹膜腔面,但最集中区域为横结肠系膜根部及大网膜所覆盖之处。大多数病例腹腔内都有混浊的血性渗液,多者可达数千毫升,并伴有大网膜及横结肠系膜淤血及浸润。较晚期可见增厚的小网膜隆起,小网膜囊内局限性脓肿,脓腔内是大量灰黑色如阴沟水的脓液,浸泡着无数像旧棉絮状的坏死胰腺组织小块。手术应切开胃结肠韧带,分离胃后壁与胰腺粘连处,先后依次显露胰腺头、体、尾部。然后,再沿胰体下缘分离,显露胰腺体尾部的深面。再沿十二指肠第二段外侧切开后腹膜,游离十二指肠及胰头(游离的范围需达到门静脉),探查胰头后面的情况。鉴别浅层病变如胰腺脂肪包膜坏死的方法,是用剪刀剪开,坏死脂肪层不出血,而坏死层里面的胰腺实质基本完好,剪之出血。在包膜下出血时,表面上整个胰腺一片黑,但有光泽,包膜凹陷,有张力,剪开包膜流出大量暗黑色血水后,胰腺实质近乎正常或实质间有散在出血点。胰腺的浅层散在坏死灶,呈灰白、灰黑、深赭或紫黑色;病变超过脂肪包膜层,进入胰腺实质,剪开无出血,这已属实质坏死病变,但仅限于很浅一层;深层胰腺实质坏死,病变较深,甚至侵犯全厚层胰腺,剪之无血,一旦剪到有鲜血涌出,则是坏死组织与正常组织之交界处。实质坏死病变可呈局灶性、散在性,也可呈片状,体尾部多,头部较少。当病变弥漫时,往往全胰腺肿胀,前后径超过 5 cm。实质坏死的后期,成为坏疽型,胰组织呈黑色、萎缩,推之极易脱落。另一种弥漫性病变为整个胰腺呈灰白色疏松,如浸透脓液之海绵状,此为胰腺蜂窝织炎,经引流后,成为片状坏死。急性坏死性胰腺炎的胰外侵犯常发生于:

①小网膜囊;

②肠系膜血管根部周围;

③左结肠后区;

④左肾周围区;

⑤右结肠后区;

⑥右肾周围区;

⑦全腹膜后。在胰外侵犯区，可能只为炎性浸润，亦可能已有出血坏死。

4. 手术方法的选择

重症急性胰腺炎的病变复杂，难于只采用某种单一的手术方法来进行治疗。根据不同的病变性质、部位和范围采取不同的手术方法。目前最常用的手术方法有灌洗引流术、坏死组织清除术和胰腺规则切除术。

(1)灌洗引流术：灌洗引流术是在单纯引流术的基础上发展而来的。单纯引流术早在 30 年代就有人采用，但治疗效果不能令人满意，死亡率极高，故逐渐被淘汰。近年来，将单纯的被动引流改为主动引流，即双套管负压吸引，再加上持续灌洗，这样不仅引流更有效，而且使有害的酶性和毒性液体得到稀释，并加速排出，它适用于以下情况：胰腺周围脂肪或胰腺包膜坏死、胰腺包膜下出血以及晚期胰腺脓肿。上海瑞金医院手术治疗急性坏死性胰腺炎 112 例中，采用灌洗引流治疗者 16 例，治愈 13 例(81.25%)。

(2)坏死组织清除术：坏死组织清除术是针对胰腺实质坏死的一种手术方法，这种手术方法是通过刮匙、刀柄或手指挖除胰内的坏死组织，对胰外的坏死组织也需一并清除，从而达到彻底清除坏死组织。晚期坏死组织一般容易清除，因此时界限分明，多与周围组织联结不紧，有的已自行脱落，在广泛切开胰腺包膜后，用刮匙等器械即可予以清除。对坏死灶底部小血管出血，切勿用止血钳夹，宜以手指轻轻压住，然后用细针细线缝扎止血。对一些界限不清或尚未将坏死组织分离的胰腺组织，清除过程中常因出血阻碍了坏死组织的彻底清除，术后常可因坏死组织的存在而产生一系列的并发症。本手术主要针对散在的、较表浅的胰腺实质坏死和晚期胰腺坏疽。由于本手术简单、易行、创伤性小、不受炎症范围或病灶部位的限制，故可用于一些全身情况不佳的患者。

(3)规则性胰腺切除术：包括左半胰切除术、胰腺次全切除术和全胰切除术。主要用于胰腺的实质性坏死，病变深在而较为集中的严重坏死性胰腺炎病例。若病变局限于尾部可做左半胰切除术；病变位于体尾部，则作胰腺次全切除术。胰腺严重坏死时是否能做胰腺规则性切除术，对这个问题有过一番争论。

有些医生认为在严重胰腺炎时，胰腺及其周围组织严重水肿、出血、坏死和粘连，正常解剖关系消失无法进行规则性胰腺切除术。也有些医生发现在胰床与坏死胰腺之间仍有一自然间隙存在，而且，由于坏死病变的影响，很多小血管都已栓塞，因此，只要能在此间隙内操作，出血并不多，分离也比较容易。手术时从胰腺下缘切开，自胰腺体部下缘向胰腺深面与胰床之间分离，便可达到这一间隙。在胰腺的深面，继续用手指纯性分离，向上到胰腺上缘，向左扩展到胰腺尾部直达脾肾韧带，这一步骤，若沿着正确间隙是没有什么出血的。相反，若遇有比较严重的出血，分离工作应立即停止，检查原因，大多数情况是误在胰腺实质中分离，因而应另外寻找正确的分离面，继续进行。本方法比先在脾脏外侧切开脾肾韧带，然后自左向右分离，再寻找胰后间隙的方法要准确和安全。当分离达到脾肾韧带后，在明视下将其切断，便可将胰腺体尾部连同脾脏缓缓地自左向右翻转。此步骤应严防撕破脾静脉与门静脉交接处造成出血。将胰腺反转后，单凭视诊一般不容易分辨脾动、静脉，主要是因为严重的水肿与坏死；通过触诊和适当地解剖，动、静脉都可以顺利地游离出来。脾动、静脉要分别结扎切断，结扎切断不要紧靠胰腺断面，因为坏死性胰腺炎时，血管很脆弱，切断的血管一旦回缩，处理便困难，若留有 1 cm 左右的余地，就可以处理自如了。切断胰腺时，从胰腺的深面，脾动、静脉残端左侧开始，以刀背及刀柄做半钝、半锐性分离，边分离，边结扎血管及胰管。切断胰腺的方向在左半胰切除术时，切断线是从脾动、静脉残端左侧开始，垂直向胰腺浅面发展，在胰颈、体交界处切断胰腺。若行胰腺次全切除，切断线开始与前者相同，当达到门静脉浅面时，切断线应转向门静脉的浅面向十二指肠方向进行，直到距十二指肠 0.5 cm 时，再转向胰腺浅面，完全切断胰腺，切除线呈"乚"状。如此，可以切除胰头部门静脉浅面的一片胰头组织。胰腺残端断面不必再做缝合或包埋，因血管及胰管都已妥善地处理了。

5. 胰外侵犯的处理

胰腺炎时的胰外侵犯，以肠系膜根部、左结肠后、右结肠后及小网膜囊最为常见，当腹膜后广泛地被侵犯，可造成"腹膜后分离"。这些胰外侵犯，若不被清除,则术后可导致严重并发症,如出血、感染、脓肿等。所以第一次手术时,在处理胰腺坏死组织的同时,必须对胰外侵犯区做详细的探查,并将坏死组织一并清除。现在我们常规地在处理胰腺以前,先游离结肠肝曲、脾曲。这样一方面可以探查和清除胰外侵犯区的坏死组织、减少术后的并发症,另一方面能显露胰腺下缘,便于胰腺与胰床的分离。

6. 三造口问题

重症急性胰腺炎患者常有较长时间的胃潴留、呕吐、腹胀,故手术时应做减压性胃造瘘,避免患者长期放置胃肠减压管的痛苦。因本病病程长、消耗大,常有严重的营养不良,短期内不能进食,长时间依靠深静脉维持营养,容易发生并发症,因而手术时需做营养性空肠造瘘。手术后第一、二周先用胃肠道外营养,接着就开始通过空肠造瘘进行肠道内营养,一般要维持 1～2 个月之久。胰腺炎多伴有胆道疾患,胰腺头部肿胀压迫,引起胆道内高压,因此术中常需做总胆管探查,有条件的要做胆道镜检查或术中造影。有相当一部分患者可找到微小结石。探查后放置"T"管引流,做"T"管引流比做胆囊造瘘更为直接有效。遇到肝十二指肠韧带区有明显水肿,显露总胆管有困难,在这种情况下可做胆囊造瘘术。上述"三造口"现已成为重症急性胰腺炎手术治疗中之常规的附加手术。

7. 创口处理

为了保证术后胰腺区和胰外侵犯部能得到充分引流,并能及时地了解病变的发展情况,不论坏死组织清除术还是胰腺规则切除术后,都需要将创口部分敞开(将小网膜囊敞开),其深面是胰腺或胰床。胃壁和横结肠不必固定在腹壁上,因为一般术后 3～4 天时组织将与切口自行粘连。在创口敞开区域内,胰头区和胰尾区(或脾窝)各置一组灌洗系统,两者之间用 10～15 根烟卷引流条填塞,保证创口敞开。通过此开放的创口,有利于手术后引流、换药以及有计划地进行再清创术。

(五)术后再清创

临床遇到的重症急性胰腺炎,坏死区一般都是多发的、散在的,病变的程度也不一致,大多数都存在胰外侵犯。因此,不论做胰腺规则性切除或坏死组织清除术,都不可能彻底地清除胰腺及胰外的坏死组织;同时因组织坏死程度不一,手术又不能使残留病变停止发展,因此手术后近期必然有残留的或新发生的坏死组织继续出现。由于上述原因,我们在第一次手术后 7 天左右,要有计划地进行再扩创手术,即在麻醉下将创口充分暴露,力求清除胰内、外全部坏死组织,并更换灌洗管道。在有些病例,还要按 CT 发现的病灶,再扩大切口,清除隐蔽的病灶并引流。再清创术一般进行 2 次左右,但个别病例也可能需进行多次。

(六)营养支持

重症急性胰腺炎综合救治通常病程长,营养支持治疗是重要的环节,对提高生存率,降低病死率关系重大。

1. 特点

重症急性胰腺炎的营养支持治疗不同于其他疾病,有其特点。

(1)大量活化酶的释放和炎性渗出,造成迅速而严重的消耗,有人将其描述为"腹腔内严重烧伤",因此需要迅速营养补充。

(2)为了减少胰腺分泌,使之处于完全"休息"状态,早期需进行完全胃肠外营养(TPN)。

(3)因本病胃肠功能衰竭时间较长,长期施行完全胃肠外营养很难避免感染,故还应做营养性空肠造瘘。

(4)本病早期(10～14 天)必须采用完全胃肠外营养,以后应用空肠造瘘逐步地替代完全转用肠外营养,直到完全恢复口服营养为止。

2. 方法

这类患者常需要较长时间的禁食,有空肠造瘘的患者可以经造瘘口给予肠道营养支持,否则就只能通过静脉,即胃肠外营养支持。营养支持的学问很多,尤其对胰腺炎患者,无论经造瘘口或静脉营养支持,均应警惕由于饮食不当诱发的胰腺炎复发或症状加重。

十二、附：重症急性胰腺炎诊治草案(2000 年杭州全国第八届胰腺外科会议)

(一)临床诊断

重症急性胰腺炎是指急性胰腺炎伴有脏器功能障碍,或出现坏死、脓肿或假性囊肿等局部并发症者,或两者兼有。腹部体征包括明显的压痛、反跳痛、肌紧张、腹胀、肠鸣音减弱或消失。可以有腹部包块,偶见腰胁部皮下淤斑征(Grey-Turner 征)和脐周皮下淤斑征(Cullen 征)。可以并发一个或多个脏器功能障碍,也可伴有严重的代谢功能紊乱,包括低钙血症,血钙低于 1.87 mmol/(L7.5 mg/dl)。增强 CT 扫描为诊断胰腺坏死的最有效方法。B 超及腹腔穿刺对诊断有一定帮助。重症急性胰腺炎的 APACHEⅡ评分在 8 分或 8 分以上。BalthazarCT 分级系统在Ⅱ级或Ⅱ级以上。

(二)严重度分级

重症急性胰腺炎无脏器功能障碍者为Ⅰ级,伴有脏器功能障碍者为Ⅱ级。

(三)病程分期

全病程大体可以分为三期,但不是所有患者都有三期病程,有的只有第一期,有的有两期,有的有三期。

(1)急性反应期:自发病至 2 周左右,常可有休克、呼衰、肾衰、脑病等主要并发症。

(2)全身感染期:2 周~2 月,以全身细菌感染、深部真菌感染(后期)或双重感染为其主要临床表现。

(3)残余感染期:时间为 2~3 个月以后,主要临床表现为全身营养不良,存在后腹膜或腹腔内残腔,常常引流不畅,窦道经久不愈,伴有消化道瘘。

(四)局部并发症

1. 急性液体积聚

发生于胰腺炎病程的早期,位于胰腺内或胰周,无囊壁包裹的液体积聚。通常靠影像学检查发现。影像学上为无明显囊壁包裹的急性液体积聚。急性液体积聚多会自行吸收,少数可发展为急性假性囊肿或胰腺脓肿。

2. 胰腺及胰周组织坏死

指胰腺实质的弥漫性或局灶性坏死,伴有胰周脂肪坏死。胰腺坏死根据感染与否又分为感染性胰腺坏死和无菌性胰腺坏死。增强 CT 是目前诊断胰腺坏死的最佳方法。在静脉注射增强剂后,坏死区的增强密度不超过 50 HU(正常区的增强为 50~150 HU)。

3. 急性胰腺假性囊肿

指急性胰腺炎后形成的有纤维组织或肉芽囊壁包裹的胰液积聚。急性胰腺炎患者的假性囊肿少数可通过触诊发现,多数通过影像学检查确定诊断。常呈圆形或椭圆形,囊壁清晰。

4. 胰腺脓肿

发生于急性胰腺炎胰腺周围的包裹性积脓。含少量或不含胰腺坏死组织。感染征象是其最常见的临床表现。它发生于重症胰腺炎的后期,常在发病后 4 周或 4 周以后。有脓液存在,细菌或真菌培养阳性,含极少或不含胰腺坏死组织,这是区别于感染性坏死的特点。胰腺脓肿多数情况下是由局灶性坏死液化继发感染而形成的。

(五)治疗

SAP 的病因不同,病期不同,治疗方法亦不完全相同。

1. 对胆源性胰腺炎的治疗原则

首先要鉴别有无胆道梗阻病变,凡伴有胆道梗阻者,应该急诊手术或早期手术,目的为解除胆道梗阻。手术方法可选作经十二指肠镜下行 Oddi 括约肌切开取石及鼻胆管引流,或做开腹手术,包括胆囊切除,胆总管探查,明确胆总管下端有无阻塞,根据需要可加作小网膜胰腺区引流。凡无胆道梗阻者先行非手术治疗,待病情缓解后,于出院前为患者做胆石症手术,大多数做胆囊切除术,可采用腹腔镜胆囊切除术或开腹胆囊切除术,争取行术中胆道造影,发现或怀疑有胆总管内结石者,应探查胆总管,以免出院后复发。胆源性急性胰腺炎以胰腺病变为主的治疗原则与非胆源性 SAP 相同。

2. 非胆源性 SAP 治疗原则

根据病程的不同期别,采取不同的治疗措施。

(1)急性全身反应期

①先行非手术治疗:本期的治疗重点是加强监护治疗,纠正血液动力学异常、营养支持、防治休克、肺水肿、ARDS、急性肾功能障碍及脑病等严重并发症。非手术治疗包括:

- 抗休克治疗,维持水电解质平衡。
- 胰腺休息疗法,如禁食、胃肠减压、H_2 受体阻滞剂和生长抑素。
- 预防性抗生素应用:主要针对肠源性革兰阴性杆菌易位,应采用能通过血胰屏障的抗生素,如喹诺酮类、头孢他啶、亚胺培南、甲硝唑等。
- 镇静、解痉、止痛处理。
- 中药生大黄 15 g,胃管内灌注或直肠内滴注,每天 2 次。中药皮硝全腹外敷,500 g 每天 2 次。
- 霉菌感染预防,可采用氟康唑。
- 营养支持以肠外营养为主。

②治疗中出现感染者应转手术:在非手术治疗过程中,若怀疑有感染时,则要做 CT 及 CT 导引下细针穿刺术(FNA),判别胰腺坏死及胰外侵犯是否已有感染。对临床上体温≥38 ℃,WBC≥20×10^9/L 和腹膜刺激征范围≥2 个象限者,或 CT 上出现气泡征,或细针穿刺抽吸物涂片找到细菌者,无可判为坏死感染。凡证实有感染者,且作正规的非手术治疗,已超过 24 小时病情仍无好转,则应立即转手术治疗;患病者过去的非手术治疗不够合理和全面时,则应加强治疗 24 小时,病情继续恶化者应行手术治疗。手术方法为胰腺感染坏死组织清除术及小网膜腔引流加灌洗,有胰外后腹膜腔侵犯者,应作相应腹膜后坏死组织清除及引流,或经腰侧作腹膜后引流。有胆道感染者,加作胆总管引流。若坏死感染范围广泛感染严重者,需作胃造瘘及空肠营养性造瘘。必要时创口部分敞开。

③对疾病发展迅猛非手术治疗无效者应及时引流:在非手术治疗中,病情发展极快,腹胀及腹膜刺激症状严重,生命体征不稳,在 24 小时左右很快出现多器官功能不全者,应及时进行腹腔引流。引流方法可以采用剖腹引流,也可以作腹腔灌洗引流或通过腹腔镜作引流术。

(2)全身感染期的治疗

①有针对性选择敏感的、能透过血胰屏障的抗生素如喹诺酮类、头孢他啶或亚胺培南等。

②结合临床征象做动态 CT 监测,明确感染灶所在部位,对感染病灶,进行积极的手术处理。

③警惕深圳特区部真菌感染,根据菌种选用氟康唑或两性霉素 B。

④注意有无相关性感染。

⑤加强全身支持治疗。

3. 腹膜后残余感染期的治疗

(1)通过造影明确感染残腔的部位、范围及毗邻关系,注意有无胰瘘、胆瘘及消化道瘘存在。

(2)强化全身支持疗法,加强肠内营养支持,改善营养状况。

(3)及时作残腔扩创引流。

4. 局部并发症的治疗原则

(1)急性液体积聚:多会自行吸收,无需手术,也不必穿刺,使用中药皮硝外敷可加速吸收,500 g 皮硝装在棉衣内做腹部大面积外敷,每天更换 2 次。

(2)胰腺及胰腺坏死组织:坏死感染,经加强治疗观察 24 小时,反应不佳,一般情况继续恶化时需做手术,行坏死组织清除术加局部灌洗引流;对无临床症状的无菌坏死,应严密观察,不要急于穿刺或手术,术前可行 ERCP 检查,明确囊肿与主胰管的关系。

(3)急性胰腺假性囊肿:囊肿小于 6 cm,无症状,不作处理,随访观察;若出现症状或体积增大可以先行经皮穿刺引流术;若继发感染则需要行外引流术;囊肿大于 6 cm,作 B 超、CT、MRI 检查证实确实无感染坏死组织块者,可作经皮穿刺引流术。囊肿经过 3 个月仍不吸收者,作内引流术,术前可行 ERCP 检查,明确假性囊肿与主胰管的关系。

(4)胰腺脓肿:胰腺及胰外侵犯区经临床及 CT 证实确有脓肿形成者,应立即作手术引流。

(5)肠外瘘：十二指肠或空肠瘘可采用持续双腔管低压负吸引流,有自愈的可能。结肠瘘宜行近端造瘘以减轻周病灶的感染,后期行结肠造瘘还纳。

十三、研究热点、难点和有争议的问题

胰腺疾病是医学上开发得较晚的一个领域,胰腺外科则是腹部外科中起步较为滞后的一个学科,尚有很多问题待解决。比如急性胰腺炎疗效仍不能令人满意,迄今尚没有特异性的治疗手段,还有 20％左右的患者生命不能挽救,而且疗程太长,医疗费用太高,给社会及患者家庭造成极大的负担;无菌坏死的 SAP 手术干预的指征还存在争议;细胞因子抗体法、血液净化法、动脉灌注法、生长抑素和生长激素联合应用及雷公藤多甙疗法等还有待于大量病例总结。要改变此局面,最主要的需从发病机制的研究着手,也就是除了研究酶异常激活的机制以外,还要在分子生物的水平上对免疫应答、全身性炎症反应、白细胞过度激活、细胞因子、炎性介质过度释放等进行深入的研究。最新研究提示,内皮素-A、血小板活化因子、细胞间黏附分子-1 等在 SAP 发病中起重要作用,阻断其作用治疗 SAP 是一个比较有前途的研究方向。

（陈学云　宋志芳）

参 考 文 献

1　纪龙,徐家裕,袁耀宗,等. 核因子-kb 在重症急性胰腺炎肺损伤发病机制中的作用. 胰腺病学,2001,1(1):11～14

2　张圣道,汤耀卿,李宏为,等. 特重型急性胰腺炎救治措施探讨(附一例报告). 外科理论与实践,2000,5(2):97～99

3　袁祖荣,张臣烈,汤耀卿,等. 急性坏死性胰腺炎外科治疗 20 年经验总结. 中华外科杂志,1997,35(3):132～134

4　张圣道. 重症急性胰腺炎诊治草案(2000 年杭州会议). 胰腺病学,2001,1(1):46～48

5　陈学云. 重症急性胰腺炎. 宋志芳主编. 现代呼吸机治疗学——机械通气与危重病. 北京:人民军医出版社,1999:434～446

6　陈学云,高瀚. 急性胰腺炎的诊疗近况. 北京:人民军医出版社,1986,(3):25～29

7　陈学云,冯雁康. 重症急性胰腺炎的诊疗进展. 北京:人民军医出版社,2004,47(11):668～670

8　Seiler CA, Uhl W. Acute necrotizing pancreatitis: treatment strategy according to the status of infection. Ann Surg,2000,232:619～626

9　Mier J,Leon EL,Castillo A,et al. Early versus late necrosectomy in severe necrotizing pancreatitis. Am J Surg,1997,173:73～75

10　Foitzik T,Eibl G,Hotz HG,et al. Endothelin receptor blockade in severe acute pancreatitis leads to systemic enhancement of microcirculation, stabilization of capillary permeability, and improved survival rates. Surgery,2000,128(3):399～407

11　Frossard JL,Saluja A,Bhagat L, et al. The role of intracellular adhesion molecule 1 and neutrophils in acute pancreatitis and pancreatitis-associated lung injury. Gastroenterology,1999,116:694～701

12　Eibl G, Buhr HJ, Foitzik T. Therapy of microcirculatory disorders in severe acute pancreatitis: what mediators should we block? Intensive Care Med,2002,28(2):139～46

13　宋志芳,郭晓红,王树云,等. 糖皮质激素在重症胰腺炎诱发 ARDS 救治中的价值. 上海第二医科大学学报,2005,25(1):53～56

14　宋志芳,郭晓红,王树云,等. 糖皮质激素在创伤与手术致急性呼吸窘迫综合征抢救中的价值. 中国急救医学杂志,2006,26(7):498～500

15　宋志芳,谢伟,单慧敏,等. 甲强龙对猪大肠杆菌腹腔注射致 ARDS 实验研究. 中国危重病急救医学杂志,2006,26(7):498～500

16　宋志芳. 小议机械通气在危重病抢救中几个热点问题. 中国危重病急救医学杂志,2004,16(5):257～259

第 19 章

高危急腹症
Critical acute abdomen

急腹症是腹部外科常见急性病的统称,高危急腹症是指其中危及生命的急腹症,是危重病医学的重要内容。

第 1 节　重症急性胆管炎

重症急性胆管炎(acute cholangitis of severe type,ACST)过去被称为急性梗阻化脓性胆管炎(acute obstructive septic cholangitis AOSC),也有人称之为急性化脓性胆管炎,是急性胆管炎的严重类型,多需进行紧急胆道引流方能控制病程进展。肝内外胆管完全性梗阻是发病的直接原因。引起胆管梗阻的原因有结石、蛔虫、胆管狭窄、胆总管口括约肌纤维化、急性胰腺炎和壶腹部肿瘤等,但以胆总管结石及蛔虫多见。据统计,既往有胆道疾病史者占82.4%,发病年龄以 40~60 岁居多。该病发病急骤,病情来势凶险,可在发病后 2 小时内死亡,病死率高,国内文献报告为 4.5%~43.5%,国外报告为 20%~87.5%,是良性胆道疾病死亡的首要原因。因此,当遇到上腹部绞痛患者,疑有本病时,应抓紧时间进行有关检查,以求得及时正确诊断,迅速采取行之有效的治疗方法。

一、临床表现

1. 自觉症状

(1)腹痛:绝大多数有上腹或右上腹持续性或阵发性疼痛,并向肩背放射,少数患者为胀痛。肝内型者,如病变主要在肝左叶胆管则表现为左上腹痛,而肝右叶者常表现为右上腹痛,类似急性胆囊炎症状。

(2)寒战、发热:约 90% 的患者有高热,多为弛张型,并有寒战,体温常在 39 ℃ 以上,最高可达 41 ℃。少数病情较重的患者,可出现体温不升,寒战可随着全身毒血症的加重而减轻。

(3)消化道反应:患者常伴有恶心、呕吐,部分患者可有便秘或腹泻。

2. 主要体征

(1)休克:休克发生率为 25%~40%。休克时主要表现为皮肤发绀、厥冷,尿量减少,有时 20 ml/h,血压逐渐下降,收缩压<90 mmHg,脉搏细弱、增快(>100 次/分),甚至脉搏和血压都测不到。

(2)中枢神经系统抑制表现:随着病情的加重,约 1/3 的患者可出现精神症状,如软弱无力、反应迟钝、精神萎靡、嗜睡或烦躁不安、谵妄,甚至昏迷。这些征象一般均预示有败血症或临近休克可能。

(3)黄疸:约 90% 患者有轻重不同的黄疸,少数患者可因病情急,就诊时尚未出现黄疸。黄疸的程度与患者临床症状的严重程度不相一致,同诊断及预后不成正比。

(4)腹部情况:上腹及右上腹多有触痛、腹肌紧张及反跳痛。肝脏及胆囊多肿大且有触痛,但有时因腹肌紧张而致肝脏及胆囊触诊不十分满意。

3. 实验室检查

(1)白细胞计数及分类:白细胞计数明显升高,一般在 15×10^9/L 以上,最高可超过 50×10^9/L,有作者报告 1 例达 72×10^9/L,中性粒细胞升高。在重症病例或继发胆源性败血症时,白细胞计数可低于正常,且出现中毒颗粒。

(2)黄疸程度及性质检查:包括血清总胆红素、一分钟胆红素测定以及尿三胆试验等,均表现为阻塞性黄疸,并无特异性。

(3)血清碱性磷酸酶值升高:但亦无特异性。

(4)肝功能检查:本病急性发作时对肝功能多无影响。如系胆石引起并且病史长而又反复发作者,肝功能可有损害,ALT 可升高。

(5)其他检查:血液和胆汁培养通常为阳性,血清淀粉酶、尿氮和肌酐可升高,二氧化碳结合力可明显下降等。

4. B 超检查

可发现胆总管明显增粗。据报道 ACST 患者胆总管直径一般>2.5 cm,最宽可达 5.4 cm。同时还可探测胆囊、肝脏的大小和有无肝脓肿存在及胰腺等情况。

5. 胆道造影

经肝细胞排泄的造影方法不宜施行,可行经皮肝穿刺胆管造影(PTC),并可兼行经皮肝穿刺胆管引流(PTCD)。造影时可发现胆管扩张及梗阻的部位和原因。如胆囊胀大,可行胆囊穿刺置管造影,以了解胆管病变的程度及梗阻的部位,并可做引流。纤维十二指肠镜逆行胰胆管造影可在本病间歇期施行。

6. X 线检查

胸部 X 线透视可见膈肌活动受限,肋膈角模糊不清。

7. 腹腔穿刺

有时可抽得胆汁性腹腔液,不过一般情况下没有诊断价值。

二、诊断要点

1. 既往诊断标准

1959 年雷诺兹(Reynolds)和达尔根(Dargan)把急性梗阻化脓性胆管炎作为一个独立的病,并全面描绘了它的特点:右上腹疼痛、黄疸、寒战发热、中枢神经系统抑制和中毒性休克,也就是夏科(Charcot)三联征的加意识障碍和休克作为该病的典型特征。

2. 重庆会议诊断标准

1983 年 3 月重庆肝胆管结石专题讨论会上对重症急性胆管炎的诊断标准做了阐述,其要点是在夏科三联征基础上出现休克,收缩压<70 mmHg 或有下列 2 项以上症状者,即可诊断为本病。

(1)精神症状。

(2)脉搏>120 次/分。

(3)白细胞计数>20×10^9/L。

(4)体温高于 39 ℃或低于 36 ℃。

(5)胆汁为脓性伴有胆管压力明显增高。

(6)血培养阳性。

三、治 疗

治疗原则应为纠正休克、抗感染和解除胆道梗阻三个方面。其中主要环节是胆道梗阻,故及时地解除梗阻是治疗的关键。解除梗阻的重要方法是尽快手术。药物及其他治疗不能取代手术,只是支持、准备和补充治疗的手段。

1. 非手术疗法

(1)抗休克

①解痉止痛,保持呼吸道通畅并给氧,高热者采用物理降温,药物降温对肝脏不利。输液、输血(最好输新鲜血)纠正循环血容量不足。静脉注射大量维生素 C,肌肉或静脉注射维生素 K。

②在提高血容量的基础上,使用血管活性药物:过去常用去甲肾上腺素、新福林或间羟胺等,这些药物只能提高血压,不能改善组织缺氧,并可引起不良后果。近年来应用血管扩张药物,如异丙基肾上腺素、酚妥拉明或苯苄胺。多巴胺是一种选择性血管扩张药物,可使内脏小动脉,特别是肾小动脉和冠状动脉扩张,但皮肤及肌肉的小动脉轻度收缩,在心搏出量降低、尿量减少时常用此药。

③纠正酸中毒:纠正酸中毒主要依靠扩充血容量,恢复组织的血液灌注及清除代谢产物。根据病情,可给 5% 碳酸氢钠静脉滴注。

④应用肾上腺皮质激素(GC):经过积极处理后,感染一时难以控制,中毒症状仍特别明显者,在大量敏感的抗生素保护下,按病情需要每日静脉滴注氢化可的松 500～2 000 mg 或地塞米松 40～60 mg,一般不超过 3 天。

(2)抗感染:根据血液培养或术时取得的感染胆汁的培养结果,使用最敏感的抗生素极为重要。然而,在未获得细菌敏感试验报告之前,应立即给予对致病的肠道细菌最有效的一种或几种抗生素,包括氯霉素、庆大霉素和卡那霉素等,使其在患者血中饱和。一般主张先静脉滴注先锋霉素或氨苄西林加卡那霉素或庆大霉素。若疑有厌氧菌感染者,可选用甲硝唑静脉注入,其疗效较为满意。待胆汁及血培养回报后,再选用敏感性较高的抗菌药物。

(3)降低胆道内压力

①应用解痉剂:如山莨菪碱、阿托品或硫酸镁等使 Oddi 括约肌松弛,以减轻胆总管下端痉挛梗阻。

②经皮肝穿刺胆管引流(PTCD):自从 PTCD 的技术广泛开展以后,对 ACST 病例一般可先做PTCD,降低胆道内压力,待情况好转后再择期行胆道根治手术。绝大多数病例通过 PTCD 可安全渡过中毒性休克这一关,然后再做胆道造影以明确诊断,从而为择期性根治手术创造条件,以减少手术死亡率和再手术率。

③经内镜鼻胆管引流术(ERBD):许多作者认为 ERBD 操作简单,不用麻醉,引流、减压效果较好。除重症患者需经纠正休克后施术外,一般一经确诊即可施行该手术。鲁焕章曾报道应用 21 例,效果显著。

(4)用纤维内镜经十二指肠切开 Oddi 括约肌,术后加用胆道排石汤,治疗结石所致的 ACST,也值得尝试。

(5)呼吸机治疗:是 AOSC 并发急性呼吸衰竭或 ARDS 的重要手段。虽然 AOSC 并发急性呼吸衰竭的发生率不如重症急性胰腺炎并发 ARDS 的发生率高,但临床所见或报道的 AOSC 并发急性呼吸衰竭或 ARDS 的病例也屡见不鲜。AOSC 病情重、死亡率高,其中主要死亡原因可能为中毒性休克,但合并呼吸衰竭所致的低氧血症也是左右休克发生、发展的主要因素。及时应用呼吸机治疗,能迅速纠正低氧血症,去除休克发生或发展的主要因素,有可能为 AOSC 的病因治疗赢得时间,能有效提高 AOSC 临床救治的成功率,降低病死率。以往的经验已经证实,许多病例均因应用呼吸机治疗太晚,失去了早期治疗的机会。临床医师,尤其是外科医师,对此应有充分地认识,并引起足够地重视。

①适应证:AOSC 出现不明原因的呼吸急促或呼吸困难,无论是否伴有低氧血症,均应高度怀疑有并发急性呼吸衰竭的可能。经鼻塞或鼻导管等一般方法给氧,呼吸状况未见改善,且有进行性加重和出现低氧血症趋势,就应考虑及时应用呼吸机治疗。因此,AOSC 患者出现呼吸急促和困难或不同程度的低氧血症,用一般方法无法改善,倘若能排除急性左心衰,就是应用呼吸机治疗的指证。有时即使合并急性左心衰,如果由急性左心衰所致的低氧血症无法被强心、利尿等措施改善,也应及时考虑应用呼吸机治疗,这是多年来应用呼吸机治疗各种危重病的经验总结,应用的原则同样是宁早勿晚。

②人工呼吸道选择:AOSC 的病程一般不如重症急性胰腺炎长,一旦梗阻解除,胆汁引流通畅,加之全

身大剂量有效抗生素的应用,病情能得到迅速控制,临床救治成功率高。因此,合并呼吸衰竭需要使用呼吸机时,人工呼吸道选择以首选经鼻或经口气管插管为妥,其中经鼻气管插管维持时间长、患者耐受程度好,还有利于进行口腔护理,从而预防肺部感染,应为首选方法。特殊病例或较早就合并 MODS 的患者,估计病程较长时,可酌情首选气管切开。经口或鼻气管插管的患者,当病情变化或加重、呼吸道分泌物多、管腔阻塞、气道护理困难时,可酌情及时改做气管切开。

③呼吸机类型的选择:这类患者缺氧的严重程度主要取决于是否合并 ARDS 和肺部感染。合并 ARDS 时对呼吸机的要求更高,一般必须选择具备 PEEP 功能的呼吸机。一般的肺部感染主要是通气功能障碍,选择定容型呼吸机即可,但少数严重肺部感染本身就可能合并 ARDS,同样需要应用具备 PEEP 功能装置的呼吸机。

④呼吸机参数的设置:合并 ARDS 时呼吸机参数设置与 ARDS 相同,此外参考呼吸衰竭。

⑤脱机标准和方法:只要原发病得以控制或正在控制之中,呼吸衰竭和休克已经纠正,就可以考虑脱机。主要依据三方面因素如呼吸机条件是否已降低至最低水平(PEEP 已完全撤除、FiO_2 降低至 40% 以下时 PaO_2 仍能维持在 >60 mmHg 水平、呼吸状态平稳)。合并休克时,在考虑脱机前,必须分析休克是否已被纠正,具体指标是在血管活性药撤除的条件下,血压仍然平稳,心率≤120 次/分,四肢末梢温暖等。AOSC 原发病控制的主要表现在临床腹痛缓解或消失、黄疸减退、体温和血常规正常、胆汁引流通畅、且清亮、不混浊等。脱机方法与所有既往没有呼吸功能不全的患者相同,只要符合上述三方面要求,脱机并不困难,可以一次脱机成功。既往有慢性呼吸功能不全的患者,脱机方法请参考 COPD 章节。

⑥注意事项:病程中合并肺部感染的患者,脱机前应充分做好呼吸道护理和湿化,脱机后仍应加强翻身、拍背、咳痰,一般应常规予以雾化吸入治疗,稀释痰液,有利于排痰。

2. 手术疗法

一旦确诊本症,就应积极采取手术治疗,解除胆

道高压,引流脓性病灶,阻止病理变化发展。有人报道,在发病 24 小时内手术者,病死率最低(17%),发病 24～72 小时手术者,病死率可高达 50%。

(1)手术适应证

①出现典型的重症胆管炎表现者。

②中毒性休克,经积极纠正和治疗无明显改善的患者,腹腔穿刺抽出胆汁性或脓性液体,特别是胆道有破裂或穿孔者。

③以往有过胆道感染中毒性休克病史者。

④有胆病反复发作史,而且已证实有胆道结石者。

⑤已多次做过胆道手术,合并有中毒性休克者。

(2)手术时机

①采取积极措施尽可能缩短术前准备时间,争取在入院后 2～4 小时内进行急诊胆道减压引流术。

②手术宜早不宜迟,切忌犹豫观望,部分患者入院后经积极治疗,病情一度好转,正是急诊减压引流的适当时机。若因种种原因抱着侥幸心理,希望避免急诊手术,往往事与愿违,病情常继续发展并迅速恶化,以致最终失去手术机会。

(3)手术方式:原则上实行胆总管切开"T"形管引流术,待病情好转后,必要时再行二次手术。如切开胆总管后,血压上升,脉搏减慢,休克得到纠正,患者全身情况已能耐受较大手术时,应尽可能去除梗阻原因,可施行胆总管十二指肠吻合术、Oddi 括约肌切开成形术、胆囊切除术等。

(4)手术注意事项

①手术应简单、有效。以解除胆道梗阻、达到通畅引流为目的,一般不做更多的治疗性处理。若胆囊管也有梗阻,可兼行胆囊造口术。

②要有一定的术前准备。紧急情况下,应在抗休克的同时,抓紧手术治疗,一般不宜晚于 3～6 小时。

③选择合适的麻醉方法,危重患者的胆管引流术,只宜在局麻下进行。

④手术引流要彻底。在解除肝外胆道的梗阻以后,还应探查左、右肝胆管,避免遗漏肝内大胆管及主要分支的梗阻病灶。对已存在的肝内脓肿,亦应行有效地引流,一般采用穿刺抽吸后置管引流的方法。

⑤对左、右肝胆管开口处的狭窄引起的某侧肝内的 ACST,急诊手术难以矫正,应予以扩大,设法取出

结石,并将引流管置于狭窄部以上,以达到引流的要求。

(5)术后处理:胆道引流手术后,多数患者得以逐渐好转,但仍应继续应用综合性治疗,如消炎、利胆、排毒,其中应强调对厌氧菌混合感染的治疗。同时应注意观察病情变化,及时发现和处理肝、肾与其他脏器可能出现的并发症。

必须指出,由于不少病例在出现休克现象前往往无明显先兆,而等到重症急性胆管炎已经确立时,患者已陷入休克状态,所以许多患者虽经抢救仍不免死亡。因此,为提高本病的治愈率,除积极防治胆石症外,最好能在病变未发展到 ACST 阶段就能发现其先兆症状,在休克尚未出现之前即及时手术。

第 2 节　绞窄性肠梗阻

绞窄性肠梗阻是指在肠梗阻的同时,肠壁血运发生障碍而有缺血坏死的肠梗阻患者,也是腹部外科高危急腹症之一。因早期诊断困难,死亡率高(4.5%～30%)。近年来,国内外对绞窄性肠梗阻进行了许多研究,并取得较大进展,死亡率已降至 10%以下。

一、临床表现

除具有单纯性肠梗阻的一般临床表现,如腹痛、腹胀、呕吐、停止排便排气等,尚具有以下临床特点。

(1)发病急剧阵发性腹部绞痛。
(2)腹痛由阵发性绞痛转为持续性,并不断加剧。
(3)呕吐物或肛门排出物为血性。
(4)伴有发热。
(5)脉率增快,且与全身情况不相符。
(6)脱水明显,有发生低血容量性休克倾向。
(7)有不对称性腹胀或腹部肿块,特别是具有压痛的包块。
(8)出现固定位置的压痛、反跳痛和肌紧张。
(9)肠鸣音减弱或消失。
(10)嵌顿疝伴有明显触痛。
(11)通过乙状结肠镜插入肛管或钡剂灌肠仍不能使扭转的乙状结肠复位。
(12)经积极的非手术治疗无好转。

二、诊　断

1. X 线检查

(1)"假肿瘤征"(pseudotumor sigh):为绞窄肠段

内充满液体所致,这种含水的扩张肠管很似软组织肿瘤阴影。

(2)"咖啡豆征"(coffer-bean sign):由孤立的气体膨胀的固定肠襻构成。此外,小肠排列异常,巨大气液平面或巨大的胀气肠襻,梗阻的黏膜皱裂呈螺旋形,钡灌肠出现"鸟啄"或"黑桃"影等,也都有助于绞窄性肠梗阻的诊断。Oynn 等提出门静脉中有气体存在,为肠扭转合并肠坏死的证据。若绞窄肠段发生穿孔,则可在直立或侧卧位时见到膈下或腹腔内游离气体。

2. 实验室检查

(1)白细胞计数增高:在 $10×10^9$/L 以上。
(2)血清磷酸盐增高:Jamieson 提出,在绞窄性肠梗阻时,血清磷酸盐可在 2～6 小时内明显升高,有助于早期诊断。广泛肠出血伴有明显腹部体征者,术前血清磷酸盐升高,阳性率可达 80%。
(3)血清肌酸磷酸激酶:近年来,许多作者还注意到肠缺血的早期,血清肌酸磷酸激酶(creatine phosphokinase,CPK)升高。这是由于肠壁内 CPK 含量较丰富,在肠管绞窄缺血时,组织缺氧,细胞通透性增加,CPK 大量释入血中所致。目前,国外已将 CPK 及其同工酶值作为急性肠梗阻的常规检查方法。
(4)血清乳酸脱氢酶(LDH)及其同工酶:绞窄性肠梗阻时,血清 LDH 及其同工酶也可升高。Craeber 指出,CPK 和 LDH 均升高时,对绞窄性肠梗阻的诊断更有价值。
(5)其他:此外,血清 SGOT、AKP 值和腹腔液中含氨量在绞窄性肠梗阻时亦均有增高。但 Sarr 等认为,谷草和谷丙转氨酶、血清磷酸盐等均无特殊意义。Stewardson 等提出,血清淀粉酶升高是诊断绞窄性肠梗阻有价值的实验室指标,但 Shatila 报告在绞窄性肠梗阻患者中,血清淀粉酶升高者仅 10%。上海交通大学医学院附属新华医院成人 ICU 的研究表明,用免疫抑制法测定血清、腹腔液肌酸激酶(Creatine Kinase,CK)及其同工酶中 CK-B 的升高是肠组织血循环已受累的可靠、灵敏的指标,对鉴别绞窄性肠梗阻具有一定价值。血清和腹腔液组织蛋白酶 D 升高亦可反映绞窄肠段组织的损害程度。

3. 腹腔穿刺和腹腔液的检查

腹腔穿刺液呈血性时,也是绞窄性肠梗阻的主要特点。此外,腹腔穿刺液中白细胞计数超过周围血或发现细菌,也应高度怀疑肠管绞窄。应当注意:腹腔穿刺液淡黄、清亮、量多时,并不能排除绞窄性肠梗阻和小段肠管严重损害及坏死的可能性。

4. 其他检查

Bulkley 等用氙[133]和荧光素钠检测肠管缺血损害程度。最近有些作者还使用液体静力压测定核磁共振分光镜检查及 CT 等方法来诊断绞窄性肠梗阻。

三、鉴别诊断

绞窄性肠梗阻是单纯性肠梗阻病情进一步恶化的结果,因其并发症多,预后差,早期诊断与治疗十分重要。临床上,两者有时很难鉴别,故必须提高警惕,密切结合临床特点和辅助检查结果动态观察病情变化。诊断时,还应注意以下几点。

(1)闭襻性肠梗阻很易发生绞窄,但临床多无血性呕吐物和肛门排出物。

(2)老年患者腹肌薄弱,机体反映差,有些病例已有严重腹膜炎存在,但腹膜刺激征仍不明显,容易误诊。

(3)小儿患者及其家长常不能确切地叙述病史,腹部体征有时也不典型,易忽略,故需反复仔细检查,严密观察。

(4)腹内病变在未出现明显腹膜炎体征之前,除单纯性肠梗阻的临床表现外,并无特征性表现,往往难以准确判断。

(5)粘连性单纯性肠梗阻发展成绞窄性肠梗阻的过程并无明显的临床界限。

(6)管侧壁嵌入疝囊颈表现为不完全性肠梗阻,易被疏忽。

(7)易忽略股疝病史及检查。

四、手术治疗

1. 术前准备

应立即建立输液通道、纠正水电解质和酸碱平衡紊乱、应用抗生素、置鼻胃管和导尿管、充分给氧,并做好急诊手术准备,争取在 2～4 小时内进行手术。

2. 手术指征

Sarr 等指出,即使是有经验的外科医生,术前凭经验诊断为单纯性肠梗阻的病例中,仍有 31% 手术证实为绞窄性肠梗阻,也就是说完全性机械性肠梗阻在非手术疗法时,可能要冒 1/3 延误治疗的风险。因此,有人认为除有明显腹膜炎,局部压痛的包块和明显中毒症状等肠绞窄表现外,单纯性肠梗阻具有以下情况也应考虑手术。

(1)虽无明显腹膜刺激征,但疑有肠绞窄或肠坏死者。

(2)有效的非手术治疗 24～48 小时后,症状不减轻或有加重者。

(3)频繁、剧烈的腹部绞痛、解痉药物不能缓解症状者。

(4)腹部有明显的固定性压痛。

(5)反复发作的粘连性肠梗阻。

3. 手术方式

应根据梗阻原因采取不同手术方式,如绞窄性疝行疝环松解和疝内容物复位术,肠扭转行扭转肠襻复位术,肠粘连或粘连带压迫行松解术,肠腔内的积液积气应作肠减压。凡有肠坏死者,应将坏死肠襻完全切除。小肠切除后可做一期吻合,结肠则以分期手术较为安全。

4. 术中肠管活力的判断

绞窄因素解除后有下列情况时,说明肠管有活力。

(1)肠管颜色由暗红逐渐转为鲜红色。

(2)肠系膜动脉有搏动,静脉充盈,血流恢复。

(3)肠壁虽增厚,但有弹性。

(4)肠蠕动恢复,即使微弱,也是判断活力存在的可靠指标。

(5)肠壁温度升高等。

有人认为,应用上述方法,约有30%的判断错误。近年来,关于术中用肌电描记、放射性核素检查以及超声多普勒等方法判断肠活力,已有很多报道,但其特异性和敏感度都不够高,且需特殊的仪器设备。荧光素由静脉注入体内后,迅速进入有活力的组织,在数分钟内即可根据荧光的分布情况对组织的活力做出判断。上海交通大学医学院附属新华医院成人ICU研究提示,荧光素法的判断正确率明显高于临床判断法和多普勒法等。此外,测量肠壁电位差及刺激肠环肌收缩、利用电极探针测定肠管壁的氧分压,根据绞窄性肠梗阻的局部肠管血流量和水含量的变化等方法,也可评定肠管活力。

5. 手术注意事项

(1)病情严重或伴有休克者,以选用全麻气管内插管为宜。

(2)进腹后首先吸净腹腔积液,探查梗阻原因,尽快解决绞窄因素,恢复肠管血循环。

(3)肠腔切开减压和肠切除时尽量按无菌技术要求操作,防止污染腹腔。

(4)对肠管活力判断有困难者,应将可疑的肠襻切除,保证保留的肠襻有活力。

(5)应先把绞窄坏死段的肠系膜近端血管结扎,然后切除坏死肠管,以免突然解除梗阻后大量细菌、毒素进入门静脉。

(6)距坏死肠管约3～5 cm的肠管,虽肠壁肌层损伤较轻,但也应予切除,以防止吻合口裂漏。

(7)受粘连带、绞窄环压迫以及扭转部的肠壁有时外观虽正常,但黏膜已坏死形成溃疡者,应予以注意,严重的应切除一小段肠管再吻合。

(8)手术结束前,应用大量温盐水(4 000～5 000 ml)冲洗腹腔,并置1%卡那霉素150 ml左右于腹腔内,一般不置引流。

(9)腹股沟疝或股疝引起肠绞窄坏死者,一般不行疝修补术。

五、围手术期处理

围手术期处理(perioperaive management)是保障手术安全和提高手术治疗成功率的重要环节。目前,随着人口老龄化,高龄患者发生率明显提高,由于合并各种基础疾病,经受手术创伤的能力明显下降,手术前后需要采取的措施和注意事项明显增多。

1. 生命器官功能支持

(1)呼吸功能:鉴于肺是各种疾病最先或最容易被波及的器官,呼吸功能支持十分重要,其中有创和无创呼吸机的合理使用备受关注。目前,这类手术通常均采用全身麻醉,术后呼吸机支持至关重要。对生命体征不稳定的患者,呼吸机支持应适当延长,直至生命体征平稳,胃肠道功能恢复。与缺氧造成的胃肠道功能不全相比,呼吸机应用时间长可能产生的相关性肺炎(VAP)并不显得十分重要。相反,肠梗阻患者原有的腹胀和腹内压增高,本身就可能引起膈肌上移,妨碍呼吸功能;绞窄性肠梗阻局部缺血与毒素吸收造成的全身毒血症,更容易引起ARDS,加重原有的缺氧,及时采用呼吸机,保证氧供和氧输送,对整体状况缓解能起到举足轻重的作用。由于病程相对较短,人工呼吸道选择以经口或鼻气管插管为妥,病情长、有并发症患者。考虑脱机时,应兼顾胃肠功能恢复和改善情况。脱机前后,均应加强呼吸道护理,辅以翻身、拍背、咳痰、雾化吸入等预防和治疗呼吸道感染。

(2)循环功能维持:血管活性药物是最常用的选择,如适量的多巴胺和多巴酚丁胺持续静脉滴注或推注,改善微循环,正性心肌收缩力的作用,保证脏器的血液供应,尤其是肾脏的血液供给。必要时应常规应用硝酸脂类药物,改善冠状动脉的灌注,预防和治疗心功能不全。

2. 维持内环境稳定

特别应关注血电解质、酸碱平衡、血糖的波动，及时纠正各种紊乱，保证脏器功能，预防 MODS。

3. 关于胃肠减压与禁食

这类患者胃肠功能未恢复前，胃肠减压与禁食十分重要；一旦胃肠功能恢复，开始正常饮食前，保持胃肠道通畅也是器官功能支持的主要内容。胃肠道功能障碍可能引起的内毒素血症，对人体造成的危害极大。因此，掌握胃肠减压的指征，适时禁食或开放饮食，十分重要。由于正常进食，有利于胃肠道功能恢复，术后可适当给予流质或营养液，严密观察，及时调整量和种类。为防止胃肠道无动力，尽量避免使用抑制胃肠道蠕动的药物，即使有腹泻的患者，也应立足于调整胃肠道菌群和功能，慎用止泻药物。

（陈学云）

参 考 文 献

1　Tote SP, Grounds RM. Performing perioperative optimization of the high-risk surgical patien. British J Anaesthesia, 2006, 97(1):4～11

2　陈学云. 重症急性胆管炎的诊治. 北京：人民军医出版社，1986，12：50～52

3　迟彦邦，刘永雄. 重症急性化脓性胆管炎诊断中的错误及其处理. 普外临床，1986，1(5)：356～359

4　张乐鸣，周宏泉. 重症急性胆管炎时血浆内毒素、纤维结合蛋白与胆道压力的相关性研究. 中华外科杂志，1992，30(2)：84～87

5　Edward CS. Severe acute cholangitis: The role of energency nasobiliary drainage. Surgery, 1990, 107(3): 268～272

6　祝学光. 肝胆管结石及相关疾病研究近况. 外科理论与实践，2005，10(4)：301～303

7　杨春明. 绞窄性肠梗阻的诊断问题. 普外临床，1987，2(5)：257～259

8　韦斌国. 胃大部切除术后吻合口后疝14例分析. 中华普通外科杂志，1999，14(2)：125～126

9　陈学云. 王福民，高瀚. 急性肠梗阻的死亡原因探讨. 医师进修杂志，1991，14(4)：25～27

10　陈学云，颜荣林，杨兴易，等. 139例绞窄性肠梗阻的临床诊断与手术治疗. 医师进修杂志，2000，23(8)：25～27

11　陈学云. 绞窄性肠梗阻的诊断与治疗. 北京：人民军医出版社，1993，(9)：41～42

12　陈学云，王福民，高瀚. 急性绞窄性肠梗阻的死因及防治（附22例分析）. 第二军医大学学报，1988，9(5)：482～485

第 20 章

多发性创伤

Multiple trauma

20 世纪,国内外对多发伤的诊断和救治取得了很大进步,但随着现代工业、农业、交通运输业、建筑业和惊险的娱乐体育业的发展,创伤伤亡人数却在不断增加。

在美国,创伤在 20 世纪初是第 7 位死因,到 60 年代上升为继心脏病、癌症、脑血管意外之后的第 4 位死因。其中 34 岁以下的人群中,创伤是第 1 位死因。

在我国,创伤死亡率在 1957 年居第 7 位,到 1995 年上升为仅次于心脑血管疾病和肿瘤,死亡率占第 4 位。每年因创伤致死的人数至少有 10 万余人,伤数百万。近几年来,我国因交通事故造成伤亡的人数有不断增加的趋势,并已成为社会一大公害。1996 年,我国交通事故发生约 28 万余次数,死亡 7.3 万余人,受伤 20.4 余万人,经济损失 4.7 亿美元。到了 1999 年,交通事故上升至 41 余万次数,死亡 8.3 余万人,受伤 28.6 余万人,经济损失达 6.4 亿美元,其中 40 岁以下的人群占交通事故死因的首位。2005 年 1～4 月份,上海市区发生交通事故 1.49 万次数,死亡 445 人,重伤员 5 390 人,造成直接经济损失达 8 843 万元。

从全球看,每年因创伤致死者约 100 余万人,受伤人员为死亡人数的 100～300 倍。亦即每 1.5 秒死亡 1 人,每秒有 75 人受伤。由此造成的经济损失每年约达 5 000 亿美元。专家们预测更让人担忧,21 世纪创伤人数将可能成倍地增长。

创伤与紧急救治的水平,往往代表一个国家和地区的发达水平,对一个国家和地区的发展起到十分重要的影响。如何遏制不断增多的创伤,如何提高我国创伤紧急救治的总体水平,是 21 世纪全社会和医务人员共同努力的方向。

一、定 义

多发性创伤简称多发伤,是指在同一致病因素作用下,致使人体同时或相继遭受两个或两个以上解剖部位或脏器受到较严重损伤,其中有一处是危及生命的或合并休克。

多发伤不是各种创伤简单的相加,而是对全身状态有较大影响、病理生理反应严重、对伤员生命构成较大威胁的一类损伤。这一概念包括三个内涵:一是损伤由同一致伤因素引起,主要指高动能所致的损伤,如交通事故、坠落、爆炸、火器等。多发伤与复合伤不同,复合伤虽然也可伤及各个部位或脏器,但它是由两种以上的不同致伤因素引起,如机械伤复合冲击伤、烧伤复合冲击伤、烧伤复合放射伤。二是损伤必须是两个或两个以上部位。按简明创伤分级(AIS)标准,人体分为 9 个解剖部位:头部、面部、颈部、胸部、腹部及盆部、脊柱、上肢、下肢、体表。多发伤指上述9个解剖部位中有两个或两个以上部位受伤。同一解剖部位内的多个脏器损伤或同一脏器的多处损伤称为多处伤。诊断时须冠以部位或脏器名称,如胸部多处伤、腹部多处伤等。三是损伤必须是严重的,对伤员生命构成威胁,需要急诊处理。严重损伤的定量标准,一般指损伤严重程度评分(ISS)≥16。因此,凡伤情具有以下两条或两条以上的均可诊断多发性创伤:

①头颅损伤:颅骨骨折、颅内血肿、脑挫伤或裂伤、颌面部骨折,头皮撕裂伤。

②颈部损伤:大血管损伤或颈椎损伤。

③胸部损伤:多发肋骨骨折、血气胸,心、肺、气管、纵隔、横膈和大血管损伤。

④腹部损伤:腹腔内实质、空腔脏器损伤、出血、后腹膜血肿。

⑤脊柱骨折伴有神经损伤。

⑥骨盆骨折伴有休克。

⑦上肢长骨干、肩胛骨骨折。

⑧下肢长骨干骨折。

⑨四肢广泛撕脱伤。

⑩泌尿、生殖系损伤:肾、膀胱、子宫、尿道、阴道破裂。

二、流行病学

现代社会中,由于致伤因素和条件的变化,如恶性交通事故、自然灾害、工矿事故、恐怖事件、高技术战争、惊险娱乐体育活动等,多发伤的发生率有上升趋势,创伤的严重程度也有所增加。不同作者报道的多发伤发生率差别很大,从占总创伤人数的20%～80%不等。造成这种差别的原因,一是不同作者报道的病例组成不同,由不同机制造成的各个部位、各个脏器的多发伤的比例有所差别;二是不同作者对多发伤概念的理解有差别,使用诊断标准不同。

按伤后死亡的统计,严重创伤有三个死亡高峰:第一高峰是伤后数分钟内为即时死亡,约占死亡人数的50%,死亡原因主要为脑、脑干、高位脊髓的严重创伤或心脏、主动脉等大血管撕裂,往往来不及抢救而死亡。第二高峰出现在伤后数小时内,这一时间称为抢救的黄金时刻,又称黄金1小时,约占死亡人数的30%。死亡原因主要为脑内血肿、血气胸、肝脾破裂等,如抢救及时,大部分伤员可免于死亡。第三高峰出现在伤后数天或数周,约占死亡人数的20%。死亡原因为严重感染和器官功能衰竭。

有资料显示,在严重交通事故致死者中,有10%死于伤后5分钟内,54%死于伤后30分钟内。又如重型颅脑损伤不处理,死亡人数在1小时内约50%,4小时内约80%。在第14届国际意外事故和交通医学会议上,土耳其Ege指出,如能在伤后5分钟内给予救命性措施,伤后30分钟内给予医疗急救,则18%～25%受伤人员的生命可得到挽救或避免致残。

从上所述可见,创伤抢救对医院的基本要求是快速有效,努力做到在30分钟内使30千米范围内的受伤人员得到医疗急救。

三、临床特点

(一)损伤机制复杂

同一伤员可能有不同机制所致损伤同时存在,如交通事故中,骑自行车伤员可由撞击、坠落、挤压等多种机制致伤;高处坠落可因坠落高度、有无遭到阻拦、地面的性质、身体着地的部位、力的传递等因素发生多个部位多种损伤。

(二)伤情重、变化快、死亡率高

多发伤对机体的打击不是简单的1+1=2的影响,而是严重影响全身状况,伤情发展迅速、变化快、死亡率高。需及时、反复的、准确的判断与处理。常见的死亡原因是不可逆性休克,多脏器功能衰竭,脑干损伤和败血症等。

(三)生理紊乱严重、并发症多

由于多发伤的伤情复杂,都伴有一系列复杂的全身应激反应,其反应的程度除与创伤的严重程度有关外,尚受受伤性质、部位与情况、年龄等影响。由于以上因素互相作用,造成严重的生理紊乱及病理生理变化,容易发生低氧血症、休克、代谢性酸中毒、颅内压增高、急性肾衰竭、急性呼吸窘迫综合征等并发症。

严重多发伤的低氧血症发生率可达到90%,胸腹联合伤的休克发生率可达67%。

(四)病情复杂、易漏诊与误诊

多发伤伤员由于多个损伤同时存在,可能互相掩盖,造成漏诊与误诊率可达15%。如多发伤时体表四肢伤易使腹部损伤被忽略;脑伤意识障碍或脊柱骨折截瘫掩盖腹部体征;颅内高压时血压、脉搏的改变,使腹内出血休克呈假象,一旦血压骤降往往来不及救治。对此应充分警惕。追其漏诊、误诊原因有以下几点。

(1)伤员伤情重,主诉困难,在到达急诊室时,生命处在危重关头,如合并颅脑损伤的多发伤伤员,因意识障碍不能自诉伤情,增加诊断的难度。

(2)损伤部位多。多数情况下,闭合性损伤与开放性损伤、明显外伤和隐匿性外伤、多部位多系统创伤同时存在。闭合性损伤或内脏损伤在伤后短期内缺乏明显的症状和体征。

(3)受分科及专业知识的限制,专业接诊医师在处理多发伤中,易专注其专科范围内的创伤而忽视了其他创伤;或接诊医师的专业知识局限,易被表面的或易于观察到的伤情左右。

(4)医生未能按多发伤处理程序重点对伤员进行检查。

(五)处理顺序与措施的矛盾

因损伤涉及多部位、多脏器,其处理也较为复杂。性质不同的损伤因其损伤的严重程度不同,处理的重点和措施不同,先后顺序也可能发生矛盾。如颅脑损伤伴有失血性休克的抢救中,抗休克治疗与脱水降颅压治疗间矛盾非常突出。大量输液可促进脑水肿的发展。采取以抗休克为主,两者兼顾的办法,即大量输液同时甘露醇脱水,一旦休克纠正,重点应加强脱水措施,严防脑水肿的发生。

(六)伤后感染与并发症多

多发伤由于组织器官广泛损伤、破坏,失血量大,对全身生理扰乱严重,可引起机体免疫、防御系统功能低下;伤口污染及监测、治疗用的各种导管多。因此,伤后容易引起并发症。常见的并发症为多脏器功

能衰竭达6%~8%,应激性溃疡可多达25%,呼吸道及胸腹腔感染率可达10%~22%等。

四、处理原则

许多学者认为由现代交通事故、高空坠落、工业事故、爆炸等高动能造成的损伤往往是多部位和多脏器伤,伤情复杂、病情急、变化快。重危创伤的第二个死亡高峰期前的时间(即伤后的1小时)是决定伤员生命的"黄金抢救时间",伤后至确定性手术的间隔时间与死亡率成正比。若确定性手术每延迟30分钟,死亡率可增加3倍。若能得到及时施行确定性手术,其生存率最高可达85%。

不少专家指出,死于第二个死亡高峰期内的人群中,约有30%的人可能通过在急诊科及时和精心的治疗得以挽救生命。

实际上,因院前急救及转运等因素,多发伤伤员在到达医院急诊科抢救室时所剩下的"黄金抢救时间"有限。这要求参加多发伤抢救的多科医务人员密切配合,在不耽误必要的抢救前提下,如何尽量少搬动伤员,以最简便的方法、最熟练的操作,在最短的时间内明确呼吸系统、循环系统、中枢神经系统是否存在致命性损伤,以最佳抢救措施维持生命体征,尽可能地使伤员在"黄金时间"内得到实施确定性手术,这是降低死亡率、决定预后的关键。

(一)快速评价系统

对多发伤患者的伤情,应做出快速评价,及时发现危及生命的伤情,并立即进行有效和必要的应急处理。当伤员送到急诊科时,医务人员应首先对直接威胁伤员生命的呼吸系统、循环系统、中枢神经系统等进行快速的、重点的评价,密切注意伤员的神志、面色、呼吸、血压、脉搏、瞳孔大小和对光反应、外出血、胸部呼吸音、肢体反射等情况。

1. 快速评价次序

为了便于记忆,快速评价可以采取A、B、C、D、E次序。

(1)A(Airway):呼吸道。检查呼吸道是否通畅,有无舌根后坠、口腔内异物、分泌物梗阻等存在。对

清醒的伤员可通过交谈方式,如果患者能用正常的声音说话并能符合逻辑地回答问题,说明不仅呼吸道通畅和呼吸充足,并且大脑灌流良好。插管指征:呼吸道阻塞、保护呼吸道、通气不足、头部创伤需要过度换气、收缩压持续低于 85 mmHg。

(2)B(Breathing):呼吸。一旦呼吸道建立,医师应使用听诊器观察胸部运动,呼吸频率、幅度是否正常、皮下气肿、骨摩擦音、淤斑等,特别注意张力性气胸、开放性气胸及连枷胸等。所有的多发伤患者应该呼吸到 100% 的氧气,并应插入一个鼻胃管或口胃管以降低胃压。

(3)C(Circulation):循环。检查脉搏、血压、毛细血管等情况。

①脉搏:快慢强弱,次数。

②血压的估计:在临床上,如可触及到桡动脉、股动脉或颈动脉搏动,则收缩压至少分别在 80 mmHg、70 mmHg 或 60 mmHg 以上。

③毛细血管再充盈时间:可评价组织灌注情况,正常在 2 秒以内。

④大出血:一旦发现,应直接用手和敷料加压,对下腹部及下肢伤可用抗休克裤加压。

(4)D(Disability):神经系统。观察瞳孔大小、对光反射,按清醒、对声音反应、疼痛反应有无将意识状态分为四级。观察有无截瘫、偏瘫等。头部和面部的钝性损伤中,只有 5%～10% 的患者伴有颈椎骨折。有颈部穿透伤应进行神经学检查。

(5)E(Exposure and examination):暴露、系统检查。暴露全身各部位以发现危及生命的重要损伤。争取在 5 分钟内对危及生命的征象进行快速的、有重点的初步评价和监测,并给予必要的应急处理后,再进行有步骤的系统检查。

2. 重伤险情评价

对严重的多发伤伤员,尤其对呼吸、循环、意识异常,血容量不稳定的多发伤伤员及年纪大的伤员,在进行系统检查和诊断之前,必须优先处理与生命攸关的以下三种险情。

(1)休克

①确定有无休克:可根据口渴、无力,血压下降、心率加快、皮肤苍白湿冷、烦躁不安、神志淡漠、毛细血管再充盈缓慢、尿量减少、外出血,桡、股或颈动脉的搏动等症状体征及红细胞压积、血红蛋白、中心静脉压等,迅速确定有否失血性休克。其中甲床试验是判别组织灌注不足的最早体征之一。意识水平是脑血流灌注的可靠指征,它也反映全身组织灌注水平。红细胞压积下降速度与失血的严重程度有关。

②判断休克原因。严重颅脑伤(原发性脑干伤、特急性颅内血肿)可引起中枢神经性休克;严重胸部创伤(心包填塞、心肌挫伤、心律不齐、创伤性心肌梗死、开放性或张力性气胸,引起反常呼吸的多发性肋骨骨折,严重的血气胸等)是引起心源性休克的原因;当休克的程度已不能用发现的小创伤充分解释时,须考虑胸腹联合伤、内脏伤、骨盆骨折、大的或多发性骨、关节伤造成的内出血及肢体血运障碍可能。

③及早处理休克。如有失血性休克,首要的治疗是补充血容量。同时对明显外出血,应立即加压包扎,上止血带、止血钳,填塞等。对严重的内出血,手术止血为最根本的抗休克措施,不能等待扩容提升血压后再手术而坐失时机。对有明显血液动力学不稳定的腹膜后出血和脾、肝、肠系膜损伤,腹腔灌洗阳性者应送手术室。心包填塞应采取心包穿刺或开胸减压;心挫伤首先处理泵衰竭或心律不齐;创伤性心梗按心梗处理;四肢若灌注不良可用多巴胺维持;多发性骨折、关节伤在抗休克的同时,应制动镇痛,同时请专科会诊,协助处理。尤其应指出,生命体征不平稳者不应送做辅助检查,而应采取床边 B 超、X 光检查、胸腹腔穿刺等,尽可能缩短检查时间,为患者创造良好的手术时机。情况紧急者应在急诊室做手术抢救。

(2)呼吸困难:通过观察神志,唇色,口腔内有无血块、异物、呕吐物堵塞,胸廓运动(对称度、呼吸频率、困难程度),呼吸音,有无皮下气肿,气管位置,氧饱和度等确定呼吸道是否通畅,有无呼吸异常。头、面、颈部的损伤及颌面部大出血、多发肋骨骨折、连枷胸、血气胸均有可能引起呼吸困难。对呼吸困难者,应立即给氧。首先利用面罩或气管插管纠正低氧血症,有必要时做环甲膜切开或紧急气管切开。对开放性气胸、张力性气胸、连枷胸和血气胸首先是用敷料加压包扎,紧急封闭伤口,变开放性气胸为闭合性气胸;对多根、多处肋骨骨折所引起的连枷胸,可用加垫压迫法纠正反常呼吸,或用外固定牵引架直接放在胸壁上而将下陷浮动的肋骨牵起并固定。张力性气胸与血胸有呼吸困难,可紧急行胸腔闭式引流术,气管插管控制呼吸等。严重颌面部伤应保持呼吸通畅,在止血同时,迅速请有关专科协助处理。

(3)意识障碍:通过检查神志、肢体活动、二侧瞳孔大小、对光反射、检查配合程度等,迅速确定有否意识障碍。

意识障碍常由颅脑外伤所致。如脑震荡、脑挫裂伤、脑疝。但是意识障碍伴有休克者,首先应考虑颅脑外伤合并有其他部位的出血,单纯的颅脑外伤很少出现休克。

低氧血症是烦躁和躁动的常见原因。对躁动伤员应固定于床上,防止各种管道脱出,并应吸氧。神志昏迷者,应保持呼吸通畅,并观察记录神志、瞳孔、呼吸、血压和脉搏的变化。严重颅脑外伤伴脑疝,应立即做降颅内压的治疗和开颅减压准备。

(二)进一步诊断与检查

当伤员的致命征象得到初步控制后,就必须做进一步的诊断检查,包括病史采集、全身体格检查、实验室检查及特殊检查,尽可能使多发伤伤员得到准确的诊断和有效的治疗。应当指出,在抢救过程中,"抢救先于检查","抢救先于诊断",这是非常重要的原则。如需做辅助检查则必须保证伤员生命体征平稳和安全。

1. 病史的采集

一份详细的病史可以帮助医师做出准确的判断。可简明扼要地询问伤员、护送人员或事故目击者:受伤原因、时间,受伤方式、撞击部位、落地位置,有无神志不清、呕吐、排尿,现场急救处理情况,运送措施、运送途中的处理。

(1)受伤机制:有报道,损伤被漏诊的伤员占多发伤伤员的 4.5%～12%。详细了解受伤过程和分析损伤机制,对完整准确的医学评估非常重要。掌握了受伤机制及明显的创伤部位,医师应开始查找伴发的"隐蔽"部位的创伤或易被遗漏的损伤。例如,高空坠落者如脚先落地,必须要了解跟骨、踝部、胸部和脊柱等是否损伤。在交通伤中,汽车的类型、撞击的方向、速度、车辆有无翻滚、伤员是否抛出、车内伤员的位置、身体与撞击处的位置、撞击方向等都可帮助判断受伤类型和程度。如发生二车相撞的驾驶员有可能导致面部、胸部、膝部的受伤。

(2)昏迷史:有短暂昏迷史,应考虑有脑震荡。有昏迷-清醒-昏迷过程,要考虑脑内血肿的存在。持续昏迷的有脑挫裂伤可能。

(3)使用药物史:了解伤后所用的药物、输液量及其种类、有无用镇静止痛剂,以及对治疗的反应。对老年伤员应了解心、肺、肝、肾、血糖、异常出血等情况及过敏史、以往或最近的用药情况。如有高血压病史老年人,平时服用了 β-受体阻断剂,收缩压为 110 mmHg、心率为 70 次/分,在休克复苏期间,需持之以恒地监测和细心地观察所需的液体容量,以防液量负荷过重或复苏不足。

2. 全身系统检查及反复检查

认真的病史采集、详细而全面的体格检查是正确诊断的前提,这在多发伤的诊断过程中尤为重要。但是由于种种原因及条件限制,对严重多发伤伤员不易获得准确的病史资料。由于多发伤伤员存在多个部位、不同严重程度的损伤,伤员的主诉往往指向体表的、症状明显的、正在流血的损伤,医师也常常为表面现象所迷惑。而真正对伤员生命构成威胁的常常是较隐蔽的内脏损伤。因而全身系统检查就显得更为重要。应按照解剖部位的顺序和诊断学的要求全面检查,尤其是无反应和不稳定的伤员,要注意有存在多发伤的可能,不可满足发现一处损伤而忽略其他部位的检查。通过全身系统检查可尽早按各部位伤情的轻重缓急,安排先后抢救程序。

文献报道,闭合伤容易被遗漏,漏诊率为 12%～15%。为了尽量减少漏诊和误诊的发生率,检查可按 Freeland 建议的"CRASH PLAN"(撞击计划)指导检查。CRASH PLAN 是一种便于记忆、突出重点、疏而不漏、快而简捷的检查方法,在严重多发性创伤的检查中被广泛应用。其中 C(circulation)是心脏、R(respiration)是呼吸、A(abdomen)是腹部、S(spine)是脊髓脊柱、H(head)是头颅、P(pelvis)是骨盆、L(1imb)是四肢、A(arteries)是动脉、N(nerves)是神经。

由于多发伤的伤情在不断变化,常出现第一次检查"正常",再次复查时发现损伤。因此,反复体检是十分必要的。一旦伤员的伤情较稳定后,即使在主要损伤部位明确和得到治疗的情况下,也必须进行一次全面系统的检查。当发现有颅脑或头面部损伤时,应注意有无颈椎的损伤;骨盆骨折时,应注意有无膀胱、尿道、子宫和直肠的损伤。在发现股骨骨折时,要注意有无股关节脱位或股骨颈骨折。当属高处坠落伤员时,如出现胸腰椎骨折时要考虑有无合并跟骨骨折。全身系统检查必须是充分暴露伤员的全身各部,从头到脚的全面检查。然后再对可疑的隐蔽部位进行重点或特殊检查。每一部位,即使是没有症状和损伤可能性"较小"的部位,也要认真检查。对每一个伤员,应做两个常规检查:①插导尿管。了解尿量,帮助监测血容量,而且可知道尿道是否通畅,如导尿管无法插入,说明有尿道损伤。②肛门指检。尤其对骨盆骨折者,可了解尿道、前列腺、肛门、直肠内有无损伤及女性伤员的子宫、阴道、卵巢等情况。

3. 辅助性诊断及常用诊断技术评价

医师经过全面体检后,对多发伤伤员的全身情况和主要损伤的可能性有了较全面的了解。在伤员伤情允许搬动时,医师也应考虑选择针对性的辅助检查。首先应选用诊断性胸、腹腔穿刺、床边B超、心电图等简便易行的诊断方法。如仍不能决定治疗方案,则进行摄片、CT、MRI等检查。

先进的仪器广泛应用使多发伤的诊断更加正确、完善,但是多发伤伤员的伤情危重,检查时的搬动和体位改变对其影响很大,在检查中有可能使伤情恶化。因此,一定要正确处理应用先进的仪器诊断与最基本的物理技术诊断的矛盾。对危重濒死伤员,决不允许忽视伤员实际状况,过分依赖于先进的仪器检查的结果。在检查中,要密切注意伤员的安全和伤情变化,随时做好抢救准备。治疗优先、检查为治疗服务是一个基本原则。在检查的同时应做好手术前准备,随时进行手术治疗。千万不能因等待检查,贻误抢救时机。

(1)初步的辅助性检查:严重多发伤伤员一到抢救室,应立即采取血标本70 ml,查血常规、血型和交叉配血、血气分析、肝肾功能、血电解质、血糖等生化检查及尿常规及潜血检查。其中血红蛋白含量下降速度与出血的严重程度有关,故应进行动态的检查,以评估出血情况。

(2)进一步的常用辅助性检查及评价。

①穿刺:优点:简单、快速、经济、安全,准确率达90%,可反复进行。缺点:假阳性,假阴性,对腹膜外血肿准确性差。评价:胸腹创伤首选方法。

②诊断性腹腔灌洗:优点:简单、方便,可在床边进行,阳性率达95%,可反复进行。缺点是假阳性,医源性损伤,腹膜外血肿准确性差。评价:常规选择,用于腹部创伤。

③B超:优点:简单、方便,可在床边进行,可反复进行,对腹腔积血、实质性脏器损伤和心包填塞准确性高,其敏感性达67%,特异性为98%。缺点:空腔脏器和腹膜后损伤准确性差。评价:常规选择,用于胸腹部创伤。

④X线:优点是简单、方便、无创、费用低;缺点是有些部位准确性不高,孕妇应用有潜在危害。评价:骨关节伤和胸部伤的首选方法,也常用于其他部位伤。

⑤CT:优点是实质性脏器损伤可以定性,血肿准确性高,颅脑、胸腹创伤意义较大,对肠损伤的诊断正确性优于超声扫描和诊断性腹腔穿刺抽液检查。缺点:不方便,费用高,费时。评价:用于血流动力学稳定伤员,颅脑伤首选。

⑥MRI:优点:多角度、多层面成像,软组织分辨率极高。缺点:操作复杂,费用高,金属异物影响检查。评价:主要用于脑脊髓伤。

⑦血管造影:优点:可以同时进行诊断和治疗,能够判定出血来源。对检出早期脑血管损伤很有帮助。缺点:费用昂贵,费时。评价:在特定情况下有意义,用于腹部盆腔创伤。

⑧内镜技术:优点:可以同时进行诊断和治疗。缺点:费用昂贵,费时。评价:在特定情况下有意义,用于胸腹创伤。

4. 院内多发伤伤情严重程度评价

对多发伤严重程度的评分是根据患者的一些主要症状、体征和生理参数等加权或赋值,从而量化评价创伤的严重程度。目前临床上常用的危重创伤计分方法,有格拉斯哥昏迷评分(GCS)、创伤严重度评分(ISS)、简明损伤程度计分(AIS)、急性生理功能及慢性健康状况评分(APACHE)等,它不但可以评价创伤的严重程度,还可以评价治疗效果制定抢救方案,预测伤员的预后(生存或死亡)同时也是评价医院和医师治疗水平的一个重要依据。

(1)格拉斯哥昏迷评分(Glasgow coma scale, GCS):为下列 3 项评分之和(表 20-1),动态计分可以客观估计脑损伤程度、病情、疗效及预后。13～15 分为轻度伤,9～12 分为中度伤,6～8 分为重度伤,3～5 分为特重度伤。

表 20-1　格拉斯哥昏迷评分(Glasgow coma scale,GCS)

项目/计分	6 分	5 分	4 分	3 分	2 分	1 分
睁眼反应			自动睁眼	呼唤睁眼	刺痛睁眼	反应消失
言语反应:成人		回答切题	回答错误	答非所问	只能发音	不能言语
儿童		相互交流	可以安慰	只有呻吟	烦躁不安	不能言语
运动反应	遵嘱运动	刺痛定位	刺痛躲避	刺痛屈曲	刺痛过伸	肢体无反应

语言反应:回答切题:能辨别方位并能交谈;回答错误:难辨别方位或颠倒;答非所问:用词不当;只能发音:难以理解的声音。

(2)改良创伤评分(Revised trauma score,RTS):见表 20-2。

表 20-2　改良创伤评分(Revised trauma score,RTS)

记　分	4	3	2	1	0
呼吸(次/分)	10～29	＞29	6～9	1～5	0
(mmHg)	＞90	60～89	50～59	1～49	0
GCS	13～15	9～12	6～8	4～5	≤3

RTS＝呼吸＋ 收缩压 ＋ GCS

(3)简明创伤分级(Abbreviated injury scale, AIS)/创伤严重度评分(Injury severity score,ISS):简明损伤分级由美国机动车医学协会 1971 年正式发表于杂志。目前所用版本为 1990 年修订版。它是单一伤伤情严重程度的院内创伤早期分级评定标准。AIS_{-90} 将人体分为 9 个解剖区域:颅脑、颌面、颈、胸、腹、上肢、下肢、脊柱和体表。AIS_{-90} 将损伤由轻至重分为:轻度,中度,较严重,严重危及生命,最严重目前无法救治 6 个级别,并相应定为 1～6 分。

ISS 为 Baker SP 等根据 AIS 而制定,是多部位、多发伤和复合伤全面伤情严重程度的院内评分方案。ISS 的计算方法是将 AIS_{-90} 的全身 9 个部位,重新组成头颈部、面部、胸部、腹部和盆腔、四肢和骨盆、体表 6 个部分,从中找出 3 个最严重损伤部位,每个部位中最重损伤 ISS 分值(不包括 ISS)的平方和,即为其 ISS 分值。临床工作常以 ISS＜16 为轻伤、ISS≥16 为重伤、ISS≥25 为严重伤。

(4)脏器损伤分级(Organ injury scaling, OIS):以美国创伤学会下属脏器损伤分级委员会,在 1995 年发表的各主要脏器损伤分级为标准。OIS 将损伤分为Ⅰ～Ⅴ级(个别脏器为Ⅵ级),Ⅰ级为最轻伤,Ⅴ(或Ⅵ)级为最重伤。OIS 比简明创伤分级(AIS)更适用于临床,对临床医师诊断的标准化、治疗方案和预后评价有指导意义。OIS 可与 AIS 进行快速转换。

(5)急性生理学及慢性健康状况评分(Acute physiology and chronic health evaluation,APACHE):最早由 Knaus WA 等于 1981 年制定,1985 年进行修订后成为 APACHE Ⅱ,1991 年再次全面修订推出 APACHE Ⅲ(表 20-3),目前普遍使用的是 APACHE Ⅱ,APACHE Ⅲ仍处于试用推广阶段。

表 20-3　APACHEⅡ评分生理参数评分(acute physiology score, APS)

生理参数	+4分	+3分	+2分	+1分	0分	+1分	+2分	+3分	+4分
直肠温度(℃)	>41	>39		>38.5	>36	>34	>32	>30	<30
平均血压(mmHg)	>160	>130	>110		>70		>50	<50	
心率(次/分)	>180	>140	>110		>70		>55	>40	<40
呼吸(次/分)	>50	>35		>25	>12	>10	>5	<5	
A-aDO$_2$(FiO$_2$>0.5)(mmHg)	>500	>350	>200		<200				
PaO$_2$(FiO$_2$<0.5)(mmHg)	>55	~			>70	>60		>55	<55
动脉 pH 值	>7.7	>7.7		>7.49	>7.33	>7.24	>7.15	<7.15	
血清 Na$^+$(mmol/L)	>180	>160	>155	>150	>130		>120	>110	<110
血清 K$^+$(mmol/L)	>7			>5.5	>3.5	>3	>2.5	<2.5	
血清 Cr(mg/100 ml)	>3.5	>2	>1.5		>0.6		<0.6		
血红细胞比容 HCt(%)	>60		>50	>46	>30		>20	<20	
WBC(×10^9/L)	>40		>20	>15	>3		>1	<1	
血清 HCO$_3^-$(mmol/L)	>52	>41		>32	>22		>18	>15	<15

A. 病理生理评分:APACHEⅡ评分生理参数评分之和。

B. 年龄:

年龄	≤44	>45	>55	>65	≥75
评分	0	2	3	4	5

C. 既往健康评分:有严重器官功能不全或免疫抑制史,且为非手术或急诊手术后,加 5 分;择期手术后,加 2 分。无上述情况 0 分。

APACHEⅡ总分=A+B+C,一般为 55 以下,如分值增加,死亡危险增加。

(6)多脏器功能不全评分(表 20-4):Marshall JC 等 1995 年发表,改变了以往多脏器功能衰竭判定的静止观点,动态和定量地反映多脏器功能不全的全过程。

表 20-4　多脏器功能不全评分

	0	1	2	3	4
呼吸 PaO$_2$/FiO$_2$	>300	226~300	151~225	76~150	≤75
肾血肌酐 μmol/L	≤100	101~200	201~350	351~500	≥500
肝血胆红素 μmol/L	≤20	21~60	61~120	121~240	>240
心血管 PAR	≤10	10.1~15	15.1~20	20.1~30	>30
血液血小板数/μl	>120	81~120	51~80	21~50	≤20
神经 GCS	15	13~14	10~12	7~9	≤6

(7)休克程度:表 20-5。

表 20-5 休克程度与临床表现

	Ⅰ度	Ⅱ度	Ⅲ度	Ⅳ度
失血量(ml)	<750	<1 500	<2 000	>2 000
	<15%	<30%	<40%	>40%
脉率	<100	>100	>120	>140
血压	正常	正常	降低	降低或测不到
脉压	正常或增加	减少	减少	减少
呼吸频率	14~20	20~30	30~40	>35
尿量(ml/h)	<30	20~30	5~15	极少
意识	轻度焦虑	中度焦虑	焦虑或模糊	烦躁或昏迷
液体补充	晶体	晶体	晶体+血	晶体+血

(三)严重多发伤的治疗

1. 严重多发伤的急救

严重多发伤的救治最能反映整个医院的急诊医疗服务质量的水平。急诊处理的原则是不放弃任何救治可能,尽力挽救生命、防止伤情恶化、减少残废。急诊处理次序对严重创伤病员极为重要,这往往会影响创伤病员的预后,可以采用 West 提出的 VIPCO(ventilation infusion pulsation control bleeding)抢救程序。VIP 程序是从时间上强调与明确了重症创伤的急救内容。上海交通大学医学院附属第三人民医院同时实施了 ABCDE 检查次序和 VIPCO 抢救程序后,缩短了伤员在急诊抢救室停留的时间,使伤员在伤后"黄金时间"内得到实施确定性手术,提高了抢救治疗的成活率。

(1)V(ventilation):保持呼吸道通畅及充分通气供氧。创伤后昏迷致舌根后坠,昏迷后咳嗽反射消失或胸部创伤致咳嗽无力而分泌物积聚,口咽部呕吐物、血凝块或异物存在,颌面、咽喉或颈部创伤所致组织移位、黏膜水肿、血肿压迫等均可阻塞呼吸道。应及时清除口腔及咽喉部异物、分泌物。如对酒后或饭后的伤员,为防止误吸可考虑插入口咽通气管。呼吸道不畅可施行仰头抬颌畅通呼吸道、放置口咽通气管、气管内插管、快速环甲膜切开。如口腔分泌物、舌后坠阻塞所致窒息、大量血胸和(或)气胸、连枷胸等原因所致的通气不足,应迅速除去呼吸障碍的因素,

封闭胸壁伤口、胸腔闭式引流、制止胸壁浮动等,并根据不同伤情分别采用相应的措施,如鼻导管、面罩给氧,行气管插管等辅助通气。如通气不足予以气囊辅助呼吸、加压给氧,使用呼吸机等,改善伤员缺氧状况,使机体有足够的氧容量。这在颅脑损伤,昏迷,颌面、颈部、颈椎损伤,胸部张力性气胸时,显得尤为重要。在完全喉阻塞、喉骨折、异物梗阻、急性喉水肿的紧急情况下,可采用粗针头做经皮穿刺气管通气的方法。对外伤性心搏呼吸骤停以及进行性缺氧的伤员,最好直接做环甲膜造口术。

应该指出,凡疑有颈椎损伤而又需要气管插管进行呼吸管理的伤员,如经口或经鼻气管内插管须做头部的仰屈,可引起脊髓损伤进一步恶化的致命危险,此时如伤员有自主呼吸,可做盲目的经鼻气管插管,亦可借助纤维光导支气管镜做气管内插管。最好直接做环甲膜造口术。

(2)I(infusion):迅速开放静脉通道,补液输血,扩充血容量,且进行止血、抗炎等治疗。严重创伤伤员约 85% 以上伴有休克,纠正休克是降低死亡率的关键。急诊抢救应该迅速控制外出血;找出内出血的原因,并予以相应的病因治疗;快速恢复血容量。具体操作程序如下。

①根据创伤的部位、休克的程度,建立静脉通道。静脉通道数目和部位取决于损伤部位和休克的程度,一般主张建立 2~3 条静脉通道。所选静脉通道的回流途中不应存在创伤,以避免所补充的液体进入损伤区域,影响有效循环容量。如腹腔脏器及下肢创伤,

静脉通道应选取颈部和上肢;颅脑、颈部、胸部损伤,静脉通道宜选取下肢。上肢应选用肘前静脉、贵要静脉和窦静脉,下肢选用腹股沟或大隐静脉。用 14～16 号注射针头穿刺,或静脉置管,或静脉切开。如低血容量严重,血管萎陷,外周静脉难以经皮插入,可行锁骨下或颈内静脉穿刺。静脉通道建立后应先抽取血标本(血常规、红细胞压积、血型、交叉试验、血气分析等)再输液。

②估计失血量。对多发伤失血量应有充分估计,以利指导扩容抗休克。经验估计:青壮年失血后出现脉率增快、脉压差缩小等早期表现者,提示失血量约为 1 000 ml,血压降低则失血量已达 1 500 ml 左右,表情淡漠则失血量多在 2 000 ml 以上。骨盆股骨、髋部骨折所致的不显性失血量可达 1 000～2 000 ml,腹膜后出血量可能更多。即使一根肋骨一处骨折也可失血 100 ml。也可根据休克程度与临床表现(表 20-5)、或伤口大小(见表 20-6)、或估计休克指数 SI＝心率/收缩压(0.5)判断失血量,当 SI＝1.0 时,失血量约为 1 000 ml;SI＝1.5 失血量约为 1 500 ml;SI＝2.0 失血量约为 2 000 ml。

表 20-6　伤口大小对失血量估计

伤口分类	直径(cm)	失血量占全血量(%)	失血量估计(ml)
小伤口	<8	<20	<900
中伤口	8～24	20～30(若>20,可出现休克)	900～1 300
大伤口	25～40	31～40	1 400～1 800
特大伤口	>40	41～44	1 900～2 000

③扩容液体的选择及输液量与速度。在充分估计失血量的前提下,按快足稀原则选择液体种类、用量、晶体胶体比例。首选晶体液中的乳酸林格液或平衡盐溶液,用量为估计失血量的 3～4 倍。开始 15 分钟内快速输入 1 000～2 000 ml,以尽快扩容恢复细胞外液功能和改善微循环,然后开始输血浆代用品。一般晶体液入量在每 2 000～4 000 ml 时应补充 500 ml 全血或血浆。对于失血休克且血红蛋白低于 6 g/dl 或红细胞压积低于 0.3 的伤员必须设法输血。在确无血源或备血时间又不允许时,对胸、腹腔内出血休克伤员可在用平衡液扩容的同时迅速开胸或剖腹手术,先阻断出血并进行自体血回输可望取得成功。在扩容的过程中,应根据血压、脉搏、尿量和伤员反应随时调节输液速度。

④输液速度:休克治疗的重点是保证组织灌流,在休克治疗的开始阶段,输液速度远比液体的种类重要。因此,在中心静脉压和血压的监测下,输液速度尽可能加快。一般收缩压在 8～12 kPa 者,争取在 30 分钟内输入平衡液 1 500 ml;收缩压 7 kPa 以下,保证在 30 分钟内输入 1 500～2 000 ml 以上平衡液,以赢得抢救时机。随后再给予适量全血,保证组织的良好灌流,以此避免或改变休克的不可逆性。若血压仍不回升,应检查有无内出血而急需手术。

目前有关高渗盐水复苏的观点仍有争论。赞同者认为应用 7.5％氯化钠(高张液)或 7.5％氯化钠/12％右旋糖酐小剂量 4 ml/(kg·10～30 min) iv,效果是 4 ml/kg 可获扩容 8～12 ml/kg,输液量可减少 20％～30％,并争取到 2 小时左右时间,为决定性治疗做准备。其抗体克的机制:提高渗透压、扩容;Na^+ 使心肌收缩力升高,容量血管收缩,促使静脉血往动脉运行,使有效循环血量增加,使平均动脉压心搏量增加。国外研究报告,高渗盐水对出血已经停止的失血性休克者早期使用是有益的,而对那些仍有活动性出血者或伤后 30 分钟内输入高渗盐水者有增加出血的危险。因此,建议对估计有较大的活动性出血者,在快速输入平衡液的同时先做暂时性压迫止血,再输高渗盐水。

血液代替品已研制成 PolyHeme、Hemopure、HemoLink 和全氟碳(Perflubron),其中以后者最有前途,尚未见明显不良反应的报道。

近期研究发现,许多血压过低的患者有体温过低和凝血病的倾向,体温过低导致血小板死亡,抑制凝血酶生成,引起血小板因子释放,酸中毒,血液黏性增加和心跳应激性增加。要减少这些并发症,可考虑使用对晶体、血液加温,减少失热,并在复苏过程中监测中心体温。

严重多发伤由于过度激活补体,产生有害的活性介质,抑制了宿主的防御系统,机体的免疫系统机能降低,创口污染严重及肠道细菌迁徙,感染发生率很高,所以在抗休克和对创口进行彻底清创处理的同时,应给予大剂量广谱抗生素。

(3)P(pulsation):对心脏泵功能的监测和功能支持,包括对血压、脉搏、心电图和血液动力学测定等,同时严密观察意识,瞳孔,生命体征,动态观察病情,减少漏诊和防止并发症。创伤后大量失血所致休克或胸部钝性伤致心肌挫伤均可发生心肌收缩无力或室颤,此时应迅速施行胸内心脏复苏和快速扩容。此外,胸伤后出现严重休克和心包填塞征时应迅速剖胸手术以修补心脏损伤和解除心包积血。

(4)C(control bleeding):有效控制活动性出血,制动外伤部位。必须用各种适当的方法迅速将出血控制。出血有明显的和隐匿的两类。明显的伤口外出血:可紧急应用加压包扎、上止血带,抬高患部,采用休克裤等控制出血,外科手术彻底止血。隐匿性出血:诊断较难,可根据休克症状、受伤部位、胸腹腔穿刺、B超、CT等迅速做出诊断,紧急外科手术,才能有效控制出血。如严重的骨盆创伤,大量失血到盆腔和后腹膜区,可行选择性动脉造影并栓塞血管达到止血。

(5)O(operation):手术技术。对生命体征不稳定又急需手术挽救生命的伤员,一旦明确指征就应尽早手术。在抢救室进行紧急手术有:以下几种情况:①开胸心脏按压;②气管切开;③封闭胸部的开放性创口;④胸腔闭式引流;⑤开颅钻孔减压;⑥静脉切开耻骨上穿刺膀胱造瘘等。在手术室做紧急手术有:①开胸探查止血;②开腹探查止血;②较复杂的开颅手术;④四肢脱套或血管伤扩创缝合术;⑤面部及其他部位扩创止血等。一般来讲,术式从简,保命第一,保脏器次之,止血优先,修补重建随后。必要时可抗休克与手术止血相结合,迅速制止活动性大出血。为减少不必要的二次打击,手术伤口宜小不宜大,有条件的可开展介入外科,减少创伤及出血。

(6)F(fixation):固定避免创伤后再损伤。对所有骨折均应用夹板固定,以防止在伤员移动时进一步损伤软组织和解除疼痛。开放性骨折应先用无菌敷料包裹后再做外固定,以后应做正规的探查和清创术。

在骨盆骨折时,有条件的应使用抗休克裤或可塑性骨盆固定架等。

以往对多发骨折多采取保守治疗,待病情稍稳定后再考虑手术治疗。现在观点是,只要病情允许,尽量采取急诊手术内固定。这样做的好处是,伤员只受一次打击,可减少牵引和卧床的并发症,减轻伤口疼痛,降低创伤反应应激性,方便术后护理,早期功能锻炼,减少畸形愈合或不愈合的发生,在住院天数、医疗费用、功能恢复方面都有明显优点。

(7)T(transition):运送转移伤员。这在现场、院内都是非常重要的环节。从开始接触、搬运伤员就应考虑保持呼吸道通畅,防止误吸,杜绝脊柱脊髓伤再次损伤等。

VIPCO抢救程序,虽然各项均为单一的内容,但可根据伤情灵活应用、穿插进行。

2. 多发伤的手术治疗

(1)手术治疗特点:对严重多发伤及时进行确定性手术是治疗的关键。由于多发伤的发病机制错综复杂,伤情危重,病变相互影响,已形成恶性循环。及时手术可阻断恶性循环,使伤员摆脱危重状态。但是应该指出,完成手术并不等于抢救成功。手术本身也是一个创伤,均能加重恶性循环,进而加重病情。

多发伤的急救程序并非各部创伤急救程序的相加,而是以某一致命性损伤为重点的整体急救治疗计划。手术应注重整体抢救治疗,强调抢救生命第一,保存器官第二的手术原则。

由于严重多发伤后早期潜在致死原因,如伤口的巨大创面的出血,重要脏器穿通、填塞,内出血迅猛等,因救治时间紧迫而不允许、也不必事先明确诊断,临床上常在迅速生命支持后或同时对创伤部位进行手术探查,从而既处理了创伤,又明确了诊断。

由此可见,严格掌握手术适应证,及时掌握手术时机,合理安排手术先后顺序甚为重要。

(2)手术分类:多发伤手术一般可以分为三类。

①紧急手术:指致命性创伤如大中血管和实质脏器的出血,有血液动力学的不稳定,须立即进行,不能拖延。遇到如心脏穿通伤、大血管伤等,在急诊室只能做数分钟的观察和紧急复苏抢救,同时应通知手术室,做好开胸或开腹手术的准备。最紧急需要救命手

术时,可在急诊手术室立即进行,手术越快越好,目的是修补出血部位,制止大出血。这类患者入院时血压很低,甚至测不出血压,随时有生命危险,如运送到病房手术室,许多患者将死在运送过程中。

②急性手术:一般指实质脏器的出血,但血流动力学尚稳定等。如子宫破裂、硬膜外血肿等伤员,生命体征尚属稳定,可检诊、观察或复苏1~2小时,待病情进一步诊断明确后或血压恢复到一定水平,再进行手术。但因伤员可能很快进入休克阶段,医生必须收入病房或直送手术室,严密观察其全身情况,并做好抗休克与较充分的术前准备。

③择期手术:择期手术可安排在生命体征完全平稳后再进行。如闭合性骨折的内固定,或疑有潜在性损伤伤员,如腹部钝性伤,血压尚稳定,有无内脏伤还不明确,还需要一定辅助检查、严密观察方能确诊,并做手术。

(3)手术时机选择:多发伤中择期手术应选在伤员生命体征完全平稳后。但是,伤员常有某些脏器功能代偿不全,在伤后第4~6天,往往是肺炎、血栓形成、肾功能不全等并发症出现的高峰时期,因此择期手术最好选在伤后第2~3天。

(4)优先手术顺序:一般来讲,术式从简,保命第一,保脏器次之,止血优先,修补重建随后。必要时可抗休克与手术止血相结合,迅速制止活动性大出血。

严重多发伤的优先手术顺序是否合理是抢救能否成功的关键,须遵循先处理能威胁生命的受伤部位、器官的创伤,即使是能威胁生命的受伤器官也要根据其严重性和重要性来安排手术先后顺序。如果同时都属紧急或急性手术时,首先应处理危及生命的胸部伤,其次颅脑、腹盆腔脏器、最后四肢脊柱手术。如两处以上危急病情可同时手术。如手术互不干扰,如颅脑手术和下肢手术,也可考虑同时进行。凡是影响循环、呼吸功能的创伤,如胸部伤、颈部伤、颌面伤必须及早给予处理。有迅猛出血的创伤,也需立即处理。胸壁开放性伤伴血气胸时,应在做胸腔闭式行流后,再做剖腹手术及其他手术。凡有呼吸功能障碍,应立即行气管插管或气管切开,保证呼吸道通畅。四肢伤早期在排除血管损伤的情况下,只宜简单处理,待病情稳定后再行整复或内固定。如果有条件的可同时进行。当颅脑损伤出现神经定位体征时,应及早

手术,且联合应用甘露醇和呋塞米,预防脑疝发生。有开放伤时,如时间不超过8小时,应先行闭合伤(无菌手术),再行污染手术(包括开放伤和空腔脏器破裂)。

近期,由Srnn等早在1982年提出的控制损伤学说受到关注,这是处理严重创伤概念的一个重大转变。以往处理严重创伤时,着重在止血、防治感染相修复手术。手术时间很长。由于大量输液、术中热量散发和机体产热减少等原因,严重创伤患者尤其是合并血管损伤者常常发生低体温,如中央体温低于32℃,手术死亡率几乎达100%。低体温抑制血小板功能,损害凝血机制,增加纤溶活性,使患者发生凝血病。低血压和组织灌注不良导致代谢性酸中毒,低体温、凝血病和酸中毒相互影响,形成恶性循环。控制损伤学说也就是计划再手术。即首次手术尽快控制出血和污染,暂时关闭腹腔或胸腔。在纠正低体温、凝血病和酸中毒等生理紊乱后在最短期内计划再手术,提高救治成功率,又可避免因长期持续手术引起的进行性内脏和后腹膜水肿、腹壁顺应性增强等所导致的腹腔间隔室综合征。

(四)严重多发伤的监护

有些严重多发伤伤员经过仔细检查,在一定时期内某些隐匿的损伤还不明显,随着时间的推移,将会更加明显。此外,由于创伤、休克以及手术和再灌注均可造成对机体的一系列打击和损害,易发生单一或多脏器功能衰竭以及感染等严重并发症,还可使伤情再度恶化,甚至死亡。因此,对伤员进行全面、连续、系统的监护十分重要。为了防止原发性创伤,如肺挫伤、血气胸和活动性出血的发展;早期预防和治疗如脂肪栓塞综合征、ARDS、休克、挤压综合征、慢性血管内凝血、MODS等创伤并发症及系统衰竭,防止严重感染,须进行全身的监测。对年纪大的患者,因年龄越大,机能障碍的器官越多,器官损伤的程度越重,越需要进行监测。多发伤术后监护治疗,能提高严重多发伤的存活率。

有作者强调伤后24小时分阶段重点监护内容:如伤后数分钟至数十分钟内先注意有否支气管伤及双侧严重肺挫伤等引起的通气障碍,这是比失血性休克更为迅速的致死因素;伤后前12小时尤其前6小

时重点监护有否威胁生命的内出血、颅脑伤等。后 12 小时监护是否存在隐匿脏器延迟性损伤。

1. 监护范围

呼吸、血液、心脏、肾脏、中枢神经、凝血功能、新陈代谢、胃肠、周围感觉、运动、细菌学。

2. 监护项目

(1)意识和一般状况:对患者的一般状况的观察是 ICU 最基本的监护指标,意识状况、瞳孔大小和对光反射、是否具有有效的咳嗽、呼吸速度、幅度、呼吸音、鼾音、啰音、喘鸣及呼吸音是否对称。皮肤干燥程度和温度、甲皱、舌、结膜等微循环观察等都能反映患者的总体情况和病情变化。意识状态分为 5 级:清醒、嗜睡、昏睡、浅昏迷和深昏迷。烦躁和谵妄是意识水平升高的意识障碍。

据报道,使用毛细血管再充盈确定低血容量的敏感度,对于失血 450 ml 者,敏感度只有 6%;对于直立性生命体征的患者,其敏感度是 26%;对明确的低血压患者,其敏感度为 46%;对于 450 ml 失血者,直立性生命体征比毛细血管再充盈更有预示性。

(2)心率(律):心率(律)监测可以及时反映心脏功能的变化,及时发现心律失常和其他紧急心脏情况。血容量和电解质的变化也能在心电监护中反映出来。心电监护不能进行精确的图形分析,对于心脏器质性病变的诊断必须做全导心电图。心电图显示异常心电改变、心率及节律,在紧急情况和(或)出现心律不齐时,持续监测心率为确定急性变化是很重要的。

(3)血压:血压是评价循环功能状态的基本参数。ICU 的血压监测分有创和无创两种方法。一般患者可选用无创法,血流动力学不稳定者可选用有创法进行精确的血压监测。血压的变化反映血容量、心脏功能和血管功能等。

(4)血量、尿量:肾功能正常者,尿量的多少反映血容量是否充足,尿量减少是血容量不足的早期表现。尿量<30 ml/h 提示肾血流灌注不足,或肾实质功能障碍,或尿路阻塞;尿量<400 ml/d 为少尿,<100 ml/d 为无尿。尿渗透压、尿钠、尿比重、游离水廓清率反映肾小管功能。

(5)经皮血氧饱和度(SpO_2):利用氧合血红蛋白和还原血红蛋白对特定波长光吸收量的不同,测定末梢血循环中氧合血红蛋白的百分比。SpO_2 与 SaO_2 密切相关。SpO_2 96% 相当于 PaO_2 80 mmHg,SpO_2 90% 相当于 PaO_2 60 mmHg。

(6)呼气末 CO_2($PetCO_2$):CO_2 弥散能力强,肺泡 CO_2 分压与动脉血 CO_2 分压($PaCO_2$)相近。$PetCO_2$ 相当于肺泡 CO_2 分压,与 $PaCO_2$ 密切相关。$PetCO_2$ 根据 CO_2 吸收红外线的原理测定,可评价患者通气功能。为应用呼吸机患者常用的监测指标。

(7)血液常规和生化:包括血红蛋白、红细胞计数、红细胞比积、白细胞计数、白细胞分类、血小板计数、血清钾、钠、氯、CO_2、钙、糖、尿素、肌酐、淀粉酶、心肌酶谱、肝功能、血清蛋白、肝酶谱等。血液尿素比率增加,反映代谢亢进、肾功能不全。肌酸肌酐清廓率反映肾小球功能。有血红蛋白或肌红蛋白尿出现,应立即严密监测肾功能。最近资料显示,早期血红蛋白低(低于 8 g/dl)是一个严重的进行性出血的指标且与死亡率增加有关,被用于早期诊断测量。休克早期血糖高,是儿茶酚胺使糖原分解所致,休克进展,糖来源断绝,血糖水平即降低。所以低血糖是一种警报,又表明肝血流灌注不足以支持肝脏的糖原异生。休克时无氧酵解产生大量乳酸,同时肝代谢乳酸的能力下降,动脉血中乳酸含量可反映出细胞的缺氧程度。

(8)动脉血气分析:一般监测动脉血气的指标有 pH、PaO_2、$PaCO_2$、SaO_2、HCO_3^-、剩余碱等,能准确反映血液酸碱状况,对治疗有较大指导意义。HCO_3^- 和剩余碱主要反映代谢性变化,$PaCO_2$ 主要反映呼吸性变化。碱短缺已被认为是容量短缺和组织溶液实际情况的指示剂。在判断早期血容量减少和帮助监测进行性出血和复苏时,是一个有用的指征。在钝器损伤中,早期碱短缺低至 -6 mmol/L 则表明与腹内创伤有关。

(9)中心静脉压(CVP):指上下腔静脉或右心房内的压力,反映右心功能与静脉回心血量之间的平衡关系。有助于输液和心血管功能提供客观情报。CVP 降低表示血容量不足,回心血量减少。CVP 升高表示容量负荷过高或右心功能不全。CVP 的动态监测比单次测定的结果更有价值。

(10)Swan-Ganz 导管:即漂浮导管。可以直接测定腔静脉、右心房、右心室、肺动脉压力和肺动脉楔压。用热稀释法可测定心排量。经计算可得出心脏指数、右心室每搏作功指数、左心室每搏作功指数、肺血管阻力、体血管阻力等。与血气分析结合可监测氧供、氧耗、氧摄取率等氧代谢指标。若有明显心血管功能不全或很可能有心功能不全,其可提供有关心搏出量、全身血管阻力、楔压、中心静脉压及动静脉血氧容量资料,可完成较全面的循环功能监测。

五、多发伤患者的系统检查表

1. 一般情况

意识状况(格拉斯哥昏迷评分)、呼吸、脉搏、血压、体位、皮色、皮温等。

2. 头部

头皮撕裂伤或挫伤:在发下检查头皮。

(1)骨折:巴托(Ballte)征(颅底骨折时:球结膜及耳后有淤斑、熊猫眼、耳漏、鼻漏、鼓室积血)。

(2)脑干:双瞳大小,对称否,对光反射,角膜,Doll眼。

3. 面部

颜面撕裂伤、挫伤、烧伤(鼻腔、口腔有否烧伤,口腔内有无异物、出血、血块、脱落的牙齿等)。

(1)颜面神经损伤(面部表情异常)。

(2)腮腺管(任何颊部撕裂伤均应考虑)。

(3)上、下颌骨及牙槽(错位咬合,口腔内淤斑,牙齿松动和耳前区疼痛)。

(4)眼眶(畸形、肿胀、复视及结膜下出血)。

(5)颧骨(畸形、眼眶下感觉迟钝,复视及结膜下出血)。

(6)鼻(畸形,肿胀及鼻出血)。

4. 颈部

(1)喉及颈部气管(嘶哑、咯血、气管有无偏移、颈静脉扁平或扩张、颈部肿胀、皮下气肿,颈部捻发音)。

(2)气管和咽(吞咽困难、呕血、皮下气肿、脊柱、颈痛、运动减退、畸形)。

(3)疑有损伤,活动受限,不宜做弯颈实验,以免造成脊髓损伤。脊髓损伤,不能头颈过伸。脊柱损伤休克,可有低血压性截瘫表现。

(4)脊髓(肢体感觉、运动减退、直肠张力减退、阴茎异常勃起、心跳慢)。

(5)颈动静脉(颈部血肿、意识水平变化、偏瘫,杂音)。

5. 胸部

多发伤中胸部损伤的发生率约占52.3%。

(1)有无撞伤,穿透伤。

(2)两肺呼吸音:频率、强度及对称性,心音:强度、性质和范围。

(3)胸廓(畸形、胸廓挤压试验、胸骨、肋骨骨折、反常呼吸运动、有无触痛、压痛、骨摩擦音、鼓音、有无皮下气肿)。

(4)血胸(呼吸音减弱,叩浊音,休克)。

(5)气胸(呼吸音减弱,鼓音,休克)。

(6)横膈(X线可见上升或模糊)。

(7)肺挫伤(缺氧、咯血、X线胸片有肺浸润)。

(8)肋骨骨折(吸气痛、皮下气肿、骨擦音、反常运动、连枷胸、开放性气胸)。

(9)胸骨骨折(吸气痛、皮下气肿、骨擦音、反常运动)。

(10)锁骨骨折(畸形)心包填塞(休克,颈动脉怒张,心律不齐)。

(11)心脏挫伤(休克,颈动脉怒张,心律不齐)。

(12)气管、支气管损伤(皮下气肿、咯血、气胸、纵隔气肿)。

(13)食管:(呕血、纵隔气肿、胸腔积液、气胸)。

(14)主动脉及大血管(纵隔宽,主动脉结模糊,颈、肱或股动脉搏动减弱,意识水平改变,偏瘫、气胸、嘶哑)。

(15)胸椎(背部畸形,上背部痛)。

(16)胸髓(胸壁和腹部感觉减退,截瘫)。

(17)背部(应用滚筒式转动的方法搬运,观察有无外伤创面)。

6. 腹部

多发伤中的腹部损伤发生率约占29%～63.9%。

（1）有无挫伤,穿透伤。

（2）有无触痛,压痛,反跳痛,肌紧张,胀气程度,移动性浊音,肠蠕动音,肝浊音界,腰部淤血斑,压痛及腰大肌刺激征,腹部两侧的浊音界和腹膜刺激征:如腹部有压痛,可能腹腔出血;腰脊髓——马尾:直肠张力减弱,截瘫,不能排泄;腹部血管:穿刺(＋),休克;腹膜后血管(主动脉、腹静脉)休克,血肿股动脉搏动减弱。

7. 脊柱骨盆

多发伤中骨盆骨折的发生率较高约占 40％～60％。

（1）骨盆痛、骨盆变形及髂骨部压痛、棘突压痛、棘旁肿胀、脊柱叩痛。

（2）骨盆分离挤压试验时有无疼痛感（阳性）。

（3）挤压骨盆两侧和压迫耻骨联合处有无不稳定现象（髂骨翼不稳定）。

（4）会阴部淤斑、血肿、撕脱伤、阴道出血。

8. 四肢

多发伤中四肢骨折是最多见的合并伤,约占 60％～90％。

（1）外伤、肿胀、伤肢畸形、功能障碍、压痛。

（2）骨折(疼痛,畸形,骨擦音,运动限制,淤斑)。

（3）神经(末梢神经感觉和运动减退)。

（4）血管(骨折远端动脉搏动减弱、毛细血管充盈减退、血肿、皮肤苍白或发绀、杂音、感觉异常、肿胀、间隔有胀力、温度)。

（5）软组织(缺损与肿胀)。

（6）多发伤中泌尿系统损伤的诊断:多发伤中泌尿系统的损伤是多见的,骨盆骨折合并膀胱破裂有15％,肾挫伤合并其他脏器的损伤为 60％～80％,血尿是诊断泌尿系统损伤的重要依据,多发伤中泌尿系统损伤约有 80％伤员出现不同程度的肉眼或镜下血尿,但需注意的是,并非依据血尿的多少来衡量肾损伤的严重程度,全身检查时有腰部淤血斑、压痛及腰大肌刺激征,在膀胱破裂时有下腹压痛和腹膜刺激征,尿道口见血迹可推断有尿道损伤。

通过以上系统检查,对患者病情有初步的了解并作为以后分析伤情的参考。

（朱根法　龚圣济）

参 考 文 献

1　王正国,21 世纪的创伤研究. 中华创伤杂志,2001,17:5～6

2　王一镗.大力加强严重创伤的紧急救治.中华急诊医学杂志,2001,10(2):77

3　王一镗.几种常见创伤急救处理原则. 医师进修杂志,2002,25(7):1

4　程天民. 对加强创伤医学研究的思考. 中华创伤杂志,1999,15:1～2

5　黎鳌. 现代创伤学. 北京:人民卫生出版社,1996

6　黄志强. 腹部创伤的临床救治. 中华创伤杂志,1998,14:195

7　董家鸿. 肝外伤治疗的现状. 中华创伤杂志,2000,16:71～72

8　Raymond H. Alexander, Herbert J, Proctor, et al. Advanced Trauma Life Support students Manual

9　王正国. 创伤病理学研究进展. 中华创伤杂志,1997,13:266

10　王正国. 创伤研究的回顾与展望. 中华创伤杂志,2000,16:7

11　邵孝红.现代急诊医学. 北京:北京医科大学中国协和医科大学联合出版社,1997. 1073

12　黎介寿. 严重创伤患者营养支持的研究进展. 中华创伤杂志,1999,15:405～406

13　Latha Stead. Emergency Medicine. Lippincott Wiliams and Wilkins,2000

14　David V. Feleciano, Ernest E. Moore et al. Trauma. Third Edition. Stamford, Conneoticut, Appleton&Lange, Simon&Schuster Company ,1996.441

15　John M. Howell,Michael Altieri Andy S. Jagoda et al. Emergency Medicine. Philadelphia. Penn-sylvania. W.

B. Saunders company ,1998.975～984

16 王一镗.努力加强和提高第一时段救治的质量.中国急救医学,2003,23(2):94

17 华积德.创伤急救中的基本要求.医师进修杂志,2002,25(7):56

18 江观玉,张万光,马岳峰.多发伤在急诊中的处理.急诊医学,1995,(4)3:167～170

第 21 章

急 性 中 毒
Poisoning or intoxication

　　某种物质进入机体后,在一定条件下,通过生物或理化作用,使组织和器官产生功能性或器质性改变,导致暂时性或持久性损害,甚至危及生命,称为中毒(poisoning 或 intoxication)。能引起中毒的外来物质称为毒物,有绝对与相对之分。绝对毒物是指在任何条件和情况下均可造成中毒的毒物,如有机磷、氰化物等;相对毒物是指必须在一定条件下才发挥毒效的毒物,如某些药物,适量时具有治疗作用,过量时才可能成为毒物。中毒分急性与慢性,毒物一次短时间内进入机体后,引起的中毒,称为急性中毒(acute poi-soning),是危重病与急救医学的重要组成部分。经过较长时间,如数月、数年,比较少量的毒物反复多次接触或进入人体引起的中毒,称为慢性中毒(chronic poisoning)。介于急性中毒与慢性中毒之间的,称亚急性中毒(subacute poisoning)。由于慢性和亚急性中毒中,进入机体的毒物量较少和(或)反复多次进入机体,引起的损害相对较轻,或是慢性蓄积性的损害,严格意义上说不属于危重病与急救医学的范畴,本章不作赘述。

第 1 节　急性中毒分类与发病机制

一、分 类

　　中毒的分类方法很多。依据中毒的原因,可分为自杀性中毒、家庭事故性中毒、职业性中毒、毒品中毒、治疗性中毒、犯罪性中毒。依据毒物进入机体的途径,可分吸入性(呼吸道)、接触性(眼、皮肤)和经消化道、血液等。依据中毒物质的用途和来源,可分工业性、农业性(农药)、日常生活性、药物过量、军用毒物、动物性或植物性等。依据中毒物质的性质还可分为化学性和生物性。依据中毒物质的名称,可分为某种药物中毒、一氧化碳中毒等等。

二、中毒机制

　　毒物不同,导致中毒的途径和机制不同,常见的中毒机制如下。

(一)直接抑制大脑皮层

　　很多毒物可直接抑制大脑皮层,产生意识障碍或昏迷,如酒精与安眠药中毒。酒精中毒的早期,患者多呈现兴奋状态,如多语、多动,这是酒精对大脑皮层所起的兴奋作用;晚期即呈抑制状态。毒物对脑细胞功能的抑制作用,可随中毒剂量增加或时间的推移而逐渐加深,严重时可抑制皮层下中枢,产生呼吸、循环功能衰竭,甚至危及生命。

(二)影响血红蛋白的携氧功能

血红蛋白的携氧功能,是呼吸功能的主要环节。某些毒物能直接影响和妨碍血红蛋白与氧的结合,引起严重缺氧和呼吸衰竭,如一氧化碳和硝酸盐类化学物质中毒等。一氧化碳能与血红蛋白结合,且不易解离,其结合力是氧的300倍,与氧争夺血红蛋白后,通过减少氧合血红蛋白,阻碍氧的运输,造成组织缺氧。硝酸盐类化学物质,能使血红蛋白变性,失去携氧能力,同样可引起氧运输障碍和组织、器官缺氧,脏器功能障碍。

(三)阻碍心脏传导系统

能影响心脏传导系统的毒物很多,如洋地黄类药物、毒蕈类、河豚鱼中毒等,一旦过量,即可出现不同程度和不同类型的心脏传导阻滞,严重时可引起心脏停搏。

(四)阻碍神经-肌肉传导

神经-肌肉传导是机体发放神经冲动抵达靶器官的主要途径,有机磷中毒通过抑制胆碱酯酶活性,使乙酰胆碱大量堆积,引起一系列神经-肌肉传导异常。正常情况下胆碱酯酶能使乙酰胆碱失活,乙酰胆碱是交感神经和副交感神经的节前纤维、副交感神经的节后纤维、所有运动神经元神经兴奋冲动传导的神经介质。当中毒造成胆碱酯酶活性降低时,乙酰胆碱失活量减少,这些神经支配的肌肉或器官兴奋性增加,故出现许多相应的临床症状与体征,如流涎、多汗、瞳孔

缩小呈针尖大小、视力模糊、呼吸道分泌物增多、支气管痉挛、肌肉震颤等。蛇毒也可以影响神经肌肉接头的介质传导,引起骨骼肌弛缓性麻痹、呼吸肌麻痹等,造成呼吸衰竭。河豚鱼的内脏也具有神经毒作用,能迅速作用于中枢与神经末梢,使神经传导发生障碍,并有箭毒样作用,引起肌肉麻痹等一系列神经精神系统症状与体征。

(五)影响凝血与纤溶系统

有些毒物能严重影响凝血与纤溶系统,如蛇毒。蛇毒中含有很多多肽类或小分子蛋白质,具有凝血、出血、溶血等毒性,经由蛇齿孔注入后能引起溶血、凝血或毛细血管通透性增加而造成出血或渗血不止等严重凝血功能障碍。

(六)呼吸道、消化道、皮肤烧灼伤

有些物质可通过引起所接触的组织或器官化学烧灼伤,使脏器或组织功能障碍。如许多有毒气体,如光气、双光气、氯气、氨气等,能造成呼吸道烧伤;各种强酸(硫酸、硝酸、盐酸)、强碱(氢氧化钠、氢氧化钾、氧化钠、氧化钾)、来苏尔、氨水等,接触后能造成皮肤烧灼伤,误服能引起消化道烧灼伤。

(七)引起呼吸道平滑肌痉挛

有些有毒气体,能刺激呼吸道,引起反射性地喉头、声门或呼吸道平滑肌痉挛,造成大呼吸道阻塞,窒息或缺氧与二氧化碳潴留,严重时能迅速导致患者死亡。

(八)影响细胞代谢酶

氰化物是剧毒,能影响各种细胞代谢所需要的数十种氧化酶、脱氢酶、脱羧酶,通过抑制这些酶的活性,其中以细胞色素氧化酶最为敏感,造成组织氧利用障碍,能迅速造成死亡。

第2节　急性中毒临床表现

毒物种类繁多,临床表现复杂,作为临床医师应熟悉具有诊断意义的临床表现,以此作为诊断的关键线索,迅速做出初步诊断,并采取相应的急救措施。现将急性中毒的临床表现特点,产生这些特点的常见

毒物叙述如下。

一、临床表现要点

（一）呼气、呕吐物及体表气味

蒜臭味多为有机磷农药，无机磷、砷、铊及其化合物；酒味多为酒精（乙醇）、甲醇、异丙醇及其他醇类化合物等中毒；酚味多为石炭酸（苯酚），来苏尔（甲酚皂溶液）等中毒；醚味多为乙醚及其他醚类等中毒；刺鼻甜味（酮味）多为丙酮、氯仿等中毒；苦杏仁味多为氰化物及含氰甙果核仁（如苦杏仁）等中毒；梨味多为水合氯醛等中毒；鞋油味多为硝基苯等中毒；冬青油味多为水杨酸甲酯等中毒；水果香味多为硝酸异戊酯、醋酸乙酯等中毒；尿（氨）味多为氨、硝酸氨等中毒；其他特殊气味有汽油、煤油、松节油、苯、甲苯、二甲苯等。

（二）皮肤黏膜颜色与湿度

（1）颜色：发绀多为亚硝酸盐、腌渍不好的青菜（含亚硝酸盐）、苯的氨基和硝基化合物（如苯胺、硝基苯类）、磺胺、伯氨喹啉、非那西丁、氯酸盐、硼酸（有时）、各种抑制呼吸及引起肺水肿的毒物等中毒；潮红多为抗胆碱药（如阿托品、洋金花等）、抗组胺药、乙醇；樱桃红多为一氧化碳、氰化物等中毒；黄色多为阿的平、中毒性肝损害所致黄疸（磷、四氯化碳、对乙酰氨基酚、蛇毒、毒蕈）、溶血所致黄疸（苯胺、蚕豆黄、硝基苯、磺胺、蛇毒）、药物性肝内胆汁淤积（氯丙嗪、甲基睾丸素、喹诺酮类）等中毒。

（2）湿度：多汗多为胆碱酯酶抑制剂（有机磷毒物、毒扁豆碱、新斯的明等）、拟胆碱药（如毛果芸香碱）、毒蕈等中毒；无汗多为抗胆碱药（如阿托品、洋金花等）、抗组胺药、三环类抗抑郁药等中毒。

（3）皮炎表现：接触性皮炎多由多种工业毒物、染料、油漆、塑料、有机汞、苯酚、斑蝥、巴豆、有机磷农药等引起；光敏性皮炎多为沥青、灰菜、荞麦叶和花等引起。

（4）脱发：多为铊、砷、维生素 A、硫氰化物等中毒。

（三）体 温

体温升高多为锌、铜、镉、镍、锑、钴等金属烟热，聚氟四乙烯引起的聚合物烟尘热，拟交感胺类、水杨酸类、二硝基苯酚类、三环类抗抑郁剂、抗组胺药、抗胆碱药、可卡因、苯丙胺、五氯酚钠、麻黄碱、苯丙胺等中毒；体温降低多为吩噻嗪类、阿片类、镇静安眠药类、醇类（重度中毒）、麻醉镇痛药、一氧化碳、氰化物中毒、低血糖等。

（四）五官改变

（1）瞳孔：扩大多为拟交感药、抗胆碱药、抗组胺药、苯丙胺类、三环类抗抑郁剂、可卡因、氨基导眠能醚及氯仿（深麻醉）、樟脑、乌头碱、巴比妥类药（后期）等中毒；缩小多为阿片类、吩噻嗪类、胆碱酯酶抑制剂（有机磷农药等）、毒蕈蕈、交感神经抑制药、拟胆碱药、镇静安眠药、巴比妥类药（早期）等中毒。

（2）眼球震颤：多为苯妥英钠，多种镇静安眠药，乙醇等中毒。

（3）眼肌麻痹：多为肉毒杆菌中毒。

（4）视神经炎：多为甲醇中毒。

（5）辨色异常：绿及黄视，多为洋地黄中毒；黄视：多为山道年中毒。

（6）视力减退：多为甲醇、硫化氢（暂时性）等中毒。

（7）听力减退：多为奎宁、奎尼丁、水杨酸盐类、氨基糖甙类抗生素等中毒。

（8）嗅觉减退：多为铬、酚等中毒。

（9）齿龈黑线：多为铅、汞、砷、铋等中毒。

（10）唾液分泌：分泌增多（流涎）多为胆碱酯酶抑制剂（有机磷毒物、毒扁豆碱、新斯的明等）、拟胆碱药（如毛果芸香碱）、毒蕈、砷及汞化合物等中毒；分泌减少（口干）多为抗胆碱药，抗组胺药，苯丙胺类，麻黄碱等中毒。

（五）呼吸系统症状

（1）呼吸减慢或通气不足：多为镇静安眠药类、阿片类、高效镇痛剂、一氧化碳、酒精和氰化物中毒的晚期、有机磷农药、蛇毒等中毒。

（2）呼吸加快或通气过度：多为中枢兴奋剂、拟交感胺类药物、抗胆碱类药物、士的宁、氨茶碱、可卡因、一氧化碳、酒精和氰化物等中毒早期,可引起缺氧或代谢性酸中毒的毒物,如乙酰水杨酸类等中毒。

(3)肺水肿:多为有机磷农药、一氧化碳、刺激性气体及窒息性化合物(光气、双光气、氮氧化物、硫化氢、氯化氢、二氧化硫、氨、二氯亚砜)、硫酸二甲酯、海洛因、吗啡、水杨酸类、毒蕈、某些镇静安眠药等中毒。

(4)哮喘:多为刺激性气体,有机磷农药等中毒。

(六)循环系统症状

(1)心动过速:多为抗胆碱药、拟肾上腺素类药、抗组织胺类、苯丙胺类、三环类抑郁剂、抗心律失常药、水杨酸、氨茶碱、甲状腺素(片)、可卡因、醇类咖啡因等中毒。

(2)心动过缓:多为镇静安眠药类、阿片类、洋地黄类、胆碱酯酶抑制剂(有机磷毒物、毒扁豆碱、毛果芸香碱等)、毒薯蓣、乌头、可溶性钡盐、β-受体阻断剂、钙拮抗剂、抗心律失常药、汽油等中毒。

(3)血压升高:拟肾上腺素药、苯丙胺类、抗胆碱药、单胺氧化酶抑制、有机磷毒物(早期)、可卡因、减肥药等中毒。

(4)血压下降:多为亚硝酸盐类、三环类抗抑郁剂、各种降压药、抗精神病药、镇静安眠药类、阿片类、氯丙嗪、氨茶碱、乙醇、亚硝酸盐等中毒。

(七)消化系统症状

(1)呕吐:多为胆碱酯酶抑制剂(有机磷毒物、毒扁豆碱)、毒蕈、重金属盐类、腐蚀性毒物等中毒。

(2)腹(绞)痛:多为胆碱酯酶抑制剂(有机磷毒物、毒扁豆碱)、毒蕈、斑蝥、乌头碱、巴豆、砷、汞、磷化合物、腐蚀性毒物等中毒。

(3)腹泻:多为毒蕈、有机磷毒物、砷、汞化合物、巴豆、蓖麻子等中毒。

(八)神经系统症状

(1)兴奋、躁动:多为抗胆碱药、苯丙胺类、可卡因、醇类(早期)等中毒。

(2)嗜睡、昏迷:多为镇静安眠药、抗组胺药、抗抑郁药、醇类(后期)、阿片类、有机磷毒物、麻醉剂(乙醚、氯仿)、有机溶剂(苯系化合物、汽油等)等中毒。

(3)肌肉颤动:多为胆碱酯酶抑制剂(有机磷毒物、毒扁豆碱)等中毒。

(4)抽搐、惊厥:多为氰化物、异烟肼、氯氮平、肼类化合物(如偏二甲基肼)、士的宁、胆碱酯酶抑制剂(有机磷毒物、毒扁豆碱)、毒蕈、抗组胺药、氯化烃类、三环类抗抑郁药、水杨酸盐等中毒。

(5)瘫痪:多为箭毒类、肉毒、高效镇痛剂、可溶性钡盐等中毒。

(6)肌张力改变:增高多见于苯丙胺、抗精神病药、甲喹酮等中毒;弛缓多见于镇静安眠药类,阿片类等中毒;肌束抽动多见于有机磷农药、锂盐等中毒;肌颤多见于兴奋剂、乙醇、烟碱、锂盐中毒、戒断症状等。

(7)癫痫样发作:多见于中枢兴奋剂、可卡因、三环类抗抑郁剂、苯丙胺、异烟肼、吩噻嗪类、氨茶碱、甲喹酮、有机磷农药、士的宁等中毒。

(8)锥体外系反应:多见于吩噻嗪类、氟哌啶醇、三氟拉嗪、甲氧氯普胺等中毒。

(九)尿的颜色

血尿多为磺胺、毒蕈、氯胍、酚、斑蝥中毒;葡萄酒色多为砷化氢、苯胺、硝基苯等致溶血;绿色多为亚甲蓝中毒;棕黑色多为苯酚、亚硝酸盐中毒;棕红色多为安替比林、辛可芬、山道年等中毒。

二、几种常见的中毒综合征

(一)抗胆碱毒性综合征

谵妄、幻视、躁动、精神紊乱、面红、少汗、口干、瞳孔散大伴光反射减弱或消失、心动过速、肠鸣音消失、尿潴留。见于颠茄类生物碱、人工合成抗胆碱药以及具有抗胆碱活性的其他药物(如抗组胺药、吩噻嗪类、三环类抗抑郁剂)中毒。

(二)胆碱能危象

昏迷、瞳孔缩小、皮肤苍白、大汗淋漓、流涎、肺水肿、心动过缓、腹痛腹泻、尿失禁。见于胆碱酯酶抑制剂(有机磷农药、毒扁豆碱),毒蕈碱及拟胆碱药(毛果芸香碱)等中毒。

（三）拟交感毒性综合征

精神紊乱、定向力障碍、狂躁、多汗、瞳孔散大光反射存在、血压极度升高、心动过速、心律失常。见于苯丙胺、麻黄碱、茶碱、咖啡因、可卡因、单胺氧化酶抑制剂、减肥药等中毒。

（四）阿片类毒性综合征

昏迷、呼吸抑制、瞳孔缩小。见于麻醉镇痛剂等中毒。

（五）高铁血红蛋白血症

全身皮肤、黏膜发绀，低血压。见于亚硝酸盐、苯胺、非那西丁等中毒。某些毒物可引起特定靶器官损害，如中毒性肝炎、急性肾衰竭、肺纤维化、视神经炎、再生障碍性贫血等，可以此为线索识别有关毒物。

三、并 发 症

不论能否做出中毒的病因学诊断，均应通过全身症状评估，应立即识别出威胁生命器官系统的主要并发症并立即开始治疗。而且要注意可能存在的并发症，如头颅外伤、内出血、低血糖、急性胰腺炎。

（一）呼吸衰竭

常见呼吸道受阻、呼吸抑制或呼吸停止、支气管痉挛、非心源性肺水肿、吸入性肺炎等。亦可发生急性呼吸窘迫综合征。这主要是由于多种毒物可导致呼吸中枢抑制、呼吸肌麻痹、置换性窒息、呼吸道梗阻、肺组织损害、细胞内呼吸障碍以及误吸影响呼吸功能。

（二）低 血 压

主要原因有外周血管扩张，直接心肌抑制及血容量不足。

（三）高血压危象及心律失常

主要原因是直接心脏毒性，亦可继发于缺氧、低钾和酸中毒，往往快速型和传导异常并存，如扭转型室速、QT间期延长。

（四）意识障碍

可表现为嗜睡、浅或深昏迷，后者常伴呼吸循环抑制（所有昏迷而无定位征者均应考虑中毒的可能，但应除外低血糖、脑外伤）。也可有谵妄、狂躁、幻觉、定向力障褥。反复癫痫样发作可引起呼吸抑制或心跳骤停，亦可导致过高温，代谢性酸中毒，肌红蛋白尿性肾衰竭。

（五）代谢紊乱

可见代谢性酸中毒，常伴阴离子间隙增高；直接引起代谢性酸中毒的药物有醇类、水杨酸、副醛；间接引起代谢性酸中毒的原因很多，如反复癫痫样发作（异烟肼、三环抗抑郁剂等）、休克（巴比妥类）、缺氧（一氧化碳、氰化物等）。

（六）心搏呼吸骤停

心搏呼吸骤停发生一般有三种形式：心跳先停止，由于循环停止，中枢及组织供血中断，呼吸随之停止；呼吸先停止，导致组织缺氧和二氧化碳潴留、酸中毒，体内贮氧在数分钟内耗尽，心肌缺氧酸中毒，数分钟后心跳停止；呼吸、心跳同时停止患者立即临床死亡。

有些毒物的严重毒性可延迟数小时或数日出现，如对乙酰胺基酚、毒菌的肝损害、四氯化碳的肝肺损害、百草枯的肺纤维化、甲醇的失明、铊的神经毒性等。

四、几种常见中毒的临床表现

（一）一氧化碳中毒

属于有毒气体中毒的一种特殊类别，俗称煤气中毒，在生活中发生率高，常在含碳物质燃烧不完全时产生，如冬季家用煤炉排烟不良、煤气淋浴器失灵等。可分为轻中重中毒。

1. 轻度

血中一氧化碳血红蛋白（HbCO）含量约为10％～20％，仅表现为头痛、头晕、耳鸣、眼花、眼球转动不灵、恶心、呕吐、视力下降、四肢无力，可有短暂的晕厥,一旦离开中毒环境,及时吸入新鲜空气后,症状就会很快消失。

2. 中度

血中 HbCO 含量约为 30%～40%,面部潮红,口唇、甲床、皮肤呈樱桃红色,瞳孔对光反射迟钝,嗜睡,脉搏增快。如不及时发现,将很快进入昏迷。

3. 重度

血中 HbCO 含量可能在 50% 以上,昏迷加深或伴有惊厥、抽搐等脑水肿症状与体征;皮肤黏膜苍白、发绀;合并肺水肿时,可出现呼吸困难,也可因呼吸中枢麻痹出现呼吸减弱或停止;严重时还可因循环功能衰竭,出现血压下降和心搏停止;急性肾功能不全或衰竭也时有发生。

4. 迟发性脑病

在重度一氧化碳中毒昏迷患者中,有约 50% 的患者可能在一段时间的苏醒过程后,又再出现一系列精神神经症状。这不是一氧化碳中毒的后遗症,而是一氧化碳中毒急性期的延续,故被称为迟发性脑病。临床表现形式多样,可以表现为意识障碍或昏迷,也可以仅表现为表情呆板或异常、反应迟钝、动作缓慢或笨拙、步态异常、定向力丧失,严重者可能出现偏瘫、失语、继发性癫痫等。

(二)酒精中毒

临床症状与含乙醇浓度、饮酒量与速度、是否为空腹有关,也与个体耐受酒精的量有关,主要表现在中枢神经系统抑制基础上的意识障碍与呼吸、循环衰竭。按照病情发展,可分三期。

(1)兴奋期:出现在早期,多表现为眩晕、眼结膜充血、颜面皮肤潮红或苍白、多言语、时悲时喜或哭笑无常。

(2)共济失调期:动作笨拙、步态蹒跚、语无伦次、言语不清,呕吐,心跳加快。

(3)昏睡或昏迷期:表现为全身各器官高度抑制状态,如由兴奋转入昏睡,皮肤湿冷,口唇发绀,呼吸微弱,血压下降,呈休克状态;严重时,可出现昏迷、抽搐、瞳孔散大、呼吸和心搏停止。

(三)有机磷中毒

代表性的药物是敌敌畏、乐果、敌百虫、甲胺磷、杀虫威等。

1. 有机磷中毒导致神经毒性分 3 个时相表现

(1)急性胆碱能危象:中毒后立即出现的主要临床表现,为体内胆碱酯酶被抑制,乙酰胆碱积聚,过度激动胆碱能受体所致。表现为毒蕈碱样症状:主要为副交感神经兴奋所致的平滑肌痉挛和腺体分泌增加,如流涎、多汗、瞳孔缩小、呼吸道分泌物增多;烟碱样症状:主要为运动神经兴奋所致的肌肉震颤、痉挛或肌力减退、麻痹,可发展为全身抽搐,最后因呼吸肌麻痹而死亡;中枢神经系统症状:主要为脑内乙酰胆碱积聚所致,初期表现为兴奋,如头痛、失眠、烦躁不安;后期出现抑制为主的临床症状,如嗜睡、乏力、昏迷,严重时可出现脑水肿与肺水肿的临床体征,如抽搐、发绀、呼吸急促或困难等。

(2)中间综合征:多发生中毒后 24～96 小时,在胆碱能危象和迟发性多神经病变之间,称中间综合征。表现以肌无力最为突出,严重者可累及呼吸肌导致呼吸困难,进行性缺氧致意识障碍、昏迷以致死亡。

(3)迟发性多神经病:多在急性中毒恢复后 1～2周开始发病,首先累及感觉神经,逐渐发展至运动神经。表现为感觉异常、疼痛、麻木、肌无力、迟缓性麻痹等。

2. 病情程度

(1)轻度:头晕、头痛、恶性、呕吐、多汗、胸闷、视力模糊、乏力等,瞳孔可缩小,全身胆碱酯酶活性为正常值的 50%～70%。

(2)中度:除轻度中毒的临床症状外,还有轻度肌肉震颤、瞳孔缩小、流涎、腹泻、呼吸困难、步态蹒跚、神志清楚或模糊,胆碱酯酶活性为正常值的 30%～50%。

(3)重度:除上述临床表现外,尚伴有肺水肿、脑水肿的临床症状与体征,如呼吸困难、发绀、昏迷、惊厥或抽搐等,胆碱酯酶活性为正常值的 30% 以下。

(四)蛇毒中毒

依据毒蛇的类别,分神经毒、心脏与血液毒、肌肉毒、混合毒等各种不同的蛇毒,临床症状也依据毒素不同而有所偏重。

1. 神经毒的蛇

主要有金环蛇、银环蛇、浙江腹蛇和海蛇,咬伤后局部症状轻,但发病快,全身中毒症状重,约 0.5～1 小时后即出现如全身乏力、头晕眼花,继后很快出现胸闷、呼吸困难、吞咽困难、牙关紧闭或共济失调、昏厥,若抢救不及时,很快因血压下降、呼吸肌麻痹、心力衰竭而死亡。

2. 心脏毒

主要由蝰蛇、腹蛇、五步蛇、竹叶青蛇等咬伤引起,表现为窦性心动过速、室性期前收缩、房室传导阻滞,甚至心脏停搏。

3. 血液毒

与心脏毒相同,主要由蝰蛇、腹蛇、五步蛇、竹叶青蛇等咬伤引起。

(1)局部表现:咬伤后局部伤口红肿、疼痛,伴有水疱、出血、坏死,并常出现局部淋巴结炎或淋巴管炎,伤口不易愈合。由于局部症状明显,潜伏期短,容易引起重视,相对危险性小。

(2)全身表现:轻者头晕、胸闷、恶心或呕吐,重者可出现全身皮肤和黏膜出血,肺、消化道、泌尿道和颅内广泛出血、溶血,甚至发生休克、心肌损害、心衰等。

4. 肌肉毒

主要由海蛇科的毒蛇咬伤引起。可引起伤处肌肉疼痛、僵硬和进行性无力,腱反射消失,眼睑下垂和牙关紧闭。肌肉毒损伤全身肌肉组织,使肌球蛋白释放,阻塞肾小管,可引起急性肾衰竭。

5. 混合毒

主要由腹蛇、眼镜蛇咬伤引起,可同时出现以上所有毒素的临床表现,但一般多以一种损害较为突出,如眼镜蛇以神经毒为主,腹蛇以血液毒为主。

(五)食物中毒

毒物经食物进入机体,按毒物的性质可分细菌性、植物性、动物性中毒,临床表现各有不同。

1. 细菌性食物中毒

较常见的是沙门菌族,如鼠伤寒沙门菌、猪霍乱沙门菌、肠类沙门菌,与嗜盐菌族,如副溶血性弧菌。临床症状相似,多数患者表现为急性胃肠炎型,如剧烈地腹痛、腹泻伴恶心、呕吐,腹泻可为水样泻,也可带黏液、脓血或呈血水样便。沙门菌性食物中毒有时还可表现为类伤寒型、类感冒型、败血症型。两者不同点在于食物来源,前者多来自腐败、变质性食物,后者多来自于海产品或凉拌菜等。

2. 植物性食物中毒

毒蕈中毒是最有代表性的植物性食物中毒。由于毒蕈所含的有毒成分多样,如毒蕈碱、溶血素、毒肽、毒蝇碱、蟾蜍素等,所引起的中毒症状有所不同。常见的有胃肠炎型、神经型、精神异常型、溶血型、肝坏死型。

(1)胃肠炎型:较普遍,有恶心、呕吐、腹痛、腹泻,解水样便,有时带血;严重时可因失水、电解质紊乱出现休克、昏迷与肾衰竭。

(2)神经和精神异常型:神经异常主要表现在流泪、流涎、多汗、血管扩张、心率缓慢、血压下降、瞳孔缩小、呼吸急促、支气管痉挛,甚至可导致窒息;精神异常可表现为精神错乱、失常、幻听、幻视,甚至谵妄、抽搐、惊厥、昏迷。

(3)溶血型:引起溶血而出现黄疸、肝脾肿大、血红蛋白尿,继后造成急性肾衰竭。也可因血小板继发性减少,出现皮肤紫癜、呕血或便血。

(4)肝坏死型:此型病情凶险复杂,除表现为中毒性肝炎外,对心、脑、肾也有毒性作用。

3. 动物性食物中毒

较有代表性的是河豚鱼中毒。食后 0.5～3 小时发病,先出现急性胃肠炎症状,如恶心、呕吐、口渴、腹痛、腹泻;然后出现神经系统损害症状,如口唇、舌、肢端麻木,感觉逐渐消失,眼睑下垂,四肢无力或软瘫,心律失常或传导阻滞,呼吸浅而不规则;严重者麻木迅速波及全身,言语不清,肌肉麻痹,昏迷、休克、呼吸衰竭,并迅速死亡。

第 3 节　急性中毒诊断

急性中毒的诊断十分重要,其决定着急性中毒救治成功与否。急性中毒的诊断主要根据中毒患者的病史、临床表现,并参考实验室检查结果,必要时做毒物分析及现场调查。最后综合分析并做好鉴别诊断,才能做出较为正确的诊断。

一、临床思维要点与诊疗思路

(一)思维要点

(1)大部分急性中毒的患者可以由病史和对周围环境的观察而获得。无症状的急性中毒可以是非常严重的中毒。对于患者所提供的中毒药物的种类和数量必须小心地加以判断。如笔者曾抢救一名河豚鱼中毒中年患者,因吃进去的毒物不算多,晚上 10 点多钟来医院的时候仅感到四肢无力,生命体征稳定,值班医师未给予足够的重视,安排在普通病房,次日早晨 6 点多钟突然意识障碍、呼吸停止,虽然及时经口气管插管和机械通气,当天夜间神志转清,次日下午脱机,第三天拔除气管插管,抢救成功,患者脱离危险,但抢救的过程中家属意见很大,如果抢救不及时或后果不好,就可能酿成大祸,导致医疗纠纷。

(2)35 岁以下患者不明原因的外伤、不明原因的多系统损害、难以解释的精神改变;年轻患者不明原因的心律失常或胸痛、不明原因的代谢性酸中毒;儿童出现难以解释的嗜睡、精神症状或其他奇怪行为等。可能急性中毒是最常见原因之一。

(3)急性中毒过程可诱发或伴随其他疾病,后者有些可能是致命的,如同时合并急性心肌梗死或脑血管意外等。若中毒的病史不明确或昏迷的程度在 12 小时内并无明显好转,应高度警惕有器质性脑部病变可能。

(4)常规的血液和生化检查对于急性中毒来说都是一些非特异性检查,因此对诊断的帮助很小。胃液和尿液的分析可能发现何种毒物中毒,因此比血液检查更具有诊断价值。如有机磷中毒患者胃液中的大蒜臭味可帮助我们确诊。

(5)急性中毒与所有危重病一样,优先考虑的就是生命支持治疗,如何纠正缺氧和二氧化碳潴留,维持呼吸功能;如何预防与纠正心律失常,维持动脉血压在正常范围。只有维持生命体征的稳定,才能进一步进行解毒等处理。

(6)任何中毒的治疗都有其特殊性,不应单一化。急性中毒的特异性治疗,是整个治疗的基础,有可能决定着中毒患者病情的发生、发展和预后。临床处理应根据病情,具体情况具体对待,随机应变,不拘泥陈规。

(二)临床诊疗思路

疑似中毒患者来诊后,医生应在短时间内根据病史、查体和临床发现的特异性中毒综合征,做到对以下问题心中有数:哪一类毒物,病情严重程度及主要并发症。

1. 中毒的急救程序

(1)维护生命、保持生命体征的平稳。

(2)尽快明确毒物及其进入途径、进入量,并迅速切断毒物源、设法清除已停留于机体而尚未吸收的毒物、收集必要的毒物标本备查。

(3)迅速消除威胁生命的毒效应。

(4)及时、正确使用特效解毒治疗。

(5)综合治疗、对症处理,防治可能出现的并发症。

(6)警惕迟发毒效应,并做早期处理。

2. 患者急救评估

(1)中毒病史:采集时应明确以下几点。

谁中毒? 有大批中毒患者时,应排除非中毒者。

何种毒物中毒? 一种或多种,有无"增毒"现象。

何时中毒?

如何中毒? 中毒的途径和毒物的量。

经何处理? 治疗措施、药物、剂量及对治疗的反应等。

进食情况？空腹或餐后，是否同时饮酒。服毒后情况？有无呕吐、误吸，有无合并外伤，尤其是脑外伤。

(2)过去病史：有无慢性病，尤其是心肺疾病、精神病等。

二、急性中毒诊断中应注意的问题

1. 意识变化的意义

大部分急性中毒患者在住院几小时内，意识程度均会有明显的进步，但是巴比妥类中毒的患者则需较长的恢复时间(24～36 小时)，甚至在恢复前会有昏迷加重的可能，因此在住院后 12 小时内若是意识程度并没有进步，那么就必须寻找其他引起昏迷的可能。若是意识程度上有快速的发展或者有单侧瞳孔较大，单侧神经缺失等出现时，就必须考虑脑内病变的可能性。若是临床症状上有非急性中毒的怀疑时，必须采取以下步骤。

(1)重新和患者家属面谈和询问病史。

(2)重新对患者进行物理学检查，并特别注重在神经系统方面，包括眼底镜，检查是否有视乳头水肿或者是玻璃体下出血，但是有时患者存在中心性白内障，瞳孔细小，则眼底并不容易检查，因此须仔细小心的看眼底，不应使用散瞳剂，因为这样会使得临床医师不易判断此时瞳孔大小所代表的意义。检查头皮尤其是颞窝部，若有单侧肿胀存在时，就必须考虑有颅骨骨折或是硬脑膜外出血的可能。

(3)头颅放射学检查，可排除颅部骨折，若是有松果体移位存在就可能存有脑内压增加的可能性。有时少数情形下会有发现动静脉瘘管钙化存在，那么就应考虑可能是由于蛛网膜下腔出血导致的昏迷。

(4)将患者的尿液和血液送实验室做药物定量。

(5)在做完以上各项措施后重新评估是否须做更进一步的检查，并请神经内科或神经外科会诊。

2. 中毒相关性心脏停搏的特征

中毒引起的心脏停搏相对少见，但通常预后较差，中年男性发病率最高。发病最初的心律，是决定患者能否长期生存的最主要因素，其影响比毒物种类大。可卡因或三环类抗抑郁药物中毒引起的室颤或室速，虽然不常见，但预后较好。一氧化碳中毒引起的心脏停搏，预后最差。

第 4 节　急性中毒综合救治

一、生命器官功能支持

生命体征支持是各种疾病对症治疗的中心环节。急性中毒的对症治疗中，生命体征维持也是不可忽视的内容之一。

(一)呼吸功能支持

1. 保持呼吸道通畅和防止误吸

除了从患者的体位着手外，如头高位或半卧位，必要时还需建立人工呼吸道，以利从呼吸道内吸除分泌物和误吸入呼吸道的其他液体，也有利于呼吸机治疗。防止误吸：中毒患者多有不同程度的恶心、呕吐，并可能伴有意识障碍，此时很容易发生误吸；误吸后最严重的并发症是窒息，如抢救或治疗不及时，随时可危及患者生命，并迅速导致患者死亡。防止误吸的具体方法如下。

(1)体位：让患者取头侧、头高位，以利胃内容物流出，减少误吸入呼吸道的机会。

(2)留置胃管和胃肠减压：迅速引出胃内容液与气体，使胃内压下降，减少呕吐。

(3)建立人工呼吸道：上述两种方法均采用后，仍有频繁呕吐和大量胃内容物流出时，即使呼吸功能良好，也应及时建立人工呼吸道，这是保持呼吸道通畅，防止误吸后窒息和吸入性肺炎的最可靠措施。

2. 合理氧疗

有缺氧时,应立即经鼻导管或鼻塞给氧,必要时还可经面罩给氧,以维持 $SaO_2 > 95\%$ 或 $PaO_2 > 60\ mmHg$。

3. 机械通气治疗

主要适用于各种急性中毒危及呼吸功能,造成缺氧和二氧化碳潴留,应用常规氧疗无法缓解的患者,具体应用范围是严重中毒导致心搏、呼吸停止,行心肺脑复苏时,中枢性呼吸衰竭(自主呼吸不规则、减弱,甚至停止)、合并癫痫持续状态时惊厥与抽搐也可严重影响呼吸功能。毒物影响呼吸肌的神经支配,造成呼吸肌运动障碍,导致呼吸肌麻痹。有些毒物经呼吸道或血液引起急性心源性或非心源性肺水肿,如用一般方法无法缓解时,也应及时考虑应用呼吸机治疗。严重喉头或支气管痉挛,喉头和支气管痉挛是呼吸道阻塞的常见原因,有毒气体中毒最容易引起喉头和支气管痉挛,这种痉挛是不可能被大剂量激素应用所缓解的。呼吸机类型和模式选择一般采用容量控制模式即可,压力较高的可选用压力控制模式,以后根据患者自主呼吸恢复的情况,采用 SIMV 和(或)PSV,直至脱机。合并 ARDS 时,按照 ARDS 救治原则,使用呼吸机。此类患者以往多无慢性肺部疾病,呼吸机参数设置可参照肺功能正常的患者,呼吸机调节也与正常情况下相同,缺氧严重时,依据缺氧产生的病理生理分析,提高 FiO_2、延长吸气时间、应用 PEEP 等。这类患者一般无心肺基础疾病,一旦神志清楚、自主呼吸恢复,且呼吸功能完善,就应考虑脱机,脱机步骤可相应加快,以免继发呼吸机肺炎。总之,中毒患者一旦出现呼吸功能障碍,无论原因和环节如何,均应积极行呼吸机治疗。

(二)循环功能支持

休克时,补充或维持有效循环血量,及时应用血管活性药,提高血压,保障重要脏器的血液供应。有急性左心衰时,应强心、利尿、扩血管,改善心脏功能,纠正心衰;明显脱水时,应及时补充血容量。有严重心律失常时,首先应去除原因,如低血钾等;其次再选用适当抗心律失常药。

(三)抗惊厥与抽搐

惊厥与抽搐也是中毒患者经常出现的临床症状,静脉注射镇静药是目前抗惊厥与抽搐的最好方法,常用为地西泮 $10 \sim 20\ mg$ 静脉注射,以后可用输液泵维持,持续静脉滴注,直至抽搐完全停止。地西泮静脉注射后,作用发生快,代谢也快,主要副作用是血压下降和呼吸抑制,为减少地西泮用量,可加用鲁米那钠 $0.1\ g$ 肌肉注射,1 次/ $6 \sim 12\ h$,与地西泮有较好的协同作用,且毒、副作用小。

(四)水、电解质与酸碱平衡维持

水、电解质与酸碱平衡维持是内环境稳定的重要环节,也是保障脏器功能的基本前提。应间断监测,及时补充水与电解质,纠正酸碱平衡失调。

二、脱离毒物(现场)和清除体内毒物

(一)脱离毒物(现场)

设法在最短的时间内,让患者脱离毒物或现场,是任何类型中毒首先需要处理的环节。吸入性毒物,如一氧化碳中毒,应将患者迅速撤离现场,置于通风处;接触性中毒,应立即对所接触的部位进行清洗和消毒,如清洗口、眼、鼻、全身皮肤等,必要时选用相应的化学药品清洁剂,以利于毒物的彻底清除。

(二)清除体内毒物

清除体内毒物是急性中毒临床综合救治的根本环节。依据毒物进入体内的途径和时间长短,酌情选择不同的方式。这些方式选择的恰当与否,直接影响体内毒物清除的效力。依照清除体内毒物的途径,分以下几种方式。

1. 经胃肠道清除

主要适用于毒物经胃肠道进入体内的急性中毒患者,常用的方式有以下几种。

(1)洗胃:口服中毒者,6 小时以内洗胃的效果最好,服毒量大时,洗胃的时机可适当延长,即使超过 6 小时,仍应积极洗胃。洗胃时,应先吸出胃内容物再灌入洗胃液。常用洗胃液为 1：5 000 高锰酸钾溶液、2％碳酸氢钠或清水,一般根据毒物的性质,选择相适应的洗胃液,毒物性质不明确时,选用清水洗胃较安全。洗胃时,每次加入洗胃液 300～500 ml,反复抽洗,直至无气味或高锰酸钾溶液不变色为止。有些毒物(如 DDVP)经胃肠吸收后又从胃黏膜排除,可暂时留置胃管,反复洗胃。洗胃禁忌证为未建立人工呼吸道的昏迷患者和腐蚀性化学物质中毒者,以免发生误吸和损伤胃肠黏膜。

(2)催吐:适用于神志清醒的口服中毒者。

①常用方法

● 机械催吐法:用手或各种物品刺激咽喉部,产生呕吐动作,主动性排除胃内毒物。

● 主动饮水:如温盐水或 1/2 000 高锰酸盐溶液 200～300 ml/次,反复饮用,反复呕吐,等于主动洗胃。

● 催吐药物:如口服吐根糖浆 15～20 ml 和皮下注射阿扑吗啡 3～5 mg。

②禁忌证

● 口服致惊厥毒物、腐蚀性毒物不能催吐。

● 昏迷者,催吐易导致误吸或窒息;严重心血管疾病、肺气肿、动脉瘤、食道静脉曲张和溃疡病不宜催吐,以免加重病情或诱发消化道出血和穿孔;孕妇催吐可引起流产。

● 口服吐根糖浆过量可致中毒,如服后不吐可用机械催吐法令其吐出。

(3)吸附与导泻:可用药用炭混悬液 20～30 g 加入 50％硫酸镁 50 ml 口服,也可直接口服硫酸镁、硫酸钠、甘露醇等,还可以用温盐水灌肠。

2. 经泌尿系统清除毒物

利尿是主要可采用的经泌尿系统清除毒物的方法,主要适用于已经吸收入血液的毒物。利尿的前提是必须大量补液,适当补充电解质,以免单纯利尿后引起血容量不足和电解质紊乱。补液和利尿均以静脉给药为妥,中毒情况下口服利尿剂效果不确切。

3. 经血液系统清除毒物

也主要适用于已经吸收入血液的毒物,而且全身中毒症状明显,一般常规补液、利尿后症状改善不明显,积极采取血液净化治疗,常可迅速取得较好疗效。血液净化的方法很多。

(1)单纯血液透析:能透析分子量低于或接近 500 Da、水溶性、不与蛋白结合、并在体内分布较均匀的物质。

(2)血液灌流:此法是用活性炭吸附罐、树脂吸附罐吸除和去除血中的毒物,适用于不可透析性毒物,对分子量较大、非水溶性、并与蛋白结合的毒物,本法比血液透析效果好,常用于镇静安眠、解热镇痛药物的清除。如巴比妥类、其他安眠镇痛剂(如甲喹酮、导眠能、地西泮、水合氯醛、眠尔通、普马嗪、氯丙嗪等)、退热镇痛剂(阿司匹林、硫酸盐、对乙酰胺基酚等)、抗抑郁剂(如阿米替林、脱甲丙咪嗪等)、醇类及代谢产物、心血管药物(地高辛、普鲁卡因酰胺),其他尚有毒蕈、四氯化碳、有机氯杀虫剂、氧化乙烯、甲氨蝶呤、百草枯与某些有机磷杀虫剂。

(3)血浆置换:又称血浆去除法,是用血液成分自动分离机在短时间内连续从患者体内除去不洁净的血浆,输入等量的置换液,方法简便安全。较多用于与血浆蛋白结合牢固,不能被血液透析和血液灌流清除的毒物。

三、特异性解毒或拮抗剂

选择和应用特异性解毒或拮抗剂,是很有效的治疗措施,但并不是所有毒物均有相应的解毒或拮抗剂。因此,原则上对有相应解毒或拮抗剂的毒物,应不失时机地尽早应用有效解毒或拮抗剂。对没有相应解毒或拮抗剂的毒物,应以对症治疗为主。选择解毒或拮抗剂时,多以毒物的化学性质分类,多数有相应解毒或拮抗剂的毒物均为化学药物,而其他毒物很少能有相应解毒或拮抗剂。

(一)有机磷中毒

既有解毒药物,也有特异性拮抗剂。

1. 阿托品

为解毒药物,能抑制胆碱能神经兴奋,减轻有机磷中毒时的 M 样和中枢神经症状,用药原则是早期、足量,使用效果良好。阿托品具体用量,随中毒症状的严重程度而异,但应迅速达到阿托品化后,再改为维持量或依据临床表现或症状与体征酌情减量,直至病情完全缓解。在临床实际应用过程中,如何判断或鉴别阿托品化和阿托品量不足十分重要,有时直接关系到患者的预后。一般首次静脉注射阿托品 5～10 mg,5～10 分钟后重复 1 次,直至迅速到阿托品化,如瞳孔散大、面部潮红、口干、皮肤干燥、心率增快(100～120 次/分)等;以后减量或延缓用药时间,如每隔 20～30 分钟注射 1 次,再每隔 30～60 分钟用药 1 次,直至症状完全缓解。

2. 长托宁(盐酸戊己奎醚注射液)

为一新型抗胆碱药,具有选择性 M_1、M_3 和 N_1、N_3 受体拮抗作用,对中枢及外周均有极强的抗胆碱作用,而对 M_2 受体无明显作用,可有效避免阿托品因缺乏 M 受体亚型选择性所致的心动过速与阻断突触前膜 M_2 受体调节功能,且药效长而副作用少。

3. 胆碱酯酶活化剂

如碘解磷定、氯磷定、双复磷、双磷定等,是特异性拮抗剂,但对病程久、多于 3 天的老化了的磷酰化胆碱酯酶,已不再有复活作用。轻度有机磷中毒者,可仅用阿托品,中、重度者必须加用胆碱酯酶活化剂。多选择静脉注射,碘解磷定 0.5～1.5 g 静注,以后 0.5 g/h,共 2～6 小时或者更久,病情好转后延长用药时间,并逐渐停药。氯磷定副作用小,使用方便。双复磷对 N 样症状也有效,易通过血脑屏障,对中枢神经系统症状效果显著。

4. 解磷注射液

复方制剂,每支 2 ml 含阿托品 3 mg、苯那辛 3 mg、氯磷定 400 mg。一般肌肉注射,每次 1/2～3 支。

(二)各种药物中毒

(1)吗啡类麻醉性镇痛剂中毒:本类药物是通过作用于中枢的阿片受体而产生中毒。可用阿片受体拮抗剂纳洛酮治疗,静注 0.4～2.0 mg,10 分钟以内即可解除呼吸抑制,昏迷患者迅速清醒。

(2)异烟肼中毒:维生素 B_6 是异烟肼的特异性拮抗剂,异烟肼中毒时,可静脉注射大剂量维生素 B_6。

(3)阿托品类药物:包括阿托品、东莨菪碱、颠茄、曼陀罗(洋金花)、天仙子等中西药,用拟胆碱能药、胆碱酯酶抑制剂毒扁豆碱拮抗,静脉注射 2～3 mg,谵妄、昏迷者即可清醒;也可用催醒宁、催醒胺拮抗,后者作用比前者强,持续时间长。

(三)酒精中毒

酒精中毒后,体内释放内啡呔类物质作用于阿片受体而致昏迷。纳洛酮是阿片受体拮抗剂,酒精中毒后给予纳洛酮治疗,0.4～0.8 mg 用 5%～10% 葡萄糖稀释后静注,10 分钟后即渐清醒;兴奋、烦躁的酒精中毒患者,慎用纳洛酮,应以促进酒精代谢治疗为主。

(四)亚硝酸盐中毒

亚硝酸盐(亚硝酸钠)及类似毒物(氯酸盐、硝基苯、对七二酚等)为变性血红蛋白(高铁血红蛋白)形成剂。静注亚甲蓝可治疗过量的高铁血蛋白血症。小剂量亚甲蓝(1～2 mg/kg)在体内经辅酶 I 还原成白色后,可使高铁血红蛋白还原成血红蛋白。但大剂量亚甲蓝(10 mg/kg)使体内辅酶 I 耗尽,又可将血红蛋白氧化成高铁血红蛋白。甲苯蓝抗高铁血红蛋白血症作用比亚甲蓝快。

(五)氰化物中毒

氰化物和氢氰酸、氯化钾、氰化钠的毒性主要在含有氰根-CN。杏、桃、李、枇杷等核仁中所含苦杏仁甙在苦杏仁酶的催化下可水解产生氢氰酸,木薯也可产生氢氰酸而致中毒。抗毒剂有以下两类。

(1)高铁血红蛋白形成剂:利用氰根和高铁血红蛋白之间的亲和力,促使高铁血红蛋白与细胞色素氧化酶竞争血液中氰离子。经典的药物有亚硝酸异戊酯、亚硝酸钠和亚甲蓝,用法是亚硝酸异戊酯吸入,0.1 ml,吸 1 次/分,吸入多次。3% 亚硝酸钠 10 ml 静注。亚甲蓝 10 mg/kg 静注。

(2)硫代硫酸钠:25% 硫代硫酸钠 20 ml 静注。硫代硫酸钠在体内氧化成元素硫后,在硫氰生成酶的催化下,与氢离子生成无毒的硫氢酸盐,由尿排出。已有两种新的高铁血红蛋白形成剂,4-DMAP(4-二甲基氨基苯酚)作用迅速给药方便,可静注及肌注,剂量

250 mg。PAPP(对氢基苯丙酮)作用持久但起效慢，与 4-DMAP 伍用可增强抗氰效果，减少复发。

（六）硫化氢中毒

亚硝酸钠、4-DMAP 等肌注或静注，剂量同上，使形成硫化高铁血蛋白，有利于从组织中清除硫离子而解毒，并可伍用 25 mg/kg 维生素 B$_6$ 或 10% 尿素 1 g/kg 静注，作为硫的接受体。

（七）砷、汞及其化合物中毒

二巯基丁二酸钠、二巯基丙磺酸钠、二巯基丙醇含巯基对砷、汞亲和力较大，故能夺取砷、汞离子变为无毒化合物从尿排出而起解毒作用。丁二酸钠首次 2 g，用水稀释后静注，以后每次 1 g，1 次/4~8 h，共 3~5 天；丙磺酸钠 5% 2 ml 肌注，以后 1~2 ml/次，1 次/4~6 h，1~2 天后每次 2 ml，1~2 次/日，疗程 1 周。

（八）蛇毒中毒

抗蛇毒血清能较好地拮抗蛇毒中毒引起的中毒症状，但注射前需做皮下过敏试验，15 分钟后无过敏反应者方可应用。如有过敏，应立即皮下注射肾上腺素和激素。抗蛇毒血清在毒蛇咬伤后 3~4 小时内应用效果最佳，必要时 4~6 小时后可重复用药。常用制剂为抗金环蛇血清、抗蝰蛇血清、抗腹蛇血清、抗五步蛇血清、抗眼镜蛇血清等，可将抗蛇毒血清加入液体中缓慢静脉注射。

四、对症治疗

（一）预防继发感染

常规应用抗生素，是预防继发性感染的主要措施，同时也不能忽视及时去除继发性感染的好发因素，如深静脉置管、导尿管、口腔不洁、臀部及其他受压部位褥疮等。

（二）营养支持

是增加患者机体抵抗能力的主要环节，尤其对病程长的患者，更为重要。营养支持的原则，仍应以经胃肠道营养支持为主，并发症少，更能符合生理需要，且经济；病程超过半个月，胃肠道仍不能进食时，应及时采用静脉营养支持。

（三）手术治疗

有些中毒，如造成肠穿孔和肢体坏死，应及时考虑做穿孔修补和截肢术，否则毒素吸收、扩散，有可能加重全身中毒反应，严重时可导致患者迅速死亡。

第 5 节　几种常见急性中毒

一、毒鼠强中毒

（一）诊　断

1. 诊断要点

(1)毒鼠强接触史。
(2)以癫痫样大发作等中枢神经系统兴奋为主的临床表现。
(3)血、尿和呕吐物等生物样品中检出毒鼠强。
鉴别诊断：除外其他以癫痫样大发作为主要临床表现的疾病，如原发性癫痫、中枢神经系统感染性疾病、脑血管意外、亲神经毒物中毒等，特别要与氟乙酰胺中毒进行鉴别。

2. 诊断分级

(1)轻度中毒：出现头痛、头晕、恶心、呕吐和四肢无力等症状，可有肌颤或局灶性癫痫样发作，生物样品中检出毒鼠强。
(2)中度中毒：在轻度中毒基础上，具有下列之一者：癫痫样大发作；精神病样症状(幻觉、妄想等)。
(3)重度中毒：在中度中毒基础上，具有下列之一者：癫痫持续状态；脏器功能衰竭。

（二）治　疗

目前尚缺乏明确的特效解毒剂,也无确切证据证实二巯丙磺钠对毒鼠强有解毒作用,主要采取对症支持治疗。对不能排除有机氟类杀鼠剂中毒者,在明确诊断前可使用乙酰胺。

1. 清除体内毒物

(1)催吐:对于意识清晰、经口中毒<24小时的患者应立即催吐。

(2)洗胃:对经口中毒<24小时的患者要进行洗胃。洗胃时使用清水即可,每次洗胃液量为300～500 ml,直至洗出液澄清;中、重度中毒的患者洗胃后要保留洗胃管,以备反复洗胃和灌入活性炭。

(3)活性炭:轻度中毒患者洗胃后立即给予活性炭1次,中、重度中毒患者在洗胃后最初24小时内,每6～8小时使用活性炭1次,24小时后仍可使用,剂量:成人每次50 g,儿童每次1 g/kg,配成8%～10%混悬液经洗胃管灌入。

(4)血液灌流:中重度中毒患者应早期进行血液灌流,可多次进行,直至癫痫症状得到控制。

2. 镇静止痉

(1)苯巴比妥:为基础用药,可与其他镇静止痉药物合用。轻度中毒每次0.1 g,每8小时肌内注射1次;中、重度中毒每次0.1～0.2 g,每6～8小时肌内注射1次。儿童每次2 mg/kg。抽搐停止后减量使用3～7天。

(2)地西泮:癫痫大发作和癫痫持续状态的首选药物。成人每次10～20 mg,儿童每次0.3～0.5 mg/kg,缓慢静脉注射,成人的注射速度不超过5 mg/min,儿童的注射速度不超过2 mg/min。必要时可重复静脉注射,间隔时间在15分钟以上。不宜加入液体中静脉滴注。

(3)其他:癫痫持续状态超过30分钟,连续两次使用地西泮仍不能有效控制抽搐,应及时使用静脉麻醉剂(如硫喷妥钠)或骨骼肌松弛剂(如维库溴铵)。

3. 对症支持治疗

密切监护心、脑、肝、肾等重要脏器功能,及时给予相应的治疗措施。

4. 吸氧

呼吸困难时吸氧,保持呼吸道通畅必要时呼吸机辅助通气,忌用阿片类和吗啡类药物。

二、百草枯中毒

百草枯中毒通过一个需能的传递系统,富积于肺泡的Ⅰ型细胞和Ⅱ型细胞,高浓度的百草枯富积于肺和肾的细胞,影响其氧化还原反应的进程,产生对组织有害作用的氧自由基。可破坏细胞的防御机制,导致肺损伤(急性或亚急性)和肾小管坏死。

（一）诊　断

1. 诊断要点

(1)百草枯服用史:患者本人或其他知情者的描述。

(2)百草枯服用的证据(自杀的遗书、空的百草枯包装、残留物、气味和颜色)。

(3)临床征象:剧烈呕吐、黏膜红肿疼痛或溃疡形成者(一般于口服后数小时出现)。特别是以肺损害为主并伴有多系统损害。

2. 诊断分级

(1)轻型:摄入百草枯的量小于20 mg/kg,无临床症状或出现呕吐、腹泻。多数患者能够完全恢复。

(2)中至重型:摄入百草枯的量达到20～40 mg/kg,部分患者可存活,但多数患者在2～3周内死于肺功能衰竭。服后立即呕吐;数小时内出现腹泻、腹痛以及口和咽喉部溃疡;1～4天内出现肾衰竭、肝损伤改变、低血压和心动过速;1～2周内出现咳嗽、咯血、胸腔积液。随着肺功能恶化,肺纤维化出现。

(3)暴发型:摄入百草枯的量超过40 mg/kg。1～4天内死于多脏器功能衰竭。服后立即呕吐。数小时到数天内出现腹泻、腹痛、肝肾功能衰竭、口腔咽喉部溃疡、胰腺炎、中毒性心肌炎、昏迷、抽搐等。

3. 在下列情况下接触的百草枯不一定引起严重危害

(1)食用了喷洒过百草枯稀释溶液的植物。

(2)服用了喷洒了百草枯的土壤。

(3)误服一口喷雾器喷出的百草枯。

(二)治　疗

1. 紧急处理

(1)保持呼吸道通畅,确保呼吸、循环功能正常。

(2)尽快脱去污染的衣物,用肥皂清洗并用大量清水彻底冲洗,去除沾染的百草枯。清洗时避免皮肤的磨损。

(3)对无呕吐的患者可采取下列措施:①活性炭:成人 100 g,儿童 2 g/kg。②漂白粉:配成 15% 的溶液,成人 1 L;儿童 15 ml/kg。③须同时使用甘露醇、硫酸镁等泻药。洗胃动作宜轻柔,洗胃液选用 2%～5% 碳酸氢钠液内加适量的肥皂液或洗衣粉,以促进毒物的失活,以手工洗注式较好,每次交换液量 200～300 ml,以尽可能避免经百草枯腐蚀后的胃破裂。

(4)控制呕吐:应用 5 羟色胺拮抗剂,如昂丹司琼 8 mg 缓慢静脉推注,推注时间不低于 15 分钟;或吩噻嗪类止吐剂,如甲哌氯丙嗪。不要使用甲氧氯普胺等多巴胺拮抗剂,因此类药物可减弱多巴胺对肾功能的恢复作用。

(5)补液:应严密监测肾功能状况,使其保持在一个良好的状态,以保持肾脏对百草枯的清除处于最佳状态,同时要保持水电解质平衡。

(6)除非出现严重的缺氧表现(血中氧分压低于 40 mmHg),否则不建议吸氧(氧气能够增强百草枯的毒性)。

2. 药物治疗

目前无特效解毒剂,可能有效的药物有普萘洛尔(与结合于肺的毒物竞争)、大剂量环磷酰胺及地塞米松(防止肺纤维化)、去铁敏及 N-乙酰半胱氨酸(抑制百草枯于肺内形成氧自由基)。

3. 对症处理

(1)积极处理好急性呼吸窘迫综合征、肝坏死和急性肾衰竭等威胁生命的毒效应。

(2)止痛剂使用:因口腔、食管和胃的腐蚀性损伤可引起剧烈的疼痛,可以使用强止痛药物,如吗啡等。

(3)处理口腔溃疡和感染。

(4)使用抗菌药物控制继发感染。

4. 血液透析或血浆灌流

血液透析不增加百草枯从体内排出的效果。血液灌流作为一种治疗方法已使用了许多年,但此方法的有效性仍有争议。一般认为越早越好且灌流时间 >10 小时。百草枯中毒患者是否使用血液灌流,需考虑以下因素。

(1)患者服用了近致死量的百草枯;或有 20%～70% 的生存希望,且在摄入数个小时内,这种情况下使用血液灌流对病情的恢复有帮助。

(2)患者摄入的量超过致死剂量许多倍,或根据生存曲线提示预后很差,这种情况下使用血液灌流对病情恢复没有帮助。

(3)连续应用血液灌流对挽救生命无作用,但可延长生存期限,以便有较多的时间选择其他治疗方法。

三、有机磷中毒

(一)诊　断

1. 诊断要点

(1)有机磷毒物接触史。

(2)有毒蕈碱样症状和(或)烟碱样症状和(或)中枢神经系统症状。

(3)全血胆碱酯酶活力测定小于正常值 70% 和(或)体液检测到有机磷化合物。

2. 诊断分级

(1)轻度中毒:轻度毒蕈碱样症状和轻度中枢神经症状,全血胆碱酯酶活力一般在 50%～70%。

(2)中度中毒:除轻度中毒症状外,出现肌束震颤,全血胆碱酯酶活力一般在 30%～50%。

(3)重度中毒:除中度中毒症状外,发生神志不清、昏迷、呼吸极度困难、肺水肿、脑水肿、血压下降等,全血胆碱酯酶活力一般小于 30％。

(二)治 疗

急性有机磷农药中毒发病急,进展快,必须迅速及时进行救治。治疗原则主要是清除毒物、使用特效解毒剂及综合对症治疗,对中间综合征和症状反跳等也应予以高度重视及相应治疗。

1. 清除毒物

(1)皮肤染毒:脱去污染的衣物,彻底清洗体表皮肤,清洗方法最好是冲洗式。几乎所有有机磷农药均可用碱性液体作为清洗液,如普通肥皂水、1％碳酸钠溶液及 2％~5％碳酸氢钠溶液等。以肥皂水最为实用,某些合成洗涤剂有可能加强一些有机磷农药的毒性,故洗衣粉及浴液不宜使用。绝对禁用各种浓度的乙醇溶液,因为它们可以增加毒物的吸收。碱性液体洗过后,应用清水冲洗,至闻不出农药气味为止,必要时可重复清洗。

(2)口服中毒:要先催吐后洗胃。

①催吐:患者神志清楚、生命体征稳定、配合治疗,可以用催吐法使患者呕吐,将胃内农药排出,催吐法有机械探吐、温盐水催吐、吐根糖浆催吐与注射阿朴吗啡催吐等。一般对神志清楚、不配合治疗且强烈挣扎患者才注射阿朴吗啡催吐。中度中毒患者症状较明显,特别是肌颤、肌无力较重,重度中毒患者已昏迷,两者均不能催吐,以免呕吐物反流误吸入气管。

②洗胃:常用洗胃液有清水、碳酸氢钠溶液(SB,为碱性液)与高锰酸钾溶液(PP,为氧化剂)。根据有机磷酸酯降解的原理,清水只起机械性清除作用,后二者除机械性清除外还可水解和氧化毒物而起解毒作用。敌敌畏在 SB、PP 等溶液中的降解动力学研究发现,PP 与敌敌畏反应迅速,在较低浓度时就有氧化作用,对口服中毒应尽可能用较高浓度的 PP 溶液洗胃,但浓度过高时对胃黏膜有刺激作用,试验证明以 1/10000~1/5000 的浓度最佳,前者对敌敌畏的降解半衰期为 1.1 分钟,后者为 0.5 分钟,浓度再高则对胃黏膜有腐蚀作用。此外,PP 氧化敌敌畏后本身被还原为二氧化锰,溶液由紫红色变为淡棕色,微量的敌敌畏可在 1~2 分钟内、使 PP 溶液变色,因此,当洗胃液不再变色时,说明洗胃已比较彻底,可作为判断洗胃是否彻底的指标。碱性化合物中 SB 水解敌敌畏速度较慢,催化作用不强;氢氧化钠溶液水解敌敌畏迅速,但对胃黏膜有腐蚀作用,不能用于洗胃;1/1000 浓度的漂白粉能较快的水解敌敌畏,但不如 PP 迅速。故对敌敌畏来说,最佳的洗胃液是 1/10000~1/5000 的 PP 水溶液。PP 对其他有机磷农药洗胃也有效,但对硫磷和马拉硫磷中毒,禁用 PP 水溶液洗胃,因 PP 能将其氧化为毒性更大的对氧磷和马拉氧磷。敌百虫中毒禁用碱性溶液(如碳酸氢钠溶液)洗胃,因敌百虫在弱碱性溶液中就可以变成毒性比它大 10 倍的敌敌畏。洗胃时每次灌入洗胃液的量应为 400~500 ml,因为成人的胃容量为 500 ml 左右,400~500 ml 洗胃液可使胃壁膨胀撑起,显露胃皱襞,达到彻底清洗的目的。洗胃液过少则减低洗胃效果,并需延长洗胃时间;过多则易造成胃扩张/幽门开放,促使毒物进入肠道。一般口服毒物中毒的洗胃液总量应以达到彻底洗胃的目的为准,即洗胃液清亮,无毒物气味或高锰酸钾溶液不变色。口服有机磷农药的总洗胃液量一般为 20~30 L。如超过 30 L,还认为胃内毒物未能洗净,仍应继续洗胃。这时可考虑改变洗胃的方式,如不时变动患者体位或按压患者腹部等,以求洗胃效果更好。另一方面,要注意洗胃液过多易造成钠和氯离子丢失,而产生代谢性酸中毒。彻底洗胃的指征:用清水洗胃时,洗出液清澈,无农药气味;用高锰酸钾溶液洗胃时,洗出液除清澈、无味,其颜色与进胃时的颜色一致(即紫红色);如有条件,可测定洗出液的有机磷浓度,以测不到毒物为准。有些有机磷农药如敌敌畏可能存在胃肠-血-胃肠循环,故对重症病人需保留胃管,每隔 3~4 小时洗胃 1 次,每次洗胃液 4~5 L,直至洗出液清澈、闻不到农药气味或洗胃液中测不到农药为止。洗胃越早越好,但不要受 6 小时胃生理排空时间的限制,因为毒物的作用可促使幽门痉挛致使胃排空障碍,胃肠-血-胃肠循环可使吸收的农药从血经胃黏膜排放到胃内,而经抗胆碱能药治疗的患者,药物可抑制胃排空和胃肠蠕动。即使服毒时间已超过 12 小时或更长,胃内可能仍有残留毒物存在,仍应洗胃。剖腹造瘘洗胃适用于反复插洗胃管不成功或胃内食物碎块太多、胃管堵塞不易经胃管吸出、服毒量大且未呕吐的病情危重者。国内自 20 世

纪 70 年代以来,即开展此项洗胃法,成功地抢救了不少经口严重中毒的患者。此法的优点是手术比较简单易行、清洗彻底且不易为胃内食物堵塞。缺点是增加手术创伤,增加感染机会,并可能使毒物污染腹腔。

2. 解毒治疗

(1)抗胆碱药:抗胆碱药能有效地同乙酰胆碱争夺胆碱能受体,阻滞乙酰胆碱的作用,对抗急性有机磷农药中毒所致的呼吸中枢抑制、支气管痉挛、肺水肿、循环衰竭,从而挽救生命,起治标的作用。抗胆碱药用于有机磷中毒治疗者主要有两类:①外周作用较强的抗胆碱药(节后抗胆碱药):对外周及中枢毒蕈碱(M)样胆碱能受体有阻断作用,如阿托品、山莨菪碱和樟柳碱等。②中枢作用较强的抗胆碱药:对中枢毒蕈碱(M)样受体、烟碱(N)样受体及外周毒蕈碱(M)样受体有阻断作用,如东莨菪碱、苯那辛、苯甲托品、开马君和长托宁等。茄科中草药分属上两类抗胆碱药。

阿托品为毒蕈碱(M)样受体阻断剂,对 M 受体的阻断作用有相当高的选择性,在大剂量时也有阻断神经节烟碱样受体 N_1 的作用,是临床最常用的抗胆碱药。使用剂量根据中毒的轻重一般在 1~20 mg,重复使用直至阿托品化,并维持阿托品化 1~3 天。阿托品化指给予足量阿托品后毒蕈碱样症状消失,出现轻度阿托品药物反应。其主要指标为:①口干,皮肤干燥。②心率在 100 次/分左右。③体温略高,37.3~37.5℃。④或有小躁动。瞳孔散大、颜面潮红、肺啰音消失等为参考指标。

使用阿托品治疗要注意下列几点。

①阿托品的用量宜个体化,根据有机磷种类、中毒途径、中毒剂量、中毒程度、就诊时间、急救措施、有无合理伍用复能剂、个体对阿托品的敏感性等选择最佳有效剂量,尽快达到阿托品化。

②早期、足量、合理地伍用复能剂和中枢性抗胆碱药,应用复能剂能使磷酰化酶恢复水解乙酰胆碱的能力,使积聚的乙酰胆碱减少,减少阿托品的用量,容易达到阿托品化。使用对中枢 M、N 受体均有作用的中枢性抗胆碱药,能较好地控制有机磷农药中毒所致的躁动不安、惊厥和呼吸中枢抑制等中枢症状,并使中枢 N 受体功能恢复正常,进而使中枢 M 受体构象

恢复正常,因而对 AchE 和阿托品的敏感性恢复正常。

③用药期间密切观察病情,根据临床表现及胆碱酯酶活力随时调整药物剂量。

④勿放松清除毒物的措施,及时补行催吐、洗胃、导泻或清洗污染的头发、皮肤,终止对毒物的继续吸收。

⑤有并发症如酸中毒、脑水肿时,难以达到阿托品化,要同时处理这些并发症。

⑥判断阿托品化应综合观察各项指标,要因人而异。阿托品化后逐渐减少每次用量,然后再逐渐延长重复用药的间隔时间。

⑦一旦诊断为阿托品过量,应立即暂停用药观察。

⑧儿童、老年人、肾功能不全者易发生阿托品过量中毒。

(2)胆碱酯酶重活化剂(复能剂):多为肟类化合物,故称肟类复能剂。肟类复能剂不但能使磷酰化胆碱酯酶恢复活力,而且对有机磷毒物中毒引起的肌束震颤、肌无力和肌麻痹有直接对抗作用,并有较弱的阿托品样作用。复能剂的种类有氯磷定、碘解磷定、甲磺磷定、双复磷、双解磷等,其中常用的是前两种。

(3)解毒剂的使用原则

①联合用药;

②尽早用药;

③足量用药;

④重复用药。

(4)急救复方的使用:复方一般由两个具有不同作用特点的抗胆碱药和 1~2 个重活化作用较强的复能剂组成,如军事医学科学院研制的解磷注射液以及国外的 TAB 复方(双解磷、阿托品和苯那辛)。其中解磷注射液每 2 ml 内含阿托品 3 mg、苯那辛 3 mg、氯磷定 400 mg,一般中度中毒首次给药 2~4 ml 再加氯磷定 0.5~1.0 mg,重度中毒 4~6 ml 再加氯磷定 1.0~2.0 mg,重复给药使用半量。应密切观察病情变化,随时调整用药或剂量。

3. 综合对症治疗

(1)清除毒源:防止毒物继续吸收。

(2)清除体内已吸收的有机磷毒物:可使用血液

灌流和(或)血浆置换。

(3)维持呼吸功能:对于严重中毒患者,维持呼吸功能为治疗的主要措施之一。包括清理气道,保持呼吸道通畅;有呼吸困难、发绀时,立即吸氧;呼吸衰竭的处理等。

①早期的呼吸衰竭:原因可为中枢性呼吸抑制也可为外周性呼吸肌麻痹,常伴有意识不清,应给予足量的解毒剂,必要时进行机械通气。

②病情反复,中毒反跳所致呼吸衰竭:多为服毒量较大、洗胃不彻底、解毒药减量或停药过早所致。除使用足量的解毒剂及机械通气外,应注意继续清除毒物,有可能时做血液毒物监测。详见下述中毒反跳的治疗。

③中间综合征所致呼吸衰竭:处理见本节中间综合征的治疗。

(4)镇静抗惊厥:应早期使用地西泮。地西泮能间接抑制中枢 ACh 的释放,并通过阻滞钙通道抑制神经末梢发放异常冲动,保护神经肌肉接头。有机磷中毒使用地西泮可起到镇静、抗焦虑、松弛肌肉、抗惊厥和保护心肌的作用。国外的研究结果显示,地西泮可以改善中毒症状、提高实验动物的 LD_{50},已将其列为常规治疗药物之一。国内用于经解毒治疗后仍有烦躁不安、抽搐的患者,用法为 $10\sim20$ mg 肌注或静注,必要时可重复。注意用量过大或静脉注射速度过快可产生呼吸抑制。不主张以苯巴比妥钠作为抗惊厥药。

(5)维持循环功能

①心搏停止:按常规心肺脑复苏处理。如停搏时间不长、复苏措施正确,待解毒剂产生作用,中毒者仍可望恢复,因此轻易不要停止抢救。

②防治休克:严重中毒合并休克的常见原因及其处理为:a.低血容量性休克:中毒者由于严重的 M 样症状如恶心、呕吐、流涎、出汗,使机体丧失大量液体、血容量减少而导致休克。此型休克的处理为在抗毒治疗的基础上适当补充血容量,补液以晶体为主,兼顾胶体,同时根据血液酸碱平衡及电解质浓度变化情况,给予纠酸补钾。b.中毒性休克:少数中毒患者,晚期由于有机磷所致血管运动中枢麻痹,血压下降,发生难以逆转的休克。除扩容外,应加强抗毒治疗,纠正酸中毒及低钾,适当应用血管活性药物及进一步改善微循环的药物(山莨菪碱或东莨菪碱等)或许能够奏效。c.心源性休克:临床和病理资料提示,有机磷毒物可引起中毒性心肌病变,导致心肌收缩力减弱和冠状动脉供血不足而继发心泵衰竭,表现为第一心音减弱、心率加快、心律不齐、心电图改变及心肌酶谱升高。多数病例并不严重,且可随病情的减轻而逐渐恢复。但是,如并发严重缺氧、酸中毒及循环障碍,特别是严重心律不齐(尖端扭转型室性心动过速)时,可导致休克。此时,除上述各项治疗外,并应控制心律不齐,适当给予洋地黄类强心剂,并给予心肌营养药,如三磷腺苷、辅酶 A、极化液等。

③纠正心律紊乱:中毒者出现心律紊乱,应立即采取下列措施:立即实施心脏监护,密切观察心率、心律及血压变化;床旁描记常规 12 导联心电图,进一步分析心律紊乱类型;采集血标本,测定电解质含量并进行血气分析。有机磷杀虫剂中毒常见的严重心律紊乱及其处理为:a.室性期前收缩:同时如有血钾降低,可静脉快速补钾,方法为静脉点滴液体中,每 500 ml 加入 10% 氯化钾 $10\sim20$ ml,如血钾正常,可静脉注射利多卡因或口服(清醒患者)美西律,剂量按内科常规用量。b.室性心动过速:如为低血钾引起,首先给予静脉快速补钾,方法同前,血钾正常者可静脉注射利多卡因,剂量按内科常规用量,经上述处理仍存在室性心动过速,且已引起血流动力学变化、血压下降者,速行同步电复律。c.扭转型室性心动过速:为危重的心律紊乱,易转变为室颤而死亡,首先根据血钾及血气分析结果纠酸补钾,给予天门冬氨酸钾镁,如未纠正,以异丙肾上腺素(500 ml 葡萄糖加 1mg 异丙肾上腺素)静脉点滴,将心率提高到 $100\sim120$ 次/分钟,如仍无效,可用食管心房调搏将心率提高到 $100\sim120$ 次/分,持续数小时至数天,待 QT 间期恢复正常为止。d.心室颤动:按心肺复苏处理。

(6)防治脑水肿:有机磷对脑组织的毒性作用、低氧血症及代谢性酸中毒均可影响脑血管的通透性和脑细胞的代谢,导致脑水肿。脑水肿的征象与一般临床出现脑水肿的征象相同,即颅内压增高的三个主要症状,如头痛、呕吐与视神经乳头水肿。有机磷中毒有下列表现时即可开始降颅压治疗:①上述脑水肿的征象。②长期昏迷。③心肺复苏后,呼吸、心跳已恢复,但仍昏迷。

防治脑水肿的措施有以下几种。

①脱水利尿:昏迷超过数小时,即可给予利尿脱水,常选用 20％甘露醇或 25％山梨醇 250 ml 快速静脉滴注,15～30 分钟滴完,每 6～8 小时 1 次。或呋塞米 20～40 mg,静脉注射,每天 2～3 次。注意水、电解质平衡。

②使用肾上腺皮质激素:地塞米松大剂量短程治疗,每日 30～60 mg,分数次静脉给药。

③低温疗法:病情严重、长期昏迷或心搏停止后复苏的昏迷病例可采用低温疗法保护大脑,如头戴冰帽、头置冰槽、半导体冰帽、大动脉处置冰袋等使肛温降至 32℃左右。

④给氧:根据病情选择使用。

⑤应用抗惊厥药物:脑水肿缺氧抽搐要及时应用药物控制,以免形成恶性循环。常用地西泮 10～20 mg,静脉注射,不用巴比妥类,以免增加呼吸抑制。

⑥保护脑细胞药物:如 γ-氨基丁酸、三磷腺苷、胞二磷胆碱等。

(7)维持液体、电解质,酸碱平衡:重度中毒患者由于严重的恶心、呕吐、流涎、大量出汗、缺氧(呼吸抑制及肺水肿引起)和大量清水洗胃等原因,可导致水、电解质及酸碱平衡紊乱。正确维持水、电解质及酸碱平衡是对重度中毒者重要的治疗措施。

①按照解毒治疗原则给予积极有效的解毒治疗。

②根据血红蛋白含量及尿量适当给予补液。

③定期监测血液电解质含量及动脉血气分析,及时纠正酸中毒及电解质紊乱。如因设备所限不能进行血液电解质、碳酸氢根离子测定及血气分析,可暂按轻度酸中毒的治疗原则给予静脉点滴 5％碳酸氢钠 200～300 ml,并按见尿补钾的原则,在 500 ml 液体中加钾 1 g(10％氯化钾 10 ml)。

(8)防治肺部感染:由于洗胃、昏迷、口腔气管分泌物多等原因,重度中毒者易误吸而导致肺部感染,必须积极应用有效抗生素防治肺部感染。

(9)保肝治疗:一般使用的有机磷杀虫剂的制剂多为乳油,其中含有大量有机溶剂苯、二甲苯等,如口服乐果中毒早期的昏迷多为苯、二甲苯等引起,治疗措施为给予肝泰乐(葡萄糖醛酸内酯)、维生素 C 解毒。用法肝泰乐 0.5 g,维生素 C 1～2 g,加于 10％葡萄糖溶液 500 ml 中静脉滴注,每日 2 次。

(10)加强护理:按昏迷患者常规护理,密切观察病情变化,特别是要注意观察解毒剂的疗效和副作用,及时调整药量。

4. 中间综合征的治疗

(1)机械通气:有机磷杀虫剂中毒后 2～7 天,胆碱能危象已经消失,意识清醒,但逐渐出现声音嘶哑、吞咽困难或复视、抬头力弱、睁眼困难、眼球活动受限、吞咽发呛等表现,最后因呼吸肌麻痹出现呼吸困难、辅助呼吸肌参与呼吸运动、呼吸运动不协调、呼吸浅慢至停止,因进行性缺氧而表现焦虑、烦躁不安、大汗、发绀和意识障碍等,应立即给予气管插管,进行人工机械通气,直至恢复自主呼吸。机械通气过程中要保持呼吸道通畅,注意吸痰、湿化,一旦发现导管阻塞或插管通气已超过 3 天,改为气管切开。

(2)肌注氯磷定:气管插管后,在人工机械通气条件下,给予突击量氯磷定肌注。氯磷定按下述方法给药:①1 g 肌注,每小时 1 次,共 3 次;②以后 1 g 肌注,每 2 小时 1 次共 3 次;③以后 1 g 肌注,每 4 小时 1 次,直至 24 时;第一日用量为 10 g 左右;④24 小时后 1 g 肌注,每 4～6 小时 1 次,共 2～3 天为 1 个疗程,以后视病情而定。氯磷定突击量疗法主要药理依据是肟类复能剂的两种作用,即磷酰化胆碱酯酶的复能和直接对抗胆碱酯酶抑制剂中毒所致神经肌肉接头的阻滞。在人工机械通气措施下给予安全范围内大剂量的氯磷定,可充分发挥其对外周呼吸肌麻痹的生理对抗作用。根据笔者的临床经验和国内外文献报道,如前述氯磷定的 1 天最大用量可达 10～12 g。据 7 家医院使用突击量氯磷定治疗有机磷农药中毒致外周呼吸肌麻痹 84 例疗效观察中,治愈 65 例,较常规方法 40 例治愈 24 例疗效明显提高,并减少了并发症的发生。

(3)其他辅助治疗:其他辅助治疗同上,并可根据临床表现伍用少量阿托品。

5. 有机磷中毒反跳的治疗

有机磷中毒患者,经过积极的治疗,在症状明显缓解后,病情突然急剧恶化,重新出现中毒症状而且比前加重,临床上称这种现象为反跳。反跳出现时间一般在急性有机磷中毒后 2～9 天,乐果中毒反跳出现时间较晚,多在中毒的 5～9 天。反跳的预后通常较差,死亡率甚高。出现反跳的机制可能为:①毒物清除不彻底;②有机磷在肝内逐渐代谢氧化增强了毒性。某些有机磷化合物经肝脏代谢后,毒性可增加多倍,其代谢产物随胆汁贮存于胆囊,当进食或受神经反射刺激时,胆囊收缩,毒物随胆汁进入肠道而致再吸收中毒。反跳时由于 M 受体的敏感性增高,所以中毒症状严重,而机体在经过长期的解毒治疗后对阿托品产生耐受等使治疗困难,所以死亡率高。治疗要点:①需用大剂量解毒剂:特别是抗胆碱药,患者一旦出现反跳,要达到阿托品化所需阿托品量要比反跳前大 5 倍以上,且减量要缓慢;②早期加用大剂量皮质激素:皮质激素可抑制人体应激反应,促进心肌代谢,提高心肌对缺氧的耐受性,因而对反跳的患者是有益的;③加强对症支持治疗:具体方法见前述综合对症治疗。

四、河豚鱼中毒

河豚鱼也称气泡鱼、肺鱼等,约有数百种,其肉质鲜美,营养丰富,但其中十来种具有很强的毒性,人若食用则能发生河豚鱼中毒。这些鱼的皮、内脏及血液都含有毒素,尤其河豚鱼的肝、肠、卵、卵巢或睾丸为主要的有毒脏器,其毒素包含河豚毒素、河豚酸、肝毒素和卵巢毒素等。河豚毒素为非蛋白质神经性毒素,对中枢神经系统和末梢神经均有麻痹作用。人食用含河豚毒素的鱼不仅有胃肠道的刺激作用,毒素被吸收后还可迅速作用于神经末梢和神经元,选择性阻断细胞膜对钠的通透性,阻碍神经传导,致使神经麻痹。最初是感觉神经麻痹,继之运动神经发生麻痹,严重者脑干麻痹,可导致呼吸衰竭。河豚毒素还能抑制心肌细胞的兴奋性,导致心律失常。

(一)诊 断

(1)有食河豚鱼史。

(2)典型的河豚鱼中毒的胃肠道和神经系统的临床表现。

(3)心电图提示心律失常。

(4)动物实验:取中毒者的尿 5 ml,注入雄蟾蜍腹腔内,若有中毒反应,则可帮助诊断。

(二)治 疗

(1)立即催吐或用 1：5000 高锰酸钾溶液或清水洗胃,若无腹泻可予 50％硫酸镁口服导泄。

(2)静脉输液,辅以利尿剂,促使毒物排出。

(3)拮抗毒素的毒性作用,可酌情使用 1％盐酸士的宁 2 mg,肌肉或皮下注射,也可选维生素 B_{12} 肌肉注射,均能拮抗河豚毒素的运动麻痹作用。给予阿托品能拮抗毒素对心肌的毒性作用。

(4)对症治疗。

(5)早期河豚鱼中毒,应用肾上腺皮质激素能改善机体的全身情况。

(6)呼吸困难予以吸氧,酌情使用尼可刹米或洛贝林等呼吸兴奋剂,出现呼吸麻痹及时使用呼吸机辅助呼吸。

五、一氧化碳中毒

(一)诊 断

(1)有一氧化碳接触史。

(2)突然昏倒,同一环境下同时发病,重者皮肤黏膜樱桃红色。但轻度中毒者需与流感鉴别,病史询问有困难时,应与脑血管意外、脑膜炎、糖尿病酮症酸中毒相鉴别。

(3)血中碳氧血红蛋白(COHb)的测定,主要有诊断价值。

(二)治 疗

1. 纠正缺氧

迅速将患者移离中毒现场,转移到空气新鲜的地方,解开衣扣、裤带,注意保暖,保持呼吸道通畅。有的轻型患者,不经其他治疗,即可痊愈。患者本人如发现有一氧化碳中毒的迹象,应立即开门、开窗,如行动不便时,也可打破玻璃窗,使新鲜空气进入室内。吸入氧气可加速 COHb 解离,增加一氧化碳的排出。吸入新鲜空气时,一氧化碳由 COHb 释放出半量约需 4 小时,吸入纯氧时可缩短至 30～40 分钟,吸收 3 个大气压的纯氧可缩短至 20 分钟。高压氧舱治疗能增加血液中溶解氧,提高动脉血氧分压,使毛细血管的氧容易向细胞内弥散,可迅速纠正组织缺氧。呼吸停止时,应及早进行人工呼吸,或用呼吸机维持呼吸。危重患者可考虑血浆置换。

2. 防治脑水肿

严重中毒后,脑水肿可在 24～48 小时发展到高峰。脱水疗法很重要,目前最常用的是 20％甘露醇静脉快速滴注,待 2～3 天后颅压增高现象好转,可减量。也可注射呋塞米脱水。三磷腺苷、肾上腺糖皮质激素如地塞米松也有助于缓解脑水肿。如有频繁抽搐,目前首先用地西泮 10～20 mg 静注,抽搐停止后再静滴苯妥英钠 0.5～1.0 g,可在 4～6 小时内重复应用。

3. 治疗感染和控制高热

应做咽拭子、血、尿培养,选择广谱抗生素。高热能影响脑功能,可采用物理降温方法,如头部用冰帽、体表用冰袋,使体温保持在 32℃ 左右。如降温过程中出现寒战或体温下降困难时,可用冬眠药物。

4. 促进脑细胞代谢

应用能量合剂,常用药物有三磷腺苷、辅酶 A、细胞色素 C 和大量维生素 C 等。

5. 防治并发症和后发症

昏迷期间加强护理,保持呼吸道通畅,定时翻身防止发生骨筋膜室综合征、褥疮、肺炎等。

6. 高压氧治疗

高压氧能加速 COHb 的解离,促进一氧化碳的清除,使 Hb 恢复携氧功能;高压氧能提高血氧分压,增加血氧含量,使组织得到足够的溶解氧,大大减少机体对 HbO 的依赖性,从而迅速纠正低氧血症,改善机体缺氧状态;高压氧能使颅内血管收缩,使其通透性降低,有利于降低颅内压,打断大脑缺氧与脑水肿的恶性循环;高压氧对一氧化碳中毒后遗症及其迟发脑病有明显防治作用。高压氧治疗指征一般为:

①急性中、重度一氧化碳中毒,昏迷不醒,呼吸循环功能不稳定,或一度出现过呼吸、心搏停止者。

②中毒后昏迷时间＞4 小时,或长期暴露于高浓度一氧化碳环境＞8 小时,经抢救后苏醒,但不久病情又有反复者。

③中毒后恢复不良,出现精神、神经症状者。

④意识虽有恢复,但血 COHb 一度升高,尤其＞30％者。

⑤脑电图、头部 CT 检查异常者。

⑥轻度中毒患者持续存在头痛、头晕、乏力等,或年龄在 40 岁以上,或为脑力劳动者。

⑦孕妇和婴儿一氧化碳中毒病情较轻者也建议给予高压氧治疗。

⑧出现一氧化碳中毒性脑病,病程在 6 个月至 1 年之内者。

目前,高压氧舱型号主要有大型多人舱和小型单人舱。此两种舱室各有利弊,应根据病情来选用舱室。大舱可同时容纳多人进行治疗,医护人员可同时进舱配合救治和护理,便于直接观测生命指征,因此危重病患者或昏迷患者以进大舱治疗为宜,既安全又方便。小舱以纯氧加压,仅能容纳一人治疗,不用戴面罩,适于呼吸无力、气管切开患者,以及中度/轻度一氧化碳中毒患者。具体治疗方法应根据病情而定,因人而异。一般说来,首次压力 2～3ATA,开始治疗的 1～3 天,每天应加压治疗 1～3 次,以后改为每日 1 次,压力稍低于首次治疗。治疗时程应依病情酌定,一般是重者时程长,轻者时程短。

（郭东风　宋志芳）

参　考　文　献

1　韩继媛,曹锋生,王一镗,等. 长托宁的临床应用. 中华急诊医学杂志,2005,2(14):173

2　黄韶清. 现代急性中毒诊断治疗学. 北京:人民军医出版社,2002

3 Gainza I，Nogue S，Martinez Velasco C，et al. Drug poisoning. An Sist Sanit Navar，2003，26(Suppl 1)：99 ～108

4 中国疾病预防控制中心中毒控制中心. 急性毒鼠强中毒诊断治疗原则. 中华预防医学杂志，2005,2(39)：98

第 22 章

小儿惊厥
Child convulsion

惊厥(convulsion)或称抽痉,是小儿时期较常见的中枢神经系统器质或功能异常的紧急症状,是多种原因所致大脑神经元暂时性功能紊乱的一种表现。发作时表现各异,全身或局部肌群突然发生阵挛、松弛交替,或强直性收缩,同时可有不同程度的意识障碍。局部以面部(特别是眼睑、口唇)和拇指抽搐为突出,双眼球常有凝视、发直、或上翻,瞳孔扩大。不同部位肌肉的抽搐可导致不同的临床表现:咽喉肌的抽搐,可致口吐白沫、喉头痰响,甚至窒息;呼吸肌抽搐可到屏气、发绀,导致缺氧;膀胱、直肠肌、腹肌抽搐可致大小便失禁;此外,严重的抽搐可致舌咬伤、肌肉关节损害、跌倒外伤等。

惊厥发作每次为期数秒至数分钟不等,大多在5～10分钟以内。部分患儿发作后肌肉软弱无力、嗜睡,甚至醒后仍然乏力。严重持续惊厥或频繁惊厥中间无清醒期持续超过30分钟,称为惊厥持续状态,有时还伴有暂时性瘫痪(Todd瘫痪)。

新生儿期的惊厥发作往往表现不典型,可表现为轻微的局限性抽搐如凝视、眼球偏斜、眼睑颤动、面肌抽搐、呼吸不规则等。由于幅度轻微,表现不典型,常常易被忽视。

惊厥是6岁以下小儿常见急症之一,若不及时诊断及恰当地处理,可能给小儿发育中的大脑或其他脏器的功能造成不可逆的损害,导致严重的后果,故应争取时间,及时止痉,并及早查明惊厥病因,对因治疗,防止再发,以免造成缺氧性脑损害和后遗症。

一、小儿惊厥的病理生理基础

小儿惊厥的发生有其特定的病理生理基础:小儿大脑皮质神经细胞发育不成熟,兴奋性较高,对皮质下的抑制作用较弱,神经髓鞘的形成欠完善,绝缘和保护作用差,传导分化功能差等,均可使神经兴奋性增高,并且易扩散泛化至整个大脑,形成惊厥。因此,惊厥在婴儿远较成人多见,而其发生有时并不含有如成人一样的严重意义。

各种不良刺激均可使神经细胞兴奋性增高,于是细胞的外正内负的极化状态转变成内正外负的去极化状态,形成冲动,沿轴突膜向神经末梢和突触小体传递,突触前膜球型囊泡向突触间隙释放兴奋性神经递质(如去甲基肾上腺素、乙酰胆碱),随后弥散至突触后膜,与后膜上的特异性受体结合,形成递质-受体复合物,使膜的离子通透性改变,产生膜电荷变化,引起扩布性动作电位,并转化成锋电位,使兴奋传至整个神经元,因而产生惊厥。

二、病因及发病机制

在临床上,可致小儿产生惊厥的病因较多,但大体可分为感染性疾病和非感染性疾病这两大类。

(一)感染性疾病

多为发热惊厥,可分为颅内和颅外感染性疾病这两大类。

1. 颅内感染性疾病

(1)各种细菌性脑膜炎,脑脓肿,结核,颅内静脉窦炎等。

(2)各种病毒性脑炎、脑膜炎。

(3)各种脑寄生虫病。

(4)真菌性脑膜炎。

2. 颅外感染性疾病

(1)呼吸道感染:上呼吸道感染、急性扁桃体炎、各种重症肺炎。

(2)消化道感染:各种细菌性、病毒性胃肠炎。

(3)泌尿道感染:急性肾盂肾炎。

(4)全身性感染和传染病:败血症、破伤风、麻疹、猩红热、伤寒等以及感染中毒性脑病。

(二)非感染性疾病

临床多表现为无热惊厥。

1. 颅内非感染性疾病

(1)癫痫。

(2)颅脑创伤(包括产伤、手术)。

(3)颅内出血。

(4)颅内肿瘤。

(5)中枢神经畸形。

(6)中枢神经遗传、变性、脱髓鞘疾病。

2. 颅外非感染性疾病

(1)中毒:有毒动、植物(蛇毒、毒草、白果等),无机、有机毒物,农药(有机磷),杀鼠药(毒鼠强、磷化锌)以及药物中毒(中枢神经兴奋剂)等。

(2)各种原因的脑缺氧:包括心源性脑缺氧综合征。

(3)代谢性脑病:低血糖,水、电解质、酸碱平衡紊乱(水中毒、低钠血症、高钠血症、高钾血症、低钙血症、低镁血症、低磷血症、酸中毒、碱中毒),维生素缺乏症(如维生素 B_6 缺乏症)、依赖症,中毒症(维生素 A、维生素 D 中毒症等)。

惊厥的发生是由于中枢神经系统或各种全身性疾病的某种原因,导致脑细胞功能紊乱,大脑部分神经元兴奋性过高,神经元突然大量异常放电的结果。凡能造成神经元兴奋性过高的因素,如脑缺血、缺氧、炎症、水肿、坏死、中毒、变性等,均可导致惊厥。

全身性感染时,经常出现微循环障碍,由于脑毛细血管痉挛,内皮细胞肿胀,脑微循环障碍,致脑血流量减少,灌注不足,造成脑缺血缺氧。脑缺氧时,糖有氧代谢下降,三磷腺苷生成减少,钠泵做功差,形成脑细胞内水肿,导致脑肿胀,于是发生惊厥。

严重脑缺氧时,大脑、小脑、海马、苍白球、丘脑、齿状核等处神经细胞可发生坏死,神经胶质细胞增生,神经纤维变性。坏死的神经细胞几乎不能再生,因而发生反复惊厥,进一步造成严重脑损伤。

嗜神经病毒能吸附、穿入脑细胞,脱壳后能利用脑细胞内之核酸,合成 DNA 或 RNA,待成熟后又释放,并再在脑细胞内增生,因此脑细胞发生坏死、变性、细胞融合、包涵体形成以及血管周围套袖状炎性浸润,故而发生惊厥。

脑肿瘤、血肿、瘢痕组织等,能对神经细胞起直接机械性刺激作用而发生惊厥。

各种电解质对神经肌肉的兴奋性如传导性也有重要影响。Na^+ 和 K^+ 为应激性离子,对神经的兴奋和传导起促进作用;Ca^{2+} 和 Mg^{2+} 为麻痹性离子,起抑制性作用。故 Na^+、K^+ 浓度上升或 Ca^{2+} 和 Mg^{2+} 浓度下降,均可引起惊厥。其中游离 Ca^{2+} 下降最易引起惊厥。

三、诊 断

对惊厥患儿的诊断一般首先应根据有无发热而分为感染与非感染两大类;再根据有无神经系统症状体征而分为颅内或颅外病变。有热惊厥一定要查明其原发疾患。

(一)儿童惊厥的诊断要点

1. 病史

对突然惊厥患儿在首先紧急止痉的同时,必须进行病因诊断。对惊厥患儿一般根据有无发热先分为感染与非感染两大类;再根据有无神经系统症状体征而分为颅内或颅外病变。有热惊厥一定要查明其原发疾患。在止痉的前提下,应详细询问出生史、生长发育史、家族史、服药史等以及询问惊厥目击者发作当时的情况(包括惊厥发作时的表现、持续时间、频度、意识状态及伴随症状)。有无外伤或误服有毒物质。有无感染、发热及与惊厥的关系。有无诱因,既往有无惊厥,类型有无不同。有无智力障碍和发育异常,有无其他与惊厥有关的病症,注意发病的年龄和季节,并以此为线索进行鉴别诊断。

(1)年龄:不同年龄组惊厥的病因不尽相同。参见本章"不同年龄组惊厥的鉴别诊断"。

(2)发病季节:高热惊厥由上呼吸道感染引起者终年可见,春季常见的惊厥由流行性脑脊髓膜炎引起,夏季常见的惊厥多由于流行性乙型脑炎、中毒性菌痢引起,夏秋季常见的惊厥是由肠道病毒脑膜脑炎引起,冬季常见的惊厥是由肺炎以及低钙血症、百日咳脑病所致,癫痫及中毒引起的惊厥终年可见。

(3)有无发热:惊厥伴发热者多为感染引起,包括颅外(热性惊厥、中毒性菌痢、重症大叶性肺炎)和颅内感染。无热者可为代谢性疾病、癫痫、脑瘤和中毒等。但是,无热与热性惊厥并无绝对界限,如癫痫可因感染发热而诱发,某些感染性疾病变所致惊厥的小儿可因年龄、体质因素而无发热,如新生儿或重度营养不良患儿感染时常表现为低体温。惊厥的原因有时是综合性的,如发热可促发低钙血症惊厥,又如百日咳伴发惊厥可由于痉咳脑缺氧、颅内出血、脑病或痉咳呕吐后碱中毒,促使血中游离钙降低等多种原因引起。

2. 体检

病情紧急时体检应择要、迅速,待患儿情况允许时再做详尽的检查。在全面体检的基础上,重点检查神经系统,特别是有无定位体征、脑膜刺激征及病理

反射。有颅内高压和占位病变征象时,必须检查有无视神经乳头水肿。医生应争取亲自观察到惊厥发作的全过程,注意有无先兆,惊厥自何部位开始,后蔓延到何处,每次发作类型是否一致,以便判断刺激性病灶的部位和癫痫的类型,惊厥是全身性或局限性,痉挛性或强直性,意识状态和定向力如何等。

3. 辅助检查

(1)血、尿、便常规:白细胞增高、核左移,提示细菌性感染。流行性乙型脑炎白细胞可增高,有时单纯惊厥可有一过性白细胞增高。嗜酸粒细胞显著增多,应考虑到脑寄生虫病。原始幼稚细胞增多,提示中枢神经白血病的可能性。疑为脑型疟疾时,应注意血中有无疟原虫。血片中发现大量嗜碱性点彩红细胞提示有铅中毒脑病的可能。

夏秋季不明原因的高热惊厥,应用冷盐水灌肠洗出大便,查大便常规,如发现多量中性粒细胞和查见成团脓细胞或吞噬细胞时,则支持中毒性菌痢的诊断。此类患儿往往有感染中毒面容。

不明原因的高热惊厥患儿应检测小便常规,排除肾盂肾炎。

(2)血生化检验:根据病情选择性化验血糖,血钙、血镁及其他电解质,肝肾功能,血气分析等。

(3)脑脊液检查:凡病因不明的惊厥,特别是伴有发热及神经系统体征或怀疑颅内感染时,应争取做腰穿检查,有时脑脊液检查是颅内疾患鉴别诊断的主要方法。

(4)脑电图(EEG)检查:脑电图是脑细胞功能变化的标志,能反映疾病时脑功能障碍与否,但不能反映其程度。一份正常脑电图并不总是意味着脑功能正常,一份异常脑电图并不一定意味着脑功能异常,一种脑性疾病可产生多种形态的脑电图异常,一种脑电图异常可由多种脑性疾病引起,因此必须结合临床和其他检查,脑电图才能在诊断上起参考作用。脑电图对癫痫的诊断和分类最有价值,由于癫痫是脑细胞阵发性过度放电所致,这种痫性放电脑电图上表现为阵发性棘波、尖波、棘慢、多棘慢波等,亦常出现阵发性高波幅慢节律。因此,脑电图对癫痫的诊断、分型、定侧、定位、估计预后、判断疗效及指导治疗均有重要意义。对某些特殊类型癫痫和不显性或临床下发作,

更有它突出的意义。癫痫的脑电图阳性率达 70%~80%，诱发后可提高到 90%，但阴性不能排除癫痫的诊断，尤其是新生儿和小婴儿阳性率更低。对于发作间歇期较长者，增加复查次数可提高阳性率。24 小时动态脑电图及视屏脑电图的应用更是给癫痫的诊断提供了很大的帮助。必须注意的是，有 3% 左右的正常小儿可出现普遍性或灶性棘波、棘慢波，但追踪复查大多转为正常。

对于病毒性脑炎等中枢神经系统的感染，脑电图不能作为诊断依据，但对判断预后有帮助。

（5）头颅 CT 或 MRI：临床疑有中枢神经系统器质性病变时可做头颅 CT 或 MRI 检查，以便明确诊断。对于癫痫，影像学检查的主要目的是寻找最可能相关的和最重要的潜在病因，婴儿和儿童癫痫的主要相关病因有：中枢神经系统先天发育畸形，如神经元移行异常引起的脑皮层发育异常、巨脑回、小脑回及神经皮肤综合征等，长期癫痫发作者，尤其是复杂部分性发作，内侧颞叶或海马硬化是主要的影像学所见。其他，如颅内血管畸形和肿瘤等，亦可从影像学检查中发现问题。与 CT 相比，MRI 无电离辐射对人体的伤害，对软组织的分辨率更高，对于脱髓鞘病变的诊断更有价值。

（6）其他：各种酶学检测、气相层析、串联质谱分析等检测方法对于各种体液内的酶类、有机酸、氨基酸、脂类、糖等代谢成分分析，为临床遗传代谢缺陷病提供了精确的诊断依据。

（二）惊厥伴发热

惊厥伴发热，即有热惊厥，在各类小儿惊厥中，若按伴发热和无热惊厥来分，则以伴发热惊厥为主，约占 63% 左右。

1. 热性惊厥（febrile convulsion，FC）

以往又称"高热惊厥"是婴幼儿时期最常见的惊厥原因，在我国，热性惊厥的发病率约为 3.9%，在 5 岁以下小儿中，约 2%~3% 曾有过高热惊厥，在各类小儿惊厥中，高热惊厥约占 30%。

对于热性惊厥的定义，目前尚无完全统一的定义，定义过宽可能造成严重疾病（颅内病变）的漏诊，而定义过窄可能使热性惊厥被忽视，忽略其防治，并且一些过多的检查可能对患儿造成伤害。国内目前对热性惊厥的定义是：初次发作在 3 个月至 4~5 岁之间，在上呼吸道感染或其他感染性疾病的初期，当体温在 38℃ 以上时突然出现的惊厥，排除颅内感染或其他导致惊厥的器质性或代谢性异常，既往没有无热惊厥史。

目前尚不能满意地解释高热惊厥临床发作的年龄规律，但与脑发育不成熟肯定有关。动物实验发现，新生动物不易出现高热惊厥，可能与脑内碳酸酐酶活性低下，二氧化碳的张力增高有关；动物实验还证实，鼠、兔、猫均在幼年某一特定年龄期容易发生高热惊厥；此外，还发现新生动物的脑抑制性活动占优势，反而不如幼年动物对惊厥的敏感性高。这些现象也解释了为什么人类高热惊厥集中在 6 个月至 5 岁脑快速发育时期的小儿，而在脑发育极不成熟的新生儿期或发育已趋完善的学龄儿童都极少发生高热惊厥。

热性惊厥在临床上可分为单纯性（典型）热性惊厥及复杂性（非典型）热性惊厥。1983 年全国小儿神经学术会议上提出的单纯性（典型）热性惊厥的诊断标准有几种。

（1）最低标准是

①首次发作年龄在 4 个月至 3 岁，末次复发年龄不超过 6~7 岁。

②发热在 38.5℃ 以上，先发热后惊厥，惊厥大多发生于急骤高热（39~40℃ 以上）开始后 24 小时内。

③惊厥多为全身性发作，伴短暂的意识丧失，持续数分钟，发作后很快清醒，一般情况良好。

④无中枢神经系统感染及其他脑损伤。

⑤可伴有呼吸、消化系统等急性感染。

（2）辅助标准是

①热退 2 周后脑电图正常（惊厥后脑电图可暂时出现慢波）。

②脑脊液检查正常。

③体格及智力发育正常。

（3）复杂性热性惊厥：常表现为发病年龄较早，发作次数较多，体温不太高时即出现惊厥。只要有以下其中一项即可诊断：

①惊厥发作时间持续 15 分钟以上。

②部分性发作或发作后有限局性神经系统体征。

③一次热程中惊厥发作 2 次以上。

热性惊厥临床分型可作为判断预后和选择治疗

方法的参考。两型之间并无绝对界限,而且典型热性惊厥也可转变为非典型热性惊厥(见表 22-1)。

表 22-1　典型热性惊厥与非典型热性惊厥的鉴别

	典型热性惊厥	非典型热性惊厥
首次发病年龄	6 个月至 3 岁	<6 个月,>5 岁
发热高度	>38.5～39 ℃	<38.5 ℃
发生时间	病初(12～24 小时内)骤热时	任何发热时
惊厥类型	全身性抽搐	不对称,局限性或全身性抽搐
持续时间	大多 1～2 分钟,多<10 分钟	大多>10 分钟
发作次数	多 1～2 次	>3～4 次
异常神经症	无	可有
意识状态	有丧失,但很快清醒	有丧失,清醒较慢
脑脊液检查	正常或仅压力稍高	可有某些异常
脑电图改变	热退 1～2 周正常	热退 1～2 周仍异常
发作后情况及预后	智力发育正常,可再发,无后遗症	智力发育不良,多再发易转变为癫痫
惊厥家族史	可有高热惊厥家族史	可有癫痫家族史
治疗	不必长期服用抗癫痫药,但发热时可用安定类	有必要口服抗癫痫药 2～4 年

2. 热性惊厥与癫痫的关系

二者同归类于发作性疾病,其临床表现均有惊厥发作,与遗传因素有一定关系,也存在惊厥性脑损伤引起继发性癫痫的问题,因此热性惊厥与癫痫的关系比较密切。在 1989 年国际癫痫与癫痫综合征分类草案中,将热性惊厥归类于特殊综合征内。从总体上来说,上述非典型热性惊厥都有可能在日后转变为癫痫。

(1)热性惊厥的癫痫发生率:各家报道不一,在 2%～30%,这与其诊断的定义、病例来源、研究方法和随访观察时间长短有关。

(2)热性惊厥转为癫痫的年龄:据统计 61% 发生于 5 岁以前,约 82% 发生在首次热性惊厥的 10 年后,要注意热性惊厥患儿到青春期都有发生癫痫的可能。

(3)热性惊厥转变为癫痫的发作类型:一般以强直-阵挛性发作最常见,有人认为热性惊厥是颞叶癫痫的重要原因之一。

(4)脑电图改变对判断预后也有一定价值:热性惊厥转变为癫痫的患儿,脑电图上表现为阵发性脑电

活动的发生率是典型热性惊厥的 5 倍。

3. 有关热性惊厥几个值得注意的问题

(1)热性惊厥有明显的遗传倾向:大多数人认为系多基因及多因素遗传,在大的家系中,热性惊厥主要通过常染色体显性伴不完全外显率进行遗传,同时受不同外显率和表现度影响呈现多种临床表型,但并不是说遗传是决定一切的,遗传只是易于发生惊厥的一种倾向,而不是惊厥本身。有遗传倾向并不一定表现出临床上的惊厥,因为遗传信息的最后表达还需要有一系列环境因素、生理过程及发育条件的作用。患者近亲中约 42.9% 有高热惊厥和(或)癫痫史。幼年时患过热性惊厥的父母,其子女患热性惊厥的概率是一般人群的 3.5～4.4 倍。有研究表明,通过对家族性热性惊厥的孪生兄妹的遗传分析发现,其发病率为 60%～80%,惊厥阳性家族史与热性惊厥的类型和年龄关系密切。

(2)如果一次发热过程中惊厥发作频繁,发作后有昏睡、锥体束征,38℃ 以下即可引起惊厥,脑电图持续异常,有癫痫家族史者则日后转变为癫痫的可能性

极大。

（3）一般说来，在同一次疾病过程中，高热惊厥极少发作 2 次以上，若高热不退，反复惊厥或持续惊厥不止，则应认真排除中枢神经系或其他系统的严重疾病。

（4）热性惊厥偶可呈惊厥持续状态，持续时间超过 30 分钟者约半数在日后发生癫痫。故应迅速解除高热及惊厥以减少后遗症。

（三）中枢神经系统感染 引起的惊厥

由于小儿机体各部位的防御、免疫功能均较成人为弱，血脑屏障尚未发育完善，病原体易通过血脑屏障到达中枢神经系统，从而引起中枢感染，是小儿时期特别是婴幼儿期严重的感染性疾病。其特点为：

（1）惊厥发生率仅次于高热惊厥。

（2）惊厥发生前后，除体温急骤升高外，多伴有意识异常，且常出现嗜睡、昏睡、烦躁、呕吐、谵妄、昏迷等意识状态的改变。

（3）惊厥发作常反复多次，每次发作持续时间较长。

（4）体检在早期惊厥未发生时或可正常，但已出现惊厥者多可查出异常体征。脑脊液常规、生化异常。

临床上，导致中枢神经系统感染的病原体各不相同，其发病特点、发病季节及好发年龄亦有所不同。①乙型脑炎：多在夏秋季，以脑实质损害的表现为主。②流行性脑脊髓膜炎：多在冬春季节，有集中发病及流行高峰，但亦有散发病例，暴发性休克是其典型而严重的特征。③其他化脓性脑膜炎（如肺炎球菌、金葡菌等）：不分季节，多见于婴幼儿特别是 6 个月以下婴儿。④真菌性脑膜炎：免疫低下，长期应用抗生素，真菌直接、大量的接触史。常有自行缓解的过程，病程长，较隐匿。⑤结核性脑膜炎：年幼者，往往有粟粒性肺结核史及密切的结核接触史；年长儿，临床表现及脑脊液变化较典型。发病率较成人高 8～10 倍。

若中枢神经系统感染不能及时诊断，原发病继续发展，惊厥可呈持续状态，并导致严重后果，必须提高警惕，因此，对于伴有发热的惊厥病例的诊断应首先排除中枢神经系统感染。部分中枢神经系统慢性感染性疾病如宫内感染、巨细胞包涵体病、寄生虫感染等均可在疾病的某个阶段出现惊厥，惊厥是疾病的一个非特异性症状。

（四）非中枢神经系统急性 严重感染引起的惊厥

某些严重急性感染性疾病如败血症、中毒型菌痢、中毒性肺炎等在高热时多可发生惊厥。惊厥的发生是由于高热、急性中毒性脑病以及脑部微循环障碍，引起脑细胞缺氧、组织水肿等所致。

（五）无热惊厥

1. 中枢神经系统功能异常所致惊厥

癫痫是由多种病因引起的中枢神经系统功能异常，是脑细胞群异常的超同步放电所致的发作性、突然的、暂时的脑功能紊乱。过度放电的神经元群的部位和传到范围的不同，其临床表现也随之不同。癫痫以学龄儿童患者较多，其发作形式各异，最常见的是意识改变或意识丧失、局限性或全身肌肉的强直性或阵挛性抽搐及感觉异常，也可有行为异常、情感与感觉异常或自主神经功能紊乱等。早期可无神经系统异常，久病后可有智力迟钝，脑电图检查有助诊断。

2. 非感染性中枢神经系统疾病所引起的惊厥

惊厥发生可急可缓，多反复发作，各年龄均可发生，大多伴智力落后、意识和运动功能障碍、肢体强直或痉挛等。体检有明显神经系统异常体征。常见疾病有新生儿缺血缺氧性脑病、维生素 K 缺乏、凝血因子缺乏、脑血管畸形破裂等所致颅内出血，颅脑外伤、先天性脑发育畸形，脑穿通（porencephaly）畸形，核黄疸，先天性脑积水，脑部退行性病变，脑肿瘤，脑血栓、脑栓塞，各种脑炎、脑膜炎或脑病的后遗症，脱髓鞘病变等。

（1）狂犬病：狂犬等温血动物咬人后，狂犬病病毒侵入中枢神经，引起脑炎及脱髓鞘病变。神经细胞胞浆中出现嗜酸性包涵体，尼氏小体（Nissl's body）消失，有特征性内格里（Negri）小体形成。潜伏期 20～90 天，患儿出现伤口再痛、发痒、感觉异常，以后有头痛、呕吐、狂躁、恐惧，饮水时引起反射性咽喉痉挛，甚至听到水声也发作,因而也被称为恐水病(hydrophobia)。患儿吞咽、呼吸均甚困难,易发生反复痉挛和中枢性呼吸衰竭致死,死前神志一直清楚,痛苦异常。治疗极困难,很难治愈。

(2)破伤风:新生儿出生时,用未消毒的器具断脐、脐带消毒处理不当或创伤时伤口处理不当,感染破伤风杆菌所致,潜伏期 4～14 天,潜伏期愈短,病情愈重。临床特点是全身肌肉强直性痉挛(间隙期并不松弛),牙关紧闭,苦笑面容,呼吸困难及角弓反张。系细菌所产生的外毒素经神经轴和血液淋巴循环,与脊髓前角及脑干运动神经元牢固结合所致。该病的病死率很高(30%～70%),病死率与年龄(新生儿或年长儿)和临床轻重的关系最密切,而与破伤风抗毒素所用剂量关系不大。

3. 中毒引起的惊厥

儿童时期的中毒常由于误服药物、毒物或某些药物过量所致。毒物直接作用于中枢神经系统或由于中毒所致代谢紊乱、缺氧等间接影响神经系统而发生惊厥。常见者如阿托品、戊四氮、二甲弗林、樟脑等过量;青霉素、链霉素鞘内注射过量或血脑屏障通透性过高;一氧化碳、氰化物中毒;有机磷农药中毒,有机氯杀虫剂中毒,灭鼠药中毒;铅、汞中毒;植物中毒(如曼陀罗、苍耳子等);食物中毒(如苦杏仁、白果)等。

4. 代谢性疾病与水电解质紊乱

(1)低血钙、婴儿手足搐搦症:随着社会的发展及人们生活水平的提高,佝偻病的发生已显著减少。佝偻病早期或恢复期由于甲状旁腺功能代偿不全,血钙下降,肌肉兴奋性增高,可出现惊厥。发作时有局限性或全身性肌肉痉挛,神志清楚或仅短暂丧失,常见于婴幼儿,出现手足搐搦,呈助产士样手势。半岁内小婴儿有时发生喉痉挛,出现突然窒息发绀。手足搐搦也可见于慢性肾衰竭的晚期(由于低钙和某些代谢产物的蓄积)。甲状旁腺功能低下时,血钙甚低,易反复惊厥发作,如不注意查血钙、血磷,有时可能误诊为癫痫,值得注意。低钙惊厥一般无发热,但发热可促发其发作。

(2)低血镁:亦可引起手足搐搦。多见于慢性腹泻、长期应用利尿剂及营养不良的小儿。当血镁下降时,可出现惊厥、震颤,共济失调及心电图改变。当临床考虑低钙血症而补钙无效时,则要考虑本病。

(3)低血糖:常表现为突发性晕厥,伴大量冷汗,面色苍白,四肢无力,但一般无四肢抽动。应注意肝型糖原累积病往往伴有发作性低血糖而发生惊厥。

(4)水电解质紊乱:如低渗性脱水(低钠血症)引起脑水肿,高渗性脱水(高钠血症)引起脑细胞脱水、碱中毒等都可以导致惊厥。

(5)导致神经系统伤残的遗传性代谢缺陷病:包括先天性糖代谢异常,如半乳糖血症、果糖不耐受症等;先天性脂肪代谢紊乱如黏多糖病、尼曼匹克病、高雪病、异染性脑白质营养不良等;先天性氨基酸代谢异常如苯丙酮尿症、丙酸血症、枫糖尿症等。近年来,随着生化分析技术的不断发展,各种酶学检测、气相层析、串联质谱分析等方法已广泛应用于各种体液内的酶类、有机酸、氨基酸、脂类、糖等代谢成分分析,为临床提供了精确的诊断依据。遗传代谢缺陷都是罕见病,但这类疾病通常对机体造成的损害很大,尤其是常在早期即累及神经系统,造成患儿终身残疾,预后极差。因此,对这类疾病必须提高警惕,做到早期诊断,减少漏诊、误诊,以便早期干预。

(6)其他代谢异常:如维生素 B_6 缺乏症和依赖症:婴儿缺乏维生素 B_6 可致烦躁、反胃、肠痉挛及惊厥,静注维生素 B_6 25～100 mg 能在几分钟内迅速止痉。患维生素 B_6 依赖症时,因维生素 B_6 不能与谷氨酸脱羧酶结合,不能促进谷氨酸合成 γ-氨基丁酸,遂引起惊厥,多见于新生儿,尤其生后数小时,其母妊娠早期可因孕吐而服用过大量维生素 B_6,也可由常染色体隐性遗传所致。

5. 其他

如急性心源性脑缺氧综合征,高血压脑病(急性肾炎、肾动脉狭窄、长期使用激素等引起,较多见于年长儿),Reye 综合征,脑部寄生虫病(脑型疟疾、脑型血吸虫病、猪绦虫脑内囊包形成等),脑或脑膜白血病等,均可导致惊厥。

四、惊厥的鉴别诊断

(一)不同年龄组惊厥的鉴别诊断

1. 新生儿期

以产伤所致颅内出血或产程窒息引起缺血缺氧性脑病为最多见。其次为新生儿败血症、化脓性脑膜炎、新生儿呼吸窘迫综合征、核黄疸、新生儿破伤风、新生儿手足搐搦症、低镁血症、低钠血症、低血糖症及其他代谢异常等。生后 1～3 天常见病因是产伤窒息、颅内出血、低血糖等。生后 4～10 天常见病因是低血钙症、核黄疸、低血镁症、早期败血症和化脓性脑膜炎、破伤风、颅脑畸形。

在此年龄阶段,还应考虑先天性脑发育畸形和代谢紊乱。母有前置胎盘、先兆流产、催产素使用过多或胎位不正、脐带脱垂等均可引起缺氧性脑损伤而致惊厥。先天性风疹综合征、弓形虫病、巨细胞包涵体病等也要考虑。个别病例因产前给麻醉药,由胎盘传至胎儿,出生后药物中断,可致惊厥。少数病例的原因不明。

2. 婴幼儿期

以热性惊厥、急性感染如中毒型菌痢、败血症所致中毒性脑病、化脓性脑膜炎、病毒性脑炎为最多。先天性脑发育畸形和先天性代谢紊乱性疾病往往再此年龄阶段表现尤为突出,如苯丙酮尿症、维生素 B_6 依赖症。一些癫痫综合征如婴儿痉挛、大田原综合征等也在此期间发病,一般均伴有智力落后。此外还有维生素 B_6 依赖症、维生素 D 缺乏性手足搐搦症等。

3. 学龄前期、学龄期

随着血脑屏障及全身的免疫功能的不断完善,颅内各种感染性疾病的发病率较婴幼儿期有明显下降。全身感染性疾病(如菌痢、大叶性肺炎等)所致的感染中毒性脑病、癫痫和颅脑创伤在该阶段相对多见,较少见的有颅内肿瘤、脑脓肿、颅内血肿、脑血管栓塞、肾脏疾病引起高血压脑病或尿毒症、低血糖、糖尿病酮血症、食物或药物中毒等。

(二)在新生儿期,惊厥发作往往不典型,须与以下三种现象相鉴别

1. 颤抖

新生儿有时可出现颤抖,系一种大幅度、高频率及有节奏的运动。不伴有异常的眼或口、颊运动,可由刺激诱发,故与惊厥的幅度大小不等、低频率、无节奏抽动,不受刺激影响,并常伴有异常的眼或口、颊运动较容易区别。

2. 活动睡眠期出现的眼球转动及呼吸不规则

正常新生儿的睡眠,约有一半时间处于活动睡眠期。常在入睡开始或将近觉醒时出现,眼珠在合拢的眼睑下转动,有节奏的嘴动,面部微笑或怪相,头部和肢体伸展或扭动,但在清醒后这些动作都消失并不再出现,故与惊厥易于区别。难于区别时,可借助于脑电图检查,活动睡眠期的脑电波正常。

3. 早产儿呼吸暂停

这种呼吸暂停一般持续 20 秒或稍久,常伴有心率减慢,而由于惊厥的呼吸暂停,则心率一般保持原状,并不减慢。

(三)在婴幼儿期和儿童期,惊厥须与其他发作性疾病相鉴别,列举如下

1. 癔病性抽搐(hysterial fits)

见于年长儿,女多于男,有情感性诱因,可表现为惊厥,常呈强直性,持续时间较长,不会发生跌倒和跌伤,无舌咬伤和大小便失禁,面色无改变,不发绀,心跳脉搏、呼吸、血压正常,眼球活动正常,瞳孔不扩大,对光反射正常,意识不丧失,无发作后睡眠,用精神暗示疗法能终止发作,而周围有人围观时不易停止发作。在情感因素下有再发倾向。应注意观察发作时表现,排除器质性疾病后谨慎诊断。

2. 晕厥(syncope)

神经性暂时性脑血流减少可致晕厥,多在疲倦、神经紧张、恐吓等情况下发生,特别是突然站立时发

生。发作时面色苍白、出汗、手脚发冷、心跳缓慢、血压下降、意识短暂丧失，甚至短暂肢体发硬、痉挛，当平卧后常会迅速清醒。临床上应详细询问病史、发作时表现，并通过脑电图检查等做出相应的诊断。

3. 屏气发作(breath holding spells)

见于婴幼儿不如意或恐吓时，先有啼哭，后有屏气、呼吸暂停、发绀，甚至短暂强直或阵挛，发作 1 分钟左右自然终止，呼吸恢复，发绀消失，并再啼哭，随后入睡，发作频度不一。有发作先兆者，转移注意力后可中止发作。部分患儿年长后可发生晕厥。

4. 习惯性擦腿动作

(又称情感交叉性动作或婴儿自淫 masturbation)

个别婴幼儿出现发作性两腿交叉摩擦，同时面颊潮红，出汗，眼凝视，会阴部有分泌物，带有性色彩，常使家长极为恐慌。一般发生在睡前或刚醒后，也可白天发生，发作时将小儿注意力转移到有兴趣的方面去，能够中止或减少发作。有时会阴部瘙痒或蛲虫病为其发作诱因。脑电图无特异性异常。一般这些症状仅持续一段时间，能自行缓解，年长后大多停止发作。个别患儿日后可能出现行为问题。

5. 心源性脑缺氧综合征

(阿-斯综合征，Adam-Stoke's Syndrome)

完全性房室传导阻滞、病态窦房结综合征、快速型室性心动过速及 Q-T 延长综合征等心律失常时，由于心搏出量突然下降，致脑供血不足和脑缺氧，故出现惊厥或晕厥。发作时先有面色突然死灰，抽搐时由灰色转为青紫色，血循环重建后又突然转红。此与癫痫发作时面色由深红转为紫红，抽搐停止后面色苍白有所不同。心源性脑缺氧综合征是临床上的一个严重的症状，诊断和处理不及时可导致生命危险，因此，此症应得到高度重视。

6. 抽动-秽语综合征

主要特点是经常出现不自主重复快速痉挛，常见眨眼、面肌抽动及颈、肩、上下肢局限性抽动。精神紧张刺激是促发因素。有意识地控制可暂停，睡眠时消失。发作时意识始终清楚，抽动发作时不会出现跌倒。

五、治疗

(一)一般治疗

惊厥发作时，病儿应取侧半卧位，松解衣领，指压人中，轻扶肢体，避免关节损伤和摔倒。频繁惊厥者可用纱布包裹压舌板放在上下磨牙之间，但牙关紧闭者切忌硬性撬开牙关。可将头偏向一侧，防止唾液或呕吐物吸入气管引起窒息。惊厥停止后，喉头分泌物多时，用吸痰器吸出痰液，并立即短时间给氧。惊厥后出现呼吸困难或暂停时，应做人工呼吸。

(二)对症治疗

1. 止痉

止痉药物首选作用迅速的地西泮 0.3～0.5 mg/(kg·次)，或 1 mg/(岁·次)，静注，静注速度不超过 1 ml/min，并注意有无呼吸抑制现象。或选 10％水合氯醛 0.5～0.8 ml/(kg·次)，灌肠。在以上治疗的同时或随后，宜再给止痉作用强而持久的药物，如苯巴比妥钠 5～10 mg/(kg·次)，肌注。以后视病情和反应，再决定是否需要定时交替或联合使用止痉剂以维持疗效。止痉剂首次用量宜偏大，以达到即时止痉目的，维持量可偏小，但需继续保持有效血浓度。止痉剂的剂量掌握以达到有效止痉而又不抑制呼吸为原则。原因不明的惊厥宜少用止痉剂，避免用后昏睡影响病情观察和疾病的诊断。对典型高热惊厥患儿仅需短期内应用苯巴比妥钠即可。对高热惊厥反复频繁发作，或者持续状态，以及非典型热性惊厥，脑电图有痫性放电者，宜长期正规服用抗癫痫药治疗，直至发作停止后 3 年，逐渐减量。

2. 退热

高热惊厥者应设法迅速降温。

(1)药物降温：安乃近 5～10 mg/(kg·次)，肌注。对于意识清醒者，可予美林口服，起效时间及降温幅度均与安乃近类似，且作用持续时间更长。

(2)物理降温：温水浴、酒精擦浴、冰袋等均为有效的降温措施。

（三）防治脑水肿

严重者,特别是反复惊厥者,常有继发性脑水肿,宜加用20％甘露醇脱水减压。

（四）病因治疗

(1)感染性疾病:使用抗感染药物。中枢神经系统细菌感染,需用易透过血脑屏障的广谱抗生素,如三代头孢等。

(2)低钙血症:5％葡萄糖酸钙10～20 ml缓慢静注,并同时听心音,有心率过缓,心律失常时停止静注。或用10％氯化钙5～10 ml/次,口服,一般不超过7天。3天后再给维生素D_3。

(3)维生素B_6缺乏症:维生素$B_6$50～100 mg静注或口服。

(4)破伤风:为中和病灶内和血液中游离的破伤风毒素,应给予破伤风抗毒素(TAT)1万～2万U,肌注、静滴各半。破伤风抗毒素还可与青霉素、普鲁卡因混合做脐周或伤口周围封闭。此外,清洁创伤和脐带残端消毒以清除毒素来源,亦很重要。

(5)狂犬病:被猫和狗等动物咬伤后,应及时用抗狂犬病疫苗,可浸润注射于伤口周围和底部。

（吴　洁）

参 考 文 献

1 廖洪. 小儿惊厥病因及年龄关系初探. 中国医师杂志, 2000,增刊:106～107

2 钟炎皋,蒋莉,景学医,等. 热性惊厥与癫痫的关系. 中国实用儿科杂志,2003,15(9):530～531

3 左启华. 小儿神经系统疾病. 第2版. 北京:人民卫生出版社,2002. 424～427

4 李娟,黄志. 热性惊厥与惊厥性脑损伤的研究进展. 国外医学·儿科学分册,2005,32(6):366～368

5 Pal DK, Kugler SL, Mandelbaum DE, et al. Phenotypic features of familial febrils seizures:case-control study. Neurology, 2003,60(3):410～414

6 Abuekteish F, Daoud AS, al-Sheyyab M, et al. Demographic characteristics and risk factors of first seizures: a Jordanian experience. Trop Doct, 2000,30(1):25～27

7 刘晓燕. 电视录像脑电图在小儿癫痫诊断中的应用. 中华儿科杂志,1998,36:110～113

8 Foley CM, Legido A, Miles DK, et al. Long-term computerassisted outpatient electroencephalogram monitoring in children and adolescents. J Child Neurol,2000, 15:49～55

9 Shorvon S, Stefan A. Overvew if the safety of newer antiepileptic druges. Epilepsia, 1997, 38 (Suppl 1): s45～48

10 Bourgeois BFD. New antiepileptic druges. Arch Neurol,1998,55:1181～1186

下 篇

急救技术
与操作篇

第 23 章

机械通气的临床应用

Clinical application of mechanical ventilation

随着急诊与危重病医学事业的迅速发展,机械通气临床应用已成为危重病抢救和综合救治中不可缺少的手段。受人力、物力、财力等因素影响,国内急诊与危重病医学发展极不平衡,机械通气应用技术与理论亟待普及与提高。

机械通气临床应用是一门应用科学,合理应用的主要环节是如何将临床应用理论与具体病情相结合。机械通气技术临床应用涉及的知识多,用得好,利大于弊;用得不好,弊大于利。合理掌握适应证与禁忌证、有创与无创、撤机时机,不同疾病病理生理改变特点等,对最大限度发挥机械通气的利和最大限度降低机械通气的弊,十分重要。合理设置各项参数,灵活运用各种模式和功能,依据病情随时调整等,均不是一朝一夕就能掌握的,它需要操作者在充分了解和掌握各种不同疾病呼吸衰竭产生和发展病理生理机制前提下,对机械通气各种模式和纠正缺氧的原理有足够地理解。不同疾病可以应用相同的模式和功能,同样的疾病或同一个患者,在疾病的不同时期,也可应用不同的模式和功能。机械通气技术十分灵活,需要相应理论知识指导,更需要大量实际经验积累。随着机械通气临床应用日益广泛和普及,有关机械通气治疗的理论和经验,会得到更大的发展和提高。

为满足急诊与危重病医学事业发展的需要,本章将围绕机械通气临床应用的理论,结合笔者多年来在机械通气临床应用过程中积累的经验,介绍有关机械通气临床应用的基本技能,供从事急诊与危重病医学的同行们借鉴。

第 1 节　机械通气工作原理与分类

呼吸功能包括外呼吸与内呼吸,呼吸机只能替代和改善外呼吸,所以应该称为机械通气机(mechanical ventilator)或人工通气机(artificial ventilator)。鉴于人们长期的应用习惯,还鉴于呼吸机的不断改进和完善,依靠呼吸机解决的肺功能障碍已越来越多,故将机械通气(人工通气)或机械通气机(人工通气机)说成人工呼吸或人工呼吸机也无妨。

机械通气是借助人工装置的机械力量,产生或辅助患者的呼吸动作,达到增强和改善呼吸功能目的的一种治疗措施或方法。能引起呼吸衰竭的疾病和因素很多,当这些疾病和因素在短期内无法控制或去除时,仅缺氧与二氧化碳潴留就足以导致患者死亡。机械通气能纠正缺氧和二氧化碳潴留,不但能挽救患者生命,还能为原发病治疗赢得时间,是急诊与危重病医学发展中不可缺少的治疗手段和措施。

正常呼吸动作有赖于呼吸中枢调节下的呼吸肌、胸廓、气管、支气管树、肺和肺泡等器官和组织的共同协调运动,机械通气能脱离呼吸中枢的控制和调节,人为产生呼吸动作,满足呼吸功能的需要。机械通气类型或模式不同,工作原理也不尽相同,最终均是纠正缺氧和二氧化碳潴留,改善呼吸功能。

一、具体作用环节

(一)人为产生呼吸动作

机械通气能替代呼吸中枢、神经、肌肉等,产生、控制和调节呼吸动作,适用于任何原因引起的呼吸停止或减弱,如脑外伤、脑出血、脑梗死、脑炎与脑膜炎等中枢性呼吸衰竭;各种神经肌肉疾患引起的呼吸肌麻痹性呼吸衰竭,如多发性神经根炎、外伤性高位截瘫、重症肌无力、食物或药物中毒引起的呼吸肌麻痹性等。

(二)改善通气

机械通气的正压气流,不但可以使呼吸道通畅的患者得到足够的潮气量(tidal volume,TV)和分钟通气量(minute volume,MV),即便对有气道阻力增加和顺应性下降的患者,也能通过不同的方式和途径,克服气道阻力增加和顺应性下降引起的 TV 和 MV 下降,改善通气功能。与改善换气功能相比,机械通气改善通气的能力远大于改善换气的能力,除非有气道阻塞,否则各种原因造成的通气功能障碍均可以依靠机械通气得以纠正。

(三)改善换气

虽然机械通气的主要功能是改善通气,但也可以通过不同模式和功能,在一定程度上改善换气功能,如通过提高吸入氧浓度(FiO_2)、延长吸气时间或吸气末屏气、应用呼气末正压(positive end-expiratory pressure,PEEP)等,改善肺内的气体分布,增加氧的弥散,减少肺内分流(Qs/Qt),纠正通气/血流(V_A/Q)比例失调,最终达到改善换气功能的目的。

(四)减少呼吸做功

机械通气可以不依赖神经、肌肉的兴奋、传导与收缩,产生呼吸动作,并依靠正压气流,克服各种原因引起的气道阻力增加,降低呼吸肌的氧耗量,减少呼吸做功。

(五)纠正病理性呼吸动作

机械通气同样是利用气道内正压,纠正病理性呼吸动作,如多发、多处肋骨骨折所致连枷胸引起的反常呼吸运动(paradorxic respiratory movement),纠正由连枷胸反常呼吸运动引起的缺氧或二氧化碳的潴留。

二、机械通气分类

(一)按使用类型分类

机械通气应用的分类方法很多,按使用类型可分控制性(control mechanical ventilation,CMV)和辅助性(assistant mechanical ventilation,AMV),CMV 指在自主呼吸消失或减弱状态下,完全由机械通气产生、控制和调节患者的呼吸;AMV 指在自主呼吸存在的状态下,由机械通气辅助或增强患者的呼吸动作。目前市场拥有的多为多功能型机械通气机,CMV 与 AMV 不取决于机械通气类型,而主要取决于患者是否有呼吸动作,对有自主呼吸的患者而言,就是 AMV;对无自主呼吸的患者而言,就是 CMV。很多机械通气机上用 A/C 键表示 CMV/AMV,道理也就在于此。

(二)按使用途径分类

胸外与胸内(气道内)型。胸外型机械通气机是在胸外产生正、负压,使患者的胸廓和肺被动性地膨胀或萎陷,并由此产生呼、吸气动作。人类最早发明的机械通气机就是胸外型呼吸机,被称为铁肺(iron lung),即机械通气机是一个铁的容器,将人的躯干装入其内,依靠容器内的负压,使患者的胸肺扩张产生吸气;负压降低或消失,使胸肺回缩而产生呼气;依次周而复始,维持着患者的呼吸动作和呼吸功能。由于胸外型呼吸机临床疗效受多种因素影响,目前已逐渐被胸内型机械通气机替代,市场上这种类型的机械通气机很少,胸夹式呼吸机属于这种类型。胸内型呼吸机是指在建立人工气道(面罩、鼻罩、经口或经鼻气管插管、气管切开造口置管)的前提下,呼吸机产生的正压气流,经气道进入肺内,产生或辅助患者的呼吸动作和功能,目前市场上拥有的呼吸机,无论是有创或无创,均为胸内型。

(三)按吸、呼气相切换方式分型

定压型(pressure control)机械通气以压力切换,定容型(volume control)机械通气以容量切换,定时型(time control)机械通气以时间切换。通常容量与时间切换组合,构成定容型呼吸机;压力与时间切换组合,构成定压型呼吸机。定压型呼吸受气道阻力影响明显,容量不恒定,也不保证,有气道阻力增高的患者,需要克服气道阻力的压力增加,采用定压型呼吸机和通气模式,常会出现潮气量(tidal volume, TV)不足,故不适合应用定压型呼吸机和定压型通气模式。定容型虽然容量能保证,但由于不能随意增减潮气量,且流速固定,患者常因出现流速饥饿而感到不适;另外,容量保证了,但气道峰压不容易控制,气压伤发生率高。鉴于上述原因,目前人们已逐渐主张尽量用定压型机械通气或定压型通气模式。随着科学技术的发展,呼吸机已日趋倾向于多功能型,即兼有容量、压力、时间等调节或切换,又称多功能型呼吸机(versatile ventilator),除便携式抢救呼吸机外,市场上已很少有单独的定压或定容型呼吸机,以往传统定压、定容、定时分类方法,仅适用于对多功能型呼吸机配置的不同通气模式解释与理解。

(四)按通气频率分类

高频(high frequency ventilation, HFV)与常频通气。高频通气初始于20世纪60年代末,呼吸频率通常均>60次/分,是借助高压气源向气道内节律性地、短促地喷气,并以较小的潮气量、较高的通气频率达到间歇正压通气(IPPV)的目的;具有低气道压、低胸内压、对循环干扰小、无需密闭气道、FiO₂保证等优点,故不需要建立人工气道,气体弥散好。可分为高频正压通气(high frequency positive pressure ventilation, HFPPV)、高频喷射通气(high frequency jet ventilation, HFJV)、高频振荡通气(high frequency oscillatory ventilation, HFOV)3种,常频通气的呼吸频率可以任意调节,但一般均<60次/分。

(五)按适用对象分类

按适用对象分婴儿型、小儿型、成人型呼吸机,成人型呼吸机主要适用于30 kg体重以上的患者。按应用场合分简易呼吸器和常规呼吸机,简易呼吸器就是俗称的捏皮球方式,它是一种特殊的简易呼吸器,一般只具有一个气囊和呼气活瓣,吸/呼、潮气量、压力、流速及呼吸频率均可由操作者根据病情调节。因体积小,便于携带和安放,是临床不可缺少的装置,尤其适合应用于各种场合下的急诊抢救、搬运途中、机器故障或停电、停气时的临床替代。

(六)按机械通气治疗对人体的危害分型

分有创(invasive)与无创(noninvasive)。有创与无创的主要区别,在于与呼吸机相连的方法,有创呼吸机治疗是通过经口、鼻气管插管或气管切开与呼吸机相连,无创呼吸机治疗则是通过口鼻面罩或鼻罩与呼吸机相连。经口、鼻气管插管或气管切开损伤大,口鼻面罩或鼻罩损伤小。通常有创呼吸机结构复杂,功能齐全,几乎适用于所有类型的呼吸衰竭;无创呼吸机结构与功能简单,主要适用于某些慢性呼吸衰竭的早期阶段,如慢性阻塞性肺病缓解期治疗或急性加重时的早期阶段,神经肌肉疾患的早期阶段等。虽然有些有创呼吸机配置了实施无创通气的装置,可以替代无创呼吸机实施无创通气,但无创呼吸机基本不能替代有创呼吸机实施有创通气。

(七)其他

膜肺(extracorporeal membrane oxygenation, ECMO)和部分液体通气(partial liquid ventilation, PLV)等,也能改善呼吸功能,起到人工呼吸的作用。但严格意义上说,他们不是通过机械装置改善缺氧。膜肺是将未经气体交换的血液,从体内引出后,流经一种特殊装置,进行气体交换,将氧气吸入,二氧化碳排出,国外已经用于临床,因价格昂贵并不普及,国内仅有少数单位在进行小儿疾病方面的试验研究;PLV是将一种流经气管和支气管后能释放出氧和携带走二氧化碳的全氟碳(perfluorocarbon,PFC)液体,经人工气道持续滴入肺内,协同呼吸机临床应用,共同纠正缺氧与二氧化碳潴留,国外目前仍在临床研究过程中,褒贬不一。由于这些均与本文介绍的机械通气内容不属于同一范畴,故不赘述。

第 2 节　呼吸机的模式与功能

模式(Mode)与功能(Function)是两个完全不同的概念。模式是指一种独立的通气方式,依靠这种方式,患者能接受机械通气治疗,并可以基本解决或完成呼吸动作。功能是指机械通气机所附带的某些特殊功能,依靠这些功能,可以更好地解决或改善某种类型的呼吸功能不全和障碍,但它不是一种独立的通气方式,不能独立完成呼吸动作,而必须与某种通气模式同时应用。随着呼吸机不断更新换代,模式与功能越来越多,各种不同类型模式和功能已近20余种。有的通气模式,既可以作为模式单独使用,也可以作为功能与其他通气模式合用,如压力支持通气模式(pressure support ventilation,PSV)就是如此。

一、通气模式

(一)间歇正压通气

间歇正压通气(intermittent positive pressure ventilation,IPPV)指吸气相为正压、呼气相压力降为零的通气模式(图23-1)。在IPPV模式下,呼吸机只在吸气相产生压力,呼气相压力下降。IPPV模式是临床应用最早、最普遍、最基本的通气模式,很多模式均是在IPPV基础上,通过改变对压力、容量、时间调节机制和组合而设计和产生的,充分认识和理解IPPV工作原理,有助于理解所有通气模式。

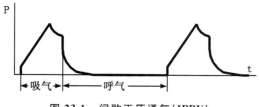

图 23-1　间歇正压通气(IPPV)

(二)间歇正负压通气

间歇正负压通气(intermittent positive negative pressure ventilation,IPNPV)IPNPV是指吸气相为正压、呼气相转为负压的通气模式(图23-2)。在IPNPV模式下,呼吸机在吸、呼气相均辅助通气,吸气相产生正压,辅助吸气;呼气相产生负压,辅助呼气。虽然呼气相负压有助于静脉回流,可减轻气道正压对呼吸和心脏的影响,但负压呼气易引起气道和肺泡萎陷,造成医源性肺泡萎陷或不张,临床应用并不普遍,目前已不主张使用,属于被淘汰的模式,市场上拥有的呼吸机也几乎均无此种模式。

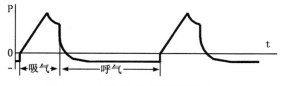

图 23-2　间歇正负压通气(IPNPV)

(三)持续正压气道通气

持续正压气道通气(continuous positive airway pressure,CPAP)是指在有自主呼吸条件下,整个呼吸周期内均由呼吸机产生一定水平的正压,辅助患者的呼吸动作,改善呼吸功能的通气模式,又可称为自主呼吸基础上的全周期正压通气。CPAP是一种独立的通气模式,虽然与PEEP相仿,也能增加FRC、防止气道闭合和肺泡萎陷,但因CPAP仅是一种自主呼吸的通气方式,呼吸机并不提供恒定的潮气容积与吸气流速,故在纠正由严重肺功能障碍所致的换气功能障碍时,远不如PEEP效果明显。由于CPAP对自主呼吸要求较高,许多有严重肺功能障碍的患者,不适合应用CPAP通气模式,这在相当程度上限制了应用范围。CPAP通气模式的主要优点是吸气时恒定的持续正压气流＞吸气气流,使吸气省力,呼吸做功减少。此外,呼吸机与患者连接的方式较为灵活,经人工气道或面罩均可。主要用于脱机前过渡或观察自主呼吸情况,如吸气压力、TV、MV 等。CPAP 对人体的影响与 PEEP 相同,如对循环干扰,回心血量减少、心排量下降、血压下降、心脏负荷增加和气压伤等。

(四)间歇指令通气/同步 间歇指令通气

间歇指令通气(intermittent mandatory ventilation,IMV)最初是为脱机设计和发明的通气方式。在 IMV 过程中,患者可以有自主呼吸,整个呼吸过程分指令与自主呼吸。用于撤离呼吸机时,通过逐渐降低指令呼吸频率,有助于锻炼患者应用自主呼吸维持呼吸功能。在早先的 IMV 模式中,不一定均有同步装置,以后为了让机械通气机提供的指令呼吸与患者的自主呼吸更好地协同,就发展成为同步间歇指令通气(synchronized intermittent mandatory ventilation,SIMV),即便是机械通气机提供的指令呼吸,也可以通过呼吸机固有的同步装置,由患者吸气触发,并与自主呼吸配合。因此,目前呼吸机的模式基本均以 SIMV 替代了 IMV。SIMV 的优点是将 IPPV 与自主呼吸很好地结合和协调,不但能保证有效通气量,还能避免过度通气和通气不足,减少呼吸性碱中毒和酸中毒的发生;脱机过程中应用 SIMV,可以逐渐减少呼吸机的辅助呼吸,充分发挥患者自身调节呼吸的能力,减少呼吸肌发生废用性萎缩的可能,也有助于逐渐撤离呼吸机,使从机械通气到自主呼吸的过渡更安全和可靠,避免脱机过程中的盲目性。多数情况下,当逐渐降低指令通气频率至 5～8 次/分,如果患者能维持较好的呼吸功能,且没有其他影响脱机的因素,基本就不存在脱机失败的顾虑了。随着呼吸机的临床应用,鉴于 SIMV 模式能较好地将指令与自主呼吸

结合,既可以避免呼吸肌废用性萎缩,也不至于过于盲目依靠患者的自主呼吸,SIMV 模式的应用范围在扩大,很多呼吸机上还配有定压型的 SIMV,并与 PSV 组合,成为定压型的 SIMV＋PSV 和定容型 SIMV＋PSV。目前已经成为临床应用较普遍的一种通气模式,甚至替代了 IPPV。值得注意的是,使用低频率(＜10 次/分)SIMV 的时间不宜过长,以免因为指令呼吸频率太少,自主呼吸又无 PSV 辅助,引起呼吸肌疲劳。通常在使用 SIMV 过程中,如果指令呼吸频率＜16 次/分,就应常规加用(PSV)。此外,如果呼吸机的 SIMV 模式没有说明是定压或定容型,那就一定是定容型 SIMV,特点与定容型模式相同,指令呼吸的通气量是有保证的。

(五)压力支持通气模式

PSV 是一种辅助通气方式,即在自主呼吸的前提下,每次吸气都接受一定水平的压力支持,辅助患者的吸气能力,增加吸气幅度和吸入气量。既可以作为一种独立的通气模式,也可以作为一种通气功能与其他的通气模式同时使用。应用时吸气压力或称支持压力需设定,并可以任意调节。吸气压力随吸气动作开始,随吸气流速减少到一定程度或患者呼气用力而结束。呼气用力时,即出现呼吸切换,其呼吸频率可以减慢,潮气量和吸气时间均可随意,而辅助通气的潮气量和吸气时间均是恒定的。PSV 是类似带有同步装置的定压型辅助呼吸,但吸气相压力恒定,吸气到呼气切换方式不尽相同。PSV 与 SIMV 模式的不同之处,是患者的每次吸气,均可得到压力的支持,但支持的水平可随需要不同而设定。临床应用适用于自主呼吸能力不足,但神经调节无明显异常的患者。应用 PSV 时,机体可在一定水平的压力支持下,克服疾病造成的呼吸道阻力增加和肺顺应性下降,得到充足的潮气量,通常用于机械通气治疗撤除的过程中。

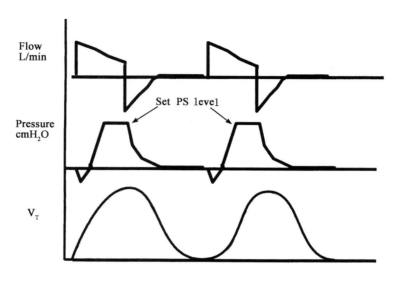

图 23-3

（六）双水平正压通气

双水平正压通气（Bi-level positive airway pressure，BiPAP）是 20 世纪 80 年代中后期产生的通气模式，起初用于治疗 ARDS，其实质是一种定压型的通气模式。BiPAP 模式下，通过调节两个压力（P_1 与 P_2）和两个时间（T_1 与 T_2），可以调节出不同的定压型通气模式。如当调节 P_1＝吸气压力（0～90 cmH$_2$O），T_1、P_2、T_2 均＝0，即相当于 CPAP（0～90 cmH$_2$O）；当调节 P_1＝吸气压力（0～90 cmH$_2$O）、P_2＝0 或 PEEP 值（呼气相压力）、T_1＝吸气时间、T_2＝呼气时间，即相当于定压型 IPPV＋PEEP；当调节 P_1＝吸气压力（0～90 cmH$_2$O），T_1＝吸气时间，P_2＝0 或 PEEP 值，T_2＝期望的控制呼吸周期，即相当于定压型 ISIMV。BiPAP 模式临床应用较广，但鉴于其是定压型通气模式，不适用于气道阻力增加、需要吸气压力过高的患者，如对支气管哮喘的患者，常可能出现潮气量不保证。保护性肺通气策略（lung protective ventilatory strategy，LVPS）与肺开放（open lung）/复张（recruitment maneuver，RA）提出后，有学者应用 BiPAP 模式实施肺开放/复张策略，取得较好的疗效，具体实施过程的规范操作和临床疗效还有待进一步研究和探讨。

（七）压力调节容量控制和容量保证压力支持

压力调节容量控制（pressure regulated volume control，PRVC）和容量保证压力支持（volume assured pressure support，VAPS）两种模式名称不同，但实质相同，均是受压力和容量双重调节和控制的通气模式，最终目标也均是既能保证容量，又能尽量避免过高的压力，克服了定容模式下容量保证但压力容易过高和定压模式下压力被控制了容量却不能保证等缺点。该模式的调节机制是呼吸机应用固有的测试装置，测试患者的顺应性（压力-容量），了解达到满意容量所需要的最低压力水平，经过 1～3 次呼吸周期，呼吸机自动调整。PRVC 和 VAPS 模式的优点是适合用于肺部病变较重，如气道阻力增加和（或）肺顺应性下降明显，即使肺内存在着严重的时间常数的不等和气体分布不均，应用 PRVC 和 VAPS 模式，均能通过呼吸机较完善的监测和调节系统，得到较好的治疗效果，最适合用于气道阻力增高的危重支气管哮喘。对需要较高初始流速或流量才能打开的闭合气道和肺单位，如 ARDS 表面活性物质减少所致的肺泡萎陷，PRVC 和 VAPS 可能也有一定价值。

（八）指令分钟通气

指令分钟通气（mandatory minute ventilation, MMV）模式的工作原理是通过微电脑持续监控患者的分钟通气量，操作者依据患者的年龄、性别、身高、体重、体表面积或动脉血气分析等，预设好一定水平的分钟通气量，如单位时间内自主呼吸的通气量已达到或超过预设的分钟通气量水平，呼吸机则不作指令通气，而只提供一个持续的正压气流，供自主呼吸时用；如单位时间内自主呼吸的通气量低于预设的分钟通气量水平，无需操作者调节呼吸机，呼吸机就会自动通过增加指令通气方式，增加分钟通气量，使其达到预设的分钟通气量水平。采用 MMV 通气模式时，无论患者的自主呼吸如何，呼吸机均能保证患者得到足够的分钟通气量，即预设的分钟通气量。MMV 模式类似于 IMV/SIMV，能减少呼吸性碱中毒的发生、减少正压通气对循环和肺组织的影响，有助于充分发挥患者的自主呼吸能力，锻炼和维持病人呼吸肌的功能，从理论上分析，对呼吸不稳定和通气量不恒定的患者，用 MMV 通气方式作脱机前的准备或从呼吸机辅助通气的形式过渡到自主呼吸，可能较 IMV/SIMV 更安全，尤其是对那些有自主呼吸受抑制的患者，如因药物过量、麻醉剂作用、呼吸肌麻痹、脊柱创伤和疾病所致的高位截瘫、电解质紊乱、胸腺瘤所致的重症肌无力等、呼吸中枢疾病等，更应有特殊的价值。但在临床实际应用过程中，由于逐渐降低指令分钟通气量与逐渐降低指令通气频率相比，似乎后者更安全可靠，因为分钟通气量受潮气量和呼吸频率双重影响，分钟通气量保证并不意味着呼吸功能正常，通气不足时可以通过增加呼吸频率来弥补，呼吸频率增快本身就预示呼吸功能不全，应用 MMV 模式无法反应机体是通过增加呼吸频率来代偿可能存在的呼吸功能不全。因此，保证分钟通气量，不如保证潮气量和呼吸频率的乘积更能反映患者的呼吸状况。此外，拥有 MMV 模式的呼吸机远少于拥有 IMV/SIMV 模式的呼吸机，对 MMV 模式临床应用实际经验也少，临床应用较多的还是 IMV/SIMV 模式，对 MMV 通气模式的认识与理解，还有待于通过今后大量的临床实践来给予评价。

（九）容量支持通气

容量支持通气（volume support ventilation, VSV）模式的实际临床意义与 MMV 通气方式类似，不同点是具体的调节机制。应用 VSV 模式时，呼吸机的每一次供气均由自主呼吸触发，当实际 TV 或 MV 低于或高于设置的 TV 或 MV 时，呼吸机可通过自动反馈信息，使 TV 和 MV 增加或降低，以达到实际通气量不变或恒定的目的。采用 VSV 时，呼吸频率和吸/呼（I∶E）均由患者自己调节。VSV 模式下，如果每一次呼吸均由患者自主呼吸触发，患者也可以不要任何支持进行呼吸，并能达到预设的 TV 和 MV 水平，呼吸机允许患者进行真正的自主呼吸，通气本身将只是起到监测患者实际 TV 或 MV 的作用。与 PSV 相似，自主呼吸停止时，呼吸机不被触发，呼吸机不可能供气。为防止意外，该通气模式下通常设有呼吸暂停时间痛阈值（apnea limit），当自主呼吸停止时，呼吸机可自动转换为另一种呼吸模式，以维持相对正常的呼吸。VSV 与 PSV 比较，优越点是能自动根据患者肺力学特点，如气道阻力和肺、胸的顺应性，调整能达预设 TV 和 MV 所需的最低吸气压力；能以最可能低的压力或压力支持，达到最合适的通气量，即可将呼吸机造成气压伤的可能性，降低到最低限度；能将自主呼吸的能力和机械通气机辅助呼吸的作用很好地结合和协调，既能充分发挥自主呼吸的能力，又能保障足够和安全的通气。这些均是 PSV 通气模式所不可及的。应用 VSV 模式时，气道压上限值的设置不能过低，否则有可能因机器所能调节的最高吸气压力均低于设置压力限制水平下 5 cmH$_2$O，而导致实际潮气量低于预设的潮气量，造成通气不足。VSV 模式时，每次呼吸均有赖于患者自主呼吸的触发，倘若呼吸机与自主呼吸协调不好，呼吸机监测误差的增加，每次数据不一致而引起吸气压力水平多变，可能使患者感到不适。故应用 VSV 模式时，对患者的自主呼吸要求较高。应该相对规则，呼吸机与自主呼吸易于协调，如遇呼吸机与自主呼吸协调不好时，应及时采取措施协调呼吸机，否则应立即改变通气模式。VSV 模式临床应用的时间短，拥有该模式的呼吸机不多，实际临床价值有待进一步探讨与证实。

（十）压力释放通气

压力释放通气（airway pressure release ventilation, APRV）的实质是一种定压型通气模式，即呼吸机按照设置能使吸气压力维持在一定水平，以达到满意的潮气量，并相当于在 CPAP 下的辅助通气模式。所不同的是，在呼气的回路，装有电动或气动的压力释放阀，能按要求使 CPAP 降低至零或某个预先设置的水平，一定时间后再重新回到 CPAP 水平，并重复上述的辅助呼吸程序。APRV 模式与所有定压型通气模式一样，由于潮气量不保证，不适合用于有气道阻力增加的患者。优点是能控制和降低气道峰压在一定水平，避免胸内压过高引起的血流动力学改变；能通过压力释放至一定水平（高于零），即相当于 PEEP 作用，改善气体分布与 V_A/Q 失调，纠正缺氧；允许患者在任何压力和时间相存在自主呼吸，如果与呼吸机协调得好，患者会感到十分舒适。APRV 可作为一种通气模式，独立存在于某种类型的呼吸机上，也可以通过 BiPAP 模式实施。由于 APRV 模式临床应用并不普遍，其真正价值，有待探讨和摸索。

（十一）成比例辅助通气或成比例压力支持

成比例辅助通气（proportional assisted ventilation, PAV）或成比例压力支持（proportional pressure support, PPS）模式临床应用也不普遍，实用价值亟待探讨。通气原理是呼吸机通过对吸气压力或流速的成比例辅助和支持，维持呼吸功能，减少呼吸做功。呼吸机对自主呼吸辅助和支持的比例是可以设置的，优点是如果呼吸功能得到满足，呼吸机与患者协调得好，患者感觉舒适，避免由于参数设置不佳造成的过度通气或通气不足，减少镇静剂使用，避免气道压力过高。与定压型呼吸模式相同，应用 PAV/PPS 模式时，要充分了解患者气道阻力和胸肺顺应性的改变，否则通气量会无法保障；此外，导管漏气也可以影响 PAV/PPS 模式的功能。PPS 与 PSV 的区别在于，PSV 压力支持水平恒定，只要患者触发，呼吸机就可能给予支持；PPS 随吸气力的变化，给予压力支持，对患者的自主呼吸做最合适的调节。

二、机械通气功能

机械通气机拥有的功能很多，尤其是近年来的发展，各种不同类型功能相继出现。本章仅就常用的呼吸机功能简介如下。

（一）呼气末正压

正常在 IPPV 通气模式下，呼气时压力降为零，而呼气末正压（PEEP）是指呼吸机所具备的，能在呼气末仍保持一定水平正压的功能（图 23-4）。

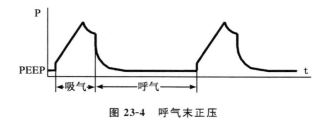

图 23-4　呼气末正压

1. 临床应用

主要适用于由 Qs/Qt 增加所致的低氧血症，如以 ARDS 为代表的临床疾病。PEEP 纠正 ARDS 低氧血症的作用机制是避免和防止小气道的闭合，减少肺泡萎陷，降低 Qs/Qt，纠正由 Qs/Qt 增加所致的低氧血症；增加 FRC，有利于肺泡～毛细血管两侧气体的充分交换（O_2 与 CO_2）；肺泡压升高，在 FiO_2 不变的前提下，能使 $D(A-a)O_2$ 升高，有利于氧向肺毛细血管内弥散；PEEP 使肺泡始终处于膨体状态，能增加肺泡的弥散面积，也有助于氧的弥散；肺泡充气的改善，能使肺顺应性增加，在改善肺的通气、弥散、V_A/Q 失调的同时，还可减少呼吸做功。

2. 最佳 PEEP 选择

是能使萎陷的肺泡膨胀至最好状态、Qs/Qt 降低至最低水平、PaO_2 被提高至基本满意水平，而对血流动力学影响和肺组织气压伤降低至最低程度的 PEEP 水平。随疾病和病情严重程度不同，最佳 PEEP 水平不同；即使是同一个患者，在疾病发生和发展的不同阶段，所需要的最佳 PEEP 也可能不同。最佳 PEEP 选择一直是受关注的热点，至今仍无十分简便易行的方法。有主张通过观察压力-容量曲线（F-V）环下拐点(down inflection point,DIP)的方法,寻找最佳 PEEP 水平;有主张在 CT 扫描下,依据萎陷肺泡复张的状况,选择最佳 PEEP;临床应用最多的,还是选择循环能承受、FiO$_2$≤60%、PaO$_2$≥60 mmHg 时的最低 PEEP 水平。应用过程中,还需要根据氧合改善与恶化的具体情况,随时调节 PEEP 水平。

3. 内源(内生)性 PEEP(PEEPi)或自发性 PEEP(auto-PEEP)

指因呼气时间短或呼吸阻力过高,致肺泡内气体滞留,使肺泡内压在整个呼吸周期均保持正压,相当于 PEEP 的作用,称 PEEPi 或 auto-PEEP。多由疾病造成,如当某种疾病使呼吸道阻力增加时,呼气所需的时间延长,在呼吸频率增加的情况下,由于呼气时间的缩短和同等时间内气道阻力增加所致的呼出气的减少,吸入的气体明显多于呼出的气体,随肺泡内气体逐渐增多,肺泡内压逐渐增加,PEEPi 即由此产生。克服 PEEPi 的常用方法是应用相同水平的 PEEP。

(二)呼气延长或延迟和呼气末屏气(end-expiratory hold)

根据等压点(equal pressure point,EPP)学说,呼气延长或延迟(expiratory retard)可减少气道(小支气管)的动态压缩,有助于气体排出。慢性阻塞性肺病患者习惯于噘嘴样呼吸,目的在于使等压点向远端(口腔端)移动,减少气道的动态压缩,有利于呼气。

(三)叹 息

叹息(sigh)即指深吸气。不同呼吸机设置的叹息次数和量不尽相同,一般每 50~100 次呼吸周期中有 1~3 次相当于 1.5~2 倍于潮气量的深吸气,它相当于正常人的呵欠。目的是使那些易于陷闭的肺泡定时膨胀,改善这些部位肺泡的通气,防止肺不张,对长期卧床和接受机械通气治疗的患者有一定价值。

(四)吸气末屏气

临床应用吸气末屏气(inspiratory hold)进行某些肺功能测定,如静态吸气压、静态顺应性等。也可用于令患者被动性、强制性在充分吸气的状态下拍胸部 X 线片。

(五)反比通气

正常情况下,吸气时间总是少于呼气时间,吸/呼(I/E)多在 1:1.5~2。反比通气(inverse rate ventilation,IRV)时,吸气延长,并>呼气时间,I/E 可在 1.1~1.7:1。吸气延长有利于气体分布,能改善氧合、纠正缺氧、减少二氧化碳排出,多用于治疗各种原因所致的低碳酸血症。IRV 最大的缺点是对血流动力学的影响,吸气延长,胸内压增加时间也延长,回心血量减少明显,血压下降;此外,吸气延长,胸内压增加时间延长,气压伤发生可能性大。临床一般很少选用 IRV。

(六)自动流量

自动流量(auto flow)是 Drager 公司设计发明的功能,通过将呼气阀打开,允许患者在任意时间段进行自主呼吸,避免当患者呼气时,因呼气阀尚未打开,气道峰压过高产生的肺损伤。

(七)自动气道补偿

接受机械通气治疗过程中,由于人工气道建立(气管插管或切开),气道管径缩小,能引起气道阻力增加,自动气道补偿(auto trach compensation,ATC)功能就是专为克服这些额外气道阻力增加所设计的。按照气管插管或切开选择的管径大小,事先测算出克服这些气道阻力增加额外需要做的功,当选择了 ATC 功能后,呼吸机就会自动补偿气道阻力增加需要的额外压力,以此来减少呼吸做功。ATC 功能是 Dragger 公司独家设计拥有的,在几种 Dragger 公司生产的呼吸机中配有,如 Evate Ⅱ dula 和 Evate 4 等。

三、呼吸机类型、模式、功能选择

合理选择和应用不同类型的呼吸机、模式和功能,也是呼吸机临床应用的重要内容。

(一)呼吸机类型选择

市场上拥有的呼吸机类型很多。不同类型的呼吸机有不同的临床特点,适用于不同的患者。各单位财力有限,不可能具备所有类型的呼吸机,实际应用过程中,应根据本单位所拥有呼吸机类型,做合理地选择。选择呼吸机类型时,一般从以下几个方面考虑。

1. 肺功能状况

虽然呼吸机主要应用于各种原因造成的呼吸衰竭,但依据呼吸衰竭的发病机制,肺功能受损的严重程度可能截然不同。通常肺部病变引起的呼吸衰竭,肺功能受损严重,对呼吸机的模式、功能等性能要求高。如各种类型的肺炎、肺间质性疾病、支气管哮喘、ARDS、肺挫伤等,由于肺组织结构改变严重,产生的肺功能损害严重,气道阻力和胸肺顺应性改变明显,缺氧产生的机制复杂,对呼吸机模式和功能的需求很多。缺氧是引起呼吸频率增快的主要因素,当自主呼吸快而不规则时,同步性能再好的呼吸机也可能不能满足患者的需求。这些情况下,虽然需要借助药物如呼吸抑制剂等协同,但选择同步性能好、模式与功能齐全的呼吸机也很重要。肺外疾病引起的呼吸衰竭,肺功能受损轻,对呼吸机要求不高。如神经肌肉疾患、高位截瘫等引起的呼吸衰竭,产生的原因主要是呼吸肌功能障碍,患者的气道阻力、肺顺应性等可能基本正常;脑部病变引起的中枢性呼吸衰竭也是同样,如脑外伤、出血、梗死、炎症等引起的呼吸衰竭,除非合并肺部感染或 ARDS,否则肺功能可以完全正常。

2. 呼吸机治疗的场合与状况

危重病抢救可以发生在任何场合,接受呼吸机治疗的场合与状况,与呼吸机的类型也很有关系。如危重病患者的搬运途中,就需要选择简易、轻便、有蓄电池装置的呼吸机,短时间搬运患者做某些特殊检查与治疗或翻身、吸痰、更换导管等状况下,简易呼吸器就是最好的选择;汽车、飞机、轮船等交通工具上的抢救,简易呼吸器固然好,但远不如电动、气动的便携式呼吸机好;急诊抢救室与 ICU 等固定抢救的地点,尤其是 ICU,为了提高抢救成功率,选择性能良好、模式与功能齐全的呼吸机十分必要。鉴于不是所有呼吸衰竭的患者都有严重肺功能损害,使用呼吸机的成本也是医疗资源的重要内容,ICU 内并不需要所有的呼吸机均为高档、多功能的,通常为合理的高、中、低档搭配。

(二)呼吸机通气方式选择

指选择辅助或控制、同步或非同步、胸外或胸内型、有创与无创、高频或常频通气等,这也涉及到呼吸机类型的选择,如胸外与胸内型、高频与常频通气机等。选择呼吸机应用方式时,可从 3 方面因素考虑。

(1)自主呼吸状况:自主呼吸规则、强弱正常,不存在自主呼吸突然停止可能性的患者,适合选用辅助和同步通气方式;反之,为减少呼吸做功、避免自主呼吸突然停止造成的危害,适合选用控制和非同步的通气方式。辅助与控制、同步与非同步两种装置常合并存在,选择辅助型通气方式时,所应用的呼吸机必然有同步装置,否则辅助通气就无从谈及。

(2)呼吸道分泌物多寡:呼吸道分泌物多的患者,不适合应用胸外型呼吸机,经口鼻面罩的无创呼吸机也不适合。

(3)气道密闭的程度:气道密闭不好或无法密闭的患者,如五官、口腔科手术,无法建立人工气道;气管导管气囊漏气,一时无法更换时等,均适合选用高频通气,因为不需要密闭气道,能解决缺氧的问题。否则,仍以常频机械通气为主。

(三)呼吸机模式和功能选择

呼吸机模式和功能很多,各种不同类型呼吸机上拥有的模式和功能很多,符号也多,令人眼花缭乱。出于商业运作的考虑,不少呼吸机模式和功能的名称等术语,受专利的保护和限制,同样的模式和功能在不同类型的呼吸机上却可能应用不同的名称。合理应用这些模式和功能,是正确合理应用呼吸机的精髓。临床上常用的有 IPPV、PCV(压力控制,pressure control)、VCV(容量控制,volume control)、A/C(辅助与控制)、CPAP、SIMV、PSV、BiPAP、SIMV+PSV(PC 型 SIMV+PSV 和 VC 型 SIMV+PSV)、PRVC、VAPS、PRVC+SIMV、APRV、PAV、PEEP、auto flow、ATC 等,选择和应用各种通气模式和功能时,首先要对呼吸机拥有的通气模式和功能的设计原理有初步地认识和理解,其次要分析和掌握患者的病理生理,应用过程中还应根据病情变化,不断调整和改变通气模式和功能。呼吸机应用是一门技术加艺术的操作过程,实践性强要求大量经验的积累,才能合理应用各种模式和功能,以便将呼吸机应用的弊降低到最低水平,将呼吸机应用的利提高到最高水平。归纳选择呼吸机模式和功能时需要考虑的因素如下。

(1)缺氧纠正情况:接受呼吸机治疗后,缺氧未得很好纠正,应及时应用和调整各种通气模式和功能,使缺氧状况迅速得到纠正。关于模式,选择时应该先从定压和定容考虑,虽然目前为预防和减少气压伤,使患者感觉更舒适,避免定容模式中可能存在的流速饥饿,有主张多用定压模式的趋势,但有气道阻力增加的疾病,不宜选择定压型模式;应用定压模式最大的顾忌是容量能否被保证。定容模式适合用于所有呼吸衰竭的患者,需要注意的是气道峰压。有胸肺顺应性下降和气道阻力增加时,为保证容量,可能会出现高气道峰压,有条件的可选择 PRVC 和 VAPS 模式,尤其是对有气道阻力增加的患者,最能体现这两种模式的优势。条件不允许时,只能先选择药物(镇静和肌肉松弛剂)和病因治疗,以求尽早降低气道阻力,再考虑合适的通气模式。考虑功能时,一般先从产生缺氧的机制分析,由肺内分流所致的缺氧,应首先考虑应用不同水平的 PEEP;由气道阻力增加、时间常数不等、气体分布不均所致的缺氧,可从在吸气时间上下工夫,如延长吸气时间、选择方波或正弦波、应用吸气末屏气和反比通气等,如分析为弥散障碍引起的缺氧,提高 FiO_2 至 100% 是最佳选择;为防止长期卧床所致的肺底部小灶性肺不张因素参与,也可选择叹息(sign)功能。临床出现较多的还是多种混合因素共同造成低氧血症,选择的方法就是同时应用提高 FiO_2 至 100%、PEEP、延长吸气时间、选择方波或正弦波等。

(2)二氧化碳潴留情况:虽然接受呼吸机治疗的患者,二氧化碳潴留纠正不良的情况并不多见,但也需要考虑;二氧化碳排出受呼气影响,纠正二氧化碳潴留不能依靠增加呼吸频率和潮气量,而应延长呼气时间至 $1:2\sim3$,其次才是依靠药物解痉、平喘等。

(3)呼吸肌的力量:当患者呼吸肌力量不足时,吸气力量不够,可借助 PSV 功能,增强或锻炼呼吸肌的力量,使吸气的力量逐渐增强,直至达到满意的水平。

(4)气道阻力:如前所述,气道阻力正常的患者呼吸机治疗的效果容易满意;有气道阻力增高时,还可借助呼吸机所具有的特殊功能,降低气道阻力,如呼气延长或呼气末屏气功能就能通过减慢气体流速、减少气道动态压缩的机制,达到降低气道阻力作用,对有气道阻力增高的患者,有较好的作用。

(5)脱机前准备或过渡:无论脱机的难易程度如何,常规经历脱机模式还是十分必要的。脱机前准备或过渡应用最多的模式还是 SIMV＋PSV,依据脱机的难易,SIMV＋PSV 过程时间长短不一。脱机容易的患者,数小时内就能将指令通气频率从 16 次/分降至 8 次/分,最后完全脱机;脱机困难的患者,可能要经历数天或数周。也有应用其他模式进行脱机,如 PSV、VSV、MVV 等,各人的体会和经验不同,应用和掌握的方法也不同,不强求一致,但强调脱机的安全和可靠性。

(6)慢性肺部疾病:各种慢性肺功能不全或障碍,在疾病的早期或缓解期,及时依靠无创呼吸机(non-invasive NIPPV)作为家庭治疗(home care)的主要方法,十分有前景,不但能维持和保障肺功能,提高生活质量,还能显著减少急性发作住院率,降低病死率,起到事半功倍的治疗作用。

原则上,在选择呼吸机模式和功能时,熟悉各种类型呼吸机配置的模式和功能十分重要,不同类型呼吸机的模式和功能,出于设计原理或结构的不同,可能存在差异,应用时应注意观察。对不熟悉的模式和功能,不要盲目使用,以免对患者造成不良影响。

第 3 节　机械通气连接方式与选择

机械通气连接方式也是呼吸机应用的重要内容,合理选择和应用各种连接方式,直接关系着呼吸机治疗的临床疗效和并发症预防。

一、连接方式类型

连接方式的类型很多,各种类型各有利弊,难易程度也不等。了解各种连接方式的类型和利弊,有助于灵活掌握在呼吸机治疗过程中各型呼吸机的合理应用。

(一)接口或口含管

指借助接口或口含管将患者与呼吸机相连接,应用这种方法时,必须使用鼻夹,以避免呼吸机供给的气体从鼻腔外溢。口含管置于咽喉部,呼吸机供给的气体既可以进入肺内,也可以进入胃肠道,主要取决于患者会厌的活动方向。这种类型连接方式主要适用于神志清醒和能配合的患者,临床应用不多,原因是容易因体位变动和吞咽动作滑出,也容易造成胃肠道胀气,这些都可能加重呼吸功能不全。

(二)面罩和鼻罩

1. 面罩

是将大小适中的面罩扣于患者的口鼻部,使面罩将口鼻部完全遮盖,然后再通过面罩将患者与呼吸机连接。面罩较口含管舒适,无损伤且安全,适用于需反复接受呼吸机治疗的患者。缺点是手法固定太费力;四头带固定,太松时密闭不好容易漏气,太紧时会感到不舒适而难以接受;此外,当患者配合不好或不协调时,容易引起胃肠胀气。意识障碍的患者,应用面罩吸氧或呼吸机治疗时,需要助手将患者的上腹部按压,以减少胃肠道胀气。面罩作为应用机械通气的连接方式时,时间不易过长,除上述不利因素外,也不利于进行口腔护理和气道湿化与吸引。

2. 鼻罩

是将大小适中的鼻罩扣于患者的鼻部,将鼻部完全遮盖。应用鼻罩连接机械通气时,虽然也属于无创性人工气道,但与口鼻面罩的不同之处是应要求患者将口唇紧闭,否则将可能漏气。鼻罩固定的方法与口鼻面罩相同,可以采用人工方法,即令操作者或患者本人单手将鼻罩固定在鼻部;也可以借助四头带将鼻罩固定在鼻部。鼻罩较口鼻面罩更舒适,也不影响患者饮食、饮水与排痰。作为辅助性机械通气时,还不影响患者讲话,因为少量漏气对这类患者的辅助性机械通气影响并不大。

3. 喉罩

是近年才开始应用的连接方式。它是借助大小适中的喉罩,置放于喉头,周边有用于密封的气囊。优点同样属于无损伤性,较口含管和面罩有利的方面是无引起胃肠道胀气的顾忌,易于耐受。缺点是不利于气道湿化和吸引,不适合用于呼吸道分泌物多的患者。

(三)气管插管

气管插管分经口和鼻气管插管两种,各有利弊。

1. 经口气管插管

优点是应用普遍,易于掌握。缺点是口腔护理困难,容易引起呼吸道逆行感染,固定也有困难,容易滑脱。

2. 经鼻气管插管

优点是较经口易被耐受,维持时间长,一般可维持1周以上,气道护理适当时,可维持时间更长;经鼻插管较经口插管容易固定,不影响口腔护理。缺点是导管细,死腔大,气道护理有一定困难,气道护理不当时,管腔内容易形成痰痂,并可能将导管完全或不完全性阻塞,使气道护理更加困难。严重时还可能阻塞气道,使气道压力升高,影响呼吸机的临床疗效。

(四)气管切开造口置管

气管切开造口置管死腔最小,导管易于固定,气道湿化和分泌物吸引便利,患者舒适,易于耐受,不影响口腔护理和饮食,意外拔管后由于瘘口已经形成,很容易重新置入,可以长期耐受,适用于长时间接受呼吸机治疗的患者。缺点是损伤大,有一定并发症,如感染、出血、压迫坏死及术后留有疤痕等,该法一般不适用于需要反复接受呼吸机治疗的患者。

二、连接方式的选择

连接方式各有利弊,选择合适的连接方式也是机械通气治疗中应考虑的因素,选择何种连接方式又受到下面因素的影响。

（一）病情急缓程度

病情紧急、容不得耽误时间的患者,易采用最快、最简便易行、且又有效的方法,一般选择经口气管插管;时间紧,缺氧严重到有可能立即造成患者死亡的危险程度时,应用面罩加压给氧,待缺氧有所缓解后,再考虑建立能维持较长时间的人工气道。

（二）接受呼吸机治疗的时间

短时间内接受呼吸机治疗的患者,经口气管插管、面罩、鼻罩、喉罩,甚至口含管均可,估计治疗时间肯定在数小时以上时,只能考虑经口气管插管或喉罩,面罩和口含管最多只能维持数小时;估计应用时间在 72 小时以内,仍可考虑应用经口气管插管;超过 72 小时以上,最好直接选择能保留相对长一些时间的人工气道法,如经鼻气管插管和气管切开造口置管术,除非患者存在某些建立这两种人工气道法的不利因素时。对应用时间估计有困难的患者,宁可先选择效果肯定而又安全、容易耐受、损伤小的方法,如先选择经口或经鼻气管插管法,以后视病情发展,酌情改行气管切开造口置管术等。

（三）是否需要反复应用呼吸机

对某些慢性疾病,有反复接受呼吸机治疗和建立人工气道的可能,不适合应用损伤大的方式,如气管切开造口置管术等,即使估计应用时间可能超过 1 周,也应尽量避免,除非确实因病情需要,如分泌物太多或其他类型人工气道无法实施时。

（四）气道分泌物多寡

分泌物多的患者,为便于气道湿化和充分吸引,可以不考虑面罩和喉罩等,直接选择气管插管或切开。

（五）意识状况

意识状况好、能配合的患者,倘若估计接受呼吸机治疗时间短,呼吸道分泌物也不多时,可考虑应用口含管、面罩或喉罩等,这样可不必担心造成胃肠道胀气的可能;如果意识状况不好,又不能配合时,即使可以应用口含管、面罩或喉罩,也应尽量避免,以免引起胃肠道胀气,影响患者的呼吸功能。

（六）气道梗阻的部位

因呼吸道梗阻需接受呼吸机治疗的患者,所建立的人工气道必须得超过梗阻水平。倘若梗阻的部位在喉部,只能选择能越过喉部的气管插管和切开法,而口含管、面罩或喉罩等可能均无济于事;倘若梗阻部位在喉部以下水平,即使选择气管插管和切开,所置的导管必须得超过梗阻水平。我们曾遇 1 例胸内甲状腺压迫气管造成上呼吸道梗阻患者,为使所置导管超过梗阻水平,经气管切开造口处置气管插管导管,较好地保持了呼吸道通畅,挽救了患者的生命。

选择呼吸机连接方法时,应考虑多方面因素。最佳的方法是所选择的人工气道既能保证机械通气的合理应用,又能在最大程度上减轻患者的痛苦,减少损伤和并发症。虽然气管切开不适用于需要反复接受呼吸机治疗的患者,但有时考虑到气道护理的难易程度,为了充分湿化与吸引便利,也只能考虑气管切开。与所有权衡利弊的因素相同,当利弊关系不容易划分时,只能依靠经验,选择相对利大弊小的方式或措施。利弊关系随病情或病程也在起变化,不同时期、不同场合,可能会出现完全不同的选择,那是十分正常和普遍的现象。

三、人工气道建立与护理

（一）人工气道建立

1. 口含管、面罩、喉罩

口含管作为人工气道连接呼吸机方式在临床不多见,口鼻面罩、鼻罩是放置在口、鼻腔外,喉罩置于咽喉部,这些均是呼吸道和消化道共同开口部,统称为气管外人工气道。主要适用于神志清醒、能够配合、呼吸道分泌物少的患者。呼吸道分泌物多,神志不清、应用呼吸机治疗时间长的患者,不适合应用这些方法。口鼻面罩或鼻罩放置方法简单,损伤小,是无创呼吸机治疗的主要连接方法。选择时应适合患者面颊,应用时保持下颌抬高,气道充分开放,防止颈项屈曲,气道不通畅;必要时,需专人协助,并适当用力,使面罩与患者面颊紧密接触,气道密闭良好,防止漏气,影响呼吸机临床疗效;固定多用四头带。喉罩是近年刚发明生产的,体积小、易固定,但因对咽喉部刺激大,不适合用于神志清醒的患者,该方法临床应用不普遍,效果和利弊无法评价。

2. 气管插管

详见第 26 章。

3. 气管切开造口置管

详见第 26 章。

(二)人工气道护理

人工气道护理的质量直接影响呼吸机治疗的疗效,依人工气道类型不同,护理的难度和侧重点有所不同。

1. 经口气管插管

虽然操作简单,但气道护理的难度最大,并发症多。

(1)口腔护理:经口气管插管时,气管导管和牙垫均在口腔内,口腔清洗与护理均较困难,加上有胶布固定,更给口腔护理带来困难。即便如此,仍应定时去除胶布或更换胶布,并在胶布去除后,由助手固定导管和牙垫,用血管钳夹住盐水棉球,清洁口腔,每日至少 1～2 次。口腔分泌物清洗困难时,可在确信气囊密闭气道的前提下,用生理盐水做口腔冲洗。这样做虽然困难,但做好该工作,对预防咽喉部寄居菌和由胃肠液返流所致的肺和呼吸道感染很有价值。

(2)牙垫护理:为避免经口气管插管被牙齿压扁,多需要牙垫。牙垫需要有一定硬度,防止被患者咬扁后致气管导管阻塞气道,但太硬也会损伤牙齿,所以硬度要适中,常用的硬橡胶制品是较好的材料。牙垫还需有一定长度,是防止患者吞咽、咀嚼、燥动等将牙垫吐出,致气管导管被压或牙垫滑入咽喉部致上呼吸道阻塞。

(3)导管固定:通常患者对经口气管插管耐受性差,经常会竭力设法将导管吐出,以致导管的固定较困难,尤其是对神志不清、不能配合或即使神志清醒,但仍不愿很好配合的患者,如儿童或耐受性差的患者。导管固定不好,既会因导管的上、下移动而滑出,给患者带来生命危险,也会因导管的活动,致与气管黏膜的摩擦增加,致黏膜损伤加重。预防办法,除了做好患者的心理和思想工作外,适当应用镇静药十分必要。条件允许时,酌情更换经鼻气管插管或气管切开。

2. 经鼻气管插管

由于经鼻气管插管的耐受程度相对较好,留置时间远较经口气管插管延长,导管固定对鼻翼黏膜的压迫随之加重,甚至会波及鼻翼局部皮肤,引起压迫性水肿和继发感染。预防的办法是经常改变固定导管的支点,内、外两侧交替,尽量避免呼吸机管道和接口处对导管和支撑点的压迫,应用呼出气 CO_2 分压、浓度或产生量监测时,要充分利用呼吸机管道的支架,以免因 CO_2 探头分量重,压迫鼻翼皮肤和黏膜。

3. 气管切开

虽然舒适,解剖死腔减少,但局部创面的护理十分重要,分泌物多或局部有出血或渗血时,应及时清洁伤口和更换敷料。目前所用的一次性气管切开套管几乎均没有内套管,套管内腔清洗主要依靠气道湿化和吸引;套管固定也很重要,滑出或误入皮下均可能导致呼吸道阻塞。尽量减少头部活动或强调头颈部一致性转动很有必要,固定带松紧适中,一般均系死结,以免无意拉脱后导致套管滑出。有内套管的气管切开套管要经常取下清洗和灭菌消毒,一般是煮沸、浸泡和熏蒸。口腔护理较气管插管简单得多,这些部位分泌物一是来自局部黏膜和腺体的分泌;二是来自胃肠消化液返流,不及时清除,很容易引起感染,并随时可因气道密闭不好而流入气道。因此,应及时清除口、鼻、咽部分泌物,有胃肠压力增高的患者,及时留置胃管或胃肠减压,有助于避免减少胃肠液返流和呼吸道感染。

4. 气囊的护理

气囊是密闭气道、进行机械通气的主要工具。气囊的质量固然重要,护理也不能忽视。护理不当,气囊损坏发生率高,对气管黏膜的压迫也会增加。气囊护理中,气囊的充盈度十分重要,让气囊经常保持适当的充盈度,既是保护气囊的好方法,也是减少压迫的好方法。充盈不够,发挥不了密闭气道的作用,影响机械通气的临床疗效;充盈过度,又会增加气囊的损耗和局部的压迫。以往十分强调定时气囊放气,以减少对气管黏膜的压迫和损伤。近年通过对气囊的不断改进,以往的低容量高压气囊已逐渐被高容量低压气囊所替代,且鉴于气囊放气过程中,经常造成咽喉部滞留的分泌物误入气道,引起呼吸机相关性肺炎,严重时甚至能导致窒息。因此,目前已基本不强调定时气囊放气。特殊情况下需要气囊放气前,应充分清除口腔和咽喉部分泌物;气囊重新充气时,应缓慢注射,以减少对气管壁黏膜的刺激,引起呛咳。为了慎重,一般先充分吸氧,然后清除口咽部分泌物。病情不允许时,不能轻易放气,以免发生意外。

5. 头部位置和固定

接受呼吸机治疗和有人工气道的患者,头部位置固定和调换是减少气管压迫损伤和防止人工气道滑脱的方法之一。头部位置相对固定,一是减少导管和套管与气管间的摩擦,减少损伤;二是减少套管滑出气道的可能性,防止气道堵塞;三是减少气囊的耗损和破裂。固定的方法是选择患者合适和舒服的位置,并适当抬高或充填,防止颈后部腾空所造成的不适。经常调换头、颈部位置的目的,是改变人工气道与气管黏膜的接触面,防止某个部位压迫时间过长所致的损伤,此点在临床很容易被忽视。调换的方式一般有三种,仰卧、左转、右转,三种方向可交替选择。改变头部方向时,需强调头、颈部一致性或同方向的转动,否则不但减轻不了局部压迫,还有可能加重压迫。

6. 气道湿化

直接影响人工气道护理的质量,如分泌物的吸引、感染的预防等。做好气道湿化,是做好所有人工气道护理的关键。气道湿化的目的维持呼吸道的非特异性防御功能,保护气管和支气管黏膜的纤毛上皮细胞运动,清除吸入气中尘埃颗粒、微生物、有害物质及呼吸道分泌物等。气道湿化对维持正常肺组织的这种非特异性防御功能有着特殊的意义,在气道开放和机械通气的情况下,通气量增加和正常通气途径改变,使呼吸道的水分蒸发较正常平静状态下明显增

加,犹同张口呼吸感到口干一样。呼吸道干燥,使纤毛的运动功能减弱,排除呼吸道分泌物和异物的功能减弱。此外,呼吸道的水分丧失,还会使分泌物黏稠,不易被咳出或排出,严重时可能会形成痰栓或痰痂,堵塞气道。呼吸道引流不通畅,肺的防御功能降低,引起下肺单位的感染或使感染难以控制。气道湿化的主要目的是保持呼吸道通畅和预防肺部感染,大量临床实践证明,仅仅依靠呼吸机配置的加温湿化装置进行气道湿化是远远不够的,还需要持续或间断地向人工气道内滴入一定量的生理盐水。滴入的液体量,依气道和分泌物干燥的程度而定,分泌物少而黏稠的患者,每次滴入的量可适当增加,间隔的时间也可以适当缩短,通常 250 ml/d;分泌物多而稀薄的患者,每次滴入的液体量可酌情减少,有时甚至可以单纯吸引而不滴入生理盐水,以免因呼吸道水分过多妨碍呼吸功能;对咳嗽反射差的患者,气道湿化的量更重要。气道湿化与保持呼吸道通畅关系密切,否则很容易形成痰痂,将人工气道堵塞,严重时可以因窒息导致死亡。肺部听诊有助于判断呼吸道分泌物多少,肺部干、湿性啰音少,并不一定意味着呼吸道分泌物少,而很可能是分泌物黏稠,不容易排出;干、湿性啰音愈粗大,愈说明分泌物在较大的气道,加强湿化后被排出的可能性大;干、湿性啰音愈细小,愈说明分泌物在小的肺单位,被排出的可能性小。该征象掌握不好时,可试探性增加滴入液体的量,倘若被吸出的分泌物明显增加,且随分泌物的排出,肺部啰音显著减少或消失,说明判断正确,可以继续通过加强湿化的方式,促进分泌物排出;倘若并非如此,也不能忽视,虽暂时不增加滴入的液体量,也不能轻易否定呼吸道有分泌物,必要时应结合胸片的改变严密观察。

7. 分泌物吸引

在气道充分湿化的基础上,吸引分泌物就并不显得十分困难,但同样需要一定技巧。从人工气道吸引分泌物是协助患者排痰的有效方法,掌握得好,能有效地保持呼吸道通畅,预防和控制呼吸道和肺实质的感染。

(1)送管和抽出吸痰管的方法:送吸痰管时,为防止吸痰管被吸引器的吸力吸附在气管或人工气道的某个部位,影响吸引管置入气道的深度,应将吸引器

关闭或用手指将吸引管自与吸引器接头的部位折住,以防吸引器的吸力进入吸引管;待吸引管被送至足够的深度时,再将吸引器或吸痰管的折叠处打开,使吸力出现,并边吸引边缓慢抽出吸痰管;逐渐抽管时,还可将吸管不断地旋转,以防吸痰管被吸附或停留在某个部位。插入吸引管至气道的深度,以愈远或愈深愈好。为减少吸痰管与人工气道和气管壁之间的磨擦,有助于吸痰管进入气道的深部,可用蘸有石蜡油的纱布将吸痰管充分润滑或将吸痰管蘸适量水分。

(2)吸引顺序:通常总是先吸引气道内的分泌物,然后再分别经后鼻孔插入吸痰管吸引后鼻咽喉部的分泌物,经口腔吸引口腔内的分泌物;分泌物多时,先充分吸引,再注入一定量的湿化液后立即吸引。掌握吸引的间隔和持续时间也很重要,一般应考虑患者的耐受程度,低氧血症严重,无法耐受缺氧的患者,应以增加吸引次数、缩短吸引时间的方法抵消吸引时的不利影响,必要时,吸痰前后,应暂时性提高 FiO_2。

(3)吸痰管冲洗:每次重新插入吸痰管前,应用水将吸痰管冲洗,去除管内残留分泌物;吸痰管被分泌物堵塞时,应及时更换;吸痰管的粗细,很有学问,通常以能顺利送入人工气道为妥,一般应略小于人工气道内径的1/2。

(4)注意事项:尽量应用一次性吸痰管,以减少重复感染和污染的机会;病情严重的患者,吸痰的时间应被控制,采用增加吸痰次数、缩短吸痰时间的方法,减少吸痰给患者带来的不利影响,并加强生命体征的监测,尤其在吸痰和终止呼吸机治疗的过程中,预防不测。对呼吸道黏膜敏感的患者,为减少刺激性呛咳,可向气道内注入一定量的利多卡因,这是一种表面麻醉剂,还有预防和治疗心律失常的作用。

8. 消毒与隔离

引起呼吸机相关性肺炎的因素很多,空气和环境的消毒和隔离固然重要,但最重要的还是手与器械的的清洗与消毒,包括各种气管插管、套管和气管切开伤口换药器械,消毒的方法有3种,消毒液浸泡、高压蒸汽和煮沸。方法随器械的制作材料不同和应用的急缓,做不同选择。如所有的气管插管和大部分气管套管,均只能采取浸泡消毒的方法;气管切开伤口换药所需要的器械,如镊子、剪刀、纱布、棉球等,一般均采用高压消毒的方法,偶尔因为急需,也可用煮沸的方法消毒其中的金属器械。湿化和吸痰所用器械的消毒也很重要,湿化和吸引的器械包括湿化液、湿化注射器、吸引管、持管镊、吸引器管道、吸引瓶及其中所留置的水分等,其中除吸引管和湿化液无需重复消毒,均为一次性制品或制剂外,其余均需重复消毒和使用,消毒的方法是在定时更换和彻底清洗基础上的有效灭菌消毒。更换和清洗很重要,尤其对吸引装置,如吸引器管道和吸引瓶,吸引瓶中的水和吸引物也应定时更换和倒除,以免逆行感染。

9. 气道内用药

以往通常将合适抗生素加入气道湿化液内,让抗生素随湿化液注入气道,达到局部用药的目的。为避免和降低耐药菌株产生,目前主张尽量不采取局部用药的方法,即使感染明确,只要全身抗感染有效,也不主张局部应用抗生素;只有当全身抗感染效果不佳时,为协助控制肺部感染,可以按照常规在湿化液中加入适量的庆大霉素,每 250～500 ml 生理盐水中可加 1～2 支(8～16 U)。

在保障生命体征平稳和肺功能状况相对正常的前提下,做好气道护理,尽可能地缩短机械通气的时间,是降低感染最重要的措施。

第 4 节　机械通气参数设置和调节

机械通气各项参数设置和调节,是机械通气治疗过程中最先遇见的问题。机械通气机类型不同,需要设置的参数也可能完全不同,操作者必须熟悉掌握各种类型呼吸机常用参数设置和调节的原则。特殊类型呼吸机拥有的特殊参数,只能在不断应用和了解的过程中,摸索和积累设置这些参数的常识和经验。

一、常用参数设置

（一）呼吸频率

呼吸频率(f)通常以次/分为单位，是多数呼吸机需要设置的参数。呼吸频率设置，涉及到自主呼吸与呼吸机的协调，设置得合理，有助于自主呼吸与呼吸机协调，有利于减少呼吸做功。设置呼吸频率需要考虑的主要因素是自主呼吸的状况和疾病的病理生理改变。

1. 自主呼吸频率

正常呼吸频率是 16～24 次/分，自主呼吸减弱甚至停止的患者的设置简单，按照正常呼吸频率设置(16～20 次/分)即可。为减少无效腔、保障有效肺泡通气，主张采用低呼吸频率和高潮气量的通气原则，一般应尽可能将呼吸频率设置在 12～15 次/分水平。如自主呼吸明显增快(>28 次/分)，初始的呼吸频率不宜设置过低，否则易出现呼吸机对抗，并增加呼吸做功。随引起自主呼吸频率增快原因去除，再将呼吸频率逐减下调，直至达到令人满意或正常和接近正常的水平。

2. 疾病的病理生理改变

设置呼吸频率时，有时还需分析呼吸衰竭的病理生理改变特点。对气道阻力增高的慢性阻塞性肺病，为降低气道阻力，应选用稍慢的呼吸频率，最好将呼吸频率设置在 12～15 次/分；对限制性肺部疾病，因气道阻力基本正常，而主要是肺顺应性下降(肺膨胀受限)和有效气体交换的肺单位减少，易选用稍快的呼吸频率(18～24 次/分)；肺功能正常，不存在肺力学改变时，可以不考虑上述因素，只需将呼吸频率设置在 12～15 次/分水平即可；中枢性呼吸节律不规则或频率过快的患者，呼吸频率设置不易过慢，必要时可以 >24 次/分，否则容易造成呼吸机拮抗。

（二）TV 与 MV

TV 与 MV 的临床价值相同，均反映通气功能。所不同的是，TV 较 MV 更能反映肺泡的有效通气，

MV 受呼吸频率的影响，相同 MV，呼吸频率不同，有效肺泡通气量可能完全不同。呼吸机治疗期间，设置两者中任意一个参数即可。依呼吸机类型不同，需要设置的参数也不同，多数呼吸机只需要设置其中一项。鉴于 MV 受 TV 和呼吸频率双重影响，变数大，不容易记忆，通常以设置 TV 为主；有的呼吸机只能设置 MV 时，可依据 TV 与呼吸频率的乘积设置 MV。容量目标设置得适当，直接影响通气和氧合功能。虽然 TV 设置与呼吸频率设置有一定关系，但对首次 TV 设置，还应掌握一定规律，以减少设置时的盲目性。具体设置时，可能有以下 3 种情况。

1. 一般状况下的设置

正常人 TV 水平是 8～15 ml/kg，近来越来越主张使用低 TV，即 6～8 ml/kg。大量研究表明，低 TV 的益处不仅仅在于减少气压伤，还有助于避免血流动力学影响、降低呼吸机相关性肺损伤(生物伤等)，甚至还能降低病死率。笔者在临床实践中发现，无论患者的体重有多重，几乎很少有需要将 TV 设置 >500 ml。

2. 特殊状况下的设置

对有肺大疱、可疑气胸、血容量减少尚未纠正、血压下降等，为避免高 TV，初始和可将 TV 设置在更低水平(<4～6 ml/kg)，为预防通气不足，可适当提高呼吸频率。

3. 兼顾呼吸频率

呼吸频率设置时应参考自主呼吸频率，自主呼吸频率过快时，为减少对抗，初始呼吸频率设置应与自主呼吸频率接近或略低。如果设置的呼吸频率较高(30 次/分)，TV 水平设置应适当降低，以避免发生过度通气。

（三）吸/呼

吸/呼指吸、呼气时间各占呼吸周期中的时间比例。从呼吸生理的角度上分析，吸气时间有助于吸入气——氧气的分布，呼气时间影响二氧化碳的排出。设置吸/呼时，应考虑氧的吸入和二氧化碳的排出。

1. 吸/呼设置值

主要依据呼吸病理生理改变特点。呼吸功能正常者，多选择 1∶1.5～2；阻塞性通气功能障碍，选择 1∶2～2.5；限制性通气功能障碍，选择 1∶1～1.5。其次，也可参照缺氧和二氧化碳潴留的程度，并兼顾心功能状况或血流动力学改变情况。缺氧为主的患者，只要循环状况允许，可选择吸气时间延长；二氧化碳潴留为主，可选择呼气时间延长。无论缺氧如何严重，初始呼吸机治疗时，一般不主张应用反比呼吸（1.5～2∶1），以后可根据动脉血气分析，兼顾心功能状况或血流动力学改变情况，做适当调整。

2. 吸/呼设置方法

呼吸机械类型不同，吸/呼设置方式也不同。直接设置是最简便的设置方式，即将吸/呼旋钮或开关放在相应的位置；也有通过设置吸气时间（sec）、吸气流速（L/min）、吸气时间占整个呼吸周期比例（%）等间接设置吸/呼。由于吸/呼受呼吸频率、TV、吸气时间、吸气流速等影响，设置吸/呼时，应先固定呼吸频率和 TV，调节吸气时间或吸气流速，达到满意的吸/呼。实际操作过程中，由于受自主呼吸频率和 TV 变化的影响，吸/呼也随之改变，治疗过程中应经常检查和核实，随时调整吸/呼至满意水平。吸气屏气（inspiratory pause）通常算在吸气时间内，呼气延长或延迟和呼气末屏气通常算在呼气时间内。

（四）触发灵敏度

大多数呼吸机触发灵敏度（sensitivity）均是针对吸气相，有压力与流量（flow）触发，压力触发以 cmH_2O 为单位，流量触发以 L/min 为单位。通常压力触发设置在 $-1～-2\ cmH_2O$ 水平，流量触发设置在 1～3 L/min。两者设置的水平愈高，触发的难度愈大；流量触发较压力触发敏感。呼吸机触发灵敏度受触发装置性能影响，触发装置性能好的呼吸机，同步性能好。呼吸机治疗过程中，不能通过将触发灵敏度设置调高来协调人与呼吸机的同步，这样会增加呼吸做功。避免误触发的根本，在于纠正缺氧，改善呼吸功能。

（五）通气压力（吸气压力）

机械通气均是应用正压吸气，以抵消胸、肺的弹性阻力使肺膨胀，一般以能达到满意 TV 的最低通气压力（15～20 cmH_2O）为妥。应用呼吸机治疗时，通气压力不需设置，而只要在机械通气机工作压力正常前提下，完成 TV 的设置，就等于设置了合理的通气压力了。较多的却是设置通气压力的上限或下限水平，以确保通气压力不至于过高产生气压伤或过低造成通气不足。影响通气压力的因素很多，如呼吸机的工作压力、设置的 TV、气道阻力等。这些因素均与通气压力成正比，即这些因素的水平越高，通气压力的水平也会越高，一般主张＜25～30 cmH_2O 水平为妥。通气压力与肺、胸的顺应性成反比，如肺水肿、ARDS、广泛肺纤维化时，需适当提高吸气压力，才能达到满意的 TV。肺开放/复张策略提出后，有学者应用高达 60 cmH_2O 吸气压力，并取得良好的临床疗效。设置高水平吸气压力时，适时监测很重要，在没有很好的监测条件时，不能盲目提高吸气压力，以防造成严重后果。

（六）呼气末正压

呼气末正压（PEEP）功能的发明和应用，是机械通气治疗过程中的创举。接受机械通气治疗时，可以常规设置低水平 PEEP（3～5 cmH_2O）。当分析缺氧无法纠正与肺内分流存在有关时，及时应用适当水平 PEEP 对纠正缺氧至关重要。以往主张 PEEP≯15 cmH_2O，肺开放/复张策略提出后，高水平 PEEP（20～25 cmH_2O）的临床价值得到证实，目前主张 PEEP≯25 cmH_2O。PEEP 设置涉及的因素多，至今还没有摸索出简便易行的最佳设置方法。具体操作过程中，只能依靠临床经验设置。

（七）吸入氧浓度（FiO_2）

接受机械通气治疗初期，为迅速纠正低氧血症，可将 FiO_2 设置为 100%，但应控制在 0.5～1 小时内，随低氧血症纠正，再将 FiO_2 逐渐降低至＜60% 的相对安全的水平。低氧血症未得纠正的患者，除采用高 FiO_2 的方法外，还应结合采用其他方式，如应用 PEEP、延长吸气时间、选择方波等，纠正缺氧。一旦低氧血症改善,尽早将 FiO_2 设置在<60%。临床经常遇见缺氧难以纠正,为避免或减少由缺氧导致的损害,将 FiO_2 设置在 100%实属无奈。权衡缺氧给机体造成的危害或导致死亡与高 FiO_2 引起的氧中毒、肺纤维化等,可能还是前者更显得重要。

(八)吸气/压力上升时间或斜率

有的呼吸机有吸气/压力上升时间(inspiratory / pressure rise time)或斜率(slope)的设置或调节键,吸气/压力上升时间与斜率是成反比,吸气/压力上升时间越短,斜率越小;吸气/压力上升时间越长,斜率越大。吸气/压力上升时间可理解为吸气时间,吸气时间长,有利于气体弥散与分布,能改善各种原因导致的缺氧,适用于纠正缺氧。虽然吸气/压力上升时间或斜率受流速、呼吸频率、压力、潮气量等影响,但不同的呼吸机或模式下可能有着不同的设置或调节的方式,最终的作用均是一致的。

二、常用参数调节

合理调节各项参数是机械通气治疗的必备条件。否则,非但达不到治疗目的,还可能因各种并发症直接导致死亡。调节各项参数的主要依据是动脉血气分析,其次应兼顾患者的血流动力学状况,最后应尽可能地避免肺组织气压伤。

(一)动脉血气分析

动脉血气分析是调节呼吸机各项参数最可靠的依据。通常在接受呼吸机治疗 20～30 分钟后,应常规进行动脉血气分析检测,观察或评价呼吸机治疗的临床疗效。动脉血气分析的指标很多,能指导呼吸机参数调节的指标是动脉氧分压(PaO_2)和动脉二氧化碳分压($PaCO_2$)。

1. PaO_2

是判断低氧血症的标准,接受呼吸机治疗的患者,通常也以该指标判断低氧血症是否被纠正。接受呼吸机治疗后,低氧血症已被纠正($PaO_2 \geq$ 60 mmHg),说明所设置的各种纠正低氧血症的参数基本合理。倘若所设置的 FiO_2 水平已经降至 40%～

50%水平,可以暂不做调整,待 PaO_2 稳定一段时间后再做调整,直至降低至准备脱机前的水平;倘若所设置的 FiO_2 水平较高,则应逐渐降低 FiO_2,直至降低至相对安全的水平(FiO_2 40%～50%)。接受一定时间呼吸机治疗后,如果缺氧仍然得不到满意地纠正,可从 3 方面着手调整呼吸机参数。

(1)依据产生低氧血症原因,采用相应的方法:如分析产生低氧血症最可能因素是肺内分流,应首先考虑应用 PEEP;是弥散障碍,应通过提高 FiO_2;是通气功能障碍,最简单的调节方法除尽可能多地去除呼吸道分泌物、保持呼吸道通畅外,延长吸气时间可能是惟一的选择。

(2)借助上述方法鉴别产生低氧血症的可能因素:PEEP 可以纠正的低氧血症,多预示肺内分流可能是低氧血症的主要原因;提高 FiO_2 可以纠正的低氧血症,多预示着弥散障碍可能是低氧血症的主要原因;两种方法均可以纠正的低氧血症,则通过观察哪一种方法最明显,来分析产生低氧血症的主要原因。有些情况下,低氧血症是由多种原因造成的,如同时合并肺内分流和弥散障碍,这时需要分析哪种原因占的比例更大,并结合患者的具体情况,选择疗效最好、副作用最小的纠正低氧血症的方法;实在无法分清时,可同时应用两种纠正低氧血症的方法。合并二氧化碳潴留时,调节方法见本节内 $PaCO_2$ 升高的处理方法。

(3)盲目采用能纠正低氧血症的方法:如适当增加 TV、延长吸气时间、增加吸气平段或吸气屏气的时间、应用 PEEP、提高 FiO_2 等,几种方法依次进行,观察疗效,最后酌情选择最佳方法。

应用呼吸机纠正不同病理生理改变造成低氧血症的过程,也是较复杂的过程,需要全面分析和灵活运用各种有效的方法。操作者只有通过大量临床实际运用和长期的经验积累,才可能真正地掌握。

2. $PaCO_2$

是判断呼吸性酸、碱中毒的主要指标。呼吸性酸中毒预示患者存在不同程度的通气不足,即高碳酸血症;呼吸性碱中毒预示患者存在不同程度的通气过度,即低碳酸血症。虽然 $PaCO_2$ 的正常值是 35～45 mmHg,但接受呼吸机械治疗时,一般以 $PaCO_2 < 35$

mmHg 作为过度通气的指标,以 $PaCO_2 > 50$ mmHg 作为判断通气不足的指标。呼吸性酸、碱中毒纠正方法如下。

(1)过度通气:当 $PaCO_2 < 35$ mmHg 时,可通过降低 TV、缩短呼气时间等方法进行调节;对严重低碳酸血症患者,如果心功能和血流动力学状况允许,可采用反比通气。

(2)通气不足:当 $PaCO_2 > 50$ mmHg 时,除保持呼吸道通畅外,主要通过增加 TV、MV、呼吸频率和延长呼气时间等加以纠正。

接受机械通气治疗时,过度通气的机会多于通气不足,即使以通气功能障碍为主的 COPD 患者也是如此。通气不足较过度通气更易于纠正,通气不足无法纠正的主要原因是未能充分保持呼吸道通畅,如支气管痉挛、分泌物吸引不及时和充分、人工气道的管腔狭窄或被分泌物阻塞等。倘若这些原因能被去除,通气不足所致的高碳酸血症均很容易得以纠正。

(二)心功能和血流动力学状况

调整呼吸机参数时,还应兼顾心脏功能和血流动力学状况。倘若已存在不同程度的心功能障碍和血流动力学紊乱,如心力衰竭和血压下降等,应该慎用某些呼吸机的功能,如 PEEP、吸气延长、吸气末屏气和反比通气等。如循环功能良好,则可不必顾忌这些因素,大胆应用各种对纠正缺氧和二氧化碳潴留有效的通气模式和功能。

(三)肺组织气压伤

气压伤是呼吸机治疗过程中较严重的并发症。调节各项参数时,既不能忽视可能人存在的易发因素,如先天或后天性肺大疱、肺损伤,也要熟悉解容易引起气压伤的通气功能和模式,如 PEEP、PSV、高 TV 等。对存在肺组织气压伤易发因素的患者,应尽可能避免使用容易引起气压伤的通气模式和功能;病情需要,确实无法避免使用这些模式和功能时,应该严密地观察,及时地发现和处理肺组织的气压伤。对没有肺组织气压伤易发因素的患者,应用这些模式和功能时,也同样应该严密观察,时刻警惕肺组织气压伤的发生。

三、报警参数设置和调节

随着呼吸机的不断完善和发展,所具有的报警参数日益增多。只有合理地设置和调节这些参数,才能充分发挥和保障呼吸机的临床作用,预防和降低各种并发症的发生。呼吸机报警参数的多寡和种类随呼吸机类型不同而有所区别,一般功能愈多,需设置的报警参数也愈多,价格也愈昂贵。常用报警参数有 3 种,具体设置方法如下。

(一)容量报警

容量(TV 或 MV)报警是预防因呼吸机管道或人工气道漏气和患者与机器脱离引起通气不足的主要结构。容量监测的种类因呼吸机类型而异,有的呼吸机只监测 TV,有的只监测 MV,也有的呼吸机对 TV 和 MV 同时监测。无论监测的容量是 TV 或 MV,一般均以呼出气的 TV 或 MV 为准,当实测 TV 或 MV 低于所设置的 TV 或 MV 报警水平时,机器就可能报警,以利操作者及时发现和处理。该报警装置对保障通气、防止因管道和人工气道漏气、脱机等引起通气不足给患者带来的生命威胁有重要价值,合理设置这两个参数,有助于及时发现漏气和脱机。具体设置依 TV 或 MV 的设置水平不同而异。一般 TV 或 MV 的高水平报警限设置与所设置的 TV 或 MV 相同,低水平报警限以能维持患者生命的最低 TV 或 MV 水平为准。高水平限制不如低水平限制有价值,它主要用于防止实际 TV 或 MV 高于所设置水平状况出现,这种情形多出现在自主呼吸增强的情况下。因此,实际 TV 或 MV 高于所设置水平的报警,多提示自主呼吸与呼吸机拮抗或不协调。

(二)压力(高和低压)报警

压力报警分上限和下限,主要用于对患者气道压力的监测。当气道压力升高,超过压力报警上限水平时,高压就会报警;同样,当气道压力降低,低于所设置的低压水平时,低压报警装置也会被启用。低压报警装置实际是对患者脱机的又一种保护措施;高压报警多见于患者咳嗽、分泌物堵塞、管道扭曲、自主呼吸与呼吸机拮抗或不协调等。合理设置高、低压报警参数十分重要，设置水平依据正常情况下的气道压水平。一般高压上限设定在正常气道最高压（峰压）上 $5\sim10$ cmH$_2$O 水平；低压下限设定在能保持吸气的最低压力水平。有时由于某种原因使气道压明显增高，多方查找仍无法明确原因时，患者的一般情况尚可，为减少机器报警蜂鸣声的噪音，可以在提高报警上限至相应水平的同时，继续查找气道压增高的原因。

（三）低 PEEP 或 CPAP 水平报警

有些呼吸机为保障 PEEP 或 CPAP 的压力能在所要求的水平，配备了低 PEEP 或 CPAP 水平的报警装置。设置此项报警参数时，一般以所应用的 PEEP 或 CPAP 水平为准，即倘若所设置的 PEEP 或 CPAP 水平为 10 cmH$_2$O，报警水平也设置在此水平；未应用 PEEP 或 CPAP 时，该项参数就不需要设置。

（四）FiO$_2$ 报警

FiO$_2$ 报警用于保障 FiO$_2$ 在所需要的水平，实际 FiO$_2$ 低于或高于所设置的报警水平，FiO$_2$ 报警装置就会被启用，告诫人们实际 FiO$_2$ 水平的增高或降低。因此，FiO$_2$ 报警是对 FiO$_2$ 的保障。报警水平设置可根据病情需要做决定，一般可高于或低于实际设置的 FiO$_2$ 10%～20% 即可。当病情需要，在调整 FiO$_2$ 的同时，切勿忘记对 FiO$_2$ 报警水平的重新设置。

呼吸机各项报警参数设置和调节，是保障呼吸机治疗正常进行的有效措施，即使发生意外情况，机器能自动发现，并及时提醒操作者注意。报警装置功能的正常与否和参数设置的是否合理，直接关系到机械通气治疗临床疗效和患者的生命安危。除非机器不具备这些装置，否则应充分发挥这些报警装置的作用。合理设置这些参数，才能充分发挥报警装置的作用。

第 5 节　机械通气应用策略

一、机械通气适应证与禁忌证

能引起呼吸衰竭的疾病和因素很多。当这些疾病和因素在短期内无法控制或去除时，仅缺氧或二氧化碳潴留就足以造成患者死亡。呼吸机的合理应用，能纠正缺氧和二氧化碳潴留，不但能直接挽救患者生命，也能为原发病治疗赢得时间。因此，呼吸机是治疗各种类型呼吸衰竭和各种原因引起的缺氧与二氧化碳潴留最直接而有效的方法与措施。呼吸机适应证很多，几乎任何原因引起的缺氧与二氧化碳潴留，均是呼吸机治疗的适应证，而禁忌证却寥寥无几。

（一）适　应　证

1. 具体应用范围

(1)各种原因所致心搏、呼吸停止：心肺脑复苏（CPCR）中，人工呼吸的重要已早被认识。以往在呼吸机应用不普及的年代里，口对口、口对鼻人工呼吸被推荐。随着呼吸机技术的普及，口对口、口对鼻人工呼吸已经不被提倡。呼吸机应用为心肺脑复苏成功创造了良好的条件，成为不可缺少的技术。

(2)中毒所致的呼吸抑制和呼吸衰竭：很多药物、食物、毒性气体中毒能引起呼吸抑制或呼吸衰竭，呼吸机应用为这些中毒的抢救奠定了基础，使成功率大大提高。临床以有机磷中毒为例，在以往呼吸机应用不普遍的年代，重度有机磷中毒（肺水肿、脑水肿）死亡率很高，呼吸机的合理应用，即使合并了肺水肿或脑水肿，如果缺氧能被及时纠正，抢救成功就可以成为现实。

(3)神经-肌肉系统疾病：能造成中枢或周围性呼吸抑制和停止，包括外伤引起的高位截瘫等，呼吸机应用不但能使这些患者的生命得以保全，还可以让他们依靠呼吸机长期维持着生命，并使生活质量得以提高。西方发达国家，有相当一部分神经-肌肉疾病患者，依靠呼吸机作为生命支持，甚至有带着呼吸机举行婚礼的患者。

(4)脑部疾患：脑卒中（出血和缺血）、脑外伤、脑炎(细菌、病毒、原虫、寄生虫等)、脑部手术、癫痫持续状态(原发或继发)、各种原因所致的脑水肿、脊髓、神经根、呼吸肌肉等受损造成的呼吸抑制、减弱和停止等,均可依赖呼吸机纠正缺氧。

(5)胸、肺部疾病:ARDS、严重肺炎、胸肺部大手术后,包括 COPD、危重哮喘等。胸部外伤、肺挫伤、开放性或闭合性血气胸、多发多处肋骨骨折所致的链枷胸,只要出现无法纠正的低氧血症,均是应用呼吸机的适应证。

(6)循环系统疾病:虽然急性肺水肿是呼吸机治疗的适应证,但由于心源性肺水肿多为心脏疾病引起,以往总认为呼吸机治疗能加重心脏负担、减少回心血量,将急性心肌梗死、心衰导致的缺氧排除在呼吸机治疗之外。随着呼吸机临床应用的普及,心源性肺水肿也已成为呼吸机治疗的适应证,心脏大手术后的常规呼吸机支持就显得更加必要。

2. 应用时机与具体指征

呼吸机治疗的适应证很多,虽然任何原因引起的呼吸停止或减弱(<10 次/分)均是应用呼吸机的指征,但多数患者等到发展至上述阶段,可能已经为时过晚。不少单位和个人认为,接受呼吸机治疗的患者,基本不可能存活。分析死亡率高的原因,可能就在于应用得太晚。因此,呼吸机治疗过程中,具体时机与指征的掌握非常重要,关系到抢救的成功率。由于有创呼吸机治疗涉及人工气道建立过程中可能存在的风险,切实掌握好时机和指征并不是件容易的事情。低氧血症的判断标准是 $PaO_2 < 60$ mmHg,但很多情况下,在接受氧疗的条件下(面罩或鼻塞、鼻导管吸氧),PaO_2 可能 $\nless 60$ mmHg,但却可能存在严重的组织缺氧,具体表现在呼吸频率增快、呼吸急促或窘迫,心率增快、血压升高、神志不清等,这时已经是应用呼吸机的指征。很多临床医生不能认识到这点,以至于延误抢救,总是等到 PaO_2 进行性下降才考虑气管插管或切开连接呼吸机,多数情况下可能已经来不及,仅建立人工气道的过程中就可能因为严重缺氧造成死亡。因此,在考虑应用时机与具体指征时,原则上是宁早勿晚,宁可错用不能不用,耐受人工气道建立过程中风险的能力是越晚越差;很多情况下,虽然 PaO_2 和 SaO_2 能勉强维持在正常水平,但患者出现极度地呼吸急促或窘迫、心率增快、血压升高、神志不清或谵妄等,及时应用呼吸机治疗后,可能 PaO_2 和 SaO_2 还维持在原来水平,但其他症状可以完全缓解,间接提示这些症状的产生与组织缺氧有关,可见 $PaO_2 \nless 60$ mmHg 也是应用呼吸机的指征。

对一些慢性疾病,如肺性脑病患者,进行性加重的意识障碍通常是接受有创呼吸机治疗的具体指征。在我国,这类患者缓解期的无创呼吸机治疗还不普遍,急性加重期住院率显著增高,有创呼吸机治疗虽然能缓解,但最终还会因反复发作或病情加重而死亡。因此,这类患者的根本出路还在于缓解期的积极治疗。其他神经肌肉疾患,呼吸机应用更应该早,并且可以借助无创呼吸机缓解症状,一旦发展至严重阶段,有创呼吸机治疗就成为必须。

(二)禁忌证

严格意义上讲,呼吸机治疗没有绝对禁忌证。任何情况下,对危重病患者的抢救和治疗,均强调权衡利弊。病情复杂,矛盾重重,需选择利最大、弊最小的治疗方案。除未经引流的气胸和肺大疱是呼吸机治疗的禁忌证外,其余均是相对禁忌证。如低血容量性休克在血容量未补足以前,严重肺大疱和未经引流的气胸,肺组织无功能,大咯血气道未通畅前,心肌梗死(相对),支气管胸膜瘘,缺乏应用机械通气的基本知识或对机械通气机性能不了解等。

二、呼吸机与自主呼吸协调

呼吸机与自主呼吸的协调,也是呼吸机治疗的重要内容,两者不合拍或不同步,被称为呼吸机拮抗。呼吸机与自主呼吸对抗给人体带来的危害很大,主要表现在 MV 或 TV 下降、呼吸做功增加、低氧血症加重、循环负担增加等,严重时可危及患者生命。呼吸机与自主呼吸不协调时,首先应寻找呼吸机拮抗的原因,并尽快去除;其次,应借助药物的作用,控制和消除呼吸机拮抗,减少并发症。

(一)呼吸机拮抗的原因

当自主呼吸相对正常时,呼吸机与患者的同步很容易协调,几乎很少发生呼吸机拮抗。发生呼吸机拮抗,多与病情变化有关,其次才考虑呼吸机同步性能或参数方面的问题。

1. 患者方面因素

能引起呼吸机拮抗患者方面的因素很多,应逐一分析和排除。

(1)使用前未采取过渡措施:初接受呼吸机治疗或接受呼吸机治疗后气道湿化和吸引等,均需临时停用呼吸机治疗,再次连接呼吸机时,自主呼吸频率与机器设置的呼吸频率不一致或差距很大,如未采取一定过渡措施,如暂时性地提高呼吸机的呼吸频率、以手控的方式或捏皮球的方法进行人工过度通气使自主呼吸有所抑制等,就很容易出现呼吸机对抗。

(2)缺氧未得纠正:缺氧能刺激颈动脉体和主动脉体化学感受器,使呼吸加深、加快,加深或加快至一定水平,呼吸机同步功能无法满足时,就可能产生呼吸机对抗。

(3)急性左心衰所致的肺泡和间质水肿,可因弥散障碍引起严重低氧血症,使呼吸频率加快和幅度增加,此时呼吸机很难与其合拍。

(4)中枢性呼吸频率(律)改变:中枢系统疾病能直接引起呼吸频率(律)改变,如癫痫发作或持续状态、抽搐等;呼吸节律不规则可能表现在呼吸暂停(屏气)、潮式呼吸、叹息样呼吸。呼吸频率过度增快或不规则时,常使呼吸机协调困难。

(5)咳嗽、分泌物堵塞、体位不当可直接或间接地引起呼吸机对抗。

(6)精神或心理因素能引起呼吸频率(律)的改变,如疼痛和精神紧张等,能引起呼吸频率增快和不规则,并由此引起呼吸机与自主呼吸不协调。

(7)代谢性酸中毒能引起明显的呼吸频率过快和呼吸幅度过深,并可能由此引起呼吸机对抗。

(8)发热、抽搐、肌肉痉挛时机体代谢率增高、氧耗量增加,并可能产生过度通气,引起呼吸机对抗。

2. 呼吸机方面因素

(1)呼吸机同步性能:是保障呼吸机与自主呼吸同步、协调的重要机制;随机器所应用同步装置类型及其敏感性不同而异,流速触发较压力触发装置敏感得多。

(2)同步功能的触发灵敏度:触发装置故障或失灵,也可能出现呼吸机对抗。

(3)管道漏气所致的通气不足:如果报警装置和其他监测手段能及时发现和处理,一般不至于严重到引起因通气不足所致的呼吸机对抗,但当监测设备不完全或操作者缺乏经验时可能出现。

当两方面因素无法分清时,应首先设法排除患者方面的因素。

(二)药物处理

呼吸机与自主呼吸不协调的原因去除后仍不协调或短时间内无法去除时,可采用药物处理,以减少呼吸机对抗所致的危害。这些药物作用的环节是抑制自主呼吸,常用的药物分两类:镇静、镇痛药与肌肉松弛剂。

1. 镇静和镇痛药

西地泮,苯甲二氮草(Valium、Diazepamum),10～20 mg/次,静脉注射。多美康(咪唑安定),5 mg/次,静脉或肌肉注射;15～30 mg/次,持续静脉滴注。吗啡 5～10 mg/次静脉注射,起效快,呼吸抑制作用强,因其能扩张肺血管,降低肺循环阻力,对急性左心衰、心源性肺水肿疗效好。这些药物用于呼吸机治疗的患者,无需顾忌对呼吸的抑制,但必须注意血压下降和久用后成瘾等副作用。术后患者可应用哌替啶静脉注射(50～100 mg/次),或与异丙嗪、氯丙嗪等合用,作为冬眠合剂持续静脉滴注或间断肌肉注射,并通过镇静、抗癫痫和抽搐,协调呼吸机。芬太尼0.1～0.2 mg/次续静脉注射。乙丙酚能使患者处在自然睡眠状态,完全控制呼吸时,需与肌松剂合用。

2. 肌松剂(muscle relaxant)

直接作用于横纹肌,使其松弛,是临床麻醉常用的药物。肌松剂协调呼吸机是随近年来呼吸机临床广泛应用而兴起的,应用时应注意水、电解质平衡,以免加重或诱发肌松剂的副作用。应用肌松剂前,一定要先给予镇静剂,消除意识,减少痛苦;撤除呼吸机治疗时,应先停用肌松剂;应用非去极化肌松剂的拮抗剂(新期的明)前 5 分钟,可先静注阿托品 1 mg,以防严重心动过缓或心搏停止。肌松剂的种类繁多,按作用机制分去极化、非去极化、混合型。去极化肌松剂与神经肌肉接头后膜的受体结合,通过膜通透性的改变,改变肌肉的静止膜电位,并产生能引起肌纤维束收缩的动作电位。常用琥珀酰胆碱(司可林)$1\sim 2$ mg/(kg·次),静脉注射,然后再加入液体中持续静脉滴注($0.1\%\sim 0.2\%$)。非去极化肌松剂与乙酰胆碱竞争位于神经肌肉接头后膜上的受体,与受体暂时性结合不引起膜通透性的改变,故不改变静止膜电位,从而阻断了正常乙酰胆碱与受体结合所产生的引起肌肉收缩的动作电位。常用的制剂是管箭毒、卡肌宁(阿屈可林)、三碘季胺酚(弗来西德)、潘库溴铵(潘侃朗宁、本可松、椒雄酮)。混合型肌松剂开始为去极化作用,随后又为非去极化作用,常用的以氨酰胆碱为代表,作用缓慢而持久,有蓄积作用,2小时仅从尿中排出5%,8小时排出75%,与司可林有协同作用,呼吸抑制时间长,适用于长时间手术或呼吸抑制的患者。原则上,依靠肌松剂协调呼吸机的患者,多为呼吸功能很差的患者,多数患者接受呼吸机治疗后,随着缺氧纠正,呼吸机很容易协调。

三、机械通气撤离

机械通气治疗的时间随病情而异,少时可仅数小时、数天或数周,多时可数月或数年。合理掌握脱机时机和指征,能有效缩短呼吸机应用时间,降低和减少各种呼吸机相关性并发症。

(一)脱机指征

衡量患者能否成功脱机前,应分析和考虑以下几点。

1. 导致呼吸衰竭的原发病或诱因是否已经解除或正在解除之中

如果是肺炎引起,应考虑肺炎是否被控制或正在控制之中;如果是心衰引起,应考虑心衰是否被控制或正在控制之中;如果是外伤性肺挫伤引起,应考虑肺挫伤是否已修复;如果是神经肌肉疾患引起,应考虑神经肌肉疾患是否已经好转等。

2. 通气和氧合能力良好

考核通气和氧合能力的主要标准是呼吸机条件已降低至较低水平,如 $FiO_2 < 40\% \sim 50\%$,SIMV 指令通气频率降低至 8 次/分,$PEEP < 5$ cmH_2O,患者仍能保持相对正常的呼吸(呼吸频率 $< 20\sim 24$ 次/分)和氧合($SaO_2 > 95\%$、$PaO_2 > 60$ mmHg)状态。

3. 主动咳嗽和排痰能力强

主动咳嗽和排痰能力是排出呼吸道分泌物、保持呼吸道通畅的主要保障,影响因素很多,应该分别考核。

(1)呼吸肌力量:受很多因素影响,如营养状况、体力、肢体活动状况等,营养状况差、体力弱、肢体活动受限的患者呼吸肌力量弱,脱机拔管后,排痰能力下降,即使短时间内可能脱机成功,一旦排痰不畅,感染反复或加重,还可能出现呼吸衰竭。呼吸肌力量可以通过观察手的握力、腿的蹬力、咳嗽反射的强度等综合判断。

(2)意识状况:是主动咳嗽和排痰、维持气道通畅的重要因素。有意识障碍的患者,即使没有呼吸衰竭,也是建立人工气道的指征,因为对不能主动咳嗽和排痰的患者,只能通过被动吸引来排出呼吸道分泌物、保持呼吸道通畅。在条件成熟时可以考虑脱机,但解除人工气道要慎重,以免由于痰液引流不通畅而造成感染加重或发生窒息等。

(二)机械通气撤离指标

机械通气撤离的指标分3种类型。

1. 通气功能

能考核通气功能的指标很多,如肺活量(VC)、TV、第1秒用力肺活量(FEV_1)、最大吸气压、分钟最大自主通气量等,但真正能用于临床指导脱机的指标很少,原因有二,一是这些指标客观性差,很多参数受患者对测定方法的理解和配合的影响;二是危重病病情重,患者不可能耐受这些检查。因此,很多材料中提及的反映通气功能指标,如 $VC > 10\sim 15$ ml/kg、$TV > 5\sim 8$ ml/kg、$FEV_1 > 10$ mL/kg、最大吸气压 > -20 cmH_2O、MV(静态)< 10 L、每分钟最大自主通气量 $> 2\times$ 每分钟静息通气量 $\geqslant 20$ L 等,基本是纸上谈兵,临床很少有真正实用价值。

2. 氧合指标

判断氧合状况的指标,主要来自动脉血气分析,如 PaO_2、$PaCO_2$、$D(A-a)O_2$、Q_s/Q_T、死腔通气(V_D)/潮气量(V_T)值;为减少动脉穿刺,临床多以经皮 SaO_2(SpO_2)替代 SaO_2。由于氧合状况直接受 FiO_2 影响,判断和分析氧合状况时,一定要考虑当时的 FiO_2。符合脱机的氧合状况是:

(1)$FiO_2 < 60\%$ 时,$PaO_2 > 60$ mmHg,$PaCO_2 < 60$ mmHg。

(2)FiO_2 100% 时,$PaO_2 > 300$ mmHg,$D(A-a)O_2 > 300 \sim 350$ mmHg。

(3)$Q_s/Q_T < 15\%$,$SaO_2 > 95\%$。

(4)$V_D/V_T < 0.55 \sim 0.6$。

3. 呼吸用力指标

(1)呼吸频率:缺氧是最强有力的呼吸驱动,呼吸频率增加是缺氧最敏感的指标。对任何脱机的患者,观察呼吸频率改变,简便易行。通常呼吸频率 $16 \sim 24$ 次/分,结合氧合指标良好,多预示脱机可能成功;呼吸频率增加,> 25 次/分,伴血压升高、心率加快,应警惕脱机失败。

(2)浅快呼吸指数(f/V_T):是反映呼吸驱动与潮气量改变之间关系的指标,潮气量减低的后果是呼吸频率增加,f/V_T 随之增加,很多研究提示,$f/V_T \leq 80$,多预示撤机成功;$f/V_T \leq 80 \sim 105$,需谨慎撤机;$f/V_T > 105$,预示撤机失败。

(3)吸气初始 0.1 秒时口腔闭合压($P_{0.1}$):也是很早就被提出的指标,反映呼吸驱动力,多从呼吸机上直接测得,正常值为 ≤ 2 cmH_2O,当 $\leq 4 \sim 6$ cmH_2O,预示大部分能获得撤机成功;$\geq 4 \sim 6$ cmH_2O,预示大部分可能撤机失败。由于临床能测定 $P_{0.1}$ 的呼吸机不多,测定绝对值多变,临床应用 $P_{0.1}$ 作为撤机指标的机会少,真正临床价值尚待探讨。

截至目前,大量临床研究始终尚未寻找到切实可行的呼吸机撤离指标。掌握和分析指征和具体指标时宜灵活,切忌一味地教条和生搬硬套,尤其是对某些指标的分析。人工气道可能会妨碍患者主动而有效的排痰;气道开放,声门无法关闭,气道压增加不明显;人工气道拔除后,咳嗽动作恢复,有效排痰能改善

通气和氧合。脱机、拔管后,各项指标反而较脱机前明显改善。呼吸状态是重要的参考指标。氧合指标满意,但呼吸费力(急促或轻度的呼吸困难),意味着通气储备已经动用,即使能免强脱机成功,还有可能需要再用机械通气治疗;相反,患者虽然脱机后勉强达到或尚未达到氧合指标,但呼吸平稳,安静、坦然,同样可以在严密观察下试行脱机。

(三)撤离呼吸机方法

呼吸机撤离的难易取决于原先肺功能状况与是否有肺部并发症。撤离容易的患者可以直接撤离,即先逐步降低呼吸机条件(PEEP 和 PSV 水平和 FiO_2),观察氧合水平;撤除机械通气后,生命体征稳定,通气和氧合水平符合标准,可以拔除人工呼吸道。撤离困难的患者可以分次或间断撤离;先采用一定通气模式作为撤除呼吸机的过渡措施,如应用 SIMV,逐渐降低 SIMV 呼吸次数,当至 5 次/分时,如能较好地维持通气和氧合,意味脱机已有一定的把握。PSV 时,逐渐增加 PSV 的压力支持水平,以利肺、胸廓的充分膨胀,做被动性的肺功能锻炼,以后逐渐降低 PSV 压力,降至一定水平或完全撤除后,仍能维持较好呼吸时,可以试行脱机。呼吸肌衰竭患者加强营养和被动性呼吸肌锻炼,先应用 PSV,增加肺的膨胀度,再逐渐降低 PSV,并应用 SIMV 的通气模式,PSV 全部撤除后,再逐渐降低 SIMV 的通气支持次数,直至达到 5 次/分时;氧合状况满意,考虑脱机。间断脱机是将脱机的时间分开,先是逐小时,即每日分次脱机;以后视病情逐渐增加每日脱机的次数或延长每次脱机的时间;最后改成逐日或白天脱机、夜间上机等,直至完全停用。适用于脱机困难的患者,间断脱机的时间,依脱机的难易程度而异。

改变通气模式或间断脱机时,仍能维持较好的通气和氧合时,方可拔除人工呼吸道。对病情复杂的患者,即使暂时脱机成功,也应慎重拔除人工呼吸道。因为撤离失败屡有发生,再次应用机械通气治疗的难易程度,主要取决于人工呼吸道的重新建立。有人工呼吸道的患者,再次行机械通气治疗并不困难;拔除人工呼吸道后,重新建立人工呼吸道费时、费力,还会增加患者的痛苦;严重时会带来生命威胁。因此,对病情发展难以预料的患者,应适当延长人工呼吸道拔

除后的观察时间。

拔管后呼吸道护理是脱机成败的关键。加强呼吸道护理能促进呼吸道分泌物排出,保持呼吸道通畅,预防肺部感染。主要方法有超声雾化吸入、捶/排背震荡、刺激咽喉部产生咳嗽与排痰、应用抗生素和祛痰药等。

(四)脱机困难的原因和处理

1. 撤机困难的原因

撤机困难的原因有很多。临床最常见的是慢性呼吸功能不全和呼吸肌疲劳或衰弱,其中意识障碍,不能主动咳嗽排痰也是脱机困难的常见原因。

2. 脱机困难的处理

尽早、尽快控制和去除原发病因;采用特殊呼吸模式与功能,尽早锻炼呼吸肌力量,预防呼吸肌疲劳与衰竭;加强营养支持治疗和功能锻炼,增加呼吸肌力量;树立信心,克服心理障碍;原有慢性呼吸功能不全,尽早做腹式呼吸,增强和改善呼吸功能。脱机困难的患者需要做相当长时间的观察、摸索和调试。大部分患者最终可能获得成功,但总有小部分患者脱机失败,需要反复或长期呼吸机支持。为此,对有脱机困难的患者,脱机前早做准备;脱机时,严密观察;一旦决定解除人工呼吸道,要加强翻身、拍背、雾化吸入等物理治疗,并随时准备好重新建立人工呼吸道。

四、常见并发症

(一)气 压 伤

气压伤较常见临床类型有气胸和皮下、纵隔气肿。多为闭合性,胸内压高低取决于破裂口类型;处理方法是排气减压或停止呼吸机治疗。避免所有可能诱发气胸的因素,如慎用 PEEP 和 PSV 等主要预防措施。皮下和纵隔的气体可来源于肺组织,也可来源于呼吸道呼出的气体,如气管切开引起的皮下和纵隔气肿。常见诱发因素是胸部外伤,其次是某些特殊检查或治疗。

(二)呼吸系统并发症

如过度通气、通气不足和呼吸机相关性肺炎(VAP)。前两者主要依靠呼吸机参数调节和设置预防,后者是临床呼吸机治疗过程中十分棘手的难题。VAP 的病原学特征是多种细菌和真菌同时存在的混合感染,诱发因素很多,如气道开放时空气和环境因素、抵抗力下降、医疗器械污染等。有研究表明,胃肠道返流和误吸是医院获得性肺炎和 VAP 的主要来源。加强气道护理,是预防和治疗肺部感染的主要措施,其作用可能超过抗生素的应用。

(三)气管及邻近组织损伤

(1)气管食道瘘:气管与食道之间相通,气体由瘘口进入胃肠道,胃肠道消化液也可经瘘口进入呼吸道,是十分危险的并发症,常见于气管与食道的直接损伤。

(2)喉损伤:是气管插管的重要并发症,主要临床类型是喉部水肿,多发生在拔管数小时至 1 天左右,产生的原因是导管与喉部黏膜的机械性摩擦和损伤。

(3)气管损伤引起出血、气管食道瘘、狭窄。

(4)血管损伤:甲状腺损伤时的出血,气管导管或套管对周围黏膜压迫损伤、感染等侵蚀邻近的大血管。

(四)胃肠道系统并发症

主要是胃肠道充气,尤其当应用面罩连接呼吸机、气管插管误入食道、并发气管食道瘘等时,更容易发生;预防的方法是及时安放胃管和应用胃肠减压。

五、保护性肺通气策略

随着呼吸机临床应用得日益普及,呼吸机治疗可能引起的急性肺损伤,包括肺气压伤、容量伤、生物学损伤等,日益受到关注。近年来,保护性肺通气策略已经成为国内外学者普遍关注的热门话题。强调该策略的目的是在最大限度发挥呼吸机治疗临床价值的同时,警惕呼吸机治疗可能带来的不利影响。

(一)可容许性高碳酸血症

可容许性高碳酸血症(permissive hypercapnia,

PHC)指在呼吸机治疗期间,可以允许 $PaCO_2$ 波动在正常高值或稍高于正常的水平上,以减少为增加 CO_2 排除或降低 $PaCO_2$ 至正常水平而带来高潮气量引起的高峰压和气压伤等。需要强调的是,这并不意味着就允许 $PaCO_2$ 持续波动在较高水平,一般对 COPD 患者,即使允许 $PaCO_2$ 水平高于正常,$\leqslant 60$ mmHg 是普遍可以接受了水平,再高可能就不能接受了。

(二)低潮气量与相对高的呼气末正压水平

以往呼吸机治疗时多主张高潮气量(10~15 ml/kg)和低 PEEP($\leqslant 10 \sim 15$ cmH_2O),理由是高 PEEP 容易产生气压伤。现在愈来愈多的临床和试验研究发现,高潮气量更容易造成高峰压,并由此引起气压伤、容量伤,甚至生物伤(血液和肺泡灌洗液中许多炎性细胞因子水平增加);而高 PEEP($\geqslant 10 \sim 15$ cmH_2O)却并没有像预计的那样对肺组织产生危害。因此,现在多主张低潮气量,甚至 4~8 ml/kg 即可。我们在临床实践中,鉴于接受呼吸机治疗的患者发生 $PaCO_2$ 降低的病例远多于出现 $PaCO_2$ 增高,故早已将潮气量设置的标准改为 5~10 ml/kg;将 PEEP 设置 $\geqslant 10 \sim 15$ cmH_2O 的病例数仍然不多。笔者对高 PEEP 的理解仍为能低则低,除非一定要用高水平 PEEP 才能纠正的低氧血症发生;高 PEEP 并不意味着高水平 PEEP 对肺组织就肯定没有危害,只是与高潮气量相比,后者可能带来的危害更大。

(三)吸入氧浓度

鉴于 FiO_2 过高可能引起的氧中毒已经早已被临床和实验研究证实,呼吸机应用过程中应该尽可能应用 $\leqslant 60\%$ FiO_2,这也是保护性肺通气策略的措施之一。一般来说,临床医护人员普遍顾忌提高 FiO_2,尤其是吸纯氧。然而,提高 FiO_2 是纠正弥散障碍的主要方法,临床需要提高 FiO_2 或吸纯氧多为无奈之举,尤其当缺氧由弥散障碍引起的时候(急性肺泡性肺水肿),此时如果过分顾忌高浓度吸氧造成的损害,弥散障碍所致的严重缺氧就足以造成患者在短期内死亡或肺水肿因缺氧未纠正而继续加重。权衡利弊,此时应提高 FiO_2 以纠正缺氧,甚至将 FiO_2 设置为 100%,有时也是十分必要的。

(四)单肺通气

当两侧肺组织病变严重程度不一致时,为减少健康肺组织在接受呼吸机治疗时可能因过度膨胀所致的肺损伤或患侧与健侧肺的交叉感染等,有学者主张通过双腔人工呼吸道,分别连接两个呼吸机,进行双侧肺的单肺通气;各台依据所连接肺的需要,设置不同的参数。类似研究在国外已经用于临床,国内尚未见有人尝试。

熟练掌握呼吸机应用技术不但需要掌握基本理论知识,更需要长时间理论与实践经验的结合和积累。每一位从事呼吸机应用的专业技术人员,都有责任、有义务将呼吸机技术真正应用于所有危重病综合救治的临床实践,从纠正缺氧的环节着手,提高危重病救治的成功率。

(宋志芳)

参 考 文 献

1　刘又宁. 机械通气与临床. 第二版. 北京:科学出版社,1998. 104~259

2　王保国. 实用呼吸机治疗. 北京:人民卫生出版社,1994. 103~107

3　宋志芳. 现代呼吸机治疗学——机械通气与危重病. 北京:人民军医出版社,1999. 145~259

4　Macinintyre NR, et al. Effects of initial flow rate and breath termination criteria on pressure support ventilation. Chest,1991, 99(1):134

5　East TD, et al. A successful computerized for clinical management of pressure control inverse ratio ventilation in ARDS patients. Chest. 1992,101(3):697

6　Terai C, et al. Transesophageal echocardiographic dimensional analysis of four cardiac chambers during positive end-expiatory pressure. Anesthesiology, 1985, 63: 640

7　Martin C, et al. Effect of PEEP on right ventricular function and cardiac output(CO). Anesthesiology, 1986, 65(3A): A488

8　Payen D, et al. Effects of positive pressure breathing on systolic and diastolic coronary bypass graft flow in humans. Anesthesiology, 1986, 65(3A): A43

9　Saito S, et al. Efficacy of flow-by during continuous positive airway pressure ventilation. Crit Care Med, 1990, 18:654

10　Sassoon CS, et al. Inspiratory work of breathing on flow-by and demand-flow continuous positive airway pressure. Crit Care Med, 1989, 17:1108~1114

11　Beydon L, et al. Inspiratory work of breathing during spontaneous ventilation using demand valves and continuous flow system. Am Rev Respir Dis, 1988, 138: 300~304

12　Cox D, et al. Investigation of the spontaneous modes of breathing of different ventilators. Intensive Care Med, 1988, 14:532~537

13　MacIntyre NR, et al. Effects of initial flow rate and breath termination criteria on pressure support ventilation. Chest, 1991, 99:134~138

14　Christopher KL, et al. Demand and continuous flow intermittent mandatory ventilation systems. Chest, 1985, 87(5):625~630

15　Prakash O, et al. Cardiopulmonary response to inspiratory pressure support during spontaneous ventilation vs conventional ventilation. Chest, 1985, 86(3):403~408

16　MacIntyre NR, et al. Weaning from mechanical ventilatory support: Volume-assisting intermittent breaths versus pressure-assisting every breath. Respir Care, 1988, 33(2):121~125

17　Brochard L, et al. Inspiratory pressure support prevents diaphragmatic fatigue during weaning from mechanical ventilation. Am Rev Respir Dis, 1989, 139: 513~521

18　Brochard L, et al. Improved efficacy of spontaneous breathing with inspiratory pressure support. Am Rev Respir Dis, 1987, 136:411~415

19　Wrightt GH, et al. "Auto-PEEP": incidence, magnitude, and contributing facts. Heart & Lung, 1990, 19: 352~357

20　Carroll GC, et al. Minimal positive end-expiatory pressure (PEEP) may be "best PEEP". Chest, 1988, 93: 1031~1035

21　Gammon BR, et al. Pulmonary barotrauma in mechanical ventilation: patterns and risk factors. Chest, 1992, 102:568~572

22　Rouby JJ, et al. Histologic aspects of pulmonary barotrauma in critically ill patients with acute respiratory failure. Intensive Care Med, 1993, 19:383~389

23　Alberti A, et al. $P_{0.1}$ is a useful parameter in setting the level of pressure support ventilation. Intensive Care Med, 1995, 21(7):705~707

24　Papadakos PJ, et al. High-inflation pressure and positive end-expiratory pressure. Injurious to the lung? Yes. Crit Care Med, 1996, 12(3):627~634

25　Hickling KG, Henderson SJ, Jackson R. Low mortality associated with low volume pressure limited ventilation with permissive hypercapnia in severe adult respiratory distress syndrome. Intensive Care Med 1990, 16: 372~377

第 24 章

血液净化技术
Blood purification

　　血液净化技术(blood purification,BP)应用于临床已有 40 年历史,虽然经历了漫长的过程,但近十余年来发展十分迅速,且令人鼓舞。尤其是随着急救与危重病医学的发展,血液净化技术的应用范围日益扩大,虽然目前临床应用普遍开展的血液净化技术被称为连续肾脏替代治疗(continuous renal replacement therapy,CRRT),但从实际临床意义讲,其临床价值和意义已经远远超过了当初的肾脏替代治疗范围,不仅能清除体内积聚的水分和小分子物质,还能清除中分子物质和许多炎症介质。1995 年美国圣地亚哥举行了国际第一届 CRRT 学术会议,对相关的 CRRT 技术做出了统一的命名。鉴于目前 CRRT 技术已从最初的急性肾衰竭救治扩展到各种危重症的综合救治,CRRT 的命名已经不能涵盖其实际治疗价值,国内有学者提出连续性血液净化(continuous blood purification,CBP)技术的概念,CBP 可能较 CRRT 更为合理。

　　CRRT 最早的命名是相对于间歇性血液透析(intermittent hemodialysis,IHD)而言,1977 年德国学者 Kramer 首次将连续性动-静脉血液滤过(continuous arteriovenous hemofiltration,CAVH)应用于治疗急性肾衰竭(ARF)合并对利尿剂抵抗产生体内水负荷过多的患者,以后 Bambauer-Bishoff(1979 年)又提出了连续性静脉-静脉血液滤过(continuous venovenous

hemofiltration,CVVH)的治疗方式,并相继出现了很多不同类型的血液净化技术方式,如缓慢连续性超滤(slow continuous ultrafiltration,SCUF)、连续性动-静脉血液透析(continuous arteriovenous hemofiltration with dialysis,CAVHD)、连续性静脉-静脉血液透析(continuous venovenous hemofiltration with dialysis,CVVHD)、连续性动脉-静脉血液透析滤过(continuous arteriovenous hemodiafiltration,CAVHDF)和连续性静脉-静脉血液透析滤过(continuous venovenous hemodiafiltration,CVVHDF)等。除此以外,还有其他一些血液净化方式,如连续性高通量透析(continuous high flux dialysis,CHFD)、高容量血液滤过(high volume hemofiltration,HVHF)、连续性血浆滤过吸附(continuous plasmafiltration adsorption,CPFA)、日间连续性肾脏替代治疗(day-time continous renal replacement therapy,DCRRT)等。

　　总之,血液净化技术的发展与不断完善,给危重病患者带来了福音。以往危重病患者一旦发生肾衰竭,由于病情危重不宜搬动或因接受机械通气治疗无法搬动,常规的血液透析技术由于设备体积大,无法在床边开展,这些危重病患者常因急性肾衰竭导致的少尿和无尿而不能接受进一步治疗,甚至可能因高钾血症、急性左心衰、高分解代谢等直接造成死亡。CRRT 仪器设备的产生和发展,使危重病患者在床边接受血液净化治疗成为现实。大量临床实践已经证实,利用 CRRT 开展的一系列血液净化技术,已经成为危重病急救医学领域内不可缺少的项目,并将可能得到更大的发展和提高,但应用价值和确实的临床疗效还有待进一步提高。

一、原理与分类

(一)血液净化技术原理

血液净化技术治疗疾病的原理是借助血流在体外机械循环过程中物理运动方式,清除体内多余的水分和各种溶质。归纳目前应用于临床各种清除水分和溶质方式的基本原理有 3 种。

1. 对流(convection,C)

是借助机体血液循环的动力(动-静脉)或体外泵的作用,使血液通过由高通透性膜制成的滤器,驱使水分和溶质转运(对流)的动力是跨膜压,即滤器两侧的压力差,由患者平均动脉压和滤器一侧的负压构成。转运对流的结果是水分依靠压力差的作用经滤器膜进入滤液,溶质以等渗性对流转运的方式与水一起穿过滤器膜进入滤液,并排出循环外。临床使用的血滤(hemofiltration)净化技术,主要的清除原理就是这种。

2. 弥散(diffusion,D)

是利用溶质从高浓度向低浓度运动或弥散的原理,以达到膜两侧溶液与溶质含量或浓度的平衡。即同样是借助一定的动力源,使患者的血液通过半透膜和含一定成分的液体(透析液)相接触,半透膜两侧血液和透析液中的各种溶液与溶质,如水分、电解质、中小分子的物质,通过弥散的原理相互运动,并达到平衡,结果是血液中的代谢产物,如尿素、肌酐、胍类中分子物质,多余的电解质等,通过半透膜弥散到透析液中,而透析液中的物质,如碳酸氢根和醋酸盐等,也可以借助弥散的方式转运至血液,从而达到清除体内有害物质、补充机体需要物质的作用。临床常用的血液透析(hemodialysis),就主要是借助弥散的原理进行血液净化。

3. 吸附(adsorption)

是利用特殊装置,使血液中有毒物质经体外循环后,通过被吸附到具有丰富表面积的固态物质上而排出体外的过程。临床常用的血液灌流净化方式就是通过这个原理,常用的吸附装置有活性炭和树脂灌流器,主要用于抢救各种类型中毒。人工肝支持治疗技术,也可以应用这个原理。

弥散的清除方式对小分子物质清除效果好,如尿素氮、肌酐、电解质等;对流的清除方式对中、大分子清除效果好;吸附的清除方式对毒物的清除效果好。在实际血液净化技术应用过程中,通常各种清除原理可以同时联合使用,以使清除水分和溶质的作用更完善,血液净化疗效更满意。

(二)血液净化技术分类

1. 血液透析(hemodialysis,HD)与腹膜透析(peritoneal dialysis,PD)

HD 和 PD 是临床治疗急、慢性肾衰竭最常采用的方法,主要清除原理是弥散和对流(超滤)。

(1)HD:此项技术已经广泛用于急、慢性肾衰竭的治疗,凡出现少尿 3 天、无尿 2 天,浮肿、恶心、呕吐、精神异常等一系列尿毒症的临床症状,内生肌酐清除率较正常下降超过 50% 或肌酐上升达 $442\mu mol/L(5\ mg/L)$,尿素氮上升达 21 mmol/L(60 mg/L),血钾$\geqslant6.0$ mmol/L,严重代谢性酸中毒,均是实施 HD 的指征。

(2)PD:原理与 HD 相同,惟一不同之处是用于透析的半透膜是腹膜。腹膜具有生物半透膜作用,不仅有良好的渗透和弥散作用,吸收和分泌功能也很完善。PD 最早是由 Ganter 于 1923 年首先应用于临床。由于 PD 技术具有操作简单、价格低、疗效确切、不必抗凝、不需要特殊设备、安全等特点,临床应用很普遍,甚至可以在家中进行。成人的腹膜约为 2.0～2.2 m^2,较肾脏的肾小球滤过总面积(1.5 m^2)大,也较 HD 的膜面积(0.8～1.0 m^2)大。与 HD 相同,能透过腹膜半透膜溶质的分子量较小,蛋白、血细胞等大分子物质不能透过。操作时,是将透析液灌入腹膜腔后,如果血浆中的小分子物质浓度高于透析液,就会弥散入透析液;透析液中浓度高的物质,也可以通过腹膜进入血液循环和组织间隙;如果透析液的渗透压高于血浆,血浆中过多的水分就可能渗透入透析液中而排出体外。最后的结果是,通过反复向腹膜腔内灌入和放出透析液,使潴留于体内的代谢产物得到清除,多余的水和电解质也可以得到清除。PD 的适应证与 HD 相仿,但有严重腹腔或腹壁感染、近 2~3 天做过腹部大手术、妊娠、广泛性肠粘连、肠麻痹或胀气等不适合采用 PD 技术。PD 最常见的并发症是腹膜炎、腹胀、腹痛,透析液负平衡时可引起水、电解质紊乱,使过多的水分进入血液循环,发生肺水肿和脑水肿。

2. 血液滤过(hemofiltration,HF)

是模拟肾小球滤过的作用原理,以对流为基础原理,利用血液循环或外置泵作用产生的跨膜压,让血液通过由高通透性膜制成的滤器,清除体内多余水分和各种溶质。

(1)HF 与 HD 的区别:HD 主要是通过弥散的作用清除溶质,HF 是通过对流的原理清除溶质。由于血液滤过器的通透性高,不同分子量物质的清除率基本相同;而 HD 的清除率与物质的分子量成反比,与膜的筛选系数有明显关系。此外,HF 对中分子(MW 500~5 000)物质清除效果较 HD 好,中分子物质主要是一些小的蛋白质,大蛋白质属于大分子物质(MW 5 000~50 000);HD 对小分子(MW＜300)物质清除效果好,肌酐(MW113)、尿素(MW60)、尿酸(MW 113),均属于小分子溶质,HF 对这些溶质清除的效果不如 HD。

(2)HF 适应证:在危重病领域,HF 是应用最多、最成熟、疗效最确切的一种血液净化技术。可以应用 HF 的疾病很多,大致归纳如下。

①急、慢性肾衰竭合并各种并发症无法搬动的患者:急、慢性肾衰竭如果同时合并休克或血流动力学不稳定、接受机械通气治疗、严重心律失常或随时可能发生致命性心律失常等生命体征不稳定的临床症状时,常规实施的 HD 非但不能满足治疗和抢救的需要,还可能增加搬运途中和治疗过程中的风险,床边HF 是最好的选择。

②各种药物中毒:虽然 HF 所用的滤器还缺少特异性中和中毒物质的功能,但借助 HF,能加速毒物的

代谢与排除,缩短毒物对机体造成损害的过程和时间,并能直接减少毒物,同样是中毒综合治疗中很关键的环节。与以往传统的依靠补液、利尿、导泻等常规抢救措施相比,HF 治疗先进了很多,临床疗效也提高很多,是十分值得推广的治疗技术。

③容量负荷过多造成的心衰和肺水肿:虽然常规强心、利尿、扩血管等内科保守治疗是抢救急性左心衰和肺水肿这些致命性疾病的主要措施,当临床治疗效果不佳时,HF 是值得考虑的必要措施。

④各种创伤、感染、休克所致的较重的全身炎症反应:已经有大量基础和临床研究证实,创伤感染休克疾病过程中各种炎症或促炎细胞和体液因子被激活和释放造成原发病进一步发展,甚至发展成为 MODS。及时下调、抑制或清除这些致病因素成为阻断发病机制中间环节的重要措施。已经有很多研究证实,HF 能有效清除各种炎症介质,减轻全身炎症反应对机体的损害,保护重要脏器,预防 MODS。最具有代表性的临床疾病是重症急性胰腺炎(SAP),合理应用 HF 技术,能有效清除各种炎症介质,保护脏器,减少并发症,提高出院存活率,降低病死率。

⑤水、电解质、酸碱平衡紊乱:机体内环境平衡是脏器功能正常的基本保证,水、电解质、酸碱平衡是内环境平衡的重要组成部分,严重水、电解质、酸碱平衡紊乱能直接威胁患者生命,HF 是较好的纠正水、电解质、酸碱平衡紊乱的方法。

⑥肝脏疾病或损害导致的各种并发症:肝脏是各种物质代谢、解毒、排毒的脏器,是胆红素代谢、蛋白合成、糖原合成与分解、凝血因子合成的重要场所,肝功能受损时,胆红素代谢障碍,各种代谢产物排出障碍,肝昏迷、肝性脑病、肝肾综合征、严重低蛋白血症、顽固性低血糖、凝血机制障碍是肝脏功能受损导致障碍或衰竭的具体表现。HF 能清除这些代谢产物和有毒物质,是近年来逐渐发展起来的治疗肝脏功能障碍或衰竭的新方法。鉴于 HF 主要针对水分与中分子物质,临床更多的是血液滤过联合血液灌流的吸附技术,人工肝支持治疗的设计原理就是在超滤和吸附基础上进行的。

(3)HF 的优点很多,主要集中在以下几个方面。

①仪器设备先进:自动化程度高,操作简便;便于搬动,可以在床边进行,对并发症多、需要接受机械通

气治疗的患者十分便利;设备的监测与报警系统完善,安全性好;设备有加温装置,能减少温度过低引起的不良反应。

②循环和血流动力学干扰小:持续性静脉-静脉血液滤过与间歇性血液透析最大的区别是清除溶质与水分的速度慢,对循环影响小,血流动力学不稳定的患者也可以接受治疗。

③彻底清除体内多余水分:包括对组织间隙和肺间质的水肿清除,是治疗 SIRS 引起的毛细血管渗漏综合征极好的方法。

④能清除炎性介质:已经得到很多基础与临床研究的证实,持续 HF 血液净化治疗能降低血浆某些炎性细胞因子水平和炎症介质,临床实际应用过程中,之所以有些犹豫,不是因为疗效不确切,主要还是担心由此带来的费用和可能产生的风险。随着临床血液净化技术的开展,对治疗疾病有利的证据不断积累和增加,HF 一定会成为不容忽视的有效治疗措施。

⑤滤器生物相容性好:开展 HF 应用的滤器,通常采用高分子合成膜,生物相容性好,很少引起过敏、血小板减少、血细胞破坏、各种炎症介质释放等不良反应。

(4)影响 HF 疗效的因素:影响 HF 对水和溶质清除疗效的影响因素很多。

①血滤器的性能与流体力学特征:血滤器性能主要取决于膜的材料,但与滤器的长短、口径、几何图形也有关。

②滤器内的压力剃度:血液滤器内静水压、血液侧压、滤液侧负压,共同影响着超滤的效率。可以调节和控制的部分是滤液的收集器与滤器的垂直距离,每下降 1 cm 可产生 0.74 mmHg 负压,通常可低于床边 20~40 cm,必要时加用吸引器和转子泵来调节。

③血浆胶体渗透压:通常血浆胶体渗透压是跨膜压的反作用力,胶体渗透压过高,跨膜压越低,超滤率降低。但是,在临床实施 HF 技术治疗时,通常常规补充胶体(血浆与白蛋白),目的是避免胶体渗透压过低,储存在组织间隙的体液不能进入血液循环而影响超滤率。

④血液黏度、流量与超滤:当红细胞压积(HCT)≥0.45 时,超滤率降低;当血流量在 0~250 ml/min

时,血流量与超滤率明显相关。以往血液滤过采用的透析膜超滤系数小,使置换液量非常受限,因而对小分子的溶质清除效果差。而目前,临床由于多采用高通量的透析器,超滤系数增大,增大置换液量使清除率增大,使血液滤过技术对小分子的清除,不亚于血液透析,且其清除中、大分子的能力是血液透析难以达到的,故临床上较多采用。目前临床开展的CRRT,多应用 CAVHD 与 CVVHD 的方式,使用扩散(D)或对流(C)的原理,去除体内多余的水分、代谢产物(废物)和尿毒症等毒素,表 24-1 为 CRRT 技术各种治疗方式的清除原理和每日清除率(L/d)。在选择 CRRT 各种治疗方式时,除了依据危重病患者的病情外,还要考虑血管通路、设备、费用等问题,表 24-2为 CRRT 技术各种治疗方式在血管通路、所需设备、费用等方面的比较。

(5)高容量血液滤过(high volume hemofiltration,HVHF):由于大多数危重病患者都存在脓毒症及MODS,而近年许多动物实验及临床研究显示 HVHF能通过清除可溶性炎症介质,下调炎症反应,使生存率提高,故提倡对 MODS 实施 HVHF。但是,目前对HVHF 的容量要求尚不统一,2001 年 Ronco 提出,传统的超滤率(容量)为 20~35 ml/(kg·h),高容量应大于 42.8 ml/(kg·h)。Bellomo 认为,HVHF 超滤量应>60L/d。总之,HVHF 的临床疗效尚不确切,大量置换液增加治疗费用,其真实意义与价值尚待探讨。

表 24-1　CRRT 技术各种治疗方式的清除原理和每日清除率

CRRT 方式	清除原理	每日清除率(L/d)
CAVH	对流	10~15
CVVH	对流	22~24
CAVHD	对流+弥散	C:2~6,D:22~24
CVVHD	对流+弥散	C:2~6,D:22~24
CAVHDF	对流+弥散	C:14.4,D:22~24
CVVHDF	对流+弥散	C:14.4,D:22~24

C:对流　D:弥散

表 24-2　CRRT 技术各种治疗方式比较

	SCVF	CAVH	CVVH	CAVHD	CVVHD	CAVHDF	CVVHDF
血管通路	A-V	A-V	V-V	A-V	V-V	A-V	V-V
泵	不需要	不需要	需要	需要	需要	不需要	需要
滤过液(ml/h)	100	600	1000	300	300	600	800
透析液流量(l/h)	0	0	0	1.0	1.0	1.0	1.0
置换液(l/d)	0	12	21.6	4.8	4.8	12	16.8
尿素清除率(ml/min)	1.7	10	16.7	21.7	21.7	26.7	30
费用	1	2	4	3	4	3	4

3. 血液灌流(hemoperfusion,HP)

是借助吸附器,将血液中有毒物质吸附后,随吸附器清除的净化技术,主要清除方式是吸附。吸附的原理可以是化学结合的方式,也可以是免疫学的方式,即免疫吸附。目前常用的吸附装置主要有两种。

(1)活性炭灌流:活性炭是具有多孔性、高比表面积、颗粒型的无机吸附器剂,吸附原理是物理性的,包括分子和(或)原子之间的偶极-偶极相互作用力,偶极极化力和其他物理吸引力。通过相邻分子和原子相互吸引的吸附力,使毒性物质吸附在活性炭表面。精致的活性炭不能去除血氨,但可以吸附中分子物质和与蛋白结合的大分子物质,包括芳香族氨基酸、硫醇、中短链脂肪酸、酚类等。活性炭灌流最早由 Yatzidis 于 1964 年应用于临床,开创了应用血液灌流进行血液净化的研究。由于活性炭直接与血液接触,有可能引起肺栓塞。破坏血小板引起出血倾向等,临床应用受到限制。

(2)树脂灌流:树脂是网状结构的高分子聚合物,包括阴离子、阳离子、中性交换树脂,吸附性能和吸附谱因树脂的化学结构不同而异。阳离子或阴离子的交换树脂,分别对带正、负电荷的分子具有相应的亲和力,其性质属于化学吸附。中性交换树脂结构中无离子基团,吸附过程主要为物理吸附及硫水基团的相互作用。阳离子的交换树脂对氨的清除效果好,阴离子交换树脂质能有效吸附胆红素及有机离子,中性交换树脂对胆红素、胆汁酸、游离脂肪酸等起吸附作用。

鉴于上述吸附净化技术清除原理的特点,相比较而言,可能最好的适应证是中毒和肝功能不全或衰竭。但由于其真正对急性肝功能衰竭的救治价值尚未证实,加上树脂灌流的主要缺点是与血液的生物相容性差,容易引起血小板和白细胞减少,用于抢救各种中毒患者时,是否有特异性吸附作用还无法定论,实际应用价值还有待进一步探讨和摸索。

4. 血浆置换

是一种近代血液净化技术,是随着血浆分离技术的问世而产生的。现代技术不仅可以分离出全血浆,还可以分离出血浆中某些成分。随着设备的发展和更新,目前可以用血浆置换疗法的疾病多达 200 余种。

(1)基本原理:应用血浆置换治疗疾病的原理是排除体内有毒物质的致病因子。由于很多疾病的致病因子无法依靠药物的作用抑制和排除,血浆置换可以通过分离出部分或全部病理血浆,连同含有毒素和致病因子的血浆一并弃去,将余下的血液有形成分(细胞成分)和重新加入的新鲜健康血浆(置换液)一起再重新输回体内,不但能达到清除血浆中病理性物质、减轻对机体损害,还可以补充一些血浆因子,如补体、凝血因子、调理素因子等,亦可调节机体的免疫状态和功能,如细胞免疫和网状内皮细胞的吞噬功能恢复及肿瘤封闭因子的减少。

(2)方法:血浆置换包含分离和置换两个内容,血浆分离是置换的基础。血浆分离有离心法和膜式法两种。

①离心法血浆分离:20 世纪 60 年代应用于临床,密闭式分离机利用离心技术将血浆分离,比重轻的血

浆浮在上方,而比重大的细胞成分沉在底部,由此将血浆分离出来。

②膜式法血浆分离:是20世纪70年代应用于临床。膜式血浆分离器是由通透性高、生物相容性好的高分子材料膜制成。血液通过中空纤维滤器,利用不同膜孔径的滤过器可将不同分子量的物质分离出来。孔径0.1 μm,可清除Mr 500～5000的物质,0.2 μm可清除Mr 60000的物质,0.4 μm可清除Mr 3000×10^2的物质,0.6 μm可清除Mr 6000×10^3的物质。因此,膜式血浆分离既可以进行非选择性地血浆分离,也可以进行选择性地血浆分离。

(3)适应证:主要是肝昏迷、药物中毒、免疫系统疾病(如急性肾炎、重症肌无力、狼疮性肾炎、类风湿性关节炎、硬皮病)。

(4)注意事项

①血浆置换不能替代病因治疗:因为血浆置换解决的仅仅是致病因子的去除,不彻底控制病因,致病因子被去除后还可能产生。

②价格昂贵:血浆置换治疗需要的血浆量多,在当前血源短缺和紧张的情况下,普遍开展有很多困难。

③疗效不确切:血浆置换的净化技术临床应用的时间不长,对很多疾病治疗的临床疗效尚不够确切,还有待进一步摸索和积累经验。

二、血液净化设备与基本技术

(一)血液净化仪器

CRRT仪器是目前临床开展各种血液净化技术最常采用的仪器,主要用于静脉-静脉(V-V)的血液净化,仪器的核心是动力泵,其运转控制、管路与滤器的安装与连接、液体平衡控制与加温系统、监测与报警系统。随着设备的不断先进与完善,使血液净化技术更容易开展,尤其是目前各生产厂家研制的仪器越来越便于移动、便于操作,监测与报警系统完善,安全系数提高,为危重病的血液净化治疗提供了很多便利,危重病在床边开展血液净化治疗技术已经不再是很难的事情。目前市场上拥有的机器型号很多,如百特公司生产的BM25和Acquarius、Gambro公司生产的

Prisma、B. Braun公司生产的Diapact、Fresenius公司生产的ARrtplus等。

1. 百特BM25

包括两个独立部分,BM11(血液监控装置)和BM14(平衡监控装置)。有3个泵,血泵、超滤泵、置换液泵,系统能实施CVVH和CVVHD,也能进行血浆置换等治疗模式。该系统主要特点:操作简单,费用较低,能做高流量血滤(最高9L/h),并有加热器。

2. 百特Acquarius

由5个泵组成(血泵、置换液泵、透析液泵、超滤泵、注射泵),加热装置等均通过彩色操作屏幕的按键实现一体化控制。能进行目前所有种类治疗模式,置换液可以通过前稀释、后稀释、前后稀释同时补给3种方式给予,所有机型最高置换液量为10 L/h,且能做儿童治疗。

3. 金宝Prisma

有5个泵(血泵、置换液泵、透析液泵、超滤泵、注射泵),能实现各种治疗;3个称重装置,人机对话界面友好,体外循环管路自动安装及预冲。血流量和置换液量较低,无法实现高容量血滤。

4. 贝朗Diapact

结构紧凑,3泵设计,操作界面友好,灵活性强,能实施各种类型CRRT治疗,满足临床不同需要。

(二)血液滤过器

CRRT的滤器,通常采用高分子聚合膜,如聚砜(PS)膜、聚酰胺(PA)膜、磺化聚丙烯腈(AN69)膜、聚甲基丙烯酸甲酯(PMMA)膜等,这些滤器具有较高的超滤系数与通透性,生物相容性好。

(三)血管通路

开展血液净化治疗需要建立血管通路,常用的血管通路有3类,中心静脉置管、动静脉直接穿刺、动静脉瘘管。目前在危重病治疗领域,临床应用最多的途径是经由中心静脉置管进行血液净化治疗,其优点很多。

1. 导管结构

中心静脉置管有单腔和双腔两种,开展血液净化治疗多采用双腔导管,才能实施 V-V 循环。近年来有采用带涤纶套隧道式长期留置导管以作为半永久性血管通路。

2. 导管的材料

常用的材料有四氟聚烯、聚氨酯、聚乙烯、硅胶等,这些都具有避免血管损伤、生物相容性好、不易形成血栓、可 X 光定位、能长期放置等优点,其中聚氨酯和硅胶被认为是较理想的导管材料。

3. 置管的部位

临床采取较多的是颈内静脉、股静脉、锁骨下静脉穿刺置管,其中以颈内静脉置管应用最多,其次为股静脉置管,原因是并发症少、留置时间长。

4. 置管的深度

经颈内静脉置管,导管置入的长度通常为 15 cm,使其位于右心房上 1～2 cm 即可;经股静脉置管,导管置入的长度一般为 25 cm 以上,如≤20 cm,产生再循环的比例高。

5. 留置导管的护理

使用时严格无菌操作,局部消毒敷盖十分重要,使用后常规肝素盐水封管。

6. 常见并发症

置管近期或即刻的并发症是出血、心律失常、气/血胸、空气栓塞等,远期的并发症是感染、血栓形成、导管功能障碍、血管狭窄等。

(四)关于抗凝

1. 抗凝的目的和意义

抗凝是血液净化治疗过程中必须的技术,抗凝的目的是维持体外循环畅通,减少膜接触反应,维持滤器完整性。抗凝技术应用不佳的结果是循环不畅通,无法达到治疗的效果。

2. 影响抗凝治疗的因素

能影响抗凝疗效的因素很多。

(1)血液通路和体外循环、管路及导管的长度设计。

(2)膜的特性、几何构型、生物相容性。

(3)患者的因素:败血症和心脏手术后发生急性肾衰竭(ARF)的患者,常出现获得性抗凝血酶 3 缺乏(AT3),即便肝素用量足够,亦会出现纤维块形成和滤器凝血,及时补充 AT3 是有效的治疗方法。

3. 理想抗凝剂

应该是半衰期短、无体内蓄积、易被中和、抗血栓作用较强、抗凝作用只局限于滤器中、药物监测简便易行、长期使用无全身副作用、使用过量有相应拮抗剂的药物。抗凝剂应用合理,血液净化治疗效果好,出血的危险性小。

4. 全身抗凝方法

(1)普通肝素(heparin):预处理血滤器 2 500 U 加入 2 L 生理盐水,负荷剂量是 2 000 U,维持剂量是 1 200 U/h;输入途径是滤器前,目标是使活化凝血时间(ACT)延长 50% 以上;滤器预期寿命是 24～36 小时。肝素的拮抗剂是鱼精蛋白,缺点为个体差异大,可并发出血和血小板减少。

(2)低分子肝素(LMWH):分子量 4 000～8 000 道尔顿;对 Xa 有抑制作用,抗血栓;抗凝血酶作用低,减少出血倾向;一般首剂 15～20 IU/(kg·h),后 5～10 IU/(kg·h),使抗 Xa 在 0.3～0.6 IU/ml。应用低分子肝素主要的缺点是抗 Xa 监测难。

(3)其他抗凝方法

①局部枸橼酸抗凝:当血流量 200 ml/min 时,采用动脉端输入 5% 枸橼酸盐 270 ml/h,静脉端输入 3.33%CaCl$_2$ 30 ml/h;使用无钙置换液,使全血活化凝血时间(WBACT)动脉端 90～120 s,静脉端延长 1 倍以上。局部枸橼酸抗凝的缺点是需监测血钙及活化凝血时间,并可导致低钙、高钠及碱中毒。

②前列环素(PGI$_2$):血液透析中使用前列环素可获得满意的抗凝效果,但没有内源性凝血系统激活和纤维蛋白形成。80% 的患者出现低血压、面部潮红和

恶心等副作用,停用后很快消失。前列环素血液透析抗凝的合适剂量为 5 mg/(kg·min),开始透析时应静注肝素 1 000 单位,透析中根据凝血时间决定肝素进一步用量,用肝素的凝血时间目标为透析前的 120%。虽然前列环素在急、慢性血液透析抗凝中有一定地位,但由于价格昂贵,溶解后性质不稳定和副作用发生率高等原因,限制了它的使用。

③水蛭素(hirudin):最早用于血液透析的抗凝,现已能基因重组生物合成。它与凝血酶形成复合物,抑制血小板聚集,于透析前一次性给予 0.08~0.15 mg/kg 体重,有效但价格贵,有望被重新用于血液透析抗凝。

④丝氨酸蛋白酶抑制剂。

⑤低分子右旋糖酐。

⑥无抗凝剂血滤:用肝素盐水预冲管路和滤器后放空,仅用生理盐水定期冲洗;缺点是要求血流量大,易出现凝血使治疗中断。

(4)抗凝的监测:为了保证血液净化治疗的疗效,延长滤器的使用寿命,既达到有效清除效果,也避免滤过膜对血细胞产生破坏,要监测抗凝的效果和滤器的功能。

①关于滤器:通常滤器功能下降是抗凝疗效减弱的早期表现,如果连续 3 小时滤过液减少 150~200 ml/h,除外血流动力学变化的影响,提示血滤器或管道将要堵塞。也可以监测滤出液与血中尿素的比值,当滤出液/血尿素<0.7,应考虑更换滤器。

②实验室指标:主要监测指标是外周血血小板、APTT 与活化的凝血时间,其中 APTT 与肝素和出血的相关性强。

(五)置 换 液

1. 功能和作用

置换液的功能和作用是置换被血液净化过程中清除的溶质和水分,这种补充的液体被称为置换液,主要由电解质与水分组成。血液净化治疗的疗效,受置换液成分的影响。

2. 置换液的成分

主要包括钠离子(138~140 mmol/L)、钙离子(1.5 mmol/L)、氯离子和碱基,碱基分为乳酸盐、碳酸氢盐、构缘酸盐。置换液中的钾离子、镁离子和糖,是根据需要加入的。置换液和构橼酸盐置换液分为 A 液及 B 液两部分,输入时应该同步输入或交替输入。

3. 置换液分类

(1)乳酸盐置换液(lactate buffer solution):商用乳酸盐置换液中乳酸盐的浓度是 40~50 mmol/L,多数接受连续血液净化治疗的患者能耐受乳酸盐置换液。但当出现或存在严重缺氧、休克、肝功能损害时,由于本身就可能存在乳酸性酸中毒,再用乳酸盐置换液,有可能使酸中毒加重,并影响心肌、神经等脏器功能,出现功能紊乱。

(2)醋酸盐置换液(acetate buffer solution):临床应用不多,在高流量血液滤过时,可能导致心肌收缩力下降,小血管扩张,血压下降,致使血流动力学不稳定。

(3)碳酸氢盐置换液(bicarbonate buffer solution):是临床最常用的置换液,缺点是难以保存。碳酸氢盐置换液分 A 液和碳酸氢钠注射液两部分,临床有商化的碳酸氢钠注射液,实际的置换液就是 A 液。碳酸氢盐置换液的优点是能纠正酸中毒,碳酸氢钠注射液中,碳酸氢钠的浓度是 30~35 mmol/L,严重乳酸性酸中毒患者需要的浓度是 50 mmol/L,甚至 100 mmol/L 才能达到疗效。但无论碳酸氢钠的浓度如何,置换液必须是等渗的。最合适的碳酸氢盐的输注速度是 40~50 mmol/h,过快输注会导致 $PaCO_2$ 增高。置换液的 A 液不能单独发挥作用,使用时必须与碳酸氢盐溶液同时输注。

(4)构橼酸盐置换液(citrate buffer solution):使用构橼酸钠作为缓冲剂,不仅可以作为体外抗凝剂,每分子的构橼酸能产生 3 分子碳酸氢盐,并可以作为碱基来纠正酸中毒。目前临床已经证实,构橼酸盐置换液能治疗乳酸性酸中毒,而且疗效确切。

4. 置换液的配方

(1)林格乳酸盐配方:钠 135 mmol/L,钙 0.75~1.5 mmol/L,乳酸盐 25 mmol/L。

(2)Klplan 配方:第一组 0.9%氯化钠 1 000 ml+

10％氯化钙 10 ml;第二组 0.45％氯化钠 1 000 ml＋5％碳酸氢钠 50 mmol;两组交替输入。

(3)Port 配方:第一组 0.9％氯化钠 1 000 ml＋10％氯化钙 10 ml;第二组 0.9％氯化钠 1 000 ml＋50％硫酸镁 1.6 ml;第三组 0.9％氯化钠 1 000 ml;第四组 5％葡萄糖＋5％碳酸氢钠 250 ml。

(4)南京军区总医院配方:A 液为 0.9％氯化钠 3 000 ml＋5％葡萄糖 170 ml＋注射用水 820 ml＋10％氯化钙 6.4 ml＋50％硫酸镁 1.6 ml,B 液为 5％碳酸氢钠 250 ml,与 A 液 4 000 ml 与 B 液 250 ml 同步均匀由不同通路输入。

5. 置换液的输入

(1)前稀释(pre-dilution):即置换液输入点在滤器前的动脉管路,优点是减少滤器凝血,超滤率大;缺点是经过滤器的血液被稀释,置换液用量需增加 15％。前稀释主要适用于超滤率大于 10 ml/min 需要大量超滤和高容量血液滤过时,可以减少及预防血液浓缩而导致的滤器凝血;患者红细胞压积大于 40％;出血倾向的患者,减少抗凝剂用量。

(2)后稀释(post-dilution):置换液在滤器后静脉管路输入,优点是无血液稀释,可以减少置换液量,溶质清除率高。缺点是超滤率有限,可能增加凝血危险。适用于所有无特殊需要的 CRRT 治疗。

6. 液体平衡管理

血液净化治疗过程中,液体平衡的管理十分重要,它包括超滤速度掌握、每小时进出液体量计算、体液负荷增加状态评估、预计超滤的数量。

(1)超滤速度掌握:为了将体液进出不平衡对血液循环和血流动力学的影响降至最低限度,通常掌握超滤的速度是从慢到快逐渐提高,同时结合观察临床各项指标(血压、脉搏、心率、中心静脉压、外周血管与组织充盈情况),随时调整超滤速度,目标是既能达到预计所超滤出的液体量,又不对循环造成影响。必要时,超滤速度可以从 150 ml/h 开始,逐渐增加。

(2)严格计算进出液体量:血液净化治疗过程中,严格计算进出液体量对保证疗效、减少并发症十分重要,其中进入机体的液体量也包括经胃肠道进入的液体,出量中应扣除置换液的量,通常应按小时计算,并

不断调整超滤的速度。积聚在第三间隙液体增多时,需要借助补充胶体、应用降低毛细血管渗漏的方法,先将组织间隙的液体吸入血液循环后,才有可能通过血滤将多余的体液清除。

(3)超滤量的计算与评估:超滤量的计算＝(滤出液＋其他出量)－静脉入量－置换液量－胃肠道入量,通常难度不大,困难的是预计超滤量的评估。截止目前为止,还没有很好的能评估机体液体负荷增加的指标。中心静脉压是传统的评估体液负荷增高的指标,但因影响因素多,单凭绝对值无法真正了解体液负荷的状况,目前应用最多的还是结合血压、脉搏、心率、中心静脉压、外周血管与组织充盈情况等临床体征综合评定。同样是为了减少对循环的干扰,预计多余的体液负荷,应该在尽量长一些的时间内清除,床边血液净化治疗可以持续 6~8 小时,甚至更长,预计的超滤量可能平均分布在各个时间段,必要时可以延长超滤的时间。

三、临床应用

血液净化技术应用于危重病领域时间不长,很多经验还在摸索和探讨中。但是,借助 CRRT 进行的 CVVH 作为一种新的治疗方法,已经取得了很多成功的经验,尤其当合并急性肾衰竭(acute renal failure, ARF)出现少尿和无尿时,CVVH 已经成为惟一的选择。

(一)血液净化技术在合并 ARF 救治中的应用

ICU 内重症患者,ARF 发生率相当高,这些重症患者往往同时伴有脑水肿和心血管功能不稳定。IHD 可以迅速清除多余的水分和代谢废物,如尿素氮和肌酐;并能纠正电解质和酸碱平衡紊乱,如高钾血症和代谢性酸中毒,但容易引起低血压,而低血压可加重肾脏缺血,延长 ARF 的恢复;另外,IHD 清除溶质较快,由于血脑屏障关系,脑组织溶质清除相对较慢,容易引起或加重原本存在的脑水肿;CRRT 能缓慢、持续、等渗性地去除液体,所以即使去除大量液体,仍能保持血流动力学稳定,以保证心、脑、肾等重要脏器的血流灌注,是解决这类危重病患者的极好方

法。此外,CRRT 能清除炎症介质和细胞因子,有利于改善全身炎症反应,防治 MODS。对单纯 ARF 来说,IHD 和 PD 与 CRRT 的治疗方法比较,并明显无区别,但对合并 ARF 的各种危重病患者,显然是 CRRT 优于 IHD 和 PD,表 24-3 为推荐 ARF 血液净化治疗方法的选择。在临床实际应用过程中,当危重病患者出现少尿和无尿时,CRRT 是惟一的选择,否则不但可能因高血钾和急性左心衰导致的肺水肿死亡,还可能造成无法接受进一步治疗的结果,因为任何治疗都需要静脉补液,严格控制补液量必然妨碍药物的应用。有 CRRT 保驾,各种治疗可以同时开展,此时最大的顾忌是并发症和经费。

表 24-3　ARF 时肾脏替代治疗方法选择

适应证	临床特点	肾脏替代治疗方法选择
不严重的急性肾衰	抗菌药物性肾炎	IHD、PD
去除液体	心源性休克、冠脏动脉搭桥术	SCVF、CVVH
氮质血症	严重的急性肾衰	CRRT(CVVHD、CVVH、CVVHDF)、IHD
颅内压增加	蛛网膜下腔出血、肝肾综合征	CRRT(CVVH、CVVHDF)
休克	脓毒血症、急性呼吸窘迫综合征	CRRT(CVVH、CVVHDF)
营养支持	烧伤	CRRT(CVVHD、CVVHDF、CVVH)
中毒	茶碱、巴比妥类药物中毒	HP、IHD、CVVHD
电解质紊乱	严重高血钾	IHD、CVVHD

(二)血液净化技术在不伴有 ARF 患者救治中的应用

危重病患者未发生 ARF 前,血液净化治疗一直存在争议。主张尽早实施 CRRT 治疗的依据是尽早清除炎症因子,能避免组织器官损伤,预防由各种炎症介质和组织损伤因子导致的 MODS。不主张在 ARF 发生前实施 CRRT 的依据是,CRRT 在清除炎症因子的同时,也可能一并将抗炎因子清除,因为炎症因子是否能被 CRRT 清除取决于分子量。有资料显示,大部分细胞因子是中分子量(10 000~300 000)物质,可被对流机制清除,部分合成膜还可能吸附一部分细胞因子。如果促炎因子与抗炎因子分子量相仿,同时被清治的可能极大。况且开展 CRRT 有出现各种并发症的风险,如出血和血流动力学不稳定,还可能增加经费开支。鉴于上述,在目前临床证据还不十分充足的情况下,总和原则是,对尚未发生 ARF 的危重病患者,并不主张常规使用 CRRT,具体到每一种疾病和每一个患者,均得权衡利弊,反复斟酌,即使已经开展了 CRRT,也要严密观察,不断调整,目的是将 CRRT 的利发挥到最大,而将弊降低到最小。

1. 全身炎症反应综合征(SIRS)

是大量炎症介质和细胞因子(TNF-α 和 ILs,如 IL-1、IL-6)被过度激活、释放、失控后,致使机体产生一系列强烈炎症反应临床症状和体征的一种临床综合征。SIRS 是 MODS 发生和发展的中间环节,MODS 是 SIRS 进一步发展、恶化的最终阶段。感染性疾病可以引起 SIRS,非感染性疾病也可以引起 SIRS,各种炎症介质对局部和全身血管内皮细胞损伤造成的通透性增加和血管张力下降,心脏抑制因子被激活和释放造成的心肌收缩力下降,凝血因子被激活造成的 DIC 等,均是导致顽固休克的主要原因,更是导致 MODS 的重要病理机制。CRRT 利用对流的原理,能清除机体内大量炎症介质和其他中分子物质,能通过治疗 SIRS 的途径,阻断中间环节,达到预防和治疗休克和 MODS 的目的。有资料显示,能清除的细胞因子主要集中在一些促炎因子(pre-inflammation),如 TNF-α、IL-1、IL-6 等,每日清除量大概相当于 20~40L 体液中所含的细胞因子,约占正常体液中的 1/2~2/3。但是,鉴于 SIRS 的诊断标准特异性不强,临床符合 SIRS 标准的病例很多,是否均需要开展 CRRT,很难定酌。多数情况下,还得兼顾其他临床资料。

2. 重症急性胰腺炎(SAP)

各种胰酶活化、胰腺组织自身消化、胰酶对各种炎症介质激活导致的强烈全身炎症反应和 MODS 是 SAP 重要的发病机制,手术并发症多,病死率无明显下降;药物抗炎治疗不足以遏止病情恶化,血液净化治疗能有效清除各种炎症介质,减轻或阻断由炎症介质介导的各种病理损害,缓解病情,防治 MODS 改善预后,确实为 SAP 的综合救治开辟了新的治疗途径。已有的临床实践显示了床边开展 CRRT 治疗的临床疗效,进一步探讨和摸索还在继续进行,希望能通过更多的实践,得到更多和更可靠的依据和结论,尤其是在如何掌握指征、时机、血液净化持续的时间等方面。

3. 充血性心力衰竭(CHF)

心肌收缩力下降、液体负荷增加、外周循环阻力增加是造成 CHF 的主要原因,CRRT 能持续、缓慢地清除体内多余的液体,不但能有效减轻心脏的容量负荷,对血流动力学影响轻,是治疗慢性 CHF 的有效方法,尤其当常规治疗效果不好时,应当考虑使用 CRRT 治疗。此外,CRRT 还能清除 CHF 时被激活的一些神经-体液因子,如肾素-血管紧张素系统(RAS)、房钠肽(atrial natriuretic peptide, ANP)、内皮素(endothelin, ET)、前列腺素(PG)等,能阻断这些致病因子对机体造成的损伤。通常顽固性 CHF,均与这些神经-体液因子有关。

4. 挤压综合征

多是由于外伤,造成机体肌肉等软组织发生缺血、坏死,大量肌红蛋白进入血液循环,造成血管栓塞、重要脏器血液灌注下降,其中肾脏是最容易被波及的器官。除了肾血管本身可能发生痉挛外,大量肌红蛋白可以变为不可溶性血红蛋白,沉淀于肾小管内,引起 ARF。临床最先可能出现血红蛋白尿(酱油色),以后很快就可能发生少尿或无尿。肌红蛋白的分子量为 Mr 17800,最好的清除方法是血液滤过。因此,对这类患者及时采取 CRRT,能较其他方法更能加快肌红蛋白清除,减少对肾脏的损害,缩短肾功能恢复的时间,减少各种并发症的发生。此外,挤压综合征是高分解代谢的疾病,早期接受 CRRT 治疗,还能纠正水、电解质紊乱,尤其是预防和纠正高血钾。能维持酸碱平衡,碱化尿液,以便更好地清除坏死组织的分解产物。

5. 急性呼吸窘迫综合征(ARDS)

是一种特殊类型的呼吸衰竭,主要病因是感染、创伤、休克、中毒等,发病机制与 MODS 相同,各种炎症介质被激活和大量释放是主要的发病机制。ARDS 的病理基础是肺泡-毛细血管急性损伤造成的肺泡和间质的水肿,是 SIRS 在肺部的表现。虽然机械通气纠正缺氧能有效地缓解病情,减少由于缺氧导致的各种并发症。但是,针对瀑布性炎症介质激活、释放、靶器官损害,临床还缺少十分有效的治疗方法。CRRT 能有效清除各种炎症细胞因子,减少对肺和其他脏器的损害;CRRT 还能直接清除多余的水分,减轻肺泡和间质水肿,与机械通气有协同治疗的作用。但是,对 ARDS 患者,机械通气与 CRRT 两种治疗措施,如何选择与割舍,可能不是简单的描述所能涵盖的。通常可能有三种情形,CRRT 先于机械通气、机械通气先于 CRRT、两者同时或先后同时使用。需要考虑的因素很多,如原发病的种类、全身炎症反应的程度、缺氧的严重程度、是否合并 ARF、有无出血倾向、经济状况等。权衡利弊的总体原则是,如何以最小的人力、财力、痛苦、时间为代价,达到最好的临床疗效。实际操作过程中,需要反复斟酌,综合考虑。

6. 肝功能衰竭

肝功能的作用是多方面的,胆红素循环与代谢、蛋白合成、凝血物质合成、糖原分解与合成、药物分解与代谢、摄入营养物质的分解与排除,均与肝功能有关,肝功能不全或衰竭能引起一系列临床症状和体征。肝脏疾病的特点是药物治疗作用有限,肝细胞本身的修复是疾病好转与痊愈的重要途径。血液净化治疗可以直接清除原本依靠肝细胞代谢清除的物质,临床疗效是不言而喻的。肝性脑病是最有代表性的疾病,虽然发病机制还不完全清楚,但与血氨、假性神经介质、芳香族氨基酸等含量增高有关,早已经开展的利用活性炭吸附原理进行的人工肝支持治疗,已经显示能改善症状,缓解病情,这些均与 HF 能清除氨、假性神经介质(羟苯乙醇胺)、游离脂肪酸、酚、硫醇、芳香族氨基酸(苯丙氨酸、酪氨酸、组氨酸)等,并能改变支链氨基酸与芳香族氨基酸比值有关。此外,HF 能清除很多炎症介质,能从发病机制的中间环节影响和遏止肝细胞的损害和病情的发展。但是,对肝功能不全或衰竭患者实施血液净化治疗,最大的顾忌是凝血障碍引起的出血。危重病涉及这方面的研究很少,很多问题还有待摸索。

7. 中毒

包括各种药物中毒,以往的传统药物治疗方法,在 CRRT 面前,已经显得逊色很多。CRRT 能直接清除毒物,减少损伤,预防并发症和脏器功能不全,缩短病程,这是所有药物治疗不能达到的。因此,对中毒患者,只要经济条件允许,应尽可能早地开展血液净化治疗,其中利用 CRRT 实施床边 HF 是最好的选择。

四、常见并发症与处理

(一)血流动力学稳定性

虽然 CBP 与传统 IHD 比较,最大特点是对循环干扰小,不容易影响血流动力学的改变,但接受 CBP 治疗患者普遍病情重而复杂,超滤速度掌握不好,进出液体平衡计算与管理错误,同样可以引起血流动力学改变。突出表现是血压下降,严重时可以导致休克。处理方法是减慢超滤速度,必要时可以终止,同时增加胶体补充,如血浆与白蛋白等。需要时,可以同时应用血管活性药物,维持动脉血压在相对正常水平,保证脏器血液灌注。

(二)出血及血栓

抗凝治疗是血液净化治疗过程中的必要技术,抗凝药物使用是治疗的常规措施。但是,对病情复杂而严重的危重病患者,抗凝药物使用的难点是达到抗凝目的和诱发出血的剂量十分接近。治疗过程中,能够引起出血的因素很多,常与抗凝药物使用混杂存在,常规临床观察和实验室检查指标并不能完全区分和

鉴别,况且,患者家属通常不能能接受出血并发症的发生,这些均给抗凝治疗带来困难。但是,如果不坚持抗凝治疗,非但血液净化疗效很难保证,还可能发生血栓形成。因此,在全身抗凝治疗的同时,严密监测出血倾向和凝血指标十分重要,包括穿刺时血管损伤导致的出血。

(三)感 染

严格无菌操作和技术是预防感染最重要的途径,穿刺与置管部位的护理也很重要,选择性应用抗菌药物也不能忽视。一旦发生感染迹象,应及时进行病原学检查。通常最可能的病原菌是革兰阳性菌,其次可能是革兰阴性菌和真菌。

(四)水与电解质紊乱

水负荷过多或过少,在血液净化治疗过程中均可能发生,主要原因是液体平衡计算和评估错误;低血容量可导致低血压,高血容量可导致组织水肿和肺水肿。电解质紊乱中,最常见的类型是低血钾,因为置换液中钾含量通常是血清钾的 1/2,严密监测,及时补充是最好的方法。由于血清钾与血 pH 值成反比的特点,分析与判断时,要善于鉴别酸中毒引起血清钾升高的假象,警惕与避免低血钾的发生。

(五)过敏反应

血液净化治疗过程中的过敏反应,多与滤器有关,选用生物相容性好的滤器,一般较少发生。其次,置换液配制过程中的无菌操作也很重要。处理原则与各种过敏反应相同,及时去除过敏原,应用抗过敏药物,如糖皮质激素等。

(六)低 温

低温常见于高容量的血滤的过程中,主要原因是置换液量太大、太快。注意对置换液加温或充分加热,能予以避免,必要时应减慢置换的速度。

(七)营养物质丢失

虽然 HF 对小分子物质清除率差,但由于 CVVH 持续时间长,通常 6~8 小时、8~12 小时,一些小分子物质也可以被清除,这就是高氮质血症(肌酐与尿素

氮增高)也可以通过 CVVH 使小分子物质被清除而下降的原理。长时间接受治疗的患者,由于一些中小分子的营养物质被清除,可能因营养物质丢失导致营养不良。预防和处理的方法,只能是适当增加营养补充。

(八)血液净化不充分

造成血液净化疗效不满意、净化不充分的原因很多,治疗方式是否正确或妥当,是首先值得考虑的因素;其次,应分析 HF 的速度和患者的本身因素。很多致病因素不明确,发病机制复杂,不是血液净化治疗均能去除和控制的。多数情况下,CRRT 只能暂时地缓解病情、减少损伤,真正治疗彻底或痊愈还有待于病因去除和控制。

总之,血液净化治疗技术在危重病领域应用才刚刚开始,很多未知还亟待探讨。

(蒋更如　谢伟霖　宋志芳)

参 考 文 献

1 Kramer P，Wigger W，Rieger J，et al. Arteriovenous hemofiltration：a new and simple method for treatment of over hydrated patients resistant to diuretics. Klin Wochenschr,1977, 55:1121~1124

2 Geronemous R，Schneider N. Continuous arteriovenous hemodialysis：A new modality for treatment of acute renal failure. Trans Am Soc Artif Intern Organs, 1984, 30:610~615

3 Grootendorst AF，Van Bommel EFH， Van der Hoven B,et al. High volume hemofiltration improves right ventricular function in endotoxin-induced shock in the pig. Intensive Care Med,1992,18:235~238

4 Tetta C，Cavaillon JM，Camussi C. Continuous plasma filtration coupled with sorbents. Kidney Int，1998， 53 (suppl 66):186~191

5 Van Bommel EF，Hesse CJ，Jutte NH，et al. Cytokines kinetics （TNF-alpha，IL-1 beta，IL-6） during continuous hemofiltration：a laboratory and clinical study. Contrib Nephrol,1995,116:62~67

6 Mehta RL，et al. Renal replacement therapy for acute renal failure：Matching the method to the patient. Semin Dial，1993,6:253~259

7 Owen WF，Pereira BJ，Sayegh MH. Renal replacement therapy in the critically ill. Dialysis and transplantation. W. B. Saunders，2001.403~418

8 Hoffmann JN，Hartl WH，Deppisch R， et al. Hemofiltration in huaman sepsis：Evidence for eliminstion of immunomodulatory substances. Kidney Intern，1995，48: 1563~1568

9 Canaud B，Leray-Moragues H， Garred LJ，et al. Slow isolate d ultrafiltration for the treatment of congestive heart failure. Am J Kidney Dis，1996,28:S67~S71

10 Winterberg B,Ramme K,Tenschert W,et al. Hemofiltration in myoglobinutic acute renal failure. Int j Artif Organs，1990,13:56~61

11 邱海波,周韶霞. 多器官功能障碍综合征现代治疗. 北京:人民军医出版社,2001.328~350

第 25 章

有创与无创血流动力学监测
Invasive and un-invasive blood dynamic monitors

血流动力学监测(blood dynamic monitors)是危重病医学领域的重要内容。监测的方法很多,依监测方法对机体的影响和可能产生的危害,大致分有创(invasive)与无创(un-invasive)。多年来,围绕着血流动力学监测的方法与手段,临床进行了一系列研究与探讨,意见与争论较多,至今尚无统一认识。受条件与设备的影响,血流动力学监测方法与手段,进展缓慢,至今无很大发展。总体评价,有创与无创血流动力学监测,各有利弊,临床按照具体情况,酌情选择利大弊小的监测方法与手段,可能是目前认为最妥当或最佳的选择。

第 1 节　有创血流动力学监测

有创血流动力学(invasive blood dynamic monitors)监测的方法与手段很多,包括经桡动脉测压监测动脉血压(artery pressure, AP)或平均动脉血压(mean artery pressure, MAP)、经股静脉或颈内静脉监测中心静脉压(central vein pressure, CVP)、经颈内静脉或锁骨上下静脉放置 Swan-Ganz 导管监测一系列血流动力学指标等,以下将分别介绍。

一、经桡动脉测压监测

虽然无创动脉血压监测是 ICU 常规监测项目,但重大手术后(冠脉搭桥等心胸血管外科手术)、多发伤等,由于血压变化大,有时无创动脉血压监测无法满足临床需要,常选择有创血压监测,特别是对有血管痉挛、休克、体外循环转流的患者。正常情况下,动脉内导管测量的血压比通过袖带测量的压力高 2~8 mmHg,在危重病患者甚至可高出 10~30 mmHg,动脉压力直接监测目前已是危重病血流动力学监测的主要手段。有创血压监测结果更为准确可靠,对临床适当使用血管活性药物,保证重要脏器血流灌注,具有重要的临床意义。有创血压监测是通过压力监测仪直接测量动脉内压力,并通过换能器将机械性压力波转变为电子信号,经放大并由示波屏直接显示出每个心动周期的血压变化。动脉压力波形和由数字标出的收缩压、舒张压和平均动脉压,均可被显示、连续记录、储存,以供分析研究。

(一)适 应 证

严格意义上说,所有危重病均是桡动脉测压的适应证。但由于考虑到有创血压监测可能产生的并发症和危害,加之还可能增加经济负担,目前有创血压监测并不十分普遍。通常出现以下情况,主张积极开展有创血压监测。

(1)各类有循环功能不全、体外循环下心内直视手术、血管外科、颅内手术及可能有大出血的手术患者或危重病。

(2)有严重低血压、休克等血流动力学不稳定的患者或有其他严重影响血流动力学因素的情况下,无创动脉压监测难以准确监测血压变化时。

(3)有严重高血压、创伤、心肌梗死、心力衰竭、多脏器功能衰竭等。

(4)术中、术后血流动力学波动大,患者需要应用血管收缩药或扩张药治疗时。

(5)需要反复采取动脉血样做血气分析时,采用持续动脉压监测能减少反复而频繁的动脉穿刺,避免采样困难。

(6)存在其他一些高危因素的患者。

虽然有创血压监测多选择桡动脉置管,但肱、股、足背和腋动脉均可采用。选择动脉血管置管的原则是应选择那些即使由于插管引起局部动脉阻塞,远端也不会发生缺血性损害的动脉。

(二)桡动脉插管术

左侧桡动脉常用。通常在腕部桡侧腕屈肌腱的外侧,可清楚地扪及桡动脉搏动。由于此动脉位置浅表,相对固定,穿刺插管比较容易。

1. 改良 Allen 试验法测试

桡动脉与尺动脉在掌部组成掌深、浅血管弓,形成平行的血流灌注。桡动脉构成掌深弓,尺动脉构成掌浅弓。两弓之间存在侧支循环,掌浅弓的血流88%来自尺动脉。桡动脉插管后发生阻塞或栓塞,只要尺动脉平行循环良好,一般不会引起手部血流灌注障碍。因此,在做桡动脉插管前,应测试尺动脉供血是否畅通。清醒患者可用改良 Allen 试验法测试(图25-1)。准备步骤如下。

(1)令患者手臂与心脏同高,握拳。患者若手部寒冷,应先将手浸于温水中,使动脉搏动更清楚,且便于察看手掌部的颜色。

(2)嘱患者做 3 次握拳和松拳动作,同时压迫桡动脉及尺动脉 30～60 秒;直至手部变苍白。

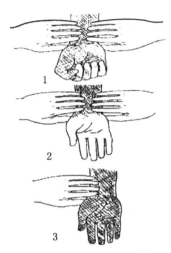

图 25-1　改良 Allen 试验

(3)放平前臂,只解除尺动脉压迫,观察手掌部颜色由苍白转红的时间。转红的时间正常为小于 6 秒,表示尺动脉畅通和掌浅弓完好。7～15 秒为可疑,说明尺动脉充盈延迟、不畅。大于 15 秒仍未变红说明掌弓侧支循环不良,尺动脉血供有障碍,禁忌选用桡动脉穿刺插管。

2. 具体操作

(1)患者仰卧位,上肢伸直,常选用左侧桡动脉,穿刺时患者仰卧,左上肢外展 60°～70°,腕部垫高使腕背伸,拇指保持外展、固定,腕部桡动脉在桡侧屈肌腱和桡骨下端之间纵沟中,桡骨茎突上下均可摸到搏动。

(2)前臂及手部消毒、铺巾,1%～2%利多卡因局麻。

(3)术者左手中指摸及桡动脉搏动,示指在其远端轻轻牵拉,穿刺点在搏动最明显处的远端约 0.5 cm 左右。

(4)成人用 20G 的 Teflon 或 Vialon 外套管穿刺针,长约 3.2～4.5 cm。

(5)穿刺者右手示指、中指与拇指持针,针干与皮肤呈 30°～45°角,对准中指摸到的桡动脉搏动方向,当针尖接近动脉表面时刺入动脉,直到针尾有血溢出,表明内针已进入动脉。再进针约 1～2 mm,使外套管也进入动脉内。此时一手固定内针,另一手捻转并推进外套管,在无阻力的情况下将外套管送入动脉腔内。

(6)拔除内针,有搏动性血流自导管喷出,证实导管位置良好,即可连接测压装置。

3. 注意事项

(1)桡动脉搏动消失:在利多卡因浸润麻醉后或穿刺不成功时,桡动脉搏动减弱或消失,一般是暂时性的,轻轻按摩血管周围组织可促进脉搏恢复。

(2)插管方法:最好是行单壁动脉穿刺,不要穿透动脉后壁,可减少局部血管并发症。

(3)桡动脉血栓形成:其主要影响因素包括导管大小、形状、材料及在动脉内留置的时间,应尽量缩短导管放置的时间。

(4)注意手部血液循环:每 4 小时检查 1 次,如发现循环不良应立即拔除导管。

(5)拔管:拔除桡动脉穿刺导管后,应在穿刺点近端压迫止血 20～30 分钟,如止血良好,消毒后加盖敷料并加压包扎,注意经常检查桡动脉搏动及手部血流情况,腕部制动 6 小时。

(三)图形识别与分析

1. 正常动脉压力波

分为升支、降支和重搏波(dictotic notch)。升支表示心室快速射血进入主动脉,至顶峰为收缩压(SBP),正常值为 100～140 mmHg;降支表示血液经大动脉流向外周,当心室内压力低于主动脉时,主动脉瓣关闭与大动脉弹性回缩同时形成重搏波(图 25-2),之后动脉内压力继续下降至最低点为舒张压(DBP),正常为 60～90 mmHg。SBP<90 mmHg 为低血压,<70 mmHg 脏器血流减少,<50 mmHg 易发生心脏停搏。舒张压主要是与冠状动脉血流灌注有关,冠状动脉灌注压(CPP)= DBP－PCWP(肺毛楔压)。

2. 动脉压力波形变化

(1)机械通气对动脉压力波形影响:机械通气能通过减少静脉回流,影响动脉压力波形(图 25-3)。在低血容量情况下,机械通气能明显降低心脏的前负荷,使动脉压力降低,波形变小,这与潮气量增多及呼气期胸膜腔内压升高有关,尤其当有气道阻塞、高呼气末正压、肺顺应性降低、肺内压升高、血容量和心排血量减少时,更为显著。呼吸周期中,最高收缩压和最低收缩压差(SPV)可能达 8～10 mmHg。

(2)动脉压力波形衰减:导管或仪器因素造成的动脉压力波形改变最常见的原因是波形衰减。导管抖动或零点调定不准确、动脉内导管至换能器的连接中有气泡、血凝块或漏水或导管顶在血管壁上等因素,均可以使波形变小,升支降低,重搏波不清;导管抖动时,使压力波形出现很多干扰因素,造成收缩压或舒张压读数错误。因此,选用高效能换能器,用内径为 2.0～3.0 mm、长约 60 cm 的硬质连接管为宜,至多不应超过 120 cm,并保证测压系统内不能有气泡。

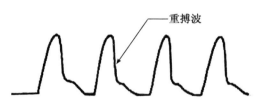

图 25-2　正常动脉内压力波形

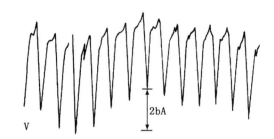

图 25-3　机械通气对压力波形的影响

(四)并　发　症

1. 感染

是最主要的并发症,留置导管的潜在危害是全身感染,通常是由于细菌通过不清洁的三通或压力换能器进入人体内,偶尔也是无菌操作不严格所致。减少动脉置管后感染并发症的方法:

(1)插管时戴无菌手套。

(2)应用碘仿消毒,铺无菌巾单。

(3)尽可能采取经皮插管术,局部应用碘仿软膏。

(4)保留三通帽。

(5)每日检查穿刺部位。

因此,在操作过程中要严格遵循无菌原则,动脉置管期间严格无菌和局部消毒。导管留置时间越长,感染机会越多。一般希望留置导管不要超过 3～4 天。置管时间最长 1 周,每隔 48 小时换药 1 次,如果发现局部有发红、疼痛、变色或有脓液形成等异常情况,应立即将导管拔除。

2. 血栓

是动脉内导管最常见的并发症,常发生于拔除动脉导管以后,发生率与穿刺部位、方法、导管粗细或大小及导管置留时间有关。桡动脉和足背动脉血栓发生率较高,股动脉和腋动脉的血栓则比较少见。随着导管在体内置留时间的延长,血栓的发生率也会增加。导管越粗,与动脉血管内径相比越大,越容易损伤血管内膜,阻碍导管周围的血流而形成血栓。在股、腋和肱动脉插管,由于导管与血管直径相比相对为小,不影响局部血流,血栓形成机会少,可供较长时间留置测压导管。此外,导管的材料也会影响血栓发生率。用同样粗细、保留时间相同的聚乙烯导管明显较聚四氟乙烯导管血栓形成率高。反复动脉穿刺、损伤动脉内膜时,血栓形成率高。用含有肝素的液体冲洗导管会减少血栓的发生。尽管用 Doppler 方法检测到血栓发生率较高,但是临床上表现出局部缺血症状如皮肤苍白、温度降低、麻木、疼痛等却很少,而且即使有症状出现,在拔除导管后也会消失。因此,当常规检查发现肢体出现不明原因的疼痛或缺血症状时应立即将导管拔除,通常可以避免许多严重缺血并发症的发生。

3. 栓塞

通常认为空气栓塞在桡动脉穿刺置管中发生率较高,但是从理论上讲任何部位的动脉均可发生,尤其是肱动脉和腋动脉。为了减少栓塞的发生,在冲洗导管前应将气泡完全排除,打开冲洗导管开关的时间不要超过 2～3 秒,避免气体进入,避免过多地用手动方式冲洗导管。桡动脉插管后,若发生了近端局部皮肤坏死,显然与桡动脉皮支栓塞有关。一般认为用连续冲洗法可减少血栓栓塞的机会,换能器和管道必须充满肝素盐水,排尽空气。应选用袋装盐水,周围用气袋加压冲洗装置。

4. 与肝素相关的血小板减少症

在一些重症患者,血小板减少症很常见,通常并不是由肝素引起的。然而当患者的血小板计数低于 80 000～100 000/L 时,理论上一般建议停止所有肝素的使用,包括冲洗装置中的小剂量肝素,因为有可能会引起肝素相关的血小板减少症。尽管目前对常规应用肝素存在争议,但是肝素对于减少动脉内导管引起的血栓可能会有作用,因此一般情况下仍常规使用肝素。如果出现血小板减少症,可以用生理盐水或林格液替代。

5. 出血

穿刺时损伤、出血可引起血肿,一般加压包扎可止血。拔管后若处理不当也可在血肿的基础上引起感染。拔除桡动脉测压管后应局部压迫并高举上肢 10 分钟,然后加压包扎以防血肿,通常在 30 分钟后便可放松加压包扎。

(五)测压注意事项

1. 直接和间接测压比较

直接和间接测压之间一般总有一定差异,直接测压数值比间接法高 5～20 mmHg。据对比观察,收缩压在 100～150 mmHg 范围之间,两者结果相仿;超过或低于此范围就有差别。仰卧时,从主动脉到远心端的周围动脉,收缩压依次升高,而舒张压依次降低,脉压相应增宽;股动脉压较桡动脉压高 10～20 mmHg,而舒张压低 15～20 mmHg,足背动脉收缩压可能较桡动脉高约 10 mmHg,而舒张压低约 10 mmHg。休克、低血压和低体温时,由于血管收缩,此种差别还会增加。如果由间接法测得的压力大于直接法时,多数是压力监测系统发生故障或操作欠妥而引起误差,包括监测仪零点的偏移。最常见的原因是气泡、血细胞凝集块、机械性阻塞或连接部分松动脱开等。假如动脉波形正常,则应检查用做间接测压的袖套大小是否适当、放置部位是否有误等。

2. 校零时换能器位置

测压前校零是常规操作,换能器高度十分重要,一般应与心脏在同一水平,若液面较心脏水平高,则测得的动脉压将比实际压力值低;反之,当液面较心脏水平低时,测得的压值将比实际值为高;当患者体位改变时,应随时调整高度,避免由此而造成测压误差。

二、中心静脉压监测

(一)临床价值与判断

中心静脉压的主要临床价值是协助判断或估价血流动力学状况。中心静脉压受心功能、血容量、静脉血管张力、胸膜腔内压、静脉血回流量和肺循环阻力等因素影响,其中以静脉回流与右心室排血量之间的平衡关系最为重要。临床工作中,常依据动脉压的高低、脉压大小、尿量及临床症状与体征等,结合中心静脉压变化对病情做出判断。在容量输注过程中,如果中心静脉压不高或偏低,输血、补液相对安全。虽然血容量是构成中心静脉压的重要因素,但不是惟一因素。除容量外,心血管顺应性、胸腔压力、心肌收缩力等均对中心静脉压有影响。这些因素在机体调节功能正常的情况下或许并不重要,但在病理状态下却会变得非常突出,足以影响对容量水平的判断。因此,采用基于容量-压力关系特性的容量负荷试验,可作为对中心静脉压较高,但仍有心排出量不足临床表现患者容量水平判断的参考。如在20分钟内快速输入500 ml液体,中心静脉压升高不明显,甚至有所下降,同时伴血压上升、心率下降,即提示患者可能有血容量绝对或相对不足,心脏有继续接受大量输液的潜力;反之,输液则必须慎重。

此外,动态观察中心静脉压的价值体现在其的变化和观察中,而不仅仅是某一孤立的数值。在左、右心协调,肺血管阻力正常的情况下,中心静脉压在反映右心功能的同时也可以反映左心的功能。但在危重病患者,许多病理因素可以改变上述关系。因此当中心静脉压增幅较大,甚至确定已经发生右心功能不全,也不宜立即限制输液,而应同时监测肺动脉楔压(PAWP)。较新的观点认为,右心衰竭如果同时伴有低PAWP和低心排时,可以在保持输液的同时给予正性肌力药物,以维持足够的心排量。原则上,在处理右心的问题时,要同时顾及对左心的影响,并将其放在更重要的位置上。基于此点,由肺栓塞和肺动脉高压所导致的右心衰竭需要慎重对待。在这类右心衰竭,增加输液和使用正性肌力药物并不能如愿以偿地增加左心充盈;相反,却往往导致右心压力进一步急剧升高,并严重压迫心室隔向左偏移,或由于心包的限制,从而减少左心室的容量和导致左心排量进一步降低。因此,对这类右心衰竭的转折,应当限制输液的量。

(二)适应证

(1)体外循环下各种心血管手术。
(2)预计术中血流动力学变化较大的非体外循环手术。
(3)严重外伤、休克以及急性循环衰竭等危重患者的抢救。
(4)需长期高营养治疗或经静脉抗生素治疗。
(5)研究某些麻醉药或其他治疗用药对循环系统的作用。
(6)经静脉放置临时或永久心脏起搏器。

(三)穿刺置管

目前多采用经皮穿刺的方法放置导管至中心静脉部位。常用的穿刺部位有锁骨下静脉、颈内静脉,在某些特殊情况下也可用贵要静脉或股静脉。

1. 锁骨下静脉

是腋静脉的延续,起于第1肋的外侧缘,成人长约3~4 cm。前面是锁骨的内侧缘,在锁骨中点稍内位于锁骨与第1肋骨之间略向上向内呈弓形而稍向内下,向前跨过前斜角肌于胸锁关节处与颈内静脉汇合为无名静脉,再与内侧无名静脉汇合成上腔静脉。通常多选用右侧锁骨下静脉行穿刺置管。穿刺进路有锁骨上路和锁骨下路两种。

(1)锁骨上路:患者取仰卧头低位,右肩部垫高,头偏向对侧,使锁骨上窝显露出来。在胸锁乳突肌锁骨头的外侧缘,锁骨上缘约 1.0 cm 处进针,针与身体正中线或与锁骨成 45°角,与冠状面保持水平或稍向前 15°,针尖指向胸锁关节,缓慢向前推进,且边进针边回抽,直到有暗红色血为止。经反复测试确定在静脉腔内便可送管入静脉。送管方法有两种。

①外套管直接穿刺法:根据患者的年龄选用适当型号的外套管针(成人 16～14 号,儿童 20～18 号)直接穿刺。当穿中静脉后再向前推进 3～5 mm,而后退出针芯,将注射器接在外套管上回抽有静脉血时,可缓慢旋转向前送入;如回抽无回血,可缓慢后撤同时回抽,当抽到回血时即停止后撤,经反复测试确定在静脉腔内再慢慢旋转导管向前送入。

②钢丝导入法:根据患者的具体情况选用适当的金属穿刺针及相应型号的钢丝和导管。穿刺方法同前,当穿中静脉后将钢丝送入。如果导管较软可先用相应型号的扩张器沿钢丝送入静脉内(送扩张器前先用尖刀片将皮肤针眼扩大),而后撤出扩张器,再将导管沿钢丝送入静脉。导管送入的长度据患者的具体情况而定,一般 5～10 cm 即可。退出引导钢丝用缝线将导管固定在皮肤上,再用皮肤保护膜加固。用缝针固定时下针的方向应与导管平行,不可横跨导管以免将导管扎破。锁骨上路进针在穿刺过程中,针尖前进的方向实际上是远离锁骨下动脉和胸膜腔的方向前进,所以较锁骨下进路为安全。此进路不经过肋间隙,送管时阻力小,用外套管穿刺时可直接将套管送入静脉,到位率比锁骨下路高。也可以经此路放置 Swan-Ganz 导管和肺动脉导管或心内膜起搏器。

(2)锁骨下路:患者取仰卧位,右上肢垂于体侧,略向上提肩,使锁骨与第一肋间的间隙张开便于进针。右肩部可略垫高(也可不垫),头低位约 15°～30°,从锁骨中内 1/3 的交界处,锁骨下缘约 1～1.5 cm(相当于第二肋骨上缘)进针。针尖指向胸骨上窝,针体与胸壁皮肤的夹角小于 10°,紧靠锁锁内下缘徐徐推进,这样可避免穿破胸膜及肺组织所引起的气胸。在进针的过程中,边进边轻轻回抽,当有暗红色血液时停止前进,并反复测试其通畅情况,确定在静脉腔内时便可置导管。如果以此方向进针已达 4～5 cm 仍无回血时,不可再向前推进,以免损伤锁骨下动脉。此时应徐徐向后退针并边退边抽,往往在撤针过程中抽到回血,说明已穿透锁骨下静脉。在撤针过程中仍无回血,可将针尖撤到皮下而后改变方向(针尖在深部时不可改变方向,以免扩大血管的损伤)使针尖指向甲状软骨以同样方法徐徐前进,往往可以成功。送导管的方法基本上与锁骨上路相同,但由于此进路要通过肋间隙,用外套管针时往往送套管时较困难,阻力较大,常需要借助钢丝引导。另外此进路穿刺过深时有误伤锁骨下动脉的可能。如果针干与胸部皮肤角度过大有穿破胸腔和肺组织的可能。值得特别提出的是锁骨下进路置管到位率较低,导管可进入同侧颈内静脉、对侧无名静脉。据观察此进路的到位率小儿为 32.3%,成人为 84%。心脏手术时撑开胸骨时可能影响导管的位置。

2. 颈内静脉

起源于颅底,颈静脉全程均被胸锁乳突肌覆盖,上部位于胸锁乳突肌前沿内侧,中部位于胸锁乳突肌锁骨头前缘的下面和颈总动脉后外侧,下行至胸锁关节处于锁骨下静脉汇合成无名静脉,再下行与对侧无名静脉汇合成上腔静脉进入右心房。成人颈内静脉较粗大,易于被穿中。右侧无胸导管而且右颈内静脉至无名静脉入上腔静脉段几乎为一直线,右侧胸膜顶较左侧为低,故临床上常选用右侧颈内静脉穿刺置管,尤其是放置 Swan-Ganz 导管更为方便。颈内静脉穿刺的进针点和方向根据个人的习惯各有不同,一般根据颈内静脉与胸锁乳突肌的关系,可分别在胸锁乳突肌的前、中、后三个部位进针。

(1)前路:患者仰卧头低位,右肩部垫起,头后仰使颈部充分伸展,面部略转向对侧。操作者以左手食指和中指在中线旁开 3 cm,于胸锁乳突肌的中点前缘相当于甲状软骨上缘水平触及颈总动脉搏动,并向内侧推开颈总动脉,在颈总动脉外缘的 0.5 cm 处进针,针干与皮肤成 30°～40°角,针尖指向同侧乳头或锁骨中内 1/3 交界处前进。常在胸锁乳突肌中段后面进入颈内静脉。此路进针造成气胸的机会不多,但易误入颈总动脉。

(2)中路:在锁骨与胸锁乳突肌的锁骨头和胸骨头形成的三角区的顶点,颈内静脉正好位于此三角的中心位置,该点距锁骨上缘约 3～5 cm,进针时针干与皮肤呈 30°角,与中线平行直接指向足端。如果试穿未成功,将针尖退到皮下,再向外偏斜 10°左右指向胸锁乳突肌锁骨头以内的后缘,常能成功。若遇肥胖、短颈或小儿,全麻后胸锁乳突肌标志常不清楚,定点会有一些困难。此时可利用锁骨内侧端上缘的小切迹作为骨性标志(此切迹就是胸锁乳突肌锁骨头的附着点)颈内静脉正好经此而下行与锁骨下静脉汇合。穿刺时以左手拇指按压,以确认此切迹,在其上方约 1~1.5 cm 处进针(此处进针又称为低位进针点),针干与中线平行,针尖指向足端,一般进针 2~3 cm 即可进入颈内静脉。若未成功再将针退至皮下,略向外侧偏斜进针常可成功。

(3)后路:在胸锁乳突肌的后缘中下 1/3 的交点或在锁骨上缘 3~5 cm 处作为进针点,在此处颈内静脉位于胸锁乳突肌的下面略偏向外侧,穿刺时面部尽量转向对侧,针干一般保持水平,在胸锁乳突肌的深部指向胸骨上窝方向前进。针尖不宜过分向内侧深入,以免损伤颈总动脉,甚至穿入气管内。

以上三种进针点一般以中路为多,因为此点可以直接触及并避开颈总动脉,故误伤动脉的机会较少。另外此处颈内静脉较浅,穿中率较高。此外应指出,由于颈内静脉与颈总动脉相距很近,为避免误伤动脉在正式穿刺前必须先用细针试穿,以确定穿刺的角度和深度,而后再正式进行穿刺。穿刺成功后,置入导管的方法与锁骨下静脉相同。

3. 贵要静脉

一般不用此途径,在巨大升主动脉瘤不宜用锁骨下静脉或颈内静脉时(以免误伤动脉瘤)选用。但由于该静脉较细,路途弯曲,故送管困难。必须用一种特殊的穿刺针 Drum-Cartridge Catheter,该导管长 71 cm,外径约 1.7 mm,内径 1.1 mm,管腔内有弹性钢丝芯卷成盘形装于可转动的塑料匣内,穿刺针头长 5.1 cm,外径 2.1 mm,内径 1.8 mm,当穿中贵要静脉后将该导管由穿刺针腔内送入静脉,并以顺时针方向旋转塑料匣,将导管送至中心静脉后退出穿刺针,抽出导管内钢丝局部包扎固定,并与测压装置连接。

(四)注意事项

(1)皮肤切口要足够大:用外套管针穿刺时,皮肤切口要足够大,包括皮肤全层和皮下组织,使套管针

通过皮肤及皮下组织时无明显阻力,否则会由于套管针通过坚韧的皮肤时引起套管口的裂开造成穿刺失败。

(2)进针深度:正式穿刺时,进针深度通常较试穿时深,因为正式穿刺的粗针头相对较钝,易将静脉壁向前推移甚至压瘪,尤其是血容量较低的患者,有时穿透静脉也未能抽得回血,这时可缓慢退针,并边退边抽,常可抽得回血。

(3)掌握多种进路穿刺技术:不可强调某一进路成功率高,而进行反复穿刺,这样有可能造成局部组织严重创伤和血肿。

(4)穿刺针角度:穿刺过程中,穿刺针要直进直退,如需改变穿刺方向时,必须将针尖退至皮下,否则可能会增加对血管的损伤。

(5)排气与防止导管内血凝:穿刺成功后,应将导管时血液在导管内凝固导管内气体抽出,并注入盐水,以防固定导管时血液在导管内凝固阻塞导管。

(6)导管固定:固定导管时,缝针的方向一定要与导管的走向平行,且不可横跨导管,以免在皮下穿破导管。

(五)测压装置

CVP 通常以厘米水柱(cmH_2O)为单位。测压时,通过三通管前端与套管针相连,尾端连接输液器,三通的侧孔与测压管道(一次性塑料管)相连。并将此测压管垂直固定在有刻度的标尺上,再将此标尺固定在床头,测压前必须固定体位后校零。一般以患者右心房的中点为零点,在体表相当于腋中线。

(六)并发症及预防措施

1. 气胸

无论是颈内静脉或是锁骨下静脉穿刺时有穿破胸膜和肺尖的可能,其原因主要是穿刺时针干的角度和针尖的方向不当所致。如用锁骨下进路时,针干与皮肤角度太大使针尖离开锁骨下缘,很易穿破胸膜和肺。又如做颈内静脉穿刺时,为避开颈总动脉而针尖指向过于偏外,往往会穿破胸膜顶和肺尖。如果仅为一针眼产生少量气胸不需特殊处理,可自行吸收。如果针尖在深部改变方向使破口扩大再加上正压机械通气,气胸会急剧加重甚至形成张力性气胸,这时应

提醒外科医生在劈开胸骨后打开胸膜,并处理肺部破口。

2. 血胸

在行锁骨下进路穿刺时,如果进针过深易误伤锁骨下动脉,这时应立即撤针并从锁骨上压迫止血,若同时穿破胸膜势必会引起血胸。应提示外科医生及时打开胸膜探查,必要时从胸腔内缝合止血。颈内静脉穿刺尤其易损伤动脉,只要及时退针局部压迫 3~5 分钟可止血。改换穿刺点或经锁骨上路穿刺锁骨下静脉。

3. 液胸

无论是颈内静脉还是锁骨下静脉穿刺时,送管时可将静脉穿透,导管进入胸腔内,以至于输入的液体全部进入胸膜腔内。发生液胸时,可能存在以下表现:

(1) 从此路给药(麻醉药,肌松药等)均无效。
(2)测量 CVP 时出现负压。
(3) 输液通畅但抽不出回血。

若出现上述现象应确诊导管在胸腔内,不应再使用此通路,应另行穿刺置管。原导管不宜当时拔出,应开胸后在外科医生监视下拔除原导管,必要时从胸腔内缝合止血。

4. 空气栓塞

穿刺前未使患者头低位,如患者处于低血容量状态,当穿中静脉后,一旦撤掉注射器与大气相通,由于心脏的舒张,而可能将空气吸入心脏。对后天性心脏病,因无心内分流,进入少量空气并不一定会引起严重后果,但对有心内分流的先天性心脏病患者(尤其是右向左分流的发绀患者)可能引起严重后果,穿刺时应注意避免。

5. 折管

由于导管质量差,术后患者躁动或作颈内静脉置管时术后颈部活动频繁而造成,并多由导管根部折断。预防方法:

(1)劣质导管一律不用,尤其是颈内静脉置管。
(2)锁骨下静脉置管时要妥善固定,针体应在皮

外保持 2~3 cm,并用胶布加固。

6. 心肌穿孔

由于导管太硬或送管太深以至于抵达右房,由于心脏的收缩而穿破心房壁(也有穿破右室壁的报道),在非心脏手术或危重病抢救时,常引起心包填塞,如不能及时发现并正确诊断,后果严重,死亡率高。预防方法是不用劣质导管,送管不宜过深,一般送入 8~10 cm 即可。

7. 感染

引起感染的因素很多,如导管消毒不彻底、穿刺过程中污染、术后护理不当、导管留置过久等,病情允许的情况下,留置时间越短越好;若病情需要,最长 7~10 天就应该拔除或更换、重新穿刺置管。

三、Swan-Ganz 导管

Swan-Ganz 导管是由 Swan 和 Ganz 于 1970 年首先报道用于床边血流动力学监测。该导管毋需 X 线帮助,是当今国际上十分流行的床边血流动力学监测手段,也是目前惟一的血流动力学参数金标准,ICU 内常用。

Swan-Ganz 导管是在右心导管基础上发展而来,顶端有气囊,导管经静脉进入右心腔后,充气的气囊有导向作用,使导管能顺血流方向漂浮,较短时间内自动由右房经右室进入肺动脉,并嵌顿在肺动脉较小分支内,分别能测得右房压、右室压、肺动脉压和肺动脉楔压。充气的气囊包围了导管的顶端,可以减少或避免导管顶端碰撞右室壁引起的心律失常。通过四腔管的热敏电极,能应用温度稀释法监测每搏量(SV)与心排血指数(CI)。多功能漂浮导管在上述基础上外加两对电极,经适当滤波后可分别监测右房与右室腔内心电图。总之,通过 Swan-Ganz 导管,可较全面准确地监测心血管功能和血流动力学参数。

临床上一些监测指标如体温、脉搏、呼吸、血压和其他的一些浅表体征,限制了人们对于疾病严重程度的认识,随着危重病医学的迅速发展,人们更加渴望了解危重病患者主要器官功能状况。尤其是血液循环相关的各种生理及病理变化,逐渐产生了由实验到临床

的血液动力学监测技术和理论。近年来,随着电子技术应用使心排出量的监测各种血管阻力测定和计算成为现实,进一步发展使血流动力学增加了许多新的极有价值的内容。如人体中心体温、混合静脉血氧饱和度、氧供给、氧摄取和多种物质的代谢监测,对危重患者的整体监测和治疗提供了有利的依据。如今人们不仅重视整体监测,更加重视主要脏器的监测,如脑循环、冠脉循环等,在危重病患者抢救过程中这些主要脏器的救治是成功的关键。

Swan-Ganz 导管进行危重病患者的监测在欧美已近 30 年,但在 ICU 使用的指征,导管的安全性,对导管获得的大量数据的正确解读和如何指导临床抢救,能否降低危重病患者的死亡率,一直争论不休,临床上还需进行大量的工作判定 Swan-Ganz 导管带给患者的益处。

(一)适 应 证

(1)急性心肌梗死:特别是合并严重心力衰竭、低排综合征、休克和严重的机械并发症,如室间隔穿孔或急性二尖瓣关闭不全等,拟进行或已进行主动脉内气囊反搏术。

(2)急性巨大肺栓塞。

(3)鉴别心源性或非心源性肺水肿。

(4)各类休克,尤其是心源性休克。

(5)多脏器功能不全的重症患者。

(6)危重病患者和心脏大血管手术患者在术中及术后的监测和处理。

(7)外伤患者的液体疗法。

(8)应用扩容、扩血管药、增强心肌收缩药、缩血管药物的监测及处理。

(9)其他:如利用漂浮导管技术进行临时性心房,心室或房室顺序起搏,超速抑制,心腔内心电图记录等。

(二)禁 忌 证

(1)肝素过敏者。

(2)高血凝状态或接受抗凝治疗或最近接受过溶栓治疗者。

(3)急性或亚急性细菌性心内膜炎。

(4)活动期风湿病、心肌炎。

(5)近期有肺动脉栓塞者。

(6)严重肝、肾损害且有出血倾向者。

(三)操作方法

无菌条件下,经皮穿刺静脉或静脉切开插管。将导管插入静脉轻轻前送,依据波形判断导管位置(图25-4)。若使用颈内静脉(锁骨下静脉或肘静脉),可在抵达上腔静脉时部分充盈气囊,导管抵达右房后,将气囊充盈到 0.8～1.0 ml,可记录到右房压(RAP)。继续送导管至右心室可记录右室压力(RVP)曲线,连续前送导管可记录到肺动脉压力(PAP)曲线,继续前送导管直至肺动脉压力波形变成肺动脉楔压(PAWP)波形,此时,气囊阻塞在中等大小的肺动脉,导管不能再进。让气囊被动放气,PAWP 波形变成肺动脉脉压波形。为获得 PAWP,在连续观察肺动脉压下再将气囊充气,PAWP 出现时停止充气。这样可防止过度充盈气囊致使肺动脉破裂。必要时,回撤导管,这样可保证在气囊充气仅 0.8～1.5 ml 时测得PAWP。充气小于 0.8 ml 即记录到 PAWP 说明导管尖太接近肺动脉远端。插管成功后,抽吸并冲洗导管,通常将通向肺动脉与右心房的管腔、肝素冲洗装置管腔与冲洗用注射器,分别和三通活塞管连接,再

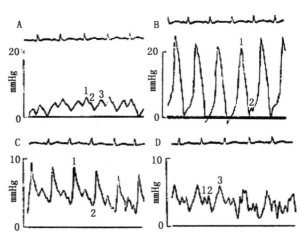

A、正常右心房压力波形示 a 波(1),c 波(2)和 v 波(3)

B、正常右心室压力波形,示收缩压(1)和舒张压(2)

C、正常肺动脉压力波形,示收缩压(1)和 舒张压(2)

D、正常肺毛细血管压力,示 a 波(1),c 波(2)和 v 波(3)

图 25-4　Swan-Ganz 导管各部分压力波形图

与压力监护仪上的传感器连接。然后,将可充气的带囊管腔与 1 ml 注射器相连,测量心输出量的管腔与心输出量仪相连。将无菌导管袖套与套管固定好,将套管、导管及其袖套缝在穿刺点附近皮肤上。涂抹碘酊,盖上无菌敷料。

肝素冲洗液应持续点滴冲洗 1 次/30 分钟。RAP 1 次/2 h,PAWP 1 次/4 h;热稀释法测定心排血量,选用 5％葡萄糖溶液或 0.9％生理盐水 10 ml,在 45 秒内快速推入右房,注入 15 秒后,利用仪器内的微计算机显示的冷却曲线(图 25-5)计算心排血量,至少测定 3～5 次,以取得较准确的平均值,如每次都能在患者呼吸周期的同一点注射指标剂,则结果的重复性较好。

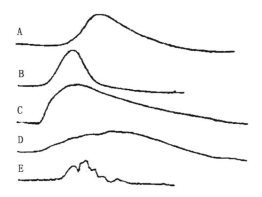

A. 正常心输出量曲线示上升平滑
B. 高心输出量者曲线下面积小
C. 低心排血量者曲线下面积大
D. 曲线上升不规则表明注射不均匀
E. 曲线上升和下降支伪差造成心排血量测量不准

图 25-5　各种热稀释心输出量曲线的模式图

(四)正常值与临床意义

1. 右房压(RAP)

正常值:0～5 mmHg,可代替中心静脉压,能用于估计右室功能,计算体循环的阻力。升高见于右心衰竭、三尖瓣狭窄或关闭不全、缩窄性心包炎、心包积液。此外,肺动脉高压或肺动脉口狭窄引起的右心室压力显著增高时,也可引起 RAP 升高。当血容量不足时 RAP 则降低。

2. 右室压(RVP)

RVP 波形是导管推进过程中的一个重要定位标志。压力突然升高出现高大、曲线呈圆锥状、高原型波形。正常值为 18～30/0～8 mmHg,平均压 10～18 mmHg。此值代表右心室前负荷或右心室充盈压,可判断右室梗死及肺动脉瓣或流出道狭窄。

3. 肺动脉压(PAP)

导管插入肺动脉时,收缩压与 RVP 相比改变不大,舒张压则明显升高,呈近似三角形,大于右心室舒张压,此点为导管进入肺动脉的标志。其正常值为 18～30/6～12 mmHg,平均压 10～18 mmHg。若无肺动脉狭窄及肺动脉高压,舒张末压与 PAWP 相等,可以反映左心室功能。PAP 增高见于左心衰竭、先天性心脏病伴肺动脉高压,原发性肺动脉高压、肺气肿等。PAP 降低见于右室流出道狭窄及肺动脉瓣狭窄及血容量不足时。

4. 肺动脉楔压(PAWP)

为气囊充气阻塞导管所在肺动脉分支后测得的右心房逆向压力,正常值 5～12 mmHg。在各瓣膜正常情况下,心室舒张时,左心室、左心房与肺血管间成为一组连通管,其压力基本相等,故测 PAWP 相当于 LVEDP,对判断左心室功能,反映血容量是否充足,指导治疗很有价值。PAWP<18 mmHg,大致正常,X 线无充血现象;PAWP=18～20 mmHg,轻度肺淤血,胸片显示肺门血管阴影扩大;PAWP=20～25 mmHg,轻至中度肺淤血,胸片显示肺门血管阴影扩大;PAWP=25～30 mmHg,重度肺淤血,X 线胸片可见肺泡周围花瓣状阴影的融合;PAWP>30 mmHg,肺水肿、X 线胸片呈蝴蝶状的肺泡性肺水肿的典型表现。

5. 心排血量(CO)

利用血温稀释原理可直接测出,正常值是 4～8 L/min。与回心血量、心脏功能、血管阻力和心率等因素有关。

6. 心排指数(CI)

表示心脏每分钟,每平方米体表面积搏出的血量。有利于不同个体进行比较。

$CI = CO(L/min)/BAS(m^2)$

(正常值为 $2.6 \sim 4.0 L/(m^2 \cdot min)$)

CI 为心脏指数,CO 为心排血量,BAS 为体表面积。体表面积测算方法:

$BAS = [0.0061 \times 身高(cm) + 0.0128 \times 体重(kg)] - 0.1529$。

$CI < 2.5 L/(min \cdot m^2)$ 可出现左心衰竭,$CI < 1.8 L/(min \cdot m^2)$ 为心源性休克。

7. 心搏量(SV)

正常值 $60 \sim 90$ ml/每搏,为心脏 1 次收缩时所搏出血量。与回心血量、心脏功能和外周血管阻力等有关。

$SV = CO(L/min)/HR(次/分)$

8. 心搏指数(SVI)

正常值 $45 \sim 75$ ml/$(m^2 \cdot 每搏)$,为心脏每搏,每平方米体表面积的搏出量。

9. 外周总阻力(SVR 或 TPR)

正常值为 $1300 \sim 1800$ dyne/$(s \cdot cm)$。外周总阻力大小与动脉壁弹性及其收缩、舒张状态有关。它是以周围动脉和毛细血管之间的阻力估计的。外周血管阻力增加常是一种代偿机制,当血容量不足或交感神经系统受到兴奋刺激或药物作用时可出现。最多见于高血压。

10. 肺总阻力(PVR)

正常值为 $150 \sim 250$ dyne/$(s \cdot cm)$,为肺部血管总阻力,其大小与肺动脉弹性及其收缩、舒张状态有关。

表 25-1 几种常见病的血流动力学变化

病　　种	平均右房压	肺动脉楔压	左心室心搏出量指数	肺小动脉阻力	体血管阻力
低血容量	↓	↓	↓	—～↑	↑
高血容量	↑	↑	↑	—	—
全心衰	↑	↑	↓	↑	↑
肺心病右心衰	↑↑	—～↑	—～↓	↑↑	—
心肌梗死左心衰	—	↑	↓	—	↑
主动脉瓣关闭不全	—	↑	↑↑	—～↑	↓
高动力学状态	↓	↓	—	↓	↓
心源性休克并低血容量	—～↓	↓～↑	↓	↑	↑
感染性休克	—～↓	↓	↑	—～↓	↓

(五)常见并发症

据报道肺动脉插管术总并发症率高达75%。

1. 心律失常

插入右心导管时,最常见的是室性期前收缩和非持续性室速,极少数情况下也可能出现持续性室速、室颤,需电转复。室性心律失常最常发生于休克、急性心肌缺血或梗死、低血钾、低血钙、低氧、酸中毒和插管时间过长等情况。

2. 气囊破裂

多见于肺动脉高压患者,由于导管反复多次使用,球囊在血管内移动,磨损或气囊过度扩张(7F导管大于1.5 ml),误用液体充盈气囊或给气囊主动放气(而不是被动放气)。气囊破裂表现为充气时无阻力感,被动充气时注射器活塞不能弹回和充气后不能测得肺动脉楔压。从气囊管腔溢出血液亦提示气囊破裂,一旦出现这种情况,应将气囊管腔活塞关闭,盖上活塞帽并注明"不能充气"字样或予以拔出更换。

3. 血栓或栓塞

原因为导管周围纤维性管套形成血栓；导管内血栓；导管阻塞肺动脉分支。可以通过使用肝素浸泡的导管，使用带侧壁的套管滴注肝素，肝素盐水持续冲洗，4～6 小时手工冲洗 1 次，保持导管位于主肺动脉等方法，加以预防，如仍发生栓塞，可抗凝治疗，可能时溶栓。

4. 肺梗塞或肺动脉破裂

是由于导管尖向远端移位，及导管嵌顿时间过长，导管血栓栓塞所致，因此球囊的充气时间不应超过 2～3 分钟，并常使用肝素液间断冲洗或持续滴注。若发现导管进入肺小动脉过深，应将导管稍后退，以避免长期固定性压迫。

5. 感染

因消毒和无菌操作技术不严所致。因此要求严格无菌操作，所有三通均盖上无菌帽，在导管上使用无菌袖套，使用前仔细检查换能器顶盖，不要反复使用一次性顶盖，更换患者时消毒换能器。发生感染后，易根据培养和药敏试验结果使用抗生素。

6. 静脉痉挛

插入导管处的一段静脉容易发生痉挛，多因局部麻醉不充分，导管过粗、寒冷刺激、精神紧张等引起。可予口含硝酸甘油、消心痛或沿着导管四周和自导管内注入少量普鲁卡因。

7. 心脏填塞

心腔内做任何导管操作都可能造成心脏穿孔，引起心脏填塞。一旦确诊应立即行心包穿刺术减压以防止致死性后果。如心脏填塞系由于心脏穿通引起，可直接从心导管尖抽吸液并向心包腔内注射静脉用液体，此法可一直持续到完成心包穿刺术，但不能推迟行心包穿刺术的时间。要预防这种并发症必须注意，在前送导管时不要用力过大，送入导管后用透视检查导管位置。

8. 导管打圈或打结

由于导管软或插入过长、操作过猛、插管速度过快、操作时间过长所造成，易致心律失常或心内膜损伤。如果导管从右房向右室或从右室向肺动脉前送 15 cm 仍没有压力改变，应缓慢回撤导管后再次前送，以免打结。一旦发现，应以手法细心将导管轻送、轻抽及旋转，使其松开。

9. 其他

有寒战、发热、感染性心内膜炎休克等发生。尤其操作不慎，穿破血管壁引起大出血。

（六）注意事项

（1）一切操作始终要遵守无菌原则。

（2）导管尖端应位于左心房同一水平，因肺毛细血管的充盈取决于肺动脉压(Pa)、肺泡压(PA)、肺静脉压(Pv)及左心房压(LAP)，又与肺血流量与通气有关。肺上部(1 区)通气多而血流少，(PA＞Pa＞Pv)；肺中部(2 区)通气和血流相似，Pa＞PA＞Pv；肺下部(3 区)血流多而通气少，Pv＞PA＞Pa。故导管尖端应停于 3 区与左心房相平，若位置高或呼吸机采用 PEEP 时，则 PAWP＞LAP。

（3）示波的压力图形受患者呼吸波动的影响，有时会显示出不正常的波形，从而导致对压力图形的错误读取，在压力图形获得时注意呼吸的影响. 自发性呼吸有着降低 PCWP 波形幅度的趋向，而人工呼吸则使之增大，波形中的这些呼吸变化形式可能导致对肺毛细血管楔压的误解甚至会引起治疗、护理中的重大失误。

（4）测定 PCWP 进行囊充气时不宜过快、过猛，以免造成充气过度，此时所读取的肺毛细血管楔压会高于患者的实际情况。如果漂浮导管气囊破裂，充气时就不会感到任何阻力，当然也就不能楔入肺毛细血管。如怀疑有破裂，应在充气注射器上贴一"不能充气"字条，在这种情况下可以用肺动脉舒张压来估测 PCWP 的变化。气囊充气后，记下所需要的气量，如果随后在读波形时发现气量明显减少，多半是导管向前移动，将漂浮导管回撤，以防止其自动楔入肺毛细血管，如果导管自动楔入肺毛细血管，压力图形便会有一个 PCWP 波形出现。解决这一问题的办法较多，如确定气囊已排空气体，变换患者的体位，使患者偏向左侧卧位，要求患者咳嗽或行深呼吸，或者轻缓地外撤除导管。如果这些办法不能使导管退回至肺动脉，则应调整导管，将导管一点点回撤，直到得到一个肺动脉波形为止。漂浮导管气囊只宜维持充气状态5～10分钟。切记气囊的寿命与充气量、使用次数及每次充气状态的时间长短成反比。永远要让气囊被动地放气。不要把注射器勉强拉回，以免损伤球囊壁。每次测完PCWP后，应将充气注射器开关关闭。持续监测时，导管顶端最好在肺动脉内。不测压时，导管气囊应处于放气状态。需测定PCWP时，需向气囊充气，尽量缩短嵌入时间，应在2～3分钟以内，以防止肺梗塞的发生。影响PAWP的因素很多，应在呼气末测量，当使用PEEP时，每增加5 cmH_2O，PAWP将升高1 mmHg，此外PEEP使血管内压升高，当肺顺应性差时，则PAWP改变不明显。需要加强心电监护防止心律失常，一旦发生，需缓慢调整导管位置，或待心律失常缓解后再重新推进。

(5)胸内压在呼吸循环中的变化会引起心内压力的重大变化，而胸内压在呼气末是恒定的，压力图形因此更加稳定，为了取得前后一致的数据，应在呼气完毕时读取PCWP或在几个呼吸循环中读到的数据取一平均值。

(6)测压持续时间一般为72小时，笔者科室有8例持续时间为7天，长期监测可发生栓塞或感染。插管处每日更换敷料。

(7)拔管后，局部加压包扎2～4小时。拔管后24小时内应继续监测血压、脉搏、渗血情况等。

(8)压力波形反映心腔内的压力变化，从而提供患者心血管机能的基本信息。因此，只有识别这些压力波形并且对不同压值做出正确解释，才能够及时察觉患者的状态变化以达到正确监护的目的。具备较多血流动力学监测的理论知识，熟练掌握监测技能，才能顺利地完成血流动力学的监测，减少及预防并发症的发生，使血流动力学监测在临床更有效地发挥作用。

(七)临床应用

1. ARDS 不同病期血流动力学改变

(1)损伤期：此期患者在致病因子作用下发生生化和免疫学异常，造成全身炎症反应，出现肺血管损害，毛细血管通透性增加。此期患者症状不严重，常仅有呼吸增快和心动过速，有轻度低氧血症、SvO_2降低。血流动力学反应仅表现为肺血管阻力增加，PAd～PWP压力梯度增大。

(2)潜伏期：发生在严重疾病或损伤后患者趋于稳定过程中。富含蛋白质的液体通过肺毛细血管开始进入肺间质。间质水肿使肺组织顺应性下降，小气道受压使气道阻力增加，呼吸做功增加，患者呼吸增快(20～24次/分)，此时如经积极治疗，患者可恢复而不造成典型呼吸窘迫。胸部X线可有间质肺水肿表现，PaO_2下降，因呼吸增快代偿$PaCO_2$也有下降。如计算肺内分流分数可达20％～30％，SvO_2可正常。肺血管反射性痉挛和血管活性物质如TXA_2、白介素及血清素等血管活性物质释放造成的肺血管痉挛，使肺动脉收缩压和舒张压增高，因此，PAd-PWP梯度进一步增大。

(3)急性呼吸衰竭期：肺间质水肿进一步加重肺呼吸膜增厚，气体交换更为困难，肺水肿和小片状肺实变使肺膨胀更加受限，患者气短、呼吸费力、烦躁不安、呼吸增快(26～32次/分)。胸部X线检查可有肺水肿和肺实变。如无左心衰竭，PWP可正常。PAd-PWP压力梯度显著增加，增加程度直接与死亡率相关。平均肺动脉压高达35～45 mmHg，患者可发生急性右心衰竭，缺氧可造成肺动脉高压加重，循环衰竭进一步加重ARDS的进程。患者常有高动力性循环，表现为外周阻力下降、心排血量增大。心排血量的增加可加重肺动脉高压，增加分流分数。PaO_2下降至50～60 mmHg，计算分流分数可达30％～40％。$PaCO_2$降低到20～35 mmHg。

(4)终末期：功能性肺呼吸面积大量丧失，呼吸膜增厚，肺水肿、肺纤维化和弥漫性肺实变使肺顺应性严重下降。呼吸做功显著增加，呼吸辅助肌参与呼吸，呼吸次数可达到32～44次/分，出现中枢性发绀、意识障碍和其他肺水肿表现。此期动脉血氧分压进行性下降，甚至在吸入100％纯氧时仍低于40 mmHg，分流分数大于40％。血管内小血栓增加肺内无效腔通气，$PaCO_2$增高，SvO_2下降。此期血流动力学改变明显，由于胸内压改变幅度大，肺动脉压力和肺毛细血管楔压基线漂移较大，测压时应注意。

①PAP和PCWP变化：ARDS时，肺动脉收缩压

和舒张压均增高,如患者无明显左心功能不全,则 PCWP 正常或偏低。由于肺血管阻力明显增加,肺动脉舒张压与肺毛细血管楔压之间压力梯度(PAd-PWP)显著增大,并提示预后不良。

②CO:ARDS 时出现高动力循环,CO 较正常为高;但当 PAP 超过 35～45 mmHg 时,发生右心功能衰竭,CO 反而下降。

2. 休克血流动力学变化

(1)低血容量性休克

①动脉血压:原先血压正常者,收缩压低于 90～100 mmHg;原有高血压病史者,收缩压比基础值低 30 mmHg 以上,脉压变小,通常可见奇脉。动脉波形衰减,收缩期压力上升速度减慢。

②SVR 增高:晚期代偿机制衰竭,血管张力丧失,血管主动扩张时则 SVR 降低。

③PVR:低氧血症和低碳酸血症使肺血管收缩,PVR 增高,其程度与休克程度相关,因此 PVR 明显增高提示预后不良。

④CVP 和 RAP 明显降低,可达 3～5 mmHg。

⑤PAP 和 PWP 降低,肺动脉压上升速率减慢,提示右心每搏输出量下降。肺动脉曲线衰减变得低平。如果 PVR 增高与血容量降低并存,则肺动脉舒张压与 PWP 的差值大于 4 mmHg。

⑥CO:降低,代谢毒物抑制心肌、冠状动脉血流量不足都会损害心室功能,造成 CO 下降,此时心率加快也不能维持一定的 CO。

⑦SvO$_2$:低灌注、低氧血症、贫血等原因使得 SvO$_2$ 降低。

(2)感染中毒性休克:分高动力和低动力两个阶段。

①高动力阶段(暖休克):ABP 近于正常或轻度下降,也可突然直线下降。动脉压力曲线上升支变陡,广泛的外周血管扩张导致 SVR 下降,引起体循环血管张力下降的原因据认为是局部或全身释放的炎性介质所致,PVR 可正常或增高,其变化取决于一些心肺因素如心源性肺水肿或 ARDS。由于循环容量减少及血管床扩张引起 CVP 和 RAP 降低,顺应性下降,测得值可比实际情况偏高。由于组织间隙容量减少和血管扩张使 PAP 和 PSP 降低。PSP 增高以及肺

动脉舒张压与 PWP 的差值增大均提示肺血管阻力增大。在心室舒张功能不良时,PWP 不能正确反应左室充盈量,由于组织需氧量增加及 SVR 降低使 CO 增高。患者的预后部分取决于心脏最大限度向高代谢组织提供氧而长期维持高输出量的能力,由于组织摄取及利用氧的能力降低,SvO$_2$ 常大于 75%。

总之,高动力阶段的特点是 CO 正常或增高,SVR 降低,可持续数小时至数周。

②低动力阶段(冷休克):此期特点是 CO 降低,SVR 可仍低,有时患者由于低血压发生反射性血管收缩,可使 SVR 上升,但最终 SVR 仍会降低,并对缩血管药无反应;PVR 增高,尤其合并 ARDS 时,PVR 可明显增高,CVP 和 RAP 一方面可由于 PVR 增高诱发右心衰而使 CVP 和 RAP 增高,另一方面可因低血容量使 CVP 和 RAP 降低,PAP 和 PWP 由于很多经常并存的异常改变,使 PAP 和 PWP 可有各种变化,如若低血容量是主要问题,PAP 和 PWP 降低,若左心衰竭为主,PAP 和 PWP 增高。肺动脉收缩压和舒张压同时增高伴肺动脉舒张压与 PWP 的差值增大常伴随于 PVR 增高时。SvO$_2$ 可由于细胞摄取和利用氧的能力降低而使 SvO$_2$ 增高,而灌注衰竭又可使 SvO$_2$ 降低,因而总的结果可以提高、降低或不变。在感染中毒性休克的患者,SvO$_2$ 正常并不反应其生理状态正常,而常提示可能并存两种生理异常。

(3)过敏性休克

①ABP:突然发生严重的收缩压和舒张压下降。

②SVR:明显降低。

③PVR:可正常,也可由于缺氧和(或)炎症介质引进的肺血管效应而升高。

④CVP、PAP 及 PWP:均降低。

⑤CO:初期后负荷降低使 CO 增高,很快由于心室充盈不足以及冠状动脉低灌注引起心肌缺血而致 CO 降低。

⑥SvO$_2$:在循环衰竭及(或)严重低氧血症存在时 SvO$_2$ 降低。

(4)神经源性休克

①ABP:如果保持平卧,收缩压可不低于 100 mmHg,高位脊柱外伤者体位变化很敏感,如果上身抬起,可发生严重低血压。

②SVR:降低。

③CVP、PAP 和 PWP：相对性血容量不足导致 CVP、PAP 和 PWP 均降低。

④CO：心室充盈不足和(或)心率缓慢，使 CO 降低。

⑤SvO_2：由于低灌注及呼吸异常，导致 SvO_2 下降。

(5)心源性休克：缺血可引起心脏收缩功能和舒张功能障碍。节段性运动障碍减少每搏输出量，反射性升高 SVR，血管收缩可尽量保证血液供应重要器官并维持平均动脉压。全身血管收缩减少了大面积组织血流，心脏射血阻力增大，每搏输出量及 CO 进一步降低，心肌耗氧量增高。部分患者发生异常血管反射(Bezold～Jarisch 反射)，SVR 仅轻度升高甚至降低，此时即使 CO 不低也可发生严重的低血压。舒张功能障碍影响心室充盈并改变了心室容量—压力曲线关系。

①ABP：收缩压常在 80～90 mmHg 以下，动脉压力曲线衰减，低平，上升缓慢。

②SVR：多数增高，可大于 2000 dyn/(s·cm·m²)，部分正常或降低。

③PVR：低氧血症或酸血症时 PVR 增高，如果合并肺水肿，则 PVR 明显增高甚至诱发右心衰竭。

④CVP 和 RAP：合并右心损害时增高，原发左心损害者在 PAP 明显增高导致右心衰竭时也增高。

⑤PAP 和 PWP：PWP 升高。在肺瘀血时出现 PAP、右室压增高。部分患者因利尿、呕吐、大汗等原因导致容量不足，使 PWP 偏低。

⑥CO：降低。

⑦SvO_2：由于肺淤血影响血液氧合，加之外周灌注不良，使 SvO_2 降低。

3. MODS

血流动力学状况随着原发病的严重程度、原发病的性质、病程、患者基础疾病和年龄有很大变化，早期多正常或处于高动力学状态，随着疾病的发展，转变为低动力学状态，特征性表现为低血压、血管收缩和酸中毒(冷休克)，尽管心血管参数在正常范围，但容易发生轻度容量不足，小的血管内容量和细胞外容量丧失将会使高心排血量转变为低心排血量或冷休克，后者死亡率超过 60％，而扩容疗法可使低心排血量状态转变为高心排血量状态。血流动力学状况恶化与多器官衰竭形成恶性循环，导致患者死亡。

Skgel 等证实了高心排血量状态的循环类型改变，并将 MODS 的循环类型分为 4 期：A 期：创伤或手术后正常代偿的患者表现心率增加和心脏指数增加；B 期：明显脏器衰竭的患者表现心率增加，代谢性酸中毒，平均动脉压低，混合静脉血氧含量增加和动静脉氧差减小；失代偿患者表现低血压和血管收缩，不伴有心功能障碍者为 C 期，伴有心功能障碍者为 D 期。各期血流动力学表现如下(表 25-2、表 25-3)。

表 25-2　MODS 的血流动力学特点

	血压	SVR	PVR	PA	PWP	CO	SvO₂
早期	↓	—	↑	—	—	↑	↑
中期	↓	↓↓	↑	↑	—	↑	↑
晚期	↓↓	↓↓	↑↑	↑↑	↑	↓	↑

表 25-3　MODS 的循环类型

	A 期	B 期	C 期	D 期
动脉压	↓	—	—	↓
心率	—↑	↑	↑	—↓
CI	↑	↓	↓	↓
静脉血 pH	—↑	↓	↓	↓
氧耗量	↓	↓	—↑	↓
静脉氧含量	↑	↓	↓	↓
动脉氧分压	↓	—	↓	↓

4. 氧供给与氧消耗关系的研究

近年来，患者常因创伤、感染、休克等原因，引起全身器官、组织的血流分布、供应异常，造成缺血、缺氧及破坏机体正常的能量代谢，因细胞生物能量衰竭从而导致 MODS。近年来有关氧供给(DO_2)与氧消耗(VO_2)之间的关系研究为临床提供了一个较为有效的评价手段，现引起临床重视。

(1)生理性氧供依懒：机体在正常基础状态下，DO_2 能满足于 VO_2，DO_2 在一定范围内下降，组织通过提高氧摄取率(ERO_2)，尚能获得足够的氧，使 VO_2 不依赖于 DO_2 而维持不变，称非氧供依赖关系；当

DO_2 降低到某一临界值（cDO_2）时，ERO_2 的增加不再满足组织对氧的需求，出现无氧酵解，动脉血乳酸浓度升高，VO_2 则随 DO_2 呈线性下降，称为生理性氧供依赖。

（2）病理性氧供依赖：首先在 ARDS 患者中观察到，在 DO_2 高于生理 cDO_2 时，VO_2 随 DO_2 增加仍呈线性依赖关系，以后又在其他危重疾病的实验临床中证实，被称为病理性氧供依赖（Pathological supply dependency）。目前认为病理性氧供依赖关系的存在，是组织灌注不足、缺氧的表现，是细胞对氧需求的增加而氧摄取和利用功能障碍、产生氧债的结果。发热、儿茶酚胺含量增多、炎性介质的作用等均可使组织细胞代谢率增高。同时，因感染、创伤、休克、应激等，使微循环自我调节功能障碍，血管内皮细胞受损，微血栓形成减少了灌注毛细血管密度，微血管的收缩、舒张机制失调加重了缺血及代谢产物的蓄积，毛细血管的液体渗漏使组织间隙水肿增宽，氧从微血管向细胞弥散的距离增大，组织摄氧能力下降。一些炎性介质，如组胺、缓激肽、花生四烯酸代谢产物、氧自由基等可加重微循环功能紊乱，损伤线粒体呼吸功能。内毒素也可直接损伤线粒体功能，造成细胞生物能量衰竭。

（3）DO_2 与 VO_2 的测算：采用 Swan-Ganz 导管，用温度稀释法测得心脏射血指数（CI），动脉血气分析得 PaO_2 和 SaO_2，并计算：

$$DO_2[DO_2(ml/(min \cdot m^2)]$$
$$= 13.9 \times CI \times Hb \times SaO_2] VO_2[ml/(min \cdot m^2))]$$
$$= 13.9 \times CI \times Hb(SaO_2 - SvO_2)$$
$$ERO_2 = VO_2/DO_2 = SaO_2 - SvO_2/SaO_2$$

DO_2 正常值	$520 \sim 720$ ml/(min·m²)
ERO_2（%）正常值	$0.22 \sim 0.30$
VO_2 正常值	$100 \sim 180$ ml/(min·m²)
cDO_2 正常值	330 ml/(min·m²)

（4）临床应用评价：维持器官和组织灌流，改善微循环功能是危重病患者救治的重要原则，提高全身 DO_2 是增加 VO_2、改善细胞氧摄取和纠正组织缺氧的有效措施。因此，欲保证充足的氧供，必须注意良好的心肺功能，以及提供足够的血容量和防止贫血，其中任一因素的改善都直接有助于 DO_2 的提高。但 DO_2 提高到什么程度算足够呢？这取决于 VO_2，足够的标志是使 VO_2 脱离对 DO_2 的依赖。临床上对此进行确定的方法是"滴定式"地通过提高血容量、Hb、SaO_2 或强心等任一种或几个因素不断提高 DO_2，同时检测的 VO_2 变化。一旦 VO_2 不追随 DO_2 提高而增加，即表明 VO_2 已脱离对 DO_2 的依赖。此时的 DO_2 便可被视为进行满意的循环支持时所需 DO_2 的最低限，低于此值将导致外周无氧代谢和乳酸含量增加。在十分危重的病例，可能会出现与全身状态不相称的低 VO_2，这时增加 DO_2 不能提高 VO_2，似乎 DO_2 和 VO_2 已脱离依赖关系，但血乳酸却持续增加，表明外周处于严重缺氧状态，这是一危险的迹象，反映外周组织细胞氧摄取或利用的衰竭，因此预后差。提高 DO_2 的具体方法如下。

①扩充血容量：提高有效循环容量，对循环容量不足的患者 CI 升高增高 DO_2。包括输晶体和胶体液，适当输血、使患者血球压积维持在 35% 左右，可使循环系统达最佳状态。

②正性肌力药物：多巴胺、多巴酚丁胺等是多巴胺受体和 β_2-受体的兴奋剂，能明显改善心功能、增加内脏血流供应特别对心功能不佳者，是提高 DO_2 的有效措施。

③血管活性药物：血管收缩药如去甲肾上腺素等可纠正外周血管低阻力状态，特别对感染所致休克，能改善血流分布及毛细血管氧的弥散功能，使 DO_2 提高，氧摄取功能增强，但会增加心肌耗氧量。血管扩张剂如酚妥拉明等能增加组织灌注、提高氧输送能力，又不增加心肌耗氧量，但对低阻力、低血容量休克的患者可能会致使一些重要器官 DO_2 减少。近来报道前列腺素 E1 能有效地增加 DO_2 改善氧摄取功能，且副作用较少。

④维持 SaO_2：采取包括机械通气在内的方法维持近正常的 SaO_2 以保证氧的全身运送。

有效的治疗能否消除病理性氧供依赖、恢复出现非氧供依赖关系，目前看法不一致。有些临床研究证明了区分依赖与非依赖关系的 cDO_2 存在，但其范围波动太大。除动物实验外，很少有关于在单个患者中观察到 cDO_2 的临床报道。Silance P 等在一组 79 例严重感染性休克的患者中未能发现非氧供依赖关系，尽管病例选择、测定方法等因素一定程度上影响了最后结果，但如何更好地解释这种 DO_2 与 VO_2 的关系，有待于今后进一步完善。

5. 混合静脉氧饱合度（SvO_2）监测

SvO_2广泛应用于临床，已经证明对于心脏外科患者SvO_2要好于脉压和心率。SvO_2的下降要早于心功能不全、休克或心律失常的发生，而这时生命体征往往正常。已经证明，SvO_2对于以下患者有诊断、判断预后和治疗作用：

(1)急性心肌梗塞的危重症患者。

(2)综合内科重症监护病房的患者。

(3)心血管手术、血管手术、儿科手术或肺移植术后的患者。

(4)存在创伤、脓毒性休克或心源性休克的患者。

危重疾病的发生与明确的ICU干预之间的时间间隔的长短可对结果产生重要影响。休克复苏的患者可能有全身组织低氧血症,即乳酸增高和SvO_2降低。即使此时生命体征和中心静脉压正常。能够在患者病程早期检测和解决潜在的组织缺氧，可能对预后有利。SvO_2的正常范围是65%～75%，它反映了DO_2和氧需之间的平衡。当DO_2降低或全身氧需求超过氧供给时,SvO_2降低。当这种代偿机制被打破，SvO_2仍低,全身组织低氧血症及乳酸酸中毒就会随之而来。SvO_2因在预后上的重要性而被用作高乳酸血症及死亡的预测指标。

近年来人们认识到，测量SvO_2需要置入肺动脉导管，但中心静脉通路，既可在ICU，也可在非ICU环境下建立,使持续中心静脉氧饱合度（$ScvO_2$）监测成为SvO_2的一个方便的替代指标。

第 2 节 无创血流动力学监测

对危重患者来说,准确测定心排血量及相关的血流动力学指标，有利于及时反映心血管系统状态并指导治疗。插入肺动脉漂浮导管以温度稀释法测定心排血量是临床判断心功能最准确的方法，但由于费用昂贵，操作复杂并可引起一些严重并发症，限制了它的广泛应用。多年来人们一直在探索研究无创心输出量监测方法，近年来随着计算机软件的进一步发展，生物阻抗、多普勒超声、部分二氧化碳重复吸入等无创心排血量血流动力学测定法再次引起人们的关注。大致分为超声、呼末二氧化碳、阻抗法等 3 种类型。

一、超 声

多普勒超声 CO 监测:多普勒超声 CO 监测是一无创、连续心功能监测方法，其测定 CO 的基本原理是采用多普勒超声测定红细胞移动的速度来推算降主动脉血流。由于降主动脉的血流量占心排血量的 70 %,因此 CO = 降主动脉血流×降主动脉的横截面积÷70 %。根据多普勒超声探头所置位置不同又分为经食管、气管 2 种途径。

（一）经食管超声多普勒法

经食管超声多普勒（TED）CO 监测在临床应用已久。TED 测定 CO 的具体操作方法为:将一带有多普勒和 M 型超声探头的导管经口插入食道，距门齿 30～45 cm(此点的食管恰与降主动脉相平行），根据显示屏上的主动脉壁、血流波形及多普勒声音上下旋转调整探头位置直至获得满意的信号质量，然后使监护仪进入测定状态后立即就能显示降主动脉血流、主动脉直径、CO、SV、外周血管阻力等血液动力学参数。由于监测仪配有的 M 型超声探头可直接测量降主动脉直径的大小,因而不需要根据年龄、身高等参数来间接推算主动脉直径，从而提高了测量结果的准确性。国外有许多作者对 TED 法与热稀释法（TD ）法测定的 CO 进行了比较，两者相关系数为 0.74～0.98。TED 法 CO 测定主要用于术中及 ICU 内的监测并指导治疗,除此之外,Singer 等报道可用 TED 指导左心衰病人获得最佳的左室充盈度。Patel 等报道 TED 可用来指导获取最佳呼气末正压（PEEP ）。但 TED 法 CO 测定也存在一些局限性,主动脉病变、动脉血压的剧烈变化、手术操作、电刀操作等因素或使血流组分改变的因素均可影响 CO 测定值的准确性。

Odenstedt 等明确指出 TED 法 CO 测定不适合于神志清醒、食道疾患、主动脉球囊反搏（降主动脉血流改变）及主动脉严重缩窄的患者。

（二）经气管多普勒法

经气管多普勒法（TTD）心排血量测定也是一种较新的无创且能连续监测 CO 的方法，其测定 CO 的原理与 TED 法相同。该法同样适用于麻醉和手术期间以及 ICU 中心脏功能的连续监测。国内外多数研究结果显示它与 TD 高度相关。然而 TTD 监测 CO 也存在如下局限：首先它要求病人必须插入特制的气管导管方可监测 CO，此种气管导管价格昂贵，一根导管价值人民币上千元，多数患者难以承受，此外它还要求操作者必须具有很高的技术水平，否则难以获得和保持最佳多普勒信号，即使获得了较好的信号，只要导管位置轻微变动都会使信号瞬时减低从而使测定结果发生改变，此时则需重新调整导管位置，如改变患者头部位置、重新调整导管深度等重新获得满意的信号，有可能造成患者喉头水肿、声带损伤出血等并发症，反复气囊充放气还有造成患者误吸的危险。总之，TTD 的这些缺陷在很大程度上限制了其在临床上的广泛应用。只能在做多普勒超声时顺便检查，无法做常规检查，无法连续测量 CO，更无法指导临床用药。

二、呼气末二氧化碳法

部分二氧化碳重复吸入心排血量测定的原理及测定方法：部分二氧化碳重复吸入心排血量（RBco），测定是利用二氧化碳弥散能力强的特点作为指示剂，根据 Fick 原理测 CO。直接 Fick 法用氧耗量（VO_2）和动脉、混合静脉血氧含量差（$CaO_2 - CvO_2$）计算 CO，计算公式为：$CO = VCO_2/(CaCO_2 - CvCO_2)$，其中 VCO_2 为 CO_2 消除率，$CaCO_2$ 及 $CvCO_2$ 分别为动脉、混合静脉血 CO_2 含量。$CaCO_2$ 可通过呼气末 CO_2 浓度（$ETCO_2$）与 CO_2 解离曲线间接推算，肺内分流量可通过血氧饱和度（SpO_2）、吸入氧浓度（FiO_2）进行计算。由于 CO_2 在体内储存体积较大，而短时、少量重吸入部分 CO_2 对混合静脉血 CO_2 浓度几乎无影响，故假设基础状态和重吸入期混合静脉血

CO_2 浓度不变。于是 CO 的公式可写为：$CO = \Delta VCO_2/SK\Delta ETCO_2$ 其中 ΔVCO_2 代表基础和重吸入期的 CO_2 消除率之差，S 为 CO_2 解离曲线的斜率，K 为肺泡无效腔的校正系数，$\Delta ETCO_2$ 为基础状态与重吸入期 $ETCO_2$ 之差。RBco 测定的具体操作步骤为在气管导管和呼吸机 Y 型环路之间加上一个 CO_2 分析仪、三向活瓣及死腔环路，向 NICO 监测仪输入患者的性别、身高、体重和当日的血气分析结果，即可连续自动监测心排血量、心脏指数和每搏排血量等指标。一个测量周期为 3 分钟，其中 60 秒分析基础值，然后三向活瓣开放，无效腔环路内流入上次呼出的部分气体（150～200 ml）再随吸气重新吸入，持续时间为 50 秒，所测的数值为重吸入期数值，接着经过 70 秒恢复到基础状态，基础值与重吸入值的差用于计算 CO。部分 CO_2 重吸入法测定心输出量以 CO 测定的基本原理——Fick 原理为基础，通过大量的动物实验及临床实践证实，其与温度稀释法有良好的相关关系。为研究肺内分流对 RBco 准确性的影响，Dinesh 等用油酸复制急性肺损伤模型，在肺内分流高达 50 ％时，NICO 无创心排血量监测仪监测的肺内分流误差为 ±20 ％，导致 CO 的误差为 ±10 ％。而正常情况下肺内分流仅为 5 ％～10 ％，±20 ％的分流误差所引起的 CO 误差低于 ±2 ％，这在统计学上无显著性差异。根据 Fick 原理利用 CO_2 弥散能力强的特点作为指示剂，以部分 CO_2 重呼吸法来测定心排血量。它只有在使用呼吸机插管时方可应用。如用面罩，患者会感不适，呼出二氧化碳气体少量的流失会造成严重的计算误差，必须在无自主呼吸的情况才能监测，有自主呼吸时需用镇静药/麻醉药，可靠性尚有待进一步验证。

三、阻 抗 法

BioZ.com：生物阻抗法生物阻抗法测定 CO 的基本原理是生物体容积变化时起的电阻抗变化。心脏射血时血管容积变化相应地引起阻抗变化，容积增大时阻抗变小，反之亦然。因此，可利用阻抗改变反映血管容积的变化，再根据血管容积的变化计算出每搏排血量（SV），采用胸部阻抗法测量连续心排量。只需要在双侧颈部及胸部贴四对普通电极即可测得包

括 CO/CI、SV/SI、SVR/SVRI、VI、ACI、TFC、LVET、PEP、STR、LCW/LCWI、HR、MAP 等 16 个参数。其专利的 ZMARC 计算法和 DISQ 技术（获美国 FDA 认证，欧洲 CE 标准认证和日本健康委员会认证）确保所有参数的准确性及与有创连续心排量测定仪所得参数之完好的相关性。笔者用该法对 16 名冠脉搭桥患者进行心排血量监测，并与有创 CO 进行比较，相关系数为 0.85（n = 163）。尽管阻抗法以阻抗变化反映 CO，可无损伤快速测量 CO。但多数人认为，阻抗法测定 CO 影响因素太多，如肥胖、放置胸腔引流管、机械通气、发热、水肿、胸膜渗液、心律失常、严重的心瓣膜病、急性心肌梗死和血液动力学不稳定等因素，均会导致监测结果准确性的下降。因此，测量误差较大，临床应用有困难，尤其对危重病，临床应用始终存在争议。

无创血流动力学机问世不久，国内应用尚不十分普遍。要被临床广泛认可，还需进一步实践和摸索。但其便捷、无创和可动态监测的优势，为其在 ICU 危重病患者循环监测中占据一席之地奠定了基础。

（刘长文）

参 考 文 献

1 Cholley BP，Singer M. Esophageal Doppler：Noninvasive cardiac output monitor. Echocardiography，2003，20：763～769

2 Laupland KB，Bands CJ. Utility of esophageal Doppler as a minimally invasive hemodynamic monitor：a review. Can J Anaesth，2002，49：393～401

3 Roeck M，Jakob SM，Boehlen T，et al. Change in stroke volume in response to fluid challenge：assessment using esophageal Doppler. Intensive Care Med，2003，29：1729～1735

4 Kotake Y，Moriyama K，Innami Y，et al. Performance of noninvasive partial CO_2 rebreathing cardiac output and continuous thermodilution cardiac output in patients undergoing aortic reconstruction surgery. Anesthesiology，2003，99：283～288

5 Della Rocca G，Costa MG，Coccia C，et al. Cardiac output monitoring：aortic transpulmonary thermodilution and pulse contour analysis agree with standard thermodilution methods in patients undergoing lung transplantation. Can J Anaesth，2003，50：707～711

6 Reuter DA，Goepfert MS，Goresch T，et al. Assessing fluid responsiveness during open chest conditions. Br J Anaesth，2005，94：318～323

7 Harver S Harrison DA Singer M et al. Assessment of the clinical effectiveness of pulmonary artery catheters in management of patient in intensive care (PAC-Man)：a randomized controlled trial Lencent，2005. 366～472

8 刘长文，徐淑秀. 危重症脏器支持与护理. 北京：人民卫生出版社，2001. 71～82

9 张钧华. 临床血流动力学. 北京：北京大学出版社，1999. 154～160

10 Rivers EP，Ander DS，Powell D. Central venpus oxygen saturation monitoring in the critically ill patient. Curr Opin Crit Care 2001，7：204～211

第 26 章

几 种 常 用 急 救 技 术
Some skills for emergency and critical medicine

危重病综合救治过程中,各种常用急救技术十分重要。从事急诊与危重病急救专业的人员,熟练掌握急救技术是实施危重病综合救治的基础。

一、深静脉置管

深静脉置管是危重病综合救治中不可缺少的技术操作,置管的方法多为穿刺,少数情况下由于穿刺困难,也可采取切开置管。置管的途径很多,经颈内静脉、锁骨上下静脉、股静脉等,均是临床经常采用的途径。也可以经外周静脉进行中心静脉置管(PICC)。深静脉穿刺置管,需要特殊的穿刺套管针和导管,导管分单腔、双腔、三腔等,临床多依据需要酌情选择。留置静脉导管的价值,主要在于建立和保障静脉通道,便于各种急救措施的实施,如短期内快速补液,纠正容量不足;特殊药物持续静脉给药;全胃肠外营养支持等。此外,血流动力学监测(CVP)、安装心脏起搏器等,也需要借助深静脉置管技术来实施。因此,深静脉置管技术,是所有从事危重病与急救医学工作人员必须要掌握的一门重要急救技术。

(一)颈内静脉置管

颈内静脉在颈部的走行分三段,上段在胸锁乳突肌内侧,中段在胸锁乳突肌下端两个头(锁骨头、胸骨头)与锁骨所形成的三角内,下段位于胸锁乳突肌锁骨头前部的后侧,其深部稍内方为颈总动脉。依据颈内静脉在颈部的走行,穿刺方法可分为三个,即前路、中路、后路。前路穿刺点位于胸锁乳突肌内侧缘、胸骨与乳突之间的中点,针头穿刺方向指向同侧的乳头,夹角为30°～40°左右;中路穿刺点位于胸锁乳突肌锁骨头、胸骨头与锁骨上缘构成三角的顶点内,颈内动脉搏动处的外侧,针头穿刺方向同样是指向同侧的乳头,夹角为30°左右,一般进针3～4 cm;后路穿刺点位于胸锁乳突肌外侧缘、锁骨上两横指,穿刺针穿透皮肤后,针头指向锁骨下,对准胸锁关节的后表面。

颈内静脉是临床应用较多的穿刺部位,除了建立静脉通道,很多其他方面用途也选择颈内静脉的途径,如进行血流动力学监测、安装起搏器等。颈内静脉置管的优点是定位准确,穿刺成功率高,无需顾忌穿刺点被污染,并发症少。缺点是穿刺过程需要特殊的体位,有的患者无法耐受,致使穿刺无法进行。

(二)锁骨下静脉置管

锁骨下静脉位于锁骨后下方,其后上方有锁骨下动脉伴行。锁骨下静脉是腋静脉的直接延续,由第一肋骨外缘向内,经前斜角肌的前方,至胸锁关节的后方,与颈内静脉汇合成无名静脉,左右无名静脉汇合成上腔静脉进入右心房。

锁骨下静脉置管穿刺点分锁骨上和锁骨下两条路径。锁骨上径路法,穿刺点定位于锁骨与胸锁乳突肌外缘交界为顶点,在角的平分线上,距顶点 0.5～1 cm 处进针,穿刺方向同样是同侧的乳头,穿刺针与皮肤形成 15°夹角,进针约 1.5～2 cm 即进入静脉;锁骨下径路法临床应用较多,穿刺点位于锁骨中、内 1/3 交界处的锁骨下 1 cm 处,穿刺过程尽量使针头与胸壁保持水平位,一般进针约 3～5 cm 即达锁骨下静脉。

锁骨下静脉置管的优点同样是定位准确、成功率高,无需顾忌穿刺点被污染,穿刺过程对体位要求不高。缺点是并发症多,血胸、气胸时有发生,及时发现和处理是主要的预防和治疗措施,必要时还需开胸手术止血处理。此外,因为穿刺点位于胸膜腔外,损伤胸膜时可能发生空气栓塞,穿刺过程要谨慎。

(三)股静脉置管

股静脉位于股动脉与股神经之间,穿刺点为股动脉内侧下 2～3 cm 处,针尖方向应该指向脐窝。股静脉穿刺置管是安全系数最高的部位,也是初学者的主要途径。股静脉置管的主要优点是并发症少,损伤小,穿刺成功率高,发生损伤后出血易于压迫止血。最大的缺点是离会阴部近,容易被尿和粪便污染;此外,距离下腔静脉距离远,行血流动力学监测时需要的导管长。

(四)经外周中心静脉置管

经外周中心静脉置管(PICC)法是通过外周静脉(上肢的头静脉、正中静脉、贵腰静脉),置入较细长的静脉导管,直至上腔静脉,从而建立中心静脉通道。该法同样需要特殊的导管和穿刺针。优点是留置时间长,可以多达数月,感染发生率低;缺点是导管细长,滴入高渗液体后,要注意用盐水冲洗,否则容易阻塞。

各种途径的中心静脉置管技术,均需要预防感染,尤其是穿刺过程中的无菌操作、穿刺点与置管部位的清洁与护理、导管的定时冲洗与更换等,对预防感染极为重要。有学者借助建立皮下隧道,让中心静脉导管经由皮下隧道进入静脉,延长皮肤至中心静脉之间的距离,以此减少感染的发生,临床取得一定疗效。

二、气管插管

气管插管作为人工气道在临床十分常用,它们简便易行,可不分场地或场合地进行操作,也不需要特殊的仪器和设备。按气管插管的路径不同,分经口或经鼻两种气管插管法。

(一)经口气管插管

经口气管插管是临床应用最普遍的人工气道法,该法操作简便,易于掌握。

1. 指征

所有接受呼吸机治疗和建立人工气道的患者,均是经口气管插管的指征。除非患者有经口气管插管的禁忌证,如气管上 1/3 以上部位(喉、声带、口腔等)病变,经口气管插管无法插入,且也不解决问题。另外,倘若估计患者机械通气需要的时间长,经口气管插管肯定不能维持时,也可不采取经口气管插管,而直接选用其他人工气道法。

2. 方法

经口气管插管的方法和步骤并不复杂,一般可分 3 步。

(1)插管前准备:选择合适的导管,如根据患者的体形选择长短、粗细合适的导管,一般经口气管插管导管的内径与长短匹配,只要选择粗细适中的导管,长度基本均合适,粗细以便于插入声门的最粗内径为妥,一般均较声门或气管细一些的导管,这样便于插管,对声带或喉部黏膜的损伤也小,无需担心导管过细而漏气,因为这类导管均带有气囊,气囊充气后,完全可以密闭气道。导管过细的主要顾虑是造成吸引分泌物困难。检查导管外的气囊,确信气囊不漏气。准备牙垫,一般以较硬的木制或橡胶制的圆柱形管状物制作,长约 5～8 cm。紧急情况下,可用纱布包扎压舌板,并用胶布缠绕替代。准备好喉镜,直、弯型喉镜均可,临床应用弯型喉镜的机会较多,并检查喉镜的灯泡是否亮或足够亮。检查吸引器的功能状态,包括吸引器吸力的大、小和与之配套的吸痰管和水等。备好固定导管的胶布。另外,经口气管插管时,为使导管有一定的硬度,不会因用力而偏斜,导管也有一定的弯曲度,并随需要调整,多需要铜丝或铁丝制作的管芯,比导管稍长一些,外端弯曲至管外,以免滑入气道。

(2)插管:让患者取平卧位,将喉镜插入口腔,同时将患者头部充分后仰,当喉镜抵达咽后壁或舌根处后,将喉镜充分上翘,以挑起会厌,充分暴露声门或声带为原则,然后将带有管芯和气囊、并有一定弯曲度的气管导管插入。导管的弯曲度依靠管芯调整,调整的原则以能顺利抵达声门为好。会厌挑起不满意或声门暴露不理想时,不要盲目插管,以免损伤声带或喉部黏膜,引起喉痉挛。必要时,可请助手将患者的喉部轻轻下压。咽喉部分泌物(痰或血)多或有胃肠返流的患者,应在暴露声门和插管前充分吸引。有时情况并不十分紧急时,可事先向咽喉部喷些表面麻醉剂,如 2%利多卡因或 1%地卡因,或者是两者的混合剂等,以让咽喉部黏膜和肌肉充分松弛,减少插管时的硬损伤,同时,也能减少患者的恶心和呕吐反射,便于插管。气管插管的深度,以进入声门后 5～6 cm 为妥,一般最好在气管的中、下 1/3 处,此处既不容易滑出,也不会过深进入支气管或抵在隆突部,造成气体流动不畅。

(3)导管固定:当导管插入气管后,立即将牙垫置入,以免患者用牙齿将导管压扁,致呼吸道不通畅;同时拔出管芯,并将吸痰管插入气管导管,充分吸引,以保持呼吸道通畅;接着将气囊充气,并将导管与简易呼吸器相连,用捏皮球的方式做人工呼吸,肺部听诊确信气管插管在呼吸道内,且两肺呼吸音均等后,方可固定气管导管。在固定气管导管前,还应将口腔分泌物充分吸引,因为一旦固定后,口腔分泌物充分吸引有一定的困难。最后,将经口气管插管导管与事先调试好的呼吸机相连,进行机械通气,并再次检查气囊充气后气道密闭的情况。气囊的充盈度以能密闭气道、不漏气下的最小充盈度为好,这样可将气囊对气道的压迫损伤降低至最低程度。

3. 注意事项

经口气管插管虽然简单,易于掌握,但需注意的事项也很多,否则,并发症也会随之增多。

(1)动作轻柔:尤其是当以牙齿为支点,挑起会厌

软骨暴露声门时,以免将牙齿损坏;插管时,应在声门打开时置入导管,切忌将导管与声带相顶,这样很容易损伤声带和喉部黏膜,引起喉头水肿。

(2)去除假牙或已松动的牙齿:插管前,应检查患者是否有假牙或已松动的牙齿,并将其摘除或提前去除,以免在插管时,由于损伤或不留意,让假牙或已松动的牙齿脱落,误入气道,造成窒息而危及生命。

(3)检查气囊的固定情况:目前各医疗单位所用的气管插管大多为一次性、带气囊的聚氯乙烯导管,这种导管质地硬而柔软,有韧性,对气管的损伤小,气囊是固定在导管上的,弹性和韧性均好,所以既不容易脱落,也不容易破裂,应该说是较好的插管导管。但由于经济条件限制,有些基层单位可能还在应用橡胶制的、气囊与导管分开的导管,此时一定要选择与导管匹配的气囊,气囊不能太大或过松,必要时还应将气囊用丝线在导管的远端固定、扎牢,避免因气囊滑脱引起的气道堵塞,这种情况临床曾有报道,不能不引起重视。

(4)胸部 X 线,确定导管位置:气管插管或机械通气后,应常规拍摄胸部 X 线片,其中目的之一就是确定导管的位置。理想的位置是让导管的下端位于气管的中、下 1/3 处,借助 X 线,能明确导管的位置,必要时可做适当的调整。

(5)监测和急救:气管插管时,尤其挑会厌时,由于迷走神经的反射,有可能使患者的心搏、呼吸反射性的骤停,对生命垂危或原有严重缺氧、心肺功能不全的患者,更容易因插管的刺激,使缺氧加重或心搏、呼吸骤停。为此,进行气管插管前,应向患者的亲属交待,取得理解;插管前,充分供氧,并准备必要的监测和急救手段和措施(药物、设备、材料等);插管时,随时准备进行心肺复苏。

(二)经鼻气管插管

经鼻气管插管相对较经口插管难度大,它在经口气管插管的基础上,增加了又一个关口,即鼻后孔。经鼻气管插管较经口插管有许多优点(见第 23 章第 3 节),故有时很需要进行经鼻气管插管。

1. 指征

经鼻气管插管的指证较经口插管窄。作为连接

呼吸机的人工气道,选择经鼻气管插管时,主要考虑3方面因素。

(1)应用呼吸机的时间:适用于估计应用呼吸机时间超过3~5天,但又不足以行气管切开。

(2)病情的轻重和缓急:病情重或十分紧急的状况下,容不得延缓或耽搁时,一般不选择经鼻气管插管。因为经鼻插管所需的时间相对较经口插管长,即使对操作熟练的技术者也是如此,故不便因建立人工气道的方法耽搁时间;即使有些不妥当,待生命体征相对稳定后,再做调整也不晚。只有在病情轻重和缓急允许的情况下,才考虑进行经鼻气管插管。

(3)疾病的种类:如急性或慢性病。慢性疾病,如COPD的反复发作,虽然病情重,可能呼吸机治疗的时间也长,但只要病情允许做适当的耽搁,就可考虑进行经鼻气管插管。这样既可以延长人工气道和呼吸机维持的时间,也可以避免气管切开。患慢性疾病的患者,反复气管切开是不可能的。

2. 方法

经鼻气管插管的方法有3种,明插、盲插、经纤维支气管镜(以下简称纤支镜)导向。其中以盲插最难,经纤支镜导向下插管最容易、损伤最小、最安全。后者虽然简单而容易,但不适合紧急、临时决定插管的患者选用。因为准备纤支镜和冷光源还需要一定的时间,况且纤支镜多由专人保管,要用时不一定能取到。经鼻气管插管所需要的器械和设备与经口插管大致相同,惟一不同的是经鼻气管插管还需要一个导管钳,而不需要牙垫。病人的体位也是平卧位,头后仰的程度随三种方法的不同而有所不同。无论使用哪一种插法,第一步均是将导管由鼻孔通过后鼻腔,送入咽后部或鼻咽部。

(1)明插:在上述第一步完成后,其他步骤基本与经口插管相同。惟一不同的是,当用喉镜挑起会厌、暴露声门或声带时,要借助导管钳的作用夹住气管导管,在声门张开时插入气管导管。导管插入的深度和气囊的充盈等也与经口插管相同。

(2)盲插:与明插和经口气管插管均有很多不同。首先是患者头部,基本不需要后仰,而是让患者头和颈部在同一水平。其次,不需要喉镜将会厌挑起,插管的导向方式是凭借气流的声音;当导管接近声门

时,可从导管口闻及或感觉到气流的通过或流出,此时令患者喘气或仔细观察患者的呼吸动作,在吸气状态下插入导管。这是盲目进行经鼻气管插管最关键而重要的步骤,也是最难的步骤。很多情况下,导管不易抵达声门口,而很容易误入食道;必要时,可事先调整好导管的弯曲度,使导管进入鼻咽部能有一定的向上弯曲度,以便抵至声门部。另外,还可通过调整患者的头、颈部,协助导管的上翘。

近年来,笔者的体会是应用经后鼻孔边吸痰、边插管的方式,引导经鼻气管插管,取得一定的临床经验和较好的效果。经后鼻孔吸痰时,因吸痰管较细,比较容易进入呼吸道,故当完全将导管送入鼻咽部时,经鼻导管将吸痰管送入鼻咽部,不断地应用吸引器吸痰,令助手固定鼻导管,在固定鼻导管的同时,有意识地将导管轻轻地、慢慢地向下送,倘若吸痰管已被送入气道或在声门口,鼻导管就很容易沿吸痰管进入气道。判断吸痰管是否已接近或在声门口的标志是,吸出的液体是痰液,而不是消化液;判断导管是否进入气道的标志是,患者不能发音或鼻导管内有气体呼出。对自主呼吸停止的患者,不能采用盲插的方法进行气管插管,因为气流的终止,使插管失去了导向的条件。况且,既然自主呼吸已停止,多意味着病情紧急而危重,不适合选用经鼻气管插管的方式建立人工气道,而应首选最快、最简便的经口插管法。

(3)经纤支镜导向:与明插鼻插管基本相同,只是不是用喉镜挑起会厌,而是用纤支镜导向。当鼻导管被送入鼻咽部后,经鼻导管插入纤支镜,借纤支镜镜头上的冷光源明视下挑起会厌,暴露声门,当纤支镜通过声门、进入气管后,再将鼻导管顺势插入。该法主要取决于插纤支镜的能力和熟练水平,只要纤支镜被插入呼吸道,鼻导管就肯定能插入。

3. 注意事项

(1)鼻腔黏膜的出血:经鼻插管较经口插管增加了一个关口,就是鼻后孔。鼻腔黏膜娇嫩而血管丰富,插管时很容易损伤并出血;严重时,出血多、人工气道还来不及建立时,很容易误吸入呼吸道,甚至造成窒息,值得警惕和重视。预防的方法,除了动作轻柔,导管选择适当,就是充分地鼻腔黏膜麻醉,并适当应用局部血管收缩剂。另外,有出血倾向或凝血机制

障碍的患者或者鼻部外伤的患者,尽量不要选用经鼻气管插管,以减少出血的并发症。

(2)鼻中隔的偏斜:许多人均可能有不同程度的鼻中隔的偏斜,这可能会给经鼻气管插管带来一定的困难。遇到这种情况不要盲插或硬插,以免损伤鼻腔黏膜,可以改换另一个鼻孔;很多时候,患者另一侧鼻腔已插入胃管或氧气管,此时最好是将鼻插管与胃管或氧气管同插一侧鼻腔,实在有困难时,只能将胃管或氧气管暂时拔除,待鼻插管完成后,再酌情放置胃管。此时,氧气管已不需要,况且在经鼻气管插管时,可将氧气管插入鼻插管,同时供氧。当气管插管和应用呼吸机时,由于气囊充盈,可能插胃管也有一定困难,这时可借助导丝的作用留置胃管。

(3)导管选择:更要适当,一般较经口插管细1~2号,因为同样要连接呼吸机,所以也均需带气囊。插管前,应将导管用凡士林或石蜡油充分润滑,以减少摩擦和损伤。

(4)插管困难时及时更换方法:盲目插管不成功时,视患者病情及时改为明视下插管;明视下也不成功时,及时改经口插管,切忌强求某一种人工气道法,耽搁时间和延误病情,以致造成不可挽回的后果。

(5)无需管芯:三种经鼻气管插管法均不需要管芯,这点也与经口插管不同,原因是有导管钳的协助,管芯已不需要;况且经鼻插管时,如有管芯,损伤可能会更大。

(6)颅底骨折的禁忌:脑外伤明确或可疑有颅底骨折的病人,禁忌选用经鼻插管。这类患者多可能有鼻漏,经鼻插管的出血和感染均可能延至或向颅内扩散,引起颅内感染,后果严重,应尽量避免。

三、气管切开造口置管

气管切开造口置管的目的是保持气道通畅或作为人工气道连接呼吸机,临床应用广。

(一)指　征

掌握气管切开造口置管指征时,应考虑几个因素:

1. 病情

是否允许进行气管切开造口置管。

(1)严重程度:气管切开造口置管总需要一定的时间,倘若病情严重,等不及采用气管切开造口置管术时,为急救和维持患者的生命器官功能支持,不适合选用此法,而应先选用最简便而快的方式,如经口气管插管。

(2)是否有禁忌证:气管切开造口置管也有一些禁忌证,如出血或凝血机制障碍,操作者的技术水平和熟练程度也是应该考虑的因素之一。

(3)疾病种类:如急性或慢性。急性病或突发的事件和意外造成的呼吸衰竭和低氧血症,一旦原发致病因素被解除,患者完全可以恢复,倘若不考虑应用呼吸机治疗的时间和病情的急缓,按理说可以选择任意一种人工气道的方式,其中当然包括气管切开造口置管。但倘若是慢性病,原则上不选择气管切开造口置管,虽然说不上是绝对禁忌证,但至少也是相对禁忌证。

2. 呼吸机治疗时间

是很重要的因素。只要病情允许,估计应用呼吸机时间长,又不是慢性病,就可以考虑气管切开造口置管。此时不但有指证,而且只要操作者有一定的技术把握,就可以直接选择气管切开造口置管。至于呼吸机治疗时间的限定,没有具体的数值,很大程度上还取决于操作者的习惯和对病情的分析、判断和估价。原则上,只要不是慢性病,又没有气管切开造口置管的禁忌证,估计呼吸机治疗的时间在1周以上,就是气管切开造口置管的指征。

3. 呼吸道的分泌物

由于某些因素,如严重的肺部感染,致呼吸道分泌物明显增多,经气管插管湿化、吸引或排痰均不满意,致预防肺部感染有困难或肺部感染控制不佳时,均应考虑及时采用或改用气管切开造口置管的人工气道方式。另外,当怀疑患者有分泌物和其他异物,如血凝块、坏死组织等,排出或吸引不充分所致的肺叶或段的不张存在时,严重的肺内分流致低氧血症严重,应用 PEEP 和提高 FiO_2 至 100% 后仍无法纠正时,应及时改为气管切开造口,以利于充分吸引或排出堵塞物。

4. 患者咳嗽和排痰的能力

这也是选择人工气道方式的重要因素。当患者的咳嗽和排痰能力差时,利用吸痰管对气管和支气管黏膜的物理性刺激,也是促进和增强咳嗽反射的方法之一;经口或鼻插管时,无效腔的增加使吸痰管不易进入支气管,当然也无法很好地刺激咳嗽反射;但倘若选择气管切开造口,解剖无效腔的缩短,使吸痰管容易进入支气管,能很好地刺激患者的咳嗽反射,增强患者的排痰能力。另外,吸痰管容易进入支气管,有助于对一些低呼吸部位分泌物的充分吸引,这是在经口或鼻插管条件下不能做到的。倘若患者是中枢性的呼吸或咳嗽能力减弱,就更应尽早选择气管切开造口,不要等到患者因分泌物排出障碍发展为肺部感染或肺部感染已经不可避免时,再气管切开造口,那时可能为时已晚。

(二)方 法

1. 术前的准备

气管切开造口置管术前的准备,包括器械和气管切开套管的准备。

(1)器械:气管切开造口置管术所需的器械与常规的气管切开术相同,如气管切开包一个,内配有手术剪、直与弯血管钳数把、尖刀片和普通刀片一个、缝针和缝线、甲状腺拉钩和普通小拉钩各一对等。不同的是还要准备带气囊的气管切开套管,这将在下面做专门地介绍。

(2)套管与气囊:作为连接呼吸机的人工气道所做气管切开造口,需要的气管切开套管与一般的气管切开套管不同,理想的套管必须具备三种优点:一是必须带有气囊,且固定性良好;国内以往普遍应用的银制气管套管,气囊与套管分开,两者配备不合适时,气囊可能滑脱致气道阻塞。另外,气囊要有足够的韧性,不会轻易破裂而漏气,这是气囊的主要作用,否则就不适合应用呼吸机时使用。二是套管最好能有内套管,便于清洗,以免因气道湿化不好、痰痂形成后堵塞管腔。三是套管要有足够的硬度,不会轻易被压扁,也不能因为太硬而损伤气管壁。

目前临床应用的几种类型的气管切开套管,各有利弊,但几乎均不尽人意。国产塑制一次性带气囊气管切开套管,没有内套管,不便清洗内套管,有时会因分泌物结痂后阻塞管腔,内径缩小后致气道阻力增加,且吸痰管无法插入,无法充分吸引,该套管气囊的韧性也不好,很容易破裂,不但稍长一些时间应用时应定时更换,有时气管切开置管过程中因动作稍粗糙就有可能致气囊破裂漏气;其优点是价格便宜,适用于时间相对短一点的患者。进口的聚氯乙烯导管,质地坚韧,气囊也不易破裂,有的气囊为等压和低压型,对气管壁的压迫损伤小,是较好的气管切开套管;但美中不足的是,也无内套管,不便清洗,且价格昂贵。最初应用的银制气管切开套管,虽有内套管,便于清洗,但因气囊不固定,且气囊的韧性差,容易破裂,有条件的单位基本不用它作为气管切开造口置管连接呼吸机的人工气道,而多用在为单纯建立人工气道、保持呼吸道通畅、便于吸除分泌物或脱机后人工气道的保留等,这种情况下不需要安置气囊,也不必顾忌气囊的滑脱。

2. 方法与步骤

(1)体位:让患者取仰卧位,肩下垫置约十余厘米高的枕头,使头、颈部充分后仰,气管向前突,便于手术时暴露和切开。

(2)切口:取颈部正中直切口或横切口均可。临床采用与气管平行的直切口概率多,可能因该种类型切口便于暴露气管,操作简便之故;至于横切口的美观,在危重病的急救时就无法顾及了。直切口时,切口的起点可在环状软骨下 $1\sim2$ cm 处,切口的长度以能暴露气管、置入套管的最短切口为佳。切口的位置不易过低,以免损伤后波及胸腔或纵隔,引起气胸和纵隔气肿。切开皮肤前,可酌情做局部浸润麻醉,对已昏迷或失去痛觉的患者,可不必麻醉。

(3)分离气管前组织:切开皮肤后,逐层切开皮下组织和脂肪,并充分止血、结扎。然后沿正中线用血管钳向上下和左右钝性分离胸骨舌骨肌和胸骨甲状肌,如遇怒张的颈前静脉,不必切断后结扎,而是将其用拉钩拉向一边;如遇甲状腺峡部组织,应用纱布轻轻上推以钝性分离,直至暴露气管前筋膜。分离肌层和筋膜时,为确保始终沿着颈部正中线和气管的前方,术者和助手使用拉钩的力量一定要均等或均衡,以免偏斜后无法寻及气管或损伤颈部大血管。拉钩的深度以充分暴露气管为好,以免过深致气管受压,加重呼吸困难或引起刺激性咳嗽等。

(4)气管切开和置管:充分暴露气管前筋膜后,可以隐约看见或用手触及气管或气管的软骨环,倘若不放心,还可用带针头的注射器试行穿刺,抽出气体时即为气管。用血管钳和剪刀或刀片充分分离气管前筋膜,选第 2~4 软骨环为气管造口部位。切开气管环宜用尖刀片或镰状刀片,自下而上将某一个气管环纵形或垂直形挑开,刀尖不可过深,以免损伤气管后壁或食道前壁。为置管顺利,气管造口要适当大一些,一般在将气管环纵形或垂直形挑开后,还应横向切开,必要时切去一部分软骨环组织。此时尤其要当心,不得让切下的软骨环组织吸入或落入气道,造成气道的堵塞,应先用血管钳将准备切去的软骨环组织夹住,然后再用刀或剪刀切除。

气管切开造口后,用弯血管钳向上下和左右将气管切口撑开,由助手将事先备好的带管芯和气囊的套管顺势插入气管。对初学者来说,置管是重要的手术步骤,可能是较难掌握的一步,有时不容易顺利插入,插管的方式也随操作者的习惯不同而有所差别。笔者体会,气管切开套管有一定的弯曲度,倘若首先将套管垂直插入,套管的头部不容易进入气管,只有先在水平方向将套管的头部插入气管,然后再将套管做 90°旋转,套管将会较容易地顺势被送入气管。一旦置入套管,立即拔去管芯,以免人为地堵塞气道,同时充分吸除气管内的分泌物和气管切开过程中可能流入气管的血液。

(5)固定:气管切开套管的固定是依靠布带从套管的两侧系于颈后或颈旁,布带系得松与紧有一定的要求,过松套管容易滑出,过紧容易压迫颈部皮肤和软组织,一般要求系紧后能容纳一指为妥。切口的创面要仔细检查,充分止血,必要时予以结扎,肌肉层组织可以不予以缝合,周围皮肤和皮下组织视切口的大小在套管的上、下缘各缝一针即可。缝合完毕后,应用凡士林纱条或纱布充填在套管周围的皮下组织内,以防套管与气管间隙内气体外逸后引起皮下气肿。

切口创面和套管固定后,可将调试好的呼吸机与气管切开套管相连,并检查套管气囊的充盈度,仍以不漏气为妥。倘若套管的气囊已被损坏漏气,应立即更换。

(三)注意事项

1. 切口过高或过低均不好

过高会触及甲状腺组织,分离不当容易损伤后出血,给手术暴露带来困难;过低易损伤胸膜和纵隔,引起气胸和纵隔气肿。需要特别强调的是,切口过低时气管套管容易滑出气管,进入皮下组织,并造成气道阻塞,尤其多见于肥胖和颈项短的患者,颈部的活动容易诱发。类似情况,笔者所在科室在临床已出现多起,但均及时发现,否则会给患者带来生命危险。

2. 术中的操作

气管切开的皮肤切口不宜过长,除了美观的因素,主要为防止切口的皮肤感染和有利于气管套管的固定。但为置管方便,只能充分利用皮肤的切口长度。每分离一层组织,均应尽可能地分离至两头的切口边缘,切忌将切口切成漏斗型,外切口长,越向内越短,致手术野暴露不佳。术中的分离、结扎、止血均要轻柔,切忌损伤大血管和甲状腺组织,术中和术后的出血均会给患者的气道管理带来困难。置管前应常规检查气囊,并将套管用凡士林充分润滑,涂抹凡士林时动作轻柔,以免损坏气囊,引起气囊漏气。

3. 连接呼吸机前要明确套管在气管内

气管切开造口置管是连接呼吸机的人工气道之一,连接呼吸机以前,一定要明确气管套管在气管内,否则会发生意外,如气道堵塞后缺氧诱发心搏、呼吸停止,气管套管滑入皮下组织后引起皮下或纵隔气肿,严重时会压迫气管造成上呼吸道梗阻。明确的方法是手感气流的外逸;自主呼吸消失或减弱的患者,可在连接呼吸机前,先用简易呼吸器做人工呼吸,并观察胸廓的抬举和肺部呼吸音的。

四、紧急心脏起搏

人工心脏起搏是通过人工心脏起搏器,发放一定形式的脉冲电流,通过导线和电极,刺激心肌,替代心脏的起搏点,引起心脏收缩和维持泵血功能。人工心脏起搏技术自1952年应用于临床以来,日益完善,已经成为心脏疾病诊断与治疗中非常得益的措施。虽然技术和种类多样,危重病领域应用较多的还是安放临时起搏器,这也是急诊与危重病医学和其他学科相互重叠的切合点。

(一)紧急心脏起搏的种类与途径

紧急心脏起搏的种类与途径很多,体外无创心脏起搏和静脉内有创心脏起搏是临床应用较多的方法,此外还有经食道心脏起搏、经胸腔心肌起搏、心外膜起搏。

1. 体外无创心脏起搏

将两枚盘状电极,分别通过导电膏贴在左侧背部(阳极)和心前区(阴极)特定的位置,通过起搏器设置特定的脉冲电流,穿过胸壁抵达心脏,刺激心脏,使心脏除极,引起心脏收缩,参加、产生心搏。临床又称此类心脏起搏为胸壁表面起搏法、经皮心脏起搏法、体外胸壁心脏起搏法,为紧急心脏起搏中最快捷的起搏方法,最大的优点是无创。体外无创心脏起搏对血流动力学的影响,已有较广泛的研究,结果发现能提高心率,增加心房压和心输出量(CO),并使外周血管阻力(SVR)下降,对心肌组织和心功能无损害。虽然该法与静脉内有创心脏起搏相比,疗效不十分确切,但因为操作简便、快速,主要适用于短期内引起症状性心动过缓的病因可以去除的疾病,如高血钾和药物中毒等;对心搏骤停的患者,体外无创心脏起搏能显著提高心肺复苏抢救过程中人工心脏按压的效果;还可以作为经静脉心内膜起搏的过渡和初试治疗。在各种特殊治疗与操作前,如手术前后的预防性应用,临床也十分常用。操作时一般先设置起搏频率,以后逐渐增加输出的电流强度直至心脏夺获,维持起搏心律或终止心动过速。常用脉冲宽度是20~40毫秒(ms),有些体外起搏器的脉冲宽度固定,操作时不需要设置。起搏电流强度40~80 mA不等,有时需达90 mA以上。应用时要注意对患者皮肤的保护,适当清洁皮肤,应用导电膏,使电极与皮肤的紧密接触,保障起搏效果。

2. 静脉内有创心脏起搏

又称静脉内心膜内起搏法,是继临床安放永久起搏后较常用的方法,疗效确切,可以在床边操作,也可以在X线指导下操作。具体操作是将起搏器发出的特定形式的脉冲电流通过由周围静脉或中心静脉插入的起搏器导管传至位于右心房、右心室或两者心内膜的导管电极,使心内膜除极,引起心脏收缩和泵血。经静脉心内膜内起搏通常作为需紧急心脏起搏者稳定病情、改善临床状况,可以为安置永久心脏起搏器的过渡,也可以是原发病因能去除患者的直接治疗。通常选择的静脉是股静脉、锁骨下静脉、颈内静脉、贵腰静脉,在无X线指导下的操作,如在床边操作为盲插;也可以借助X线指导,将起搏电极送至拟行起搏的心脏部位。后者操作简便,成功率高,损伤小,并发症少,但受患者具体病情影响,病情严重不稳定的患者,只能选择床边盲目操作,成功率受操作者的经验和熟练程度影响,也受患者的影响。因为导管电极的定位监测很重要,直接影响起搏的成功率;盲目安放起搏电极的操作,起搏导管电极的位置依据心腔内心电图判断。安放时间一般不超过7~10天,应用过程中应预防感染,避免体位移动造成的导管电极位置改变引起的起搏效率下降和损伤,如血胸、气胸、出血等。

3. 其他方法

临床应用不广泛,特殊情况下可以酌情开展。

(1)经胸壁穿刺起搏法:可在床边进行,适用于病情危重不能移动的患者。将普通针头刺入胸壁皮下作为阳极;将心脏穿刺针连同特殊电极作为阴极经胸壁切口(胸骨左缘第四肋间或剑突下)刺入心脏,拔出心脏穿刺针,仅将电极留在心内膜内或心肌内。此法疗效不够确切,临床应用较少。

(2)经食道起搏法:心脏与食道邻近,可以自鼻腔或口腔插入单极、双极或多极食道气囊电极,深度约35 cm(心房)或40 cm(心室),然后行心房或心室起搏,气囊电极充气后容易接触和固定。

(3)气管起搏法:该法是在气管插管的导管内,通过线状电极,使与气管隆突和左/右支气管壁接触,进行起搏。

(4)开胸直接安置电极法:主要用于已经开胸行心脏按摩或心脏外科手术的患者,可将起搏电极直接固定在心室表面,开通起搏器,进行心脏起搏,疗效确切,操作有难度,受是否开胸的影响。

(二)适应证与注意事项

安放紧急心脏起搏器的主要适应证是各种原因造成的伴有血流动力学不稳定的心动过缓或传导阻滞,临床多出现在急性心肌梗死、严重心肌炎、药物中毒、电解质紊乱、心搏呼吸骤停的抢救。具体操作过程中,选择合适的途径十分重要;有创起搏应注意无菌操作和预防继发感染;临时心脏起搏器电极不容易固定,应注意监测,减少体位变动引起的电极移位,以免影响起搏效果。

(三)常见并发症

(1)感染:是植入性起搏器最常出现的并发症,可以表现为切口或穿刺点感染、血栓性静脉炎,严重的可以出现细菌性心内膜炎、菌血症、脓毒血症,严格无菌操作和护理、预防性应用抗生素是治疗的要点。

(2)心肌损伤或穿孔:虽然少见,但可以出现。

(3)血、气胸:多与静脉穿刺不当有关,临床症状依据出血量和气胸压迫肺组织的多少有关,及时发现与处理是治疗的主要环节。

(4)空气栓塞:锁骨下静脉穿刺时,患者配合不好时常可发生。

(5)电极移位、导线断裂、电池耗竭:直接影响起搏的疗效,发现后应立即处理。

五、紧急心脏电除颤与复律

利用电能转复心律失常是近代治疗的重要进展,由于疗效显著、副作用少,使用方便,现已逐渐成为抢救心搏骤停和快速纠正心律失常的首选方法,是危重病与急诊专业不可以缺少的急救技术。

(一)原　理

异位快速心律失常的发生机制与折返激动、异位兴奋灶的自律性增高有关。电复律的治疗机制是应用高能脉冲电流短时间通过心脏,使心肌组织瞬间同时除极,消除心脏各处的异位兴奋灶和阻断折返激动,从而使心脏起搏传导系统中律性最高的起搏点-窦房结,重新主导心脏的节律。

(二)方法与适应证

心脏电复律治疗应用的仪器是电复律除颤仪,由电源、可调式高压变电器、蓄电和放电装置、同步或非同步触发装置、电极、心电示波器等组成。依据发放电流形式不同,分交流和直流电两种。鉴于交流电复律所用的电流大,放电时间长,放电量不易控制,易致心肌灼伤和点刺激落在心肌损伤期而诱发心室颤动,故目前均应用直流电复律除颤仪。以往所应用的脉冲电流多为单相衰减的正弦波,近年来设计了新的双相截断指数波,动物实验与临床研究显示除颤阈值低,所用能量小,复律除颤成功率高。电复律除颤仪有体内埋藏和体外两种,危重病急救主要多应用体外式电复律除颤仪。操作方法与体外起搏相似,依靠体外电极传导电流,临床疗效较体外起搏确切。以往电复律、除颤多是药物治疗效果不佳的后续疗法,目前的发展趋势已逐渐将电复律、除颤作为治疗的首选方法。紧急电复律、除颤的主要适应证是心室颤动(室颤)和室性心动过速(室速);此外,室上性心动过速(室上速)和心房扑动(房扑)也是电复律的适应证,而且效果良好。

1. 室颤

电除颤已经是目前被公认的终止室颤的最佳方法,除颤的效果受多种因素影响,其中导致室颤的原因或原发病是最关键的因素。顽固性室颤电除颤疗效不佳时,应分析导致室颤的诱因是否去除。低钾血症和缺氧是引起室颤的常见原因,倘若低钾血症和缺氧未被纠正,除颤很难获得成功;即便当时成功,以后还会很快转为室颤或室速。此外,成功率与心肌细胞代谢有关,室颤持续时间长,心肌细胞变性,除颤成功率也低。由于室颤是发生心搏骤停的最常见原因,目前主张对所有心搏骤停的患者实施盲目除颤,目的是为了争取抢救时间和时机。尤其对在院外发生的心搏骤停,因一般没有条件进行心电图检查,无法分辨心搏骤停的心电图表现形式,首先实施电除颤与复律有利于节省时间,使心搏尽快恢复。在院内发生的心搏骤停,如果心电图已经提示是一条直线,一般已不需要再进行电除颤,直接实施心肺复苏抢救即可。电除颤应用的能量,目前较一致的观点是首次 200 J,以后根据除颤的效果逐渐提高,分别可以应用为 300～360 J。必要时还需借助肾上腺素静脉注射,提高室颤波的振幅,增加心脏对电击的反应性,提高电击的成功率。

2. 室速

电复律是纠正和治疗室速的常用方法,能量选择较室颤低,一般首次从 100～150 J 开始,逐渐提高,具体方法与除颤相同。也有主张从 50 J 开始,逐渐递增。理论上讲,电复律是治疗室速的首选方法,但因需要特殊仪器设备和技术操作,临床仍然主张先用药物复律,疗效不好时才考虑应用电复律。对室速患者进行电复律治疗时,同样不能忽视病因的治疗和纠正。临床最常见的病因还是缺氧和电解质紊乱,如低钾血症的纠正,可能是预防和治疗各种快速性心律失常不可忽视的措施之一。

3. 室上速与房扑

也是临床常见的快速性心律失常,一般并不主张电复律治疗,药物治疗是临床最多的选择,多数在病因或原发诱因解除的情况下,可以得到缓解。只有当药物治疗无效性时,电复律治疗也是可以考虑的治疗方法之一。目前已经广泛开展的射频治疗,更受到重视。室上速与房扑电复律治疗所需的能量低,一般初次能量为 25J,依据疗效逐渐递增,直至 50～75 J,甚至更高,但很少需要超过 100～200 J。

(三)并 发 症

1. 皮肤灼伤

主要表现是电极所接触的部位出现红斑、水疱,尤其是电极边缘处皮肤损害更加明显。这是电复律治疗过程中常见的并发症,主要原因是皮肤保护措施不得力,如导电膏涂抹过少或者不均匀、电极按压不紧。通常不需要特殊处理,预防局部感染是最主要的措施。

2. 心肌损伤

多与电复律治疗所用的能量有关,高能量电击导致心肌损伤的发生率高,主要表现在血清心肌酶学指标增高和心电图 ST-T 改变,一般不需要特殊处理,5～7 天后可以自行恢复。严重心肌损伤,可以导致低心排或心源性休克,必要时应该借助血管活性药物,如多巴胺和阿拉明等,多数患者可以得到缓解。

3. 心律失常

最常见的心律失常是室性和房性期前收缩、交界性逸搏、窦性心动过缓,多为一过性,不需要特殊处理就可以缓解。严重的心律失常是传导阻滞和窦性停搏、窦房阻滞,多见于原有窦房结功能低下或房室传导系统有病变的患者,静脉滴注异丙肾上腺素或阿托平、山莨菪碱,有助于提高心率,改善传导,使部分患者得到缓解,必要时还需安装临时或永久起搏器。

4. 肺和体循环栓塞

多见于心腔内未机化的血块脱落,随血流进入肺循环和体循环,造成肺和体循环栓塞,发生率为 1.2%～1.5%。虽然全身抗凝治疗可以预防和减少栓塞的发生,消除和减轻一部分栓塞的临床症状,但临床具体操作过程中影响因素多,掌握起来有一定难度。一般对年老、近期有栓塞病史的患者,不主张应用电复律治疗。发生肺和体循环栓塞后,可以出现一系列肺和体循环栓塞的临床症状,如呼吸困难、意识障碍、下肢浮肿等。

(四)禁 忌 证

电复律治疗具有成本低、疗效高的临床优势,已经成为治疗各种类型心律失常首先选择的措施,但并不是所有心律失常都适合应用电复律治疗。其中,洋地黄中毒引起的心律失常,就不适合应用电复律治疗;伴有高度或完全性房室传导阻滞的患者,也不宜选择电复律治疗;病态窦房结综合征并发快-慢综合征的患者,选择安装永久起搏器是治疗心律失常的最佳选择。

六、洗 胃 术

主要适用于中毒患者,尤其是经胃肠道中毒的食物。方法简单,但十分重要。洗胃术进行的彻底、及时,患者的治愈率可以明显提高。

七、持续肾脏替代治疗

持续肾脏替代治疗(CRRT)是近年来逐渐兴起的新技术和新方法,也是血液净化技术在危重病领域内应用的主要范例,主要适用于肾功能不全和衰竭的患者,能协助处理高血钾和急性左心衰,这项治疗的开展对危重病患者十分必要。高血钾和急性左心衰是肾功能不全和衰竭患者经常出现的致命性并发症,以往在无法开展床边血液净化技术的情况下,这类患者只能借助药物利尿纠正高血钾和急性左心衰。详细介绍见相关章节,在此不赘述。

（宋志芳）

参 考 文 献

1 刘长文,徐淑秀. 危重症脏器支持与护理.北京:人民卫生出版社,2001. 241～260

2 景炳文. 急症急救学. 上海:上海科学普及出版社,1995. 834～854

3 王一镗. 现代临床急诊医学. 北京:中国医药科技出版社,2002. 142～197

4 刘仁树,黄健群,史以珏. 现代急诊内科学. 北京:人民军医出版社,2003. 723～758

5 Dailey RH,Simon B,Young G,et al. The airway: emergency management. Mosby Year Book, 1992. 39～121

第 27 章

ICU 与 监 测
Intensive care unit and monitors

intensive care unit,简称 ICU,是国外 20 世纪 70 年代后随急诊与危重病医学事业迅速发展而逐渐兴起的一个新的医疗体系,是急诊与危重病医学的重要组成部分。国内自 20 世纪 80 年代中末期,各级医院纷纷建立不同规模和种类的 ICU,目前已发展成为等级医院必须有的建制机构。国内对 ICU 的理解不完全一致,分别译为重症监护病房、加强治疗(医疗)病房、重症监护治疗病房等。ICU 的中文称呼虽不同,但工作内容和运行目标完全一致,都是围绕如何减少和缩短危重病抢救的中间环节和时间差,提高对各类危重病抢救的成功率。ICU 与普通病房的区别在于不但拥有相对完善和精良的医疗监测和抢救设备,而且拥有一支知识面广、技术水平高、反应迅速的专业医护人员队伍,人力、设备的成本投入均显著高于普通病房。虽然各国、各地、各单位 ICU 的运转模式、体制规模、发展思路极不统一,也不均衡,但主要任务都是承担对各种危重、急症患者抢救和综合救治。

ICU 的产生与发展,是急诊与危重病医学发展的重要标志,为实施复杂、技术难度高、风险大而艰巨的危重病抢救工作创造了良好的物质条件,提供了优良的技术水平。ICU 包括监测和治疗两个主要含义和内容,本章仅重点介绍危重病的监测。在危重病综合救治的过程中,需要监测的项目很多,监测途径和手段的种类也繁多。具体实施过程中,一般总是依据患者病情的需要,虽然监测的项目、途径、方法不完全一致,有些项目的开展受设备和操作者的能力限制,但总是围绕脏器的功能。基本监测通常是指必须要实施的监测项目,一般不需要特殊的仪器和设备,仅借助 ICU 的基本设施就可以完成,我们将这些归纳为各个脏器功能的监测,分别叙述。

第 1 节　呼吸监测

呼吸是生命体征的主要内容,以往多应用物理诊断的方式,如视、触、叩、听,就可以完成。ICU 建立后,利用先进的设备,如多功能监护仪,这些体征不但很容易监测,而且是 ICU 最基本的监测项目。反映呼吸变化的指标很多,需要监测的项目因病情不同有所侧重,有些是必须的,有些不一定是必须的。依据监测的种类,我们将其分为基本与特殊监测,分别叙述。

一、呼吸基本监测

（一）呼吸频率

正常呼吸频率是 16～20 次/分，呼吸频率异常，即减慢（<10 次/分）或增快（>24 次/分），均是疾病引起的病理生理改变。危重病呼吸频率改变十分常见，往往是许多疾病最先出现的临床表现，及时发现与处理是治疗的关键。论及呼吸频率，多为自主呼吸产生，有些是依靠呼吸机工作产生，两者完全不同。因此，监测呼吸频率的同时，自主呼吸的状态也一并监测。监测方法，一般采用物理的视觉直观或触诊法，ICU 多采用仪器监测和显示。不但能得到持续的呼吸频率数据，还可直观代表呼吸频率的曲线。

（二）呼吸幅度

呼吸幅度的变化，不能依靠仪器，只能依靠视觉，观察胸廓或腹部抬举或起伏的幅度。COPD 患者胸廓过度膨胀，胸式呼吸常不明显，可观察腹部的抬举或起伏。依据呼吸幅度变化，能得到很多有价值的临床信息，如了解通气量，是否有呼吸困难，判断人工气道（气管插管或气管切开导管）的位置等。正常人因为呼吸平稳，呼吸的幅度小；有呼吸困难时，不但呼吸幅度增加，通气量增加，还可能出现辅助呼吸肌的运动，如张嘴、抬肩、鼻翼扇动、三凹征等。气管插管误插至食道时，患者不会出现胸廓的抬举或起伏，主要表现是随人工呼吸的进行，腹部异常膨隆，叩诊呈鼓音。遇此情景，应高度警惕气管插管误插至食道，并力争及时发现，及时纠正；似是而非时，宁可先拔出气管插管，以免耽误时机，给患者造成不可挽回的后果。也可借助其他方法综合判断，如呼吸音变化和发绀改善的情况。气管插管误插食道时，胸部呼吸音不会随人工呼吸而增强，患者的发绀也不会得以改善。当患者存在气管食道瘘时，可能会出现呼吸改善和腹部膨隆同时存在的情景，但此时的腹部膨隆出现得比较慢，甚至可以一直不出现，而只有在患者进食时，才可能出现所进的食物或饮料由气道口或人工气道内吸出或外溢。此外，接受呼吸机治疗的患者，借助呼吸幅度变化，还可以了解自主呼吸与呼吸机协调的情况，当自主呼吸与呼吸机不协调或不同步时，患者的胸廓起伏与呼吸机供气时间不一致，即患者吸气时胸廓抬举，但呼吸机却正处在呼气状态；呼吸机供气时，患者却正处于呼气状态（胸廓塌陷）。引起自主呼吸与呼吸机不协调的原因很多，危害很大，及时发现和处理。能显著改善患者的呼吸功能。有病理性呼吸动作，如连枷胸引起的反常呼吸，也可以通过呼吸幅度变化的观察来发现和了解。

（三）呼吸音与异常呼吸音

观察呼吸音和异常呼吸音的出现，只能依靠肺部听诊。ICU 内仪器设备再改良，基本的听诊仪器——听诊器在任何时候都不能少。了解呼吸音变化和是否有异常呼吸音出现，如干、湿性啰音和哮鸣音等，可以得到很多临床信息，对诊断疾病、判断病情的发展和改善、调节呼吸机参数、预防各种并发症，均有相当价值。

1. 判断呼吸道通畅

保持呼吸道通畅，是维持呼吸功能的最基本条件和保障。有呼吸道阻塞的患者，依据阻塞的部位和程度，出现相应的呼吸音变化。如呼吸道阻塞发生在上呼吸道，如咽喉壁和气管，患者出现鼻翼扇动、三凹征等呼吸困难症状的同时，就可能出现肺部呼吸音减低，甚至消失；如发生在下呼吸道，如叶或段支气管，就可能出现相应部位的呼吸音减低。有人工气道的患者，借助呼吸音的变化，能够判断人工气道的位置和通畅情况。一般应先明确人工气道确实在气管内，当人工气道误插入食道或导管滑出气道时，肺部听诊呼吸音不会理想，它不会随人工通气的增强而增强；其次，通过了解两侧肺呼吸音的强弱是否均等，判断人工气道的深浅度。过浅容易滑出，过深又容易进入单侧肺，引起医源性单侧肺不张。人工气道一旦建立，在人工气道尚未固定前，第一步就是依靠肺部听诊，确定人工气道的位置。即使是在应用呼吸机治疗的过程中，也应经常依靠肺部听诊，了解或判断人工气道的位置。因为，人工气道的位置可随咳嗽、体位变动、气道护理（吸痰）等经常变化，或深或浅均可能发生。气管切开造口置管的患者，还可能出现气管切开造口的导管滑入皮下，引起气道阻塞和皮下气肿。

应用呼吸机治疗的过程中,人工气道的护理十分重要,护理不当,气道湿化不够或吸引不及时,分泌物结痂或聚积,均可使气道不通畅,严重时可完全堵塞气道,甚至造成窒息,引起死亡。肺部听诊对呼吸音的观察和了解,可以协助判断人工气道的通畅情况,必要时及时采取措施,如加强湿化和吸引、调整导管位置、更换导管等。

2. 了解呼吸道分泌物的量、黏稠度及部位

通过肺部听诊,了解是否有异常呼吸音和啰音出现,是了解呼吸道分泌物多寡和黏稠度的主要方法。分泌物多,干、湿性啰音多,尤其是湿性啰音;分泌物黏稠时,肺部听诊时多以闻及干性啰音为主;以哮鸣音为主时,多意味着气道狭窄,如分泌物阻塞或支气管痉挛等。此外,肺部听诊观察干、湿性啰音的粗细,还能判断分泌物所在的部位,并借此了解肺部病变的性质和严重程度。一般情况下,干、湿性啰音的粗细,与分泌物所在的部位有关,与肺部病变的性质和严重程度并不一定呈正比。啰音越粗大,预示分泌物所在的肺单位越高,如较大的支气管;反之,则可能在较低的肺单位,如细小支气管或肺泡。分泌物所在的肺单位高,提示病变主要以支气管为主,病变不会很重;分泌物所在的肺单位低,提示病变可能以较低的肺单位为主,多意味着肺实质的病变,因此病变较重。但是,未闻及干、湿性啰音,也并不代表肺部病变轻。以肺间质性改变为主的病变,肺部听诊时除可能闻及呼吸音粗糙外,其余可能无异常发现。因此,对肺部呼吸音的改变或变化,应该综合判断和评价。

3. 协助诊断肺不张、气胸等并发症

借助对呼吸音和异常呼吸音出现的部位和性质等变化的观察,能协助诊断肺不张或气胸等常见并发症。肺不张和气胸严重影响呼吸功能的疾病,危重病在接受治疗过程中,尤其是接受呼吸机治疗的患者,肺不张或气胸是经常出现或可能存在的疾病和并发症,呼吸音观察有助于这些疾病的初期诊断,尤其在缺少必要仪器和设备的条件下。肺不张或气胸存在时,肺部呼吸音减低或者消失,两者也有必要鉴别诊断,因为它们的处理原则完全不同,及时发现是妥善处理的前提。未经引流的气胸是机械通气的禁忌证,

气胸又是呼吸机应用过程中常出现的并发症,故不能忽视。

(四)呼吸功能监测

缺氧和二氧化碳潴留是呼吸功能受损最常见的临床症状,监测方法和途径很多。

1. 发绀

口唇和甲床发绀是缺氧最直接的临床体征,发绀改善也是缺氧纠正最直接的证据。虽然动脉血气分析是缺氧纠正最直接的依据,但操作需要时间,更需要特殊仪器设备,不利于紧急情况下病情分析,观察发绀的变化,如出现、加重、减轻、消失等,方法简单、直接,不需要特殊仪器设备,能迅速对缺氧的严重程度和治疗的效果做出评价,任何时候都不能忽视。

2. 经皮动脉血氧饱和度(SpO_2)监测

动脉血氧饱和度(SaO_2)是反映氧合血红蛋白含量的主要指标,但因需要抽取动脉血和特殊仪器,临床无法做到持续监测。SpO_2 是利用红外线的测试原理,测定末梢组织中的氧合血红蛋白含量,间接反映 SaO_2 和 PaO_2,而且可以持续监测,临床多以其替代 SaO_2 监测,是目前 ICU 内应用最普遍的氧合状况监测方法。SpO_2 测试装置多附设在多功能监护仪上,测试电极或探头,可以夹在患者的耳垂、手指或足趾处。SpO_2 与 SaO_2 相关性好,绝对值接近,属于无创性监测。影响 SpO_2 监测值准确性的主要因素,是末梢组织的血液灌注和循环。

3. 动脉血气分析

为有创监测,需要行动脉穿刺,部位可选择股动脉、桡动脉、肱动脉、足背动脉等;也可以取动脉化末稍血,即将局部末稍组织加温,应用特殊的装置和器械取血,临床应用不多,价值很难评价,惟一优点是损伤小,可以连续、多次取血。动脉血气分析测得的 PaO_2 和 $PaCO_2$ 是监测缺氧和二氧化碳潴留最可靠的依据,监测次数因病情而异。接受呼吸机治疗的患者,治疗前、后常规进行动脉血气分析;以后每当呼吸机参数有较大地调整,均应在 20～30 分钟后复查动脉血气分析,直至达到设置参数符合患者的需求或者

原有的缺氧和二氧化碳潴留纠正。危重病需要监测动脉血气分析的适应证很多,接受呼吸机治疗的患者,确定需要或脱离呼吸机治疗的指证均需动脉血气分析提供依据,应用过程中也需要动脉血气分析指导呼吸机模式、功能、参数的选择和设置;任何疾病造成的缺氧、二氧化碳潴留、酸碱平衡失调,均需要动脉血气分析协助诊断、分析、判断疗效等。

4. 呼气末的 CO_2 分压($P_{ET}CO_2$)和呼气末的 CO_2 浓度($F_{ET}CO_2$)监测

$P_{ET}CO_2$ 单位是 mmHg, $F_{ET}CO_2$ 单位是%,临床应用较多的是将监测所得的 $F_{ET}CO_2$ 换算成 $P_{ET}CO_2$。方法有 3 种,原理各不相同。

(1)红外线测试法:测试原理是利用红外线 CO_2 浓度分析仪测试 $F_{ET}CO_2$,然后再换算出 $P_{ET}CO_2$,并通过显示屏显示出。属无创性监测,多采用持续监测,即将红外线测试传感器置于患者呼出气管道的近患者端,持续监测呼出气中的 $P_{ET}CO_2$ 和 $F_{ET}CO_2$,并通过显示仪显示出测得的具体数据和波型。此法简便、安全、可靠、无并发症,目前临床应用较多。监测时,应注意以下几点:

①传感器由气体通道和红外线传感器组成,两者装配时要紧密,不能错位。

②红外线测试传感器分成人和小儿两种,30 kg以下者,应该用小儿传感器。

③打开分析仪开关后,应先检查传感器的灯光是否发亮,然后再将传感器与患者气管导管的接口处相连,不得漏气。

④经过几个呼吸周期后,红外线 CO_2 浓度分析仪的示波屏上,就会出现稳定的波型和具体的数据。

⑤传感器的进气口和出气口分别与机械通气机和患者的气管导管紧密相连,两者连接时不能倒接。

(2)气相色谱热导检测仪:是利用气相色谱热导的检测原理,检测 $F_{ET}CO_2$。该法也属无创性持续监测法,方法与红外线测试法基本相同,只是监测时需将气相色谱热导检测器预热 5 分钟,并应调节零点。因气相色谱热导检测器价格昂贵,临床应用不多。

(3)血气分析仪检测法:收集呼出气体,利用血气分析仪的检测原理进行监测。该法的主要困难是呼出气的收集,且操作时容易出现误差,临床应用不普遍。

$P_{ET}CO_2$ 和 $F_{ET}CO_2$ 主要用于反映或代表 P_ACO_2。$PACO_2$ 与 $PaCO_2$ 有较好的相关性,$P_{ET}CO_2$ 能间接代表 $PaCO_2$。$P_{ET}CO_2$ 的正常值是 38 mmHg,$F_{ET}CO_2$ 的正常值是 5%。对危重病患者,持续监测 $P_{ET}CO_2$ 和 $F_{ET}CO_2$ 的临床价值具体表现在:①持续监测通气功能。过度通气所致的呼吸性碱中毒是呼吸机治疗时最常见的并发症,持续监测 $P_{ET}CO_2$ 替代 $PaCO_2$ 监测,能免去反复抽取动脉血监测 $PaCO_2$ 之苦。单凭 $P_{ET}CO_2$ 监测,能指导合理调节呼吸机的某些参数,预防和纠正过度通气所致的呼吸性碱中毒。通气不足所致的呼吸性酸中毒,也可通过 $P_{ET}CO_2$ 监测得到预防和纠正。没有血气分析仪的单位,可以借助 $P_{ET}CO_2$ 监测,指导呼吸机的临床应用。②作为脱机和拔管的指标:主要用于脱机后的 $P_{ET}CO_2$。脱机后 $F_{ET}CO_2$ 明显高于正常值($F_{ET}CO_2 > 5.5\%$ 或 $P_{ET}CO_2 > 38$ mmHg),提示患者仍可能存在通气不足,故暂不能盲目拔除气管导管,而应继续严密观察,寻找造成通气不足的原因,并尽快去除。③ $P_{(aE)}CO_2$ (动脉-呼气末 CO_2)监测:有报道,$P_{(aE)}CO_2$ 可作为选择最佳 PEEP 水平的标准。$P_{(aE)}CO_2$ 反映肺内 V_A/Q。V_A/Q 增加时,$P_{(aE)}CO_2$ 也增高;$P_{(aE)}CO_2$ 正常,说明 V_A/Q 适当。PEEP 能减少肺内分流(Q_s/Qt),改善 V"A/Q,降低 $P_{(a-E)}CO_2$,使 $PaCO_2$ 增高。相反,PEEP 水平过高,心排血量减少,$PaCO_2$ 反而降低。因此,可能 $P_{(a-E)}CO_2$ 最低值时的 PEEP 为最佳 PEEP。④红外线分析仪描记的波形有一定的临床价值,波形降低或消失,表示呼吸机与患者的人工气道脱离或者导管扭曲;单线波形低平,表示漏气或阻塞;逐渐降低,表示过度通气、血压下降、栓塞及心搏停止;逐渐升高,表示通气不足或体温骤升;波形全部升高,表示 CO_2 吸收不良,无效腔量增多。应用分析仪监测 $P_{ET}CO_2$ 和 $F_{ET}CO_2$ 时,为减少误差,应定期用标准浓度的 CO_2 定标和校对。

(五)呼吸道分泌物病原学检查

危重病呼吸道感染十分常见,呼吸道分泌物病原学检查必不可少。一般应定期送检,且连续 3 次,包括涂片和细菌培养、药物敏感试验。病原菌检查的种类很多,常见是革兰染色,分辨阳性和阴性菌;有条件还应行真菌直接涂片镜检和培养、结核杆菌涂片与培养，军团菌抗体检测等。标本收集时，应尽量避免污染，连续两次或两次以上为同一种病原菌是有价值的诊断依据。

（六）胸部 X 线监测

胸部 X 线是临床常用的肺部病变检查方法，危重病患者病情危重，床边胸部 X 线摄片监测是十分重要的检测手段。监测的价值表现在很多方面。

1. 明确人工气道的位置

接受呼吸机治疗的患者建立人工气道初期，除利用物理诊断的方法了解人工气道的位置是否妥当外，常规拍摄胸部 X 线片进一步明确人工气道位置十分必要。过深容易造成单肺通气，过浅容易滑出，过深或过浅均会严重影响呼吸功能，即使长期接受呼吸机治疗患者，也应间断摄片胸部 X 线片，监测人工气道的位置。经口或鼻气管插管不如气管切开造口置管容易固定，咳嗽、体位变动和吸痰等，均可能使导管位置变动，应该定期监测胸部 X 线。

2. 明确肺部感染情况

危重病肺部感染十分常见，仅仅依靠体征和临床症状了解或明确肺部感染的严重程度常会造成漏诊和误诊，定期拍摄胸部 X 线片监测肺部感染十分必要，它有助于了解和判断肺部感染是否存在或严重程度。

3. 并发症的诊断和鉴别诊断

肺不张、气胸、胸腔积液等是危重病的常见并发症，这些并发症的诊断与鉴别诊断，均有赖于胸部 X 线，单凭物理诊断的方法无法完成。因此，常规定期拍摄胸部 X 线片，有利于各种并发症的早期诊断与处理。

4. 应用呼吸机和脱离呼吸机的指征

胸部 X 线改变也是决定患者是否需要接受呼吸机治疗或脱离呼吸机的重要指标，接受呼吸机治疗前，要依据胸部 X 片表现，判断和分析病情的严重程度和预后，决定是否需要接受呼吸机治疗；在呼吸机治疗期间，胸部 X 片能协助了解肺部病变的转归，决定是否需要继续应用呼吸机或大致的时间；脱离呼吸机前，也需要通过胸部 X 线监测，正确掌握脱机和拔除人工气道的指征。

5. 选择人工气道的类型

通过胸部 X 线监测，能了解和掌握肺部原发病或并发症的严重程度；根据原发病或并发症，估计需要接受呼吸机治疗的时间；依据时间，选择合理的人工气道方法。一般预计 72 小时内能好转的病情，经口气管插管即可；72 小时以上者，尽可能选择经鼻气管插管；一周或以上时，直接选择气管切开造口置管（慢性疾病除外）。最后选择，有赖于全面分析和综合判断。

危重病多不能轻易搬动，胸部 X 线监测常在床边进行。为保障监测效果，需注意摄片的体位：平卧位膈肌上抬、心影增大、肺野暴露小、胸腔积液或气胸难以诊断，除非病情不允许，否则应取半卧位摄片，躯体抬高 $30° \sim 45°$ 为妥。摄片呼吸气相：一般胸部摄片均在深吸气相进行，这样肺野暴露完善，有利于疾病的诊断和鉴别诊断，危重病不能配合，如果可能可以借助呼吸机的屏气装置，在吸气末屏气时摄片。摄片时应去除所有遮挡 X 线的物体，如各种监测的电极和导线，呼吸机管道、各类传感器、连接管等。摄片曝光度：也应仔细掌握，摄片曝光度对肺部病变严重程度的判断很有影响，曝光过度，病灶被滤过；曝光不足，肺野不清晰，附加影太多，这些都会影响对病情的判断。

二、呼吸的特殊监测

反映呼吸系统变化的指标很多，鉴于人力、财力、设备的限制，即使是在 ICU，很多指标的监测，也不可能常规开展。更多的是依据病情，选择性开展不同项目。

（一）呼吸力学监测

呼吸力学指标很多，气道阻力（Raw）和胸/肺顺应性（C）是最主要的指标。C 分静态（Cst）与动态（Cdy），$C = \Delta V / \Delta P$，顺应性下降，意味着维持着同样的潮气量所需要的通气压力较正常人高,原因是肺充血、水肿及表面活性物质减少所致的肺泡表面张力增加等。

$$顺应性(C) = \frac{容量改变(\Delta V)}{压力改变(\Delta P)}(L/cmH_2O)$$

$$气道阻力(Raw) = \frac{气道通口压(Pao) - 肺泡压(Palv)}{流速}$$
$$cmH_2O/L/sec$$

虽然理论上讲,呼吸力学监测对了解肺功能状况意义很大,但由于目前 Cdy、Cst 和 Raw 的监测临床不容易开展,依靠不同类型呼吸机监测的值多变,不但随病情多变,而且还随呼吸机的类型不同而变,个体差异也大,临床很难于掌握这些指标的正常值,无法依据测定值分析和评价患者的肺功能状况。目前主要强调同一个患者,应用同一台机器,监测 Cst、Cdy、Raw 动态变化,可能对了解肺功能改善有一定帮助。

(二)V_D/V_T 监测

V_D/V_T 是生理无效腔和潮气量之比,主要反映肺泡有效通气量。正常人 V_T 约 500 ml,其中 V_A(肺泡通气量)为 350 ml,V_D 为 150 ml,故正常人的 V_D/V_T 比例为 0.3(0.2～0.4)。$V_D/V_T > 0.4$,提示死腔过大,肺泡有效通气量下降,是 PaO_2 下降的常见原因。常用的监测 V_D/V_T 方法有两种:

1. 通过 $PaCO_2$ 和 $P_{ET}CO_2$ 监测

$P_{ET}CO_2$ 也可写作 P_ECO_2。

∵ V_E(呼出气) $= V_A + V_D$

$V_E \times P_ECO_2$

$= V_A \times PaCO_2 + V_D \times P_1CO_2$

$= (V_E \times P_ACO_2 - V_D \times P_ACO_2) + V_D \times P_1CO_2$

$V_D(P_ACO_2 - P_1CO_2) = V_E(P_ACO_2 - P_ECO_2)$

∴ $V_D/V_E = \dfrac{P_ACO_2 - P_ECO_2}{P_ACO_2 - P_1CO_2}$

∵ $P_1CO_2 = 0$,$P_ACO_2 = PaCO_2$,

$V_E = V_T \times f$(呼吸频率),

∴ $V_D/V_T = \dfrac{PaCO_2 - PECO_2}{PaCO_2}$

2. 通过 $PaCO_2$ 和分钟通气量(MV)监测

由 $PaCO_2$ 和 MV 监测,能够计算 V_D/V_T 的近似值。具体计算公式是:

$$V_D/V_T = \frac{MVex(呼出气的 MV)}{MVee(预计的 MV)} \times 0.33 \frac{PaCO_2}{40}$$

MVee 可由 Radford 表查出。

临床常用的 V_D/V_T 监测法也有两种:一是直接测定,即有的呼吸机附有 V_D/V_T 直接测试装置,通过显示屏幕可以直接读出测试的 V_D/V_T 值。此法操作简单,无需特殊的专业技术,惟倘若测试原理是通过对 $P_{ET}CO_2$ 或 $F_{ET}CO_2$ 的监测时,需安置 CO_2 测试探头,注意事项同 $P_{ET}CO_2$ 和 $F_{ET}CO_2$ 的监测。二是测试得 $P_{ET}CO_2$ 或 MVex 值后,通过相应的公式计算所得。此法较繁琐,但不一定需要 $P_{ET}CO_2$ 和 $F_{ET}CO_2$ 监测装置,适合临床广泛开展和应用。

(三)呼吸指数监测

呼吸指数(PaO_2/FiO_2)是监测肺换气功能的主要指标之一,当肺弥散功能正常时,随 FiO_2 升高,PaO_2 应该能相应地升高;接受呼吸机治疗的患者,FiO_2 可以得到充分地保障,随提高 FiO_2,PaO_2 均应相应地升高。

PaO_2/FiO_2 正常值是 350～500 mmHg(PaO_2 85～100/FiO_2 0.2～0.6),倘若随 FiO_2 升高,PaO_2 不能相应地升高,除提示有弥散障碍外,主要提示可能存在不同程度肺内分流所致的低氧血症。一般情况下,肺弥散障碍出现较晚,即使有弥散障碍,早期仍可通过提高 FiO_2 使 PaO_2 下降得到不同程度地改善。只有肺内分流所致的低氧血症,不能通过提高 FiO_2 使 PaO_2 下降得到改善。急性呼吸窘迫综合征(ARDS)的患者,低氧血症产生的主要机制是肺内分流增加,故 PaO_2/FiO_2 是诊断 ARDS 的主要指标。

PaO_2/FiO_2 监测的方法简单,主要借助动脉血气分析测得 PaO_2 值,然后根据所设置的 FiO_2 或监测得到的 FiO_2 值进行计算。虽然在不同的 FiO_2 条件下,均可计算 PaO_2/FiO_2 值,但为简化操作和计算,对应用呼吸机的患者,可选择 FiO_2 为 100% 时的 PaO_2 计算或测试 PaO_2/FiO_2 值。当 FiO_2 为 100% 时,不但测得的 PaO_2/FiO_2 值准确,而且还可同时测得肺内分流(Qs/Qt)。因为在 FiO_2 为 100% 条件下测得的 Qs/Qt 值最为准确。当改变 FiO_2 时,为使肺内气体充分得到平衡,应在至少 20 分钟后方可抽取动脉血进行血气分析。

对应用其他方法提高 FiO_2 的患者,PaO_2/FiO_2 监测值的准确性可能会受到一定程度的影响。因为除应用呼吸机或特殊的面罩，FiO_2 均不可能得到保障，尤其当 $FiO_2 > 50\%$ 时。应用这些方法，FiO_2 很少能 $> 50\%$。FiO_2 得不到保证，由此计算所得的 PaO_2/FiO_2 不可能可靠。

（四）肺泡-动脉氧分压差监测

肺泡-动脉氧分压差（$D(A-a)O_2$）也是代表肺换气功能的主要指标之一。$D(A-a)O_2$ 对不接受呼吸机治疗的患者较难监测，因为吸纯氧时（$FiO_2 100\%$）测得的 $D(A-a)O_2$ 值可能最准确。接受呼吸机治疗的患者可以做到吸纯氧，故监测 $D(A-a)O_2$ 比较方便。在吸氧的条件下，$D(A-a)O_2$ 计算公式依据 FiO_2 不同而有所不同。

1. 吸纯氧时（$FiO_2 100\%$）

$$D(A-a)O_2$$
$$= P_AO_2 - PaO_2$$
$$= [\text{标准大气压} - 47(\text{饱和水蒸汽压}) - P_ACO_2] - PaO_2$$
$$= [760 - 47 - PaCO_2] - PaO_2$$

2. 吸氧气时

$$D(A-a)O_2$$
$$= P_AO_2 - PaO_2$$
$$= P_1O_2 - P_ACO_2 \times [FiO_2 + \frac{1-FiO_2}{R(\text{呼吸商})}]PaO_2$$
$$= P_1O_2 - PaO_2 \times [FiO_2 + \frac{1-FiO_2}{8}] - PaO_2$$

$P_1O_2 = $ 吸入气氧分压（mmHg），
$FiO_2 = $ 吸入气氧浓度（%）。

3. 吸空气时

(1) $D(A-a)O_2$
$$= P_AO_2 - PaO_2$$
$$= [20 - PaCO_2 \times 1.25] - PaO_2$$

20 为吸入气体（空气）中的氧分压（以 kPa 计算），1.25 为校正因素，约为呼吸商的倒数。

(2) $D(A-a)O_2$
$$= P_AO_2 - PaO_2$$
$$= (150 - PaCO_2) - PaO_2$$

因为吸纯氧时测得的 $D(A-a)O_2$ 值可能最准确，接受呼吸机治疗的患者很容易做到，可定期、间断测

定 $FiO_2 100\%$ 条件下的 $D(A-a)O_2$ 值，并由此计算 Qs/Qt。一般 1 次/日，动态观察和了解换气功能障碍改善情况。

$D(A-a)O_2$ 是判断氧从肺泡进入血液难易程度的标志，任何原因引起的 V_A/V_Q 失调、肺内分流、弥散功能障碍，均可导致 $D(A-a)O_2$ 增加。监测 $D(A-a)O_2$ 改变，能协助判断和分析呼吸衰竭产生的病理生理机制，能指导不同病理生理改变所致呼吸衰竭的治疗。此外，通过测得和计算所得的 $D(A-a)O_2$ 值，能计算出 Qs/Qt。Qs/Qt 能作为疾病诊断的指标，也能作为病情严重程度或转归的指标，动态监测 $D(A-a)O_2$ 值，能起到动态监测 Qs/t 的作用。

（五）肺内分流监测

肺内分流（Qs/Qt）是肺内分流的指标，正常人由于重力的关系，Qs/Qt 为 5%。当 $Qs/Qt > 10\%$ 时，则意味着肺内分流指标的异常增加。监测 Qs/Qt，就是监测肺内分流量，这对 ARDS 的诊断和治疗有着特殊的临床价值。ARDS 与其他类型呼吸衰竭最根本的区别，就在于肺内分流增加是其产生低氧血症的主要病理生理改变。所以，Qs/Qt 可谓是诊断 ARDS 最特异性的指标。监测 Qs/Qt 的动态变化，也有助于对病情发展（恶化）或好转的判断和观察。监测 Qs/Qt 的方法有以下两种。

1. 直接测定法（通过 Swan-Ganz 导管采取混合静脉血）

$$Qs/Qt = CcO_2 - CaO_2 / CcO_2 - CvO_2$$

CcO_2（肺终末毛细血管氧含量）$= 1.39 \times Hb + 0.0031 \times P_AO_2$

CaO_2（动脉血氧含量）

CvO_2（混合静脉血氧含量）

2. 间接测定法（吸纯氧 20 分钟后抽取动脉血）

(1) $Qs/Qt = (700 - PaO_{2 1.0}) \times 5\%$

$PaO_{2 1.0}$ 为吸 100% 氧气至少 20 分钟后，测得的 PaO_2（mmHg）。

(2) $D(A-a)O_2$（mmHg）$\div 16 = Qs/Qt$（%）

即每 16 mmHg 的 $D(A-a)O_2$ 相当于 1% 的 Qs/Qt。

上述两种方法中,以吸纯氧 20 分钟后抽取动脉血的间接测定法较为普遍,尤其对接受呼吸机治疗的患者十分方便。为协助病情观察,一般 1 次/日即可。

(六)床边肺功能测定

床边肺功能测定主要是针对活动受限的危重患者,虽然国内外开展的不多,但可能是将来发展的方向。床边肺功能测定的方法和项目主要有两个,一是借助呼吸机固有的测试装置,如 TV、MV、Raw 和顺应性等;二是应用另外的肺功能测试装置。目前所能开展的床边肺功能测定项目,也主要取决于两个因素。一是所具有的床边肺功能测定的仪器设备;二是患者能够耐受的肺功能测试程度。有些肺功能测试项目是床边肺功能测定仪不具备的,有些项目是危重病患者无法耐受的。由于受到这两方面因素的限制,目前临床所能开展的项目相当局限。归纳床边肺功能测定的项目如下。

1. 肺容量

潮气量(TV)、功能残气量(FRC)、残气量(RV),其中 TV 测定简单,可借助呼吸机固有的测试装置,在 CPAP 的通气模式下进行,也可以利用床边肺功能测定仪。TV 测试不需要患者配合,只要求平静呼吸,所以临床开展并不困难。虽然 FRC 或 RV 测试临床价值较大,尤其对 ARDS 和 COPD 的患者,但因需要特殊的仪器设备,床边开展并不普遍,必要时应当酌情开展。至于补呼气量(ERV)、深吸气量(IV)、肺活量(VC)等,均需要特殊的床边肺功能测定仪,且需要患者配合,适用于神志清醒、并能主动配合的患者,临床开展并不广泛。

2. 通气功能

借助呼吸机固有装置,能够进行的通气功能测定为分钟通气量。它不需要患者配合,临床开展比较方便。V_A 和 V_D/V_T 测试方法,如前所述,V_A 是通过计算所得,V_D/V_T 可以直接测得,也可以通过计算测得;最大通气量(MVV)、用力肺活量(FVC)、最大吸(呼)气流速等测定,除需要患者主动地配合外,还需要特殊的仪器设备,临床广泛开展有一定的困难,尤其是肺功能较差的患者很难耐受。通气储备百分比和气

速指数均是通过计算所得,在最大通气量无法测得的基础上,这两项指标也无从计算。

3. 换气功能

主要指标的测试方法已在上文中叙述,如 PaO_2/FiO_2、$D(A-a)O_2$、Qs/Qt 的监测等。肺的弥散功能测试,需要特殊的仪器设备,倘若能开展,对某些患者相当有价值。

4. 肺力学

Raw 和肺顺应性的监测如前所述。此外,借助呼吸机固有的装置还能监测气道平均压、吸气峰压、最大吸气负压等,这些均是十分有用的指标。有的呼吸机还能同时显示吸(呼)气的平均流速或峰流速的具体数据和图形,至于呼吸做功,主要通过计算测得。

5. 动脉血气分析

是床边肺功能测定中很重要的一部分,具体方法已在上文中介绍。

肺功能测定是最客观的指标,所具有的临床价值是其他监测手段不能具备和替代的,如能开展,有助于对患者肺功能状况的客观评价。但由于肺功能测定受主观意志影响大,测定时需要患者理解并主动配合;病情重、理解能力差的患者,测定值可能不能客观反映肺功能状况,分析时应当注意。

(七)呼吸机固有的监测

接受呼吸机治疗的患者,依据固有的装置,可以开展相应的监测项目。监测装置的类型与多寡,因呼吸机类型不同而异。目前,呼吸机类型繁多,价格也昂贵,相当一部分是用在监测装置的改进和完善。兼顾经济和财力,以能保障呼吸机合理应用为原则,并不强调一定要有过多的监测装置。

1. 压力监测

呼吸机压力监测装置,是重要的监测系统,多以压力传感器的形式,持续监测气道压力变化。压力监测分高压和低压两种,当实际压力超过或低于所设置的压力水平时,呼吸机将以报警的形式提示操作者注意,报警的形式有灯光闪烁和蜂鸣声。

(1)吸气峰压高限:俗称高压报警。高压限制的具体数据,由操作者根据患者的具体情况设置。正压通气时,气道压力多为 20～30 cmH₂O,所以可设置在 ≤30 cmH₂O 水平,小儿应更低些。致使气道压力升高的原因很多,如咳嗽、分泌物堵塞、管道扭曲、呼吸机与患者的自主呼吸不协调等。遇此情景,应立即寻找原因,并及时去除,切不可大意。有时因病情变化,如支气管痉挛、管道受压管径缩小、被分泌物堵塞或原因虽已查明,但无法立即去除,可在处理气道压力增高的同时,适当提高高压限制水平。高压原因一时无法查明时,只能通过持续严密观察,直至查明原因。

(2)吸气峰压低限:俗称低压报警。压力下降主要为管道脱落或漏气、患者与呼吸机脱离、高压气源工作压力下降等。最为危险的是管道脱落和漏气,尤其对自主呼吸消失和减弱的患者,呼吸功能主要依赖呼吸机的工作,如不及时发现,一旦脱机或漏气未能被及时发现和处理,患者将会因缺氧或通气不足而危及生命。

2. 容量监测系统

主要是保障通气量或潮气量。监测是以流量传感器对吸气或呼气流量积分计算,持续监测患者的通气量或潮气量,具体数值可以被直接显示。容量传感器多置于呼出气管道口,监测的是呼出气的分钟通气量或潮气量。容量控制状态下,分钟通气量或潮气量

降低,主要为漏气。可以漏气的部位很多,如人工气道的气囊、呼吸机管道、呼吸机管道与患者的连接处、加温湿化器等。为帮助操作者及时发现漏气所造成的通气不足,呼吸机多设有报警装置,当分钟通气量或潮气量低于预设值时,呼吸机将自动报警。遇到低通气量或潮气量报警时,应逐一寻找漏气的部位;一时无法明确漏气部位时,可暂时将潮气量加大,然后再仔细寻找。

3. 氧浓度监测

主要指吸入气的氧浓度(FiO₂)监测,目的是保障吸入气氧浓度在既定的范围内,过高或过低均不尽人意,过高会引起氧中毒,过低不能满足纠正缺氧的需要。大多数呼吸机均有此装置,应充分利用它的监测作用,并定时校正。

4. 湿化器温度监测

湿化瓶温度监测,是防止湿化瓶内温度过高或过低的保险装置。温度过高可能引起呼吸道灼伤,温度过低又妨碍对吸入气体的加温和湿化,理想的温度监测是保持湿化器温度恒定在所需要的范围,一般在 30～40℃。

第 2 节　循环监测

循环是维持生命的主要标志,以往也多应用物理诊断的方式(视、触、叩、听)完成。ICU 内,借助多功能监护仪,能完成的循环监测项目最多。我们也将其分为基本与特殊监测,分别叙述。

一、循环基本监测

(一)心率(律)

心率(律)是维持生命和血压的重要标志,传统的方法是心脏听诊,包括心率(律)变化、心音强弱、异常

心音判断和分析。近代医学的发展,心率(律)的监测均采用监护仪,不但显示和记录心率的具体数据,而且显示心电的图形,根据这些图形,能大致诊断和发现简单的心律失常。监护仪监测心率(律)均是持续性地,十分便利而直观。但即使如此,它也替代不了传统的心脏听诊。与肺部听诊相同,心脏听诊得到的临床资料,是先进仪器和设备不可及的,如对心音强弱的观察或异常杂音的判断和分析。另外,心房颤动患者的心律极不规则,即使依靠持续心电监护仪,也难得到较准确的心率。因此,听诊器是不可缺少的基本仪器,即使到科学仪器高度发

展的将来听诊器总是不可缺少的基本器械，任何时候都不可轻视。

（二）心电图监测

持续心电图监测是 ICU 最基本的监测项目，所有多功能监护仪几乎均有持续的心电图监测。监测导联多少，依监护仪的类型不同有所不同。这种持续心电图监测，是模拟心电图，与实际心电图有一定的差异，主要功能是监测心率和心律的变化，对监测危及生命的严重心律失常十分有价值，但对严重心肌缺血，如心肌梗死的诊断、定位或动态观察病情变化等，均不尽人意，它不能替代常规心电图检查。危重病患者接受持续心电图监测，不但有助于对心律失常的监测，还有利于对心肺功能状况判断和估价。持续心电图监测装置可以是单独的装置，也可以与其他监测功能同时存在一台装置上。如与多功能监测仪并存，同时监测体温、动脉血氧饱和度、无创血压、血流动力学、呼吸频率、呼吸波形、甚至与配套的呼吸机相连，与心脏起搏和除颤装置并存、与动脉血氧饱和度监测仪并存等。

（三）脉　搏

是反映心率(律)和血压的间接指标，常用桡动脉触诊法监测心率(律)和血压的变化。紧急状况下，尤其是血压低，无法扪及脉搏时，可触摸颈动脉搏动，了解心脏搏动情况，怀疑下肢血栓形成或栓塞时，可触摸足背动脉或股动脉，了解血供情况，间隔时间依病情而定。ICU 内，更多的是借助仪器，持续监测脉搏变化，监测法均属无创，既可以持续监测脉率和显示脉率数，也可以持续监测脉搏波动图形，是 ICU 内最基本的监测项目。

（四）血　压

血压是维持生命和保障脏器血液灌注的基本保障，是重要的生命体征，也是 ICU 最常用的监测指标。以往常规血压监测是借助血压计测量，间隔时间不等，可根据病情灵活掌握，少则数分钟或数十秒，多则数小时。病情有变化时，随时监测。方法有两种。

1. 袖带式无创血压监测

目前 ICU 应用最多的是借助多功能监护仪，实施袖带式无创血压监测，间断自动监测血压变化，间隔时间可以依据病情需要随时调整，具体数值可随时显示和记录，适用于所有危重病患者。

2. 桡动脉置管有创血压监测

该法需要特殊仪器和测压装置，有一定损伤性，ICU 内不是常规开展。但特殊患者，如心脏大手术后或循环状况严重不稳定时，借助动脉置管，持续监测血压(收缩和舒张压、平均动脉压)，是十分必要的。应用过程需要持续抗凝，警惕导管堵塞，影响监测值准确性，避免导管滑脱，引起大出血。此外，无菌操作也很重要。一般留置时间不易过长，一旦病情稳定，应当立即拔除，预防继发感染。

（五）中心静脉压（CVP）

中心静脉压是指上、下腔静脉的压力，是反映容量负荷与水平的主要指标。中心静脉压增高，多提示容量负荷增加或静脉压增高，如右心功能不全、门静脉压力增加、上腔静脉压迫综合征等，中心静脉压均可增加。该法也属有创性监测，需要静脉穿刺置管，目前应用较多的是颈内静脉和锁骨上、下静脉，也有选择股静脉。导管的位置十分重要，正确的位置是保证在上、下腔静脉内，过深进入心腔，过浅在外周静脉内，都可能影响对中心静脉压监测值的分析与判断。接受呼吸机治疗的患者，胸内压增加，可能会使中心静脉压有所增加，尤其当应用 PEEP、CPAP、PSV 等通气模式或功能时，监测时强调动态变化。监测方法有两种。

1. 简便法

无需特殊仪器，只需将深静脉置管与延长管相连，并固定在标尺上，保持标尺与心脏水平的位置为零点，刻度以厘米为单位，持续地监测中心静脉压变化。该法是利用物理的原理，直接测定压力的变化。

2. 机器测定法

该法是将导管通过压力传感器与显示仪相连，测定时压力传感器应与心脏的位置水平,测定前常规校标或校零,测得值通过显示仪直接显示。机器测定中心静脉压的优点是操作和观察均方便,数值直接显示能减少测试者的视觉误差。

影响中心静脉压数值的因素很多,不论应用何种方法,都应该注意导管的位置和测试时患者的体位,要防止气泡进入传感器内,以免影响监测数值。此外,利用机器监测时,多同时采用三通接头与静脉输液通道相连,测压可与补液同时进行或在间断测压的间隙内持续补液,此时一定要在测压时将输液管道关闭,否则也会影响测压的数值。确保导管位置正确,过浅和过深都应该避免,从股静脉置管至下腔静脉时,导管需要足够长,才能抵达下腔静脉;过深可能进入右心房,测得值就不是中心静脉压,而是右房压(right atrial pressure,RAP),不但与实际中心静脉压相差很大,而且很容易引起心律失常。导管不通畅,也会影响测定结果。所以,监测 CVP,动态变化十分重要,可能比单凭某个绝对值更有参考价值。

(六)末梢循环或微循环

末梢循环或微循环是反映组织血液灌注的重要临床指标。一般通过肉眼直观和触摸,了解局部皮肤颜色、温度、弹性等,也有通过特殊仪器和设备,如微循环测量仪等。有时,末梢循环或微循环的状况也能间接反映脏器的血液灌注,故通过观察体表的末梢循环和微循环状况,也可了解器官水平的血流灌注,并以此判断预后和转归。

二、循环特殊监测

(一)血流动力学监测

血流动力学是循环的重要指标,能反映心脏的舒缩功能和心排量,是危重病医学不可缺少的监测指标。但监测需要特殊仪器,有创监测的操作也有一定难度,国内很多 ICU 还没有普遍开展。血流动力学监测的方法和途径很多,分无创与有创两种,测试原理不同,临床价值各有利弊。

1. 有创血流动力学监测

Swan-Ganz 导管是 20 世纪 70 年代开始应用于临床的有创血流动力学监测法,也是目前临床应用最广泛的方法。导管前端附有能盛 1~1.5 ml 气体的气囊,导管置入心腔后,常规将气囊充气,让导管借助气囊的浮力,随血流动力漂浮,直至肺小动脉。理想的肺小动脉水平是当气囊充气后,肺小动脉被阻塞,血流暂时性终止,此时测得的压力为肺小动脉嵌/楔压(pulmonary arterial wedge pressure,PAWP),并用其替代肺毛细血管嵌/楔压(pulmonary capillary wedge pressure,PCWP)。Swan-Ganz 导管较传统右心导管的优点是损伤小,并发症少,获得的数据多。归纳各类参数大致分为以下几组。

(1)反映左心功能或左心前负荷参数——PAWP/PCWP:主要临床反映左室舒张末压(left ventricular end-diastolic pressure,LVEDP),在左心导管临床开展极不普遍的今天,LVEDP 对间接了解左心功能的状况有相当的价值。

(2)反映肺循环阻力和右心后负荷参数:右房压(right atrial pressure,RAP)和肺动脉压(pulmonary arterial pressure,PAP),PAP 又分肺动脉收缩压(pulmonary arterial systolic pressure,PASP)、肺动脉舒张压(pulmonary arterial diastolic pressure,PADP)、平均肺动脉压(mean pulmonary arterial pressure,MPAP)。这些数值均是通过压力传感器直接测得,对了解肺循环阻力和右心后负荷十分有价值。

(3)反映体、肺循环阻力参数:借助已测得的压力和容量数据,利用监测仪中微电脑装置和已有程序,按公式计算,能测得体循环(周围循环)阻力(systemic resistance,SVR)、体循环(周围循环)阻力指数(systemic resistance index,SVRI)、肺循环阻力(pulmonary resistance,PVR)、肺循环阻力指数(pulmonary resistance index,PVRI)、左室每搏功(left ventricular systolic work,LVSW)、左室每搏功指数(left ventricular systolic work index,LVSWI)、右室每搏功(right ventricular systolic work,RVSW)、右室每搏功指数(right ventricular systolic work index,RVSWI)、左室射血分数(left ventricular ejective fraction,LVEF)、左室舒张末容量(left ventricular end-diastolic volume,LVEDV)等,这些数据能综合反映心肺功能、前后负荷和容量水平等。

(4)反映心搏量参数

①心排量(cardiac output,CO)是主要的参数,测定方法较多,一般分三种:温度稀释、染料稀释或通过 Fick 公式计算法。通过 Swan-Ganz 导管测得的 CO,是利用温度稀释法原理,即通过肺动脉导管,注入一定量的室温或冰盐水(右旋糖酐),由位于 Swan-Ganz 导管尖端的热敏电阻感受温差的变化,利用监护仪微电脑储存的计算程序,直接在显示屏上显示 CO。测试时,重复操作至少连续 3 次,微电脑自动取平均值作为测定结果。利用该法测得的 CO,实际是右心的 CO。温度稀释法测得的 CO 结果较准确,但在 CO 降低明显时,可能会有误差。另外,心腔内存在血液分流或二、三尖瓣返流存在时,不适合应用此法。

②心排指数(index of cardiac output,CI)、每搏量(systolic volume,SV)、每搏指数(systolic volume index,SVI):将测得的 CO,结合患者的体表面积(body surface area,BSA),可以计算出 CI、SV、SVI,这些参数均能通过监护仪直接显示出来,对分析和评价心功能有一定参考价值。

以上各类参数的正常参考值,各家报道不完全一致,大致范围见表 27-1。临床实际应用过程中,仍然强调动态观察数值的变化,对评价血流动力学状况可能更有价值。

表 27-1 血流动力学监测指标与参考正常值范围

指 标	缩写(英文)	计算方法	参考正常值
平均动脉压	MAP	直接测量	80～100 mmHg
右房压	RAP	直接测量	0～6 mmHg
右室压	RVP	直接测量	收缩压 18～30 mmHg
			舒张压 0～6 mmHg
平均肺动脉压	MPAP	直接测量	11～16 mmHg
肺动脉嵌/楔压	PAWP	直接测量	5～18 mmHg
心排出量	CO	直接测量	4～6 L/min
心脏指数	CI	CO/BSA	2.5～4.2 L/(min·m^2)
每搏输出量	SV	CO/HR	60～90 ml
每搏指数	SVI	SV/BSA	30～50 ml/m^2
体循环阻力	SVR	80×(MAP−CVP)/CO	900～1500 dyn/(s·m^2·cm^5)
体循环阻力指数	SVRI	80×(MAP−CVP)/CI	1760～2600 dyn/(s·m^2·cm^5)
肺循环阻力	PVR	80×(PAP−PAWP)/CO	20～130 dyn/(s·m^2·cm^5)
肺循环阻力指数	PVRI	80×(PAP−PAWP)/CI	45～225 dyn/(s·m^2·cm^5)
左室每搏功指数	LVSWI	SVI×(MPA−PAWP)×0.0136	45～60 g/(m·m^2)
右室每搏功指数	RVSWI	SVI×(MPA−CVP)×0.0136	5～10 g/(m·m^2)

注:BSA 为体表面积。

2. 无创血流动力学监测

方法很多,价值褒贬不一,临床应用较多、测定值较可靠的还是借助超声心动图的方法,测定原理是利用超声波回声反射的形式,记录心脏的信息。临床用于循环系统检测的超声心动图分 M 型超声心动图、二维超声心动图、多普勒超声心动图、经食道超声心动图。能提供血流动力学资料的超声心动是多普勒超声技术,它通过记录心脏内血流的速度,得到有关血流量和心腔内压力的定量资料。为了计算血流量,必须知道通过瓣口或血管的平均流速和瓣口或血管的截面积,通过测量多普勒信号速度时间积分,即曲线下面积,可获得平均流速。血液流过的截面积可直接从二维和 M 型超声心动图上测量直径,然后计算出面积。超声心动图能测得的参数有左室舒张末内径(LVEDD)、左室收缩末内径(LVESD)、左室射血分数(LVEF)、左室射血时间(LVET)、左室短轴缩短率(FS)。此外,也有利用心肺阻抗的原理和呼出气 CO_2 测定,监测血流动力学状况和肺水含量。这些方法虽然无损伤,但与有创血流动力学指标的可重复性还有待探讨,临床广泛开展受到一定限制。鉴于有创血流动力学监测的弊端,开展无创血流动力学监测,应该是 ICU 今后发展的方向。

(二)循环系统形态学监测

形态学改变是所有脏器功能改变的病理基础,监测循环系统形态学改变,能观察心肌、心腔、瓣膜的形态变化,及时发现异常、有助于分析和判断功能障碍的原因,为选择有效治疗方式提供依据。目前,主要还是依靠超声心动图监测循环系统形态学改变,临床应用比较普遍的还是二维超声心动图,经食道超声心动图主要用于手术患者术中的监测,不但能监测形态学改变,也能同时监测血流动力学的变化。虽然超声心动图能提供良好的循环系统形态学改变依据,是观察和发现循环系统形态学异常的最好途径。但鉴于仪器价格昂贵,操作需要专业技术,国内 ICU 很少具备,多数情况下还是将患者抬至超声心动图室进行检查,特殊情况下请专业技术人员将仪器推至床边检测。

(宋志芳)

第 3 节 脑功能监测

一、脑组织代谢特点

人类脑组织重量仅占人体重的 2%,但氧耗量所占比例却可能是重量的 10 倍(表 27-2),说明脑组织代谢率极高。脑细胞内氧、糖和三磷腺苷等能源贮备也十分有限,脑循环停止 10 秒钟,脑内可利用氧就可耗尽,临床可能出现意识障碍。随着有氧代谢三羧酸循环的停止,进入无氧糖酵解阶段,使贮存的葡萄糖和糖原耗竭。2~4 分钟低产能的无氧代谢也停止,4~5 分钟内三磷腺苷耗尽,所有需能反应停止,神经元开始死亡。"钠泵"衰竭后引起细胞膜的完整性破坏,细胞内渗透压升高,导致细胞性脑水肿。与此同时,缺氧、损伤、炎症等可损害血脑屏障,使其通透性增高,引起组织间隙水肿甚或出血,造成血管性脑水肿。鉴于上述特点,大脑需要持续地氧和能量的供给。

表 27-2 脑组织代谢的基本生理参数

指　标	参　考　值	
脑组织重	约 1350 g	占体重的 2%
脑血流量(CBF)	平均:50 ml/(100 g · min)	占总血流量 15%
	灰质:75~80 ml/(100 g · min)	
	白质:20 ml/(100 g · min)	
脑氧耗量(CMRO₂)	3~3.5 ml/(100 g · min)	占人体的 20%
脑糖耗量(CMRglu)	4.5 g/(100 g · min)	占人体的 10%
颈静脉氧分压(PvO₂)	32~44 mmHg	
颈静脉氧饱和度(SjvO₂)	55%~75 %	
颈动静脉氧含量差(DAV O₂)	4~8 ml/100 g	
颅内压(ICP)	8~12 mmHg	

有研究表明,当脑组织氧分压低于 30 mmHg 时,脑组织内乳酸堆积;严重缺氧伴低血压时,可致脑细胞死亡。完全性或不完全性半球缺血后的组织学改变,从可逆性的水肿、神经元微空泡形成到不可逆性的神经细胞坏死。正常脑脊液(CBF)为 50 ml/(100 g·min),如低于 20 ml/(100 g·min)时出现脑功能的损害,当低于 8~10 ml/(100 g·min)则导致不可逆损害,前者称为神经功能衰竭临界值,后者为脑衰竭临界值。大脑灰质与白质间的结构、代谢特点和血供截然不同,各脑区间也存在组织代谢的异质性。各种病理状况下,脑组织病理损害也存在明显差异。脑组织解剖、生理、生化和代谢等特点,使其具有高代谢、低储备、易损伤、难修复的特点,使脑功能实时监测愈显重要。

二、脑功能监测内容

由于脑组织高度的易损性,以及其功能难逆转、难恢复等特点,对神经功能或脑功能监测提出了很高的要求。与心血管和呼吸功能的监测相比,脑功能的常规监测项目却相对滞后。原因来自两个方面,一是人们对脑功能监测的重要性认识不足;二是脑功能监测设备价格相对昂贵。在提高认识的同时,积极开展简便易行的脑功能监测,十分重要。

所谓的监测是指对患者进行连续或接近连续的方法,实时评价其生理功能变化,以便及时采取相应治疗措施或(和)判断治疗效果。实时评价应与回顾分析相区别,如 Holter 检查则属回顾分析而非监测。同时,监测所采取的方法是连续或接近连续,如有创血压监测属连续的方法,而常规无创的袖带测压则属接近连续的方法。每天一次或数次的影像学或生化检测,理论上不属监测的范畴。

脑组织受机体内环境影响,脑组织受损时,脑血流自身调节功能受也会受到不同程度损害,此时血液循环系统、呼吸系统等对大脑的影响更加明显。另外,原发性脑损伤后,其他系统的异常也会对脑组织造成继发性损害。因此,应将脑外多系统监测也列入脑功能监测的范围中,其中包括血压、血氧饱和度、二氧化碳分压、体温、血糖、血红蛋白、水与电解质平衡等。脑功能本身的监测主要是针对大脑本身的内环境或其生理功能的监测,主要包括神经功能体征、颅内压、脑血流和脑代谢等。脑功能的监测依据监测项目的性质或目的,分电生理监测、脑血流检测和脑代谢的监测等,也可依据监测方法分为无创与有创。

中枢神经是控制生命器官功能的主要脏器,中枢神经系统监测对危重病综合救治十分重要。监测项目依据是否为常规开展或是否需要特殊仪器设备分基本临床监测和特殊监测。

(一)基本临床监测

基本临床监测多为常规开展项目,一般不需要特殊仪器设备和特殊技术操作就可以完成。

1. 意识状况

是反映中枢神经系统功能的主要指标,意识状况主要受大脑皮层功能影响,皮层下功能障碍也可通过皮层功能障碍,引起意识状况的改变。意识状况正常时,患者神志清醒,能按指令性吩咐行动,临床称为有指令性行为。意识障碍依程度不同,分嗜睡、昏睡、谵妄、昏迷。意识障碍大多为器质脑部病变引起,也可能由其他脏器功能障碍所致,如肺性脑病、肝性脑病、胰性脑病、水电解质紊乱、酸碱平衡失调、高低血糖等。对意识障碍的监测应定时、准确,并按时记录。监测间隔时间,视病情变化和意识障碍的程度而定,多则每 30 min 一次或随时有变化随时监测,少则每日 1~2 次。监测意识变化,有利于早期发现病情,及时处理。如危重病血糖变化大,血糖高低均可以造成意识障碍,由低血糖造成的昏迷,时间过久可能引起脑功能不可逆转性损害。类似事件临床屡有发生,值得重视。

2. 精神状态

受多种因素影响,有功能性,也有器质性。危重病患者的精神状态,是全面反映病情的重要综合指标。精神状态异常或障碍,表现多样,临床监测较意识困难。对精神状态的监测,有时需要细致和较长时间的观察、分析、判断,有些甚至是非精神神经专业人员力所不能及的。精神状态异常大致分兴奋和抑制型两种,危重病患者表现为抑制型的较多,与病情的严重程度密切相关;兴奋型多与电解质紊乱和酸碱平衡失调有关,如低钾、低氯性代谢性碱中毒就很容易引起兴奋型的精神状态异常,临床表现为激动、多语、烦躁、易激惹,严重时甚至打人、骂人,不配合治疗等。发现精神异常,分析原因是治疗的关键,少数兴奋型精神异常,借助镇静药物控制状态,也很必要。

3. 瞳孔

瞳孔变化与中枢神经系统功能状态密切相关,监测瞳孔变化的内容很多,包括瞳孔大小与直径,双侧瞳孔是否等大、等圆、对称,对光反射的灵敏程度。一般对神志清醒的患者,可以不监测瞳孔变化。但对有意识障碍的患者,常规监测瞳孔变化十分重要。监测间隔的时间,也视病情变化和意识障碍的程度而定,基本与意识障碍监测同步。

4. 眼底

对危重病患者监测眼底变化,主要是通过观察视神经乳头水肿和眼底出血情况,间接了解颅内压状况。在目前有创颅内压监测开展不普遍的情况下,定时监测眼底变化,很有必要。眼底监测不需要昂贵的仪器设备,但要求监测者有一定专业经验,瞳孔极度缩小的患者,眼底监测也有一定困难。ICU内,非特殊情况,可以不做常规监测。

(二)特殊监测

中枢神经系统的特殊监测,一般均需要特殊技术操作和仪器设备。

1. 脑脊液检查

对波及中枢神经系统的疾病,定期通过脑室或腰椎穿刺,直接测定脑脊液压力和进行脑脊液常规、生化、病原学检查,十分必要。通过上述监测,不但有助于疾病的诊断与鉴别诊断,也便于对疗效的分析与判断,特殊情况还可借助腰椎穿刺开展椎管内治疗。脑脊液检查属于有创性监测项目,实施过程中需要谨慎,间隔时间依病情不同而异。

2. 影像学监测

危重病根据病情可以开展的影像学监测项目很多,CT、MRI、DSA是中枢神经系统常用的监测途径,病情不同,选择的项目不同。头颅CT是最常开展的项目,对出血(外伤、高血压)、缺血(脑栓塞、梗死)、占位性疾病均有价值。MRI主要对缺血性颅内疾病有价值,分辨力较CT强,特别是脑干和小脑的病灶及脑内小梗死灶。DSA下脑血管造影可明确闭塞血管及侧支供血状况,并可借以进行局部栓塞治疗。但这些操作需要特殊仪器设备,无法在ICU内常规开展,将患者运送至影像学检查场所的过程,需要确保患者的生命安全。

3. 脑电生理监测

(1)脑电图(electroencephalogram, EEG):脑电图是大脑皮层椎体细胞自发电位在时间、空间上的总合形成的,主要反映大脑皮层的电位活动变化。由于这些自发电位均是耗能过程,包括兴奋或抑制性的突触后电位。因此,脑细胞能量代谢的变化就会或多或少地影响脑电信号。脑组织90%的能量代谢是需氧的代谢,所产生的高能磷酸化合物,一方面保障细胞进行细胞膜两侧离子转运,另一方面保障内源性递质的合成、转运和释放,以及自发电活动等。当能量代谢受限后,相应的细胞功能将受到影响。一般而言,最先受到影响的是脑细胞的自发电活动和递质的代谢,其后才是细胞膜两侧离子的转运。因此,临床可通过脑电图的监测发现脑细胞能量代谢的变化。研究表明,脑电图出现异常明显早于临床表现,故其具有较高的敏感性。就临床危重患者而言,镇静、镇痛和抗癫痫药物的使用,会影响对脑电图变化的解释。对脑电图变化的解释,应强调动态观察,并设法排除其他因素的影响,必要时尚需检测影响脑电图药物的浓度,以便对脑电图的变化做出合适的解释。脑电图的检测可根据临床需要采取8～16电极不等。但是,这种检查多为非连续的脑电图记录,从而不能监测患者实时脑电讯号的变化。为此,对于重症监护病房中枢神经功能障碍患者,笔者比较研究了8道动态脑电图和床旁持续脑电监测2道脑电图的异同。8道脑电图采取 Fp1-C3、Fp2-C4、C3-T3、C4-T4、T3-P3、T4-P4、P3-O1、P4-O2 等8个导联,床旁持续脑电监测采用C3-T3、C4-T4等导联。结果发现两者均能检出痫样放电,并且对于缺血缺氧性脑病和其他弥漫性脑损伤患者,两者间有良好的相关性。对于局灶性脑损伤患者,则需根据脑损伤的部位,对电极的位置作相应地调整,以便能较准确地采集脑电讯号。研究结果提示,临床上可通过2道脑电图常规监测脑功能的异常变化,为早期发现脑组织代谢异常提供信息。床边脑电图监测,有助于判断患者脑功能损害的预后,尤其对临床诊断脑死亡有相当的协助价值。

(2)其他脑电生理监测:随着计算机技术的发展和成熟,诱发电位已成为检测脑功能状态常用的神经电生理检查方法。诱发电位就是通过刺激特定感受器,在特定的传导通路上,通过计算机叠加技术,将特定刺激所产生的电讯号得以记录。通过外加刺激产生的诱发电位,有脑干听觉诱发电位、视觉诱发电位、体感诱发电位和运动诱发电位等。由于刺激与传导通路上的诱发电位有一定的锁定关系,通过记录各电极所记录到的诱发电位的潜伏期、波幅、波形和位相的变化,可用于分析相应传导通路上脑功能状态。动态检测诱发电位的变化,对分析和判断脑功能损伤程度、伤情预后等,均有较好的临床价值。但是,目前该技术只能作为动态检查脑功能的手段,从监测的意义上讲,该技术尚不能作为常规监测脑功能的项目。

4. 经颅超声多普勒(trans-cranial Doppler, TCD)

虽然测定脑血流量的方法较多,如正电子发射断层扫描(PET)、单光子发射断层扫描(SPECT)和氢气清除法等,但可在床旁监测脑血流的方法,1982年挪威学者首先采用的TCD。该技术有利于发现脑血管痉挛引起的血流减少和脑组织灌注不足,有助于判断病变部位血管的弹性和血流分布状态,对了解脑血管功能有一定价值。

TCD技术通过检测颅底动脉环相关动脉,尤其是大脑中动脉,血流速度的变化,为临床监测脑血流变化提供简便、无创和客观的指标。尽管TCD可提供多项颅内动脉血流动力学的资料,但临床常使用的指标为收缩期最大流速(Vp)、舒张期末流速(Vd)、阻力指数(RI)和脉动指数(PI=(Vp − Vd)/ Vm)等。由于颅内压升高时首先影响舒张末期流速,故有人把Vd < 25 cm/s 或和PI > 1.10作为脑血流灌注显著减少的指标。值得注意的是,TCD是通过检测颅内、脑实质外血管血流速度的变化,来间接反映脑血流量变化的。对于这些指标的变化,应结合平均动脉压、脑灌注压、动脉血二氧化碳浓度等指标综合分析。由于该方法简单易行,且有较好的可重复性,故该项检查方法已成为神经科学重症监护室、创伤急救中心常规检查或监测的项目之一。

5. 近红外线光谱技术

该技术能测定脑组织局部氧饱和度($rSCO_2$),是通过利用波长 650～1 100nm 的近红外光,对人体组织良好的穿透性,在通过头皮、颅骨进入脑实质后,近红外光只被氧合、还原血红蛋白和细胞色素吸收。利用入射和反射光差,并根据 Beer-Lamber 定律计算的,得出近红外光衰减程度,即 $rSCO_2$。由于脑组织中动脉血只占20%,静脉和毛细血管分别占75%和5%,测得值主要反映静脉血氧饱和度。推荐参考值是 64%±3.4%,当小于55%时提示异常,< 35%,表明脑组织严重缺氧。目前临床研究表明,检测结果与临床特征和预后存在较大差异,且各家研究结果不一。这可能与该技术方法、软脑膜血流对 $rSCO_2$ 的影响等有关,确切的临床应用价值尚待进一步研究确定。目前,该项监测尚未作为 ICU 的常规监测方法或手段。

6. 颅内压(ICP)监测

正常人颅腔是一封闭的腔体,脑实质、脑脊液和脑血容量分别占85%、10%和5%的容积。颅内容积和压力变化曲线的关系,称为颅内顺应性曲线。其特点是在颅内容积增加的初期,ICP 并无明显变化。当颅内容积增加到一定程度时,轻度容积的增加就会引起明显的颅内压力的变化。颅内顺应性曲线虽有一定的规律,但个体间和不同病理情况下存有较大差异。该曲线与患者年龄、脑容积增加的速度和脑脊液代偿能力均相关。颅内顺应性曲线变化的特点,表明两个临床应该关注的问题:

①各种病理原因所致的脑组织水肿,初期 ICP 可无明显变化,且个体差异大,脑萎缩患者,ICP 不是反映脑水肿的敏感指标。

②当 ICP 升高时,颅内自身代偿机制已经基本丧失,颅外血流动力学对脑血流产生影响明显。

根据压力探头安放的位置,可将 ICP 监测分为4

种类型,即脑室内、脑实质内、硬脑膜下(蛛网膜下腔)和硬脑膜外,后两者由于测量的准确性和并发症问题,已较少使用。脑室内压力的监测,不仅能提供全面和准确的颅内整体压力变化讯号,而且可用于脑脊液引流和生物学检测,即具有治疗和生化监测等多种功能。缺点是操作比较复杂,ICP升高脑室受压或移位时更难置管。另外,与脑实质内测压相比,更具有并发感染的可能性。对非颅脑手术患者,脑室受压明显时,可选择脑实质内测压。尽管脑实质置管并发症少,但有学者认为其准确性较差。可能与零点调整以及颅内本身存在压力梯度等因素有关。

虽然ICP监测不能早期发现脑组织容积和病理改变,但ICP监测不仅有利于颅内高压的诊断和治疗,而且能指导对颅内血流动力学分析和颅外治疗措施的实施。有严重颅脑损伤患者,应积极开展ICP监测项目。

7. 脑组织氧分压(PtiO$_2$)

该监测是继ICP监测后又一重要的创伤性颅内监测手段。导管电极置入的过程,几乎与脑实质ICP监测方法类似;不同的是,导管探头是由聚乙烯通透膜包裹的铂金阴极和银阳极组成,当细胞或组织间隙的氧分子以扩散方式与电极板结合,产生的极化电流变化通过计算机处理显示,组织间隙氧分压与电流强度成正比。监测导管放置的位置,是根据临床需要而定,一般放置在非优势半球额叶正常组织内,以便反映大脑整体氧供状态;或根据脑影像学资料放置在原发损伤的"半影区",以反映存在缺血风险组织的氧供状态。放置后一般需要2小时左右的稳定。目前该技术的零点校准和灵敏度均有较好的稳定性,但同一部位脑组织重复测定的绝对数值相差较大,重复性较差。PtiO$_2$的正常值和缺血阈值尚未确定,可能与各家采用的测定系统不同、探头放置的位置不同、患者的临床状态(脑损伤类型、镇静程度以及何种镇静剂等)不同等有关,也与医学伦理学等诸多问题有关。颅脑外伤研究资料表明,一般将额叶正常组织内测定的PtiO$_2$值 < 15 mmHg,作为缺血阈值或预后不良的指标。临床解释PtiO$_2$值时,需要注意以下几点。

(1)组织缺氧性损害的发生不仅与缺氧的程度有关(PtiO$_2$值),还与其持续时间的长短关系密切。

(2)PtiO$_2$仅仅反映局部组织的氧供状态,并不表示细胞代谢状况是需氧还是无氧酵解过程。

(3)对于PtiO$_2$绝对值的解释,应结合脑灌注压、ICP和临床其他指标等综合分析。

8. 脑组织微透析(Micro-dialysis)

PtiO$_2$监测提供了脑组织或细胞间隙的氧供情况,但并没有直接提供细胞代谢的相关信息。在不同损伤因素影响下,要了解脑细胞氧代谢的变化、各种神经介质和炎症介质的变化,以及这些因子在损伤与抗损伤机制中的作用,需要一项能实时监测细胞代谢变化及过程的方法。20世纪60年代,瑞典学者Bito等首先报道了微透析技术在犬脑中的应用。经过近30年监测技术的改进,以及在动物实验中大量资料的积累,90年代初期,该技术开始应用于监测人脑组织代谢的变化。脑组织微透析的临床应用,真正实现了床旁监测脑细胞代谢状态,以及评价治疗效果。

该技术的原理与常规透析原理相同,即半透膜两侧的溶质,由于浓度梯度差而发生被动扩散的跨膜运动。目前临床使用的透析导管,其尖端为已知长度的半透膜(长约10~30 mm)组成的透析室,外径0.5 mm的透析导管连接灌注液,该灌注液的成份与被研究组织间液的组成相同或相似。灌注液在透析室与细胞间液交换后,经导管中央的毛细管收集待测。一般灌注液的灌流速度为0.3~5 μl/min,收集的液体量仅为数微升。收集样本的频率或时间根据需要而定,如在手术期间常采用5分钟,而在重症监护室常约30分钟,以便获得更多或和更好的相对回收率。在技术原理方面,除上述被动扩散外,另一个重要的原理就是半透膜的"相对回收率"(relative recovery),它是指透析液检测到的某成份的浓度与实际细胞间隙该成份浓度的比值。这个比值与透析膜的长度、灌注液的灌流速度、灌注液的成份和分子扩散均有关,分子扩散又明显受半透膜膜孔大小的影响。一般而言,膜孔的大小,也称阻断阈值,应是被研究分子大小的2~3倍。目前使用的半透膜的膜孔大小在20~100K道尔顿之间,基本可满足临床需要。

十余年来,该项监测手段被广泛应用于研究不同损伤因素时,脑细胞代谢变化、神经介质变化,以及这些变化与临床表现或预后的关系;另一方面,该技术也被用于探讨治疗手段获益的机制。在缺血性中风的研究中发现,当细胞间液中谷氨酰胺、乳酸/丙酮酸比值、甘油等含量升高,则预示梗死向恶性缺血性中风发展。在蛛网膜下腔出血的临床研究中发现,脑组织微透析检测到的代谢变化,较脑血管痉挛引起的临床表现早 11 小时,这为临床早期干预治疗血管痉挛提供了新的预测和诊断指标。脑组织微透析在严重颅脑外伤研究中应用更加广泛和深入,严重颅脑外伤是被美国联邦食品和药物管理局(FDA)认定的、可使用该项监测技术的惟一适应证。该领域的研究发现,乳酸/丙酮酸比值升高和兴奋性氨基酸大量释放,均预示颅脑外伤患者的预后不良。

脑组织微透析技术不仅为临床监测细胞代谢指标,如葡萄糖、乳酸、丙酮酸、甘油、尿素和谷氨酰胺等提供了方法学,也为研究各种脑损伤病理生理变化特征、药物治疗机制等方面提供了强有力的手段。但是,在临床具体应用过程中,应该注意到该技术的局限性。

(1)空间的局限性:导管所在部位病理状态的不同,反映脑组织代谢状态则不同。

(2)时间的局限性:获取测量样本需一定的收集时间,而在此期间细胞代谢变化是连续的,而测定却是间断的。

(3)细胞膜状态影响细胞间液成分的变化:脑组织微透析测定的代谢底物或代谢中间产物,并不是直接反映了细胞内的代谢变化,而是细胞间隙中上述物质的变化。

(4)缺乏正常值,目前尚缺乏正常值,也缺乏各种病理状况下参数的特异性和敏感性。

(5)价格昂贵。

9. 颈内静脉血氧饱和度(SJVO₂)

$SJVO_2$ 是较早用于监测脑组织氧代谢的方法,由于监测手段简便易行,并可通过光导纤维连续监测血氧饱和度,该监测项目仍是目前临床常用的监测严重脑损伤的手段。通过颈内静脉逆行插管,使导管尖端抵达颈静脉球位置(导管遇到阻力后,后退 1～2 cm 或 X 摄片导管尖端在第二颈椎椎体水平)。一般选择脑损伤侧的颈内静脉,对于弥漫性脑损伤患者多选择右侧颈内静脉。有 ICP 监测的患者,可通过分别短暂压迫两侧颈内静脉,来选择插管的血管,即选择对 ICP 影响大的颈内静脉。

正常情况下,$SJVO_2$ 在 55%～75% 范围内波动(平均为 65%),低于或高于此范围均视为异常。临床观察发现,$SJVO_2$ 与临床表现关系密切。当 $SJVO_2$ < 40% 时,脑电图发生变化;$SJVO_2$ < 45% 时,患者出现意识模糊;当低于 25% 时,临床出现晕厥。接受心脏体外循环手术的患者,手术中出现 $SJVO_2$ < 50% 时,醒后多存在认知功能障碍。一项严重颅脑外伤的研究发现,只有 $SJVO_2$ < 55% 与患者预后不良相关,而其他指标,如 Glasgow 评分、瞳孔反应和脑灌注压等均与预后无关。然而,研究也发现 $SJVO_2$ 过高也常与预后不良相关。除技术原因外(如采血过快或导管位置偏低),$SJVO_2$ 过高可能与脑组织坏死、损伤造成脑组织"顿抑状态",而无摄氧能力等有关。

总之,在临床监测中,应注意 $SJVO_2$ 值是反映大脑半球或更多脑组织其血流/氧代谢的综合指标,该指标不能反映局部脑损伤的程度;$SJVO_2$ 变化及其临床意义,多来自颅脑外伤研究资料,是否适合其他病理因素所致的脑损伤,尚待进一步探讨;$SJVO_2$ 是反映对应的大脑半球供氧和耗氧相互关系的综合指标,对该指标解释时要结合其他相关指标(表 27-3)。

表 27-3 影响颈内静脉血氧饱和度的因素

SJVO₂	与 DAV O₂ 关系	影响因素
< 55%	> 8 ml/100 g	全身缺氧
		贫血
		相对性低灌注
		脑氧代谢高(发热、癫痫)
		颅内血管畸形等
55%～75%	4～8 ml/100 g	正常范围
> 75%	< 4 ml/100 g	相对性脑充血
		脑氧代谢低(镇静、低温、脑死亡)
		颈外静脉血混杂

(三)其他监测方法

目前神经外科手术期间,尚采用的监测方法有以下几种。

1. 激光多普勒血流测定法(LDF)

它是通过激光探头检测脑组织(1 mm³)中移动红细胞所造成的多普勒位移效应,来推测局部脑组织血流量(rCBF)。该方法具有连续、实时、微创、敏感等特点。

2. 热弥散法(thermal diffusion)技术

通过检测置于皮层上加热探头与测量探头间的温度差,计算局部脑血流量(rCBF)。其特点与 LDF 相似。

这两种监测方法主要用于术中监测,如脑动静脉畸形切除术。另外,脑血流量也可通过功能磁共振(fMRI)、高速 X-CT 和正电子断层扫描(PET)等先进手段获得,但均无法在床旁实施。

（刘励军　宋志芳）

第 4 节　其他脏器功能监测

一、体　温

体温是反映病情变化的综合指标,能引起体温升高的原因很多,监测体温改变有利于综合评定和分析病情,也有助于诊断与治疗。体温监测是应用体温计间断测试,这已是沿用数百年的传统方法,目前仍不失为临床广泛应用的简便方法。应用体温计间断测试体温变化简便易行,目前多以腋下温度变化为主。测试体温时,体温计应紧贴皮肤,以免妨碍体温计的感应,造成测试值的人为误差,影响对病情的分析和判断。近来也有借助温度传感器与仪器相连后持续监测体温变化,持续温度监测分皮温(腋下)、肛温、食道温、血温四种。血温是通过 Swan-Ganz 导管前端的热敏电阻持续监测,虽然最能反映体内真实温度,但因操作复杂,又需特殊仪器设备,且属有创性监测法,临床难以常规开展;肛温和食道温监测能较好地反映体内真实温度,有条件时应尽量采用这两种方法持续监测体温变化;腋下皮温监测较为普遍,但容易受外界温度的影响,不如血温和肛温更能反映体内真实温度变化。持续体温监测均需要特殊仪器设备,临床尚不能常规开展。

二、肾　功　能

危重病患者的肾功能很容易受损,肾功能状况需要密切关注,反映肾功能的项目很多,监测分尿和血液生化两条途径。

（一）尿

人体多余的水分从泌尿系统排出,称为尿。监测尿的改变,能直接反映肾功能的状况。

1. 尿量

主要指 24 小时尿量,有助于判断患者的血容量水平、肾脏的血液灌注和排泄功能,是 ICU 内开展的基本监测项目。尿量异常分无尿、少尿、多尿,划分界限不等,一般<50 ml/24 h 为无尿,300~500 ml/24 h 为少尿,≥5 000~6 000 ml/24 h 为多尿,尿量异常是肾功能改变最直接和常见的指标。

2. 尿比重

有助于与 24 小时尿量结合,综合判断和分析患者的血容量水平和肾脏的浓缩功能,常规 1 次/12 h 或 1 次/4~6 h。

3. 血/尿渗透压

同样有助于综合判断和分析患者的血容量水平和肾脏的浓缩功能,但血、尿渗透压必须同时监测,利用血/尿渗透压较单纯监测尿渗透压更有价值,1 次/日即可。

4. 尿常规检查

尿中发现红、白细胞、蛋白、管型等,有助于了解和掌握泌尿系统感染或肾功能损害情况,虽然简便易行,但同样有价值,值得定期进行。

5. 尿液病原学检查

危重病泌尿系统感染是继肺部感染后最常见的感染类型,定期进行尿液的病原学监测(镜检与培养)能及时发现泌尿系统感染,为临床正确选择有效抗生素提供依据,一般 2～3 次/周。院内感染中,泌尿系统真菌感染最常见,尿液病原学检查应重视真菌检查,常规涂片发现真菌菌丝,能协助确立泌尿系真菌感染诊断。真菌培养需要特殊培养基,鉴别真菌感染病原菌类型对选择合适抗真菌药物十分重要。

(二)血液生化

排除体内代谢产物也是肾脏的主要功能,血液生化中含氮产物的水平直接反映肾脏的排泄功能。

1. 肌酐(Cr)、尿素氮(BUN)水平

血液中 Cr、BUN 水平检测是监测肾脏功能的主要指标,肾功能障碍最先出现的检验指标异常就可能是 Cr、BUN 水平的升高。肾功能障碍按照病变部位可以分为肾前性、肾性、肾后性;按照病情发展的快慢分为急性与慢性。血 Cr、BUN 检测,有时可以协助鉴别肾功能障碍的类型。如肾前性肾功能障碍或衰竭多与肾脏血流灌注减少有关,早期可能并不一定出现 Cr、BUN 水平的升高,而仅表现为尿量减少,一旦血流灌注增加,尿量增多,肾功能改善明显;急性肾衰竭也并不一定出现 Cr、BUN 升高,而慢性肾衰竭,尤其是尿毒症患者,主要表现就是 Cr、BUN 异常升高。危重病患者能引起肾功能障碍的因素很多,定期通过血液生化指标监测肾脏功能,是器官功能支持的主要措施,一般 1～3 日一次,特殊情况下随时监测。

2. BUN/Cr

肾功能正常时,BUN/Cr 通常为 10∶1(mg/dl)。BUN/Cr 能协助判断肾功能障碍原因,BUN＞8.9 mmol/L(25 mg/dl),氮质血症诊断确立;发生氮质血症时,BUN/Cr 增高时,提示肾前性因素;发生氮质血症,BUN/Cr 下降时,提示肾脏本身器质性病变。

(三)肾脏清除功能

能反映肾脏清除功能的指标很多,如肾小球滤过率、内生肌酐清除率、尿素清除试验等,操作计算复杂,ICU 内很少常规开展。

三、胃肠道功能

危重病胃肠道功能支持是难点,可监测指标少,功能状况很难客观评价。一旦发生胃肠道功能衰竭,积极预防和处理措施严重不足,尤其对胃肠无动力型的障碍和衰竭,治疗难度更大。

(一)围绕消化道出血的监测

消化道出血是胃肠道功能障碍和衰竭的主要表现形式,也是危重病患者经常出现的并发症之一,密切观察是积极预防和处理的前提。

1. 胃肠液引流与隐血试验

消化道出血的表现形式多样,有些以呕血为主,有些以便血为主,有些两者并存,有些除出现不明原因的休克外,临床无任何迹象。胃肠液引流主要依靠留置胃管,虽然留置胃管并不是 ICU 的常规,但对高度可疑消化道出血的患者,应及时留置胃管,以便定时监测胃肠液引流外观颜色。胃肠引流液外观呈咖啡色或血性,隐血试验阳性,是消化道出血的诊断依据之一。

2. 粪便监测

危重病患者发生消化道出血时,有时也以便血为主要表现形式,定时监测粪便外观颜色和粪便隐血试验,是 ICU 的常规监测项目。粪便呈黑色或柏油样、血性均提示消化道出血或出血倾向可能。

3. 内窥镜

主要适用于严重消化出血需要明确出血部位和接受局部止血治疗的患者。

（二）围绕胃肠动力的监测

胃肠动力是维持胃肠功能正常的主要条件,胃肠动力障碍是危重病胃肠道功能支持的难点,很多因素可以造成胃肠动力减弱,机制不明确,可以与局部血流灌注不良有关。能监测胃肠动力的途径和方法不多,传统的方法主要还是依据肠蠕动或肠鸣音及排便次数。胃肠动力障碍患者,最突出的临床症状是腹胀和不能耐受任何饮料与食物。

1. 肠蠕动或肠鸣音

肠蠕动是胃肠动力的主要表现形式,临床多以肠鸣音来判断肠蠕动。肠麻痹是胃肠动力障碍最严重的临床表现,肠麻痹发生时肠蠕动可以完全停止,临床表现为肠鸣音完全消失。虽然依靠肠鸣音评价胃肠动力并不可靠,但临床没有别的选择。

2. 排便次数

排便也是胃肠动力的主要表现形式,监测排便次数能在一定程度上客观反映患者的胃肠动力状况。与肠鸣音相同,依靠排便次数判断胃肠动力同样不可靠。

四、肝功能

肝功能监测主要从临床和血液生化的酶学监测两条途径开展。

（一）临床

1. 黄疸

巩膜、皮肤黄染是肝胆疾患最常出现的体征,临床观察黄疸严重程度能协助判断肝功能损害程度。

2. 肝脏触诊

肝功能异常经常伴有肝脏体积的增大或缩小,通过肝脏触诊了解肝脏体积、质地与压痛变化,能协助了解和分析肝功能异常的原因与程度,并观察治疗效果。

3. 移动性浊音

是诊断腹水和其他腹腔积液的主要途径,也是诊断的主要依据。

4. 腹围测量

能协助判断和了解腹水的数量。

（二）临床生化

1. 血清胆红素

肝脏是生产和排泄胆汁的主要场所,肝功能异常经常出现胆红素代谢异常,血清胆红素增高（>18 $\mu mol/L$）。

2. 血清转氨酶-谷氨酸丙酮酸转氨酶（ALT）

ALT 异常和增高是肝功能不全最常出现的症状,动态监测 ALT 能及时发现各种原因造成的肝功能损害。危重病救治过程中,各种药物对肝脏的损害,也通常是通过对 ALT 的监测及时发现。

3. 血清碱性磷酸酶（ALP）

主要是诊断胆汁淤积的酶,不但与肝功能有关,也与胆道的功能和异常密切相关,监测 ALP 能及时发现肝胆系统异常。

4. γ 谷氨酸转肽酶（γ-GT、GGT）

也是诊断胆汁淤积的酶。

5. 血清蛋白

肝脏是合成蛋白的重要场所,肝功能减退,血清蛋白水平下降十分常见,尤其是白蛋白水平下降明显。监测肝功能改变,血清蛋白水平是常规检查,1～2 次/周。

五、血液与凝血功能

（一）血液

1. 红细胞系统

包括红细胞总数、血色素（Hb）、红细胞比容（％）等,主要反映患者的贫血或失血状况,急性失血多表现为三者一致性下降;慢性失血,即贫血,多表现为血红蛋白下降明显。危重病患者监测红细胞系统,能及时发现失血迹象,协助客观评价患者的贫血状况,一般 1 次/1～2 日,有急性失血时,2 次/日。

2. 白细胞系统

包括白细胞总数、分类、中毒颗粒等,主要反映机体对炎症的反应状况,一般 1 次/1～2 日,必要时,1次/日。

3. 血小板系统

主要监测血小板计数变化,能协助判断凝血状况,一般 1 次/1～2 日,必要时,1 次/日。

4. 红细胞沉降率(血沉)

主要也是反映机体对炎症的反应,一般 1 次/1～3 日,必要时,1 次/周。

5. 骨髓象监测

需行骨髓穿刺,属于有创监测项目。骨髓涂片镜检能协助诊断与疾病分类,骨髓培养能协助病原学诊断。一般不常规开展,病情需要时 1 次/周。

(二)凝血功能

危重病凝血功能异常十分常见,令人困惑的是反映凝血功能的指标很多,由于影响凝血功能的因素多,相互之间的关系错综复杂,以至于各种指标所反映的凝血功能状况及他们之间的关系非常不明确,临床很难依据单项指标分析,判断和明确凝血功能异常的类型。多数情况下,还是依据临床症状与体征,结合各项指标变化与治疗效果,动态观察、分析与综合判断。危重病凝血功能障碍最具有代表性的疾病是弥散性血管内凝血(DIC),以下依据 DIC 发病机制的不同阶段和环节,简介各项凝血指标监测的意义。

1. 反映凝血启动的指标

(1)凝血酶原时间(prothrombin time,PT)和活化的部分凝血活酶时间(activated partial thromboplastin time,APTT):两者分别反映凝血系统的外源性和内源性凝血途径。在弥散性血管内凝血(DIC)的早期,

由于血浆中已存在被激活的凝血因子,如 Xa、IIa 等,纤维蛋白原减少尚不严重,FDP 较大的碎片已被凝血酶凝结,故 PT 与 APTT 可以正常,甚至缩短。

(2)凝血因子活化的标志物:很多,如多肽 F_{1+2},凝血因子 X 被激活成 Xa 后,可使凝血酶原裂解而释放出多肽 F_{1+2},血浆中出现多肽 F_{1+2} 反映血浆中 Xa 的存在,说明血管内凝血过程已被启动;纤维蛋白肽 A(fibrinopiptide A,FPA)与纤维蛋白肽 B(fibrinopiptide B,FPB),凝血过程中,凝血酶从纤维蛋白原 Aα、Bβ 链的氨基端分别裂解出一段 $16β_{14}$ 个氨基酸的多肽,称 FPA 与 FPB。FPA 的生物半衰期仅 3～5 分钟,它在血浆中的存在反映凝血酶作用于纤维蛋白原的过程正在进行,是反映凝血酶生成和活性的敏感和特异性指标之一;蛋白 C 肽,凝血酶原形成凝血酶后,除从纤维蛋白原的 α、β 链的氨基端裂解出 FPA、FPB 外,还从蛋白 C 上裂解出一段多肽,称蛋白 C 肽(protein C peptide,PCP);FPA 与 PCP 同时出现,是血浆中凝血酶原被激活的标志,也说明血管内凝血过程已被启动;SFMC,为可溶性纤维蛋白单体复合物,主要反映 IIa 活性。

(3)反映血小板激活及血管内皮细胞损伤指标

①β-血小板球蛋白(β-TG)、血小板第四因子(platelet factor 4,PF_4)及 GMP-140:其中 β-TG 与 PF_4 是血小板 α 颗粒的主要释放物,DIC 时,血小板大量聚集和解体,释出 β-TG 和 PF_4,而使血浆水平升高;GMP-140 是血小板 α 颗粒膜糖蛋白,DIC 时,由于血小板被激活,GMP-140 也明显增高。

②血栓素 B_2(thromboxano B_2,TXB_2)测定:血小板膜磷脂经磷脂酶、前列腺素环化酶、TXA_2 合成酶等一系列酶列解后形成 TXA_2,并进一步转变为稳定而无活性的 TXB_2。DIC 时,大量血小板参与凝血过程,血浆 TXA_2 和 TXB_2 升高,TXA_2 在血浆中半衰期短,仅 30 秒,故只能测定 TXB_2。

③VWF/Ag:VWF 由血管内皮细胞合成,VWF/Ag 是反映内皮细胞损伤的指标;DIC 时,血管内皮细胞损伤,VWF 被释放入血,VWF:Ag 升高。

④因子Ⅷ:C 与Ⅷ:VWF 测定:因子Ⅷ由两部分组成。前者由肝细胞合成,后者由血管内皮细胞合成。DIC 时,Ⅷ/C 因消耗而减少,Ⅷ/VWF 却因血管内皮细胞受损而增高,故 DIC 时测定Ⅷ:C/Ⅷ:

VWF 比值比单独测定Ⅷ/C 的促凝活性更有意义。

2. 反映消耗性凝血障碍指标

(1)反映血小板量和质改变的指标:血小板数量急剧减少是急性 DIC 的突出表现,减少的程度取决于 DIC 病情、原有血小板数量和患者的代偿功能,动态观察发现血小板数量进行性减少更具有临床诊断价值。除数量减少以外,血小板功能异常也十分有价值。因为在 DIC 的发病过程中,粘附、聚集功能良好的血小板首先被消耗,剩余的多为功能较差的血小板。血小板功能异常主要表现在出血时间延长、血小板聚集或黏附试验异常等。

(2)PT、APTT:DIC 过程中,由于凝血因子Ⅱ、凝血因子Ⅴ、凝血因子Ⅶ、凝血因子Ⅷ及纤维蛋白原明显减少,FDP 的抗凝作用,PT 与 APTT 明显延长;延长的程度与 DIC 病情大致平行,为 DIC 诊断的常用指标。

(3)血浆纤维蛋白原定量:DIC 时,纤维蛋白原在凝血过程中被消耗,在纤维蛋白溶解过程中又被降解,血浆纤维蛋白原降低明显,降低的程度也与 DIC 的病情、原有血小板数量和患者的代偿功能有关。因此,进行性下降更有临床诊断价值。

(4)纤维蛋白原半衰期测定:血浆中纤维蛋白原含量取决于生成与消耗两方面的消长。当血浆纤维蛋白原含量在正常范围时,常难以据此判断是否存在 DIC,即使纤维蛋白原降低,也难以说明凝血与纤溶过程是否仍在进行。使用^{125}I 纤维蛋白原半衰期测定,有助于了解纤维蛋白原转换率,如配合 γ 线扫描,还可了解 DIC 发生的主要部位。

(5)抗凝血酶-Ⅲ(antithrombin,AT-Ⅲ):是血浆中主要的丝氨酸蛋白酶抑制物。DIC 时,由于凝血因子Ⅶa、凝血因子Ⅸa、凝血因子Ⅹa、凝血因子Ⅺa、凝血因子Ⅻa、凝血酶大量形成,并与 AT-Ⅲ结合成不可逆性复合物,故血浆中 AT-Ⅲ减少,其程度与 DIC 病情平行,是诊断 DIC 的重要指标之一,也是监测抗凝治疗效果的有用指标之一。

(6)凝血酶-抗凝血酶复合物(thrombin-antithrombin complex,TAT):TAT 较稳定,它不仅反映凝血酶生成状况,且可较准确地反映抗凝系统激活状况,在前 DIC(pre-DIC)的诊断中有特别重要的价值,

不及 F$_{1+2}$、FPA 敏感,但较 AT-Ⅲ特异。

3. 反映纤溶亢进指标

(1)纤维蛋白(原)降解产物:又称 FDP,是纤维蛋白和纤维蛋白原经纤溶酶降解后产物的总称。当纤维蛋白(原)溶解亢进时,FDP 的产量超过单核-吞噬细胞系统处理的能力,血浆和尿中 FDP 含量增高,是临床诊断 DIC 的重要指标之一。

(2)血浆鱼精蛋白副凝试验(plasma protamine paracoagulation):又称 3P 试验。纤维蛋白原经凝血酶裂解出纤维蛋白肽 A 和肽 B 后形成纤维蛋白单体,当血浆中 FDP 存在时,部分纤维蛋白单体可与纤维蛋白原及分子较大的 FDP 形成可溶性复合体存在于血浆中,当加入适量的鱼精蛋白后,纤维蛋白单体可从可溶性复合体中解离,很快自动聚合而形成沉淀,这种现象称为副凝反应。3P 试验阳性反映血浆中既有纤维蛋白单体存在,又有 FDP 存在,说明体内凝血与纤溶两者同时进行,是诊断 DIC 比较敏感的指标。然而,3P 试验的假阴性与假阳性也值得重视。假阴性可能是 DIC 晚期,凝血过程减弱,纤维蛋白单体形成减少,血浆中分子较大的 FDP 又在纤溶过程中被进一步降解,此时 3P 试验可为阴性。因此,当其他资料符合 DIC 时,即使 3P 试验阴性,也不能除外 DIC。假阳性可能是由于抽血时启动了凝血和纤溶系统所致。

(3)D-二聚体测定:是纤溶酶作用于交联纤维蛋白的产物,血浆中 D-二聚体存在既反映血管内有交联的纤维蛋白沉积,又反映纤维蛋白溶解亢进,是诊断 DIC 的重要指标之一,也是鉴别 DIC 中继发性纤维蛋白溶解与原发性纤维蛋白溶解的重要指标。正常时< 75 μg/L,DIC 时 > 2 000 μg/L。

(4)优球蛋白溶解时间(euglobulin lysis time,ELT):是反映血浆中纤溶酶和抗纤溶物质活性总合的试验。DIC 时,血浆中纤溶酶活性增高,优球蛋白溶解时间缩短。此试验虽然简单,但因影响因素较多,临床很难提供较可靠的数据。

(5)纤溶酶原定量:DIC 时,大量纤溶酶原被吸附于纤维蛋白,并被转变为纤溶酶。所以,血浆纤溶酶原明显减少。

(6)Bβ$_{1-42}$与 Bβ$_{15-42}$:纤溶酶原被激活而形成纤溶

酶后,在碎片 X 形成之前,可先从纤维蛋白原和未交联的纤维蛋白聚合体的 β 链上裂解出碎片 $B\beta_{1\sim42}$ 与 $B\beta_{15\sim42}$,它们的出现标志着纤维蛋白(原)溶解亢进及血管内存在未交联的纤维蛋白。

(7)纤溶酶-α_2 抗纤溶酶复合物(PAP):正常情况下,两者以 1:1 结合,使纤溶酶灭活。DIC 时,PAP 升高,反映纤溶酶增高和纤溶亢进。

4. 微血管病性溶血

是指周围血液中出现异型、破碎的红细胞。正常情况下,由于机械性作用,血液内可能存在极少量破碎的红细胞,一般均<0.2%;DIC 时,周围血液中破碎的红细胞明显增加,可>2%,也是诊断 DIC 的有力佐证。

危重病凝血异常常见,给机体带来的危害极大,监测指标的掌握主要依据病情,选择性地动态观察某些指标的变化。临床常用的指标是 PT、APTT、凝血酶时间(TT)、纤溶酶原定量、D-二聚体,一般 1~2 次/日,必要时 1 次/2~3 日。

六、内环境稳定监测

内环境是机体赖以生存的内在环境,内环境稳定是保障各脏器功能正常运行的基本条件。水、电解质和酸碱平衡,是维持人体内环境稳定的三个重要因素,血糖、渗透压也影响着内环境稳定的维持。论及内环境稳定的维持与调节,这五个因素是不可以缺少的。维持内环境稳定的前提是监测,及时发现、及时处理是惟一的选择。

(一)水、电解质监测

1. 水监测

详细记录 24 小时出入量是水监测的主要途径。

危重病严密监测出入量是保障各重要脏器功能正常的主要措施之一,依据水排泄和丢失的途径和数量,不但能为及时补充液体的数量寻找依据,还能协助判断电解质丢失的种类。虽然多数情况下机体能自行调节维持水的平衡,但当疾病状况下,这种调节机能减弱,通过监测 24 小时出入量及时补充和排除多余液体,有助于维持脏器功能。

2. 血清电解质监测

主要指 K^+、Na^+、Cl^-、Ca^{2+}。危重病血电解质变化大,定时监测、及时处理很有必要。一般 1~2 次/日,必要时随时监测和调整。

(二)酸碱平衡监测

酸碱平衡也是内环境稳定的主要因素,维持酸碱平衡有助于保障脏器功能。酸碱平衡监测主要依据动脉血气分析,一般 1~2 次/日,必要时随时监测。接受呼吸机治疗的患者,动脉血气分析更显得重要。

(三)血糖监测

危重病升高和降低血糖的因素多,血糖变化大,升高和降低均可能危及患者生命。监测血糖变化是维持血糖正常的客观依据,一般 2~4 次/日,必要时 1 次/1~2 h。

(四)渗透压监测

渗透压分血和尿渗透压,监测一般 1~2 次/日。鉴于渗透压监测需要仪器设备,临床尚未常规开展,较多的还是依据公式计算。

(宋志芳)

参 考 文 献

1 Cholley BP,Singer M. Esophageal Doppler:Noninvasive cardiac output monitor. Echocardiography,2003,

20:763~769

2 Roeck M，Jakob SM，Boehlen T，et al. Change in stroke volume in response to fluid challenge：assessment using esophageal Doppler. Intensive Care Med，2003，29:1729~1735

3 Kotake Y，Moriyama K，Innami Y，et al. Performance of noninvasive partial CO_2 rebreathing cardiac output and continuous thermodilution cardiac output in patients undergoing aortic reconstruction surgery. Anesthesiology，2003，99:283~288

4 Della Rocca G，Costa MG，Coccia C，et al. Cardiac output monitoring：aortic transpulmonary thermodilution and pulse contour analysis agree with standard thermodilution methods in patients undergoing lung transplantation. Can J Anaesth，2003，50:707~711

5 刘长文,徐淑秀. 危重症脏器支持与护理. 北京:人民卫生出版社,2001. 71~82

6 Rivers EP，Ander DS，Powell D. Central venpus oxygen saturation monitoring in the critically ill patient. Curr Opin Crit Care，2001，7:204~211

7 Jordan KG. Continuous EEG monitoring in the neuroscience intensive care unit and emergency department. J Clin Neurophys，1999，16(1):14~39

8 王娟,徐兴发,刘励军. 持续床旁脑电监测和动态脑电图在评价严重中枢神经功能障碍患者中的价值. 中国急救医学杂志，2005,25(5):366~367

9 Steiger HJ，Aaslid R，Stooss R，et al. Transcranial Doppler monitoring in head injury：relations between type of injury，flow velocities，vasoreactivity，and outcome. Neurosurgery，1994，34:79~85

10 Armonda RA，McGee B，Veznadaraglu E，et al. Near-infrared spectroscopy（NIRS）measurements of cerebral oximetry in the neurovascular ICU. Crit Care Med，1999,27:173

11 Kerr MA，Nemoto EM，Yonas H，et al. Cerebral oximetry by near-infrared spectroscopy（NIRS）as an early indicator of delayed cerebral ischemia（DCI）following subarachnoid hemorrhage（SAH）. Crit Care Med，1999,27:132

12 Czosnyka M，Pickard JD. Monitoring and interpretation of intracranial pressure. J Neurol Neurosurg Psychiatry，2004，75:813~821

13 Van den Brink WA，van Santbrink H，Avezaat CJ，et al. Monitoring brain oxygen tension in severe head injury：the Rotterdam experience. Acta Neurochir Suppl，1998,71:190~194

14 Hoffman WE，Charbel FT，Portillo GG et al. Regional tissue PO_2，PCO_2，pH and temperature measurement. Neuro Research，1998，20 suppl 1:S81~84

第 28 章

高龄患者围手术期监测与处理
Management of perioperative period for elder patients

随着社会的发展与进步,人口老龄化已经成为发达国家日益突出的社会问题,医疗资源消耗的主要对象,也同样是老年患者。我国主要大中等城市,同样出现高龄患者增加、高龄手术患者明显增多加的局面。面对高龄患者,尤其是接受手术治疗的患者,围手术期阶段的监测与治疗显得格外重要。作为从事危重病或 ICU 专业的人员,高龄患者围手术期的监测与处理,是需要掌握的重要内容。

一、高龄患者的临床特点

高龄患者的年龄界限,一般为 60 岁以上。随着生活水平和医疗条件的改善,人类的平均寿命明显延长,65～70 岁以上的人群明显增加,医院收治的患者中,同样是这类患者的病情重,并发症多,成为值得关注的主要人群。

(一)基础疾病多

随年龄增长,合并各种基础疾病发生率高,尤其是老年人容易患的疾病,如慢性阻塞性肺部疾病(COPD)、糖尿病、高血压、心脏病等。在日常生活中,依靠药物,这些疾病尚能得到较好地控制。由于疾病,需要接受手术和特殊检查治疗时,以往的平衡被打乱,各种意外很容易发生。如糖尿病患者,正常饮食状况下,血糖控制良好,手术作为应激,可引起血糖变化,过高、过低均可能发生,高血糖发生机会远高于低血糖;鉴于低血糖引起的脑功能障碍,发现不及时,有可能造成永久性损害,故低血糖的后果较高血糖更为严重。有高血压病的患者,平时依靠降压药物,血压控制在正常水平,接受手术治疗过程中,各种操作和紧张、疼痛等,都可能引起血压变化,发生脑血管意外(出血和缺血)的机会,远较无高血压病的患者多。有心脏病的患者更是如此,任何休克、缺氧、缺血、紧张、疼痛、电解质紊乱、酸碱平衡失调等,都可能使原有的心脏病加重,出现心衰、心律失常的机会远较无心脏病的患者多,严重时还可能并发心肌梗死。

(二)器官功能减退

老年人随年龄增长,各器官功能已有不同程度地减退。由于早期的功能减退可能仅停留在细胞和分子水平,各项检验指标可能完全正常,器官功能减退的实际状况很少被觉察和重视。当发生疾病需要接受特殊检查和治疗时,这些原本已有不同程度功能减退的器官,受到缺血、缺氧、感染、药物等作用的影响,很容易发生功能不全,甚至衰竭。这个过程可长可短,短的可以发生在数小时之内。依据临床各器官功能不全发生率多寡统计,心和肺功能不全发生率最高,其次可能是胃肠和肾功能不全,脑、肝、血液、代谢等功能不全也时有发生。脏器功能不全发生后,可逆性差,这也是老年人的临床特点,预防脏器功能不全的发生和发展,是围手术期的重要内容。

(三)营养状况差和抵抗疾病能力降低

老年人普遍营养状况差,消瘦、贫血、低蛋白血症、电解质紊乱(低钾、钠、氯)十分常见。营养状况差的主要原因是被照顾和关怀少,经济上的节俭也是不可忽视的因素,少数老年人可能存在挑食和过于克制的生活习惯。营养状况差,可以直接导致抵抗力下降,适应和克服外界环境变化的能力差,接受手术治疗的修复能力更差。老年人易并发各种感染是抵抗力下降的主要表现,常规抗感染治疗效果不好,也反映了老年人内在的不利因素。

(四)临床症状与表现不明显

老年人普遍应激能力和反应差,发生感染时,各种临床表现轻,发展迁延,往往不被注意。一旦临床表现明显,症状突出,多已经是疾病的晚期,治疗效果往往不好,有时根本无法逆转。全面监测和检查,及时发现异常,对疾病的预后十分重要。

(五)恶化快、好转慢

老年人的新陈代谢慢,但疾病恶化快、好转慢,与儿童恶化快、好转也快截然不同。任何治疗,临床疗效与患者内在的因素有关,许多无法了解的因素是决定治疗效果的主要因素。老年人病情迁延,不容易逆转,多与无法了解的内在因素有关。由于这些因素依靠客观手段无法预测,早期发现与干预治疗是围手术期的主要任务。

上述各种因素共同作用,降低了老年人承受各种意外事件打击的能力。在接受各种手术和检查的过程中,引起或发生各种并发症或意外事件的概率远较年轻人增加。因此,对高龄患者,尤其是接受手术治疗的患者,常规接受 ICU 监测和治疗,十分必要。建议各个医疗单位,将接受手术与特殊治疗(各种介入治疗)的高龄患者,常规列入 ICU 监测与治疗的范围,并作为一种规章制度,强行贯彻执行。这样能显著降低各种并发症的发生率,同样也能降低病死率,提高手术和各种特殊治疗的成功率。在具体实施过程中,手术科室要充分认识围手术期监测与治疗的重要意义,切实做好对高龄手术患者的围手术期工作,如果真能如此,一定能获得事半功倍的临床疗效。

二、围手术期监测

(一)生命体征

1. 意识状况

患者的意识状况受多种因素影响,脑血管疾病(出血和缺血性脑卒中)、血糖高低、电解质紊乱(低钠)均可以导致意识障碍,注意监测意识状况,能及时发现异常、诊断与鉴别原发病,并采取必要抢救和治疗措施。原发病不同,治疗原则不同;发现与治疗、抢救是否及时,也直接影响预后和后果。老年患者接受手术治疗过程中,发生出血和缺血性脑卒中比率高,尤其是脑梗死发生率高,及时发现意识障碍后,不但能在条件允许的情况下做进一步检查,明确诊断,还能及时采取相应的措施,并与家属沟通,以便有足够的思想准备。血糖水平与意识的状况关系密切,血糖高低均能导致意识障碍,高血糖昏迷处理不及时能造成死亡,低血糖昏迷处理不及时同样能造成不可逆性损害。老年人普遍反应差,不注意观察,可能不能及时发现意识障碍和其严重程度,并影响采用必要的措施。

2. 呼吸系统

需要监测的项目很多,呼吸频率是各种异常临床表现较突出的体征,与缺氧或心功能不全等关系密切,需要有足够的重视。此外,动脉血气分析与胸片也很重要。老年人对各项异常反应差,有时即使有严重的肺部感染,临床表现和症状并不明显。术前、术后常规监测胸片,能及时发现依靠物理检查不能发现的异常。

3. 循环系统

需要监测的项目也很多,比较起来血压与心率(律)可能是最重要的需要监测的项目。依靠胸片,还能观察和发现心影的大小,对评价心功能和肺瘀血的严重程度十分有利。

4. 胃肠道功能

吸收与排便是胃肠道的主要功能。对吸收功能,临床很难观察与评价;排便功能是否正常,却很容易观察。腹胀是胃肠道功能中比较棘手的问题,尤其是中毒性肠麻痹和胃肠道无动力。老年人生理性减退,就很容易出现胃肠动力差,疾病和手术后更容易发生腹胀和排便困难。早期注意观察与处理,能避免各种由胃肠道功能障碍造成的并发症。维持胃肠道功能正常的主要因素,除了控制腹腔感染和保持引流通畅外,早期活动有助于增加胃肠蠕动,必要时还需借助胃肠动力药。此外,尽快恢复正常饮食,也有助于增加胃肠蠕动,维持胃肠道功能,促进胃肠道的血液循环,避免菌群失调。虽然腹泻能引起液体丢失和电解质紊乱,但排除毒素和代谢产物对机体反而有利,毕竟通过及时补充水分和电解质,腹泻引起的水与电解质紊乱能得到及时纠正。对这类患者,我们不主张轻易使用止泻和收敛药,惟恐这些药物会影响胃肠蠕动和动力。

5. 肾功能

血清肌酐和尿素氮水平是肾功能状态的主要指标,老年人出现肌酐和尿素氮水平升高并不奇怪,即使对肌酐和尿素氮水平正常的患者,肾功能障碍也可以很快出现。因此,对老年患者,应特别警惕肾毒性药物。尿量能反映肾功能,同样能反映循环功能,尿量减少或增多都可能来自肾功能不全,观察 24 小时尿量对接受手术治疗的老年患者十分必要。

6. 血液系统

白细胞系统是反映机体炎症反应的主要指标,老年人机体反应性差,即使有感染,白细胞系统也可能没有改变。红细胞系统,尤其是血红蛋白水平,能反映贫血的严重程度。老年人营养状况差,常有不同程度的血红蛋白下降,及时发现与处理能纠正贫血,改善营养状况。血小板和凝血功能是老年人需要监测的主要项目,尤其对接受抗凝治疗的患者。抗凝药物抗凝作用发挥与引起出血的剂量十分接近,剂量掌握有一定困难,依赖对血小板和凝血功能监测和临床出血倾向观察调整剂量是惟一的选择。

(二)内环境稳定与平衡

1. 体液平衡

指进入液体的平衡,其中进入液体包括补液与饮水;排出体液包括尿量、出汗、呕吐、腹泻、各种引流液体。液体平衡是维持有效循环血容量的必要条件,也是防止液体负荷过度,引起心功能不全的有效措施。临床有依靠有创血流动力学监测来维持体液平衡,但一定要强调动态观察。因为影响监测数值变化的因素很多,如监测导管插入过深或过浅都可能使监测数值变化很大,不强调动态观察,有可能被错误的数据误导。监测 24 小时出入量,结合有创血流动力学指标动态观察,能避免错误的分析结论。尤其当入量显著多于出量时,一定要仔细分析监测的数据。当监测的数值很低,与临床液体入量显著不符时,千万不能盲目地增加补液量和补液速度。依据物质不灭的定律,多余的液体一定应该有出路,除非储存在第三间隙,否则就一定是监测数值有误。

2. 电解质平衡

老年人自身调节能力差,饮食控制不好,平时就很容易发生电解质紊乱。疾病和手术状态下,如果不及时补充,电解质紊乱发生率更高。严密监测和及时处理,能避免很多电解质紊乱引起的并发症,最突出的是心律失常和酸碱平衡失调。监测血电解质水平时,绝对数值固然重要,但动态观察丢失量更重要。鉴于 98% 钾存于细胞内,血清钾水平不能反映真正的细胞内钾的水平,即使对血清钾水平正常的老年人,如果发生额外丢失,如利尿、腹泻、呕吐、出汗等,也要及时补充。另外,补钾一定要同时补镁,血清钾与镁的关系密切,通常以 25% 硫酸镁作为补充镁的主要药物,常用剂量是 20～40 ml/d 静脉滴注。

3. 酸碱平衡

主要受肺、肾功能影响,也受缺氧、休克、电解质紊乱、血糖水平等影响。动脉血气分析是判断酸碱失衡的主要依据,老年人这些异常的发生率高,常规监测动脉血气分析,有利于及时发现酸碱失衡,及时处理与纠正。

4. 血糖稳定

血糖水平是人体内环境稳定的主要内容,老年人胰岛素水平相对不足,高血糖发生率高,应激状况下更容易如此。一些降低血糖的因素不容易预测,应用外源性胰岛素后,降低血糖的效果也很难预料,有时即使应用常规剂量(1∶4)的胰岛素,也可能诱发严重低血糖。因此,常规监测血糖变化对维持内环境稳定十分重要,监测必要时 1 次/h。

(三)脏器功能不全(MODS)的预防

MODS 一旦发生,很难逆转,预防 MODS 是保障手术成功的重要环节。鉴于 MODS 的发生发展与缺氧与缺血、低灌注、感染、创伤、过敏有关,预防的重点就在于避免这些情况发生。手术本身就可能是一种创伤,必要时借助抗炎治疗,减少或减轻手术创伤对机体的影响。

1. 警惕手术前、后、中的血压变化

影响老年人血压变化的因素很多,麻醉、药物、疼痛、紧张、心脏功能、心律失常、血容量、牵拉刺激等。一旦发现血压下降,及时处理与纠正很重要。高血压的患者,保证脏器灌注压的血压水平,可能高于 80 mmHg。避免血压下降和及时纠正,是预防脏器灌注压下降导致功能不全的惟一选择。

2. 借助氧疗与呼吸机治疗及时纠正缺氧

能引起缺氧的因素很多,及时发现与纠正很重要。氧疗是常规治疗方法,必要时还需借助呼吸机。由于组织和器官缺氧,临床很难发现,保证充分氧供是主要手段。

3. 抗生素与抗炎药物应用

有污染的伤口,预防性应用抗生素很有必要。为减少手术创伤对机体的影响,常规应用抗炎药物有一定必要,但需依据可能发生感染的途径选择抗生素,如可能来自皮肤的感染应侧重抗 G^+ 菌,来自胃肠道的感染应侧重抗 G^- 菌,腹腔感染除应侧重抗 G^- 菌

外,还应包括抗厌氧菌。目前应用比较普遍的抗炎药物是乌司他丁,能减轻机体对手术的反应,减少并发症。

4. 保持引流通畅

痰液、尿液、粪便是人体正常的分泌物,保持通畅才能保障健康。围手术期阶段,保持呼吸道通畅更为重要,必要时还需建立人工气道。胃肠道引流,也是保持呼吸道通畅的必要措施。留置胃管,对围手术期患者十分重要。胃肠道引流不通畅,一旦发生误吸或窒息,可直接造成死亡。

三、围手术期处理

(一)肺部感染预防与处理

肺部感染是所有危重病最常见的并发症,接受手术治疗的老年患者尤其突出。肺部感染的主要表现形式是肺炎,有时还可能出现不张。由于肺炎与肺不张都与术后不能主动咳嗽、排痰有关,加强术后翻身、拍背、雾化吸入,对预防肺部感染十分重要,必要时还需要应用祛痰药,帮助排除肺内分泌物,保证痰液引流。多数患者由于惧怕伤口疼痛,不愿意翻身和体位变动,这不利于呼吸道分泌物的排出,应当警惕,加强护理,做好患者的思想工作,鼓励克服疼痛,定时变换体位。此外,体位也很重要。医院获得性肺炎与胃肠返流和误吸有关,保持半卧位或头高位,能减少胃肠返流,防止误吸。一旦发生支气管和肺部感染,在加强物理治疗的前提下,及时选用有效抗生素,尽快控制肺炎。必要时还需要早期建立人工气道,有利于分泌物排出和感染控制。

(二)保持呼吸道通畅

老年人体弱多病,保持呼吸道通畅是十分重要的环节。咳嗽和排痰能力是保持呼吸道通畅的主要途径。有意识障碍时,患者不能主动咳嗽和排痰,肺部感染发生率高,痰液或食物造成窒息也经常发生,建立人工气道是保持呼吸道通畅的可靠途径。人工气道的方法很多,临床选择较多的是气管插管和气管切开,其中经鼻气管插管保留时间长,损伤小,可以反复

操作;气管切开损伤大,但舒适,无效腔短。近年来,出于手术过程安全性考虑,选择全麻的手术日益增多,经口气管插管是最常见的选择。对高龄患者,常规保留人工气道和或呼吸机支持至次日上午很有必要。很多手术医师,由于顾虑人工气道或呼吸机的相关性损伤,总是急于在手术当日或当晚脱机拔管,孰不知晚间值班的医护力量薄弱,观察与处理远不如日间及时与可靠,况且人工气道多保留一晚、呼吸机多支持一晚,患者各方面功能和体力都能得到充分休息与保障,手术后的安全系数能提高很多。虽然大量临床资料表明,人工气道和或呼吸机相关性损伤均与时间有关,但多在 3～5 天以上,≤3 天很少发生。鉴于人工气道多保留一晚、呼吸机多支持一晚所得到的利大于弊,对高龄患者常规保留人工气道至次日就成为必须。

(三)呼吸机支持

老年人心肺功能差,术后呼吸机支持能改善心肺功能,有利于心肺功能和呼吸肌疲劳的修复。接受任何部位手术的患者,术后常规呼吸机支持数小时,很有必要,尤其是胸部和心血管手术的患者。与保留人工气道相同,多于 3 天的呼吸机支持,利远大于弊,为提高手术与特殊治疗成功率和安全系数,常规呼吸机支持至次日也应成为必须。

(四)心脏功能不全与心律失常预防与处理

老年人基础疾病多,合并心脏器质性病变的概率高,当出血、缺氧、缺血、电解质紊乱、酸碱平衡失调、补液过多或过快时,很容易诱发心功能不全和心律失常。预防的主要方法是将所有诱发因素限制在最低水平,其中预防电解质紊乱尤为重要。虽然这类患者的心律失常多与器质性心脏病有关,但如果有电解质紊乱因素的参与,心律失常发生率将会显著增加。很多患者手术前、中、后发生的快速性心律失常(室早、室速、室上速、快速房颤),单纯依靠补充钾和镁,就可以纠正。令人困惑的是,依靠血清电解质监测,对这类患者不一定都能寻找到电解质紊乱的依据。因此,很多临床医师对此持怀疑态度,甚至根本不重视。严

重心律失常,不及时发现与抢救,可以直接导致死亡。如果提前注意补充钾和镁,就可能避免电解质紊乱引起的心律失常发生,这些均能给手术的恢复多增加几份安全系数。

(五)胃肠道功能不全预防与处理

胃肠道功能不全的主要表现形式是消化道出血、腹泻、腹胀,其中以腹胀最为凶险。腹胀的原因很多,感染毒素和菌群失调引起的肠麻痹或胃肠无动力,处理最为棘手。保持引流通畅,是预防和治疗感染的必要措施,腹腔感染更不例外。涉及腹腔的手术,术后体位很重要,保持半卧位或头高位,不但能减少胃肠返流和误吸,还有利于腹腔引流,避免引流液积聚在上腹部或膈下。尽早恢复胃肠饮食、合理应用抗生素,是避免菌群失调的主要方法,必要时还可以借助药物维持胃肠动力,如常用的胃肠动力药(吗丁啉)、米雅、培菲康等。生大黄粉有止血、消炎、攻下的作用,是胃肠道功能不全预防和治疗不可缺少的药物,2.0～5.0 g 煮沸后胃管内注入,2～3 次/日是常用的剂量,必要时 10.0～50.0 g。保持胃肠道通畅避免腹胀,有利于心肺功能,避免菌群失调,也避免胃肠道病原菌在呼吸道定植,减少感染;心肺功能良好、菌群不失调、肺部无感染,反过来又有助于胃肠道功能。

(六)下肢静脉血栓形成与肺动脉栓塞预防与处理

血流缓慢、血液黏滞度高、血管内皮损伤是血栓形成的主要因素。老年人本身就具备血栓形成的主要因素,我国对手术前后的抗凝治疗尚未达成共识,这是下肢静脉血栓形成与肺动脉栓塞发生率日益增多的主要因素。下肢静脉血栓形成的后果不十分严重,但肺动脉栓塞是造成猝死的常见原因。近年来,随尸检率增加,肺动脉栓塞的报道日见增多,对血栓栓塞的预防普遍受到重视。常规抗凝治疗是惟一的预防措施,监测血凝指标是掌握和控制抗凝治疗剂量、防止出血倾向的主要依据。此外,坚持床上肢体活动和早期下床活动,也有助于预防血栓形成和肺动脉栓塞。

四、注意事项

（一）物理治疗

借助理化因素,促进和帮助机体维持脏器功能的方法是物理治疗。老年人手术并发症多,物理治疗所起的作用更显得重要。临床较常应用的方法是各种理疗和翻身、拍背。目前,市场上出现的叩痰机,是预防肺部感染极好的物理治疗方法。苦于财力,不是每个 ICU 均具备这个仪器。期望物理治疗,能在 ICU 内逐渐推广。

（二）功能锻炼

功能锻炼的方法很多,翻身或变换体位,不但属于物理治疗,也属于功能锻炼。定时翻身,利多弊少。减少褥疮,避免血栓形成或栓塞,有利于痰液排出,促进肠蠕动。具体实施过程中,注意避免各种导管(气管导管或套管、导尿管、胃管、静脉置管、胸腹腔引流管)滑脱。腹式呼吸,对少数患慢性呼吸功能不全的患者十分必要,尤其是接受呼吸机治疗的患者,早期开始训练腹式呼吸,有助于锻炼膈肌,有利于尽早脱机。肢体活动,不但能促进脏器功能改善,还能避免肌肉废用性萎缩,锻炼呼吸肌。床上与床边活动,如直立坐位、下床坐位、站立、行走,都有助于血液循环和脏器功能恢复、肌肉锻炼等。操作时注意搀扶和安全,避免摔伤和跌碰。

（三）营养支持

营养支持的内容不仅仅是热卡,构成热卡的营养底物、维生素、微量元素、代谢状况等,均是值得考虑的范畴。围手术期患者,3～5 天内可以不考虑热卡,但维生素、微量元素等应该重视。机体代谢状况与营养支持关系密切,了解与监测代谢状况,有助于作好营养支持。

（四）心理治疗

老年人心理状况复杂,围手术期心理治疗重要。首先应获得患者的信任与理解,其次要让患者树立战胜疾病的信心,并鼓励老年患者,遵循医护人员的要求与指导,准备接受手术和度过术后 3 天关。获得老年患者信任与理解并不难,认真与负责是最基本的要点;其次要关心和客观。

老年人围手术期的监测与处理,适用于所有接受手术、介入治疗的老年患者,对保障手术成功至关重要,切实做好这项工作的前提是重视。做好了,得益的是医患双方。具体实施过程中,需要从事 ICU 的专业人员,耐心细致地观察、分析与处理。

（宋志芳）

参 考 文 献

1 Wiklund RA,Rosenbaum SH. Anesthesiology- First of Two Parts. N Engl J Med,1997,337:1132～1141

2 黎介寿. 围手术期处理学. 北京:人民军医出版社,1993. 30～43,70～83

3 Tote SP,Grounds RM. Performing perioperative optimization of the high-risk surgical patient British Journal of Anaesthesia,2006,97(1):4～11

4 ACC/AHA guidelines for perioperative cardiovascular evaluation for noncardiac surgery. Circulation, 1996, 93:1280～1317

5 Archer C,Levy AR,McGregor M. Value of routine preoperative chest X-rays:a meta-analysis. Can J Anaesth, 1993,40:1022～1027

第 29 章

ICU 护理运作与管理
Organization and management for ICU nursing

重症监护治疗室(intensive care unit, ICU),又称加强护理治疗病房,是一种将危重病患者集中监护和救治重症患者的专业科室。配备有抢救危重病经验的专业医务人员和先进的监测与治疗设施,能显著提高危重病抢救成功率,降低病死率。

ICU 作为对危重病患者进行监测与治疗、护理的组织形式,涉及的专科和领域多。在我国,卫生部已于 1989 年,将 ICU 建设列为评定医院等级的重要条件之一。因此,自 20 世纪 90 年代以来,各省、市与地区不同等级医院已经建立了不同规模与性质的 ICU。随着监测、医疗、护理技术的不断提高,ICU 在现代医院中的地位显得越来越重要,已经成为急危重症患者接受治疗和护理的主要场所。

然而,由于受经济或财力的影响,各地发展极不平衡,专业队伍不完善,也不稳定。卫生部 2005 年颁布的《中国护理事业发展规划纲要(2005~2010 年)》通知中指出根据临床专科护理领域的工作需要,有计划地培养临床专业化护理骨干,建立和发展临床专业护士;2005~2010 年内,要分步骤在 ICU、急诊急救等专科护理领域,开展专业护士培训,培养一批临床专业化护理骨干,建立和完善以岗位需求为导向的护理人才培养模式,提高护士队伍的专业技术水平。因此,建立起一支稳定的、有足够规模的 ICU 专业人员是今后 5 年我国护理事业发展的方向。

第 1 节 ICU 设置与要求

ICU 是以收治各类危重病患者并对其实施系统、整体、有效地加强医疗护理为主要任务的科室,基本功能是对危重病患者进行严密、持续的监护,动态观察病情,及时预防和处理减少并发症的发生,降低危重病的死亡率。在实践中完善和检验治疗及护理的理论和技术,并不断的创新进取。ICU 还作为临床培训与教育的基地。

一、ICU 模式

鉴于 ICU 的产生与发展时间较短,各地发展极不平衡,ICU 的规模、模式、运作体系等均不统一。

(一)综合 ICU

综合 ICU 是指那些收治来自全院各个科室的危

重病患者、有独立的专职医护人员、直接受院部管辖的独立科室。

（二）专科 ICU

专科 ICU 是指那些隶属于各个专科下的 ICU，通常仅收治那些本专业范围内或与本专业有关的危重病患者，如隶属于心血管内科的心脏 ICU（CCU），隶属于呼吸内科的呼吸 ICU（RICU），隶属于心胸血管外科的 ICU、隶属于脏器移植的 ICU，隶属于烧伤科的 ICU，隶属于急诊科的 ICU（EICU），隶属于普通外科的 ICU（SICU）等。

各级医院在考虑建立 ICU 性质与规模时，只能根据医院的财力与拥有各医学专科的具体实力（人力与专业水平），选择最能提高工作效率、降低医疗成本的模式。原则上讲，除非专业已经发展到一定规模并拥有足够的患者来源，可以建立相应的专科 ICU，否则最节省医疗成本的模式，还是综合 ICU。

二、ICU 病房建设要求

1. 地理位置

考虑到危重病涉及的专业多，需要的检查与治疗面很广，为便于患者检查、抢救、治疗、转运需求，ICU 病房的地理位置应靠近主要服务对象的专科病区与检查室，如手术室、影像科、化验室、血库、药房等，当横向无法实现靠近时，应考虑楼上与楼下的纵向靠近，必要时还需要建立楼与楼治疗的过道。

2. 病床占地面积与隔断

危重病抢救与治疗的特点，决定了 ICU 病床的占地面积通常均比普通病床大，有利于放置各种监测与治疗的仪器、设备与医护人员抢救所需要的足够活动空间。床位之间的距离应该不少于 1.5～2 m，最好是 3 m。至于是否一定为单间或分隔，主要考虑因素是护理的人力资源。有足够护理人员，能保证 1:1～2（护理人员:患者）护理的，设置单间或分隔式病房为好，否则设置单间或分隔式病房只能给监护与治疗带来不便。

3. 基本辅助用房

ICU 的工作性质，如连续性、紧急性、封闭性，决定了辅助用房比普通科室更重要，除了中央工作站、治疗室、配药室、仪器室、更衣室、医师办公室、主任办公室、清洁室、污废物处理室、盥洗室外，工作人员休息室、值班室、配餐室均很重要。条件许可还应该配置检查室、家属接待室、示教室等。

4. 整体布局

放置病床的医疗区域、医疗辅助用房区域、污物处理区域和医务人员生活辅助用房区域等之间应该相对独立，有隔断但距离不能远，以减少彼此间干扰，也有利于感染的控制。

5. 其他

有条件装配不同等级的层气病房是最佳的选择，温度控制在（24±1.5）℃，安装足够的感应式洗手设施和手部消毒装置，安置醒目的时钟，要求在监护室的每个角度都能看见，照明适度也很重要，因需要考虑患者、医生、护士三方面需求，减少顶灯，以免令患者感到耀眼；床头灯重要，但必须要保证抢救时有足够的亮度。

三、ICU 必配设备

1. 每张床周围配备

完善的功能设备带或功能架，提供电、氧气、压缩空气和负压吸引等功能支持。电源插座 12 个以上，氧气接口 2 个以上，压缩空气接口 2 个和负压吸引接口 2 个以上。

2. 医疗用电与生活照明用电线路分开

每个 ICU 床位的电源应该是独立的反馈电路供应。ICU 最好有备用的不间断电力系统（UPS）和漏电保护装置；最好每个电路插座都在主面板上有独立的电路短路器。

3. 病床要求

一般要求使用多功能病床，以方便不同体位要求的患者使用,同时也便于患者的转运,配备防褥疮床垫。

4. 隔离帘

相邻床位可根据要求使用隔帘,以便于观察和不影响急救操作为原则。遇有严重感染、传染、服用免疫抑制剂及需要多种监护治疗的患者,应与其他危重病患者相对隔离,放置在单间内最好。

5. 床旁监护系统

心电图、血压(无创或有创)、脉搏血氧饱和度(SaO_2)、呼吸等监测,是最基本的监测。为便于安全转运患者,每个 ICU 单元还应至少配备 1 台便携式监护仪。

6. 呼吸机

可根据实际需要配备适当数量的呼吸机,并配备简易呼吸器(复苏呼吸气囊)。为便于安全转运患者,每个 ICU 单元还应至少配备 1 台便携式呼吸机。

7. 输液泵和微量注射泵

每张床均应配备,甚至更多。

8. 其他设备

如心电图机、动脉血气分析仪、起搏除颤仪、血液净化仪(CRRT)、有创血流动力学监测、抢救车或箱(备有喉镜、气管导管、各种接头、急救药品以及其他

抢救用具)、体外起搏器、纤维支气管镜、电子升降温设备。

四、ICU 选配设备

简易生化仪与乳酸分析仪、闭路电视探视系统,脑电双频指数监护仪(BIS)、床边脑电图和颅内压监测设备,主动脉内球囊反搏(IABP)和左心辅助循环装置,防止下肢深静脉血栓发生的反搏处理仪器,震荡排痰装置等。

五、ICU 护理人员配备

人员固定、专业护理队伍独立是 ICU 工作质量保障的基本条件。按照 2005 年卫生部年颁布的《医院管理评价指南》,ICU 护理人力的配备是 2.5~3∶1,目前普遍无法达到上述标准。

六、急救药品的配备

ICU 常备的急救药品应分类放于急救车及专用药柜内,标签明显,定点放置,定人保管、定量供应,定期核对,定期消毒并登记以保证急救应用。急救药品包括升压药,降压药,强心药,抗心律失常药,镇静止痛药,中枢兴奋药,平喘药,抗胆碱药,抗胆碱酯酶药,凝血药,抗凝血药,利尿、脱水剂,及其他各类补液,碳酸氢钠,葡萄糖等。

第 2 节　ICU 护理组织与管理

ICU 是为患者提供持续加强护理与治疗的场所,严格规范和执行各项制度及操作流程是管理制度的重要组成部分。

一、探视制度

ICU 的原则是取消陪伴,谢绝探视,家属可利用探头或电话了解患者的实际情况。但在实际操作过程中,基本很难坚持,尤其是对那些在 ICU 停留时间

较长(≥3 天)的患者。医院可酌情安排每天固定时间内 10~30 分钟的家属探视,探视时避免大声喧哗。严格限制探视人数和时间,探视者进入 ICU 应更衣、换鞋、戴帽子、口罩,与患者接触前要洗手。为防止患者过敏,探望时不能带入鲜花;为保证监护设备正常运行,不得使用手机或其他电讯产品。

二、消毒隔离制度

1. 环境消毒与隔离

主要通过空气过滤、通风、层流、调温设备等实施，以保持一定的温度与湿度。床位与用物应定时清洗与消毒，并定时作空气和用物的细菌培养，检测消毒效果。

2. 工作人员消毒隔离制度

工作人员进入 ICU 穿专用工作服，并换鞋、戴帽子、口罩、洗手，患感染性疾病者不得进入。严格执行无菌技术操作规程，接触患者前后严格洗手或消毒，必要时戴手套。对特殊感染或高度耐药菌感染的患者，严格消毒隔离措施。

三、急救物品管理制度

1. 定点放置

ICU 内急救仪器、设备必须定点放置。病区内所有医务人员必须熟悉急救仪器位置。急救仪器使用中，停放处必须注明方向，便于急救。

2. 专人保管

急救仪器、物品必须定人保管，每天清点、清洁、定时充电、维护、保养，保证急救物品齐全、功能完好。随时呈备用状态。

3. 定时核对

根据不同仪器种类分别要求每班、每日或每周定期清点记录，如有不符要及时查明原因。急救车、心电图机、除颤仪每班清点、核对。呼吸机、简易呼吸器、膜肺每天清点。氧气装置、吸引装置、应急灯、电动吸引器每天清点与检查，有故障应及时修理。

4. 定时消毒

备用氧气装置、吸引装置、电动吸引器每周清洁，消毒。使用中氧气装置、吸引装置、电动吸引器每天消毒。呼吸机螺纹管每 48 小时更换，清洁、消毒，停机后机内管路及螺纹管行终末消毒。

四、仪器管理制度

ICU 的仪器设备均是为危重病患者监护治疗而设置的，价格昂贵。严格执行仪器使用程序和步骤，正确的维护仪器，在 ICU 护理工作中起举足轻重的作用。

（一）规范使用

为方便临床操作，每一台仪器的使用方法、操作步骤及注意事项必须悬挂与仪器上。正确的使用可延长仪器的使用时限，减少损耗和维修。贵重仪器上禁放盛有液体的器皿，以免倾倒液体流入仪器内损坏电路和部件。

（二）仪器管理

1. 专人维修与保养

为加强 ICU 的仪器管理，医院必须配备专门负责仪器维修与保养的工程师，每天检查 ICU 检测仪器的使用情况，且必须十分了解监护病房内所有医用仪器设备的具体工作原理和主要的维护和修理方法。每月由专管护士和维修工程师共同对常用的仪器进行全面检测，并记录检查结果。将检测的数据写在随机的仪器使用登记本上。当需要使用该仪器时，先查看仪器使用登记本上的各项检测数据是否符合要求，对提示有误差的仪器，使用时做相应的调节以纠正误差。

2. 专人保管

ICU 病房内选择一名具有高度责任心、较全面专业知识的护士专职负责仪器的使用、登记、保养、维修及领用。该护士要求能全面掌握 ICU 内各种仪器的性能、使用方法及一些常见故障的判断、简单维修并随时与维修工程师联系，保证临床重症监护与治疗。在仪器使用的过程中，发现故障应及时通知专管护士，送设备科维修，维修后及时领回，以确保 ICU 抢救工作的正常进行。

（三）登记制度

1. 建立仪器清点登记本

每天清点仪器数量。外借、维修仪器必须注明去向。

2. 仪器使用登记本

可用以统计使用率与时间、故障与维修更换情况与时间、与维修次数与金额,借用登记等。

五、医疗保护制度

ICU 内的工作和患者的抢救及治疗的情况只能由监护医生或主管医生向患者家属交待。非经管医生、非经管护士和卫生员等不得向患者家属及探视者介绍病情或有关的抢救治疗情况,以免发生不必要的误会或纠纷。患者的抢救或重要的操作,如气管插管、气管切开、开胸心脏按压等均应由主管医生向家属通告并征得其同意。实施抢救治疗时,应将被救治的患者用隔帘与其他患者隔开,以免其他患者目睹抢救治疗的现场而造成不良的影响。在抢救治疗过程中,医护人员说话应注意语气语调,声音要小,要紧张有序地进行救治,不要造成患者的恐惧。

六、排班制度

ICU 患者收治的不确定性和抢救发生的随机性决定了 ICU 护理人员排班必须灵活机动以确保各班护理人员与工作量的匹配,确保各项护理工作的落实和护理质量的稳定。

（一）排班要求

由于 ICU 患者病情危重复杂,抢救多,要求护士长在排班时注意人员搭配,从实际出发,以患者的护理需要为中心,加强人性化管理,灵活按需要排班。

(1)ICU 的周末与节假日往往患者更多、更重,护士长要注意安排足够的人员力量,以护理组长负责制,加强指导、检查、督促和防范差错事故发生。

(2)护士长在排班过程中,还应根据 ICU 特点,安排好机动班。因为 ICU 的工作性质需要随时收治及抢救各类危重病患者,为了确保 ICU 各项监护治疗的有序进行,避免因突发抢救时人员不足,ICU 除正常班次外,应安排好机动班。一般要求机动班人员就近值班,一旦需要加班能立即到岗补充当班护士力量,应对突发性事件。

（二）工作安排

ICU 护士长每天根据患者病情、护士人数及业务技术情况合理安排工作,并在病区工作安排本上详细部署。一般危重患者交给资深护士或护理组长管理。护理组长由护士长根据个人工作能力、表现选派。护士长不在时,病区工作由护理组长负责。

七、交接班制度

由于 ICU 患者的病情复杂,患者的病情变化可能就在瞬息之间,因此 ICU 必须有严格的交接班制度。

（一）床头交接

ICU 因仪器使用条件及用药复杂多变,护士必须在床头交接班。

（二）交班要求

交班必须详细、具体、对病情要有概述并提示可能发生的病情变化。交班包括物品交接和病情交接。

1. 病情交接要求

(1)按照先书面交班,后床边交班的程序严格进行书面、口头及床边交班,并做到三清:交班本写清,口头交班讲清,床边交班看清。

(2)交班前交班者应保持各类管道通畅,妥善固定,记录准确,输液速度适宜,按计划完成。

(3)交清各项医嘱执行情况,护理记录,各种检查、标本采集及各种处置完成情况。

2. 病情交接内容

(1)神志。

(2)生命体征(血压、脉搏、呼吸)。

(3)双肺呼吸音及气管插管深度。

(4)尿量(12~24小时)。

(5)特殊药物剂量与给药速度,如多巴胺、硝普钠、异丙肾上腺素、利多卡因等。

(6)各种引流管及输液管道通畅、固定、引流量等。

(7)皮肤情况。

3. 物品交接

主要交接各种监护仪功能是否良好,急救药物与急救用品应清点。

(三)接班要求

(1)护士在接班前应首先翻阅当日甚至前几日的护理记录,对患者病情变化做到心中有数。

(2)交接后重点查看病历记录,并根据病情及医嘱要求,制订当日护理计划,完善各项治疗、护理措施。

(3)查阅长期、临时医嘱与治疗单,以防遗漏治疗与护理,避免差错事故。

交接班的原则是交不清不接,接不清不走。只有通过床头交接班,才能做到心中有数,有目的、有重点地进行观察护理。

八、护理文件书写制度

护理文件是整个医疗文件中的一个重要组成部分,记录着患者住院期间的生命体征,各项医疗、护理措施,是医疗、护理、教学及科研的宝贵质料和重要依据,具有法律证明效果。也体现了医院的管理水平和工作质量。

2002年9月1日起实行的《医疗事故处理条例》对患者住院期间的病历资料做了相关规定,病历资料严禁涂改、伪造、隐匿、销毁,患者有权复印病史资料。在举证倒置及《医疗事故处理条例》实施后,护理记录更具有一定法律效力。任何在患者身上实施的护理操作都必须真实、准确的记录是对患者负责,也是护理人员自我保护的一种手段。

(一)书写原则及要求

(1)记录及时、准确、真实、完整,内容简明扼要,应用医学术语确切。

(2)语言通顺,字迹工整、清洁,各栏目填写完全。使用蓝黑钢笔书写。

(3)保持记录的原始性。不得涂改、粘贴、刮擦,修改用红笔保留原书写痕迹并签全名。

(二)重病护理记录单书写要求

ICU监护记录单(又称重病护理记录单)是记录ICU内患者的病情变化、治疗用药和护理措施的重要医疗护理文件。它不仅反映了患者的病情变化和医疗护理效果,同时也反映了护士的业务水平与服务质量。一份完整的监护记录单在内容上必须注意两个方面。

1. 一般填写内容

包括患者的姓名、床号、住院号、日期、时间、页码及诊断等项目。

2. 基本记述内容

包括遵照医嘱或根据病情测量的生命体征;患者主诉及观察到的重要病情变化;主要治疗护理措施;用药及用药反应;输入及排出液量;白班及中夜班的交班小结;开始、停止特别护理记录的事由交待;患者转入或转出ICU的病情小结;突发病情变化的抢救记录;死亡小结;需要记录的其他护理内容等。护理文件书写的管理要求是说、做、写一致,记录完整、可靠、及时。

九、压疮管理制度

接收新患者、转科、手术患者,护士认真评估全身皮肤情况,发现问题,当面交班。对可能发生压疮的患者应填写"压疮监控评分",分值≥15分填写《难免发生压疮报告单》经护士长签名同意后,交给压疮监控员审核、最后交护理部存档。对压疮发生高危病患者,每2小时翻身变换体位一次,有条件者使用气垫床。护士每班评估患者皮肤情况并记录,护士长每天随访记录一次,压疮监控员每周随访记录一次并签名。一旦难免压疮发生,或患者出院、转院、愈合、死亡病区应填写《压疮发生通知单》经护士长签名同意后,由压疮监控员审核、最后交护理部存档。

十、护理安全管理制度

为危重患者提供优质、高效、安全、便捷的护理服务,必须加强护理安全管理。

1. ICU 护理安全管理的危险因素

(1)高危环节:重病患者抢救,转床、交接班,新药、新技术应用等环节,均是护理的高危环节。

(2)高危人群:新进科室人员,进修、实习人员,工作人员情绪状况不良者,新进人员独立值班初期。

(3)高危时段:繁忙,中夜班,交接班,节假日,护士新婚、恋爱时期。

(4)高危意识:护士主观意识过强,缺乏安全意识,法制观念淡漠。

2. 安全管理

(1)根据患者年龄、病情、精神状况做好安全评估,并采取相应的措施,重危病患者需要安全防护工具,如缚带、护栏杆等。

(2)护士资历、能力合理配备护士与排班。

(3)严格查对制度,做好三查七对。

(4)做到五不准。不准输错血,不准打错青霉素,不准开错刀,不准抱错婴儿,不准运错尸体。对五不准涉及内容,护士必须双核对,并双签名。

(5)新技术有准入、报告制度。

(6)发生护理缺陷,做到"三不放过":未查清原因不放过;当事人、病区护士未吸取教训不放过;未订立防范措施不放过。

十一、各类应急预案

1. 消防紧急疏散患者应急预案

在 ICU 的治疗中,应用电作为驱动力的仪器设备越来越多,加上各种侵入性导管的使用,使危重病患者比正常人更易受到电击,仪器设备要有妥善的地线和良好的绝缘设备,提供最大的安全性。

(1)经常检查电源和线路,发现隐患及时通知有

关科室,消除隐患。

(2)病区发生火灾时,所有工作人员应遵循患者先撤、医务人员后撤离的原则,避开火源,就近疏散,统一组织,有条不紊。

(3)组织安排好患者,不在楼道内拥挤、围观,并紧急报警(立即通知保卫科或总值班)。

(4)所有人员立即用湿毛巾、湿口罩或湿纱布罩住口鼻,防止窒息。

(5)在保证人员安全撤离的前提下,尽快撤出易燃易爆物品,积极抢救贵重物品、设备和病史资料。

(6)关闭临近房间的门窗,断开燃火部位电闸。

2. 中心吸氧装置故障应急预案

(1)立即打开备用氧气袋,试好流量连接吸氧管,继续为患者吸氧,并向患者做好解释及安慰工作。

(2)应用过程中密切观察患者缺氧症状有无改善。

(3)通知器械维修组进行维修。

3. 中心吸引装置故障应急预案

(1)先分离吸痰管与中心吸引装置,然后用注射器连接吸痰管吸痰,并向患者做好解释及安慰工作。

(2)如注射器吸引效果不佳,连接电动吸引器进行吸引。

(3)密切观察患者呼吸道分泌物情况,必要时再次吸引。

(4)立即通知维修组进行维修。

4. 使用呼吸机过程中突然断电应急预案

(1)值班护士应熟知本病房、本班次使用呼吸机患者的病情。

(2)使用呼吸机过程中,如果突然遇到意外停电、跳闸等紧急情况时,医护人员应采取补救措施,以保护患者使用呼吸机的安全。

(3)部分呼吸机本身带有蓄电池,在平时应定期充电,使蓄电池始终处于饱和状态,以保证在出现突发情况时能够正常运行。护士应定期观察呼吸机蓄电池充电情况、呼吸机能否正常工作以及患者生命体征有无变化。

(4)呼吸机不能正常工作时,护士应立即停止使

用呼吸机,迅速将简易呼吸器与患者呼吸道相连,用人工呼吸的方法调整患者呼吸;如果患者自主呼吸良好,应给予鼻导管吸氧;严密观察患者的呼吸、面色、意识等情况。

(5)突然断电时,护士应携带简易呼吸器到患者床前,同时通知值班医生,观察患者的呼吸、面色、意识及呼吸机工作情况。

(6)立即与有关部门联系:设备科、维修组、医务处、护理部、行政值班等,迅速采取各种措施,尽快恢复通电。

(7)停电期间,本病区医生、护士不得离开患者,以便随时处理紧急情况。

(8)将停电经过及患者生命体征准确记录于护理记录单中。

ICU 护理组织管理倡导护士有规律的工作,每天下班前 10 分钟用五常法(常组织,常整顿,常清洁,常规范,常自律)审核当日工作完成情况;护理管理者每月用五常法审核当月计划实施、落实情况。五常法的焦点是在工作中有效的组织管理和标准化的工作程序;简化工作环境,减少浪费和不必要的护理行为,保持护理质量优质、高效、安全。

第 3 节　ICU 护理质量管理

护理质量是患者或团体期望获得的健康照护成效,并符合最新的专业知识与要求。是按照护理质量形成的过程和规律,对构成护理质量的各要素进行计划、组织、协调和控制,以保证护理服务达到规定的标准和满足服务对象需要的活动过程。

一、ICU 护理质量管理要求

根据 2005 年卫生部《医院管理评价指南(试行)》条例要求医院把持续改进医疗质量和保障医疗安全作为医院管理的核心内容,为人民群众提供优质、高效、安全、便捷和经济的医疗服务。

1. ICU 质量管理与持续改进要求

(1)设置符合效益原则,人力资源配置专业化,保证临床工作需要。重点考核专业技术人员的业务水平。

(2)医务人员坚守岗位,严密观察患者病情变化。

(3)严格执行患者入、出重症监护病房标准。

(4)加强运行病历的监控与管理,重点检查与医疗质量和患者安全相关的内容。

(5)设备、设施以及相关医技科室的服务能够保证临床工作需要。

2. 保证对危重症患者的护理质量

(1)对危重患者有护理常规,措施具体,记录规范完整。

(2)护理管理部门对急诊科、ICU 等部门进行重点管理,定期检查与改进。

(3)保证监护仪的有效使用。

(4)保证对危重患者实施安全的护理操作。

(5)保证呼吸机使用、管路消毒与灭菌的可靠性。

(6)建立与完善护理查房、护理会诊、护理病例讨论制度。

二、ICU 质量管理的基本原则

依据管理学和护理学的双重特点确定 ICU 质量管理的基本原则,主要包括以下几个方面。

1. 以患者为中心原则

以患者为中心原则是 ICU 质量管理的第一要素,也是护理工作的首要原则。ICU 患者除了有疾病所带来的生理痛苦外,在治疗过程中,还有着极其复杂的心理状态。因此,ICU 内各项护理制度均应以患者的利益为出发点,体现以人为本的基本思想。

2. 质量第一原则

ICU 内每一项护理工作都与患者的生命安危息息相关,且患者病情变化快,监护技术复杂多样,因此,必须牢牢树立并在各项护理工作中贯彻质量第一的原则,从而确保护理取得最佳效果。

3. 预防为主原则

预防为主是保证工作质量的重要思想基础,是 ICU 质量管理的重要标志之一。在制定护理方案时,要预想到可能发生的问题,明确提出注意点和预防方法,注意观察,及时发现护理差错、缺陷和事故隐患,防患于未然,保证护理安全,保障患者得到最好的护理服务。

4. 以数据为依据原则

在 ICU 质量管理中,要突出量化管理的概念,注重数据的收集,并据此采用更为有效的管理方法。

5. 标准化原则

在 ICU,对各项技术和操作必须制订简单易行,清晰明了,具有科学性和先进性的质量管理标准,将它作为全体护士共同遵守的准则及衡量护理工作的尺度。

6. 全面质量管理原则

(1)全系统质量管理:即 ICU 系统内的所有要素都要被纳入护理质量管理的轨道,包括人员、技术、设备、用药、环境与时间等所有涉及的内容。

(2)全过程质量管理:即对 ICU 工作的每个环节进行质量监控,包括基础质量、环节质量和终末质量。

(3)全员质量管理:要求系统内的所有成员即每个护士都达到规定的标准,都对质量负责。

三、ICU 护理质量管理

健全的 ICU 制度与管理是发挥 ICU 功能和避免医疗护理差错的重要保证。制度与管理的好坏直接影响 ICU 的护理质量,而护理质量与患者的生命安危息息相关,直接影响到危重患者抢救成功率、死亡率和病残率。因此,必须加强制度建设和质量管理,使 ICU 的护理质量得以不断提高。

(一)护理质量管理的作用

(1)有利于更好的满足患者的需要。护理质量管理就是使所有护理活动的质量得到保证。要符合临床工作的需要,要贴近患者;贴近临床;贴近社会。满足患者多层次、多样化的健康服务需求。

(2)有利于提高组织的市场竞争力。质量管理有助于组织内部的持续质量改进,对昨天发生的过失,在今天执行,明天改正。为组织树立形象,创品牌效益,提高市场竞争力。

(3)有利于护理学科的发展。通过分析评价护理工作现状,为持续质量改进提供依据。

(4)有利于护理队伍的建设。护理质量管理强调通过培养和造就优秀的护理人才队伍,达到维持高质量的护理队伍,护理人员了解质量要求的标准和准则,才能在工作中自觉维护护理质量。

(二)护理质量管理标准

1. 护士长管理

仪表端庄、整洁,病区环境整洁、安静、舒适、安全,有各项工作制度与管理制度,有健康教育栏或册,有与疾病相关的科室护理常规;有技术操作流程和考核标准,护士按护理常规执行各项操作,各类药品定点、分类放置,标签清晰。

2. 急救物品管理

严格执行五定制度(定时核对、定人保管、定点放置、定量供应、定期消毒),抢救仪器备件齐全、功能完好,定点放置(除颤仪、心电图机、呼吸机、简易人工呼吸器,气管插管用物、应急灯、插灯)。

3. 消毒隔离考核标准

严格执行无菌操作规程,接触患者前后前洗手;严格探视、陪伴制度;清洁物和污染物品区分放置;无菌物品按要求专柜放置(距离地面 20 cm,距墙 5 cm),标记明显。

4. 特、一级护理考核标准

(1)床位单护理:床单清洁、平整、无污迹,床旁柜清洁、整齐,床底地面无杂物,床尾各项标记牌齐全。

(2)患者卫生:头发清洁、整齐、无异味,胡须短,口腔清洁无残渣,有与病情相适应的护理次数,皮肤、会阴清洁无污迹,指(趾)甲剪平,无污垢。

(3)导管护理:妥善固定、无扭曲,管壁清洁,引流管畅通。

(4)褥疮有预防:易发生褥疮者有预报,及时做好预防措施,按时翻身有正确记录,体位放置正确,无褥疮发生。

(5)掌握病情:护士了解患者姓名、诊断、主要病情、并发症、治疗、饮食、护理措施、病情观察。

(6)健康宣教:各项宣教落实,疾病指导、用药指导、检查治疗指导、术前指导、术后指导、出院指导。

5. 护理记录书写标准

(1)根据医嘱和病情对危重患者住院期间护理过程、专科特点、生命体征监测、病情观察、护理措施和效果进行客观记录。

(2)每班进行小结,日班小结前后用蓝笔画线,中夜班用红笔。

四、ICU 护理质量管理检测

ICU 护理质量管理的好坏从以下 6 项指标中检测,如院内感染发生率、给药错误、非计划拔管、重新置管率、压疮发生率、针刺伤率。

护理质量管理是按 P(计划)、D(实施)、C(检查)、A(处理)模式的四个阶段循环的质量管理过程,是对护理行为记录或观察的系统回顾。把握医院质量与患者安全管理的可持续发展目标,保证患者安全,提高危重患者的护理质量,在质量、安全、服务、管理、绩效的主题指导下,用尽最大的可利用资源,提供最好的医疗服务。

第 4 节　ICU 感染控制

医院感染监测是系统、主动、连续地观察一定人群中医院感染发生和分布的情况,以及影响感染的各种因素,并对监测资料进行定期整理、分析与反馈,以便了解医院感染的趋势并发现薄弱环节,为采取有效控制行动提供依据,并经过再监测来评价各种措施的效果。ICU 患者来自院内各科室,且病情危重,院内感染的发生率相对高,做好 ICU 感染控制十分必要。

一、空气与环境处理

保持空气流通是 ICU 空气与环境处理最有效的措施,ICU 清洁管理要求应类似于手术室,层流净化空气的形式最好,保持室内粉尘颗粒<10 000 个/m²;进出 ICU 应更换工作衣、工作鞋,避免其他病原菌带入;病室常规每月做空气细菌培养 1 次。空气菌落数<200 cfu/m³。设置单间,收治严重创伤、感染及免疫力低下的患者。地面 1 000 mg/L,有效氯擦拭 3～4 次/日。墙面用 1 000 mg/L 有效氯擦拭 1 次/日。

二、工作人员手的清洁与消毒

对危重患者实行个案管理模式,在给患者做治疗或护理前后,工作人员必须强调洗手。近年来发现 ICU 病室内细菌种类相对集中,通常可以从接触患者的医护人员手上培养出造成患者感染的同种菌属。护士为患者做气管吸引时手上沾到的细菌数可高达 108 个;给患者清洁会阴时手上污染的细菌数可高达 1 010个以上。因此,洗手的目的是为了清除手上的微生物,切断通过手传播感染的途径,是防止感染扩散的最简单又最重要的一项措施。洗手既是任何医疗护理工作者接触患者前要做的第一件事,也是他们离开患者或隔离区域前要做的最后一件事。接触患者前后洗手,必须作为制度要求每个医务人员包括家属自觉遵守。

三、各类常用物品消毒

1. 物品消毒

(1)门及门把手、床头柜、椅子、床架、治疗车及各种监护仪器表面易落灰尘,应用 500 mg/L 有效氯擦拭 2 次/日。

(2)物品表面用 1 000 mg/L 有效氯擦拭 1～2

次/日。

(3)血压计、听诊器、床头物品等医疗用品避免交叉使用如，重复使用的医疗用品必须经过消毒才可转给其他患者使用。

(4)心电监护仪、呼吸机外壳、心电图机、除颤仪、血滤机外壳用 75％酒精或 1 000 mg/L 有效氯擦拭。

(5)内镜用 2％戊二醛消毒液浸泡 30 分钟。

(6)使用后的一次性医疗用品必须经毁型后送医院集中回收处。

(7)定期对治疗室台面、门把手、监护仪等表面进行细菌学检测。

2. 床单位消毒

(1)床单位消毒按一拆、二照、三擦、四铺。

(2)被服拆后用 1 000 mg/L 有效氯擦拭后再用紫外线照射或臭氧消毒，最后铺成备用。

3. 便器消毒

(1)公用便器每次用后 1 000 mg/L 有效氯浸泡消毒。

(2)专用便器每周用 1 000 mg/L 有效氯浸泡消毒 2 次。

4. ICU 设备消毒

(1)凡进入人体无菌组织、器官的医疗器具、导管等必须达到灭菌标准。

(2)对接触皮肤、黏膜的器具应达到消毒要求。

(3)呼吸机螺纹管、湿化瓶、接头、活瓣等可拆卸部分，应每 48 小时更换消毒，更换时要防止冷凝水倒流，浸泡消毒后的晾干过程亦需避免污染。

(4)氧气湿化瓶及管道，雾化吸入器喷头、管道和盛药罐每使用 1 次均要浸泡消毒，再用冷开水或蒸馏水冲洗后晾干备用。

四、建立监测报告制度

对 ICU 全体工作人员进行医院感染控制技术的培训，落实技术操作规程，严格规章制度。监测内容包括发病情况和微生物检测污染源调查和监测，以及抗生素使用的监测。

1. 消毒效果监测

(1)每月行物体表面、空气、医务人员的手监测 1 次。

(2)物品表面细菌数≤5 cfu/cm²，空气培养细菌数≤200 cfu/cm³，医务人员手细菌数≤5 cfu/cm²，且不得检出致病菌。

2. 院内感染监测

定期对 ICU 患者检出的病原体进行分析，如病原体的检出部位、菌种菌型及耐药性，感染的来源及传播途径，以及医护人员的带菌情况，并在这些监测资料的基础上制订针对性较强的有效措施，以降低感染发生率。

3. 建立感染患者登记报告制度

对一些常见医院感染病原体或某些少见病原体引起的感染，在短时间内一个病室同时或连续发生 3 例以上时，应警惕感染流行或爆发。发现某种感染症状或体征在临床大量出现时，或者发现感染与某些诊疗措施、特殊环境有密切关系时，应警惕感染流行或爆发的可能。

第 5 节　ICU 护士的专业培训

ICU 内集中了现代化的监护与急救设备，集中了危重的患者。护士既是先进仪器的使用者，又处于抢救患者的第一线，所以护理质量的优劣是 ICU 救治工作成败的关键之一。当病情突然变化时，护士的职责是迅速发现并做相应的处理，同时报告医生。因此，ICU 护士是危重病患者管理最直接、最主要的人员之一。训练有素的护理人员是 ICU 的中坚力量，不仅需要有多专科医疗护理及急救基础知识，更要强调对病情系统的认识，还要掌握各种精密仪器的使用、检测参数分析及临床意义。

一、ICU 护士素质要求

ICU 护士应具备技术全面、应变能力强、知识面广、体力好等基本素质。

(一)基本素质

(1)具有各专科基础理论和综合分析能力,经过 2 年及以上基础理论和临床护理训练,并经过 2～3 个月的 ICU 专项培训。

(2)身体健康、思路敏捷、适应性强。

(3)勇于专研和创新,善于发现问题、解决问题并总结经验。

(4)处理问题沉着、果断、迅速。

(5)善于人际沟通与交流,有一定的心理学知识。

(6)具有团队协作精神,能够协调各种关系。

(二)专业素质

(1)具有专科护理知识和技术。

(2)娴熟的基础护理技能。

(3)熟练掌握各种监护仪器和设备。

(4)掌握急救复苏技术及各种监护技术。

二、ICU 护士能力要求

随着危重病救治水平的提高,对护士观察抢救能力的要求也越来越高,护士不仅要有一定的护理技能,在面对突发情况时,还要有快速的判断能力。因此,ICU 护士应经严格的挑选和专业培训,在原有护理专业经验的基础上,接受包括品德、知识、技术及能力等方面的再教育。经过学习和实践,除在思想政治、道德风尚、心理素质、专业技能及作风仪表等方面有良好的修养外,还要具备以下能力。

(一)主动获取知识的能力

知识是提高能力做好工作的基础。ICU 护士应不断学习,钻研业务,掌握 ICU 护理的新信息。不仅能从阅读、听讲中有效地获取知识,还能在工作实践中主动学习,不断更新知识,扩充知识领域,掌握重症监护领域的新进展,学习和掌握新技术,使自己具有

一定的基础医学与危重症监护医学理论,以及娴熟的护理与操作技能。

(二)敏锐精细的观察力

精细敏锐的观察力需要有广泛的知识面、熟练的技巧和高尚情操相结合,也是危重症监护的基本能力。它具体表现在以下两个方面。

(1)能运用仪器设备及其手段,有目的、有计划地主动对病情,尤其是对转瞬即逝的变化进行周密监视,并能准确及时记录。

(2)能运用自身的视、触、听、嗅等感官,观察患者细微的躯体功能及心理变化,为不失时机地做出判断提供条件。

(三)系统分析与应变能力

ICU 患者病情变化快,且千差万别,要求护士除能及时掌握病情动态信息外,还要具有一定的系统分析及应变能力,能够针对不同的环境,不同的病情,用系统的眼光分析,揭示病变的实质及发展规律,采取果断的护理救治措施,敏捷而正确地应付突然发生的危急情况,以赢得抢救和治疗时机,使患者转危为安。

应变能力,是胜任 ICU 工作的特殊能力,它受其自身文化、学识、技能水平等因素所制约。提高总体素质是提高应变能力的根本环节。

(四)非语言交流能力

ICU 收治的患者常因病情危重,身体极度衰弱而不思言语或暂时失去言语的能力。

(1)ICU 护士应学会从患者的面部表情、体态、眼神、手势等表现中了解患者的情感及要求,以便及时地实施各项正确的护理及治疗,减轻患者痛苦。

(2)ICU 护士要注意自己语言的整体效果,与患者交谈时注意力要集中,态度要诚恳,并不时地加以点头或手势,以增添语言的力度,使患者心里踏实。

(五)情绪调节与自控能力

(1)ICU 患者常因环境与设备特殊、气氛紧张、医护人员陌生以及接受某些检查等原因而产生焦虑。

(2)患者面临生死攸关的恐惧情绪所困扰。因此,ICU 护士应以良好的服务态度,严谨的工作作风,

熟练的技巧,使之感到亲切宽慰、安全舒适。通过护士积极的情感支持,以期取得患者的配合。

(3)ICU 护士通常处于紧张繁忙的工作之中,面对不同心理反应和需求的患者,有时也会出现情绪波动。护士任何异常的外部表情及动作的变化,都对患者、家属及同行有直接的感染作用。

为了增强患者的信心,创造愉快的工作环境及提高工作效率,要求 ICU 护士对自己的情绪和态度有自我调节和控制的能力,无论工作环境逆顺,始终都能保持热情饱满、沉着稳定的情绪。

(六)一定管理能力

监护工作中的管理至关重要,能否排除护理中的各种障碍,协调好各方面的关系,直接关系到监护工作能否顺利进行。护士是将各种监护措施与患者联系起来的枢纽,在监护中能分清轻重缓急,保证用药准确及时,标志清楚有序,则可便于顺利进行各种救治操作。

三、ICU 护士技能要求

ICU 集中了现代监护与急救设备,收治各种急、危、重患者,因此,要求 ICU 护士不仅要具备良好的素质,而且要具有广泛的知识、精湛的专业技术。

(一)熟练掌握专科理论知识

(1)危重病患者的抢救常规,心肺脑复(CPCR)有关操作和仪器使用原理及注意事项。

(2)常用抢救药物名称、剂量、用法、不良反应及配伍禁忌。

(3)血气分析结果及判断标准,酸碱失衡处理原则等。

(二)必须掌握的抢救护理技能

(1)各类重症病患者抢救程序。

(2)复苏患者护理。

(3)心脏按压正确方法,除颤起搏基本方法。

(4)动、静脉穿刺技术。

(5)气管插管及气管切开术后护理。

(6)氧疗及有创、无创呼吸器使用及故障排除。

(7)心电监护方法及危象鉴别,处理常见心律紊乱的基本要求。

(8)床边血液净化。

(9)营养支持。

(10)镇静、镇痛及约束。

四、ICU 护士的分层培训

对 ICU 护士实施有计划、有目的的分层次培训,以适应不断发展的危重病护理的需要。

(一)基础培训

重点是素质教育,包括心理素质教育和职业素质教育,旨在于提高心理适应能力和工作责任性。ICU 收治患者的随机性和工作的不稳定性决定了 ICU 工作的特殊性,对从事 ICU 工作的护士心理素质和职业素质提出了更高的要求。

1. 心理素质教育

面对紧张的工作环境,随时需要抢救,病情变化多端的危重病患者,对情绪稳定性差的护士可能心理准备不足,心理防线易被陡然升高的瞬间压力所冲垮。为此,一般对刚进入 ICU 工作的护士应安排 1 个月的基础素质培训,只有稳定的心理素质,才能在处理突发事件和现场抢救患者时处变不惊,才能有助于专业技能的正常发挥。

2. 职业素质教育

进行护士职业道德规范的教育,提倡敬业精神、慎独精神,提高工作责任心。要求白班和夜班一个样,护士长在与不在一个样,检查与不检查一个样。因为敬业精神,慎独精神是工作的原动力。

通过基础培训,熟悉 ICU 的工作环境,了解监护设备的用途和应用方法并初步掌握实际操作,熟练使用监护室的基本设施,独立接收和转送患者,熟悉 ICU 工作常规,使护士能在平时的工作中提高心理适应能力。

在抢救重病患者时不计较时间和个人得失,对患者细心、耐心,同志之间团结友爱,互帮互助,虚心好学,对损害患者和集体利益的言行及时给予批评帮助。

(二)专业知识培训

专业培训的目的是使 ICU 护士不仅具有单一的专业知识,而且较全面地掌握 ICU 的特殊技能和理论知识。护士进入 ICU 工作经过第一阶段基础培训后,从第二个月起应采用以实践为重点的专业强化培训。专业知识培训时间一般为 2～5 个月不等,具体根据护士的工作年限、能力不同而决定。

(1)每人负责床位 1～4 张,同时进行 ICU 护理课程学习,并跟班实践。授课教员由 ICU 理论水平较好,实践经验丰富的护师担任。

(2)通过每天的晨会提问,每月一次护理查房,每月一次业务讲课、读书交流和死亡病例讨论,有针对性地强化有关监护知识。

(三)综合能力培训

综合能力培训的目的是通过基础培训及专业知识培训,能初步掌握 ICU 的常用的监测与急救技术,提高对危重病患者病情变化的观察和判断能力,由原来的单纯执行医嘱的辅助角色,变为抢救工作的组织者和救治者。综合能力培训时间为 1～2 年。在此阶段要求护士达到以下标准。

(1)对患者的病情变化有预见性,对患者的预后要有科学的估计,做超前的准备工作。

(2)要有全面的精湛的熟练的多学科知识,要用整体护理观念指导护理实践,在护理程序的五个环节中,估计和评价这两个环节是护士通过观察患者,收集有关患者生理心理,主客观等各方面资料信息的基础上做出的。

ICU 抢救工作是群体的劳动,集体的智慧,只有全体人员的齐心协力、能力互补,才可以使 ICU 被称为有高尚医德,浓厚集体意识和高尚群体目标加精湛技术的医护战斗集体。因此在此阶段,还要求护士注重与协作者的人际关系。

(四)培训内容

(1)ICU 的发展、建设与管理。

(2)ICU 的消毒隔离制度。

(3)ICU 监护单的书写要求。

(4)GLAS 评分与 APACHE II 评分法。

(5)心肺脑复苏及应急措施的训练。

(6)休克患者的观察及护理。

(7)血流动力学监测。

(8)人工气道的应用及管理。

(9)机械通气的应用。

(10)各种管道的护理。

(11)麻醉复苏护理。

(12)心电图监护。

(13)血液净化治疗及护理。

(14)DIC 患者的观察及护理。

(15)多脏器功能衰竭的护理。

(16)危重病患者的营养支持。

(17)各种仪器的使用。包括心电监护仪,呼吸机,麻醉机,各种泵,除颤器,体温调节器等。

表 29-1　ICU 分层培养计划表

年份 / 月份	1 年以内		1～2 年		2 年以上	
	理　论	操　作	理　论	操　作	理　论	操　作
一月	ICU 的发展、建设与管理	吸痰术	呼吸机的观察和应用	呼吸机安装与调试	血气分析意义及酸碱失衡分类	异常心电图判读
二月		鼻导管吸氧		无创呼吸机使用		根据动脉血气分析及报告调节呼吸机参数
三月		鼻饲护理		简易呼吸器使用		除颤仪
四月	ICU 消毒隔离制度	静脉输液静脉输血	各种导管护理	胸腔闭式引流护理	院内感染预防	呼吸道管理
五月		气切护理		胃肠减压		PICC 置管
六月		输液泵、微泵应用		多脏器功能衰竭的护理		CPR
七月	ICU 监护单的书写要求	心电图	心肺脑复苏	CVP、ABP 测定	营养支持	肠内营养
八月		呼吸机使用		动脉血气分析		肠外营养
九月		心电监护仪的使用		CPR		疼痛护理
十月	压疮预防护理	引流管护理	气道管理与氧疗	心电图	GLAS 评分与 APACHE Ⅱ 评分法	血液动力学监测
十一月		压疮护理		除颤仪		IABP 应用
十二月		CPR		颅内压监测		CPRT 治疗

表 29-2　ICU 1 年以上护士培养——理论操作技能评估表

姓名_____　　培训时间_____　　带教老师_____

内　　容		自我评估		技能评估		备　注	
		日期	评分	日期	评分	日期	评分
基础理论	营养支持						
	院内感染预防						
专科理论	血气分析意义及酸碱失衡分类						
	GLAS 评分与 APACHEⅡ评分法						
基础操作	异常心电图判读						
	PICC 置管						
	呼吸道管理						
专科急救操作	除颤仪						
	吸痰、简易呼吸器						
	血液动力学监测						
	CRRT 治疗						
	起搏除颤仪						
	胸腔闭式引流护理						
	CPR						
	呼吸机安装与参数调试						

注:评分为 A、B、C ,A——优秀;B——合格;C——不合格

备注栏为重新评估时填写

第 6 节　监护仪使用中常见的问题及对策

ICU 开展各种脏器功能支持技术,除要求监护人员具有专业的经验和技术、周密的监护计划、针对性的监护措施,为危重患者提供高质量的医疗服务外,还必须熟练掌握运用各类监护仪。

一、监护仪使用中常见以下问题

(一)严禁关闭监护仪警报装置

(1)监护仪的报警声给患者以异常的刺激,给医护人员的工作环境造成紧张、压抑。

(2)护理人员应及时处理各种监护仪的报警。尤其是目前护理人员不足的情况下,要充分利用监护仪,根据病情适当设置监护仪的报警范围,要把监护仪看成是护士工作中的"好帮手"。

(二)医护人员过分依赖仪器所提供的信息

尖端科技的应用常导致医护人员对技术设备的依赖性,如果盲目依靠仪器提供的信息,一旦这些信息与患者的临床情况相矛盾,将会导致错误的处理,使病情恶化。

（三）监护仪给患者身体带来的损害

1. 粘贴电极部位皮肤过敏

轻者皮肤瘙痒、发红，重者形成小水疱。皮肤接触电极时间越长，过敏者越多。

2. ICU 病房挤满了各种各样的仪器设备

如除颤器、氧气、吸引器、呼吸机、监护仪等均为患者所不熟悉的高新技术设备。必然会对患者思想上产生压力。

3. 噪声

ICU 内各种各样的机械声、报警声、气管吸痰声甚至夜间谈话及走路声都可成为噪声来源。有调查发现，ICU 是医院噪声最强的地方，可达 45～80 dB，而超过 60 dB 时，对环境会产生一定干扰，会使患者感到烦躁不安。噪声可以刺激交感神经，使心率加快、血压升高、压力感和焦虑感加重、疼痛感加剧，从而影响患者的睡眠和休息。

4. 感觉超负荷和感觉剥夺

(1)监护仪的报警声给患者以异常的刺激，这些声音的重复导致患者感官接受单一刺激。

(2)持续的心电监护，使患者渐渐丧失时间概念，无法准确确定时间，使患者感到忧郁。

(3)这些刺激从病房消失又会导致感觉剥夺。感觉超负荷和剥夺可产生许多生理和心理效应，导致病情加重，住院时间延长。

5. 视觉干扰

ICU 患者面对各种显示器上闪亮的指示灯、运行中的心电、呼吸及压力曲线、医护人员忙碌的身影，刺激视觉常引起恐惧不安，情绪紧张，往往可加重病情。

6. 睡眠的剥夺

睡眠剥夺常发生在入院后 2～7 天，因 ICU 特殊的环境和持续心电监护所致。频繁的睡眠干扰可使患者感到紧张。

（四）监护仪对患者的心理损害

1. 恐惧和焦虑

ICU 患者在发病初期均有不同程度的焦虑和恐惧。恐惧来自生命遭到威胁的不安全感，焦虑主要是新环境所致。

(1)严格的探视制度致使患者与外界隔离。

(2)各种仪器噪声、光线的刺激、同病室危重病患者的抢救或死亡，均会对患者心理、生理产生较大的影响。

2. 强迫静卧感

在监护或抢救过程中，患者全身多部位被各种导联线和导管所缠绕，活动受到限制，难以保持舒适的休息姿势，使他们有一种强迫静卧和捆绑感，因而易产生情感上的忧郁和焦虑。

3. 个性丧失

在 ICU 病房，医护人员往往被监护仪所指导，他们关注的常常是疾病和损伤，而对患者的其他状态无暇顾及，他们谈论病情而不与患者交谈，会使患者感到医护人员更关心他们身旁的仪器而不是患者本身。

二、护理对策

（一）提高知识层次，正确识别仪器所发出的各种信息

(1)鼓励护士利用业余时间积极参加不同形式的学习班。

(2)定期考核护理人员对仪器性能掌握的情况、对监测结果分析及临床意义等基本知识。

(3)采用理论与操作相结合的办法进行考核。

（二）及时更换电极

每日按时更换电极，在更换时用温湿纱布擦净粘贴部位皮肤并略移动电极粘附的位置，以免过度刺激皮肤引起不适。

（三）减轻患者躯体的痛苦

(1)满足患者的空间需要，尽量减少房间的仪器

设备,暂时不用的仪器应移走。

(2)控制病房噪声,创造安静舒适的环境。为降低噪声,工作人员应做到走路轻、讲话轻、操作轻、开关门轻。规定家属探视时间,并做好宣教,以共同保持病室安静。

(3)抢救危重病患者时应注意保护周围患者。

(4)创造良好的睡眠环境。调整病室的温度、湿度和光线,减少外界对视、听、触等感觉器官的刺激。做好晚间护理,帮助患者入睡。

(四)减轻精神痛苦

1. 必要的仪器设备教育

对不同文化程度的患者在护理中要用不同的护理方法,有针对性地指导患者认识所用的仪器设备,介绍仪器的使用目的、用途及安全性,尤其对仪器的报警,要向患者做简要解释。

2. 经常变换患者体位

监护线路和管道迫使患者静卧,在尽可能的范围内使其变换体位,减少因监护仪带来的不适感,并向患者讲明如何活动而不影响监护效果。

3. 尊重患者的人格,加强与患者的沟通

人是生理、心理、社会、文化各层次的综合体,以患者为中心,满足其需要,解决其实际问题是护理工作的目标和义务。

(1)不要只注视监护仪上的图形、数字的改变,而忽视了患者的存在。

(2)要舍得花时间与患者进行交谈,并随时向患者透露一些必要的信息,可利用晨间护理,如口腔护理、皮肤护理时同患者进行交谈,这样既增进了护患之间的感情,又可及时观察到患者口腔黏膜有无干裂、溃疡,皮肤有无出汗增多、颜色改变以及肢体运动改变等监护仪上不能显示的病情变化。

监护仪对患者心理和生理的不利影响是相互联系的,要求护士加强与患者的沟通,了解对患者产生压力的原因,善于发现问题,针对不同的患者采取不同的措施,以促进护理质量的提高。

第 7 节 ICU 患者的心理护理

危重病患者也是有心理、生理和健康需求的人,ICU 患者不仅身体上陷于危机状态,精神上也承受着压力。如果把危重病患者看作如同无生命的物体一般,必将对患者和家属造成心理上极大的伤害。为此,选择适当的时机采取适当的技巧建立与患者之间的沟通方式,解决患者的健康问题,应是 ICU 护士的护理技能之一。

在 ICU 中,医务人员凭借着先进的医疗护理技术、临床经验,密切监护患者呼吸、循环系统以及机体新陈代谢方面的变化,并竭力使其恢复或趋于正常,但是,对有些患者来说,ICU 的特殊环境和管理制度以及在治疗护理过程中所承受的种种痛苦体验,可导致患者异常情绪的出现。

一、ICU 患者的主要健康问题

一切来自体内外的刺激源都会作用于机体,使机体内部产生突发的紧张状态,由此扰乱机体的自然平衡,无能为力,受剥夺、创伤及能察觉的威胁等,都可引起患者的消极情绪反应。在 ICU 此状况比普通病房更突出。因此,一旦将患者从生命的死亡线上挽救回来,可以用语言、眼神或其他任何方式与患者交流,护士应当采取积极的措施与患者建立简便易懂的沟通方式,以缓解患者的心理压力,尽可能解决患者的健康问题。

1. 恐惧/焦虑

一个陌生的环境可以引起任何人的防卫反应,住院患者都会有不同程度的焦虑。一旦住入 ICU,周围

环境、人员的陌生,医务人员忙碌的身影,各种监护仪频频发出的奇怪的声音,身边患者抢救无效死亡等因素的刺激,使患者有一种自身被束缚、被压抑的感觉,产生不同程度的恐惧反应。

此外,各种不适也给患者带来的恐惧感。如切口疼痛,各种引流管和监护导线及四肢固定,制约了身体的活动,各种治疗处置所致的疼痛,咳痰,更换体位后的不适,身体各部位的充分暴露产生的不安和羞涩感,也明显增加其焦虑的程度。

2. 能力剥夺

ICU 患者入住 ICU,无论是病情还是其他原因都是被迫的。疾病的原因已使患者的生活自理能力受到限制,ICU 复杂的仪器设备和监护措施又使患者心理上承受很大的压力。约束带的使用更增加了患者的烦躁和不合作。

各种监护设备工作及报警的声音,对 ICU 各种治疗操作的"没商量",临近病床患者的治疗抢救带来的影响,医务人员对各种病情、抢救讨论的言语刺激及匆忙的身影,自身不适及个别医务人员的漠不关心。伴随着接受呼吸机治疗的痛苦体验。

3. 语言剥夺

ICU 患者因呼吸功能衰竭常需安置人工气道,因而患者不能通过语言表达自己的感受和不适,更不能宣泄自己的情绪,不能被医务人员理解是患者最为痛苦的事。

4. 孤独感与无助的心理

ICU 患者"只有服从的权利",往往只有医务人员要求患者怎么样,使之产生语言障碍,加之与亲友一时性疏远,患者就会产生烦躁不安、自卑、孤独感。

5. 睡眠剥夺

ICU 患者的病情不会因白天变化而夜间表现平稳。对患者生命体征的监测是 24 小时不间断进行的。ICU 内监护仪报警声、吸引器、器械声,呼吸机声都持续地给予不正常的刺激,这些声音的重复又导致患者感觉器感受单一刺激,不能区分昼夜。WHO 曾建议医院白天的噪音不超过 40 分贝,夜间不得超过30 分贝。再加上其他诸多干扰使患者在监护室内难以有完整的睡眠。为此,做好健康宣教和采取有效的护理措施,创造良好的住院环境是 ICU 护士的重要职责。

6. 精神问题

在 ICU 这个拘禁性很强的集中治疗护理场所里,患者在监护过程中容易产生类似于以精神病样的心理或行为反应,兼有其他伴随病症,医学上称之为 ICU 症候群或 ICU 综合征。表现如下。

(1)情感障碍:少数患者表现为情绪高涨和欣快感,多数患者表现为抑郁。

(2)行为动作障碍:出现行为动作失常,如乱叫、撕衣毁物、打人骂人等。

(3)谵妄状态:是最常见的症状,表现对外界刺激的反应能力明显下降。

(4)思维障碍:可通过语言或行为表现出来。

(5)智能障碍:老年患者在 ICU 监护中发生的痴呆,属于智能障碍。

(6)其他表现:如失眠、头痛、腰背痛、便秘、腹泻、皮肤异样感等。

二、ICU 患者的心理护理

随着生物医学模式向生物-心理-社会医学模式的转变,在疾病诊治过程中,伴随生理改变而出现的患者心理变化越来越受到人们的重视。在对重危患者施以有效救治的同时,需强调必要的心理护理,使患者在获得良好的心理支持或稳定的情绪状态下,最大限度地发挥其主观能动性,与医护人员密切合作,保障救治工作有条不紊地开展,促进患者及早康复。

1. 改善监护环境

(1)医护人员要尽量使 ICU 病室清洁、整齐,减少环境对患者的恶性刺激,营造一种温馨的家庭氛围。

(2)医护人员谈话、走路、技术操作时动作要轻,尽量减少电话、心电监护、呼吸机及输液泵警报等对患者的影响。因为长期处于高噪音的环境中可增加患者的紧张度和焦虑感。

(3)在抢救重危患者时,尽量避免其他患者在场,有条件的,ICU 另设抢救间,床与床间应有布帘相隔。

2. 减少紧张气氛

(1)掌握有关仪器的使用知识及注意事项,对患者说明使用仪器的必要性和安全性,以防患者不安或不配合。

(2)当警报响起时,要反应迅速,抢救时做到忙而有序,有条不紊,避免造成紧张气氛。

3. 消除语言的不良影响

(1)使相同语系的患者居住在一起,减少患者的陌生感。

(2)护士最好掌握多种语言交流的技巧,学习、掌握各地方言和外语、少数民族语言是当今多元文化护理的迫切需要。

(3)ICU 患者因为气管插管等限制,进行语言交流非常困难,因此要运用非语言进行交流,避免患者产生不安、抑郁、幻觉等。

4. 做好基础护理

(1)注意保护患者的隐私,使患者感到被尊重。医护人员应尽可能减少 ICU 患者裸露的次数和时间,在为患者进行擦浴、导尿、灌肠等处置时,随时给予遮挡。

(2)同时做好预防褥疮及肺部、泌尿系统感染的基础护理工作。

5. 减少和规范约束带的使用

约束带的应用使患者产生明显的心理反应,如增加激动,逆反,丧失尊严。精神状态异常者禁忌使用约束带治疗,应进行药物治疗。

(1)使用约束带的原则是有利于患者,不伤害患者同时有利于治疗或康复。

(2)患者一旦被约束,关于约束的观察必须同时启动,反复重新评估约束的必要性。

(3)所有约束的部位必须被衬垫,衬垫要有合适的厚度和合适的规格,减少外部压力所致约束部位皮肤及组织损伤。

(4)患者和约束物品须经过反复检查。

(5)定时松解约束,被约束的肢体必须定时被动运动。

(6)约束患者对食物、水、排泄和舒适的需求应得到充分保证。

6. 保障患者的睡眠

(1)使用各种仪器时操作动作要轻;尽量减小监护以及报警器的音量;暂时不用的设备应关掉;放置仪器尽量避免靠近患者头部等。

(2)医疗护理操作集中,夜间将灯光调暗趋于柔和,制造睡眠环境。

(3)根据病情调整最佳舒适卧位和局部按摩的次数,必要时给予镇静剂,以缓和患者的紧张情绪。

7. 减少患者的孤独感

(1)关心体贴,热情关怀,耐心解释,保持与患者的密切接触,尽可能满足其需求。

(2)在条件允许时安排与家属会面,增加患者的欣慰心情。

8. 做好心理护理

(1)对事先知道术后要进入 ICU 监护的患者,术前要做好心理护理。

(2)耐心向患者讲明 ICU 监护的目的,使患者有良好的心理准备,避免紧张、焦虑、恐惧心理的产生。

(3)对青少年、性格内向、既往病史中有过脑外伤、精神失常的患者,更要做好心理护理;对紧急进入 ICU 的患者,要争取时间进行心理护理。

(4)向家属讲解重症监护的重要性和必要性,让家属了解患者的病情,以取得家属的配合。

(5)执行操作时给予解释。

9. 根据不同的社会角色实施护理

由于每个人的社会地位、文化层次及宗教信仰不同,对疾病的态度、治疗中的需求也不同。护士应根据患者不同情况实施护理。

(1)有些患者及家属对各种要求都较高,护士应尽可能满足患者和家属的要求。

(2)文化修养较高的干部、知识分子,他们希望了解更多的医学知识,护士应耐心向患者解释。

(3)对文化层次较低的农民或文盲等患者,护士需反复讲明按时服药或接受某种治疗的意义,减轻患者的疑虑。

(4)对公费患者要做好单位协调工作,在不违反医疗政策的情况下,尽量做到让患者和单位都满意。

总而言之,作为 ICU 护士,应以广博的人文科学和自然科学知识武装自己,以镇静的神态、亲切的语言护理患者,充分注意患者的各种情况变化,保证患者接受治疗时保持最佳生理、心理状态。

(张 萍 宋志芳)

参 考 文 献

1 王志华,周兰妹. 危重症护理学. 北京:人民军医出版社,2003

2 曾因明. 危重病医学. 北京:人民卫生出版社,2000

3 王一山. 实用重症监护治疗学. 上海:上海科学技术文献出版社,2000

4 景华. 实用外科重症监护与治疗. 上海:第二军医大学出版社,1999

5 林菊英. 医院护理管理学[M]. 北京:光明日报出版社,1991

6 张伟英. 实用重症监护护理. 上海:上海科学技术出版社,2005

7 叶文琴. 现代医院护理管理学. 上海:复旦大学出版社,2004

8 上海市卫生局,中华医学会上海分会. 护理常规. 上海:上海科学技术出版社,1999

9 上海市护理质控. 上海市医院消毒灭菌使用手册. 第 2版. 2003

10 王俊科,郑斯聚,盛卓人. 危重症监测治疗手册. 辽宁:辽宁科学技术出版社,2001

11 谢莉,覃仕英,吴景文. ICU 护理质量及管理的研究进展. 解放军护理杂志,2002,19(6):37~38

12 张萍. ICU 护理人员排班与人力资源利用. 解放军护理杂志,2004,11(21):78

13 杨淑琴,霍引丽,杨淑香. 重症监护病房护士的能力要求. 山西护理杂志,1997,11(2):53~54

14 杜鹏,姚梅芳. ICU 综合征的防治与护理. 解放军护理杂志,2002,19(1):27~29

附　录

附录一 常用机械通气模式或方法中、英文对照与缩写

AAV(adaptive assisted ventilation)　　　　　　　　　　　适应性辅助通气

ASV(adaptive support ventilation)　　　　　　　　　　　适应性支持通气

AMV(assisted mandatory ventilation)　　　　　　　　　辅助指令通气

APRV(airway pressure release ventilation)　　　　　　气道压力释放通气

Auto-PEEP　　　　　　　　　　　　　　　　　　　　　自发(自动)性 PEEP

Auto flow　　　　　　　　　　　　　　　　　　　　　自动流量

BIPAP(biphasic positive airway pressure)　　　　　　　双相气道正压(通气)

BiPAP(bi-level positive airway pressure)　　　　　　　双水平气道正压(通气)

CPPB (continuous positive pressure breathing)　　　　持续正压呼吸

CPPB(CPPV) (continuous positive pressure ventilation)　持续正压通气

CPAP(continuous positive airway pressure)　　　　　持续正压气道/持续气道正压

A/C(assisted / control ventilation)　　　　　　　　　辅助/控制通气

C/A(control/assisted ventilation)　　　　　　　　　　控制/辅助通气

CMV(control mechanical ventilation)　　　　　　　　机械 控制通气

CMV(continuous mandatory ventilation)　　　　　　持续指令通气

ECMO(extracorporeal membrane oxygenator)　　　　肺或体外循环膜式氧合器

EIPPV(end-inspiratory positive pressure ventilation)　吸气末正压通气

Expiratory retard　　　　　　　　　　　　　　　　　呼气延长或延迟

End-expiratory hold　　　　　　　　　　　　　　　　呼气末屏气

HFV(high frequency ventilation)　　　　　　　　　　高频通气

HFPPV(high-frequency positive pressure ventilation)　高频正压通气

HFJV(high-frequency jet ventilation)　　　　　　　　高频喷射通气

HFOV(high frequency oscillation ventilation)　　　　高频振荡通气

HFOV(HFV)(high frequency ventilation)　　　　　　高频通气

IAV(intermittent assisted ventilation)　　　　　　　间歇辅助通气

Inspiratory hold　　　　　　　　　　　　　　　　　吸气屏气

IMV(intermittent mandatory ventilation)　　　　　　间歇指令通气

IPPV (intermittent positive pressure ventilation)　　间歇正压通气

IPNPV(intermittent positive negative pressure ventilation)　间歇正负压通气

IRV(inversed ratio ventilation)　　　　　　　　　　反比通气

MV(manual ventilation)　　　　　　　　　　　　　手控通气

MMV(mandatory minute ventilation)　　　　　　　指令分钟通气

NEEP(negative end-expiratory pressure)　　　　　呼气末负压(通气)

NIPPV(non-invasive positive pressure ventilation)　无创正压通气

PAV(proportional assisted ventilation)　　　　　　成比例辅助通气

PPS(proportional pressure support)　　　　　　　比例压力支持

PCV(pressure control ventilation)　　　　　　　　压力控制通气

PEEP(positive end-expiratory pressure)	呼气末正压(通气)
PEEPi(intrinsic PEEP)	内源(内生)性 PEEP
PLV(partial liquid ventilation)	部分液体通气
Prone ventilation	俯卧位通气
PSV(pressure support ventilation)	压力支持通气
SIMV(synchronized intermittent mandatory ventilation)	同步间歇指令通气
Sigh	叹息
VSV(volume support ventilation)	容量支持通气
PRVC(pressure regulated volume control)	压力调节的容量控制
VAPS(volume assured pressure support)	容量保证压力支持

（宋志芳　张丽葳）

附录二　呼吸机板面常用术语中、英文对照与缩写

Power	电源
Mode	通气模式
Assist	辅助
Control	控制
SIMV/IMV	同步间歇指令通气/间歇指令通气
IPPV	间歇正压通气
CPAP	持续正压气道(通气)
PSV	压力支持
VSV	容量支持
Sigh	叹息
SIMV + PSV	同步间歇指令通气+压力支持
SIMV + Sigh	同步间歇指令通气+ 叹息
MMV	指令每分钟通气
Inspiratory Hold	吸气屏气
MV(manual ventilation)	手控通气

通气参数

TV	潮气量
MV	分钟通气量
Respiratory Rate(Frequency)	呼吸频率
Peak Flow	峰流(量)
I∶E (I/E)	吸∶呼
PSV	压力支持
PEEP/CPAP	呼气末正压/持续气道正压
Sensitivity	触发灵敏度
Oxygen(%)	氧浓度

监测指标

High airway pressure	高气道压
Low airway pressure	低气道压
High minute volume	高分钟通气量
Low minute volume	低分钟通气量
Apnea	呼吸暂停
Patient effort	病人触发
TV	潮气量

MV	分钟通气量
Machine inoper.	机器故障
Power inoper	电源故障
Low gas pressure	气源压力过低

（宋志芳　张丽葳）

附录三　呼吸生理专业词汇中、英文对照与缩写

一、基本略号

A	alveolar gas	肺泡气
B	barometric	（大）气压的
C	content of gas in blood	血中气体含量
	compliance	顺应性
D	dead space（volume）	死腔（量）
	diffusion capacity	弥散量
E	expired gas	呼出气
e	elastic	弹性的（肺泡）弹性回缩力
F	fractional concentration of gas	气体浓度
G	conductance	传导
I	inspired gas	吸入气
	inspiration	吸气
L	lung	肺
M	minute	分钟
	maximal	最大的
P	pressure	压力
	partial pressure	分压
P̄	average pressure	平均压
Q	volume of blood	血容积　血流量
$\overset{\circ}{Q}$	blood flow	血流量
$\dot{Q}$	blood flow in liters per minute	单位时间（每分钟）的血流量
R	resistance	阻力
	ratio	比率（例）
S	saturation	饱和度
T	tidal volume	潮气量
	time	时间
V	gas volume	气体容量
V̇	ventilation in liters per minute	分钟通气量（单位时间（每分钟）的气体通气量）
V̄	mixed venous blood	混合静脉血
W	work of breathing	呼吸功
a	arterial blood	动脉血
aw	airway	气道

c	capillary blood	毛细血管血
f	frequency	（呼吸）频率
s	shunt	分流
v	venous	静脉的

二、肺容积和肺容量

CC	closing capacity	闭合容量
CV	closing volume	闭合容积
ERV	expiratory reserve volmue	补呼气量
FRC	functional residual capacity	功能残气量
IC	inspiratory (volume) capacity	深吸气量
IRV	inspiratory reserve volume	补吸气量
RV	residual volume	残气量
TLC	total lung capacity	肺总量
$V_d anv$	volume of anatomical dead space	解剖死腔量
$V_d alv$	volume of alveolar dead space	肺泡死腔量
V_D	volume of dead space	死腔量
V_T	tidal volume	潮气量
V_D/V_T	(ratio of dead space to tidal volume)	死腔/潮气量

三、通 气

FEFV	forced expiratory flow volume	用力呼气流量
FVC	forced vital capacity	用力肺活量
FEV_1	forced expiratory volume in the first second	第一秒用力呼气流量
FEV_1/FVC	forced expiratory volume in the first second/forced vital capacity	第一秒用力呼气流量/用力肺活量
FIV	forced inspiratory volume	用力吸气量
MBC	maximal breathing capacity	通气最大（呼吸）量
MVV	maximal minute ventilation	最大分钟通气量
MEFV	maximal expiratory flow-volume	最大呼气流速-容量
MIFV	maximal inspiratory flow-volume	最大吸气流速-容量
MMEF	maximal mid-expiratory flow	最大中段呼气流速
MVV	maximal voluntary ventilation	最大自主通气量
PEF	peak expiratory flow	最大呼气流（速）
PF	peak flow	峰流量
TVC	time vital volume	时间肺活量
V_A	minute volume of alveolar ventilation	分钟肺泡通气量
MV	minute ventilation	分钟通气量
V_{iso}	volume of iso-flow	等流速容量
V_{max50} & V_{50}	maximal expiratory flow in 50% vital capacity	50%肺活量时最大呼气流（速）
V_{max25} & V_{25}	maximal expiratory flow in 25% vital capacity	25%肺活量时最大呼气流（速）

V_{max}　maximal expiratory flow　　　　　　　　　　　最大呼气流速

V-V　flow-volume　　　　　　　　　　　　　　　　　流速-容量

四、通气与血流

CaO_2　arterial oxygen content　　　　　　　　　　　动脉血氧含量

CvO_2　oxygen content in venous blood　　　　　　　静脉血氧含量

$C\bar{V}O_2$　oxygen content in mixed venous blood　　　　混合静脉血氧含量

$C(a-v)O_2$　arterio-venous oxygen content difference　　动-静脉血氧含量差

$C(a-\bar{\bar{v}})O_2$　　　　　　　　　　　　　　　　　　　动-混合静脉血氧含量差

$P(A-a)O_2$　partial pressure of oxygen difference of alveolar-arterial　肺泡-动脉氧分压差

P_AO_2　partial pressure of oxygen in alveolar gas　　肺泡气氧分压

$D(A-a)O_2$　difference of partial pressure of oxygen of alveolar-arterial oxygen　肺泡-动脉氧分压差

$\overset{\circ}{Q}_s/\overset{\circ}{Q}_t$　ratio of shunted blood to total perfusion　　静-动脉分流/总血流量

$\overset{\circ}{Q}sphy$　physiological pulmonary shunt　　　　　肺生理分流量(生理性肺内分流)

$\overset{\circ}{Q}san$　anatomical pulmonary shunt　　　　　　肺解剖分流量(解剖性肺内分流)

$V_A/\overset{\circ}{Q}$　ventilation/perfusion　　　　　　　　　通气/血流

五、弥 散

D_L　diffusion of lung　　　　　　　　　　　　　肺的弥散

D_LCO　diffusion capacity for carbon monoxide of the lung　肺一氧化碳弥散量

D_LO_2　diffusion capacity for oxygen of the lung　肺的氧弥散量

六、呼吸力学

Ccw　chest wall compliance　　　　　　　　　　胸壁顺应性

$CE\ C_{eff}$　effective compliance　　　　　　　　　有效顺应性

C_{fd}　frequence dependent compliance　　　　　频率依赖的顺应性

C_L　lung compliance　　　　　　　　　　　　　肺顺应性

$CLdyn$　dynamic lung compliance　　　　　　　动态肺顺应性

$CLst$　static lung compliance　　　　　　　　　静态肺顺应性

C/V_L　specific compliance　　　　　　　　　　比顺应性(单位肺容量的肺顺应性)

E_L　elastance of lung　　　　　　　　　　　　肺弹性(回缩)

EPP　equal pressure point　　　　　　　　　　等压点

Gaw　airway conductance　　　　　　　　　　气道传导率

Gsp　specific airway conductance　　　　　　　比气道传导率

$Plel$　lung elastic recoil pressure　　　　　　　肺弹性回缩压

$PEFR$　peak expiratory flow rate　　　　　　　最大呼气流速

PEF　peak expiratory flow　　　　　　　　　　最大呼气流量

PIF	peak inspiratory flow	最大吸气（压力流）量
R_{aw}	airway resistance	气道阻力
R_{ds}	downstream resistance	下游气道阻力
R_{us}	upstream resistance	上游气道阻力
R_L	total airway resistance	总气道阻力
R_{rs}	respiratory resistance	呼吸阻力
RQ	respiratory quotient	呼吸商
Z_{rs}	respiratory impedance	总呼吸阻抗
W	work of breathing	呼吸功

PIP   peak inspiratory pressure   最大吸气压力

（宋志芳　张丽葳）

附录四 血气分析常用符号中、英文对照与缩写

AB	actual bicarbonate	实际碳酸氢盐
ABC	actual bicarbonate radical	实际碳酸氢根
ABE	actual base excess	实际碱剩余
BB	buffer base	缓冲碱
BE	base excess	碱剩余
CaO_2	oxygen content in arterial blood	动脉血氧含量
CvO_2	oxygen content in venous blood	静脉血氧含量
CCO_2	content of carbon dioxide	二氧化碳含量
$C\bar{V}O_2$	oxygen content in mixed venous blood	混合静脉血氧含量
FiO_2	fractional concentration of oxygen in inspired gas	吸入气氧浓度
PaO_2/FiO_2		呼吸指数（动脉氧分压/吸入气氧浓度）
P_IO_2	partial pressure of oxygen in inspired gas	吸入气氧分压
P_AO_2	partial pressure of oxygen in alveolar gas	肺泡气氧分压
P_EO_2	partial pressure of oxygen in expired gas	呼出气氧分压
F_ECO_2	fractional concentration of carbon dioxide in expired gas	呼出气二氧化碳浓度
$PECO_2$	partial pressure of carbon dioxide in expired gas	呼出气二氧化碳分压
TCO_2	total carbon dioxide content	二氧化碳总含量
H^+	hydrogen ion concentration	氢离子浓度
pH	hydrogen exponent	酸碱度
P_{50}	partial pressure of oxygen in 50% saturation of hemoglobin	血氧饱和度为50%时的氧分压
PaO_2	partial pressure of oxygen in artery	动脉氧分压
$PaCO_2$	partial pressure of carbon dioxide in artery	动脉二氧化碳分压
PcO_2	partial pressure of oxygen in capillary	毛细血管氧分压
PvO_2	partial pressure of oxygen in venous	静脉氧分压
$P\bar{V}O_2$	partial pressure of oxygen in mixed venous	混合静脉血氧分压
SaO_2	arterial oxygen saturation	动脉血氧饱和度
SAT	saturation of arterial oxygen	动脉血氧饱和度
SB	standard bicarbonate	标准碳酸氢盐
SBC	standard bicarbonate radical	标准碳酸氢根
SBE	standard base excess	标准碱剩余
SvO_2	venous oxygen saturation	静脉血氧饱和度
$S\bar{V}O_2$	mixed venous oxygen saturation	混合静脉血氧饱和度

（宋志芳 张丽葳）

附录五　血流动力学测定常用参数

一、血流动力学测定常用参数的符号中、英文对照与缩写

CVP　central venous pressure　　　　　　　　　　　中心静脉压

MAP(AP)　mean arterial pressure　　　　　　　　　平均动脉压

RAP　right atrial pressure　　　　　　　　　　　　右房压

RVP　right ventricular pressure　　　　　　　　　　右室压

PASP　pulmonary arterial systolic pressure　　　　　肺动脉收缩压

PADP　pulmonary arterial diastolic pressure　　　　肺动脉舒张压

PAP　mean pulmonary arterial pressure　　　　　　平均肺动脉压

PAWP　pulmonary arterial wedge pressure　　　　　肺动脉楔压

PCWP　pulmonary capillary wedge pressure　　　　肺毛细血管楔压

LAP　left atrial pressure　　　　　　　　　　　　　左房压

LVEDP　left ventricular end-diastolic pressure　　　左室舒张末压

SV　volume of systole　　　　　　　　　　　　　　每搏量

SVI　index of systolic volume　　　　　　　　　　每搏指数

CO　cardiac output　　　　　　　　　　　　　　　心排血量

CI　index of cardiac output　　　　　　　　　　　心排指数

LVSWI　left ventricular systolic work index　　　　左室每搏功指数

LVSR　left ventricular systolic resistance　　　　　左室每搏功指数

RVSWI　right ventricular systolic work index　　　　右室每搏功指数

RVSR　right ventricular systolic resistance　　　　　右室每搏功指数

SVR　systemic vascular resistance　　　　　　　　体循环(周围循环)阻力

SVRI　systemic vascular resistance index　　　　　体循环(周围循环)阻力指数

PVR　pulmonary vascular resistance　　　　　　　血管肺(循环)阻力

PVRI　pulmonary vascular resistance index　　　　血管肺(循环)阻力指数

EF　ejective fraction　　　　　　　　　　　　　　射血分数

LVEDV　left ventricular end-diastolic volume　　　左室舒张末容量

二、血流动力学测定各参数正常值、单位和计算公式

参数	正常值	单位	计算公式
CVP	5～12	cmH$_2$O	
MAP		mmHg	DBP＋1/3脉压差（舒张压＋1/3脉压差）
AP	1～7	mmHg	
RVP	1～7	mmHg	
PASP	15～30	mmHg	
PADP	5～14(4～12)	mmHg	
PAP	9-19	mmHg	
PAWP	5～14（10～22）	mmHg	
PCWP	5～14（6～15）	mmHg	
LAP	2～12	mmHg	
LVEDP	5～12	mmHg	
SV	60～80	ml/beat	CO/HR（心率）
SI		ml/beat/m^2	SV/BSA（体表面积）
CO	5～6	L/min	
CI	2.5～4.5	L/min/m^2	BSA CO/BAS
LVSWI	51～61	gm/m^2	SI×MAP×0.0136
RVSWI	8～12	gm/m^2	SI×PAP×0.0136
SVR	1500～2000	dyn/L/min/m^2	(MAP-CVP)/CO×80
PVR	150～250	dyn/L/min/m^2	(PAP-PAWP)/CO×80
EF	＞0.50		SV/EDV
LVEDV	70	ml/m^2	

LPVS(lung protective ventilatory strategy)　　　　保护性肺通气策略
VALI(ventilator associated lung injury)　　　　呼吸机相关性肺损伤
VAP(ventilator associated pneumonia)　　　　呼吸机相关性肺炎
RMs(recruitment maneuvers strategy)　　　　肺复张策略

（宋志芳　张丽葳）

附录六　几种常用计算公式

一、D(A-a)O₂ 计算公式

1. 吸纯氧时 (FiO₂ 100%)

$$D(A\text{-}a)O_2 = PAO_2 - PaO_2$$
$$= [PB(标准大气压) - 47(饱和水蒸气压) - P_ACO_2] - PaO_2$$
$$= [760 - 47 - PaCO_2] - PaO_2$$

2. 吸氧气时

$$D(A\text{-}a)O_2 = PAO_2 - PaO_2$$
$$= PiO_2 - P_ACO_2 \cdot \times [FiO_2 + (1 - FiO_2)/R(呼吸商)] - PaO_2 分数做了修改$$
$$= PiO_2 - PaCO_2 \times [FiO_2 + (1 - FiO_2)/0.8] - PaO_2$$

$PiO_2 = 吸入气氧分压，呼吸空气时 = FiO_2 \times (大气压 - PH_2O) = 0.2093 \times (760 - 47\ mmHg)$

$FiO_2 = 吸入气氧浓度，呼吸空气时 = 20.93\%\ PH_2O = 47\ mmHg(湿化气体的正常水蒸气压)$

3. 吸空气时

$$D(A\text{-}a)O_2 = PAO_2 - PaO_2$$
$$= [20 - P_ACO_2 \times 1.25] - PaO_2$$
$$= [20 - PaCO_2 \times 1.25] - PaO_2$$

二、Q̊s/Q̊t 计算公式

1. 直接测定法 (通过 Swan-Ganz 导管采取混合静脉血)

$\overset{\circ}{Q}s/\overset{\circ}{Q}t = (CcO_2 - CaO_2)/(CcO_2 - C\overline{V}O_2) =$（终末肺毛细血管氧含量 - 动脉血氧含量)/(终末肺毛细血管氧含量 - 混合静脉血氧含量)

$CcO_2(终末肺毛细血管氧含量) = 1.39 \times Hb + 0.0031 \times P_AO_2$

$CaO_2(动脉血氧含量)$

$C\overline{V}O_2(混合静脉血氧含量)$

2. 间接测定法 (吸纯氧 20 分钟后抽取动脉血)

(1) $\overset{\circ}{Q}s/\overset{\circ}{Q}t = (700 - PaO_2 1.0) \times 5\%$

$PaO_2 1.0 =$ 吸纯氧时的 $PaO_2(mmHg)$。

(2)$D(A\text{-}a)O_2(mmHg) \div 16 = \overset{\circ}{Q}s/\overset{\circ}{Q}t(\%)$

即每 16 mmHg 的 $D(A\text{-}a)O_2$ 相当于 1% 的 $\overset{\circ}{Q}s/\overset{\circ}{Q}t$。

三、CaO_2 与 DO_2

$CaO_2 = 1.39$(血红蛋白与氧结合系数)$\times Hb \times SaO_2 + 0.0031$(氧的溶解系数)$\times PaO_2$

$DO_2 = CO \times CaO_2 \times 10$

DO_2 为分钟运向所有组织器官的氧总量(ml),CO 为心排血量(L/min)。

四、机械通气时呼吸系统(肺和胸廓)的顺应性计算

1. 动态顺应性

$$Cdyn = \frac{V_T(潮气量)}{P_{peak}(吸气峰压) - PEEP}$$

2. 静态顺应性

$$Cst = \frac{V_T(潮气量)}{P_{hold}(吸气屏气压) - PEEP}$$

(宋志芳　张丽葳)

附录七　气体状态表示与换算方法

一、气体状态

1. ATPS

即是在大气温度与压力（ambient temperature, pressure saturated with water vapor）状态下测定的气体量、环境温度与饱和水蒸气压力均比在体温时为低的状态。

2. BTPS

即是在体温、大气压、饱和水蒸气〔（body temperature, ambient pressure saturated with water vapor（47 mmHg)）〕状态下测定的气体量。

3. STPD

即是在标准温度、压力、干燥状态下〔（standard temperature and pressure, dry（0℃,760 mmHg,水蒸气压为零）测定的气体量。

二、换算方法

由 ATPS 换算成 BTPS 及 STPD 条件下的气体体积公式：

$$V_{BTPS} = V_{ATPS} \times \frac{310}{273+t℃} \times \frac{[P_B - P_{H_2O}(t℃)]}{(P_B-47)}$$

$$V_{STPD} = V_{ATPS} \times \frac{273}{273+t℃} \times \frac{[P_B - P_{H_2O}(t℃)]}{760}$$

$$V_{STPD} = V_{BTPS} \times \frac{273}{310} \times \frac{[P_B-47]}{760}$$

（式中 t 为摄氏环境温度，P_B 为大气压，P_{H_2O} 为水蒸气压）加了分数线

（宋志芳　张丽葳）

附录八　临床检验参考值

项　目	参　考　值

一、血　液

(一)血液常规检查(多项参数)

1. 白细胞（WBC）	$(4.0\sim10.0)\times10^9/L$
2. 中性粒细胞(GR)	$50\sim70(50\%\sim70\%)$
3. 淋巴细胞(LY)	$20\sim40(20\%\sim40\%)$
4. (大)单核细胞(MO)	$0.02\sim0.08(2\%\sim8\%)(0.03\sim0.08\quad3\%\sim8\%)$
5. 嗜酸性粒细胞(EO)	$0.01\sim0.04(1\%\sim4\%)(0.005\sim0.05\quad0.5\%\sim5\%)$
6. 红细胞(RBC)	$4.00\sim5.50\times10^{12}/L$
7. 血红蛋白(Hgb)	$120\sim160\ g/L$
8. 红细胞容积(Hct)	$400\sim520(40\%\sim52\%)$
9. 红细胞平均体积(MCV)	$80.0\sim100.0FL$
10. 平均血红蛋白含量(MCH)	$28\sim32pg\ (27\text{-}34pg)$
11. 平均血红蛋白浓度(MCHC)	$320\sim360\ g/L$
12. 红细胞分布宽度(RDW)	$12.0\%\sim15.0\%$
13. 血小板(PLT)	$100\sim300\times10^9/L$
14. 血小板容积(PCT)	$17\%\sim28\%$
15. 血小板平均体积	$8.0\%\sim13.5\%(7\sim13fl)$

(二)贫血及其他检查

1. 红细胞沉降率(魏氏法)	$0\sim15\ mm/h$（男性）
	$0\sim20\ mm/h$（女性）
2. 血清结合珠蛋白	$0.7\sim1.5\ g/L$
3. 红细胞渗透脆性试验	开始溶血 $0.42\%\sim0.46\%$
	完全溶血 $0.32\%\sim0.34\%(\ 0.28\%\sim0.34\%)$
4. 网织红细胞	$0.5\%\sim1.5\%$ 成人
	$2\%\sim6\%$ 新生儿
5. 蔗糖(水)溶血试验	阴性
6. 酸溶血试验(Ham's test)	阴性
7. 抗人球蛋白试验	直接与间接法均阴性
8. 血红蛋白 A_2 测定	$<3\%\quad1.5\%\sim3\%$

续表

项　　目	参　考　值
9. 血红蛋白 F 测定	<2%　成人　新生儿可达 85%
10. 红细胞 G-6-PD 测定	520~1 040 U/gHb
红细胞 G-6-PD 活性测定	Zinkham(WHO 推荐)　(12.1±2.09)IU/gHb(37℃)
11. 高铁血红蛋白测定	0.3~1.3 g/L
12. 血浆游离血红蛋白	<0.04 g/L(0.05 g/L)
13. 血红蛋白 A	>94　成人　新生儿明显降低
14. 狼疮细胞	查不到
(三)出血性疾病检查	
1. 毛细血管脆性试验	新出血点　女>10 个　男 >5 个
2. 阿司匹林耐量试验	延长服药前 3 min 以上
3. 出血时间	1~3 min Duke 法
4. 凝血时间	4~12 min 试管法
5. 血小板计数	(100~300)×10^9/L
6. 血块收缩时间	0.5~1 h 开始收缩
	24 h 完全收缩(收缩良好)
7. 血小板粘附功能测定(PAdT)	35%±5%(男性)
	39%±5%（女性）
8. 血小板聚集功能测定(PAgT)	62.7%±16.1%
9. 血小板相关抗体 PAIgG	<7.8ng/10^6　PLT
PAIgM	<2.2ng/10^6　PLT（0~7.0ng/10^7）
10. 血小板膜糖蛋白抗Ⅱb 自身抗体	≤140%
抗Ⅱa 自身抗体	≤132%
11. 血小板因子 4(PF$_4$)测定	<10 μg/L(3.2±2.3) μg/L (ELISA 法)
12. 血浆 B-血小板球蛋白(B-TG)	(25±8.2) μg/L(14.6±9.8)μg/L
13. 血浆血栓素 B$_2$(TXB$_2$)	(127±4.8) ng/L(76.8±48.1)ng/L
14. 凝血酶原测定(PT)	11~14 s(同正常对照大于 3 s 以上异常)
15. 凝血酶时间测定(TT)	16~18 s(同正常对照大于 3 s 以上异常)
16. 白陶土部分凝血活酶时间(APTT)	32~42 s（延长正常对照 10 秒以上为异常）
17. 血浆纤维蛋白原	2~4 g/L
18. 血浆鱼精蛋白副凝试验(3P)	阴性
19. 乙醇胶试验	阴性
20. FDP 测定	<10 mg/L　<5 mg/L
21. D-二聚体测定	<0.5 mg/L　<0.2 mg/L

项　　目	参　考　值	
22.血浆 AT-Ⅲ测定	80%～120%(活性)　108.5%±5.3%	
血浆因子活性测定		
Ⅱ	80%～120%	82%～114%
Ⅴ	80%～120%	60%～175%
Ⅶ	80%～120%	70%～120%
Ⅷ	60%～160%	76%～130%
Ⅸ	80%～120%	70%～130%
Ⅹ	80%～120%	84%～122%
Ⅺ	80%～120%	
Ⅻ	80%～120%	72%～122%

(四)血液生化常规(肝、肾功能)及其他

项　　目	参　考　值	
1.总胆红素	2～18 μmol/L	3.4～17.1 μmol/L
2.结合胆红素	0～4 μmol/L	0～6.8 μmol/L
3.总蛋白	64～83 g/L	60～80 g/L
4.白蛋白	35～50 g/L	40～55 g/L
5.球蛋白测定	20～30 g/L	
6.谷丙转氨酶	<40 U	
7.葡萄糖	3.9～6.4 mmol/L	
8.尿素	2.5～6.5 mmol/L	
9.尿酸	214～420 μmol/L	
10.肌酐	57～140 μmol/L　88.4～176 μmol/L(全血)	
11.淀粉酶	42～215 苏氏单位	
12.乳酸	0.45～1.3 mmol/L　0.44～1.78 mmol/L	
13.黏蛋白	18～30 mg/L	
14.葡萄糖耐量试验		
空腹	3.9～5.8 mmol/L	
30 min	<10.5 mmol/L	
60 min	<10 mmol/L	
120 min	<7.8 mmol/L	
180 min	<6.9 mmol/L	
15.血清钾	3.5～5.1 mmol/L	
16.血清钠	135～147 mmol/L	
17.血清氯	95～105 mmol/L	

续表

项　目	参　考　值
18.血清钙	2.2～2.6 mmol/L
19.无机磷	0.8～1.6 mmol/L
20.CO_2 结合力	18～23 mmol/L　22～31 mmol/L
21.血清铁	10.5～34.0 μmol/L
22.总铁结合力	54～64 μmol/L
23.铁饱和度	35%～40%　33%～35%
24.血清镁	成人:0.80～1.20 mmol/L
	儿童:0.56～0.76 mmol/L
25.转铁蛋白	2～4 g/L　2.5～4.3
26.铁蛋白	男:15～200 μg/L
	女:12～150 μg/L
27.血清硒	1.90～3.17 μmol/L
28.血清钴	0.13～0.51 μmol/L
29.血清铜	11.0～22.0 μmol/L
30.血清锌	11.5～18.4 μmol/L　7.65～22.95 μmol/L
31.血清锰	728 μmol/L
32.血氨	10～30 μmol/L　11～35 μmol/L
33.血清胆碱脂酶	620～1370 U/L
34.血液酸碱度(pH)	7.35～7.45（平均 7.40）
35.剩余碱(BE)	－2～3 mmol/L
36.缓冲碱	45～55 mmol/L
37.血浆碳酸氢根(HCO_3)	18～23 mmol/L　22～27 mmol/L
38.血氧含量　动脉血	150～220 ml/L　190～210 ml/L
静脉血	100～160 ml/L
39.血氧分压	12.7～13.3 kPa
40.血氧饱和度　动脉血	95%～99%
静脉血	64%～88%
41.二氧化碳分压	4.7～6.0 kPa
42.血浆总二氧化碳	22～28 mmol/L
43.血清总胆固醇(Tcho)	2.80～5.85 mmol/L　3.1～5.9 mmol/L
44.血清胆固醇脂	2.24～3.38 mmol/L
45.胆固醇脂/总胆固醇	60%～75%
46.血清磷脂	1.60～3.90 mmol/L　1.4～2.7 mmol/L

项　　目	参　考　值	
47. 三酰甘油（TG）	<1.8 mmol/L　　0.56~1.7 mmol/L	
48. 高密度脂蛋白胆固醇（HDL-L）	0.80~1.81 mmol/L　男	
	0.80~2.35 mmol/L　女	
49. 低密度脂蛋白胆固醇	1.34~4.9 mmol/L　　2.07~3.12 mmol/L	
50. 血清蛋白电泳		
白蛋白	60%~70%	
球蛋白 α_1	1.7%~5%	3%~4%
α_2	6.7%~12.5%	6%~10%
β	8.3%~16.3%	7%~11%
γ	10.7%~20.0%	9%~18%
51. 一氧化碳血红蛋白定性试验	阴性	
52. 一氧化碳血红蛋白定量	<2%　吸烟者<10%	
53. 肌红蛋白	6~80μg/L	
54. 谷草转氨酶（AST）	(27.5±4.8) U/L　　10~40 U/L	
55. 心肌酶谱		
肝酶谱		
肌酸激酶（CK）	<160 U/L　　10~110 U(30℃)	
CK-MM	<150 U/L	
CK-MB	<10 U/L	
乳酸脱氢酶（LDH）	(117±21) U/L　　　109~245 U/L	
LDH_1	0.284±0.053	24%~34%
LDH_2	0.410±0.050	35%~44%
LDH_3	0.190±0.040	19%~27%
LDH_4	0.068±0.035	0%~5%
LDH_5	0.046±0.030	0%~2%
γ-谷氨酰转肽酶（γ-GT 或 GGT）	(20.5±9.3) U/L　　　5%~54%	
GGT_1	—	
GGT_2	≤++	
GGT_3	≤++	
GGT_4	—	
56. 碱性磷酸酶（ALP）	20~120 U/L　　　15~115 U/L	
57. 酸性磷酸酶（ACP）	0~5.5 U/L　　　0.9~1.9 U/L	
58. 淀粉酶（AMS）	148~333 U/L	

项　目	参　考　值
59. 胆碱酯酶（ChE）	40～80 U/mL
60. 心肌肌钙蛋白 I 或 T（cTnT）	＜0.2 μg/L　　　＜0.1 μg/L
61. 肌红蛋白测定（Myo）	＜80 μg/L 男
	＜60 μg/L 女
62. 血清前列腺酸性磷酸酶	＜3μg/L
63. 5′-核苷酸酶	1.6～17 U/L
64. 血清腺苷脱氨酶（ADA）	（20.4±4.8）U/L　　　0～25 U/L
65. β-N-乙酰氨基己糖苷酶（β-NAH）	（16.1±4.2）U/L
66. 促黄体激素（LH）	
滤泡期	1～18 IU/L　　　5～30 mIU/ml
排卵期	24～105 IU/L　　　75～90 mIU/ml
黄体期	0.4～20 IU/L　　　3～41 mIU/ml
绝经期	15～62 IU/L　　　30～200 mIU/ml
成年男性	4～13 mIU/ml
67. 促卵泡激素（FSH）	
滤泡期	4～13 IU/L　　　4～17 mIU/ml
排卵期	5～22 IU/L　　　4～15 mIU/ml
黄体期	2～13 IU/L　　　4～15 mIU/ml
绝经期	20～138 IU/L　　　30～200 mIU/ml
成年男性	6～23 mIU/ml
68. 孕酮（P）	
滤泡期	0.27～2.6 μg/L
排卵期, 黄体期	3.28～38.63 μg/L
绝经期	0.2～0.82 μg/L
69. 雌二醇（E$_2$）	
滤泡期, 排卵期, 黄体期	0～70 ng/L 男　男性应无此三期
	25～309 ng/L 女
绝经期	0～31 ng/L
70. 睾酮（T）	260～1320 ng/L　男
	4～100 ng/L　女
71. 泌乳素（PRL）	1.61～18.77 μg/L 男
	1.39～24.2 μg/L　女
72. 皮质醇（F）	50～250 μg/L

续表

项　　目	参　考　值	
73. 雌三醇（E_3）		
妊娠 26 周	$18\sim90\ \mu g/L$	
妊娠 35 周	$30\sim200\ \mu g/L$	
妊娠 41 周	$80\sim380\ \mu g/L$	
74. T_3	$0.65\sim2.2\ \mu g/L$	
75. FT_3	$45\sim145\ \mu g/L$	
76. T_4	$1.45\sim3.48\ ng/L$	
77. FT_4	$7.0\sim18.5\ ng/L$	
78. 超敏 TSH	$0\sim6.0\ mIU/L$	$0.4\sim3.0\ mU/L$
79. 透明质酸（HA）	$11\sim110\ \mu g/L$	$<128\ kU/L$
80. 血浆血管紧张素-Ⅰ测定	$11\sim88\ ng/L$	
81. 血浆血管紧张素-Ⅱ测定	$0\sim36\ ng/L$	
82. 血清促甲状腺	$2\sim10\ mIU/L$	$0\sim10\ mIU/L$
83. 血清胰岛素	$6\sim24\ mIU/L$	$10\sim20\ mIU/L$
(五)免疫学检查及其他		
1. HbsAg	（—）	
2. Anti-HBg	（—）	
3. HbeAg	（—）	
4. Anti-HBe	（—）	
5. Anti-HBC	（—）	
6. Anti-HBCIgM	（—）	
7. Anti-HAVIgM	（—）	
8. Anti-HCV	（—）	
9. HBV-DNA(PCR)	（—）	
10. Anti-HEVIgG	（—）	
11. 乙肝病毒（HBV）DNA	（—）	
12. 丙肝病毒（HCV）RNA	（—）	
13. 丁肝病毒（HDV）RNA	（—）	
14. 戊肝病毒（HEV）RNA	（—）	
15. Ⅰ型单纯疱疹病毒（HSVI）DNA	（—）	
16. Ⅱ型单纯疱疹病毒（HSVII）DNA	（—）	
17. 柯萨奇病毒（COXV）RNA	（—）	
18. 人巨细胞病毒（HCMV）DNA	（—）	

项　　目	参　考　值
19. 腺病毒(ADV)DNA	(－)
20. EB 病毒(EBV)DNA	(－)
21. 人乳头瘤病毒(HPV)6.11 型 DNA	(－)
22. 人乳头瘤病毒(HPV)16.18 型 DNA	(－)
23. 梅毒螺旋体(TP)DNA	(－)
24. 结核杆菌(TB)DNA	(－)
25. 铜绿假单胞菌(PA)DNA	(－)
26. 幽门螺杆菌(HP)DNA	(－)
27. 嗜肺军团菌(LP)DNA	(－)
28. 弓形虫(TOX)DNA	(－)
29. 沙眼衣原体(CT)DNA	(－)
30. 解脲支原体(UU)DNA	(－)
31. 人形支原体 DNA 型	(－)
32. 抗核抗体 ANA(核型、效价)	(－)
33. 抗线粒体抗体	(－)
34. 抗平滑肌抗体	(－)
35. 抗甲状腺球蛋白(抗体)	(－)
36. 抗甲状腺微粒体(抗体)	(－)
37. 抗心肌抗体	(－)
38. 抗胃壁细胞抗体	(－)
39. 皮肤免疫复合物	(－)
40. 循环免疫复合物 <28.4	(－)
41. 抗横纹肌抗体	(－)
42. 抗 Sm	(－)
43. 抗 RNP	(－)
44. 透明质酸(HA)	$11\sim110\mu g/L$　$<128kU/L$
45. 血清甲胎蛋白(AFP)	$<20\mu g/L$
46. 癌胚抗原(CEA)	$<15\mu g/L$
47. 血清铁蛋白(SF)	$<16\sim300\mu g/L$
	男:$15\sim200\ \mu g/L$
	女:$12\sim150\ \mu g/L$
48. β_2 微球蛋白	$<1.21\ mg/L$　$0.91\sim2.2\ mg/L$
49. 前列腺特异抗原(PSA)	$(\leqslant)<4.0\ \mu g/L$

项 目	参 考 值
50.前列腺酸性磷酸酶(PAP)	<2.8 U/L $\leqslant2.0$ μg/L
51.癌抗原 19-9(CA$_{19-9}$)	<37 U/ml $\leqslant2.6$ 万 U/L
52.癌抗原 125(CA$_{125}$)	<35 U/ml
	男性及 50 岁以上女性<2.5 万 U/L
	$20\sim40$ 岁女性<4.0 万 U/L
53.癌抗原 15-3(CA15-3)	<28 U/ml <2.5 万 U/L
54.肥达试验	
伤寒杆菌"H"	0-1∶160 1∶60
伤寒杆菌"O"	0-1∶80
副伤寒杆菌"A"	0-1∶80
副伤寒杆菌"B"	0-1∶80
副伤寒杆菌"C"	0-1∶80
55.抗"O"	<250U <200 U/L
56.类风湿因子	阴性 <30 U/L
57.冷凝集试验	<1∶32 $1\sim1$∶10
58.嗜异性凝集试验	<1∶32 $0\sim1$∶7
59.血吸虫环卵试验	(一)
60.C 反应蛋白	阴性或<100 μg/L <8 mg/L
61.血清梅毒 VDRL 试验	(一)
62.流行性出血热免疫荧光抗体测定	(一)
63.红斑狼疮(LE)细胞	阴性或未查见
64.血清地高辛(治疗)	$1.9\sim2.6$ nmol/L
	心律不齐 $1.9\sim2.6$ nmol/L
	心衰 $1.1\sim1.9$ nmol/L
	中毒 >3.2 nmol/L
65.血清苯巴比妥(治疗)	$85\sim215\mu$mol/L $65\sim170$ μmol/L
66.苯妥英钠治疗	$40\sim80$ μmol/L
67.维生素 A 测定	$1.05\sim2.25$ μmol/L
68.维生素 B$_{12}$测定	$70\sim520$pmol/L $81\sim590$ pmol/L(>60 岁)
69.叶酸测定	$4\sim20$nmol/L
70.红细胞叶酸测定	$340\sim1020$ nmol/L
71.血液总花环试验	$>50\%$ $40\%\sim70\%$
72.血液活性 E 花环试验	$20\sim30\%$ $15\%\sim30\%$

续表

项　目	参　考　值
73. 血液 EAC 花环试验	15%～30%
74. 血液 B 淋巴细胞 FC 受体测定	8.5%±2.8%
75. T 淋巴细胞转化试验	60%±7.6%
(六)血清蛋白分析	
1. IgG	8～15 g/L　　7.6～16.6 g/L
2. IgA	0.85～3.00 g/L　　0.71～3.35 g/L
3. IgM	0.50～2.50 g/L　　0.48～2.12 g/L
4. IgD	0.01～0.04/L　　0.6～1.2 mg/L
5. IgE	0.001～0.009 g/L　　0.1～0.9 mg/L
6. κ-轻链(kap)	5.74～12.76 g/L
7. λ-轻链(Lam)	2.69～6.38 g/L
8. κ/λ	1.47～2.95 g/L
9. 转铁蛋白(TRF)	2.0～4.0 g/L　　28.6～51.9 μmol/L
10. 铜蓝蛋白(CER)	0.15～0.60 g/L
	成人:0.15～0.60 g/L
	儿童:0.3～0.65 g/L
11. 前白蛋白(PAB)	0.18～0.45 g/L
	1 岁:100 mg/L
	1～3 岁:168～281 mg/L
	成人:280～360 mg/L
12. 总补体活性(CH$_{50}$)	23～46 U/ml　　50～100U/mL
13. 补体 C$_3$	0.8～1.7 g/L　　(1.14±0.27) g/L
14. 补体 C$_4$	0.22～0.34/L　　(0.55±0.11) g/L
15. C-反应蛋白(CRP)	＜5 mg/L　　＜8 mg/L
16. α$_1$-酸糖蛋白(AAG)	0.47～1.25 g/L　　0.55～1.4 g/L
17. α$_1$-抗铁蛋白酶(AAT)	1.9～3.5 g/L
18. α$_2$-巨球蛋白(AMG)	1.75～4.20 g/L　　1.5～3.5 g/L
(七)脑脊液蛋白分析	
1. CSFIgG	10～50 mg/L　　10～40 mg/L
2. CSFIgA	11.1 mg/L　　1～5 mg/L
3. CSFIgM	11.1 mg/L　　0～13 mg/L
4. CSFC$_3$	4.6～11.0 mg/L
5. CSFALB	134～237 mg/L

项　　目	参　考　值
(八)脑脊液指数	
1. 血清 IgG	8～15 g/L
2. 血清 ALB	34～50 g/L
3. CSFIgG	10～50 mg/L　　10～40 mg/L
4. CSFALB	134～237 mg/L
5. CSFIgG 白蛋白指数	0.00～0.77
(九)尿蛋白电泳	
1. 区带电泳(UPE)	未检出游离轻链
2. 免疫电泳(IPE)	未检出游离轻链
(十)尿蛋白分析	
1. α_1-微球蛋白	<1.25 mg/dl　　0～15 mg/L
2. MA	<1.9 mg/dl
3. 尿 IgG	<1.0 mg/dl
4. 尿 TRF	<0.2 mg/dl
5. 本周氏蛋白(ELISA 法)	(一)
(十一)淋巴细胞标记	
1. CD_2	62.5%～89.0%
2. CD_{19}	7.3%～18.2%
3. CD_3	61.1%～77.0%
4. HLA-DR	6.1%～17.0%
5. CD_3＋/HLA-DR＋	1.2%～5.8%
6. CD_3＋/HLA-DR－	55.3%～77.1%
7. CD_3-/HLA-DR＋	3.0%～11.7%
8. NK	8.1%～25.6%
9. CD_4	25.8%～41.6%
10. CD_{29}	40.8%～69.0%
11. CD_4＋/ CD_{29}＋	9.8%～26.0%
12. CD_{45}RA	59.8%～73.7%
13. CD_4＋/ CD_{45}RA	15.0～25.0
14. CD_8	18.1%～29.6%
15. CD_{28}	39.5%～64.8%
16. CD_8＋/ CD_{28}＋	8.6%～15.5%
17. CD_{69}	0.8%～3.5%

续表

项　　目	参　考　值
18. $CD_3+/CD_{25}+$	10.1%～22.0%
19. CD_5	69.5%～85.8%
20. $CD_5+/CD_{19}+$	3.1%～6.6%
21. CD_3	21.3%～30.4%
22. CD_{34}	0.1%～0.3%
23. CD_{38}	42.4%～60.0%
24. CD_{41a}	90.5%～99.5%
25. CD_{62p}	0.2%～3.0%
26. CD_{18}	34.5%～75.7%
27. CD_{44}	93.8%～99.9%
28. CD_{49b}	92.6%～97.8%
29. CD_{49c}	3.3%～4.7%
30. CD_{49d}	72.6%～93.8%
31. CD_{49e}	20.8%～53.5%
32. CD_{49f}	32.6%～40.9%
33. CD_{50}	80.1%～96.9%
34. CD_{54}	9.2%～20.2%
35. CD_{56}	7.4%～14.4%
36. CD_{23}	1.9%～4.4%
37. CD_{95}	13.0%～28.9%
38. CD_{95L}	0.3%～0.8%

二、尿　液

1. 尿量	1000～2000 ml/24 h
2. pH	5～7　4.5～8.0(任意尿),6.0(24H)
3. 比重	1.015～1.025
4. 尿蛋白质(PRO)	定性:阴性<0.15 g/24 h
	定量:20～130 ml/24 h
5. 本周蛋白	阴性
6. 血红蛋白定性	阴性
7. 尿 β_2 微球蛋白	<37 μg/24 h 或<0.2 mg/L
8. 尿糖试验	定性:阴性
	定量:<2.8 mmol/24 h　0.56～5.0 mmol/24 h
9. 酮体试验(KET)	阴性

项　　目	参　考　值
10.尿胆原试验	定性:阴性或弱阳性
	定量:0～5.9μmol/L　3～17μmol/L
11.尿胆素	阴性
12.尿胆红素(BIL)	定性:阴性
	定量:≤2 mg/L
13.乳糜试验	阴性
14.尿液 5-羟吲哚乙酸测定	10～40μmol/24 h　10.4～52μmol/24 h
15.尿液尿素	450～700 mmol/24 h　357～535 mmol/24 h
16.尿液肌酐	124～230 μmol/kg/24 h
	男 7～18 mmol/24 h
	98～176 μmol/kg/24 h
	女 5.3～16 mmol/24 h
17.尿液维生素 B_1 测定	18～148 μmol/24 h
18.尿液维生素 B_2 测定	＞0.135 μmol/24 h
19.尿液 17-酮类固醇测定(17-KS)	30～70 μmol/24 h 男
	20～50 μmol/24 h 女
20.尿液 17-羟类固醇测定(17-OHCS)	8.3～27.6 μmol/24 h 男
	5.5～22.1 μmol/24 h 女
21.尿液纤维蛋白降解产物	
(FDP)Elisa 法	＜0.25 mg/L
	54.64±32.06 ng/ml
22.尿液儿茶酚胺试验	＜280 μg/24 h　71～229.5nmol/24 h(微柱法)
23.尿液 3-甲氧 4-羟扁桃酸(VMA)	10～35 μmol/24 h　10.1～35.4 μmol/24 h
24.尿液总雌激素	5～25μmol/24 h 男　5～25μg/24 h,女
	5～100μg/24 h,妊娠　45000 μg/24 h
女性	排卵前 4～25,排卵期 28～100 μg/24 h
	黄体期 22～80,妊娠期＜45000 μg/24 h
	绝经期 1～7 μg/24 h
25.尿液孕二醇	2.0～4.5 μmol/24 h 男　2.0～5 μmol/24 h
女性	滤泡期＜3.0,黄体期 6.0～22.0 6.22 μmol/24 h
	绝经期后 0.5～3.0μmol/24 h　0.6～3.1 μmol/24 h
26.尿液游离醛固酮测定	0.065～0.4μg/24 h　0.18～1.11μmol/24 h
27.尿钾	25～125 mmol/24 h　51～102 mmol/24 h

续表

项　　目	参　考　值
28.尿钠	40～125 mmol/24 h　130～260 mmol/24 h
29.尿钙	2.5～7.5 mmol/24 h
30.尿卟胆原	0～9.0 μmol/24 h　0～4.4 μmol/24 h
31.尿液氯化物	110～250 mmol/24 h　170～255 mmol/24 h
32.尿磷	<32.3 mmol/24 h　22.4～48 mmol/24 h
	成人:22～48 mmol/24 h
	儿童:16～26 mmol/24 h
33.尿有形成分	白细胞<5 个/HP,红细胞<3 个/HP
	上皮细胞少许/HP,透明管型偶见/HP
34.12 小时尿沉渣计数	红细胞<50 万、白细胞<100 万
	透明管型<5000 个
35.尿浓缩稀释试验　浓缩	尿量<0.5 ml/min;比重>1.025　禁饮水 12 h
	每次尿量 20～50 ml,每次尿比重 1.026～1.035
稀释	尿量 2～3 ml/min;比重<1.003　4 h 内排出所饮水量的 80%～100%,比重≤1.003
36.酚红排泄试验	15 min 5%～25%;30 min40%～60%
	60 min50%～75%;120 min 50%～85%
37.尿素清除试验(以 1.73 m^2 标准体表面积)	
标准清除率	(0.7～1.1)CS 为 0.36～0.63 ml/(s・m^2)
	(40～65 ml/(min・1.73 m^2))
最大清除率	0.58～0.91 ml/s・m^2(65～95 ml/(min・1.73 m^2))
尿素清除率	60%～125%
38.内生肌酐清除率	90～139 ml/(min・1.73 m^2) 男
	80～125 ml/(min・1.73 m^2) 女

三、粪便检查

1.颜色	黄褐色
2.隐血试验	阴性
3.胆红素试验	阴性
4.粪胆原	阴性　68～473 μmol/24 h
5.粪胆素	68～473 μmol/24 h　阳性
6.上皮细胞、白细胞	无或偶见/HP
7.食物残渣	少量植物细胞、淀粉颗粒等
8.粪卟啉	600～1800nmol/L　600～1800 nmol/24 h
9.胆汁酸总量	294～550 μmol/24 h

项 目	参 考 值
10.尿卟啉	12～48nmol/L　12～48nmol/24 h

四、体液检查（脑脊液、胸腹水、胃液）

1.胸腹水

比重	<1.018(漏出液),>1.018(渗出液)
李瓦特试验	阴性(漏出液) 阳性(渗出液)
白细胞计数	<100×10^6/L(淋巴细胞,内皮细胞)
胸水 LDH/血清 LDH 比值	<0.6(漏出液)
腹水 LDH/血清 LDH 比值	<0.4

2.脑脊液

色	无色透明
潘氏试验(蛋白定性试验)	阴性
有核细胞计数	<30×10^6/L(以淋巴、单核细胞为主)
	成人:0～8×10^6/L
	儿童:0～15×10^6/L
	细胞分类:淋巴(70%) 单核细胞(30%)
蛋白定量	0.15～0.45 g/L
	儿童(腰椎穿刺):0.20～0.40 g/L
	成人(腰椎穿刺):0.20～0.45 g/L
	小脑延髓池穿刺:0.10～0.25 g/L
	脑室穿刺:0.050～0.15 g/L
葡萄糖	2.5～4.5 mmol/L　成人 2.5～4.5 mmol/L
	儿童 2.8～4.5 mmol/L
氯化物	120～132 mmol/L

3.胃液

色	无色透明
pH 测定	1.6～2.0　1.3～1.8
胃液基础胃酸分泌量(BAO)测定	2～5 mmol/L　3.9±1.98 mmol/h
最大胃酸分泌量(MAO)	15～20 mmol/L　3～23 mmol/h

五、骨髓

细胞名称			骨髓片正常值(%)
粒细胞系统	原粒细胞		0～1.8
	早幼粒细胞		0.4～3.9
	中性粒细胞	中幼粒细胞	2.2～12.2
		晚幼粒细胞	3.5～13.2
		带状核杆状核	16.4～32.1
		分叶核	4.2～21.2
	嗜酸性粒细胞	早幼粒细胞	
		中幼粒细胞	0～1.4
		晚幼粒细胞	0～1.8
		带状核杆状核	0.2～3.9
		分叶核	0～4.2
	嗜碱性粒细胞	早幼粒细胞	
		中幼粒细胞	0～0.2
		晚幼粒细胞	0～0.3
		带状核杆状核	0～0.4
		分叶核	0～0.2
淋巴胞系统	原淋巴细胞		0～0.3
	幼淋巴细胞		0～0.6
	大淋巴细胞		
	小淋巴细胞		10.7～43.1
单核细胞系统	原单核细胞		0～0.3
	幼单核细胞		0-0.6
	单核细胞		1.0～6.2
浆细胞系统	原浆细胞		0～0.1
	幼浆细胞		0～0.7
	浆细胞		0～2.1

续表

细胞名称		骨髓片正常值(%)
红血球系统	原始红细胞	0～1.9
	早幼红细胞	0.2～2.6
	中幼红细胞	2.6～10.7
	晚幼红细胞	5.2～17.5
	原巨红细胞	
	早巨红细胞	
	中巨红细胞	
	晚巨红细胞	
其他细胞	成血细胞	
	网状细胞	0～1.0
	吞噬性网状细胞	0～0.4
	组织嗜中性细胞	
	组织嗜酸性细胞	0～0.2
	组织嗜碱性细胞	0～0.5
	脂肪细胞	0～0.1
	造骨细胞	
	破骨细胞	
	分类不明显细胞	0～0.1
	退化细胞	

（张丽葳）

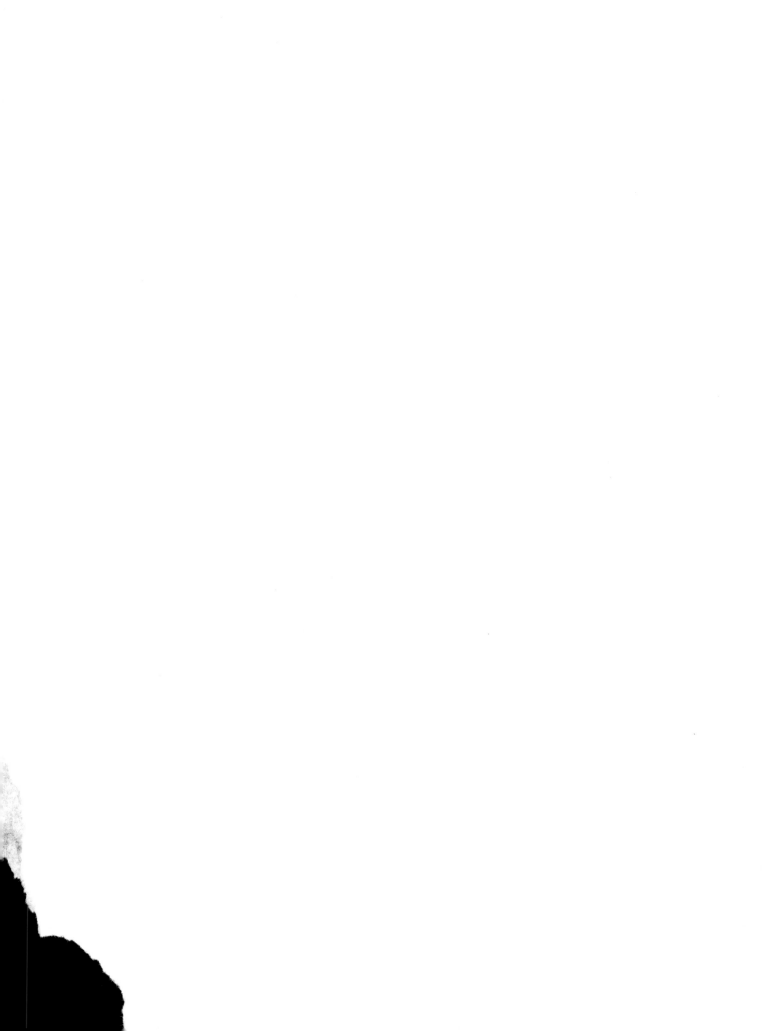